MÉMOIRES

DE

SAINT-SIMON

NOUVELLE ÉDITION

COLLATIONNÉE SUR LE MANUSCRIT AUTOGRAPHE

AUGMENTÉE

DES ADDITIONS DE SAINT-SIMON AU JOURNAL DE DANGEAU

et de notes et appendices

PAR A. DE BOISLISLE

Membre de l'Institut

Et suivie d'un Lexique des mots et locutions remarquables

TOME TREIZIÈME

PARIS

LIBRAIRIE HACHETTE ET Cie

BOULEVARD SAINT-GERMAIN, 79

1897

LES

GRANDS ÉCRIVAINS

DE LA FRANCE

NOUVELLES ÉDITIONS

PUBLIÉES SOUS LA DIRECTION

DE M. AD. REGNIER

Membre de l'Institut

MÉMOIRES

DE

SAINT-SIMON

TOME XIII

PARIS. — TYPOGRAPHIE A. LAHURE
Rue de Fleurus, 9

MÉMOIRES

DE

SAINT-SIMON

(Fin de 1705.) Mariage du comte d'Harcourt, et ses suites, avec Mlle de Montjeu ; son extraction. [*Add. St-S. 619*]

Il se fit vers ces temps-ci un mariage qui causa bien du murmure dans la maison de Lorraine. La princesse d'Harcourt avoit perdu un fils en Italie, un autre, depuis deux mois, dans l'Empire, qui s'en alloit à Vienne servir l'Empereur, dont elle fut quitte pour faire la pleureuse à Mme de Maintenon ; point[1] de filles[2]. Il ne lui restoit

1. Avant *point*, il a biffé *et*.

2. Quatre filles étaient mortes en bas âge ou jeunes. De quatre fils, l'aîné, né en 1673, était mort jeune ; le second est celui qui va se marier ; le troisième, François, comte ou prince de Montlaur, né le 31 mars 1684, d'abord capitaine de cavalerie pendant deux ans et pourvu du gouvernement de Clermont-en-Beauvaisis le 24 décembre 1702, se sauva de la maison paternelle en novembre 1704, et mourut au moment d'arriver à Vienne (*Dangeau*, tomes IX, p. 440, et X, p. 243 ; *Sourches*, tome IX, p. 148 et 170 ; *Rapports de police de René d'Argenson*, p. 153-155 et 162-165 ; *Correspondance générale de Mme de Maintenon*, tome V, p. 274-275 ; *Correspondance de Madame*, recueil Brunet, tome I, p. 76 ; registres de la maison du Roi : Arch. nat., O[1] 365, fol. 297, 310 v° et 311, et O[1] 366, fol. 20 et 38). « Tout cela sent plus le bandit que le prince, écrivait Mme de Maintenon. Cette pauvre femme a ses défauts ; mais elle est bien à plaindre. Je lui conseille de ne plus s'en mêler, et de les laisser faire. » Les parents avaient compté, en 1701, obtenir pour lui la fille de Chamillart qu'a épousée le jeune duc de Quintin-Lorge. — Le quatrième fils, prince de Maubec, mourra en Italie en août 1706.

qu'un fils, qui étoit l'aîné[1]. Plusieurs coups de tête reçus par accident lui[2] avoient fait essuyer trois ou quatre trépans, et ces trépans l'avoient rendu fort sourd[3]. Elle ne l'aimoit point, et, tant qu'elle avoit eu d'autres enfants, elle l'avoit forcé tout dévotement au petit collet, et en vouloit faire un riche seigneur dans l'Église; elle avoit même commencé[4]. Sa répugnance prit des forces se voyant devenu unique[5]. Elle songea donc à le marier; mais son mari ni elle ne vouloient rien donner : elle chercha vainement. Enfin elle se rabattit à ce qu'elle trouva sous sa main. Elle étoit fort à Sceaux chez Mme du Maine, à qui toute compagnie étoit bonne, pourvu qu'on fût abandonné à ses fêtes, à ses nuits blanches, à ses comédies[6], et à toutes ses fantaisies[7]. Il s'y étoit fourré, sur le pied de petite complaisante, bien honorée d'y être

1. Anne-Marie-Joseph de Lorraine, comte d'Harcourt, de Clermont et de Montlaur, marquis de Maubec, etc., né le 30 avril 1679, mort à Paris le 29 avril 1739. C'est lui qui prendra le titre de prince de Guise en 1718.

2. *L'uy* corrigé en *luy*.

3. Les *Mémoires de Sourches*, tomes V, p. 374, et IX, p. 148, confirment ce fait. L'opération du trépan était alors fort usitée : voyez les *Notes tirées du cours d'opérations du chirurgien Dionis*, p. 425-441.

4. Il reçut l'abbaye de la Grâce à la distribution du 24 décembre 1697, eut encore d'autres bénéfices, fit sa tentative de Sorbonne au mois d'octobre 1700 (*Mercure*, p. 136-138), et ne remit son abbaye qu'un jour avant de se marier (*Sourches*, tome IX, p. 283, note 2).

5. Au commencement de 1704 (*Dangeau*, tome IX, p. 440), il manifesta le désir de quitter l'Église et de passer ses bénéfices à son cadet Montlaur. Selon Mme d'Huxelles (lettre au marquis de la Garde, 11 mai 1705), le parti dévot insista pour qu'on le fît rentrer dans le monde par un mariage; le cadet manifesta alors l'intention de le remplacer dans l'Église, et même entra au séminaire, mais « par des vues de libertinage ou d'intérêt, » et finalement passa en Autriche.

6. *Comédien[s]* corrigé en *comédies*.

7. Notre auteur reviendra plus d'une fois sur les Nuits blanches (*Dangeau*, tome XV, p. 289) ou Grandes nuits, et sur les autres fêtes que la duchesse du Maine et ses amis variaient sans cesse : ci-après, p. 186. On trouve des détails dans les histoires de Sceaux et des cours galantes de cette époque-là, notamment dans le recueil : *les Divertissements de Sceaux*, publié en 1712 par Malezieu, Genest, Chaulieu et autres.

comme que ce fût[1] soufferte, une Mlle de Montjeu[2], jaune, noire, laide en perfection, de l'esprit comme un diable, du tempérament comme vingt, dont elle usa bien dans la suite, et riche en héritière de financier[3]. Son père, qui s'appeloit Castille[4] comme un chien Citron[5], dont le père[6], qui étoit aussi dans les finances, avoit pris le nom de Jeannin pour décorer le sien en l'y joignant de sa mère[7], fille

1. Il affectionne cette locution vieillie, au sens de quelque médiocrement, de quelque manière que ce fût : voyez notre tome XII, p. 65, et les *Écrits inédits*, tome VI, p. 264.

2. Marie-Louise-Chrétienne de Castille Jeannin de Montjeu, qu'on avait songé à marier avec le prince Emmanuel d'Elbeuf (*la Marquise d'Huxelles et ses amis*, p. 193).

3. Voyez la critique de ce passage dans les *Annales de la Société éduenne*, années 1860-62, p. 305-316.

4. Gaspard Jeannin de Castille, marquis de Montjeu en Autunois et conseiller au parlement de Metz de 1659 à 1674, qui mourut le 3 mars 1688, avant le grand-père, était à moitié fou et fut peu regretté (*Lettres de Mme de Sévigné*, tome VIII, p. 314 et 340).

5. Le chien de garde accusé du rapt d'un chapon, dans *les Plaideurs*, vers 621 et 622.

6. Nicolas de Castille, un galantin grotesque, surnommé Jeannin comme fils de l'héritière du célèbre surintendant : tome XI, p. 209-210.

7. Charlotte Jeannin, qui mourut en 1640, fut femme de Pierre de Castille, conseiller au Grand Conseil en 1601, maître des requêtes en 1611, ambassadeur en Suisse de 1611 à 1616, intendant des finances en 1616, conseiller d'État et contrôleur général des finances en 1619, lequel mourut à Avignon le 24 juin 1629, âgé de quarante-huit ans. C'est lui qui créa les billets de l'Épargne. Malherbe a fait son éloge, ainsi que celui de son beau-père, dans une lettre du 10 septembre 1625 à Racan. C'était le fils d'un receveur général du clergé mort en 1607 riche de plus de trois cent mille écus après avoir commencé comme marchand de soieries (*Journaux de P. de l'Estoile*, tome VIII, p. 303), mais que Charles IX, Henri III et Henri IV avaient employé dans leurs négociations. Le mariage de Pierre de Castille avec l'héritière du célèbre Jeannin explique comment il fut d'abord « recrépi du vain et subalterne nom de contrôleur général sous les intendants, » puis envoyé en ambassade en Suisse, quoique sorti de « la lie du peuple » (Addition nº 619). D'ailleurs, les Castille suivants prétendirent à une origine espagnole et firent faire de magnifiques épitaphes à leurs parents dans l'église des Minimes. Notre auteur reviendra en 1715 sur tout ce qu'il va dire ici, à propos des Foucquet.

du célèbre M. Jeannin[1], ce ministre d'État au dehors et au dedans si connu sous Henri IV[2]. Le père de notre épousée avoit pris le nom de Montjeu d'une belle terre qu'il avoit achetée[3]. Il avoit ajouté beaucoup aux richesses de son père dans le même métier[4], il avoit la protection de M. Foucquet[5] : elle lui valut l'agrément de la charge de

1. Pierre Jeannin, né à Autun en 1540, fils d'un tanneur, d'abord avocat, puis conseil de la province de Bourgogne, gouverneur de la chancellerie de cette province en 1575 et son député aux états généraux de 1576, fut revêtu d'un office nouveau de conseiller au parlement de Dijon en 1579, passa président en 1581, quitta cette charge en 1602 pour devenir intendant des finances en récompense de services rendus à la cause française pendant la Ligue, fut envoyé en 1607 auprès des États-Généraux pour négocier la paix avec l'Espagne (1609), fut fait contrôleur général sous la Régence, en janvier 1611, et surintendant d'octobre 1614 à mai 1616, refusa les sceaux en 1616, mais redevint surintendant des finances après la mort de Concini, en 1617, fut congédié le 7 septembre 1619, et mourut dans la retraite le 22 mars 1623. Sa statue funéraire et celle de sa femme Anne Guéniot sont à Autun; son portrait a été gravé pour les *Hommes illustres* de Perrault, et le musée de Chantilly en possède une peinture par Quesnel. Charlotte Jeannin resta son unique héritière par la mort d'un frère tué en duel en 1612.

2. La phrase est inachevée et incorrecte. — Comparez ce qui est dit du même personnage dans le *Parallèle*, p. 123 et 133. Notre auteur possédait la première édition des *Négociations du président Jeannin*, donnée en 1656, ouvrage compris dans toutes les grandes collections de Mémoires, et dont Sainte-Beuve a longuement parlé dans les *Causeries du lundi*, 1re édition, tome X, p. 106–144; ce fut, pendant un temps, la lecture favorite du cardinal de Richelieu. En 1880, M. X. Garnier a publié des *Lettres inédites du président Jeannin*.

3. La terre de Montjeu, près d'Autun, venait du grand-père, le surintendant Jeannin, et c'est également de celui-ci que date le château qui subsiste encore au milieu de la forêt : *Annales de la Société éduenne*, années 1860-62, p. 43-50 et 305-316, et 1878, p. 149-160; *Revue des Sociétés savantes*, 7e série, tome II, p. 58. Montjeu était une ancienne baronnie, que le financier fit ériger en marquisat en 1655, et qui resta aux d'Harcourt-Guise jusqu'en 1748. Mme de Sévigné y alla en 1656 et en 1672.

4. Ici, notre auteur confond le père de Mlle de Montjeu avec le grand-père, Nicolas Jeannin de Castille, le financier.

5. Ce surintendant avait épousé en secondes noces une Castille de Villemareuil, cousine de Jeannin de Castille.

greffier de l'Ordre, que Novion, depuis premier président, lui vendit en 1657, un an après l'avoir achetée[1]. La chute de M. Foucquet l'éreinta[2]. Après que les ennemis du surintendant[3] eurent perdu l'espérance de pis que la prison perpétuelle[4], les financiers de son règne furent recherchés. Celui-ci se trouva fort en prise[5] : on ne l'épargna pas[6]; mais il avoit su se mettre à couvert sur bien des articles. Cela même irrita. Le Roi lui fit demander la démission de sa charge de l'Ordre, et, sur ses refus réitérés, il eut défense d'en[7] porter les marques[8]. Il avoit longtemps trempé en prison[9] : on le menaça de l'y rejeter; il tint ferme. On prit un milieu : on l'exila chez lui en Bourgogne, et Châteauneuf, secrétaire d'État, porta l'Ordre, et fit par commission la charge de greffier[10]. Enfin le financier, maté[11] de sa solitude dans son château de Montjeu, où il

1. Cela a été raconté dans notre tome XI, p. 209-210, et reviendra encore en 1715 (éd. 1873, tome XII, p. 280).

2. Nous avons déjà eu (tome X, p. 397) ce verbe dans le même sens : comparez les *Lettres de Saint-Simon au cardinal Gualterio*, p. 20.

3. Saint-Simon, ayant d'abord écrit : *ses ennemis*, puis ajouté *du surintend*t en interligne, a oublié de corriger *ses*, surchargeant une *m*.

4. La Chambre de justice n'avait prononcé que la peine du bannissement; le Roi voulut la prison perpétuelle à défaut de la mort.

5. « On dit qu'*une chose est en prise*, pour dire qu'elle est exposée » (*Académie*, 1718).

6. Voyez les *Archives de la Bastille*, tomes II, p. 39, 45, 52, etc., et III, p. 7-8, 37, 47-48, 51-52 et 97. Poursuivi en mai 1662 pour détournement d'une ordonnance de six millions, emprisonné à la Bastille, puis à Moret, et taxé avec les deux autres trésoriers la Bazinière et Guénegaud, il fut relâché comme eux en mai 1667, mais relégué d'abord à Limoges. On a, à la Bibliothèque nationale, ms. Nouv. acq. fr. 1266, le mémoire présenté pour sa justification.

7. *Den*, sans apostrophe, avec la lettre *n* biffée en apparence.

8. Voyez notre tome XI, p. 210, fin de note.

9. Littré, à l'historique de TREMPER, cite, de l'*Histoire universelle* d'Agrippa d'Aubigné : « Hiérôme de Prague... *ayant trempé un an dans un cachot.* » Le *Dictionnaire de l'Académie* ne donnait pas cet emploi.

10. Lettre du Roi, du 10 mars 1671, défendant à Jeannin de Castille de porter les marques de l'Ordre : Arch. nat., O[1] 15, fol. 162 v°.

11. *Matter*, comme l'écrit notre auteur ici et au tome VII des *Écrits*

ne voyoit point de fin, donna sa démission. La charge fut taxée[1], et Châteauneuf pourvu en titre[2]. Montjeu eut, après cela, liberté de voir du monde, et même de passer les hivers à Autun[3]. Bussy-Rabutin, qui y étoit exilé aussi[4], en parle assez souvent dans ses fades et pédantes lettres[5]. A la fin Montjeu eut permission de revenir à Paris, où il mourut en 1688. Sa femme étoit Dauvet, parente du grand fauconnier[6].

inédits, p. 94, signifiait, au figuré, « humilier, abattre, tourmenter » (*Académie*, 1718).

1. C'est-à-dire tarifée à un prix fixe pour la vente, comme les charges vénales tombées aux parties casuelles.

2. Le 27 avril 1683 : Arch. nat., O[1] 274, fol. 91 v°.

3. On trouve des lettres qu'il écrivait d'Autun, en 1672, dans le ms. Clairambault 1118, fol. 239-242.

4. Tome III, p. 73. Voyez *Madame de Sévigné*, par M. Gaston Boissier, p. 40-48.

5. Non seulement dans ses *Lettres*, dont Saint-Simon avait les six volumes publiés en 1720, mais aussi dans l'*Histoire amoureuse des Gaules*, comme tenant de Mme d'Olonne, dans la *Carte du pays de Braquerie*, comme amant de Mlle de Guerchy. Voyez aussi les *Lettres de Mme de Sévigné*, sur les derniers temps du séjour en Bourgogne, tome V, p. 429, 462, 476, 504 et 512.

6. C'est le fils, et non le père comme on pourrait le croire à la lecture de notre texte, qui mourut en 1688; c'est lui aussi qui épousa, le 18 juillet 1678, Louise-Diane Dauvet des Marets, morte le 7 décembre 1717, fille du premier grand fauconnier de ce nom, pourvu en 1650, sœur du second, mort le 25 avril 1688, et tante du troisième, François Dauvet, comte des Marets, qui a succédé à son père, à l'âge de sept ans, le 8 mai 1688. Ce dernier est en outre lieutenant de Roi en Beauvaisis et capitaine de la ville de Beauvais; il mourra le 24 février 1718, âgé de trente-sept ans. Les Saint-Simon de la branche de Sandricourt avaient marié une fille, en 1577, au grand-père du premier de ces trois grands fauconniers, qui portaient en conséquence, sous les armes de leur propre maison, un écusson écartelé de Vermandois et Saint-Simon, de la Trémoïlle, de Montmorency et de Sarrebruche, comme on le voit dans l'*État de la France*, au chapitre du GRAND FAUCONNIER, année 1698, tome I, p. 600-613. Les appointements de leur charge montaient à onze mille livres, avec un casuel de quinze mille en raison des dépendances; elle comportait un brevet de retenue de deux cent cinquante mille livres, et on en offrait jusqu'à deux cent mille écus

Mme du Maine conclut le mariage[1], et en fit la noce à Sceaux[2]. M. le duc de Lorraine s'en brouilla avec le prince et la princesse d'Harcourt, et fit défendre à leur fils et à leur belle-fille de se présenter jamais devant lui, surtout de ne mettre pas le pied dans son État[3]. Ce ne fut pas le seul dégoût de la princesse d'Harcourt. Elle trouva à qui parler. Dans les commencements, ce furent merveilles. Le pied glissa[4]; la contrainte et les exhortations suivirent. L'esprit et la souplesse remirent tout au premier état; mais il arriva un malheur. La belle-fille écrivit de Paris à

(*Dangeau*, tome II, p. 132 et 133; *Sourches*, tome II, p. 162; *Mercure* de mai 1688, tome I, p. 36). Saint-Simon a fait les notices des grands fauconniers dans ses *Grandes charges de la couronne* : vol. *France* 200, fol. 181 v°; comparez l'*Histoire généalogique*, tome VIII, p. 774-780.

1. Comme celui de M. d'Albemarle avec Mlle de Lussan : tome VII, p. 173. La duchesse alla voir ensuite les nouveaux mariés.

2. Le 2 juillet, à Arcueil, où la princesse d'Harcourt avait une maison, et non à Sceaux. Le contrat fut passé le 30 juin (Arch. nat., Y 278, fol. 25 v°), et la célébration faite par M. de Grignan, évêque de Carcassonne, en qualité de parent, mais sans que les fiançailles eussent été bénies, selon l'usage, dans le cabinet du Roi. Marie-Louise-Chrétienne de Castille Jeannin de Montjeu apportait plus de cinquante mille livres de rente en terres et deux cent mille livres d'argent comptant. M. d'Harcourt père fit remise de cinquante mille livres qu'il avait d'abord exigées pour donner son agrément. Son fils rendit au Roi sa principale abbaye, et, sur la recommandation de M. de Bâville, donna l'autre, de quatre ou cinq mille livres, à un cadet de Broglie, quoiqu'il l'eût promise au prince Emmanuel ou à un Brancas. On eut soin d'établir que les Castille Jeannin étaient de même famille que les Castille de Chenoise (*Dangeau*, tome X, p. 316 et 359; *Sourches*, tome IX, p. 283; *Mercure* de juillet, p. 142-146, et d'août, p. 150-159; Ernest Bertin, *les Mariages dans l'ancienne société*, p. 530-533). La nouvelle comtesse d'Harcourt, plus tard princesse de Guise, mourut le 11 janvier 1736, au château de Saint-Blaise, près Autun, dans sa cinquante-sixième année.

3. *Dangeau*, p. 358; lettres de la marquise d'Huxelles, 11 mai et 24-29 juin. Les princes lorrains de Versailles refusèrent de signer au contrat; mais le duc Léopold vint plus tard à résipiscence, accueillit à sa cour les deux époux, et rétablit pour eux le titre de Guise.

4. « Lorsqu'il est arrivé quelque accident fâcheux à un homme, ou par son imprudence, ou par malheur, on dit proverbialement et figurément que *le pied lui a glissé* » (*Académie*, 1718).

sa belle-mère à Versailles, avec des tendresses et des soumissions infinies, et, à une de ses amies en même temps, les plaintes d'être soumise à une mégère enragée dont la tyrannie de belle-mère étoit insupportable, les caprices et les folies, et avec qui enfants ni domestiques n'avoient jamais pu durer[1]. Aucuns termes, aucuns temps de la vie et de la conduite de la princesse d'Harcourt n'y étoient ménagés, et le tout paraphrasé avec beaucoup d'esprit, de sel et de tour, en personne qui se divertit et se soulage. L'amie reçut la lettre qui étoit pour la belle-mère, et celle-ci celle qui étoit pour l'amie : on s'étoit mépris au dessus[2]. Voilà la princesse d'Harcourt transportée de furie, qui fut assez peu maîtresse[3] d'elle-même pour ne s'en pouvoir taire : en sorte que l'aventure devint publique à la cour, où elle étoit crainte et abhorrée, et où on s'en divertit fort. Elle ne trouva pas plus de consolation dans la maison[4] de Lorraine, enragée de ce bas mariage. Elle retomba cruellement sur sa belle-fille, qui fut étrangement consternée, mais qui, au bout de quelques mois, reprit ses esprits, et qui, voyant qu'il n'y avoit plus de vraie réconciliation ni de duperie à espérer, gagna[5] son mari, aussi impatient qu'elle de ce joug, serrèrent tous deux leurs écus, dont ils tâchoient souvent de l'apaiser, levèrent le masque, et se moquèrent d'elle. Le prince d'Harcourt, enfoui dans son obscurité et ses débauches, toujours absent[6], ne se soucioit ni d'eux ni de sa femme, et ne s'en mêla point[7]. Ainsi la comtesse d'Harcourt se mit en liberté, et en profita avec peu de mesure.

Gêne Depuis que le P. le Comte avoit perdu sa place de con-

1. Il a été parlé longuement d'elle dans notre tome X, p. 366-376.
2. Voyez de pareilles méprises dans nos tomes III, p. 289, et X, p. 399-400.
3. L'abréviation *M*[ee] corrige *M*[e].
4. *M.*, en abrégé, dans le manuscrit. — 5. *Gaigna* corrige *lev*[*a*].
6. Il a paru à Marly, pour la première fois, le 24 avril 1704 : tome X, p. 365, note 3.
7. Voyez ci-dessus, p. 7, note 2.

fesseur de Mme la duchesse de Bourgogne pour aller tâcher de se justifier à Rome de ce qu'il avoit écrit sur les affaires des jésuites de la Chine avec tous les autres missionnaires, comme je l'ai rapporté en son temps[1], elle en avoit essayé plusieurs dont elle ne s'étoit pas accommodée. Le Roi tenoit sa famille dans une cruelle gêne pour la confession : Monseigneur n'a jamais eu un autre confesseur que celui du Roi[2]; il n'étoit pas permis à ses enfants d'en prendre ailleurs que ceux qu'il leur donnoit[3] parmi les jésuites, et il falloit communier en public au moins cinq fois par an[4], Pâques, la Pentecôte, l'Assomption, la Toussaint et Noël, comme il faisoit lui-même[5], et Mme la duchesse de Bourgogne n'auroit pas eu bonne grâce de ne communier pas plus souvent[6]. À son âge, à ses goûts, la chose, avec de la religion, étoit plus qu'embarrassante[7]. Elle avoit été fort bien instruite, à Turin, par un barnabite son confesseur[8]. Ce barnabite n'estimoit point les jésuites, M. de Savoie les tenoit de fort court et ne les aimoit pas : Mme la duchesse de Bourgogne avoit sucé cet éloignement avec le

de la confession dans la famille royale. P. de la Rue confesseur de Mme la duchesse de Bourgogne. [*Add. St-S. 620*]

1. En 1700 : tome VII, p. 166-169.

2. Et de même sous Louis XV : *Mémoires de Luynes*, tome IV, p. 13. Sur le confesseur du Roi, on peut voir l'*État de la France*, 1698, tome I, p. 26-27. La liste des jésuites qui se succédèrent dans ce poste depuis Henri IV jusqu'à Louis XV est donnée par Piganiol de la Force, au chapitre de la maison professe de la rue Saint-Antoine.

3. Ces six derniers mots sont en interligne, au-dessus d'un *que* qui eût dû être biffé.

4. Comme Madame : recueil Jaeglé, tome II, p. 252.

5. Nous aurons à parler ailleurs de la communion du Roi. Sur ses pratiques religieuses, voyez les *Sermons du P. de la Rue*, Préface, n° II.

6. La Reine communiait trois fois par semaine (Geffroy, *Madame de Maintenon*, tome II, p. 189), et Philippe V à toutes les grandes fêtes et aux fêtes de la Vierge (*Mémoires de Luynes*, tome II, p. 166).

7. Saint-Simon a exposé ailleurs (notice SAINT-SIMON, tome XXI, p. 170) son opinion sur les communions fréquentes, à propos du Régent.

8. Le P. Valfré. Ces barnabites, clercs réguliers de la congrégation de Saint-Paul, tiraient leur surnom du collège de Saint-Barnabé, à Milan, où ils avaient été établis en 1542. Ils s'occupaient des missions et de l'instruction. Voyez l'article qui leur est consacré dans le *Moréri*.

lait[1]. C'étoit donc pour elle un grand surcroît de peine d'avoir sa conscience entre leurs mains. Enfin, après plusieurs essais[2], on lui donna le P. de la Rue, un de leurs plus gros bonnets, fort connu par ses sermons[3], par quelques ouvrages[4], par les premières places qu'il avoit occupées dans sa province[5], par son poids parmi les siens, et par beaucoup d'usage du monde, dans lequel il étoit assez répandu[6]. Il avoit trouvé le moyen de se faire une maison de campagne à Pontoise sous le nom des jésuites, dont la manière d'acquérir et de s'agrandir eût perdu un[7] homme d'une autre robe, et dont il jouissoit avec ses amis fort

1. Déjà dit en d'autres termes dans notre tome VII, p. 168. On peut voir, dans la *Correspondance générale de Mme de Maintenon*, tome IV, p. 94, 95, 107, 108 et 114, quelle peine elle avait eue à faire faire un choix en 1696.

2. *Dangeau*, tome VII, p. 356 et 359, août 1700. C'est alors que Mme de Coulanges écrivait (*Lettres de Mme de Sévigné*, tome X, p. 457) : « Elle changera de confesseur aussi souvent qu'elle voudra pourvu qu'il soit jésuite. »

3. Nous l'avons vu, en 1697 (tome IV, p. 85-86), faire une sortie déplacée contre Fénelon et les quiétistes. A la fin de 1703, on avait remarqué le sermon de la Toussaint prêché par lui à la cour (*Dangeau*, tome IX, p. 337; *Mercure* de janvier 1704, p. 151-153). Nous aurons à signaler d'autres sermons.

4. Voyez sa notice dans le *Moréri* et dans Lambert, *Histoire littéraire du règne de Louis XIV*, tome I, p. 249-252. Saint-Simon, au temps où il faisait son éducation classique, s'était servi de l'édition de Virgile faite par le Père *ad usum Delphini* (notre tome I, p. 488, et *Catalogue des livres*, n° 344); mais, dans sa bibliothèque de 1755, je ne trouve, à côté des sermons de Bourdaloue, aucune édition de ceux du P. La Rue.

5. Dans la circonscription de la Compagnie de Jésus ainsi désignée : tome V, p. 4, note 2.

6. Déjà raconté, mais moins longuement, au tome VII, p. 168-169, quoique la nomination du Père ne soit que de la fin de mars 1705, où le *Journal de Dangeau* dit, p. 289 : « Le P. Gravé, confesseur de Mme la duchesse de Bourgogne, étant très souvent incommodé, se retire; le Roi lui donne huit cents francs de pension. Mme la duchesse de Bourgogne a choisi pour son confesseur, en sa place, le P. de la Rue, fameux prédicateur et homme de beaucoup d'esprit. » Comparez les *Mémoires de Sourches*, p. 204, le *Mercure* d'avril 1705, p. 95-99, etc.

7. *Un* corrige une lettre illisible.

souvent[1]. Ce confesseur enfin en conserva la place; on verra en son temps ce qui en arriva[2].

Pontchartrain se raccommode avec le maréchal de Cœuvres, et demeure brouillé avec d'O.

Pontchartrain, remis, comme on l'a vu, avec M. le comte de Toulouse par sa femme, suivoit fort à son insu le projet dont j'ai parlé[3]. Le Comte, qui étoit droit et vrai, et qui comptoit, après le pardon qu'il lui avoit accordé et toutes les promesses et les protestations de l'autre, ne trouver plus de difficultés dans ce qui dépendroit de son ministère, ne doutoit pas de retourner à la mer cette année, où il espéroit, étant au large, faire mieux qu'il n'avoit pu l'année précédente parmi tant de malignes contradictions[4]. Pontchartrain, ravi de l'endormir de cette espérance, alloit au-devant de tout ce qui pouvoit l'entretenir. Pour cela[5], il falloit travailler quelquefois chez l'amiral avec le maréchal de Cœuvres, et quelquefois tous trois avec le Roi. Le maréchal et Pontchartrain étoient demeurés fort mal ensemble, et le maréchal étoit outré de la compassion que le Comte avoit eue de Mme de Pontchartrain. Cette situation, néanmoins, étoit gênante pour tous les deux avec la nécessité de ce travail. Le maréchal, abandonné du Comte dans cette haine commune, s'ennuya de rester dans la nasse[6], et craignit le secrétaire[7] d'État.

1. A la fin du dix-septième siècle, il y avait dans cette maison, établie en 1614 par le cardinal de Joyeuse, huit jésuites, possédant quinze cents livres de rente, et qui faisaient bâtir sur un fonds donné par le cardinal de Bouillon et sur une partie des remparts et fossés concédée par le Roi (Arch. nat., O[1] 49, fol. 86 v° à 89; X[1A] 8690, fol. 462 v°, et 8692, fol. 106 v°; *Mémoire de la généralité de Paris*, publié en 1881, p. 73).

2. En 1712.

3. Tome XII, p. 323-326.

4. Tome XII, p. 327, note 2.

5. Ces deux mots sont ajoutés en interligne.

6. « On dit figurément, d'un homme qui s'engage, ou qui se laisse engager dans une affaire fâcheuse dont il ne se peut plus tirer, qu'*il est dans la nasse* » (*Académie*, 1718).

7. *Secr.*, en abrégé, corrige *min* [*istre*]. En effet, Pontchartrain n'était que secrétaire d'État, et non ministre.

Celui-ci avoit ses raisons pour n'être pas moins lassé d'être brouillé avec toute une famille si appuyée; celle d'être plus en[1] état de tromper le Comte et le maréchal sur la flotte qu'ils se proposoient de commander[2], et qu'il avoit bien résolu de leur soustraire, fut un des plus puissants motifs qui le portèrent à ce frauduleux accommodement. Cette division importunoit le Roi : de part et d'autre, on lui fit un sacrifice de ce que chacun desiroit par des vues fort différentes. Le duc de Noailles, toujours desireux de se mêler, prit cette affaire en main, et finalement il conclut le raccommodement, et le consomma entre eux deux[3] dans le cabinet du Chancelier. Pour d'O, qui n'avoit point de travail à faire avec Pontchartrain, il[4] vit d'un air froid et méprisant tous ces manèges, et demeura si réservé sur son raccommodement avec Pontchartrain, qu'on ne le put pas même entamer[5].

Villeroy, Villars et Marcin généraux des armées de Flandres, de la Moselle et d'Alsace.

Vers la mi-mars[6], les maréchaux de Villeroy, Villars et Marcin travaillèrent ensemble avec le Roi et Chamillart, chez Mme de Maintenon, pour concerter les projets de la campagne : le premier pour la Flandres, le second pour la Moselle, où on craignoit le principal effort des ennemis[7], le troisième pour l'Alsace[8]. Villeroy partit quinze jours après pour aller à Bruxelles donner tous les ordres nécessaires[9],

1. La préposition *en*, écrite à la fin d'une ligne, est répétée au commencement de la ligne suivante.

2. On parla, entre janvier et mars, d'un armement de soixante vaisseaux environ : *Dangeau*, p. 276; *Mémoires de Sourches*, p. 161 et 162; *Gazette d'Amsterdam*, n°s IX et XXIX.

3. Il a écrit, par mégarde : *d'eux*.

4. Ce pronom *il* est en interligne.

5. Voyez ci-après, p. 128-129, ce qu'il en advint.

6. Le 14 mars : *Dangeau*, p. 278; *Sourches*, p. 196.

7. Tome XII, p. 422. Jaillot et De Fer publièrent alors des cartes de cette région : *Mercure* de juin 1705, p. 275-278.

8. Tout cela est pris à Dangeau, qui ajoute : « Les trois maréchaux paroissent fort de concert. »

9. *Dangeau*, p. 293 et 294. Selon une lettre de la marquise d'Huxelles datée du 22 février précédent, Villeroy, fort bien accueilli par le Roi à

Villars quelque temps après[1], et Marcin le 1er mai[2], pour Strasbourg, qui paroissoit le côté le plus retardé.

Lapara envoyé à Verue.

Vendôme, devant Verue depuis le 14 octobre[3], amusoit le Roi par de fréquents courriers, et par force promesses qui ne s'exécutoient point[4]. L'infanterie y périssoit de fatigues et de misère, dans la fange jusqu'au col, et les officiers sans équipage, et par conséquent sans aucun soulagement contre la rigueur de la saison et du terrain[5]. La garde étoit infinie contre une place qui n'étoit investie qu'à demi, et qui communiquoit par tout un grand côté avec un camp retranché, dans[6] une entière liberté, et ce camp retranché séparé des assiégeants par la rivière[7].

Marly, trouva mauvais qu'on le soupçonnât de recevoir cet emploi avec chagrin.

1. *Dangeau*, p. 280. C'est le mois précédent que Villars avait offert sa fortune au Roi.

2. Le 2 : *ibidem*, p. 316 et 317.

3. Tome XII, p. 306.

4. *Dangeau*, p. 147, 158-160 et 168-296, *passim*. Dès le milieu de novembre 1704, le duc de Vendôme, avec son assurance ordinaire, avait annoncé la prise de Verue et promis que, de là, il irait enlever Turin. « Il est difficile de pousser la confiance aussi loin que lui, » disait Mme de Maintenon (*Correspondance générale*, tome V, p. 300). Voyez notre tome XII, p. 123.

5. Le 17 janvier, selon Dangeau, p. 237-238, le duc de Vendôme prétendait que les pertes étaient nulles et répondait, plus que jamais, de réussir; mais les nouvelles sont ainsi rapportées dans les *Mémoires de Sourches*, p. 165-166 : « Il avoit fait pendant deux jours une neige si effroyable, que les assiégeants ni les assiégés n'avoient pu tirer un coup, et qu'il avoit fallu deux jours pour décombler les travaux; le mineur qui travailloit sous la seconde enceinte avoit encore trouvé le mineur des ennemis, et il avoit été réduit à faire sauter son fourneau sous la fausse braie, lequel y avoit fait une plus grande brèche que n'avoit fait le précédent, et il y avoit un bastion tout éboulé, soit du canon, soit de l'effet du fourneau; mais il y avoit encore quatre enveloppes, y compris les deux du château, qu'il falloit prendre, sans compter celle qu'on attaquoit alors. »

6. *Dans* est en interligne, au-dessus d'*avec*, biffé.

7. Tome XII, p. 307-308, 340 et 382. Ces critiques de notre auteur doivent être inspirées des *Mémoires de Feuquière*, tome IV, p. 84-85.

L'inquiétude enfin prévalut à cette confiance sans bornes en[1] M. de Vendôme : le Roi voulut que Lapara, le premier ingénieur d'alors et lieutenant général[2], y allât, quoique mal avec M. de Vendôme, pour accélérer ce siège, y rectifier, et y régler, de concert avec ce[3] général, ce qui seroit pour le mieux, et surtout en mander au Roi son avis bien en détail. Lapara en savoit trop pour commettre sa fortune à faire un affront à un homme si puissamment accrédité et appuyé, qui ne lui auroit pardonné de sa vie, et qui lui auroit détaché Chamillart, M. du Maine et Mme de Maintenon[4]. L'affaire étoit trop engagée : il trouva tout bien, et fut toujours d'avis commun avec M. de Vendôme. Lui aussi, content de sa conduite, et plus embarrassé de jour en jour qu'il ne le montroit, se laissa enfin[5] persuader que jamais il ne prendroit Verue tant que la place seroit en communication avec ce camp retranché, vuidée de morts, de blessés, de malades, rafraîchie de troupes et de munitions de guerre et de bouche à plaisir et à volonté. On étoit au dernier février, ainsi depuis quatre mois et demi devant Verue[6]. Le parti

1. *En* surcharge *à*.

2. Pinard, *Chronologie militaire*, tome IV, p. 532-533; G. Michel, *Histoire de Vauban*, p. 175-181. « Aussi bon porteur d'ordres qu'ingénieur de tranchée, » disait Catinat (*Mémoires*, tome II, p. 226). Nous l'avons vu (tome IV, p. 154-155) aider le duc de Vendôme à prendre Barcelone en 1697.

3. *Ce* est en interligne.

4. La brouille entre le général et l'ingénieur était si notoire, qu'on ne voulut pas croire tout d'abord que Lapara fût envoyé à Verue : *Dangeau*, p. 237 et 249; *Sourches*, p. 165 et 172. Mais la Feuillade, qu'il avait aidé, en 1704, à prendre Suse, Nice, Villefranche, Montmélian, etc., le soutenait contre les préventions du ministre : Esnault, *Michel Chamillart*, tome II, p. 84. La correspondance du général et de l'ingénieur avec Chamillart est dans les volumes 1872 et 1873 du Dépôt de la guerre.

5. *Enfin* est en interligne.

6. Le 28 février, on apprit (*Dangeau*, p. 269) que les pluies et le mauvais temps avaient retardé l'exécution des desseins projetés pour le 18, mais que M. de Vendôme espérait faire ce jour-là même une

fut donc pris enfin de faire un effort pour rompre cette communication avec laquelle, quoi qu'eût soutenu M. de Vendôme avec son opiniâtreté et son autorité ordinaire, il étoit visible que Verue ne se pouvoit prendre[1]. Il fut donc résolu de faire attaquer, la nuit du 1er au 2d mars, le fort de l'Isle, gardé par deux bataillons de Savoie : il fut escaladé et emporté ; tout y fut tué, excepté deux cents soldats et vingt-quatre officiers, qu'on prit. En même temps leur pont fut rompu à coups de canon, huit bateaux emportés par le courant, et la communication de Crescentin à Verue coupée. On s'établit dans le fort, et, en même temps, deux compagnies de grenadiers[2] soutenus de deux bataillons montèrent aux brèches de la grande attaque, et entrèrent jusque dans la seconde enceinte, où ils tuèrent une cinquantaine[3] de soldats. Les grenadiers, qui n'avoient ordre que de reconnoître, se retirèrent, et perdirent peu en cette action, qui fut brusque et peu attendue. Aucun de leurs fourneaux ne joua[4]. Cette expédition faite, on commença d'espérer avec raison une bonne et prompte issue de ce long siège, qui n'en donnoit aucune auparavant[5]. Il dura pourtant encore tout le mois, cinq et demi

Communication de Verue avec Crescentin coupée.

attaque décisive. Le 7 mars (p. 273), les lettres du 26 février annoncèrent que Lapara « était très bien » avec M. de Vendôme.

1. Le succès final a fait l'étonnement et l'admiration du général Pelet, qui dit, dans le tome IV des *Mémoires militaires*, p. 300 : « Il n'y a point d'exemple d'un siège entrepris et terminé glorieusement à la vue d'une armée campée sous les murs d'une place dont les portes sont ouvertes à tous les secours qu'elle peut lui donner, et dont les remparts forment son champ de bataille. »

2. La troisième lettre de *grenadiers* surcharge un *a*.

3. *Une 50*, dans le manuscrit.

4. Ces détails sont textuellement pris au *Journal de Dangeau*, p. 274-275. Il y en a davantage dans les *Mémoires de Sourches*, p. 190-192 ; comparez la *Gazette*, p. 132 et 140, l'*Histoire militaire* de Quincy, tome IV, p. 372-399, l'*Istoria delle guerre* du comte Ottieri, tome III, p. 336 et 340-354, le *Mercure historique et politique* de mars, p. 243-248, 253-256 et 303-307, les *Feldzüge des prinzen Eugen*, tome VII, p. 99-110, les *Mémoires du marquis de Franclieu*, p. 25-26, etc.

5. Villars a écrit, dans ses *Mémoires* (tome II, p. 173-174) : « Ce

en tout. On n'en avoit point vu de si long, à beaucoup près, de ce règne, ni de si ruineux en tout. Enfin, le 5 avril, ils battirent la chamade. Ils demandèrent une capitulation honorable; mais M. de Vendôme, qui les tenoit à la fin, les voulut prisonniers de guerre. Ils continuèrent donc à se défendre jusqu'au 9, qu'eux-mêmes mirent le feu à leurs fourneaux, et renversèrent toute la place excepté le donjon : après quoi ils se rendirent à discrétion. Ainsi le siège dura six mois moins[1] cinq jours[2]. Il ne fut plus question après que de mettre, et pour longtemps, en quartier les troupes, ruinées de ce long siège, dans le temps qu'il falloit avoir déjà mis en campagne[3], à quoi on suppléa comme l'on put, mais qui fit un grand tort aux troupes et aux opérations de la campagne suivante[4]. Trois semaines après[5], le prince Eugène arriva en Italie, avec un puissant renfort pour profiter de l'épuisement de notre principale armée, et du délabrement des

Verue rendu à discrétion.

Prince Eugène en Italie.

siège, qui dura près de cinq mois, coûta des sommes immenses et beaucoup d'hommes. Le duc de Vendôme s'obstina à l'attaque d'une place très bonne et qui avoit une communication libre avec le camp de Crescentino, ce qui auroit fait durer le siège des années entières. A la fin, il se rendit à la raison, qui étoit qu'il valoit mieux attaquer Verue par le camp, que le camp par Verue. Dès que ce camp fut emporté, Verue capitula. »

1. Il a écrit : *6 moins moins*.

2. Ces détails sont encore pris au *Journal*, p. 304-305. Comparez les lettres du Dépôt de la guerre, vol. 1873, n°s 255, 256, 259-262 et 293, les *Mémoires de Sourches*, p. 219-220, la *Gazette*, p. 152-212, *passim*, la *Gazette d'Amsterdam*, n°s XXXIV et XXXV, de Paris, le *Mercure* d'avril, p. 376-399, le *Mercure historique et politique*, p. 469 et 479-481, les *Mémoires militaires*, tome V, p. 260. Le *Mercure galant* publiait un journal du siège depuis le mois d'octobre 1704. — Outre que la prise de Verue donnait toutes facilités pour la campagne prochaine, elle mettait à couvert le Milanais et le Montferrat.

3. *Campage* corrigé en *campagne*.

4. *Suivante* est écrit en marge, à la suite d'un premier *suivante* surchargeant un mot illisible et biffé.

5. La nouvelle arriva le 5 mai : *Dangeau*, p. 317, 319 et 322; *Sourches*, p. 233, 236, 243, etc.

Siège de Turin projeté[*] et publié.

troupes qui avoient fait ce long et pénible siège[1]. Cela n'empêcha pas de se proposer le siège de Turin[2], même de le résoudre, et, qui pis fut, de le publier, dont on ne se trouva pas bien[3].

Princesse des Ursins tentée de demeurer en France.

Mme des Ursins se trouvoit dans son pays si fort au-dessus de tout ce qu'elle avoit pu même imaginer, qu'elle balança sur son retour en Espagne[4]. Les empressements de la reine ne la touchoient plus avec le[5] même retour, et, les insinuations légères qui commençoient à lui être faites, elle les éludoit[6]. L'âge et la santé de Mme de Maintenon la tentoient. Elle eût mieux aimé[7] dominer ici qu'en Espagne. Elle se flattoit sur toutes les distinctions et les marques de confiance qu'elle recevoit d'elle et du Roi, et qui souvent s'étendoient hors de la sphère d'Espagne et la mettoient[8] en occasion de servir et de nuire aux personnes de la cour, et à celles dont les places et la faveur sembloit[9] les mettre hors de sa portée. Elle espéroit se maintenir en cet état à l'appui des affaires d'Espagne, et de s'en faire un petit ministère qui lui ouvriroit les moyens de l'étendre, et d'entrer dans toutes. Flattée des louanges[10], ou plutôt des serviles adorations de tout ce qu'il y avoit de plus grand, elle compta se les perpétuer par ce grand personnage. Le goût et l'habitude du Roi et de

1. Il avait d'abord refusé de servir en Italie, et même fait mine de se retirer en Hollande, mais partit enfin pour la Lombardie le 17 avril. Avec tous les contingents, on comptait que l'armée des alliés serait forte de quatre-vingt-neuf mille hommes (*Sourches*, p. 274).

2. *De Turin* a été ajouté après coup en interligne.

3. Nous avons dit (tome XII, p. 268, note 3) que M. de Vendôme visait Turin depuis le milieu de 1704. Voyez ci-après, p. 157.

4. Tome XII, p. 405, 441, etc. Voyez, en outre, la correspondance de M. de Torcy avec Tessé, vol. *Espagne* 150, fol. 27.

5. *La* corrigé en *le*. — 6. Ci-après, p. 60.

7. *Aimer* corrigé en *aimé*. — 8. *Mettoit*, au singulier, dans le manuscrit.

9. L'initiale de *sembloit*, au singulier, surcharge une *l*.

10. *Loüāges*, avec un tilde d'abréviation, corrige un autre mot, peut-être *aumages*, ou le commencement d'un premier *adorations*.

[*] *Projeté et* a été ajouté après coup.

Mme de Maintenon pour elle, et personne vis-à-vis d'elle, par la singularité de sa situation, lui semblèrent des avantages dont elle se pouvoit tout promettre; et, pendant ce combat en elle-même, sa santé et ses affaires couvroient ses retardements, auxquels elle ne fixoit point de terme[1]. L'archevêque d'Aix[2] et son frère, dont je parlerai après[3] pour ne pas m'interrompre ici, étoient les chefs de son Conseil. Elle n'osoit leur dire ses pensées là-dessus;

1. *Terme* est en interligne, au-dessus de *temps*, biffé. — Les correspondances utilisées par l'abbé Millot, par Combes, L. Paris, Geffroy, Lavallée, etc., prouvent en effet que la princesse accueillit froidement les premières ouvertures, en janvier. Elle affecta, notamment, de préférer, si on la renvoyait à Madrid, que ce fût comme *forastiera*, et non plus comme camarera-mayor. Mme de Maintenon écrivait alors à son ami Villeroy : « Je ne sais si j'en suis la dupe, car vous savez que je puis l'être; mais je ne la crois pas bien aise d'y retourner. Les raisons qu'elle en donne sont si solides, que je crois qu'elle pense comme elle parle.... » (*Correspondance générale*, tome V, p. 299.) Et, cinq mois plus tard (p. 345) : « Il y a quelque chose sur Mme des Ursins que je ne comprends pas; on ne peut pas la faire partir. » Lavallée, comme Geffroy et Combes, traitent de ridicule l'interprétation que Saint-Simon donne de cette attitude; cependant ce fut jusqu'en 1706 un bruit courant, persistant, et Mme des Ursins crut nécessaire de se disculper. Mme de Maintenon lui ayant écrit, sur le ton plaisant (14 août) : « On prétend, Madame, que ma simplicité ne voit pas que votre dessein est de ramener le roi et la reine d'Espagne en France, où vous prendrez ma place auprès du Roi, soit en me brouillant à la cour, ou en m'empoisonnant, ou en attendant ma mort, qui ne peut pas être bien éloignée. Voilà ce qui s'appelle avoir des vues! Voudrez-vous, Madame, vous justifier avec moi là-dessus? » la princesse, qui avait déjà eu à dissiper de pareilles préventions à la fin de 1705, les prit cette fois avec désinvolture : « Je ne me souviens pas d'avoir jamais tant ri en ma vie, ni d'avoir jamais vu rire la reine de si bon cœur.... Permettez-moi de vous demander depuis quand on est si méchant en France.... Heureuse qui ne se trouve point dans une place qui donne tant d'envie; mais plus heureuse encore celle qui peut compter sur une amie aussi solide que vous, et aussi supérieure que vous l'êtes, Madame, aux fausses impressions que la calomnie la plus séduisante et la plus infatigable est capable de produire!... » (Recueil Bossange de 1826, tomes I, p. 28, et III, p. 256-258 et 337-339.)

2. Daniel de Cosnac : voyez, en dernier lieu, notre tome XII, p. 425.

3. Le duc de Noirmoutier : ci-après, p. 62-68.

ils la devinèrent. Sur son aveu, soutenu des raisons que je viens de dire, ils la combattirent par l'entière différence de ce qui n'est accordé qu'à un court passage et au besoin qu'on se faisoit d'elle en Espagne, à un état fixe et permanent; ils lui firent sentir qu'aveuglée du brillant prodigieux qui l'environnoit, plutôt qu'éblouie, elle ne prenoit pas garde qu'il ne lui venoit que de l'intérêt de Mme de Maintenon, attisé par Harcourt pour le sien, de régner en Espagne, que tout en passât directement par elle au Roi, et de s'emparer de nouveau, aux dépens des ministres, de cette portion si considérable du gouvernement[1]; que cela même ne se pouvoit que par le retour en[2] Espagne de celle qui, en y régnant, lui rendoit un compte direct de tout, et l'y faisoit régner; que, n'y retournant plus, il ne restoit aucun moyen à Mme de Maintenon de rattraper cette précieuse partie des affaires, qui, par leur nature, ne pourroient que retomber au canal naturel des ministres, et l'en laisser dans l'entière privation; que le dépit qu'elle en auroit feroit bientôt tomber tout ce brillant séducteur, et que plus Mme des Ursins avoit été initiée, plus elle demeureroit bientôt écartée par la jalousie, à laquelle un court passage ne pouvoit donner lieu, mais que la continuité de ce qu'elle y avoit acquis exciteroit dans un état fixe et de consistance en ce pays-ci; que bientôt elle s'y verroit aussi délaissée qu'elle s'y trouvoit environnée et poursuivie; enfin, que sa situation ne pouvoit être durable, ni bonne, qu'autant qu'elle en sauroit tirer les plus utiles et les plus avantageux partis; que, pour ce but, il n'étoit peut-être pas mauvais de laisser quelque lieu à de l'inquiétude, pour se procurer de plus en plus un pont d'or[3], et ne la pousser pas assez loin

1. Voyez notre tome XI, p. 226 et suivantes.

2. *En* surcharge un *d*.

3. Cette locution, déjà rencontrée dans nos tomes VII, p. 200, et XII, p. 532, s'employait, selon le *Dictionnaire de l'Académie* de 1718, « pour dire que souvent il faut se contenter d'avoir défait l'ennemi sans le poursuivre vivement, de peur que, s'il avoit perdu l'espérance de se

aussi[1] pour gâter ses affaires, avec une bien absolue détermination de partir, et de prendre bien garde entre le trop tôt, pour en tirer tout ce qu'elle pourroit, et, plus encore, le trop tard, pour ne pas s'en aller de mauvaise grâce, et n'emporter pas en Espagne un pouvoir moins vaste, moins absolu, moins connu, qu'étoit celui qu'on lui

Se résout enfin de* retourner en Espagne.

vouloit maintenant confier. La solidité de ces raisons persuada la princesse des Ursins[2]. Elle ne regarda plus ce qu'elle avoit balancé que comme des tentations et une séduction dangereuse. Elle résolut donc de partir, mais de différer, le compas dans l'œil[3], de se faire prier, payer même, si elle pouvoit, au delà de ce qu'elle l'étoit, mais d'éviter surtout de rompre le fil[4] en le tirant par trop, et de ne plus songer à ce pays-ci que comme au fondement de son règne en Espagne. Nous verrons bientôt[5] qu'elle sut mettre un si bon conseil à profit, et au profit encore de ceux qui le lui donnèrent. A la façon dont j'étois avec

sauver par la fuite, il ne rendît la victoire douteuse ou trop sanglante. »

1. *Aussy* est ajouté en interligne.

2. Le duc de Gramont écrivait au Roi, le 28 janvier précédent (*Cabinet historique*, année 1865, p. 361) : « Je doute que S. M. Cath. se contente qu'elle [Mme des Ursins] vienne ici comme une *forestière*, et, puisque Votre Majesté a fait le pas de consentir à son retour, il vaut mieux, selon moi, qu'elle soit à la franquette camarera-mayor, *como en los tiempos passados*. La duchesse de Bejar, qui est une sainte, ne demande pas mieux que de se retirer, et la présence de Mme des Ursins à Madrid sans charge fera encore plus de bruit et de clameurs qu'étant revêtue d'une qui l'engage à ne pas quitter *los lados de Sua Maesta*. » Au reçu d'une lettre de la reine (4 mars 1705), qui demandait que son amie revînt comme camarera-mayor, et d'une autre du roi Philippe (10 mars), qui s'excusait d'avoir combattu ce projet avec une trop grande légèreté, M. de Torcy avisa la princesse que son retour, en compagnie d'Orry, était réclamé avec les plus pressantes instances (Affaires étrangères, vol. *Espagne* 150, fol. 115, et 152, fol. 152 et 159).

3. Cette locution figurée ne se trouve pas dans le *Dictionnaire de l'Académie* de 1718, mais bien dans les éditions modernes, avec un sens plus précis.

4. Cette locution manque également en 1718. — 5. Ci-après, p. 60.

* *De* corrige *d'y*.

elle[1], je sentis toutes ces époques : l'extrême desir, en arrivant, de retourner en Espagne, l'ivresse qui le balança, enfin la dernière résolution prise. J'écumai bien aussi quelque chose de ces détails ; mais, pour leur précision telle que je la raconte ici, je ne l'ai bien sue que depuis[2].

Conduite, audace et succès avortés de Maulévrier ; rappelé en France, où il arrive. [Add. St-S. 621]

Il se passoit cependant bien des choses en Espagne[3]. Maulévrier, dans la plus intime confiance de la reine sur ce qui regardoit le retour et[4] les avantages de Mme des Ursins, et seul à[5] Madrid de sa sorte qui y fût, par l'absence de Tessé sur la frontière[6], profitoit merveilleusement des instructions utiles de conduite qu'il avoit données à la reine par ses connoissances si exactes[7] de l'intérieur de notre cour. Par les entrées que la reine lui avoit fait donner, il entroit chez elle à toute heure par l'appartement du roi, comme je crois l'avoir déjà dit[8]. Il passoit des heures entières[9] entre le roi et elle, et fort souvent tête à tête avec elle. La duchesse de Monteillane[10] n'étoit pas une femme à contraindre, et, de plus, le roi le savoit

1. Voyez notre tome XII, p. 435-437.

2. Comparez la rédaction de la notice primitive de la princesse imprimée dans notre tome V, appendice VI, p. 505-506.

3. Tome XII, p. 388-391. Ce qui va être raconté ne paraît pas avoir attiré l'attention du P. Baudrillart; les éléments n'en sont point pris à Dangeau, et certains détails ne trouvent pas leur confirmation dans la correspondance officielle. Voyez ci-après, p. 24, note 2.

4. *Et* surcharge *de*. — 5. *A* surcharge *de*.

6. Tome XII, p. 390. — 7. *Exactes* surcharge *utiles*.

8. Tome XII, p. 391. Arrivé le 3 décembre 1704, présenté le 4 par M. de Gramont, il obtint les entrées le 6 (Affaires étrangères, vol. *Espagne* 145, fol. 52 et 68 v°), et, étant allé trouver à Salamanque son beau-père, celui-ci le renvoya à Madrid à cause du mauvais air (fol. 195 v°).

9. *Entiers* corrigé en *entières*.

10. L'erreur signalée dans notre tome XII, p. 77, continue ici. C'est la duchesse de Bejar qui avait remplacé Mme des Ursins comme camarera-mayor : voyez la lettre du duc de Gramont reproduite ci-contre, p. 20, note 2. Elle se retira, sous un prétexte de santé, dès qu'on le lui demanda (Affaires étrangères, vol. *Espagne* 147, fol. 285 v°).

et le trouvoit bon. Maulévrier[1] voyoit les lettres qu'ils recevoient; il en faisoit et leur en dictoit les réponses, et, par cette confiance, entroit d'ailleurs autant qu'il le pouvoit dans la leur sur toutes les autres[2] affaires. Son esprit, son instruction, le succès de ses conseils sur ce qui regardoit la princesse des Ursins, avoient infiniment augmenté la croyance que le roi et la reine avoient prise en lui. On a voulu dire qu'il avoit voulu plaire aux yeux de la reine, et qu'il y avoit réussi[3] : il est vrai que ces particuliers, si longs, si journaliers, si continuels, donnèrent fort à penser, et même à parler[4]. Il étoit temps de moissonner après avoir si heureusement semé : le compagnon ne songea pas à moins qu'à la grandesse[5], et l'obtint; mais il étoit trop vain pour n'être pas indiscret, comme on en a vu ici des traits que j'ai rapportés[6]. Le duc de Gramont en eut le vent. Il n'en avoit eu que des mépris[7], comme un homme qu'on veut chasser, et qu'un nouveau favori ne ménage guères[8] : il se hâta d'avertir le Roi et les ministres du bruit que commençoit à faire la conduite audacieuse de Maulévrier avec la reine, qui offensoit tous les Espagnols, et que sûrement il alloit être déclaré grand d'Espagne. La jalousie, en effet, de toute la cour et ses murmures

1. *Maulevrier* est en interligne, au-dessus d'un *il* biffé.

2. *Autres* est en interligne.

3. Voyez la citation des *Souvenirs de Mme de Caylus*, dans notre tome XII, p. 275, note 4.

4. L'initiale de *parler* corrige une *l*.

5. Comme son beau-père dès leur arrivée : tome XII, p. 281 et 390.

6. A propos de la duchesse de Bourgogne, dans le tome XII.

7. Tome XII, p. 391 et suivantes.

8. Tessé écrivait à Chamillart, le 8 décembre, que la reine, n'eût été son respect pour Louis XIV, aurait fait jeter par les fenêtres cet ambassadeur qui ne cherchait qu'à la brouiller avec son mari et avec son grand-père. Mme des Ursins voulait bien reconnaître (lettres à M. de Torcy, dans le recueil Lavallée, tome V, p. 398-399 et 442-443) que les malheurs qui commençaient à accabler l'Espagne n'étaient peut-être pas dus à l'opposition de M. de Gramont, mais au moins à sa présomptueuse confiance et à ses maladresses.

alarmèrent Tessé, qui les apprit sur les frontières. Il en craignit l'effet aux deux cours, et plus encore en celle de France; il manda son gendre devant Gibraltar, où il étoit[1], qui fut obligé de partir sur-le-champ de Madrid pour l'y aller trouver. En même temps arriva un courrier de Torcy avec des lettres du Roi, très fortes, au roi d'Espagne, sur Maulévrier, et une de Torcy à celui-ci, qui lui mandoit que le Roi lui défendoit très expressément d'accepter la grandesse ni aucune autre grâce du roi d'Espagne, et lui ordonnoit d'aller sur-le-champ joindre Tessé[2], avec une réprimande très sévère, non d'un cousin germain[3], mais d'un ministre offensé de ses manèges, de ses intrigues, et du parti qu'il avoit pris. Le courrier fit remettre au roi d'Espagne les dépêches du Roi, et courut après Maulévrier, à Gibraltar, lui porter les siennes. Ce fut un étrange coup pour cet ambitieux, qui, ayant si bien conduit sa trame, et réussi pour autrui, se trouvoit privé de la récompense qu'il tenoit déjà. La rage et le dépit cédèrent aux espérances qu'il se forgea de venir à bout, pour soi, de Versailles par Madrid. Son beau-père ne put le retenir au siège comme il l'auroit voulu; ses représentations et son autorité furent inutiles : Maulévrier, après un court séjour devant Gibraltar, retourna à Madrid, sous prétexte d'y aller rendre compte de l'état du siège, mais en effet pour tout[4] tenter auprès du roi et de la reine d'Espagne pour, par eux, forcer la main au Roi, et le faire consentir à sa grandesse. Malheureusement pour lui, il trouva le duc de

1. C'est le 14 janvier que le roi ordonna à Tessé d'aller examiner l'état des choses devant Gibraltar, et il y arriva le 9 février. A défaut d'un titre de généralissime qui n'avait jamais été admis, même pour les Infants, Philippe V lui donna une autorité absolue au-dessus de tous les capitaines généraux, et Chamillart, de son côté, l'autorisa à modifier au besoin les instructions qui lui avaient été expédiées de France. Quant à Maulévrier, il était au siège depuis un mois.

2. Ce qui précède, depuis *et luy ordonnoit*, est en interligne.

3. Leurs pères, à l'un et à l'autre, étaient fils de Nicolas Colbert de Vandières et de Marie Pussort (tome IV, p. 14).

4. *P^r tout* semble surcharger *pour*.

Gramont encore à Madrid, d'où il étoit prêt à partir, qui dépêcha un courrier sur ce retour d'un homme qu'il savoit avoir eu ordre d'aller au siège de Gibraltar, et qu'il ignoroit avoir eu la permission d'en revenir. Cette désobéissance fut promptement châtiée : Torcy eut ordre de dépêcher un courrier à Maulévrier avec commandement[1] absolu de partir au moment qu'il le recevroit, pour revenir en France. Alors il n'y eut plus de remède, ni à différer : il prit congé du roi et de la reine d'Espagne en homme désespéré, et partit[2]. Le rare est qu'en arrivant à Paris, il trouva la cour à Marly et sa femme[3] du voyage. Il fit[4] demander la permission d'user du droit des maris sur Marly quand leurs femmes y étoient, et que le Roi, pour éviter un éclat, voulut bien ne[5] lui pas refuser[6]. Sa consolation fut d'y trouver la princesse des Ursins de plus en plus au pinacle[7], par le moyen de laquelle il espéra de se raccommoder, brouillé comme il l'étoit pour elle, ou plutôt pour ses vues ambitieuses, avec Torcy et avec le duc de Beauvillier, ses cousins germains.

1. Les premières lettres de *comandem[t]* surchargent *ordre*, effacé du doigt.

2. Toute cette partie du récit, depuis la page 22, est absolument contraire aux faits, comme on le verra aux Additions et corrections, p. 589.

3. L'initiale *f* corrige un *v*.

4. Il a biffé l'abréviation de *que* à la fin de la ligne, et a ajouté *il* dans la marge, au commencement de la ligne suivante, avant *fit*.

5. *Ne* est en interligne, au-dessus de *le*, biffé, et *pas refuser* au-dessus de *permettre*, biffé.

6. *Dangeau*, 13 mai, de Marly (p. 325) : « Maulévrier arriva avant-hier d'Espagne, et, comme sa femme est ici, il a eu permission d'y venir tout droit. Mme des Ursins, qui étoit ici au commencement du voyage, est revenue, et prendra congé du Roi incessamment. » — *Mémoires de Sourches*, 12 mai (p. 238) : « Le marquis de Maulévrier arriva à la cour ; mais il n'apportoit rien de nouveau, ayant envoyé à l'avance les paquets du maréchal de Tessé, son beau-père. La duchesse de Bourgogne commença ce jour-là à se baigner. »

7. *Sur le pinacle* signifie « qu'un homme est dans une grande élévation de fortune » (*Académie*, 1718).

Gibraltar secouru, le siège levé.

Ce pendant les choses alloient fort mal à Gibraltar[1]. Il y arriva un prodigieux secours de Lisbonne, conduit[2] par trente-cinq gros vaisseaux de guerre[3]. Ils entrèrent dans la baie de Gibraltar, où ils trouvèrent Pointis[4] avec cinq vaisseaux[5], qui ne s'y croyoit pas en sûreté, mais qui avoit un ordre positif du roi d'Espagne d'y demeurer. Un brouillard fort épais lui déroba la vue de cette flotte, qui tomba sur lui qu'à peine l'avoit-il[6] aperçue. Il n'en avoit eu aucun avis quoiqu'il eût envoyé deux autres vaisseaux dans l'Océan pour découvrir et l'avertir, ce qu'ils n'avoient pu faire. Malgré l'inégalité du nombre, le combat dura cinq heures; mais, à la fin, le grand nombre l'emporta. Trois vaisseaux de soixante pièces de canon chacun furent pris. Deux de quatre-vingts pièces de canon, que les ennemis n'osèrent aborder, s'échouèrent; Pointis, qui montoit[7] le plus gros, sauva les deux équipages, et les brûla après pour que les ennemis n'en profitassent point, qui, après cette victoire, entrèrent à Gibraltar, et y jetèrent tout ce qu'ils avoient apporté. Le Roi reçut cette mauvaise nouvelle le 5 avril[8]. Cinq jours après, le

1. Tome XII, p. 383-384. Une lettre du prince de Darmstadt à lord Godolphin, 20 février 1705, est imprimée dans le catalogue de la collection d'autographes de M. Morrison, tome II, p. 291-292. On trouvera les détails du siège dans la *Gazette* de 1705, p. 17-257, *passim*, dans les autres gazettes, dans la correspondance militaire de Tessé (Dépôt de la guerre, vol. 1883 et 1884), dans la correspondance de la flotte (Dépôt de la Marine, reg. B[4] 28), et dans la correspondance diplomatique (Affaires étrangères, vol. *Espagne* 150 et 152).

2. *Conduit* surcharge *am*[*ené*]. — 3. Le 21 mars.

4. Celui qui déjà n'a pu arrêter le secours du 24 décembre 1704 : tome XII, p. 384.

5. Il avait treize vaisseaux ; mais six avaient été mis en dérive par le gros temps, et, de ceux qui restaient, cinq ou six seulement combattirent. L'ennemi en avait trente-cinq, commandés par l'amiral Leake.

6. Il a écrit : *l'avoit t il*.

7. *Montoit* est en interligne, au-dessus d'*estoit sur*, biffé.

8. *Dangeau*, p. 294-296. C'est de là que notre auteur tire son résumé des faits. Comparez les *Mémoires de Sourches*, p. 209-211, la *Gazette*, p. 179-180 et 185-186, le *Mercure* d'avril, p. 351-363 et 437-440, les

petit Renau arriva de ce siège pour lui en rendre compte[1]. Il y avoit déjà du temps que le Roi pressoit pour qu'on le levât, et que le roi d'Espagne s'opiniâtroit à le continuer[2]. Enfin, le 6 mai[3], il arriva un courrier dépêché de Séville par le maréchal de Tessé[4], qui apprit la levée du siège, dont il avoit[5] retiré tout le canon[6], et que Villa-

lettres de Tessé publiées dans le recueil Rambuteau, p. 230-237, ses *Mémoires*, tome II, p. 139-190, ses lettres du Dépôt de la guerre, vol. 1884, n° 132-134 et 146-149, le registre du Dépôt de la marine B⁴ 28, fol. 180, la *Gazette d'Amsterdam*, n° XXX-XXXII et Extr. XXXIII et XXXVII, la *Gazette de Bruxelles*, p. 239-240, le *Mercure historique et politique* d'avril et mai, p. 454-460 et 544-547, une lettre du duc de Gramont et un billet autographe de Philippe V, au Dépôt des affaires étrangères, vol. *Espagne* 146, fol. 220 et 225, et vol. 152, fol. 203, les *Feldzüge des prinzen Eugen*, tome VII, p. 477-486, etc.

1. *Dangeau*, p. 298-299; *Sourches*, p. 214-215. Renau était en Espagne depuis 1701 : tomes X, p. 241-242, et XI, p. 520. Un compte rendu de sa mission, daté de 1703, est au Dépôt de la marine, reg. B⁴ 24, fol. 208-257. C'est le 21 mars 1705 que Tessé l'envoya en France.

2. Louis XIV fit expédier, le 12 avril, un ordre de lever le siège (Baudrillart, *Philippe V*, tome I, p. 211, note 1); mais il est certain que, malgré cette « étrange tragédie, » et contre l'avis de tous, le jeune roi, poussé par M. de Villadarias, avait d'abord ordonné de continuer les opérations : vol. *Espagne* 146, fol. 229, 233, 280 et 287, et vol. 152, fol. 210, 255 et 288; Dépôt de la guerre, vol. 1884, n° 200 et 259; ci-après, p. 591. Tessé, dans ses lettres à Pontchartrain, à Villeroy, à la duchesse de Bourgogne, avait eu soin de se disculper, ainsi que Pointis; néanmoins, les faiseurs de chansons (*Nouveau siècle de Louis XIV*, tome III, p. 171) rapprochèrent son échec à Gibraltar de la défaite piteuse de Tallard à Hochstedt.

3. *Dangeau*, p. 320; *Sourches*, p. 233-234.

4. *Arriva* surcharge *vi[nt]*, *de Séville* a été ajouté en interligne, *par* surcharge *de*, et, après *Tessé*, l'auteur a biffé *de Séville*. — Le courrier n'avait mis que six jours à venir de Madrid.

5. *Avoit* est en interligne, au-dessus d'un *a* biffé, qui était pris à Dangeau, ainsi que les lignes qui suivent.

6. Tessé avait annoncé cette nouvelle dès le 17 avril (Dépôt de la guerre, vol. 1884, n° 286), avant que le courrier porteur de l'ordre du Roi ne lui fût arrivé, et il l'avait même fait pressentir par une lettre du 3 à la duchesse de Bourgogne (recueil Rambuteau, p. 237-238). Voyez aussi la *Gazette de Bruxelles*, p. 311 et 330-331, et, dans le *Mercure* du mois de juin, p. 268-272, une autre lettre du maréchal

darias[1] étoit demeuré devant cette place avec dix pièces de canon seulement et ce peu de troupes espagnoles qui lui restoient, moins nombreuses[2] de moitié que la garnison de la place. Ce fut huit jours après cette nouvelle que Maulévrier arriva[3]. A la fin de ce même mois de mai[4], le petit Renau fut renvoyé à Cadix pour y demeurer pendant toute la campagne[5]. Il étoit chef d'escadre et avoit fort la confiance du Roi.

Renau ; son caractère, sa fortune. Rochefort

On ne l'appela jamais que le petit Renau[6], de sa taille singulièrement petite, mais bien proportionnée et jolie[7]. Il étoit Basque[8], et il étoit entré tout jeune à Colbert du

atténuant la gravité de cet échec, que d'ailleurs, on l'a vu, Chamillart prévoyait dès le début. Le duc de Gramont demandait qu'on levât le siège dès la fin de février, pour ne plus s'occuper que de défendre Cadix : vol. *Espagne* 146, fol. 105. Tessé eut ordre, le 11 avril, de passer en Estramadure.

1. Il s'était résigné à rester sous les ordres de Tessé ; mais on le tenait en suspicion : voyez le *Mercure historique et politique*, p. 461-463.

2. *Nombreuse*, au singulier, dans le manuscrit.

3. Le 13 : ci-dessus, p. 24. Maulévrier s'était trouvé trop fatigué à Bayonne pour apporter les paquets dont son beau-père l'avait chargé, et le courrier auquel il les avait confiés était arrivé le 6, en même temps que celui du duc de Gramont parti de Madrid.

4. Le 23 : *Dangeau*, p. 332.

5. Il y a un rapport de ce temps-là, sur Cadix, dans les *Mémoires de Tessé*, tome II, p. 174-186. C'est le point dont Renau avait été spécialement chargé dès l'origine (tome X, p. 241-242), et, grâce à lui, les ennemis ne purent tenter une attaque ; mais, au bout de cinq ans de travail acharné, ne recevant pas un écu, il dut demander son congé pour cause de misère, revint à Paris avec une pistole pour tout pécule, ne trouva point d'accueil auprès des ministres, et dut accepter un poste d'ingénieur à Malte, d'où il ne revint que sous la Régence.

6. Tantôt *Renaut*, et tantôt *Renault*.

7. L'annotateur des *Mémoires de Sourches* a écrit cette note sur l'année 1694 (tome IV, p. 323) : « C'étoit effectivement un des plus petits hommes du monde, et sa petite taille l'avoit fait choisir pour le mettre auprès du défunt comte de Vermandois, fils naturel du Roi et de la duchesse de la Vallière, amiral de France, pour lui apprendre l'art de la marine ; car, pour être petit, il n'étoit ni moins brave, ni moins habile. »

8. « Des dernières frontières de France vers le Guipuzcoa » (Addition n° 622). Éliçagaray, dont Bernard Renau porte le surnom, était un

comment devenu port. [*Add. St-S. 622*]

Terron, intendant de marine à la Rochelle[1], qui, ayant voulu acheter Rochefort[2], et le seigneur s'étant opiniâtré à ne le point vouloir vendre, de dépit y voulut être plus maître que lui. Il persuada à la cour, où son nom alors l'appuyoit fort, que c'étoit le lieu du monde le meilleur pour[3] en faire un excellent port, et le plus propre aux constructions des navires. On le crut, on y dépensa des millions. Du Terron, par ce moyen, devint le maître et le tyran du lieu et du seigneur qui n'avoit pas voulu le lui vendre[4]; mais, quand tout fut fait, il se trouva une telle distance de ce lieu à la mer, un coude entre autres si fâ-

fief relevant du royaume de Navarre (Basses-Pyrénées, comm. Iholdy). Selon Fontenelle, Renau appartenait à une famille ancienne, mais peu fortunée et chargée d'enfants.

1. Charles Colbert, seigneur de (et non *du*) Terron, après avoir fait diverses missions pour Mazarin, débuta comme intendant de l'armée de Catalogne en 1653, sous les auspices de son cousin le futur ministre, fut envoyé à Lisbonne en septembre 1663, devint intendant et commissaire général de la marine de Ponant en 1665, eut la commission d'intendant de police et finances à Brouage en 1666, celle d'intendant de la marine sur la flotte et en Sicile le 30 août 1675, une place de conseiller d'État ordinaire en mai 1678, et mourut le 9 avril 1684. C'était un homme de beaucoup d'esprit selon l'abbé de Choisy (*Mémoires*, tome I, p. 129). Nombre de lettres de lui ou à lui ont été imprimées dans le tome IV de la *Correspondance administrative* et dans les *Lettres de Colbert;* d'autres viennent de paraître, d'après son propre registre, dans l'*Archivio storico italiano*, 1896, p. 348-370.

2. Rochefort-sur-Mer, à quinze kil. de l'embouchure de la Charente, qui y forme rade, et à vingt-huit kil. S. E. de la Rochelle, n'était alors qu'un fort qui avait été occupé tour à tour par les Anglais et par les protestants.

3. Ayant ajouté en interligne *le plus propre*, Saint-Simon a biffé ces deux derniers mots, mis *meilleur* à la place, et surchargé *l*[*e*] en *p^r*.

4. En effet, on voit, dans l'*Histoire de Rochefort* par le P. Théodore de Blois (1733), p. 38-58, que ce fut Terron qui fit abandonner le projet primitif de Brouage pour acheter Rochefort aux héritiers d'Adrien de Loseré, premier valet de chambre d'Henri IV, au moyen d'un retrait dont ils ne furent pas même indemnisés, mais que l'intendant, dont le Père fait un chaud éloge, réfuta victorieusement les critiques mensongères qui coururent alors sur la mauvaise qualité des eaux du port, et ne quitta ce poste, le 15 août 1674, que parce qu'il était devenu infirme.

cheux, et la Charente si basse, que les fort gros vaisseaux ne pouvoient y aller de la mer, ni de Rochefort à la mer, et que les autres n'y[1] pouvoient aller qu'avec leur lest et désarmés, encore avec deux vents[2] différents pour en faire le trajet. Il n'eût pas été difficile de voir ce défaut, qui sautoit aux yeux, avant de s'engager en[3] une telle dépense; mais, si le sort des choses publiques est presque toujours d'être gouverné par des intérêts particuliers, il se peut dire, et trop continuellement vérifier, qu'il est très singulièrement attaché à la France[4]. Du Terron trouva de l'esprit et de l'application à ce petit Basque : il le fit étudier, le jeta dans les mathématiques et tout ce qui pouvoit l'instruire dans la marine, et trouva qu'il passoit de bien loin les espérances qu'il en avoit conçues[5]. Il épuisa bientôt ses maîtres, et devint le sien à lui-même[6]. Il fut bon géomètre, bon astronome, grand philosophe, et posséda parfaitement l'algèbre; avec cela, particulièrement savant dans

1. Avant ce *n'y*, il a biffé *encore*.

2. La seconde lettre de *vents* corrige un *a* ou un *o*. — 3. *En* corrige *à*.

4. C'est en 1663 que les travaux commencèrent; le plan fut tracé par Blondel, la construction menée par les frères le Vau. En 1671, Olivier d'Ormesson, grand ennemi des Colbert, écrivait, dans son *Journal* (tome II, p. 612) : « M. Colbert fit, durant les fêtes de Pâques, le voyage de Rochefort, qui est un port de mer que l'on construit, et l'on dit que c'est un grande dépense mal employée pour un dessein qui ne peut jamais réussir, et où le Roi est fort trompé. C'est une entreprise de M. Colbert, conduite par le sieur Terron, son parent. L'on avoit, sur cela, donné des mémoires au Roi pour marquer les voleries de Terron; mais, au retour de M. Colbert, on parla bien de cette entreprise, et le Roi témoigna être content de Terron. Néanmoins, le voyage du Roi, qui avoit résolu d'y aller, fut rompu et n'a pas été fait, et, selon que j'en ai ouï parler à gens connoissants, c'est une grande folie. » Guy Patin dit qu'on avait dépensé quarante millions. Feu Pierre Clément ne paraît pas avoir connu ces imputations, ni la réfutation du P. de Blois : voyez le tome III des *Lettres de Colbert*, les pages XIII-XIV de l'Introduction, et les volumes correspondants des mss. *Mélanges Colbert*.

5. Voyez son éloge par Fontenelle, dans l'*Histoire de l'Académie des sciences*, et l'article du *Moréri*, que d'ailleurs notre auteur ne suit point.

6. *A luy mesme* a été ajouté en interligne.

toutes les parties de la construction et de la navigation[1]. C'étoit d'ailleurs un homme doux, simple, modeste et vertueux, fort brave et fort honnête homme. Il servit sur mer avec réputation[2]. M. de Seignelay établit une école de marine tenue par lui, dont le Roi n'exempta personne, et ce fut pour ne pas vouloir prendre ses leçons publiques[3] que Saint-Pierre et d'autres capitaines de vaisseau furent cassés[4]. Renau fut grand admirateur et grand ami du P. Ma-

1. Ses deux œuvres principales furent, en 1680, une théorie de la construction des vaisseaux et la première application du tir des mortiers à bombes par les galiotes spéciales qui inaugurèrent cette invention nouvelle devant Alger en 1681 (Dépôt de la marine, B[a]43, fol. 348, 349 et 401, et B[a]59, fol. 65 et 200; Voltaire, *le Siècle de Louis XIV*, p. 231-232; Jal, *Abraham Du Quesne*, tome II, p. 414-433, et *Dictionnaire critique*, p. 1048-1049; relation du bombardement d'Alger adressée à Tourville, le 2 juillet 1683 : *Musée des Archives nationales*, n° 882). A cette époque, après avoir été attaché six ans au duc de Mortemart, gendre de Colbert et survivancier du généralat des galères, Renau était chargé de l'éducation du jeune amiral, le comte de Vermandois, comme on l'a vu plus haut, et de la future princesse de Conti. Le prince étant mort, il suivit la fortune de Vauban et fit avec lui les sièges de 1688.

2. Tout d'abord, il semble avoir servi surtout comme ingénieur dans les armées de terre. C'est après 1689 qu'une *Théorie sur la manœuvre des vaisseaux*, vivement discutée d'ailleurs, lui valut la commission de capitaine de vaisseau avec l'inspection générale de la marine, une pension de douze cents livres et l'entrée dans les conseils; mais il ne passa lieutenant général des armées du roi de France que le 5 mars 1716. Voyez sa notice dans la *Chronologie militaire* de Pinard, tome V, p. 1-3, l'état de ses services en 1687, avec son éloge par Vauban, dans le *Bulletin du Comité des travaux historiques*, année 1888, p. 238 et 258-259, et l'instruction du 26 avril 1691, pour donner des leçons de navigation aux officiers généraux et capitaines, au Dépôt de la marine, B[a]76, fol. 148-150. En 1692, il était à la Hougue; en 1693, lorsque Monsieur fut envoyé pour la garde des côtes de l'Ouest, il eut la charge, avec Pointis, de lui expliquer à la fois les mouvements des flottes ennemies et la topographie d'un littoral où il avait beaucoup travaillé (*Dangeau*, tome IV, p. 286). Les années suivantes, avec un vaisseau de sa propre invention, il fit la course sur mer.

3. Ayant d'abord écrit : *pour ne les pas vouloir prendre*, l'auteur a ajouté après ce verbe, en interligne, *ses leçons publiques*, et il a oublié de biffer *les*, devenu inutile.

4. Déjà dit au tome XII, p. 425. Saint-Pierre avait écrit en cour

lebranche, connu et fort protégé des ducs de Chevreuse et de Beauvillier, beaucoup aussi de M. le duc d'Orléans[1]. Tout le monde l'aima et en fit cas. Il eut des actions heureuses à la mer, et son désintéressement lui fit beaucoup d'honneur[2]. Il eut beaucoup d'emplois de confiance et de rapports immédiats avec le Roi ; rien de tout cela ne l'éleva et ne le fit sortir de son caractère. Nous le verrons monter plus haut[3], et toujours le même.

Progrès de Ragotzi. Princesse de Condé.

Ragotzi continuoit ses progrès deçà et delà le Danube jusqu'en Moravie[4]; il menaçoit Bude, et le comte Forgatsch, maître de la Transylvanie, assiégeoit Rabutin dans Her-

contre lui. Il n'y a qu'une allusion à ce fait dans le *Journal de Dangeau*, tome V, p. 204; mais les *Mémoires de Sourches* disent, à la date du 25 septembre 1691 (tome III, p. 469) : « On sut que le Roi avoit fait mettre en prison à Brest le comte de Saint-Pierre et le marquis des Adrets, capitaines de vaisseau, pour n'avoir pas obéi à l'ordre qu'il avoit donné que tous les officiers de la marine allassent chez un ingénieur nommé Regnauld (*sic*) pour apprendre certaines choses nécessaires à la navigation, pour en avoir même, à ce qu'on disoit, détourné tous les autres, et pour avoir écrit au Roi une lettre dont le style ne lui avoit pas été agréable. » A cette époque, Seignelay était mort depuis plus d'un an, et Pontchartrain père dirigeait la marine; sa correspondance sur l'affaire des deux officiers récalcitrants est au Dépôt de la marine, B[2] 76, fol. 100, 148 et 251. Tourville envoya le chevalier de Saint-Pierre, frère cadet du capitaine, porter en cour la nouvelle de la capture de la flotte de Smyrne, avec l'espoir que cela vaudrait au coupable quelque indulgence et un plus prompt rétablissement (*Œuvres de Racine,* tome VII, p. 103).

1. Par suite, Saint-Simon se lia aussi avec lui, comme il le dira plus tard en revenant sur son portrait : éd. 1873, tome XVI, p. 297.

2. Voyez l'Addition au *Journal de Dangeau*, tome XVIII, p. 132-133.

3. Cependant les *Mémoires* ne parleront plus guère de lui qu'à l'occasion des travaux sur la réforme des impositions dont il fut chargé pendant la Régence, qui lui donna le titre de lieutenant général en 1716 (il l'avait déjà en Espagne) et la grand'croix de Saint-Louis en 1718.

4. Voyez, en dernier lieu, notre tome XII, p. 165. Comparez, pour 1705, les *Feldzüge des prinzen Eugen*, tome VII, p. 468, et la *Gazette de Verdun*, p. 112-116. On comptait alors (*Gazette*, p. 332) que les Mécontents avaient, en troupes réglées, neuf régiments de cavalerie et quinze d'infanterie, formant un total de trente-quatre mille cinq cents hommes. La même *Gazette*, p. 339, énumère leurs généraux.

Rabutin, et sa fortune en Allemagne. [*Add. St-S. 623*]

mannstadt[1]. Ce Rabutin[2] étoit ce page pour lequel Madame la Princesse[3] fut renfermée à Châteauroux[4], d'où elle n'est jamais sortie, et où, après tant d'années, elle ignora toujours la mort de Monsieur le Prince son mari, gardée avec autant d'exactitude que jamais jusqu'à sa mort par les ordres de Monsieur le Prince son fils[5]. Le page se sauva de

1. *Dangeau*, p. 325, 14 mai. Comparez la *Gazette*, p. 219-221, 231-233, 243-245.

2. Tome XII, p. 28.

3. Claire-Clémence de Maillé-Brezé, femme du héros, née le 25 février 1628, baptisée le 14 juin 1633 (Arch. nat., K 539, n° 53), fille de Nicole du Plessis et du maréchal de Brezé, nièce du cardinal de Richelieu. On prétendait, et l'on osa même dire en pleine audience, au père de Condé, qu'il s'était mis à genoux devant le cardinal pour obtenir que cette alliance se fît ; Monsieur le Prince entra en fureur, et répondit que cela était faux (ms. Clairambault 290, p. 514). Néanmoins, le fait est absolument confirmé par l'historien moderne des Condés, qui établit (tome III, p. 423-428) qu'il fallut toute l'autorité de Richelieu pour empêcher Monsieur le Prince de fiancer publiquement le duc d'Enghien, alors qu'il n'avait que douze ans, avec Mlle de Brezé, qui en avait quatre, et qu'il n'eut point de repos que le Roi et le cardinal n'eussent donné leur consentement, en février 1640. L'original du contrat de mariage, signé le 7 février 1641 (*ibidem*, p. 439-440), est exposé au musée des Archives nationales, n° 827. Cette union ne fut pas heureuse, du fait de l'époux comme de celui de l'épouse. Celle-ci avait une extraordinaire bizarrerie de caractère et des façons de vivre qui, après avoir donné lieu à des soupçons de galanterie, peut-être même nécessité une sorte de séquestration passagère, aboutirent à la scène qui va être racontée. Voyez ce qu'en a dit Walckenaer dans ses *Mémoires sur Mme de Sévigné*, tome III, p. 227-232 et 465-466, et tome V, p. 398-399. — Le portrait de la princesse a été gravé par Larmessin.

4. Ce comté avait été acquis par le prince de Condé Henri II, et érigé en duché-pairie pour lui, en 1616.

5. Sur cet incident bien connu, qui arriva le 13 janvier 1671, on peut voir, outre le récit de Walckenaer et la correspondance de Mme de Sévigné et de Bussy, qui étaient, nous le savons déjà, proches parents de Rabutin, les procédures du Parlement, X^2A 358, aux 20 et 23 janvier 1671, la *Gazette*, p. 71-72, les *Mémoires de Mademoiselle*, tome IV, p. 254-257, le *Journal d'Ol. d'Ormesson*, tome II, p. 608-610, les *Lettres de Guy Patin*, tome III, p. 776-777, le Chansonnier, mss. Fr. 12618, p. 397, 12690, p. 377, et 12692, p. 30, la *Galerie de l'ancienne cour* (1786), tome I, p. 172-173, le *Cabinet historique*, tome II, p. 96-101, le

vitesse[1], se mit dans le service de l'Empereur, s'y distingua, épousa une princesse [2], fort riche, et parvint avec réputation aux premiers honneurs militaires.

Mort de l'empereur Léopold, etc.

Pendant ces désordres en Hongrie et dans les provinces voisines, l'empereur Léopold mourut à Vienne, le 5 mai sur le soir[3], d'une assez longue maladie, sans enfants de

la Bruyère de feu M. Allaire, tome I, p. 83-85, 493-499 et 503, et surtout l'*Histoire des princes de Condé*, par Mgr le duc d'Aumale, tome VII, p. 288-297. Nicolas Gentil, dit du Val, fut seul condamné aux galères à vie, pour avoir blessé la princesse dans sa lutte avec Rabutin; celui-ci, que la princesse déclarait n'avoir pas reconnu, se sauva et ne put être atteint par le décret de la Cour. — Notre auteur a tracé un portrait de Claire-Clémence, avec le même récit de sa fin, dans la notice du duché de Maillé-Brezé, qui est imprimée au tome VIII des *Écrits inédits*, p. 385-387. Ézéchiel Spanheim, dans sa *Relation de 1690*, p. 88-89, explique comment les mauvais traitements, le mépris et les écarts de Condé, contraint malgré lui à cette alliance, contribuèrent à affaiblir l'esprit déjà très chancelant de sa femme, et comment le démêlé des deux pages en 1671 acheva de ruiner ce qui restait de considération pour elle et la réduisit à se séparer pour toujours du monde, aussi mal vue de son fils que de son mari. Elle avait paru en public, pour la dernière fois, aux obsèques de Madame, 21 août 1670. Par une donation du 15 janvier 1671, peut-être antidatée (Arch. nat., Y 220, fol. 327), elle abandonna à Henri-Jules la nue-propriété de tous ses biens et droits.

1. *Vistesse*, dans le manuscrit.

2. Le nom est resté en blanc. C'est Dorothée-Élisabeth, duchesse de Holstein, fille du duc de Holstein-Wissembourg héritier de Norvège, née en 1645 et mariée : 1° le 20 novembre 1661, à Georges-Louis, comte de Sinzendorf; 2° en 1682, à Louis, comte de Rabutin. Elle mourut à Vienne, le 7 janvier 1725. Voyez, dans la *Correspondance de Bussy-Rabutin*, tome V, p. 304-306, la lettre que celui-ci écrivit, à l'occasion du mariage de 1682, à sa nouvelle cousine, suivie d'une notice sur le mari, puis (p. 307 et 313) la réponse et une lettre postérieure de la duchesse de Holstein, qui continuait à porter ce titre, une lettre de Bussy (p. 387) sur la noble extraction de Rabutin, etc.

3. *Dangeau*, p. 323-324 et 326-329, avec l'Addition déjà placée dans notre tome VI, p. 469, n° 310; *Sourches*, p. 239, 240 et 242; *Gazette*, p. 231, 243 et 256; *Gazette d'Amsterdam*, nos XL et XLI; *Gazette de Bruxelles*, p. 318, 324-325 et 340-341; *Mercure* de mai, p. 339-393; *Theatrum Europæum*, année 1705, p. 69 et suivantes; Ottieri, *Istoria delle guerre*, tome III, p. 432-434, etc. On reconnut, à l'ouverture du corps, une « hydropisie dans la poitrine. » L'Empereur avait soixante-

ses deux premières femmes[1]. Il laissa deux fils et trois filles[2] de la troisième, sœur de l'électeur palatin[3] : Joseph, déjà roi reconnu de Hongrie, Bohême et des Romains, et Charles, qui étoit en Portugal, se prétendant roi d'Espagne, qui, l'un après l'autre, lui succédèrent à l'Empire. Ce fut un prince qui sut régner sans être jamais sorti de Vienne que pour se[4] sauver à Linz[5], lorsque les Turcs en firent le siège que le fameux Jean Sobieski, roi de Pologne, leur fit si glorieusement lever[6]. Une laideur ignoble, une mine basse[7], une simplicité fort éloignée de la pompe im-

quatre ans dix mois et vingt-six jours, et régnait depuis le 18 juillet 1658. Plusieurs ouvrages sur sa vie furent immédiatement publiés à Londres, Leipzig et Cologne.

1. Il épousa : 1° le 12 décembre 1666, Marguerite-Thérèse, seconde infante d'Espagne, fille de Philippe IV, née le 12 juillet 1651, et qui mourut le 12 mars 1673, ne laissant qu'une fille, laquelle devint, en 1685, la première femme de l'électeur de Bavière, et mourut en 1692 ; 2° le 15 octobre 1673, Claude-Félicité d'Autriche, fille de l'archiduc Ferdinand-Charles, née en 1653, morte le 8 avril 1676 ; 3° le 14 décembre 1676, Éléonore de Bavière-Neubourg (tome III, p. 305). Quatre enfants du premier lit et deux du deuxième étaient morts en bas âge.

2. *Et 3 filles* a été ajouté en interligne. — Les filles survivantes du troisième lit étaient : 1° Marie-Élisabeth-Lucie-Thérèse, née le 13 décembre 1680, qui devint gouvernante des Pays-Bas le 11 décembre 1724, et mourut le 27 août 1741, sans alliance ; 2° Marie-Anne-Josèphe, etc., née le 7 septembre 1683, qui épousa, le 9 juillet 1708, Jean V, roi de Portugal, et mourut le 14 août 1754 ; 3° Marie-Madeleine-Josèphe, née le 26 mars 1689, qui fut faite directrice de l'ordre des dames de la Croix, et mourut le 1er mai 1743. Deux autres filles (1684-1696 et 1690-1693) étaient mortes jeunes, ainsi qu'un fils second né (1682-1684).

3. Et de la seconde femme de Charles II d'Espagne : tome IV, p. 289.

4. *Pr se* surcharge *par*.

5. Ville forte et capitale de la Basse-Autriche, avec résidence impériale, à cent cinquante kil. O. N. O. de Vienne, sur le Danube.

6. En 1683 : tome VIII, p. 294. Voyez l'ouvrage publié en 1883, pour le second anniversaire. Tessé, pendant son séjour à Rome en 1708, eut en communication, de la veuve même de Sobieski, un mémoire des causes qui avaient déterminé celui-ci à sauver Vienne, et ce mémoire est conservé dans le recueil de ses papiers.

7. Voyez ce qu'on disait de sa laideur ridicule, en 1658, dans les *Mémoires du maréchal de Gramont*, p. 305-306, et dans l'*Annuaire-*

périale[1], ne l'empêcha pas d'en pousser l'autorité beaucoup plus loin qu'aucun de ses prédécesseurs, si on en excepte Charles V[2], et sa vie extérieure, plus monacale que de prince[3], ne l'empêcha pas[4] de se servir de toutes sortes de

bulletin de la Société de l'Histoire de France, année 1886, p. 240. En 1664, Monconys, dans les *Voyages* dont Saint-Simon a déjà parlé, décrit (éd. 1666, p. 360-361) son regard farouche, sa lèvre inférieure extraordinairement forte et avancée, ses dents du bas sortant en forme de défenses de sanglier, ses moustaches nouées, sa perruque noire frisée et sa démarche de canard. On le surnommait, à cause de cette lèvre autrichienne, la *Majesté lippue* (*Nouveau siècle de Louis XIV*, tome II, p. 357-358). Un portrait est gravé en tête de l'*Historia Leopoldi Magni*, par le P. Fr. Wagner (1719), et correspond à ce que dit cet auteur lui-même à la fin de son ouvrage, tome II, p. 790. Un autre fut gravé en manière noire par Adrien Schoonebeck, à Amsterdam.

1. On a vu, dans notre tome VI, p. 369-370, et dans l'Addition n° 310, l'historiette de l'audience donnée à Cheverny par cet empereur.

2. Même des écrivains hostiles à la France (la Hodde et Bruzen de la Martinière, *Histoire de Louis XIV*, tome IV, p. 412-413) estimaient que son ambition égalait celle du Roi. Du reste, Villars, qui l'avait pratiqué, reconnaît (*Mémoires*, tome II, p. 179) que son règne fut très glorieux et fort bien rempli, que c'était un prince éclairé (fort savant lui-même, il protégea heureusement les sciences, les lettres et les arts), d'une grande fermeté sans que jamais il eût été à la guerre, avec une réelle bonté, qui allait même jusqu'à la faiblesse puisqu'il cédait à la « pluralité » des avis. On prétend que, sur une prédiction que l'Impératrice lui donnerait deux jumeaux destinés à devenir, l'un empereur d'Occident, l'autre empereur d'Orient, il voulait à la fois expulser les Turcs de leurs possessions d'Europe et recueillir la succession d'Espagne. Ses biographes lui donnèrent le surnom de Grand : le principal est le jésuite Fr. Wagner, dont l'*Historia Leopoldi Magni* parut à Augsbourg en 1719 et 1731.

3. L'abbé le Gendre dit (*Mémoires*, p. 188) que c'était un « jésuite de robe courte, sur l'esprit de qui ces Pères avoient tout pouvoir. » C'est de l'un d'eux qu'il avait reçu son éducation littéraire et scientifique, alors que, comme second fils de Ferdinand III, on le destinait à l'Église, et William Coxe, dans son *Histoire de la maison d'Autriche*, traduction de 1809, tome IV, p. 124, dit qu'il « avait fait en quelque sorte le noviciat de jésuite. » Les *Mémoires de Sourches* rapportent, en janvier 1701 (tome VII, p. 10-11), que, le confesseur de Léopold lui ayant représenté qu'il allait entreprendre une guerre très injuste, le roi des Romains le fit bâtonner.

4. *Pas* est ajouté en interligne.

voies pour arriver à ses fins[1] : témoin la mort du prince électoral de Bavière fils de sa fille d'un de ses premiers lits[2]; celle de la reine d'Espagne fille de Monsieur[3]; l'étrange objet de l'envoi du prince de Hesse-Darmstadt en Espagne du temps de la reine seconde femme de Charles II[4]; la part si principale qu'il eut au renversement du trône d'Angleterre et de la religion catholique en ces royaumes pour y placer le célèbre prince d'Orange[5]; ses[6] usurpations sans nombre dans l'Empire et en Hongrie[7] et Bohême[8] contre le serment de ses capitulations[9], et les vengeances sans mesure et sans oubli qu'il tira des moindres manquements à son égard des princes et des seigneurs d'Allemagne[10]. Son éloignement personnel de la guerre, pour n'en rien dire de plus, émoussa la crainte et la jalousie, jusqu'à ce qu'il ne fut plus temps de remuer contre lui. Il la fit toujours par ses généraux, auxquels il

1. Voyez une note ci-après, p. 592, aux Additions et corrections.

2. En 1699 : tome VI, p. 114-115.

3. Voyez, en dernier lieu, notre tome XI, p. 262, et quelques lignes de l'appendice XXVII de notre tome VIII, p. 656-657.

4. Tome IV, p. 286-291. — 5. *Ibidem*, p. 228. — 6. *Les* corrigé en *ses*.

7. Dans le tome VIII, p. 305-311, on a vu quel avait été son système d'oppression et de répression cruelle à l'égard des Hongrois; c'est en y renonçant que son successeur parviendra à ressaisir le royaume entier.

8. Il a déjà été parlé de la spoliation de l'électeur palatin qui s'était fait élire roi de Bohême un instant, en 1619. La maison d'Autriche rentra tout aussitôt en possession de ce royaume, qui lui était venu un siècle plus tôt par la mort du roi Louis sans enfants, et elle fit reconnaître ses droits dans les traités de Westphalie. Léopold, à son tour, fut proclamé roi de Bohême en 1654. De plus, en 1665, à la mort de l'archiduc Sigismond, le Tyrol lui revint.

9. On appelait *capitulations* les articles que l'empereur d'Allemagne, à son élection, jurait d'observer. Selon le maréchal de Gramont (*Mémoires*, p. 307-309), Léopold trouva celles de 1658 (imprimées dans le *Corps diplomatique* de Du Mont, tome VI, 2e partie, p. 226-229) si dures, qu'il eût préféré n'être pas élu. Voyez, aux Affaires étrangères, vol. *Autriche* (mémoires et documents), p. 12-21 et 27, des notes sur ce règne.

10. Ainsi, l'enlèvement de Guillaume de Fürstenberg, alors qu'il était plénipotentiaire de l'électeur de Cologne, et sa détention rigoureuse de 1674 à 1679 : notre tome VII, p. 16, note 9.

fut singulièrement heureux[1]. Il ne le fut pas moins en ministres, qu'il sut si bien choisir, que son Conseil fut toujours le meilleur de l'Europe[2]. Il eut le bon esprit de le croire, et il s'en trouva toujours bien[3]. La terreur que le Roi causa par[4] ses conquêtes, et par un ministre habile qui voulut et qui fit toujours la guerre[5], et le dépit que le prince d'Orange conçut enfin de n'avoir pu amortir par ses longues[6] et persévérantes soumissions la haine étrange du Roi pour sa personne[7], qui bâtirent les ligues contre la France, formèrent aussi la dictature de Léopold dans l'Europe. En un mot, il fut habile et fier, toujours suivi dans ses plans et dans sa conduite, heureux en tout et en

1. « Ce prince, disait le *Moréri* de 1718, que peut-être notre auteur a sous les yeux, ce prince fut le plus heureux de tous ses prédécesseurs, puisque, sans avoir jamais couru le risque des armes, ni paru à la tête d'aucunes troupes, il vit une partie de l'Europe réunie pour le maintenir sur le trône et lui conquérir des royaumes. » En effet, les *Mémoires* nous l'ont montré achevant la guerre de la ligue d'Augsbourg, close par la paix de Ryswyk, rejetant les Turcs au delà de la Transylvanie et leur imposant la paix de Carlowitz, triomphant de l'insurrection hongroise, puis formant une nouvelle Grande Alliance en vue de faire prévaloir ses droits à la succession vacante de l'empire entier de Charles-Quint. Ses principaux généraux furent le second Montecuculli, Louis de Souches, qui était Français d'origine, les Stahremberg, Zrinyi, Budiani, Rabutin, Forgatsch, surtout Charles de Lorraine, l'électeur de Bavière, le prince Louis de Bade et Eugène de Savoie. J'ai déjà cité leurs portraits par Villars, en 1689, d'après le texte inséré dans l'Appendice du tome I de ses *Mémoires*, p. 435-441.

2. Voyez ci-après, p. 593, Additions et corrections, la note sur ce conseil.

3. Comparez, dans l'*Historia* du P. Wagner, tome II, p. 790-804, ce que ce jésuite, qui devait être de l'entourage de l'Empereur, rapporte de son caractère et de ses facultés. William Coxe, dans l'*Histoire de la maison d'Autriche*, tome IV, p. 123-126, semblerait s'être inspiré du texte de Saint-Simon. On trouvera ci-après, p. 593, celui de Villars.

4. *Par* surcharge *av*[*ec*].

5. Louvois.

6. *Longues* corrige *s*[*oumissions*].

7. Tome IV, p. 242-245. Comparez le *Parallèle des trois premiers rois Bourbons*, p. 101.

famille[1]. La dernière impératrice étoit fort impérieuse. Il la laissoit maîtresse d'une infinité de petites choses ; mais elle n'entroit en aucune des grandes, et point du tout dans les affaires. Elle lui étoit tellement attachée, qu'elle ne s'en fioit qu'à elle-même dès qu'il étoit malade, ce qui n'arriva presque point que pour mourir, pour[2] faire son pot[3] dans sa chambre, préparer les remèdes qu'il devoit prendre, les[4] lui donner de sa main, et le servir comme une simple garde-malade. La[5] vie privée de ce prince fut un continuel exercice de religion, et, comme je l'ai dit, une vie tout à fait monacale, avec un usage le plus fréquent des sacrements[6]. Il les reçut plusieurs fois dans sa maladie, et encore le matin du jour qu'il mourut. Ce qui est bien étrange, c'est que, sentant sa fin approcher, après avoir mis ordre à toutes choses, il demanda sa musique, qui avoit toujours fait son unique plaisir : il l'entendit plusieurs heures, et mourut en l'entendant[7].

1. Voyez ci-après, p. 593, une citation de l'historien Bruzen.

2. Pr corrige *que*.

3. Ce mot « se prend absolument pour le pot, pour la marmite où l'on met bouillir la viande » (*Académie*, 1718). Ci-après, p. 105, note 5.

4. Avant *les*, notre auteur a biffé *et*. — 5. *La* corrige *sa*.

6. Ci-dessus, p. 35. Comparez l'*Historia* du P. Wagner, tome II, p. 792-801. Le maréchal de Gramont vante sa continence en 1658.

7. Le P. Wagner parle assez longuement, p. 791, des études musicales de Léopold, mais non de ce dernier fait, et le maréchal de Gramont rapporte (p. 306) qu'il composait des airs « justes, mais tristes. » Une chanson de 1703 l'appelle « le prototype des faiseurs de bons motets, » et on disait qu'un fameux menuet, intitulé : *Quel caprice!* était de sa composition (*Nouveau siècle de Louis XIV*, tome III, p. 125 et 129). Mais Saint-Simon se garde de rapprocher de Léopold son idole Louis le Juste, dont il a cependant mentionné le goût pour la musique (tome I, p. 173, 175 et 176, note 1). Or, non seulement Louis XIII, tout comme l'Empereur, se livrait au plaisir de composer des airs, des ballets, et de danser ceux-ci (*Gazette* de 1635, p. 85, 140, 143-144 et 196 ; de 1639, p. 116, etc.) ; mais, au lit de mort, il voulut encore, toujours comme Léopold, que ses chanteurs exécutassent avec lui le psaume : *Seigneur à qui seul je veux plaire* (*Gazette* de 1643, p. 348). Outre la musique, Léopold se complaisait à faire des fables latines.

Deuil tardif et abrégé pour l'Empereur.

Le roi des Romains[1] fut très longtemps sans en donner part au Roi. Enfin, le 30 juin, le Nonce, qui[2] avoit demandé audience, lui présenta les[3] lettres de ce prince, de la princesse son épouse et de l'Impératrice douairière, écrites, selon leur usage, en italien : aussi le Roi ne drapa point quoique beau-frère, prit le deuil en violet, mais le compta, pour la durée, du jour que l'Empereur étoit mort[4]. Le successeur de ce prince se montra, incontinent après, bien plus dur et plus fâcheux que Léopold n'avoit été encore sur la Bavière[5] : il fit entrer six mille hommes dans Munich contre le traité qu'il avoit signé lui-même avec l'Électrice[6], laquelle s'étoit retirée à Venise[7], et à qui il ne voulut pas permettre de retourner en Bavière[8]. La reine de

Duretés en Bavière ; l'Électrice à Venise.

1. Celui qui devenait l'empereur Joseph : tome VI, p. 2.

2. *Qui* est en interligne, au-dessus d'un premier *qui* corrigeant *dont*.

3. *Les* corrige *des*, ou réciproquement ; lecture douteuse.

4. *Dangeau*, p. 357-358 et 361 ; *Sourches*, p. 282-283 ; *Gazette*, p. 324. La remise des lettres avait soi-disant été retardée par l'absence du Nonce. Le récit de l'audience est dans les *Mémoires du baron de Breteuil*, ms. Arsenal 3863, p. 81-83.

5. Tome XII, p. 311-312 et 371. Voyez le recueil de Lamberty, tome III, p. 614-615, l'*Histoire militaire* de Quincy, tome IV, p. 569-578, l'*Histoire de Louis XIV*, par Bruzen, tome V, p. 373-374, l'*Istoria* d'Ottieri, tome III, p. 435, 446, et tome IV, p. 188, etc., la *Gazette* de 1705 et de 1706, *passim*, le *Mercure* de janvier 1706, p. 389-398, de février, p. 366-369, de mars, p. 222-239, d'avril, p. 197-217, de mai, p. 320-344, etc., le *Journal de Verdun*, janvier 1706, p. 30-51, et mois suivants, le tome VII des *Feldzüge des prinzen Eugen*, p. 362-410, etc.

6. *Gazette*, p. 328 ; *Mercure historique*, juin 1705, p. 613-616.

7. *Gazette*, p. 200 et 213. Louis XIV s'efforça en vain d'obtenir qu'elle restât à Munich (Dépôt de la guerre, vol. 1833, n°s 17, 44, 55, etc.).

8. Cette phrase, comme la suivante d'ailleurs, est prise au *Journal de Dangeau*, p. 339. « Tout le pays, disent les *Mémoires de Sourches*, p. 261, avoit pris les armes depuis que les troupes avoient pillé le palais de Munich et toute la ville contre la foi du traité fait entre le défunt empereur et la duchesse de Bavière, laquelle s'étoit depuis longtemps retirée à Venise avec ses enfants, où même elle avoit pensé périr dans une gondole. » Comparez une lettre de Philippe V à l'Électeur, ms. Nouv. acq. fr. 486, fol. 97. L'Électrice perdit alors un huitième fils dont elle venait d'accoucher le 2 janvier. Elle viendra s'installer à Dijon en 1706.

Pologne, sa mère[1], y avoit été passer quelque temps avec elle, outrée contre la cour de Vienne de l'enlèvement de ses fils[2], que le roi Auguste avoit fait enlever en Silésie, et qu'il ne vouloit pas rendre[3].

Lapara prend la Mirandole.

Lapara, après la prise de Verue, étoit allé à la Mirandole[4], que M. de Vendôme faisoit assiéger depuis longtemps, et encore sans investiture entière, en sorte que la garnison étoit continuellement rafraîchie[5]. Cet ingénieur,

1. Marie-Casimire de la Grange d'Arquien, qui vit retirée à Rome depuis son veuvage : tome I, p. 303.

2. Jacques, Alexandre et Constantin : tomes III, p. 304-305 et 308, et IV, p. 131-132.

3. Deux seulement, Jacques, que l'Empereur avait fait, en mai 1701, gouverneur perpétuel de Styrie, Carinthie, etc., et Constantin, avaient été arrêtés par l'ordre d'Auguste, le 28 février 1704, sur les terres impériales, au moment où ils se dirigeaient vers la Pologne à l'instigation du roi de Suède, qui venait de mettre en avant la candidature de l'aîné au trône devenu vacant par la déposition du prince saxon (*Dangeau*, tome IX, p. 453 et 463; *Sourches*, tome VIII, p. 317, 318, 323 et 325; *Gazette* de 1704, p. 153, 159, 169 et 184, de 1705, p. 3, 15, 87, 98, 340, 398 et 563, et de 1706, p. 13-14, 447, 458-459; *Gazette d'Amsterdam*, 1704, nos XXI, XXIV-XXVI, Extr. XL et XLI; recueil de Lamberty, tomes III, p. 332 et 361-366, et XIII, p. 443). Charles XII et le Pape les réclamèrent en vain. Leur mère s'adressa non moins vainement à Louis XIV, par une lettre écrite de Rome le 8 avril (catalogue d'autographes vendus par Eug. Charavay, le 3 avril 1890, n° 109); elle demandait la protection de la France et pour elle-même, née sujette de Louis XIV, et pour son aîné, qui était né à Paris, avait été tenu sur les fonts baptismaux par le Roi, et était chevalier de ses ordres, et pour sa fille l'électrice de Bavière, victime de son attachement à la France. Quoique cette violence achevât de compromettre la popularité d'Auguste de Saxe, il retint les deux frères dans une de ses forteresses jusqu'à la fin de 1706, époque où, vaincu par Charles XII, nous le verrons subir le traité d'Altranstädt, dont le huitième article stipula la liberté des princes.

4. Cette ville antique, à cinq lieues de Mantoue, sur l'ancienne route de Vérone à Bologne, tenait en respect Modène, Reggio, Parme et Plaisance. C'était, depuis 1300, la capitale du duché des Pico, dont le dernier, dépossédé par les Impériaux, passa au service de l'Espagne.

5. Comme Verue, ci-dessus p. 13. La Mirandole s'était livrée aux Français dans le printemps de 1701; mais la mère du jeune duc y avait introduit les Impériaux à la fin de la même année, et l'armée de M. de

qui étoit aussi lieutenant général, y commanda en chef, et vint enfin à bout de cette place le 11[1] mai, la garnison prisonnière de guerre[2]. Le comte de Königsegg[3], qui y[4] commandoit, subit ce sort avec soixante-dix officiers et cinq cents soldats; il étoit général-major[5]. Il s'y trouva force artillerie et munitions de guerre, et des vivres encore pour trois mois[6]. On sut en même temps[7] que le prince Eugène avoit fait traverser plusieurs petites[8] rivières et plus de

Vendôme les y tenait bloqués depuis le mois d'avril 1704 (*Mémoires militaires*, tomes IV, p. 320 et suivantes, et V, p. 262-272; Ottieri, *Istoria delle guerre*, tome III, p. 357-360).

1. *Le onze* est en interligne, au-dessus d'*à la my*, biffé.

2. *Dangeau*, p. 329 et 331; *Sourches*, p. 243-244 et 252; *Gazette*, p. 212, 224-226, 235, 237, 248, 249, 251 et 252; Dépôt de la guerre, vol. 1865, n°s 83-87 et 106; *Gazette d'Amsterdam*, n° XLIII; *Mercure* de mai 1705, p. 398-417, et de février 1711, p. 93-95; *Mémoires militaires*, tome V, p. 276 et 691-695; *Feldzüge*, tome VII, p. 129-133.

3. Lothaire-Joseph-Dominique, comte de Königsegg-Rotenfels, né en 1673, cinquième fils du vice-chancelier mort en 1694, d'abord chanoine de Saltzbourg et de Passau et camérier du pape Innocent XII, était entré au service en 1692, et, dans la nouvelle guerre, Villars l'avait fait prisonnier à Friedlingue. Nous le verrons suivre toutes les opérations comme général-major et maréchal de camp général, puis négocier le traité de la Barrière, venir en France comme ambassadeur en 1717, et, de retour à Vienne, prendre la charge de grand maître de la maison de l'archiduchesse Marie-Josèphe et le gouvernement de Luxembourg, en octobre 1720. Il eut l'ambassade de Saxe et Pologne en 1720, celle de la Haye en 1724, celle de Madrid en 1725, avec un titre de conseiller d'État. Il était feld-maréchal depuis 1724; dans la guerre suivante, il fut battu à Guastalla, en 1734, mais devint président du conseil de guerre, à la place du prince Eugène, en juillet 1736. C'est lui qui commanda les Autrichiens à Fontenoy, et il mourut le 8 décembre 1751, étant chevalier de la Toison et *conferenzminister*.

4. Cet *y* a été ajouté en interligne.

5. Échangé contre le chevalier de Croissy, il fut blessé à l'affaire des Quatorze-Navilles, le 17 septembre suivant (*Gazette*, p. 498 et 505).

6. Ces détails ont été pris au *Journal de Dangeau*, p. 329, qui les rectifia deux jours plus tard, p. 331, de même que les *Mémoires de Sourches*, p. 252.

7. *Dangeau*, p. 332; *Sourches*, p. 253.

8. *Petittes* surcharge un premier *rivi[ères]*.

trente lieues à huit mille chevaux, qui étoient tombés entre plusieurs villages près de Lodi[1] où étoient les équipages de nos officiers généraux, dont ils emmenèrent près de mille, avec quelques-uns de l'artillerie[2]. Vaubecourt[3], lieutenant général qui étoit là auprès, y accourut avec ce qu'il put ramasser, et y fut tué[4]. C'étoit un homme fort court, mais brave, fort[5] appliqué, et très honnête homme[6]. Sa

Vaubecourt, lieutenant général, tué à une échauffourée en Italie;

1. Capitale du Lodésan et évêché suffragant de Milan, sur l'Adda. C'est à Abbiate-Grasso que le coup de main eut lieu, le 17 mai.

2. Notre auteur fait confusion entre plusieurs nouvelles. Dangeau annonce bien (p. 329) qu'Eugène avait échoué, le 11 mai, dans une tentative pour passer le Mincio avec dix mille hommes, puis dans une autre tentative pour joindre, par le lac de Garde, le corps d'armée du Bressan (p. 331-332); mais, à la suite de cette dernière nouvelle, il dit, comme la *Gazette*, p. 263, que la surprise de Lodi était le fait d'un parti de six cents chevaux et deux cents hussards seulement (comment huit mille chevaux auraient-ils pu opérer un pareil mouvement?) envoyé par M. de Savoie, et que cette troupe avait enlevé « sept à huit cents chevaux, parmi lesquels il y a quelques chevaux de l'artillerie et des vivres. » Les *Mémoires de Sourches* donnent le même détail (p. 253), mais avec le nom de Stahremberg au lieu de celui de M. de Savoie. Voyez d'ailleurs le récit des *Mémoires militaires*, p. 131-133, et les *Feldzüge*, tome VII, p. 129-132. M. de Linange commandait le parti.

3. Louis-Claude de Nettancourt-Haussonville, comte de Vaubecourt, qui a eu un pied cassé à l'affaire de Zweingenberg, en 1693, et que nous avons vu figurer, en 1694 et 1695, dans la même armée que notre auteur, commandait la nouvelle conquête de Verceil, avait le gouvernement de Châlons, comme son père avant lui, avec la charge de lieutenant général du Verdunois, et était âgé de quarante-neuf ans.

4. *Dangeau*, p. 334; *Sourches*, p. 256-258; *Gazette*, p. 263 et 296; *Gazette d'Amsterdam*, n° XLV; *Gazette de Bruxelles*, p. 352; *Mercure* de juin, p. 244-247; *Mercure historique et politique*, p. 597-599; Dépôt de la guerre, vol. 1878, n° 120; *Chronologie militaire*, tome IV, p. 413-415; *Dictionnaire de Moréri*, tome VII, p. 982. L'épitaphe de M. de Vaubecourt est encore dans l'église Saint-Christophe de Verceil.

5. Avant *fort*, il a biffé *et*.

6. C'est précisément ce que dit Gaignières dans son commentaire du Chansonnier (ms. Fr. 12 620, p. 35) : riche, bon colonel et brave, mais sot au possible. Comparez les *Lettres de Mme de Sévigné*, tome VII, p. 118, et les *Mémoires de Sourches*, à propos du carrousel de 1685, tome I, p. 245. C'est lui qui avait enlevé le mont Baldo en juillet 1704. Pris sans blessure, il fut massacré par les Allemands selon les *Mémoires de Sourches*.

femme[1], dont il n'avoit point d'enfants, avoit fait bruit dans le monde[2]. Le maréchal de Villeroy, qui en étoit amoureux, eut, une de ces campagnes, la fatuité de faire faire le tour de la place Royale, où elle logeoit[3], à son magnifique équipage, qui partoit pour l'armée. Elle étoit sœur d'Amelot qui venoit d'aller ambassadeur en Espagne[4] et de la femme d'Estaing[5], qui eut le petit gouvernement de Châlons et la lieutenance générale de Champagne qu'avoit Vaubecourt[6].

sa femme; fatuité du maréchal de Villeroy.

1. Catherine Amelot de Gournay, mariée par contrat du 20 septembre 1680 (Arch. nat., Y 239, fol. 163 v°), mourut à Paris, le 16 avril 1710, âgée de cinquante-quatre ans.

2. Mme de Sévigné écrivait à sa fille, le 30 octobre 1680 (tome VII, p. 118) : « Mlle Amelot fut mariée dimanche (27), sans que personne l'ait su, avec un M. de Vaubecourt tout battant neuf, homme de qualité peu riche, dont la mère est de Châlons. Tout a été bon plutôt que de nous ennuyer encore cet hiver de sa langueur passionnée. » Avant ce mariage, dit Gaignières à l'endroit cité du Chansonnier, elle avait longtemps mugueté et refusé bien des partis; en un autre endroit (ms. Fr. 12 691, p. 193), il la dépeint fort grande, grosse comme Polyphème, avec du rouge et une très mauvaise apparence. Les Sévigné la rencontraient chez les Lamoignon et chez les Coulanges.

3. Les parents Amelot y avaient un hôtel au temps de Scarron.

4. Voyez une supplique d'Amelot pour sa sœur, au Dépôt de la guerre, vol. 1885, n° 228, et une protestation de celle-ci pour Amelot, au Dépôt des affaires étrangères, vol. *Espagne* 164, fol. 261.

5. François III, comte d'Estaing (ici, *Estain*), baptisé le 11 octobre 1654, d'abord cadet et exempt aux gardes du corps, puis enseigne et sous-lieutenant aux gendarmes de la Reine, mestre de camp de cavalerie en 1688, capitaine-lieutenant des gendarmes-Dauphin en 1690, brigadier en 1694, maréchal de camp en 1702, avait servi sous Vaubecourt en 1702 et 1703, et était devenu lieutenant général le 10 février 1704, dans l'armée du duc de Vendôme. Ses brillants états de service sont résumés dans la *Chronologie militaire*, tome IV, p. 527-530. S'étant démis des gendarmes en 1713, il eut le gouvernement de Douay en 1718, le collier des ordres en 1724, et mourut le 20 mars 1732. Par contrat du 28 avril 1692 (Arch. nat., Y 260, fol. 65), il épousa, non pas la sœur de Mme de Vaubecourt, mais celle de son mari, Marie de Vaubecourt-Haussonville, qui mourut à Saint-Mandé, le 1er septembre 1748, dans sa quatre-vingt-cinquième année.

6. *Dangeau*, p. 336; *Mercure* de juin, p. 247-250. M. d'Estaing eut, comme héritier de son beau-frère, le 1er juin 1705, la lieutenance gé-

Ce dernier[1] s'appeloit Nettancourt, et étoit homme de qualité[2]. M. de Vendôme fit raser la Mirandole, Verceil et les trois premières enceintes de Verue, ne laissant que la quatrième[3], et continua toujours, lui et le Grand Prieur, d'amuser le Roi par des courriers, des[4] espérances d'attaquer le prince Eugène, et de différents petits projets sans exécution : par-ci, par-là, quelque cassine enlevée ou forcée[5].

Goutte du Roi empêche la cérémonie ordinaire de l'Ordre de la Pentecôte.

La goutte du Roi[6] l'empêcha de faire à la Pentecôte la cérémonie ordinaire de l'Ordre[7], ce qu'il n'avoit jamais manqué de faire trois fois l'année aux jours destinés[8]. Il eut quelque dépit de l'entreprise de cinq prisonniers d'État enfermés à Pierre-Encise[9], qui trouvèrent moyen de poi-

nérale des pays, évêché et comté de Verdun, et, le 8, le gouvernement de Châlons, mais resta en Italie jusqu'après la bataille de Turin, passa alors en Espagne, et fit les quatre dernières campagnes en Flandre.

1. *Ce d^r* est en interligne, au-dessus d'*il*, biffé.

2. La famille appartenait moitié à la Lorraine, moitié à la Champagne ; elle est encore représentée par plusieurs branches, dont l'une, celle de Nettancourt, a relevé le titre de marquis de Vaubecourt : voyez le *Moréri*, les *Mémoires de Luynes*, tome V, p. 434, la continuation du tome IX de l'*Histoire généalogique*, par P. de Courcy, 1re partie, p. 198-199 et 566-573, et les *Notes sur Vaubecourt*, par M. Bonnabelle (1889).

3. *Dangeau*, p. 347 ; *Gazette*, p. 293 ; Dépôt de la guerre, vol. 1865, n°s 117, 127, 209, 210, etc.

4. Avant ce second *des*, il a biffé *et*.

5. *Dangeau*, p. 336-343 ; *Sourches*, p. 257-261 ; *Mercure* de juin, p. 189-214 et 374-383, etc. Les lettres du Grand Prieur, de M. de Vaudémont et du duc de Mantoue occupent les volumes 1862 à 1869 du Dépôt de la guerre. Il y a un journal des opérations de l'ennemi dans les Extraordinaires de la *Gazette d'Amsterdam*.

6. Tome XII, p. 460. — 7. *Dangeau*, p. 337 ; *Sourches*, p. 259-262.

8. *Destinée* corrigé en *destinés*. — Les fêtes annuelles étaient fixées aux 1er et 2 janvier, au 2 février, jour de la Chandeleur, et à la Pentecôte, par les articles LXX-LXXIV des Statuts.

9. Ce château (*Petra scisa*), qui commandait les approches de la ville de Lyon au N. O., sur les rochers de la rive droite de la Saône, a été détruit en 1793. Depuis Louis XI, il servait de prison d'État ; Jacques de Nemours s'en évada en 1574, et, à la suite de la Révocation, on y détint nombre de protestants. Un état des prisonniers qui y étaient

guarder les soldats qui les gardoient, Manville[1], gouverneur de ce château, qui avoit été lieutenant-colonel du régiment Lyonnois[2], et de se sauver si bien qu'ils n'ont jamais été repris[3].

Prisonniers vigoureusement échappés de Pierre-Encise.

Le cardinal de Bouillon dans son exil, et l'abbé d'Auvergne à Paris, qui avoient gagné le procès de la coadjutorerie de Cluny contre les moines[4], croyoient que Verthamon, premier président du Grand Conseil, avoit fait des changements à leur arrêt en faveur des moines, en le signant[5]; ils en avoient fait grand bruit aussitôt après, et l'affaire avoit été revue par le Grand Conseil, qui n'y changea rien, quoique fort mal de tout temps avec leur premier président. Enfin l'affaire fut portée devant le Roi, et rapportée au conseil de dépêches[6]. L'arrêt fut maintenu[7]; mais il fut laissé des voies ouvertes au cardinal et à son neveu, de revenir contre les altérations dont ils se plaignoient. Cela s'appelle que, pour des gens en disgrâce, on ne voulut pas réformer l'arrêt, et que la justice empêcha

Procès jugé devant le Roi sur l'arrêt de la coadjutorerie de Cluny rendu au Grand Conseil.

en 1705 se trouve dans le volume 1896 du Dépôt de la guerre, n° 500.

1. Joseph de Barrême de Manville était chevalier des deux ordres de Saint-Louis et de Saint-Lazare, et lieutenant de Roi commandant à Pierre-Encise. Voyez le *Mercure* de mai 1703, p. 13-14, et plusieurs lettres de cet officier, en 1701, dans les Papiers du Contrôle général, G[7] 359.

2. Régiment d'infanterie commandé par le duc de Villeroy.

3. Cela se passa le 21 mai : *Dangeau*, p. 334; *Sourches*, p. 256; *Gazette d'Amsterdam*, n°s XLV et XLVIII; *Gazette de Bruxelles*, p. 349; *Journal de Verdun*, juillet 1705, p. 9-11; *Mercure historique et politique* de juin, p. 646-648 et 651-652; Dépôt de la guerre, vol. 1897, n°s 273 et 310, et vol. 1902, n°s 31 et 59; *Correspondance entre Boileau et Brossette*, p. 202; Anquetil, *Galerie de l'ancienne cour*, tome III, p. 114-117. Les assassins, qui étaient gens de qualité, furent condamnés par contumace. Le *Mercure historique* d'octobre, p. 428-430, publia une lettre justificative de l'un d'eux. Voyez ci-après, p. 594.

4. Tomes VII, p. 104, et XI, p. 77-79.

5. Notre auteur a déjà accusé le premier président Novion de pareilles falsifications. Nous en voyons incriminé de même, en 1737, un maître des requêtes : *Mémoires de Luynes*, tome I, p. 320 et 322-323.

6. Au conseil des finances, le mardi 9 juin, selon *Dangeau*, p. 343.

7. L'original est au conseil des dépêches : Arch. nat., E 1932, fol. 284.

pourtant la confirmation de ce dont ils crioient. Cela ne fit pas honneur à Verthamon, qui se vanta pourtant d'avoir gagné son procès et maintenu son honneur, puisque son arrêt avoit été jugé entier[1] au Grand Conseil, et ensuite devant le Roi[2].

Mort de l'abbé d'Hocquincourt.

En ce même temps[3] mourut l'abbé d'Hocquincourt[4], petit-fils du maréchal[5] et le dernier de cette maison de Monchy, ancienne et illustre[6], dont Mme de Feuquière[7], sa

1. Ayant d'abord écrit : *n'avoit esté*, Saint-Simon, sans rien biffer, a surchargé *n* en *l*, et ajouté *jugé entier* en interligne.

2. Voyez nos notes sur le premier arrêt de 1703, dans le tome XI. Depuis, le premier président Verthamon a obtenu, par un arrêt du Conseil du 27 avril 1704, que la taxe de sa charge fût portée de quatre cent mille livres à cinq cent mille.

3. *Dangeau*, p. 336; *Sourches*, p. 259.

4. Louis-Léonor de Monchy d'Hocquincourt, fait abbé de Notre-Dame de Bohéries en 1690, mort le 9 mai, à quarante ans. Il avait été question, en 1692, qu'il quittât le petit collet pour recueillir la succession de son second frère aîné, tué près de Huy.

5. Charles de Monchy, marquis d'Hocquincourt, né en 1599, général des armées d'Allemagne en 1646, commandant de l'aile gauche à la bataille de Rethel, fait maréchal de France en 1651, généralissime et vice-roi de Roussillon et Catalogne en 1653 et 1654, se déshonora ensuite, par amour pour la duchesse de Châtillon, en essayant de livrer aux Espagnols et à Condé les villes de Péronne et Ham, dont il était gouverneur, négocia avec l'ennemi de 1655 à 1658, passa alors en Flandre, avec le titre de grand bailli de Gand, et fut tué le 12 juin 1658, en voulant reconnaître les lignes françaises avant la bataille des Dunes. Voyez sa notice dans la *Chronologie militaire*, tome II, p. 578-582, une monographie publiée sur lui, en 1891, par l'abbé le Sueur, curé d'Érondelle, et une notice inédite de Saint-Simon, vol. *France* 200, fol. 148.

6. Le dernier fils du maréchal était mort à la fin de 1689, très aimé du Roi et chevalier de ses ordres, trois autres frères ayant été tués au service (*Dangeau*, tome IV, p. 161; *Sourches*, tome IV, p. 90). Saint-Simon a déjà parlé (tome VI, p. 161) de cette antique maison de Picardie, à propos de la branche de Montcavrel, également tombée en quenouille dans celle de Mailly; comparez le *Mercure* de mai 1705, sur la mort de l'abbé, p. 317-324. La branche des marquis de Sénarpont et celle des seigneurs de Talmas ne s'éteignirent que sous Louis XV.

7. La femme du lieutenant général : tome X, p. 95.

sœur, demeura héritière, mais qui la fut du peu qui restoit à une maison ruinée[1].

La marquise de Florensac[2] mourut aussi, à trente-cinq ans[3], la plus belle femme qui fût peut-être en France[4]. Elle étoit fille de Saint-Nectaire[5] et d'une sœur de Longueval lieutenant général tué en Catalogne sans avoir été marié[6]. Sa mère[7] avoit été fille de la Reine, avoit été belle, et, avec de l'esprit, du crédit et de l'intrigue[8], avoit fait des procès

Mort, etc., de Mme de Florensac. [Add. St-S. 624]

1. Comparez la suite des *Mémoires*, éd. 1873, tomes VIII, p. 174, et XVI, p. 442-443.

2. Marie-Thérèse-Louise de Senneterre de Lestrange, née vers le mois de mai 1671 (*Sévigné*, tome II, p. 222), mariée au marquis de Florensac par contrat du 22 janvier 1688 (Arch. nat., Y 252, fol. 340; *Mercure* du mois de janvier, p. 334-338; *Mémoires de Sourches*, tome II, p. 121 et 129; *Journal de Dangeau*, tome II, p. 82 et 96-97; *Gazette* de 1688, p. 48), mourut à Paris le 2 juillet 1705, et fut inhumée dans l'église des Carmélites.

3. *Dangeau*, p. 359; *Sourches*, p. 286; *Gazette*, p. 336; *Mercure* de juillet, p. 68-72.

4. « Morte du pourpre en peu de jours, étant dans la fleur de sa jeunesse et de sa beauté, » disent les *Mémoires de Sourches*. Elle avait été représentée en pied dans la collection de modes de Bonnart gravée en 1694.

5. Henri, dit le marquis de Saint-Nectaire ou Senneterre, de la branche des marquis de Châteauneuf, neveu du premier duc de la Ferté, lieutenant de Roi au haut Poitou (1668), mort à vingt-sept ou vingt-huit ans, le 25 octobre 1671, des suites du guet-apens qui va être raconté. Il était tout estropié de blessures reçues dans un duel fameux. Il avait épousé, le 24 juillet 1668, Anne de Longueval, ancienne fille d'honneur d'Anne d'Autriche, qui mourut le 25 novembre 1714, à soixante et onze ans (*Mercure* de décembre, p. 242-245).

6. François-Annibal, comte de Longueval-Crécy, lieutenant général depuis le 3 janvier 1696, tué à la suite du combat d'Ostalrich, en Catalogne : tome III, p. 125; *Chronologie militaire*, tome IV, p. 401-403; *Mémoires de Sourches*, tomes I, p. 363, et V, p. 149 et 154; *Mercure* de janvier 1706, p. 111-117.

7. Mme de Saint-Nectaire.

8. Cette « petite tortilleuse, » un peu sotte au dire de ses amies Coulanges et Sévigné, essaya en vain de se faire recommander par Bourdaloue pour être dame d'honneur de la princesse de Conti en 1680 : *Lettres de Mme de Sévigné*, tomes V, p. 27 et 52, et VI, p. 196, et *Lettres inédites*, tome II, p. 77. L'abbé de la Victoire la surnommait *la Mitte*.

à son beau-frère, qu'elle sut tourner en criminel, et qu'elle abrutit dans les prisons, dont il ne sortit qu'avec beaucoup de temps et de peine, s'accommoda, et ne se maria point[1]. Ainsi Mme de Florensac fut fort riche. Elle fit bien des passions, et fut accusée de n'être pas toujours cruelle; d'ailleurs la meilleure femme du monde, la plus douce, et la plus simple dans sa beauté[2]. Elle fut exilée pour Monseigneur, dont l'amour commençoit à faire du bruit[3]. Son

1. L'*Histoire généalogique* en dit quelques mots, tome IV, p. 893-894. M. de Senneterre ayant été blessé dans un guet-apens, à Privas, le 13 octobre 1671, et étant mort depuis, la veuve accusa sa belle-mère, Marie de Hautefort de Lestrange, remariée depuis le 17 juillet 1669 à Guillaume de Maupeou, ancien président au parlement de Metz et homme taré, ainsi que son beau-frère, Jean-Gabriel de Senneterre, chevalier de Malte, âgé de quinze ans et connu plus tard sous le titre de comte de Lestrange, d'avoir soudoyé et aidé les assassins. L'origine de leurs dissentiments de famille était un procès pour l'héritage de Lestrange, que le parlement de Grenoble venait d'attribuer (17 juillet 1671) au marquis de Senneterre tout seul. L'intendant Bezons dirigea les poursuites. Mme de Maupeou en fut exceptée; mais son mari fut condamné, le 12 janvier 1675, par M. Daguesseau, successeur de M. de Bezons, au bannissement perpétuel. Quant au chevalier, quoiqu'il eût obtenu une sentence d'abolition le 31 janvier 1673, sa belle-sœur en appela et parvint à faire durer la procédure pendant près de vingt ans. C'est seulement en 1686 que l'accusé obtint d'être transféré des prisons de Grenoble à celles de Paris, pour passer en jugement devant le Grand Conseil. Soutenu par sa sœur Mlle de Lestrange, par les Noailles, par la princesse de Conti et par Pellisson, il fut enfin, le 20 septembre 1690, renvoyé hors de Cour quant à l'accusation criminelle. Il vécut jusqu'au 4 juillet 1710. Sa sœur Lestrange s'était mise dans la retraite après le procès, et mourut en novembre 1696, auprès de la duchesse douairière de Noailles, de qui elle était fort aimée, ainsi que des Coulanges, Sévigné, etc. — Le procès Senneterre et Lestrange est resté célèbre. On en trouvera les pièces et factums dans le ms. Fr. 21 398, dans les mss. Clairambault 1117 et 1138, dans le tome VII des *Archives de la Bastille*, p. 369-378, à la fin du tome I du *Maupeouana* de 1775, p. 311-318, avec gravure (comparez la collection Hennin, n° 4578), etc. Notre auteur le résumera de nouveau en 1714, mais plus clairement.

2. Belle et aimable, mais fort coquette, dit le commentaire du Chansonnier (ms. Fr. 12 692, p. 181-182).

3. On soupçonna une galanterie avec Monsieur le Duc, peut-être

mari[1], frère du duc d'Uzès, menin de Monseigneur, et le plus sot homme de France[2], ne s'en aperçut point, et l'aimoit[3] passionnément. Elle mourut en deux jours de temps, et ne laissa qu'une fille[4], belle aussi, mais non pas comme elle, qui se pique de toute sorte de savoir et d'esprit, qui est aujourd'hui duchesse d'Aiguillon[5],

même avec Monseigneur, et le Roi obligea la famille de Mme de Florensac de l'envoyer à l'abbaye Notre-Dame de Soissons (*ibidem;* vers de Madame la Duchesse, dans les *Lettres de Mme Dunoyer*, lettre xx, et dans le *Nouveau siècle de Louis XIV*, tome IV, p. 155). Elle ne reparut à la cour qu'en avril 1701 : *Dangeau*, tome VIII, p. 78.

1. Louis de Crussol, marquis de Florensac, frère cadet du duc Emmanuel d'Uzès (tome I, p. 94), servit comme cornette dans la seconde compagnie des mousquetaires de 1665 à 1673, eut un régiment de cavalerie en 1674, le commanda pendant toute la durée de cette guerre en Allemagne ou en Flandre, puis au siège de Courtray et à l'expédition de Luxembourg, passa brigadier en 1688, fut attaché à l'armée de Monseigneur, puis à celle du maréchal de Lorge, mais quitta le service après avoir été créé maréchal de camp le 30 mars 1693. Le Roi lui avait donné, en décembre 1690, le grand bailliage de Toulouse, et y ajouta, le 18 juillet 1696, la châtellenie de la grosse tour de Laon. C'était un familier de Monseigneur, ayant été nommé l'un de ses six menins en 1680. Il mourut le 15 mai 1716, à l'âge de soixante et onze ans.

2. C'est précisément ce que Gaignières dit dans son commentaire du Chansonnier (ms. Fr. 12 620, p. 341), à propos de quelque galanterie pour Mlle de Châteautiers. — Hyacinthe Rigaud fit de lui, en 1683, un petit portrait, du prix de soixante-six livres.

3. Le pronom élidé *l'* surcharge un *v*.

4. Elle laissait aussi un fils, François-Emmanuel, marquis de Florensac, qui fut colonel du régiment de Béarn, mais mourut le 27 septembre 1719, à vingt-cinq ans moins dix jours, laissant d'une Villacerf un fils qui continua cette branche.

5. La fille, Anne-Charlotte, née vers 1700, mourut le 15 juin 1772, ayant épousé, le 22 août 1718, Armand-Louis du Plessis-Richelieu, fils du marquis de Richelieu dont il a été parlé dans notre tome XII. C'est ce comte d'Agenois qui parvint, en 1731, à se faire rendre le titre de duc d'Aiguillon. Né en octobre 1683, avant que ses parents eussent pu rentrer en France (tome XII, p. 616), il eut, après son père, le gouvernement de la Fère et commanda le régiment de cavalerie du comte de Toulouse; mais on le connaît surtout comme membre honoraire de l'Académie des sciences (1744), et plus encore comme auteur d'un livre obscène imprimé par lui-même à sept exemplaires, dans

Dieu sait comment, et Mme la princesse de Conti aussi[1].

Mort de Mme de Grignan.

Mme de Grignan, beauté vieille et précieuse[2] dont j'ai suffisamment parlé[3], mourut à Marseille bien peu après[4], et, quoi qu'en ait dit Mme de Sévigny dans ses lettres, fut peu regrettée de son mari, de sa famille et des Provençaux[5].

Berwick, en Languedoc, achevoit d'anéantir les Fanatiques par être bien averti et par ses promptes exécutions[6].

son château de Veretz (1735). Il mourut à Paris le 31 janvier 1750. Sa femme passait pour collaborer à ses productions littéraires : voyez, sur elle, les *Mémoires du marquis d'Argenson*, tomes II, p. 179, IV, p. 175-176, VI, p. 28, etc.

1. Cette princesse de Conti est la seconde fille de Monsieur le Duc, Louise-Élisabeth de Bourbon-Condé, née le 22 novembre 1693, mariée le 9 juillet 1713 à Louis-Armand de Conti, et morte le 27 mai 1775. Saint-Simon fera encore allusion à son rôle dans l'élévation et le mariage du duc d'Aiguillon; mais il l'a beaucoup plus complètement expliqué dans l'Addition placée déjà sous le n° 596, tome XII, p. 504-505.

2. Beauté « meilleure à lire dans les lettres de sa mère qu'elle n'étoit à voir, » a-t-il dit dans la notice GRIGNAN (notre tome III, p. 393); et, dans l'Addition n° 584 (tome XII, p. 498) : « La beauté, et plus encore l'agrément et l'esprit lui avoient donné de la réputation. » C'est Bussy qui l'appelait la plus jolie fille de France; d'autres la comparaient à l'Aurore, et Tréville disait qu'elle brûlerait le monde.

3. En dernier lieu, tome XII, p. 287 et Addition n° 584. Comparez la notice de M. Paul Mesnard, en tête des *Lettres de Mme de Sévigné*, tome I, p. 88, et le livre de M. Gaston Boissier (1887), p. 30-38.

4. *Dangeau*, p. 397; *Sourches*, p. 340; *Gazette*, p. 418. Elle mourut le 13 août, à Mazargues, dans la banlieue de Marseille. L'annotateur des *Mémoires de Sourches* dit (p. 340) : « Elle étoit fille du marquis de Sévigné de Bretagne, et avoit été une des plus jolies femmes de son temps, de toutes manières. » Elle était née à Paris le 10 octobre 1646. On trouvera ci-après, p. 594-597, avec quelques notes, l'article publié par le *Mercure galant* sur cette mort. M. Paul Mesnard a commenté le présent passage de nos *Mémoires* dans sa *Notice biographique sur Mme de Sévigné*, tome I des *Lettres*, p. 305-306.

5. Tout ce paragraphe a été ajouté dans le blanc qui restait à la fin du précédent et en interligne.

6. Nous avons vu seulement, dans le tome XII, p. 350-351, M. de Berwick prendre la place de Villars en Languedoc, à son retour d'Espagne. Il arriva à Montpellier le 20 mars. « Deux jours avant, dit Dangeau (p. 288), ... on avoit pris Castaignet, un chef des Fanatiques, et tué un de ses camarades. Il ne reste quasi plus de ces misérables. » Voyez

Il surprit cinq ou six de leurs chefs dans Montpellier, dont il fit fermer les portes, et les fit pendre ; il en fit autant à celui qui fournissoit l'argent et à celui qui les payoit. Il découvrit leurs caches de poudre et de munitions, et, à la fin, éteignit tout à fait ces misérables et remit le calme et la sûreté dans cette province et dans les Cévennes[1].

Mariage de Sézanne avec Mlle de Nesmond.

Sézanne, frère de père du duc d'Harcourt et de[2] mère de la duchesse sa femme, chose tout à fait singulière[3], épousa la fille de Nesmond mort lieutenant général fort distingué des armées navales, qui étoit une riche héritière[4].

la suite des nouvelles recueillies dans le *Journal de Dangeau*, p. 210, 226, 294, 314, 318, 332, 372 et 373, les *Mémoires de Sourches*, p. 204, 227-229, 235, etc., le *Mercure* d'avril 1705, p. 433-437, la *Gazette d'Amsterdam*, nos XXXVII-XXXIX et XLIV, le *Mercure historique et politique*, mai 1705, p. 529-537 et 648, les *Lettres de Mme Dunoyer*, lettre LV, les volumes 1906 et 1907 du Dépôt de la guerre, les *Mémoires de Berwick*, tome I, p. 276-283, l'*Histoire militaire* de Quincy, tome IV, p. 664-668, la nouvelle édition de l'*Histoire du Languedoc*, tome XIV, col. 2013-2023, le livre d'Eugène Moret, tome II, p. 122-141, etc.

1. Tout cela est résumé des articles de Dangeau. Les *Mémoires de Sourches* sont beaucoup plus détaillés. Feu M. A. Germain a publié, en 1864, une relation du complot. On a aussi, dans le ms. Fr. 13957, toute une suite de lettres de l'assistante des ursulines de Nîmes sur la révolte, depuis l'explosion de 1702 jusqu'au mois de juin 1705.

2. *De* corrige *du*. Plus loin, *sa* surcharge *d'*, et, plus loin encore, *fille* surcharge une *n*.

3. Angélique Fabert, seconde femme du marquis de Beuvron en 1677 (tome XII, p. 260-261 et 459-460), qui ne mourut qu'en 1730, avait épousé en premières noces, le 11 mars 1669, Claude Brûlart, marquis de Genlis, dont une fille unique, Marie-Anne-Claude Brûlart de Genlis, mariée le 31 janvier 1687 au maréchal-duc d'Harcourt, et qui mourut le 15 décembre 1750, à quatre-vingt-quatre ans. C'est de cette marquise de Beuvron que la terre de Sézanne était venue.

4. Marie-Louise-Catherine de Nesmond était fille d'André, dit le marquis de Nesmond, d'abord chevalier de Malte (1659), lieutenant de vaisseau en 1662, capitaine en 1667, chef d'escadre en 1688, lieutenant général des armées navales en 1693, gouverneur de Redon en 1702, mort à la Havane, le 11 juin 1702 (*Dangeau*, tome VIII, p. 502; *Sourches*, tome VII, p. 367; *Mercure* de septembre, p. 251-253), au moment de recevoir le bâton de maréchal, et renommé pour ses nombreux succès de mer et ses courses fructueuses, surtout pour sa participation à la

Nouveau brevet de retenue à Torcy.

Torcy, dont la conduite avoit plu au Roi à l'égard de Mme des Ursins[1], eut une augmentation de brevet de retenue de cent cinquante mille livres sur ses charges[2].

Mort de la duchesse de Coislin.

Bientôt après[3] mourut la duchesse de Coislin[4], pauvre et retirée à la campagne depuis la mort de son mari, sans avoir plus vu personne. Elle étoit riche héritière de Bretagne, et s'appeloit Kaërgroët[5]. Elle étoit médiocrement âgée, femme de mérite et de vertu, et mère de la duchesse de Sully, du duc de Coislin et de l'évêque[6] de Metz.

Mort de Mme de Vauvineux; sa famille.

A peu près en même temps qu'elle[7], mourut à Paris Mme de Vauvineux[8], qui avoit été fort belle, vertueuse, et

prise de Carthagène, en 1697, quoique notre auteur ne l'ait pas cité à cette occasion. Mlle de Nesmond, unique héritière de son père et de sa tante la présidente (*Correspondance de Fénelon*, tome I, p. 115), épousa le comte de Sézanne par contrat du 8 novembre 1705 (*Dangeau*, tome X, p. 388; *Sourches*, tome IX, p. 407; *Mercure* du mois, p. 245-248; Arch. nat., Insinuations, Y 278, fol. 124 v°), n'eut point d'enfants, devint veuve en 1714, et mourut à Paris, le 10 décembre 1726, âgée de quarante ans, léguant sa fortune à Mme et à Mlle de Beuvron.

1. Tome XII, p. 402.

2. *Dangeau*, p. 389; *Sourches*, p. 325. Il avait déjà cinq cent mille livres sur la charge de secrétaire d'État, depuis 1696, et cent cinquante mille sur celle de chancelier des ordres; le premier brevet fut augmenté de cinquante mille (reg. O[1] 49, fol. 118 v°; lettre de Torcy à M. Amelot, au Dépôt des affaires étrangères, vol. *Espagne* 153, fol. 143), et le second de cent mille livres. Ces brevets s'augmenteront encore de cent mille livres à la fin de 1714.

3. Le 9 septembre 1705 : *Dangeau*, p. 415; *Sourches*, p. 359; *Gazette*, p. 444; *Mercure* du mois, p. 215-218.

4. Madeleine du Halegoët : tome XII, p. 250.

5. Ce surnom de terre, estropié de bien des manières, était Kergrec'h. — La fortune venait d'un grand-père conseiller au Grand Conseil, dont le père s'était enrichi dans le commerce des soieries. Mme de Coislin avait apporté un million en mariage; mais, depuis la mort de son mari, elle avait abandonné ses biens aux créanciers, ne se réservant qu'une douzaine de mille livres de rente : Arch. nat., G[7] 1132, 28 mai 1703, et MM 824, fol. 60.

6. La quatrième lettre d'*évesque* surcharge un *d*.

7. Le 4 septembre 1705 : *Dangeau*, p. 411; *Sourches*, p. 354; *Gazette*, p. 444; *Mercure* du mois, p. 219-222.

8. Françoise-Angélique Aubery, mariée en 1660 à Charles de Coche-

dans la bonne compagnie à Paris[1]. Elle étoit fort des amies de ma mère, et sa cousine germaine par son défunt[2] mari, du nom de Cochefillet[3], fils de Vaucellas ambassadeur en Espagne[4] et chevalier du Saint-Esprit en 1619, et d'une sœur du père de ma mère[5]. Le prince de Guémené avoit épousé la fille unique de Mme de Vauvineux[6], et n'eut d'enfants que d'elle[7]. Mme de Vauvineux étoit Aubery, d'une famille de Paris[8], comme la mère de la princesse des Ursins[9].

fillet, comte de Vauvineux, et âgée de soixante-quatre ans, était sœur des marquises de Vieuxbourg et de Lancy-Raray.

1. La *Vauvinette* des Sévigné. — 2. *Défunt* a été ajouté sur la marge.

3. Charles de Cochefillet, baptisé à Levainville le 30 octobre 1616, ayant pour parrain le futur garde des sceaux Châteauneuf, mourut en août 1661. Voyez l'article de son père, comme chevalier des ordres, dans le tome IX de l'*Histoire généalogique*, p. 149.

4. C'est lui qui négocia le mariage de Louis XIII, et sa correspondance a été utilisée par Armand Baschet dans *le Roi chez la Reine*.

5. Tome XI, p. 190. Élisabeth de l'Aubespine-Châteauneuf, de qui vint la terre de Vauvineux, en Normandie, fut faite dame d'atour de la Reine mère en 1613 (*Œuvres de Malherbe*, tome III, p. 352), et fut rappelée à la cour, en juin 1643, comme gouvernante du jeune Louis XIV, quand Mazarin fit rentrer en grâce les victimes de son prédécesseur.

6. Charlotte-Élisabeth de Cochefillet, mariée le 2-3 décembre 1679 à Charles de Rohan, IIIe du nom, duc de Montbazon et prince de Guéméné, qui était veuf de Mlle de Luynes, mourut le 24 décembre 1719, à cinquante-sept ans. Mme de Sévigné a raconté comment se fit cette alliance (*Lettres*, tome VI, p. 119-121 et 128-129). Nous l'avons vue, en 1695 (tome II, p. 477), signer au contrat de mariage de Saint-Simon comme cousine maternelle de Mlle de Lorge. Les *Mémoires de Sourches* la disent très aimable et de conduite parfaite.

7. Les généalogistes en comptent au moins quatorze, dont un, le prince de Montbazon, a déjà figuré dans notre tome V, p. 292.

8. Tome IX, p. 95. Mme de Vauvineux était fille de Robert Aubery de Brévannes, marquis de Vatan (1650), second président à la Chambre des comptes, etc., qui eut un rôle assez considérable parmi les frondeurs parisiens, et mourut le 24 février 1657, dans sa quatre-vingt-unième année. Il a une historiette dans Tallemant des Réaux, ainsi que sa femme Claude de Presteval, d'une bonne maison de Normandie, qui, par les Maricourt et les d'Aunoy, remontait à une fille de Gaucher de Rouvroy de Saint-Simon et de Marie de Sarrebruche.

9. Renée-Julie Aubery : tome IX, p. 95.

Cette dernière, toujours également brillante, faisoit ses affaires et tenoit ses conseils secrets à Paris avec une liberté que Marly ne comportoit pour personne, et y revenoit comme il lui plaisoit, reçue avec les mêmes empressements et sans cesse admise chez Mme de Maintenon, et aux particuliers longs entre elle et le Roi, en tiers[1]. Le duc de Gramont étoit déjà arrivé à Bayonne, d'où, peu après, il arriva à Paris, médiocrement reçu[2]. Amelot et Orry étoient à Madrid[3], et le premier admis dans la junte avec toutes les grâces de la reine et l'autorité dans les affaires que, pour elle-même, Mme des Ursins lui avoit ménagées. Elle s'étoit bien gardée de rien laisser soupçonner en Espagne de sa tentation de n'y plus retourner : elle y prétextoit ses délais de sa santé, et de la nécessité de se donner le temps de concerter ici des mesures solides sur leurs affaires. L'Amirante étoit mort délaissé et méprisé en Portugal[4], et, à la cour d'Espagne, le marquis de Villa-

Duc de Gramont de retour. Amelot dans la junte. Mort de l'Amirante en Portugal. Mort, à Madrid, du marquis de Villafranca.

1. Voyez notre tome XII.

2. Il avait quitté Madrid le 23 mai (M. Communay a publié une lettre de dépit écrite le 20 au prince de Vaudémont), pour arriver à Bayonne le 11 juin. Là, ses domestiques eurent l'imprudence de débiter mille impertinences contre la reine qui était cause du rappel de leur maître, et le bruit en revint à Mme des Ursins, quand elle passa à Saint-Jean-de-Luz le mois suivant. Arrivé en cour le 7 juillet, il eut une longue audience le 10, et fut mis tout de suite en demeure de déclarer son mariage, comme il a été expliqué dans le tome XII, p. 87, note 6, et p. 89, note 1 ; mais notre auteur n'a pu revenir ici sur cette complication de mésalliance, l'ayant déjà intercalée dans l'année 1704. On trouvera ci-après, p. 597-599, deux lettres écrites par le duc à Mme des Ursins.

3. Tome XII, p. 442 et 444. M. Amelot était arrivé à Madrid le 19 mai, et Orry le 25. La correspondance de l'ambassadeur, précédée de son instruction, commence dans le volume *Espagne* 146, au Dépôt des affaires étrangères. Le *Cabinet historique* a analysé (tome XVIII, 2e partie, p. 196-213) quelques lettres de lui. Le Dépôt de la guerre possède (vol. 1884, n° 262, 20 mars 1705) un mémoire fait par Orry de ce qu'il y avait à opérer en Espagne.

4. L'Amirante (voyez notre tome XII, p. 55-56), au milieu de ses efforts pour livrer l'Espagne aux Anglais, mourut le 29 juin, à Estremoz, et son corps fut inhumé à Belem, sans que personne acceptât de pronon-

franca, majordome-major du roi et chevalier du Saint-Esprit, duquel j'ai tant parlé à propos du testament de Charles II[1]. Celui[-ci] étoit demeuré dans la première considération[2], et sa charge étoit la première de la cour[3]. Le

cer une oraison funèbre (*Dangeau*, p. 375; *Sourches*, p. 302 et 327; *Gazette*, p. 366 et 390; *Gazette de Bruxelles*, p. 490, 506 et 522-523; *Gazette d'Amsterdam*, n° LXIV; *Mercure* de juillet, p. 185-190, 257-261, 317-323 et 389-391, et d'octobre, p. 56-57). Tessé écrivit à Chamillart (17 juillet : Dépôt de la guerre, vol. 1886, n° 87) que l'Amirante avait étouffé de colère parce qu'un général portugais, à qui il reprochait un échec devant Alcantara et Badajoz, lui répondait : « Vous comptiez donc que les gouverneurs de ces places seraient traîtres comme vous? » Deux jours auparavant, le même Tessé écrivait à M. de Torcy (Affaires étrangères, vol. *Espagne* 151, fol. 39) : « C'étoit un tracassier, qui est bien où il est, pour peu qu'il soit mort, comme l'on ne peut quasi pas en douter. J'en serois plus certain, si je l'avois vu pendre. » C'était le onzième et dernier amirante; il légua à l'Archiduc ses biens, qui d'ailleurs furent définitivement confisqués sur une requête de la France (vol. *Espagne* 147, fol. 211). L'abbé de Vayrac, en consacrant à sa trahison quelques pages de l'*État présent de l'Espagne* (tome III, p. 162-166), dit : « Il mourut de chagrin, laissant à la postérité l'idée du plus perfide, du plus fourbe et du plus grand scélérat qui fut jamais, peu regretté de ceux dont il avoit embrassé le parti, et détesté de tous ses compatriotes, à la perte desquels il avoit conspiré si indignement. »

1. Tome VII, p. 250-314, *passim;* comparez les tomes VIII et X, et, dans le tome VIII, les appendices XII, p. 533-534 et 539, XIII, p. 560, 562, etc. Quoique Villafranca eût déploré la défection de son neveu l'Amirante en 1702 (tome VIII, p. 539), Mme des Ursins, pendant cette année-là, n'avait cessé de le dénoncer comme hostile aux Français venus pour battre en brèche l'étiquette de la cour espagnole : Villafranca, qui, selon le mot de Louville, se fût plutôt laissé arracher le cœur que de permettre à Philippe V de déposer la golille ou de manger en public, passait son temps à cadenasser les portes du palais et à empêcher que rien ne fût changé dans les appartements royaux. Quoique cette ridicule ténacité créât bien des embarras aux conseillers français, Louis XIV avait été obligé de le comprendre dans la promotion des quatre colliers espagnols (tome X, p. 205). Il mourut le 9 ou le 10 juin 1705, à soixante-dix ans (*Dangeau*, p. 359; *Gazette*, p. 317; *Gazette de Bruxelles*, p. 410; *Mercure* de juillet 1705, p. 146-151, et d'avril 1706, p. 74-77; Combes, *la Princesse des Ursins*, p. 212). Son portrait, gravé au burin, est dans le ms. Clairambault 1239, fol. 28.

2. Tome VII, p. 259-260. — 3. Tome VIII, p. 158-163.

duc d'Albe l'avoit toujours regardée comme la récompense de sa ruineuse ambassade, et tout en lui l'exigeoit, naissance (il étoit Tolède comme Villafranca[1]), dignité, âge, emplois, fidélité, esprit, application, honneur et probité, splendeur[2] et capacité dans son ambassade ; et il plaisoit fort ici et y étoit fort considéré[3]. Le Roi voulut bien s'intéresser pour lui auprès du roi et de la reine d'Espagne, et en parler à Mme des Ursins[4]. Il sembloit que l'affaire dût aller tout de suite; il n'y avoit point en Espagne de compétiteur si marqué ni si appuyé. Mme des Ursins, à qui le duc et la duchesse d'Albe avoient fait une cour assidue, promit tous ses bons offices, qu'elle se garda bien de tenir : l'attachement que le duc d'Albe avoit eu pour les Estrées ne pouvoit s'effacer de son cœur; il en coûta cette grande charge au duc d'Albe, de laquelle le roi d'Espagne différa à disposer[5].

Conspirations en Espagne. Leganès arrêté et conduit au Château-Trompette à Bordeaux.

Dès avant que le duc de Gramont partît de Madrid, il s'étoit découvert une conspiration à Grenade et une autre à Madrid, qui, toutes[6] deux, devoient éclater le jour de la Fête-Dieu : le projet étoit d'égorger tous les François dans ces deux villes, et de se saisir de la personne du roi et de

1. Et comme Mancera.

2. La première lettre de *splendeur* corrige une *n*.

3. Le Roi avait bien voulu lui faire obtenir pour son fils une commanderie venant de l'Amirante : *Dangeau*, tome X, p. 174, novembre 1704.

4. C'est Chamillart qui fit la proposition (Combes, *la Princesse des Ursins*, p. 231-233; Dépôt des affaires étrangères, vol. *Espagne* 147, fol. 178); Amelot eût préféré M. de Villena (*ibidem*, fol. 249 et 260).

5. *Dangeau*, 7 octobre (p. 440) : « L'ordinaire de Madrid arriva, et on apprit que le roi d'Espagne a donné au connétable de Castille la charge de *mojordomo-major*, vacante par la mort du marquis de Villafranca. Le Roi avoit fait des recommandations assez fortes au roi d'Espagne pour qu'il donnât cet emploi au duc d'Albe, dont on est fort content ici. » En effet, le Roi avait chargé son ambassadeur d'excuser les relations avec MM. d'Estrées : *Correspondance avec Amelot*, tome I, p. 130. Les lettres de Mme des Ursins, pleines de promesses, puis de regrets, jusqu'en 1706, se trouvent au Dépôt des affaires étrangères, vol. *Espagne* 151, fol. 34, 182, 283-284, vol. 154, fol. 242, vol. 157, fol. 182. Ci-après, p. 122-123.

6. Le premier *t* de *touttes* surcharge un *d*.

la reine[1]. On crut trouver que le marquis de Leganès en étoit le chef. C'étoit un homme d'esprit et de courage[2], qui, sous Charles II, avoit passé par les premiers emplois de la monarchie, gouverneur des armes aux Pays-Bas, gouverneur général du Milanois, grand maître de l'artillerie[3], enfin conseiller d'État, des premiers entre les grands, et gouverneur héréditaire du palais de Buen-Retiro à Madrid[4]. Il avoit toujours été fort attaché à la maison d'Autriche et lié avec ceux qui passoient pour en être les partisans[5]; il s'étoit toujours dispensé de prêter serment

1. *Dangeau*, p. 349 et 351-353; *Sourches*, p. 273-274, 276-277 et 284-286; Dépôt des affaires étrangères, vol. *Espagne* 147, fol. 129 et suivants; *Gazette*, p. 289, 301, 302 et 342; Baudrillart, *Philippe V*, tome I, p. 233-234. Tessé écrivait à M. Chamillart qu'il sentait partout la trahison, moins de cœur que par principe de paresse et parce que l'Archiduc paraissait être en bonne posture.

2. Il l'avait dépeint tout autre dans son *Portrait de la cour d'Espagne en 1701* (notre tome VIII, p. 550) : « Très Autrichien; a peu d'esprit et de sens, est sot homme, présume beaucoup; de condition ordinaire. »

3. Ces cinq derniers mots sont en interligne.

4. Il avait été fait général de la cavalerie en août 1676 et avait gagné en 1678 un procès qui durait depuis quarante ans, dont il lui revint quatre-vingt mille livres de rente du bien du comte-duc d'Olivarès, quand on le força d'accepter la vice-royauté de Sardaigne, quoiqu'une liaison amoureuse le retînt en Espagne (*Gazette*, p. 806 et 1017; *Madame d'Aulnoy*, tome I, p. 124). En septembre 1684, il eut la vice-royauté de Catalogne, et, en 1691, le gouvernement du Milanais, à la place de M. de Fuensalida. Dans ce poste, il accomplit beaucoup de réformes (*Gazette* de 1691, p. 442, 454, 465, 476, 489, etc.), se distingua à la Marsaille, gagna l'estime de Catinat par sa civilité, sa galanterie, sa gentillesse italienne, et fut des derniers à soutenir la lutte jusqu'au bout, en 1696. En 1697, M. de Vaudémont le remplaça à Milan, et il revint en Espagne prendre les fonctions de général de toute l'artillerie, qui lui avaient été confiées en août 1695. La suite a été indiquée dans notre tome X, p. 236, note 3.

5. Voyez Combes, *la Princesse des Ursins*, p. 118-123. Depuis 1702, Louville et les membres du *despacho* n'avaient cessé de le signaler comme indigne des bons traitements qu'on lui accordait, et, de plus, le prince de la Riccia, enfermé à la Bastille, dénonça ses intrigues en 1705 (Ravaisson, *Archives de la Bastille*, tome X, p. 489).

de fidélité à Philippe V, sous prétexte que, l'exiger d'un homme comme lui, c'étoit une défiance qu'il réputoit à injure, et on avoit eu la foiblesse de s'arrêter tout court pour ne pas l'offenser, tandis que tous les autres de sa sorte le prêtoient[1]. On crut en savoir assez pour devoir l'arrêter. Tserclaës, capitaine des gardes du corps et capitaine général[2], en eut la commission : il l'exécuta le 10 juin, dans les jardins du Retiro, lui-même avec vingt gardes du corps à pied. Il le conduisit avec cette escorte à une porte qui donne dans la campagne, où il étoit attendu par un carrosse à six mules[3], trente gardes du corps à cheval, et trois officiers de confiance dans le carrosse, qui le menèrent à six lieues de Madrid, à un relais, et, de là, très diligemment, à Pampelune ; et tous ses domestiques[4] arrêtés en même temps, et ses papiers[5]. On fit mourir à Grenade plusieurs convaincus de la conspiration. Elle s'éten-

1. C'est Dangeau qui raconte cela, p. 352. Louis XIV protestait depuis deux ans contre cet excès d'indulgence (*Sourches*, p. 276-277).

2. Ci-après, p. 225. — 3. A dix mulets, dit Dangeau.

4. *Domestiques* surcharge *g*[*ens*].

5. Tout cela est encore pris à Dangeau, p. 353. Comparez les *Mémoires de Sourches*, p. 276-277 (avec de très intéressants détails), la *Gazette*, p. 301 et 330, la *Gazette d'Amsterdam*, n° LIII, Extr. LV, et n°s LVII, LIX, LXXI et LXXVII, correspondances de Madrid et de Paris, le *Mercure* de juin, p. 391-393, les lettres de Mme des Ursins à Mme de Maintenon, dans la *Correspondance générale*, tome V, p. 356-357 et 364, une autre lettre à Chamillart, dans le recueil Geffroy, p. 187, *la Princesse des Ursins*, par Combes, p. 204-208, une lettre de Tessé, dans le recueil Rambuteau, p. 255-256, ses *Mémoires*, p. 196-200, les *Mémoires de Noailles*, p. 183-185, le livre de l'abbé de Vayrac (témoin oculaire de l'arrestation), tome III, p. 137-139, etc. M. Amelot rendit compte aussitôt ; ses lettres et une réponse du Roi sont au Dépôt des affaires étrangères, vol. *Espagne* 147, fol. 143-148, 152-156 et 162-186, et celles de Tessé au Dépôt de la guerre, vol. 1885, n° 207, et vol. 2048, n°s 130 et 275. Il y a, en outre, une lettre du Roi dans le volume *Espagne* 148, fol. 25, plusieurs lettres du duc de Gramont dans le volume 150, fol. 196 et suivants, une lettre de Mme des Ursins dans le volume 151, fol. 33, une lettre de Tessé, sur la conduite du prisonnier, fol. 84, etc. Une estampe hollandaise représentant l'arrestation se trouve dans le recueil Lb³⁷ 4034 de la Bibliothèque nationale, n° 19.

doit en plusieurs autres villes; on en arrêta à Cadix, à Malaga, à Badajoz[1], même le major de la place, et on leur trouva des lettres de l'Amirante, mort fort peu après[2], du prince de Darmstadt, et de l'Archiduc même[3]. M. de Leganès étoit déjà venu à Versailles quelques années auparavant, se justifier des soupçons qu'on avoit pris sur lui[4]; ainsi, quoiqu'il[5] ne se trouvât[6] que des présomptions, et point de preuves[7], on[8] ne le laissa pas longtemps à Pam-

1. Capitale de l'Estramadure, considérée comme le boulevard du royaume contre les Portugais, que nous allons voir l'assiéger.

2. Ci-dessus, p. 54. — 3. *Dangeau*, p. 359; *Sourches*, p. 284-285.

4. Voyez notre tome X, p. 236-237, année 1702.

5. Tout ce qui précède, depuis *estoit déjà venu*, est en interligne et sur la marge, au-dessus de *contre lequel*, biffé, et *il* est répété deux fois.

6. Après *trouva* corrigé en *trouvast*, il a biffé *pourtant*.

7. C'est Dangeau qui dit cela, p. 358. — Tessé écrivait à Monsieur le Prince, le 22 juillet suivant (Archives de Chantilly, T 2, fol. 144, original de la lettre donnée par M. le comte de Rambuteau d'après le registre de Tessé) : « L'affaire de M. de Leganès a fait plus de bruit en France et dans les pays étrangers qu'ici, où cette aventure n'en a pas plus fait que si le Roi faisoit arrêter à Paris un conseiller du Châtelet. J'ignore la noirceur des crimes dudit marquis; mais je le connoissois imprudent, grand parleur, trouvant tout mauvais, et insupportable débiteur de fâcheuses nouvelles; au demeurant, galand homme, mais capable, sans croire faire mal, d'entretenir des commerces soupçonnés. » Beaucoup de gens, comme Tessé, et, entre autres, le duc de Gramont, ne croyaient pas à une culpabilité sérieuse (Affaires étrangères, vol. *Espagne* 148, fol. 4, et vol. 150, fol. 196 et 199); mais Louis XIV lui-même écrivit à son petit-fils, le 6 septembre (ses *Œuvres*, tome VI, p. 181) : « Nous devions nous attendre aux bruits qu'on répand de l'innocence du marquis de Leganès, les preuves de son crime n'ayant point paru. Je souhaiterois qu'on pût faire cesser les discours dont Votre Majesté se plaint; mais il est impossible d'ôter au public la liberté de parler : il se l'est attribuée dans tous les temps en tout pays, et en France plus qu'ailleurs. » La princesse des Ursins approuva l'acte d'énergie de Philippe V, mais trouva fort mauvais que le duc de Gramont prétendît que ce mouvement était provoqué par l'annonce de son retour : voyez ses lettres à Mme de Maintenon, dans la *Correspondance générale*, tome V, p. 356-358. Le P. Proyart a reproduit une lettre du duc de Bourgogne à Philippe V, dans sa *Vie du Dauphin*, tome I, p. 280-284.

8. Après *on*, il a biffé *malgré cela*.

pelune; on l'amena à Bordeaux, où on le mit dans le Château-Trompette[1]. Toutes ces choses étoient des motifs de presser le départ de Mme des Ursins; elle-même le sentoit, et Mme de Maintenon commençoit à avoir impatience de s'en trouver débarrassée : ces délais lui devenoient suspects, elle n'en apercevoit point de raison réelle[2]. On commença donc à la presser[3]. C'est où Mme des Ursins les attendoit. Alors elle commença à s'expliquer davantage sur le poids dont elle alloit être chargée dans un pays d'où elle étoit partie avec tous les affronts d'une criminelle; qu'il étoit difficile qu'elle y pût reparoître avec honneur, et surtout avec la considération qui lui étoit indispensablement nécessaire pour bien servir les

Princesse des Ursins prend congé, et diffère encore son départ un mois.

1. *Dangeau*, p. 379-380, avec une lettre de Bayonne transmise par la marquise d'Huxelles à M. de la Garde; *Sourches*, p. 342; lettres de M. Amelot, dans le vol. *Espagne* 147, fol. 210, 215-216 et 228-229, et lettres du Roi, fol. 246, 252, 257; lettres de M. de Leganès lui-même à Torcy, vol. 150, 151 et 152. Il s'en fallut de peu que le prisonnier et Mme des Ursins ne se croisassent en route. — Le Château-Trompette, qui a été démoli de 1785 à 1816 pour faire place aux Quinconces, était comme la citadelle de Bordeaux et servait aussi de lieu de détention; le gouverneur touchait quatorze mille livres. C'était M. du Repaire. Il avait déjà sous sa garde le frère de l'Amirante, que l'on transféra à Blaye, quand Louis XIV, sans attendre d'autres preuves, ordonna qu'on amenât M. de Leganès à Bordeaux (*Correspondance avec Amelot*, tome I, p. 60-66; Dépôt de la guerre, vol. 1898, n°s 381, 397-399, 402, 433, 434, 449, 465, 496, et vol. 1899, n°s 31, 184, 185, 335, 393, etc.). Ensuite M. de Leganès fut conduit à Vincennes, où il finit par prêter serment entre les mains du duc d'Albe; mais il mourut en février 1711 sans avoir revu l'Espagne, ses charges de général de l'artillerie, de gouverneur du Buen-Retiro, etc., étant toujours exercées par commission.

2. Ci-dessus, p. 17 et 21, et ci-après, p. 599. On suit ces hésitations dans le *Journal de Dangeau*, p. 310-325.

3. Suivant M. de Torcy (vol. *Espagne* 150, fol. 27, 18 janvier 1705), le Roi avait résolu de consentir au retour en Espagne dès la première entrevue avec Mme des Ursins, et, avant que de lui donner une seconde audience le surlendemain, il avait annoncé cette bonne nouvelle à Madrid; mais Mme des Ursins commença par témoigner du regret de renoncer à ses projets de repos en Italie, et elle ne se soumit qu'à condition qu'on lui laisserait le temps de se guérir paisiblement.

deux rois, si quelque chose de public n'y annonçoit la confiance qu'ils vouloient bien prendre en elle; que, bien que comblée ici de celle du Roi et de ses bontés, c'étoient de ces choses particulières qui s'ignoroient en Espagne, où elle avoit besoin, pour se bien acquitter de ce dont elle alloit s'y trouver chargée, qu'il y fût public qu'elle n'y entreprenoit rien que par mission, et que, plus cette mission étoit importante, plus ce besoin devenoit pressant pour le service du Roi, et pour la mettre en état de le faire obéir. L'éloquence, l'adresse, le tour, les grâces, la finesse de l'expression, l'attention[1] à l'effet des paroles, à l'air dont elles étoient reçues, tout fut déployé et bien remarqué[2] sous les voiles de la simplicité, de la nécessité, du naturel; l'effet aussi en passa les espérances. Ce fut à Marly[3], dans un tiers[4] de plus de deux heures entre le Roi et Mme de Maintenon le 15 juin. Mme des Ursins y prit congé plus que contente[5]. Elle crut ne devoir pas prolonger; mais, en femme aussi habile qu'elle l'étoit, elle demanda la permission de voir le Roi encore une fois à son retour à Versailles[6]. C'est que, les mettant à leur aise par le congé qu'elle en prenoit, elle ne vouloit pourtant pas partir que les grâces qu'elle venoit d'obtenir ne fussent, les unes expédiées et consommées, les autres acheminées aussi certainement qu'elles le pouvoient être : de façon qu'elle tint bon, sous différents prétextes, à ne point par-

1. *L'attention* est en interligne, au-dessus d'un premier *l'attention* écrit en surcharge sur un mot illisible, puis biffé.

2. Ces trois derniers mots sont ajoutés en interligne.

3. Non plus à Marly, mais à Versailles, où l'on était rentré le 23 mai.

4. Un entretien à trois. Voyez, dans une lettre du duc de Bourgogne (notre tome X, p. 184, note 2) : « Le tiers de notre entrevue. » Cet emploi n'est pas dans le *Dictionnaire de l'Académie*.

5. *Dangeau*, p. 347 : « Le soir, chez Mme de Maintenon, le Roi fut enfermé longtemps avec Mme des Ursins, qui prit congé de lui pour retourner en Espagne. Le Roi lui fait plusieurs grâces considérables, dont nous ne savons pas encore le détail. »

6. L'erreur de lieu continue.

tir que tout cela ne fût fait. A Versailles, où elle fut encore longtemps enfermée avec le Roi et Mme de Maintenon, et où elle acheva de dire tous les adieux et de prendre ses congés, elle obtint encore de revoir le Roi une fois à Marly[1]; ce fut la dernière, et elle partit enfin à la mi-juillet[2].

Noirmoutier duc vérifié, et autres grâces à la princesse

Les grâces qu'elle obtint furent prodigieuses[3] : vingt mille livres de pension du Roi[4], et trente mille livres pour son voyage; son frère, bien qu'aveugle depuis l'âge de

1. On ne quitta Versailles et Trianon pour Marly que le 8 juillet.

2. Elle partit de Paris le 22 juin (*Gazette*, p. 308; lettre de la princesse à Chamillart, vol. Guerre 1885, n° 241). — Notre auteur, qui se dit si bien instruit par Mme des Ursins elle-même ou par ailleurs, ne paraît pas avoir su que, dans une des entrevues de Marly, la princesse signa avec Mme de Maintenon un pacte en due forme, qui fut déposé dans la cassette de cette dernière, et qui y était encore en 1707, au dire de Mme de Maintenon elle-même (*Lettres à Mme des Ursins*, éd. 1826, tome I, p. 180). En dehors des grâces d'argent, les principales stipulations étaient que la cour de Versailles ne tiendrait nul compte des insinuations malveillantes contre la politique de la princesse, non plus que celle-ci, à Madrid, des recommandations venues au nom du Roi, alors même que le Roi les aurait autorisées, le Roi ne devant s'adresser que directement à la princesse; qu'elle choisirait les personnes avec qui elle entendait gouverner, et qu'enfin elle ne s'empêtrerait plus des fonctions de camarera-mayor. Geffroy, puis Chéruel, ont signalé ce document (*Lettres de la princesse des Ursins*, p. XLI; *Saint-Simon historien*, p. 519). A défaut du texte même, nous avons (vol. *Espagne* 150, fol. 119-123) un mémoire par lequel Mme des Ursins demanda des instructions sur chaque question, étiquette, rapports avec le *despacho*, relations avec la reine, avec Tessé, les généraux, etc. En somme, Mme des Ursins partit toute pleine de gratitude pour Mme de Maintenon, comme en témoignent ses premières lettres d'Espagne à la maréchale de Noailles, dans le recueil Geffroy, p. 190, 201-203, etc., et ses lettres au maréchal de Villeroy publiées dans le petit volume de 1806.

3. Selon la *Gazette d'Amsterdam*, n° LI, il y avait, outre les présents énumérés par nos auteurs (*Sourches*, p. 273; *Dangeau*, p. 348), un cabaret d'or donné par le Roi, un portrait pour bracelet orné de diamants, donné par la duchesse de Bourgogne, quantité de bijoux pour la reine, etc. Monseigneur envoya ensuite son portrait encadré de très belles pierreries.

4. A son premier brevet de dix mille livres (10 novembre 1688), on en joignit un second de pareille somme : Affaires étrangères, vol. *Espagne* 152, fol. 462.

dix-huit ou vingt ans, fut fait duc héréditaire[1], et le Roi consentit à la promotion du duc de Saxe-Zeitz, évêque de Javarin[2], à condition qu'en même temps que lui, son autre frère[3] fût fait cardinal pour les deux couronnes[4], qui, en sa faveur, se désistèrent du droit d'avoir chacune un cardinal en compensation de celui de l'Empereur[5]. Pour bien entendre jusqu'à quel point ces grâces étoient prodigieuses, il faut faire connoître quels étoient ces deux frères, et comment leur puissante et habile sœur étoit avec eux.

des Ursins. [Add. St-S. 625]

Vie et caractère de Noirmoutier.

M. de Noirmoutier, beau, très bien fait, avec beaucoup d'esprit et d'ambition, entra fort agréablement dans le monde[6]; mais ce ne fut que pour le regretter. A dix-huit ou vingt ans[7], allant trouver la cour à Chambord, il tomba malade, et se trouva si pressé à Saint-Laurent-des-Eaux[8], qu'il ne put aller plus loin. La petite vérole se déclara, elle fut fâcheuse; mais il en étoit presque guéri, lorsqu'une nouvelle repoussa et lui creva les deux yeux. On peut imaginer quel fut son désespoir. Guéri et retourné à Paris, il y passa vingt ans entiers à ne pouvoir se résoudre de sortir de sa maison, ni d'y recevoir aucune visite. Il y passa sa vie à se faire lire. Il avoit beaucoup de mémoire, il n'oublia jamais rien de tout ce qu'il avoit ouï dire ou

1. Le duc de Noirmoutier.
2. Ci-après, p. 73.
3. L'abbé de la Trémoïlle : ci-après, p. 68.
4. France et Espagne.
5. Il a déjà été parlé de la promotion des couronnes que devait faire chaque nouveau pape, et des nominations qui appartenaient alors à chaque souverain, dans nos tomes III, p. 307, et VII, p. 200 et suivantes. On trouvera un mémoire sur ce sujet dans les *Œuvres du cardinal de Retz*, tome VII, p. 328-345, et un autre dans les papiers du ministre Croissy, ms. Fr. 10 654, fol. 167-174.
6. Comparez ce qui a déjà été dit de « M. de Noirmoutier et ses mariages » dans notre tome VII, p. 62-67.
7. La seconde lettre d'*ans* surcharge une *l*.
8. Bourg proche de la Loire, sur la route d'Orléans à Blois et Chambord. — Dans la première version, l'arrêt a été marqué à Orléans.

lire, et, comme, dans cette longue solitude, son esprit, naturellement agréable et solide, avoit eu loisir de se former par ses lectures et par ses réflexions, il devint une excellente tête, et un homme de la meilleure compagnie, quand enfin il en voulut bien recevoir. Le comte de Fiesque étoit son ami intime avant son aveuglement[1] : il ne voulut jamais le quitter, et logea avec lui. Il le voyoit autant que la dissipation de la jeunesse, la guerre et la cour le lui pouvoient permettre; mais il fut longtemps sans avoir le crédit d'obtenir de lui de souffrir aucun de ses amis qui le venoient voir. Au bout de vingt ans, moins volage et[2] plus souvent chez soi, il vint à bout d'apprivoiser son ami avec quelques-uns des siens, et, de l'un à l'autre, de lui amener compagnie[3]. Noirmoutier s'y accoutuma peu à peu; il parut aimable à tout ce qui fut admis, le cercle s'élargit, il s'y trouva des gens avec qui il lia plus qu'avec de simples connoissances, quelques-uns lui parlèrent de leurs affaires, soit de cour et de monde, soit domestiques; ils se trouvèrent bien de ses conseils : en un mot, il[4] devint à la mode d'être en commerce avec M. de Noirmoutier[5], et tout ce qui le vit fut charmé de son esprit, de sa conversation, et de sa justesse en toutes choses. Un homme de cette sorte, et qu'on est sûr de trouver toujours chez lui, n'y est plus guères en solitude. Les gens de la cour et du grand monde, ceux de la ville et de la magistrature, tout y abonda. C'étoit le bel air. Parmi cette diversité, il se forma des amis considérables en tout genre. Sa maison devint un tribunal[6] où il n'étoit pas indifférent d'être blâmé ou approuvé. Soit conseil, soit confiance,

1. « Privation du sens de la vue » (*Académie*, 1718). Quoique cette acception soit encore maintenue, elle est d'un emploi très rare au propre.

2. *Et* a été ajouté après coup.

3. L'initiale de *compagnie* est un *C* majuscule corrigé en minuscule.

4. *Il* surcharge *ce*. — 5. Ici, *Noirmoinstier*.

6. Comme celles de Cavoye, de la marquise d'Huxelles (tomes III, p. 55, et XI, p. 38), etc.

Noirmoutier entra et se mêla dans[1] une infinité d'affaires, et se trouva, sans sortir de sa chambre, l'homme le mieux informé de tout ce qui se passoit à la cour et dans le monde, fort compté et fort accrédité pour servir ses amis[2]. Sa santé, qui fut toujours délicate[3], un bien fort court, le desir de pouvoir suppléer à ses yeux par un autre soi-même en bien des occasions où la nécessité d'en emprunter lui devint un joug embarrassant, le tournèrent au desir du mariage. Pauvre et aveugle, de grande naissance, mais fils d'un duc à brevet qui ne lui avoit point laissé de rang, il étoit difficile de rencontrer un mariage avantageux : il ne songea donc qu'à se donner une femme avec un bien médiocre, de qui il pût espérer ce qu'il en cherchoit. Il crut la trouver dans une fille de la Grange président d'une chambre des requêtes du Palais, et il l'épousa au commencement de 1688; mais il la perdit au bout de dix-huit mois, sans enfants[4]. Mme des Ursins cria à la mésalliance comme si leur mère n'eût pas été Aubery[5], leur grand mère Bouhier, fille d'un trésorier de l'Épargne[6],

1. *Dans* est en interligne, au-dessus de *d'* biffé.

2. Tout cela est la répétition ou l'amplification de ce qui a été dit en 1700, et nous avons vu, dans le tome XII, quels services M. de Noirmoutier pouvait rendre à sa sœur.

3. Il ne se noûrrissait que de lait (Geffroy, *Madame des Ursins*, p. 350).

4. Déjà dit dans notre tome VII, p. 63-64.

5. Tome IX, p. 95, à propos de Mme des Ursins, et ci-dessus, p. 53. Cette première duchesse fut nommée dame d'honneur de Madame en octobre 1677 (*Correspondance de Bussy*, tome III, p. 414), mais mourut dix-huit mois plus tard. Il y a, dans le *Nouveau siècle de Louis XIV*, tome IV, p. 309, une épigramme sur le tabouret donné ainsi à une descendante de boucher parisien.

6. Vincent Bouhier de Beaumarchais, avant de devenir trésorier de l'Épargne, intendant des ordres (1599-1632), comte de Châteauvillain et prodigieusement riche (*Historiettes de Tallemant*, tome II, p. 243), avait été receveur du domaine de Talmond (aux la Trémoïlle), greffier civil des appeaux de la sénéchaussée de Riom, trésorier de l'ordinaire des guerres, commis à la direction des finances de la généralité du Poitou, etc. En 1625, la Reine mère le fit pendre en effigie, et il ne se tira d'affaire que moyennant composition. D'une Hotman, qui ne laissait pas

et leur grand mère[1] Beaune[2], petite-fille du vertueux et malheureux Semblançay de François I[er][3]. Ces cris mirent du refroidissement entre le frère et la sœur, qui ne s'étoit pas encore entièrement réchauffé lorsque les mêmes raisons qui avoient engagé M. de Noirmoutier à ce premier mariage le firent, dix ans après, penser à un second, et de la même espèce. Il épousa donc, en mai 1700[4], une fille de[5] Duret, sieur[6] de Chevry, président en la Chambre des comptes[7]. Ce mariage outra la princesse des Ursins, qui étoit à Rome, et renouvela leurs précédentes aigreurs. Elles n'étoient pas adoucies[8] lorsqu'elle fut obligée de sortir si brusquement d'Espagne. Arrivée à Toulouse, elle

d'être galante, il eut deux filles. L'une, Lucrèce, épousa à dix ans, le 13 mars 1610, Louis Ier de la Trémoïlle, marquis de Noirmoutier, se remaria en 1617 avec le maréchal de Vitry, ce qui valut à son père les persécutions de la reine Marie de Médicis, et mourut le 19 février 1666, à soixante-six ans. L'autre fille épousa le surintendant la Vieuville. Avant ce temps-là, les Bouhier étaient des armateurs du port des Sables. Leur généalogie a été insérée dans le tome VII et supplémentaire de l'*Armorial général de la France*, des d'Hozier.

1. Leur arrière-grand'mère.

2. Charlotte de Beaune, dame d'atour de la reine Catherine, qui épousa le 18 octobre 1584, à Tours, François de la Trémoïlle, premier marquis de Noirmoutier, mourut le 30 septembre 1617, à soixante-six-ans.

3. Jacques de Beaune (1465-1527), baron de Semblançay, le surintendant des finances que François Ier fit pendre au gibet de Montfaucon, mais non décapiter comme notre auteur l'a raconté en un endroit (notices des duchés de RANDAN et de NEMOURS, dans les *Écrits inédits*, tomes VI, p. 180-181, et VII, p. 68). Les historiens, et, en dernier lieu M. Spont, dans une thèse sur *Semblançay*, reconnaissent que ce financier, sans être absolument « vertueux, » fut victime des machinations de son ennemie la Reine mère, précisément comme Bouhier cent ans plus tard.

4. Mariage raconté dans notre tome VII.

5. *De* corrige *du*. — 6. *S[r]*, en abrégé, dans le manuscrit.

7. Erreur de filiation qu'on a déjà corrigée au tome VII, p. 63, note 1.

8. Une lettre du 3 mai 1700, à Mme de Noailles (recueil Geffroy, p. 61-62), semble cependant prouver que Mme des Ursins avait fait tous ses efforts pour ne pas blesser son frère par l'expression trop vive de ses répugnances, et l'on va voir que, dès l'arrivée en Espagne, elle prit M. de Noirmoutier pour son agent confidentiel à Paris.

avoit eu loisir de toutes sortes de réflexions[1]. M. de Noirmoutier, de quelque façon qu'il fût avec sa sœur, fut sensible à sa chute, peut-être plus encore à la manière qu'à la chose même. Elle se vit en besoin de ne rien laisser en arrière de tout ce qui pouvoit l'aider. Quoiqu'elle ne pût pardonner à son frère de s'être marié comme il avoit fait, elle lui savoit un bon esprit, capable de conduite, de conseil et d'intrigue, et beaucoup d'amis de toutes sortes à la pouvoir servir : ainsi gloire de famille d'une part, besoin de l'autre, les rapprochèrent. M. de Noirmoutier eut des conférences avec l'archevêque d'Aix, et tous deux se mirent à la tête des affaires de Mme des Ursins, dont ils devinrent l'âme, et les directeurs de son Conseil et de ses démarches, et les moteurs de tous les ressorts qu'ils purent faire jouer[2]. On a vu[3] que cet archevêque entra à la fin, là-dessus, dans la confidence d'Harcourt, qu'il[4] lia secrètement avec Noirmoutier, et le demeurèrent[5] toujours depuis, et dans celle de Mme de Maintenon, mais qui n'eut point de commerce avec cet habile aveugle. Il en étoit là avec sa sœur lorsqu'elle arriva à Paris; mais autre est une liaison de nécessité qui ne prend que sur la raison et l'esprit, autre celle du cœur : le leur ne pouvoit oublier les mésalliances, et les hauteurs dont elles avoient été suivies. Cela fit que Mme des Ursins vit son frère par raison, par bienséance, par reconnoissance de ses services, et pour ceux qu'elle pouvoit en tirer encore, et pour l'utilité de ses conseils; mais, d'ailleurs peu libres ensemble, elle ne logea point chez lui, et se mit chez la comtesse d'Egmont, où elle étoit au large et à son aise par les raisons que j'en ai rapportées[6]. Les grâces éclatantes qu'elle voulut, ses frères, sur qui elles tombèrent, y eurent la moindre part. En rang, en biens, en places, en autorité, elle avoit tout : n'y pouvant donc rien ajouter

1. Notre tome XII, p. 92 et suivantes. — 2. Ci-dessus, p. 18.
3. Tome XII, p. 93, 395 et 401. — 4. *Qui* corrigé en *qu'il*.
5. *Demeurent* corrigé en *demeurèrent*. — 6. Tome XII, p. 401.

pour elle, nécessité lui fut de les faire tomber sur eux, pour réfléchir sur elle-même[1] ce rayon de gloire qu'elle vouloit faire briller aux yeux des deux monarchies. C'est ce qui fit faire duc vérifié au Parlement[2] un aveugle sans enfants, et qui n'en[3] bougea jamais de sa chaise. Sa femme, qui n'avoit pas seulement été présentée à la cour, alla y prendre son tabouret[4], et participer quelques moments à la gloire de sa belle-sœur.

Vie et caractère de l'abbé, depuis cardinal de la Trémoïlle. [*Add. St-S. 626*]

L'abbé de la Trémoïlle[5] étoit un petit bossu fort vilain, fort débauché[6], qui n'avoit jamais voulu rien apprendre, ni rien faire de conforme[7] à l'état qu'il n'avoit pris que pour réparer sa pauvreté par des bénéfices. Il avoit de l'esprit, un esprit plaisant et d'agréable compagnie, mais qui n'avoit aucune solidité, et tout tourné au plaisir. Ses mœurs et sa pauvreté[8] aidèrent au goût naturel de l'obscu-

1. Pour faire rejaillir sur sa propre personne.

2. *Dangeau*, p. 348; *Sourches*, p. 273; *Gazette*, p. 308; *Mercure* de juin, p. 341-342. Les lettres d'érection ne furent dressées qu'en avril 1707; elles sont publiées, avec les pièces antérieures, dans l'*Histoire généalogique*, tome V, p. 790-794. Le duché primitif de 1650, assis sur l'île de Noirmoutier, avait été transféré en 1657 sur Montmirail-en-Brie; en 1707, on l'établit sur Royan, que la duchesse de Châtillon venait de céder à son cousin (Arch. nat., Y 279, fol. 314).

3. *N'en* surcharge *ne*.

4. Cette formalité n'est pas mentionnée dans le *Journal de Dangeau*. Notre auteur dit, dans la notice du duché de ROYAN-NOIRMOUTIER (*Écrits inédits*, tome VII, p. 388) : « Sa femme, menée par la maréchale de Noailles, alla prendre son tabouret, et n'y est pas retournée deux fois en sa vie. »

5. Tome VII, p. 65. Voyez son article dans la notice du duché : *Écrits inédits*, tome VII, p. 354 et 382-385, et l'Addition au *Journal de Dangeau*, tome XVIII, p. 210-216. On l'appela d'abord l'abbé de Noirmoutier. Son portrait de l'Ordre est au ms. Clairambault 1137, fol. 240.

6. Voyez les *Annales de la cour pour 1697 et 1698*, tome II, p. 13-14. Coulanges, qui fréquenta beaucoup l'abbé à Rome pendant l'ambassade du duc de Chaulnes, le qualifie (*Mémoires*, p. 158 et 226) d' « homme de mérite, d'esprit, de bonne compagnie, et d'un très bon commerce. »

7. Ici, l'écriture change.

8. En 1683 et 1685, il abandonna à son aîné tout droit sur le douaire de leur mère : Arch. nat., Y 247, fol. 238.

rité, où il trouvoit plus de liberté qu'avec des gens de son état et de sa naissance. Cette conduite ne lui procura pas de quoi vivre. Ennuyé d'en attendre vainement, et incapable d'en mériter par un changement de vie, il prit le parti de s'en aller à Rome trouver ses sœurs. Il y attrapa l'auditorat pour la France, que les cardinaux de Bouillon et d'Estrées lui ménagèrent pour l'amour de la duchesse de Bracciano. Avec un emploi qui demandoit de la science, de l'application, de la gravité, la première ne lui vint pas, les deux autres lui étoient inconnues[1]; ses mœurs furent les mêmes. A Rome, c'eût été un inconvénient léger pour la fortune; mais l'obscurité, la bouffonnerie, et le jeu, où il consumoit tout ce qu'il avoit, et ce qu'il n'avoit pas[2], le perdirent d'honneur et de réputation. Pour comble, il se brouilla avec sa fameuse sœur pour avoir pris le parti de son mari contre elle dans leurs démêlés domestiques. Ils étoient donc en ces termes, lorsqu'elle devint veuve[3]. Elle prétendit la distinction de draper en violet. Le cardinal de Bouillon, qui étoit lors à Rome, et qui jusqu'alors avoit été intimement avec elle, prit cette prétention avec une grande hauteur, et s'en brouilla irréconciliablement avec elle[4]. Il avoit, dans sa faveur, introduit

Prétention de la princesse des Ursins [de] draper en violet de son mari, qui la brouille

1. « Quoiqu'il ne sût guères ni droit ni latin, et qu'il ne s'instruise et ne se prononce rien dans ce tribunal qu'en cette langue, » avait dit notre auteur dans la notice Royan (*Écrits inédits*, tome VII, p. 383), il fut nommé auditeur, à la place de l'abbé d'Hervault, en septembre 1693, à peine arrivé à Rome; mais il avait déjà été conclaviste d'honneur du cardinal d'Estrées lors de l'élection de 1691, et comptait parmi les habitués de la Ville éternelle. Les auditeurs au tribunal international de la rote (tomes I, p. 287, et V, p. 36) passaient des examens très difficiles, suivis d'une thèse (*Gazette* de 1679, p. 309 et 345, et de 1721, p. 382).

2. Les sept derniers mots sont ajoutés en interligne.

3. En 1698 : voyez le récit déjà fait dans notre tome V, p. 99-109. Le cardinal de Bouillon écrivait alors à Pontchartrain fils : « Je n'ai pas sujet d'être content de la princesse, et je me suis ouvert sur cela avec M. l'abbé de la Trémoïlle, qui fut surpris, et même indigné, de la manière dont elle me traita le jour même de la mort de Monsieur son mari. »

4. Outre les documents déjà indiqués dans notre tome V, voyez les

pour toujours avec le cardinal de Bouillon.

Raison pour laquelle les cardinaux ne drapent plus en France*. [*Add. St-S.* 627]

cet usage en France pour les cardinaux. A la fin, Monsieur se fâcha de ne voir que le Roi et les cardinaux drapés en violet, tandis que les fils de France, le Dauphin même, et la Reine, quand il y en avoit une, ne l'étoient qu'en noir[1]. Il en parla si souvent au Roi, qu'à la fin, à je ne sais plus quel deuil où il drapa, il défendit au cardinal de Bouillon et aux autres cardinaux de draper en violet[2]. Le cardinal de Bouillon, outré, et ne pouvant soutenir un usage si nouveau, si peu fondé, et si supérieur à celui de la Reine même et des fils de France, fit un effort de crédit pour n'en avoir pas, au moins à son avis[3], le démenti entier, et obtint que les cardinaux ne draperoient plus, ni pour deuils de cour, ni pour ceux de famille; et, depuis cette époque, aucun n'a drapé en France[4]. Pour la livrée, celle du Roi étant en noir lorsqu'il drape, le cardinal de Bouillon

lettres d'un correspondant de Rome conservées dans le ms. Clairambault 915, fol. 290 et suivants.

1. Voyez une lettre de Desgranges à M. de Harlay, 19 octobre 1705, imprimée dans la *Correspondance administrative*, tome II, p. 426.

2. Le 1er janvier 1698, sur un rapport que cela ne se faisait ni à Rome ni ailleurs, le Roi pria les cardinaux de France de ne point draper leurs chaises en violet (Arch. nat., O^1^ 42, fol. 1). Selon le duc de Luynes (*Mémoires*, tome I, p. 111-112), Monsieur provoqua cette mesure parce que son frère avait manqué monter dans une chaise violette appartenant au cardinal de Bouillon, et le même duc rapporte encore (tome VII, p. 357, note) une version un peu différente que notre auteur lui conta en 1746. Selon Sainctot (Supplément au *Corps diplomatique*, tome IV, p. 32), c'est à la mort de Marie-Thérèse que le Roi fit reprendre aux cardinaux l'usage de Rome, qui était de ne porter point de deuil sur leurs personnes, ni à leur premier carrosse, le second et le troisième étant seuls drapés de noir. Au contraire, dans le mémoire indiqué ci-dessous, Desgranges dit que cette mesure ne fut prise qu'en octobre 1697, sous forme de simple invitation, en se fondant sur ce que le pape Alexandre VII avait interdit tout autre deuil aux cardinaux le 13 avril 1655.

3. *A son avis* est en interligne.

4. Mémoire fait par Desgranges, en 1722, sur le deuil des cardinaux (Affaires étrangères, vol. *France* 1253, fol. 151-152).

* *La P^e^ des Ursins* est ajouté en interligne, mais sans le *de* qui devrait suivre. Plus loin, *son mary* est aussi en interligne, au-dessus de *la P^ss^ des Ursins*, biffé.

avoit laissé la sienne et celle de ses confrères en noir, et, lorsqu'ils devroient draper, ils continuent[1] d'habiller de noir toute leur livrée[2]. Il y[3] avoit peu que le cardinal de Bouillon avoit essuyé ce dégoût lorsque le duc de Bracciano mourut[4]; c'est ce qui le rendit encore plus vif sur la prétention de sa veuve. Je ne sais si l'abbé de la Trémoïlle prit le parti du cardinal de Bouillon contre sa sœur, ou celui des créanciers, dans l'accommodement des affaires de la succession, contre les prétentions de la veuve[5]. Ce qui est certain, c'est qu'elle fut mal contente de lui sur ces deux points, l'un desquels, je ne dirai pas lequel, mais sûrement l'un des deux, la mit dans une telle colère, qu'elle voulut perdre son frère, et qu'elle le fit déférer à l'Inquisition pour de fâcheuses débauches[6]. L'abbé sentit son cas si sale, qu'il s'en alla à Naples de peur d'être arrêté. Le cardinal de Bouillon, déjà fort mal à la cour sur l'affaire de Monsieur de Cambray, mais qui étoit encore chargé des affaires de France à Rome, vint au secours de l'abbé de la Trémoïlle persécuté par sa sœur. Il prétexta quelques affaires à Naples, pour lesquelles, disoit-il, il l'y avoit envoyé pour y travailler sous ses ordres et ceux du duc d'Uzede, ambassadeur d'Espagne à Rome[7]. Cette gaze[8] n'empêcha pas tout Rome de voir

1. *Continuent* ajouté au-dessus d'*habillent*, corrigé en *d'habiller*.

2. *Luynes*, tome XI, p. 421. — 3. *Il y* corrige *Je n[e]*, reporté plus loin.

4. Le 5 avril 1698 : tomes V, p. 99, et IX, p. 93.

5. Dans une lettre du 9 septembre 1699, à la maréchale de Noailles, que possède M. le duc de la Trémoïlle, la princesse raconte comment son frère s'est allié contre elle avec le cardinal de Bouillon, et n'a même pas désarmé depuis l'arrivée de M. de Monaco; que cependant, si elle lui a refusé de le loger chez elle, c'est plutôt à cause de ses domestiques, les plus insolents du monde, et tous mariés à des coureuses, et qu'elle a eu soin de couvrir ce refus d'un prétexte valable pour le public.

6. Comparez la notice de Mme des Ursins, dans notre tome V, p. 498, et les deux Additions placées ici, où il est parlé de « vie de saltimbanque. »

7. Le duc d'Uceda : tomes VIII, p. 187-188, et X, p. 159-160 et 205.

8. Nous aurons souvent des emplois de *gaze* au sens figuré de voile (ci-après, p. 213). On peut déjà en voir un dans notre tome VIII, p. 438.

fort clair à travers. Les affaires à Naples y durèrent jusqu'à ce qu'on eût mis l'abbé de la Trémoïlle en sûreté, ce qui fut long[1], parce que l'Inquisition avoit déjà commencé d'agir, et que la duchesse de Bracciano, qui, depuis la vente de ce duché à don Livio Odescalchi à condition d'en quitter le nom, avoit pris celui de princesse des Ursins[2], continuoit à remuer tout ce qu'elle pouvoit contre[3] son frère. Il fallut donc[4] lui faire entendre raison là-dessus, ce qui ne fut pas aisé : à la fin[5], contente de lui avoir fait la peur entière et de lui avoir montré ce qu'elle savoit faire, elle consentit de le recevoir à pardon. Alors il revint à Rome, et[6] reprit, mais à son ordinaire, les fonctions de son emploi. La terreur qui lui étoit restée, et la vie qu'il continuoit de mener la même, le rendirent souple à l'égard de Mme des Ursins, mais avec un commerce froid et rare de la plus simple bienséance. Ils en étoient en ces termes depuis quatre ans, sans s'être plus rappro-

1. La correspondance de l'ambassade de Rome ne parle pas de ce séjour forcé à Naples antérieurement à 1701. C'est de 1702 à 1706 que l'abbé résida, avec dix-huit mille livres d'appointements, dans cette ville, y ayant été envoyé sur la demande de M. de Marcin et de Louville, pour seconder le duc d'Escalona. On fut fort content des services qu'il rendit là, et l'on songea même à l'envoyer comme ambassadeur à Madrid : voyez nos tomes X, p. 163, note 2, et XI, p. 538, les lettres de M. de Marcin et d'Orry, au Dépôt des affaires étrangères, vol. *Espagne* 99, *Rome* 427, etc. Il venait de recevoir l'abbaye de Sorèze (15 avril 1702), et, en quittant Rome, il dut se faire remplacer comme gouverneur de l'église française Saint-Louis : *Gazette de Rotterdam*, 1702, n° 38. Il resta quatre ans à Naples. Le 11 mai 1706, Torcy lui écrivit (vol. *Rome* 469, fol. 47) : « S. M. est persuadée que vous ne voulez tenir votre élévation que d'elle, que, par conséquent, les insinuations que quelques-uns de vos amis vous ont faites de vous rendre à Rome étoient inutiles avant que vous eussiez reçu ses ordres; » mais l'abbé était réinstallé à Rome depuis le 14 mai, dans le palais de sa sœur : ci-après, p. 244, note 1.

2. Tome V, p. 107-108. — 3. *Contre* surcharge *pr*.

4. *Donc* en interligne.

5. *Enfin* a été corrigé en *à la fin* par l'addition d'*à la* en interligne, au-dessus d'*en*, biffé.

6. *Et* surcharge un *c*.

chés, lorsque Mme des Ursins partit de Rome pour aller joindre la reine d'Espagne et la conduire au roi son époux[1]. Ce fut une délivrance pour l'abbé de la Trémoïlle. L'absence ne les avoit pas réchauffés, et ils en étoient là ensemble lors du triomphe de Mme des Ursins, qui, ne se pouvant venger des Estrées, fut réduite, pour sa propre gloire, et pour mieux consolider sa toute-puissance par des choses de grand éclat, de les faire tomber sur ses frères, haïssant l'un et en étant haïe[2], et se souciant très médiocrement de l'autre. Tel étoit donc l'abbé de la Trémoïlle à Rome, c'est-à-dire dans le dernier mépris et perdu d'honneur et de réputation, lorsque sa sœur entreprit de le faire cardinal. On se souviendra de ce que j'ai rapporté en son lieu de l'opposition formelle et constante que le Roi apportoit depuis plusieurs années à la promotion du duc de Saxe-Zeitz, évêque de Javarin[3], et des motifs pressants de cette opposition ; on n'aura pas oublié aussi combien fortement elle fut renouvelée, lorsque le cardinal de Bouillon, dans l'abus de sa faveur, tenta, avec une si adroite audace, de duper le Pape et le Roi sur cette promotion en faveur de son neveu[4] ; et c'est cette opposition du Roi, si ferme, si éclatante, si soutenue, que Mme des Ursins entreprit de vaincre, et d'en faire l'échelon de la promotion de son frère, à laquelle elle ne pouvoit ignorer qu'elle-même n'eût mis un empêchement dirimant[5], que la conduite persévérante de ce frère avoit sans cesse confirmé. Aussi n'espéra-t-elle pas réussir[6] que par intéresser le Pape par un motif aussi pressant qu'étoit pour lui de se délivrer des prières instantes et continuelles de l'Empereur, souvent aiguisées de menaces, en lui procurant, moyennant la

1. En 1701 : tome IX, p. 92 et suivantes.

2. Il a écrit : *hayie*.

3. Tome IV, p. 177, et ci-dessus, p. 63.

4. En 1698 : tome V, p. 113-116.

5. *Dirimant*, au sens d'annulant, s'employait surtout en droit canonique.

6. Avant ce verbe, il a biffé *d'y*.

promotion de son frère, la liberté de le contenter. Elle connoissoit encore trop bien le terrain de Rome pour se flatter que ce motif-là seul pût l'emporter[1] sur le scandale de faire cardinal un homme dans la réputation et dans la situation où y étoit son frère, et, de plus, noté par l'Inquisition d'une manière si publique, tache[2] qui soulèveroit toute la cour de Rome, et le sacré collège particulièrement, contre sa promotion. Elle crut donc qu'il y en falloit joindre un autre qui, aux dépens des deux couronnes, fit gagner un chapeau au Pape, et lui donnât un moyen de gratifier d'autant l'Empereur, en faisant un cardinal pour lui contre un seul pour les deux couronnes, au lieu d'un[3] pour chacune, comme elles étoient en plein droit, non contesté, de l'exiger. Que de choses donc à vaincre, à aplanir à la fois ! Priver un Espagnol de la pourpre en pure perte, faire relâcher les deux rois, pour cette fois, de leur droit, et obtenir du Roi la condescendance la plus préjudiciable, en ce genre, à sa gloire et à son intérêt ! C'est néanmoins ce qu'elle obtint[4], tant Mme de Maintenon[5] étoit pressée de se défaire d'elle et de l'envoyer régner en Espagne pour y régner elle-même. Les dépêches en furent donc faites et envoyées avant son départ. De celles d'Espagne, elle n'en étoit pas en peine : elle n'eut qu'à y écrire dès qu'elle eut obtenu ici, et, aussitôt après, on envoya d'Espagne à Rome les dépêches telles qu'elle les avoit prescrites[6]. Elle fit encore que le Roi parla fortement de

1. Le premier *e* surcharge un *a* non précédé d'apostrophe.

2. *Tache* est en interligne, au-dessus d'*obstacle*, biffé.

3. *D'un* corrige *de*. — 4. Voyez la note reportée ci-après, p. 600.

5. Ces trois mots sont en interligne, au-dessus d'*on*, biffé, et, ensuite, le féminin a été ajouté à *pressé*.

6. La princesse écrivit à Torcy, le 12 mars (Affaires étrangères, vol. *Espagne* 158, fol. 55) : « Vous avez procuré à M. l'abbé de la Trémoïlle la confiance dont le Roi l'honore en le chargeant de ses affaires à la cour de Rome. Vous ne pouviez nous donner à l'un et à l'autre une marque plus convainquante de votre amitié, ni qui nous engage davantage à vous donner toutes les preuves possibles de la plus vive reconnoissance. Si son cardinalat réussit, il vous sera redevable de son

cette promotion à Gualterio, nonce en France[1] : après quoi, elle n'eut plus rien à exiger de lui. C'étoit à Rome où il fallut faire le reste, et ce reste n'y fut pas facile. Il n'y avoit pas moyen d'en attendre le succès en ce pays-ci[2]. Contente[3] et comblée plus que sujette le fut jamais, elle partit enfin vers la mi-juillet, et[4] fut près d'un mois en chemin[5]. On peut juger quelle fut sa réception en Espagne : elle trouva le roi et la reine au-devant d'elle à près d'une journée de Madrid[6]. Voilà[7] cette femme dont le Roi avoit si

établissement, et je ne croirai pas vous devoir moins que lui. » Le 15, le Roi écrivit au duc de Gramont (vol. *Espagne* 146, fol. 139) : « Comme je crois que le roi mon petit-fils sera bien aise de contribuer à la satisfaction de la princesse des Ursins, qu'il ne s'agit pas présentement de promotion pour les couronnes, et que l'abbé de la Trémoïlle est en état de le servir à Rome aussi bien qu'un Espagnol, s'il veut avancer sa promotion, il seroit nécessaire qu'il fît assurer le Pape qu'il verra avec plaisir ce que S. S. voudra faire..., et ne se plaindra point qu'elle ne comprenne pas aussi un Espagnol. » En conséquence, Philippe V écrivit des lettres pressantes à Rome (*ibidem*, fol. 243 et 245), et il renouvela ses instances le 19 octobre suivant (vol. *Espagne* 154, fol. 37-38). A la fin de cette même année, Mme des Ursins, ne voulant point « impatienter » Louis XIV, chargea Mme de Maintenon de lui transmettre ses très humbles grâces des bontés qu'il avait pour son frère.

1. Tome VII, p. 17.

2. Nous ne verrons le résultat qu'en 1706 : ci-après, p. 243-247.

3. Avant ce mot, Saint-Simon a biffé soigneusement, à la fin de la page 497 et au commencement de la page 498 de son manuscrit : « Mme des Ursins voulut, avant de le quitter, quelque chose de plus selon son cœur, quoyque moins brillant que ce qu'elle avoit fait pr ses frères : ce fut un cordon bleu pr l'Arch. d'Aix. Le Roy le luy promit encore; mais il ne voulut pas que l'engagemt devinst public. »

4. *Et* est en interligne, au-dessus de jambages illisibles.

5. Partie de Paris le 22 juin, elle entra à Madrid le 3 août (*Gazette*, p. 308 et 401).

6. *Dangeau*, p. 395, 18 août : « Mme la princesse des Ursins est arrivée à Madrid; le roi et la reine d'Espagne ont été assez loin au-devant d'elle. » Avec elle arrivait le P. Robinet, pour remplacer le confesseur Daubenton. Comparez les *Mémoires de Sourches*, p. 333, et voyez ci-après, Additions et corrections, p. 600-601.

7. Tout ce passage final a été ajouté après coup à la fin du paragraphe et sur la marge.

ardemment procuré la chute, de laquelle Mareschal m'a conté qu'il s'étoit applaudi avec complaisance entre lui, Fagon et Blouin, en se félicitant de l'art qu'il avoit eu de séparer de lieu le roi et la reine d'Espagne pour être plus sûr alors de frapper son coup sur elle[1]!

Belle campagne de Villars.

Villars fit cette année une campagne digne des plus grands généraux[2]. Le projet des ennemis étoit de pénétrer par le côté de la Sarre, de prendre l'Alsace[3] à revers, de tomber sur les Évêchés, et, de là, plus avant en France où leur bonheur les pourroit conduire[4]. Marlborough y menoit une armée de plus de quatre-vingt mille hommes[5]. Villars se posta à Sierck[6], où il l'attendit de pied ferme, et où il n'osa jamais l'attaquer quoique très supérieur[7] en nombre[8]. Le prince Louis de Bade s'approcha de son côté, et s'avança de sa personne pour conférer avec Marlborough[9]. Là-

1. Tome XII, p. 75-76.

2. Voyez l'*Histoire militaire*, par Quincy, tome IV, p. 485-497, les *Mémoires de Villars*, tome II, p. 170 et suivantes, *Villars d'après sa correspondance*, tome I, p. 288 et suivantes, les *Mémoires de Saint-Hilaire*, tome III, p. 107 et suivantes, les *Mémoires militaires*, tome V, p. 382 et suivantes, le *Mercure* de juin, p. 342-365, et de juillet, p. 114-141, la correspondance du Dépôt de la guerre, vol. 1851-1853.

3. *L'Alsace* corrige *la*. Ensuite, avant *de*, il a biffé *et*.

4. *Dangeau*, p. 323-330; *Sourches*, p. 224, etc. On imprima des couplets populaires sur ce plan des alliés : ms. Fr. 12 693, p. 289-290.

5. Quatre-vingt-cinq mille hommes : *Dangeau*, p. 344; quatre-vingt-neuf mille : *Sourches*, p. 274.

6. *Dangeau*, p. 332, 336, 340 et 342; *Sourches*, p. 242, 254, 259, 264, 265, 267, 270, 272 et 274; *Gazette*, p. 117, 167, 281, 293-294 et 305; Dépôt de la guerre, vol. 1852, n°s 96 et suivants. — Sierck, dont M. J. Florange vient de publier une histoire en 1895, est situé sur la droite de la Moselle, à deux kil. de la frontière du pays de Luxembourg et à vingt-deux kil. N. E. de Thionville. Voyez les relations de Quincy, p. 491, de Saint-Hilaire, p. 113, et le livre du général Pelet, p. 412-413. Condé s'était installé là même dans l'hiver de 1672-1673 : *Histoire des princes de Condé*, par Mgr le duc d'Aumale, tome VII, p. 362-377.

7. Il a biffé le pluriel à *supérieurs*. — 8. *Dangeau*, p. 345 et 347.

9. Nous avons vu, dans le tome XII, p. 137, note 4, et p. 139, qu'il n'y avait pas d'entente entre ce prince, accusé d'être français de cœur, et Marlborough; celui-ci était également mécontent des Hollandais.

dessus, le maréchal de Villeroy envoya[1] d'Alègre[2] joindre Villars avec vingt escadrons et quinze bataillons[3], qu'il attendit sans inquiétude dans l'excellent poste qu'il avoit pris. Aussi n'en eut-il pas besoin : l'impossibilité de réussir en l'attaquant, et de subsister devant lui dans un pays qui ne pouvoit fournir suffisamment de fourrages, obligea Marlborough[4] de se retirer sur Trèves[5], ce qui fit que Villars envoya dire à d'Alègre de s'arrêter où son courrier le rencontreroit, parce qu'il n'avoit plus besoin du renfort qu'il lui amenoit[6]. Marlborough, enragé de voir tous ses projets avortés par le poste que Villars avoit su prendre, lui manda par un trompette[7] qu'il l'eût attaqué le 10 juin, comme il se l'étoit proposé, sans que le prince Louis de Baden, au lieu d'arriver le 9 à Trèves comme il avoit promis, n'étoit arrivé que le 15, et encore avec ordre de ne point combattre, dont il se plaignoit amèrement[8]. Villars,

1. *Envoya* surcharge *luy*.

2. D'Alègre, ayant le choix de servir sous Villars ou ailleurs, avait demandé un corps séparé (Guerre, vol. 1851, n°s 80 et 100).

3. Il pouvait ainsi mettre en ligne, dit Dangeau, quatre-vingt-dix bataillons et plus de cent soixante escadrons ; comparez les *Mémoires militaires*, p. 421.

4. Ce nom est en interligne, l'auteur ayant d'abord écrit : *l'obligea*, puis biffé le pronom élidé.

5. Les alliés y avaient fait d'énormes approvisionnements.

6. *Dangeau*, p. 350-351 ; *Sourches*, p. 275 et 277 ; *Gazette*, p. 167, 176, 177, 213, 214, 249, 261, 269, 281, 282, 293 et 294.

7. Ayant d'abord écrit, après *trompette*, les mots *au M[l] de Villars*, il les a biffés, et a ajouté *luy* en interligne.

8. M. de Bade répondit qu'il avait eu bien raison, car l'attaque dans ces conditions eût tout perdu (*Sourches*, p. 289). Comparez le récit de Villars lui-même, dans ses *Mémoires*, tome II, p. 184-187, la correspondance publiée en appendice du même volume, p. 339-348, etc., et voyez la *Gazette*, p. 305, 306 et 334-335, le *Mercure* de juin, p. 342-365 et 387-390, la *Gazette de Bruxelles*, p. 400 et 414, l'*Histoire militaire* de Quincy, p. 494-495, les *Mémoires militaires*, p. 455-457, etc. Marlborough décampa du 16 au 18 juin. Une lettre de Madame, datée du 9 juillet, attribue cette retraite du général anglais à une singulière superstition ; elle était due plutôt à ce que l'entente faisait presque toujours défaut entre les généraux alliés. Quoi qu'il en soit, « ce fut, comme

délivré de tout soupçon, envoya un détachement fort nombreux, mené par quatre lieutenants généraux, au maréchal de Villeroy, sur qui les ennemis paroissoient se proposer[1] de retomber, par les mouvements qu'ils faisoient vers lui[2]. Avec cette occupation qu'il leur donna, il marcha avec le reste de son armée en Alsace, où Marcin l'attendoit, où il prit Wissembourg[3], chassa les Impériaux de leurs lignes sur la Lauter[4], prit plusieurs petits châteaux et cinq cents prisonniers, et s'étendit dans le pays qu'ils occupoient[5]. Ainsi, par le poste de Sierck, il obligea les ennemis de changer tous les projets de leur campagne[6], et profita, par sa diligence, de l'éloignement de l'armée du prince Louis de Baden pour renverser les lignes de Lauterbourg[7] avant qu'elles pussent[8] être revenues[9], qui étoit[10]

le dit Villars, un grand événement, et auquel l'Europe entière ne s'attendoit pas. » Aussi ce maréchal en fit-il composer, plus tard, un tableau commémoratif pour son château de Vaux.

1. Ces trois derniers mots corrigent *se proposoient*.

2. *Dangeau*, p. 352-355; *Sourches*, p. 277-284 et 288-289.

3. Ces trois mots sont en interligne, au-dessus d'un *il* biffé. — Wissembourg (*Weissenburg*), ancienne ville impériale, à cinquante-neuf kil. N. E. de Strasbourg, sur la rive droite de la Lauter et près de la frontière bavaroise, avait été réuni à la France par la paix de Ryswyk.

4. Cette courte rivière, qui descend du Hardt pour se jeter dans le Rhin sous Neubourg, formait la limite entre l'Alsace et le Palatinat.

5. *Dangeau*, p. 362, 364, 366, 372; *Sourches*, p. 291-293 et 299; *Gazette d'Amsterdam*, nos LVIII-LXII et Extr. LXIII; Dépôt de la guerre, vol. 1846, nos 25, 27 et 52; *Mémoires de Villars*, p. 187-189; *Mémoires militaires*, p. 470-480.

6. Villars écrivait au Roi, le 17 juin : « Dieu lui-même a posé la borne que les ennemis, malgré leur force, eussent à respecter. »

7. *Lauterbourg* est en interligne, au-dessus d'un premier *Lauterbourg* surchargeant *Weissembourg*. — On appelle encore lignes de Wissembourg les fortifications en terre élevées de 1704 à 1706, entre cette ville et Lauterbourg, le long de la rivière (*Correspondance des Contrôleurs généraux*, tome III, n° 37), et leur tracé subsiste en partie. Hoche les força en 1793.

8. *Pussent* corrige *fussent*.

9. Le sujet *troupes* (des ennemis) n'existe qu'en pensée.

10. Ce singulier est bien au manuscrit, *qui* équivalant à *ce qui*.

une barrière de la montagne au Rhin qui nous resserroit entièrement dans notre Alsace; mais le poste particulier de Lauterbourg[1] fut toujours soutenu par eux[2].

Les ennemis abandonnèrent Trèves précipitamment, et arrivèrent le 17 juin sous Maëstricht[3].

Roquelaure battu et culbuté dans nos lignes.

Le duc de Marlborough, retourné en Flandres, y fit divers mouvements jusque vers le 20 juillet[4], qu'ayant donné le change au maréchal de Villeroy, il[5] fit une marche sur nos lignes entre Lewe[6] et Heylissem[7], les força, les[8] rasa en grande partie, et y fit un grand désordre. Roquelaure, qui les gardoit avec peu de précaution, arriva tard au combat. D'Alègre, le[9] comte d'Hornes[10] et deux des commandants des gardes d'Espagne, et plusieurs autres, y furent pris; le troisième commandant de ces gardes et Chamlin, briga-

1. Lauterbourg, chef-lieu d'un comté appartenant à l'évêque de Spire, est à vingt et un kil. S. E. de Wissembourg. On en fit, en 1706, la place la plus considérable de cette frontière après Strasbourg.

2. Dépôt de la guerre, vol. 1846, nos 35, 38 et 47.

3. Le 27, et non le 17 : *Dangeau*, p. 353-355 et 357-359; *Sourches*, p. 277-279 et 281.

4. L'action qui va être racontée était du 18, et fut sue le matin du 21 : *Dangeau*, p. 373-374 et 376; *Sourches*, p. 299-310 (relations diverses); *Gazette*, p. 360, 371 et 372; *Gazette d'Amsterdam*, nos LVII-LXIII; *Mémoires de Villars*, p. 189-190; *Mémoires de Feuquière*, tome III, p. 134-164; *Mercure* du mois, p. 359-387; *Quincy*, p. 505-508; *Ottieri*, p. 466-467; *Mémoires militaires*, p. 51-58 et 576-586; estampes de la collection Hennin, nos 6971-6978; *Nouveau siècle de Louis XIV*, tome III, p. 175-178; Dépôt de la guerre, vol. 1836 et 1837.

5. Ce pronom est en interligne.

6. Lewe ou Léau, dont il a été parlé dans le tome I, p. 241 et 261, sera pris ci-après par les alliés, p. 82.

7. L'abbaye d'Heylissem (tome I, p. 235) est séparée de Lewe par le château de Wangen, et, de là à Marchovelette, près de Namur, l'armée occupait plusieurs camps séparés derrière les lignes de la Geete.

8. Ce second *les* corrige *la*.

9. Avant cet article, l'auteur a biffé *et plusieurs autres y furent pris*.

10. Philippe-Maximilien : tome II, p. 313. Il venait d'être fait lieutenant général en 1704 et grand d'Espagne en février 1705 (*Gazette d'Amsterdam*, n° XIX). Resté prisonnier de guerre, il mourut à Cambray en octobre 1709, dernier de la branche aînée de sa maison.

Belle action et récompense de Caraman.

dier[1], tués avec beaucoup d'autres; et tout auroit été perdu sans Caraman[2], qui forma un bataillon carré de son infanterie, avec lequel il arrêta les ennemis, et sauva notre cavalerie; il avoit onze bataillons[3]. Il en eut sur-le-champ promesse de la première grand croix de Saint-Louis vacante, et permission de la porter en attendant, ce que le Roi n'avoit encore fait pour personne[4].

Reste de la campagne de Flandres.

Le maréchal de Villeroy, ami de Roquelaure, le protégea en cette occasion comme il put, par son silence; mais les armées ne le gardèrent pas : on n'ouït jamais tant crier contre personne[5], et, quelque effronté qu'il fût, il n'osoit plus paroître devant les troupes. Le Roi en fut très bien informé, et résolut

1. Officier de cavalerie originaire de la Champagne qui, après avoir eu un premier régiment du 30 juillet 1691 au 1er novembre 1693, puis le régiment d'Aubeterre du 25 octobre 1694 au 30 janvier 1698, avait été fait brigadier en février 1704. Le général Susane l'appelle Camille de Champlain, commandeur de Courcelles, ce qui est une confusion évidente avec les Champlais de Courcelles, ci-après, p. 415-416.

2. Pierre-Paul Riquet, né en 1646, second fils du créateur du canal du Languedoc, portait le titre du comté de Caraman acquis par lui, en 1670, du marquis de Sourdis. Entré aux gardes en 1666, il venait d'en être fait lieutenant-colonel le 1er juin 1705, ayant eu successivement le grade de brigadier en 1691, celui de maréchal de camp en 1696, celui de lieutenant général à la fin de 1702, et ayant commandé à Courtray et à Huy dans la guerre précédente. Il resta aux gardes jusqu'en 1710, se retira alors, et mourut à Paris le 25 mars 1730. (*Chronologie militaire*, tome IV, p. 492-494.) Son portrait est à Versailles, n° 4332.

3. *Dangeau*, p. 376-377; *Sourches*, p. 305-306, 309 et 314; *Gazette*, p. 371; *Mercure* de juillet, p. 397-398; recueil de Lamberty, tome III, p. 472-473; *Gazette de Bruxelles*, p. 495; lettre de M. d'Alègre, dans les Papiers du P. Léonard, Arch. nat., M 645, n° 48, etc. Nos troupes se réfugièrent au Parc, près Louvain, comme Guillaume III en 1693.

4. Dangeau dit : « Le Roi.... lui assure la première place vacante dans les grands-croix de l'ordre de Saint-Louis, et lui permet, en même temps, d'en porter les marques. Il n'y avoit point encore d'exemple que le Roi eût fait cette grâce-là, et M. de Chamillart lui a écrit une lettre dans laquelle il l'assure en termes très forts que le Roi étoit fort content de lui. » Cette lettre est au Dépôt de la guerre, vol. 1836, n° 247, et la copie du brevet (28 juillet), contenant tous les détails de l'affaire, au Cabinet des titres, dossier bleu RIQUET, fol. 117.

5. Voyez une chanson dans le ms. Fr. 12 693, p. 281-284. Il y a

bien de ne s'en servir jamais[1]. Nous verrons bientôt[2] qu'il avoit une femme qui, toute sa vie, l'a bien servi, mais qui, à la vérité, y étoit plus que doublement obligée. Les derniers jours de juillet[3], n'y ayant que la Dyle[4] entre le maréchal de Villeroy et les ennemis, ils tentèrent de la passer. Un gros détachement s'étoit déjà emparé de deux villages en deçà, lorsque l'Électeur et le maréchal s'en aperçurent, et le firent rechasser au delà fort loin, et fort heureusement[5].

encore une allusion dans les *Mémoires de Mathieu Marais*, t. III, p. 81.

1. Cependant Dangeau dit, le 10 décembre suivant (p. 489) : « Le Roi donna le matin audience à M. de Roquelaure, dans son cabinet, dont ce duc sortit fort content, étant pleinement justifié des accusations qu'on avoit faites contre lui, la campagne passée, quand Marlborough entra dans nos lignes. » — Le volume 1836 du Dépôt de la guerre contient, sur l'affaire du 18 juillet, des rapports de l'Électeur (n°s 166 et 167), de d'Artagnan, de Montviel et autres, avec les minutes des réponses de Chamillart, divers états des pertes, une lettre de d'Alègre sur les circonstances où il avait été pris, etc. Dans son premier rapport (n° 168), le maréchal de Villeroy déplora simplement cette « aventure bien fâcheuse, à laquelle il n'y avoit lieu de s'attendre dans la disposition où on étoit depuis quelques jours. » Ce n'est que dans les rapports complémentaires (n°s 173, 221, 222 et 229) qu'il accusa les officiers chargés de cette partie des lignes de n'avoir pas pris les mesures de précaution prescrites la veille, et c'est seulement le 25 juillet qu'il désigna particulièrement Roquelaure. Le Roi (n°s 179, 219 et 227) blâma l'ordre de bataille, approuva les mouvements faits pour réparer le mal, et recommanda la plus prudente expectative. Quant à Roquelaure, il adressa à Chamillart, le 1er août (vol. 1837, n° 3), une longue justification, à laquelle le ministre ne répondit que d'une façon ambiguë (n°s 53 et 155). Le P. Léonard a recueilli (Arch. nat., M 645, n° 2) un mémoire justificatif dressé par des amis de Roquelaure, et un autre mémoire plutôt défavorable. Nous avons déjà vu (tome II, p. 246-250) que Saint-Simon avait une rancune contre ce duc et qu'il le traitait avec mépris.

2. Ci-après, p. 182.

3. *Dangeau*, p. 383, 1er août; *Sourches*, p. 317, 319-320 et 323-325; *Mercure* de juillet, p. 407-419; Dépôt de la guerre, vol. 1836.

4. La Dyle (ici, *Dille*) passe à Louvain, prend le nom de Rupel en se réunissant à la Nèthe, et va se jeter dans l'Escaut à Rupelmonde.

5. Marlborough se plaignit que les commissaires hollandais l'eussent empêché d'attaquer.

Huy, que Gacé avoit pris[1], fut repris par les ennemis[2]. Artagnan prit Diest[3] tout à la fin de la campagne, et les ennemis Lewe et Saint-Wliet[4], que le comte de Noyelles[5] fit raser. Les garnisons de ces trois[6] places furent respectivement prisonnières de guerre[7]. Ainsi finit la campagne en Flandres[8], et les armées se séparèrent tout à la fin d'octobre[9].

Ambition, art et malignité de Lauzun.

Je ne puis quitter la Flandre sans rapporter un trait plaisant de la malignité de M. de Lauzun. On a vu[10] en son temps qu'il ne s'étoit marié que pour essayer de se rap-

1. Le 8 et le 11 juin : *Dangeau*, p. 345 et 347 ; *Sourches*, p. 270-271 ; Dépôt de la guerre, vol. 1835.

2. Le 11 juillet : *Dangeau*, p. 363, 365 et 370 ; *Sourches*, p. 292-293 et 298 ; *Mémoires de Saint-Hilaire* (qui était là), tome III, p. 152-153.

3. Diest est sur la rivière Demer, au N. E. de Louvain.

4. Ici, *Law*, ajouté en interligne. — Sandvliet ou Sanflit est aussi en Brabant, entre Anvers, Berg-op-Zoom et Lillo.

5. Frédéric, comte de Noyelles, d'une vieille famille de Picardie, était passé du service de l'Espagne à celui des États-Généraux et commandait sous le baron d'Opdam avec le rang de général de l'infanterie et le gouvernement de Berg-op-Zoom. Marlborough, qui l'estimait fort, le fit envoyer en Espagne au début de 1706, avec un titre de feld-maréchal impérial, pour remplacer Fagel ; l'Archiduc le promut maréchal de camp général, et il mourut à Barcelone le 21 avril 1708, au moment où on allait le rappeler en Hollande. Il avait épousé une Aumale d'Haucourt, dont le père, protestant, s'était aussi établi et marié en Hollande.

6. *Trois* est en interligne, au-dessus de *deux*, biffé à cause de l'addition de Lewe. — Cette ville fut prise le 5 septembre, et l'autre le 29 octobre.

7. *Dangeau*, p. 414-415, 458, 460 et 464 ; *Sourches*, p. 358, 394, 396, 398 et 403 ; *Gazette*, p. 463, 545-546 et 558 ; Dépôt de la guerre, vol. 1838, n°s 329-333, 342, 346, 347, 350, 351, 353, et vol. 1839, n°s 1-3 et 6-7 ; Ottieri, *Istoria*, p. 472 ; *Mémoires militaires*, p. 81-108.

8. Après avoir parlé des trois villes, Bruzen de la Martinière (*Histoire de Louis XIV*, tome V, p. 379-380) ajoute : « Cette campagne, qui autrefois auroit infiniment mortifié, parut supportable ; on ne fit aucune attention aux fautes qui s'y étoient faites, et le général fut aussi bien reçu que s'il avoit été victorieux. »

9. Marlborough, selon son habitude, alla négocier à Vienne et à Berlin pour la prochaine campagne.

10. Ayant d'abord écrit : *aveu*, en un seul mot, il a biffé l'*a*, pour le récrire en interligne.

procher de l'ancienne confiance du Roi, et entrer avec lui dans ce qui regardoit l'Allemagne, où M. le maréchal de Lorge commandoit les armées[1]; qu'ayant trouvé tout[2] fermé de ce côté par un ordre secret au maréchal, il se brouilla avec lui d'une manière éclatante[3]; que la même espérance de rentrer dans quelque chose lui avoit fait presser et terminer le mariage du duc de Lorge avec la fille de Chamillart, pour tâcher de s'introduire à l'appui de ce ministre[4]. A bout de voie[5] là-dessus, il imagina, se portant à merveilles, de faire le dolent, et de demander la permission d'aller aux eaux d'Aix-la-Chapelle. Il ne persuada à personne qu'il en eût besoin, mais aux sots, qui, ignorant tout, veulent être pénétrants, et, de ceux-là, il y en a beaucoup[6], que ce voyage étoit mystérieux[7]. Il l'étoit en effet, mais non comme ils le pensèrent. Ce n'étoit pas les eaux qu'il alloit chercher, mais, sous ce prétexte, d'y voir les étrangers qui y abordoient[8], de discerner les plus considérables ou les[9] plus importants, de lier avec eux, d'en tirer ce qu'il pourroit, et, de retour ici, d'en rendre [*Add. St-S. 628*]

1. Tome II, p. 276-280. — 2. *Tout* est ajouté en interligne.

3. Tome III, p. 113-117.

4. Tome X, p. 403. Comparez la suite des *Mémoires*, tome XIX, p. 184-185.

5. Locution de vénerie que donne la dernière édition du *Dictionnaire de l'Académie*, mais qui n'était pas dans celle de 1718.

6. *Beaucoup* corrige une *f*.

7. *Dangeau*, 12 septembre, de Marly, p. 417 : « M. de Lauzun partit de Paris pour Aix-la-Chapelle. On veut à Paris que son voyage soit mystérieux; mais on est fort persuadé ici qu'il ne l'est point, et qu'il n'y va que pour sa santé. » Ce départ fut annoncé dans la *Gazette d'Amsterdam*, n° LXXV. Le maréchal de Tallard avait fait aussi une cure aux mêmes eaux, l'année précédente, avant d'être emmené en Angleterre (tome XII, p. 350, note 2).

8. La vie de ces rendez-vous d'étrangers est décrite dans les ouvrages de 1738 et 1739 intitulés : *Amusements des eaux de Schwalbach, des bains de Wisbaden et de Schlangenbad*, et : *Amusements des bains de Bade en Suisse*, etc. Les *Mémoires de Gourville*, tome II, p. 123-125, parlent des bains d'Aix-la-Chapelle.

9. *Le*, dans le manuscrit.

compte au Roi, et de faire valoir ses découvertes en sorte qu'il obtînt ordre de les suivre, et, par ce moyen, quelque commerce direct d'affaires avec le Roi. Il y fut trompé. La guerre occupoit trop tout ce qu'il y avoit de considérable et d'important, pour qu'il pût trouver ce qu'il cherchoit à ces eaux[1] : il n'y vit d'un peu distingué qu'Hompesch, lors général-major dans les troupes de Hollande, et qui y monta presque à tout dans la suite[2], mais qui alors n'étoit pas du genre de ce que M. de Lauzun cherchoit, quoique, à son retour, il ne parlât que de lui faute de mieux[3]. Son séjour[4] à Aix-la-Chapelle ne fut pas long faute de matière. Il revint par l'armée du maréchal de Villeroy, qui le craignoit, et qui lui fit rendre tous les honneurs militaires comme à un seigneur qui avoit eu en chef le commandement de l'armée du Roi en Irlande[5] : il le logea chez lui pendant trois jours qu'il demeura dans l'armée, il lui fit voir les troupes, et il lui donna des officiers généraux pour le promener. Les deux armées étoient lors comme en présence, extrêmement proches, et rien ne les séparoit : on s'attendoit donc à une bataille, qu'on n'ignoroit pas que le Roi desiroit, et c'étoit ce qui avoit donné envie à M. de Lauzun d'aller en cette armée. Ceux à qui le maréchal de Villeroy le remit pour lui faire les honneurs du camp

1. Ayant d'abord écrit : *qu'il y pust trouver ce qu'il y cherchoit*, il a biffé le premier *y* et ajouté *à ces eaux* en interligne après *cherchoit*, mais non biffé le second *y*.

2. Reinhart-Vincent van Hompesch, né en 1660, était en outre gouverneur de Grave et avait combattu à Eckeren et à Hochstedt (1704). En octobre 1705, il alla, avec Marlborough, à Vienne, pour persuader à l'Empereur de faire des concessions aux Mécontents. Il eut, par la suite, les gouvernements de Namur, de Douay, de Bois-le-Duc, de Gertruydenberg, et mourut en 1744.

3. *Faute de mieux* est en interligne. — 4. *Séjour* corrige *vo[yage]*.

5. En 1689, quand il se fit donner le commandement de l'expédition, non parce qu'il en était digne, mais parce qu'il avait eu la bonne fortune de ramener d'Angleterre la femme et le fils de Jacques II (tome I, p. 125). Voyez l'*Histoire de Louvois*, par Camille Rousset, tome IV, p. 381 et suivantes, et *Guillaume III*, par M. de Lort de Sérignan, p. 374 et suivantes.

le promenèrent à vue[1] des grandes gardes[2] de l'armée ennemie, et, fatigués de ses questions et de ses propos, auxquels ils n'étoient pas accoutumés, l'exposèrent fort aux coups[3] de pistolet, et même à être enveloppés, folie qu'ils eussent bien payée puisqu'ils l'auroient été avec lui. Il étoit très brave, et, avec tout son feu, il avoit une valeur froide, qui connoissoit le péril dans tous ses divers degrés[4], qui ne s'inquiétoit d'aucun, qui reconnoissoit tout, remarquoit tout comme s'il eût été dans sa chambre. Comme il n'avoit là qu'à voir, et rien à décider ni à faire, il se divertit à redoubler ses propos et ses questions, à s'arrêter dans les endroits les plus jaloux[5] dès qu'il s'aperçut de la conduite de ces Messieurs avec lui, et leur en donna tant et si bien, qu'ils le voulurent écarter plusieurs fois, sentant d'une part leur indiscrétion, et, de l'autre, qu'ils avoient affaire à un homme qui les mèneroit toujours au delà de ce qu'ils voudroient[6]. Revenu à la cour, on s'empressa autour de lui sur la situation des armées. Il fit le réservé, le disgracié à son ordinaire, l'homme rouillé, et l'aveugle qui ne discerne pas deux pas devant soi. Le lendemain de son retour, il alla chez[7] Mme la prin-

1. Il y a bien *à veue*, sans article.

2. Ici, *grandes gardes*, et, plus loin, *grands gardes*. « *Grande garde* est un corps de cavalerie qui se met à la tête d'un camp pour empêcher que l'armée ne soit surprise » (*Académie*, 1718).

3. *Au* est au singulier, et le pluriel a été ajouté seulement à *coups*.

4. L'*e* de *degrés* corrige un *i*.

5. Exposés, périlleux. Cet emploi de *jaloux* a déjà passé dans nos tomes I, p. 55, note 2, et VII, p. 127.

6. Je n'ai trouvé, dans la correspondance de Villeroy, que ce passage d'une lettre datée de Louvain, 10 septembre, à Chamillart (Dépôt de la guerre, vol. 1838, n° 64) : « Je laisserai le plaisir à M. de Lauzun de croire que je ne sais rien de son voyage à Aix-la-Chapelle et ne sais ce qu'il y fera ; mais je suis bien assuré que ce n'est que sur des visions creuses qu'il veut y aller. Est-ce par permission du Roi que M. de Quiros y va? C'est un homme qui doit être regardé comme bon Espagnol, qui cherche de tout savoir, et, comme il est mécontent, je crois qu'il faut craindre qu'il ne soit informé de tout. » Voyez ci-après, p. 602.

7. Avant *chez*, il a biffé *faire*.

cesse de Conti faire sa cour à Monseigneur, qui ne l'aimoit point, mais qu'il savoit n'aimer point aussi le maréchal de Villeroy. Monseigneur lui fit force questions sur la situation des armées, et sur ce qui les avoit empêchées[1] de se joindre. M. de Lauzun se défendit en homme qui veut être pressé, ne cacha pas qu'il[2] s'étoit fort promené entre les deux armées, et fort près des grands gardes de celles des ennemis, se rabattant incontinent sur la beauté de nos troupes, sur leur gaieté de se trouver si proches et en si beau début, et sur leur ardeur de combattre. Poussé enfin au point où il vouloit l'être : « Je vous dirai, Monseigneur, puisque absolument vous me le commandez, lui dit-il, j'ai très exactement reconnu le front des deux armées de la droite à la gauche, et tout le terrain entre-deux. Il est vrai qu'il n'y avoit point de ruisseau, et que je n'y ai vu ni ravins, ni chemins creux, ni à monter ni à descendre ; mais il est vrai aussi qu'il y avoit d'autres empêchements que j'ai fort bien remarqués. — Mais quels encore, lui dit Monseigneur, puisqu'il n'y avoit rien entre-deux ? » M. de Lauzun se fit encore battre[3] longtemps là-dessus, répétant toujours les mêmes empêchements qui n'y étoient pas. Enfin, poussé à bout, il tire sa tabatière de sa poche : « Voyez-vous, dit-il à Monseigneur ; il y avoit une chose qui embarrasse fort les pieds, une bruyère, à la vérité point mêlée de rien de sec ni d'épineux, peu pressée encore, c'est la vérité, je ne puis pas dire autrement, mais une bruyère haute, haute, comment vous dirai-je ? (regardant partout pour trouver sa comparaison) haute, je vous assure, haute comme cette tabatière. » L'éclat de rire prit à Monseigneur et à toute la compagnie, et M. de Lauzun à faire la pirouette et à s'en aller : c'étoit tout ce qu'il en avoit voulu. Le conte courut

1. *Empesché*, sans accord, dans le manuscrit.

2. Il a écrit, par mégarde, *par*, et, au-dessus de *qu'il*, il a ajouté, puis biffé un mot illisible.

3. Comme le gibier poursuivi par le chasseur.

la cour, et bientôt gagna la ville ; il fut rendu le soir même au Roi. Ce fut le grand merci de M. de Lauzun de tous les honneurs que le maréchal de Villeroy lui avoit fait faire, et sa consolation[1] de n'avoir rien trouvé à Aix-la-Chapelle de ce qu'il y étoit allé chercher.

Villars, n'ayant rien à craindre au deçà du Rhin[2], le passa le 6 août sur le pont de Strasbourg, avec toute sa cavalerie et deux brigades d'infanterie, dont il laissa le reste en deçà, derrière nos lignes sur la Lauter[3]. Il fit attaquer un poste de six cents hommes, qui fut emporté, et tout ce qui y étoit tué ou pris[4]. Il n'en coûta pas une vingtaine d'hommes ; mais on y perdit de Zeddes[5], officier très entendu et fort brave homme, d'un esprit agréable et orné[6], et qui avoit été un des six aides de camp choisis par distinction envoyés en Italie au roi d'Espagne[7] lors de la découverte de cette conspiration à son arrivée à Milan dont j'ai parlé en son lieu[8]. La subsistance que Vil- De Zeddes tué.

1. Le second *o* surcharge un *a*.

2. Sur cette partie de la campagne de Villars, voyez ses *Mémoires*, tome II, p. 191-197 et 352-356, le *Mercure* d'août, p. 225-230, 234-238 et 409-411, le tome I des *Pièces inédites* de Soulavie, p. 296-303, les *Mémoires militaires*, p. 494 et suivantes, le tome VII des *Feldzüge des prinzen Eugen*, p. 348-353, etc.

3. Ci-dessus, p. 78 ; *Dangeau*, p. 391 ; *Sourches*, p. 327.

4. Le 11 ou le 12 août, à Lichtenau : *Dangeau*, p. 392 ; *Sourches*, p. 330-331 ; *Villars*, p. 191-192 ; *Mémoires militaires*, p. 500 ; *Gazette*, p. 405 ; *Mercure* de septembre, p. 86-89.

5. Jean-Baptiste-Frédéric de Zeddes (ici, *Dezzeddes*), originaire de Champagne, ancien mousquetaire et major du régiment de Listenois, avait été fait colonel de dragons après le siège de Namur, en 1695, et était brigadier depuis la promotion de février 1704.

6. *Orné* est en interligne, au-dessus d'un premier *orné*, surchargeant des lettres illisibles et biffé.

7. L'initiale d'*Espagne* corrige un *a*.

8. Tome X, p. 176-177 et 450. Revenu en mars 1703, il avait encore été renvoyé à Philippe V en février 1704. C'était une créature du duc d'Harcourt. Vauban faisait de lui, en 1703, ce bel éloge (*Bulletin du Comité d'histoire et de philologie*, 1888, p. 252) : « Pendant tout le siège de Brisach, il a servi près de moi, et ne m'a point quitté d'un pas. C'est un gar-

lars[1] étoit allé chercher pour sa cavalerie ne fut pas longue[2]. Il s'oublia encore moins pour les contributions, à son ordinaire[3]; mais le prince Louis de Baden ne lui en laissa pas le temps : il passa le Rhin, obligea[4] Villars à le repasser aussi, et à faire des marches forcées pour prévenir le mal qu'il en pouvoit recevoir. Là-dessus[5], il amusa le Roi d'une bataille avec ses fanfaronnades accoutumées, mais dont le Roi étoit presque aussi volontiers la dupe que de celles de M. de Vendôme. Il arriva pourtant que, n'osant prêter le collet au prince Louis, à qui il étoit, dit-il, arrivé du renfort, il se retira vers Strasbourg[6], et lui laissa toute liberté de faire le siège de Haguenau[7]. Peri[8], très brave Italien, d'esprit, et fort entendu[9], y com-

Haguenau pris par les

çon plein d'esprit, de savoir et de courage, qui seroit bien capable d'un emploi plus relevé que le sien. Quoique réformé, il a plus d'ancienneté que ceux qui le commandent. Cet officier peut être bon à tout. » La lettre de Villars annonçant sa mort est au Dépôt de la guerre, vol. 1846, n° 66.

1. Ce nom est en interligne, au-dessus d'*il*, biffé. — 2. *Dangeau*, p. 398.

3. L'électeur palatin ayant fait verser une gratification de quinze mille livres en retour du traité accordé à son pays, le Roi en attribua dix mille au maréchal (Guerre, vol. 1846, n°s 282 et 336).

4. *Obligea* est en interligne, au-dessus de *força*, biffé.

5. *Dangeau*, p. 405-406; *Sourches*, p. 342, 348-350 et 353; *Mémoires militaires*, p. 502-506; *Mémoires de Villars*, p. 192-194.

6. Villars passa le pont de Strasbourg le 5 août, et la maréchale vint le rejoindre dans cette ville le 14, pour y passer l'hiver. Cinquante ans plus tard, le duc de Luynes (tome XI, p. 83-84) parlait encore de ces séjours, et il en reste une chanson du temps, ms. Fr. 12693, p. 287. Au dire du marquis de Franclieu (ses *Mémoires*, p. 47), la maréchale admirait fort les jeunes officiers. On avait permis à une troupe de comédiens français, sans aucun Italien, de venir donner des représentations de pièces honnêtes (Guerre, vol. 1843, n° 50). Voyez ci-après, p. 602.

7. *Dangeau*, p. 426-441 et 444; *Sourches*, p. 367, 377, 382 et 385; *Mémoires militaires*, p. 518-520; *Theatrum Europæum* de 1705, p. 20, avec plans, etc. Les Impériaux avaient assiégé cette place sans succès en 1675 (*Histoire des princes de Condé*, tome VII, p. 638-642).

8. Tome XI, p. 266. — Ici, *Péri* et *Peri* dans le texte, *Pery* dans la manchette. Il signait : DE PERI.

9. Voyez sa notice dans la *Chronologie militaire*, tome IV, p. 619-621. Il venait d'être agrégé à la noblesse de Gênes en janvier 1705

mandoit, et s'y défendit avec tout le courage possible huit jours durant ; mais, la place n'étant pas tenable, il battit la chamade au bout de ce temps[1]. Thüngen[2], qui faisoit ce siège, les voulut prisonniers de guerre : sur quoi, le feu recommença. Alors Peri, qui s'étoit secrètement ménagé un trou pour sortir, en fit usage à l'entrée[3] de la nuit suivante, avec la plupart de sa garnison, et ordonna à Harling[4], colonel d'infanterie, d'amuser quelques heures les ennemis avec cinq cents hommes[5] qu'il lui laissoit, puis de le venir joindre en un lieu qu'il lui marqua, où il l'attendroit. Harling étoit Allemand, élevé page de Madame ; elle avoit

Impériaux. Peri et Harling récompensés.

(*Gazette*, p. 83). Ayant déjà passé la cinquantaine, il avait épousé, par contrat du 15 mars 1700, Françoise-Athénaïs Choderlos de Laclos, de la famille de l'auteur des *Liaisons dangereuses*. Le duc de Luynes, en rappelant le siège d'Haguenau (tome XI, p. 138 et 139), dit que Peri, loin d'avoir un palais à Gênes, comme il le prétendait en 1684, n'y possédait qu'une boutique d'écrivain public.

1. Il avait demandé lui-même à défendre la place et offert, malgré Villars, d'y tenir jusqu'à l'extrémité avec trois bataillons d'infanterie et un millier d'hommes détachés de l'armée (Guerre, vol. 1846, n°s 258 et 267).

2. Tome III, p. 229. Ce général, devenu feld-maréchal depuis la guerre précédente, s'est signalé par sa brutalité contre un de nos ingénieurs, pendant le premier siège de Landau (*Sourches*, tome VII, p. 328-329 ; *Mercure* de juillet 1702, p. 250-252).

3. *A l'entrée* surcharge *la nuit*.

4. Éberhard-Ernest, comte d'Harling (Dangeau écrit : *Arlin*, et notre auteur : *Arling*), neveu de la gouvernante de Madame, était entré en 1673 dans la maison de cette princesse, qui l'aimait beaucoup, avait débuté dans les mousquetaires, puis avait servi pendant douze ans aux gardes, lorsqu'il acheta, en 1702, le régiment de Guyenne. Fait brigadier à la suite du siège dont notre auteur parle, il eut la charge de capitaine des gardes de la duchesse de Berry à la fin de 1715, le gouvernement de Sommières en 1717, le grade de maréchal de camp en 1718, et mourut le 24 avril 1729, dans sa soixante-quatrième année. Ses services sont résumés dans la *Chronologie militaire*, tome VII, p. 15-16. Rigaud peignit son portrait en 1719, pour trois cents livres. Ses lettres de 1705 à Chamillart (Dépôt de la guerre, vol. 1847, n°s 49, 50 et 109) nous révèlent qu'il entretenait des intelligences secrètes dans le cabinet du prince de Bade.

5. Le rapport officiel ne parle que de *60* hommes, et la *Gazette* de *80*.

beaucoup de bonté pour lui[1], et lui avoit obtenu un régiment. Il exécuta[2] très bravement et très adroitement les ordres de Peri ; il le joignit, et ils arrivèrent à Saverne avec quinze cents hommes, qui étoit toute leur garnison, au moins ce qui en restoit en état de les suivre[3]. Cette ruse de guerre fut extrêmement louée[4] ; Peri en fut fait lieutenant général, et Harling brigadier. C'étoit à la mi-octobre[5] : après quoi les armées, de part et d'autre, ne tardèrent pas à se séparer[6].

Siège de Chivas ; prince d'Elbeuf tué.

M. de Vendôme avoit assiégé Chivas[7], et encore sans pouvoir l'investir, tant il étoit incorrigible, même par sa propre expérience[8]. M. de Savoie, campé à Castagnette[9], communiquoit avec[10] la place, par un pont sur le Pô, tant qu'il vouloit[11]. Le 25 juin[12], le prince d'Elbeuf, posté avec[13] cinq cents chevaux derrière un *naviglio*[14], avec dé-

1. Beaucoup de lettres de Madame à la tante d'Harling, à sa femme et à lui-même ont été publiées dès 1792, à Dantzig.

2. *Exécuté* corrigé en *exécuta*.

3. Tous ces détails sont pris au *Journal de Dangeau*. Comparez la *Gazette*, p. 507-508, la *Gazette de Bruxelles*, p. 662 et 670, le *Mercure* d'octobre, p. 338-350, les *Mémoires de Villars*, tome II, p. 195, les *Mémoires militaires*, p. 531-533 et 801-806, l'*Histoire militaire* de Quincy, tome IV, p. 556-558, les *Mémoires de Feuquière*, tome IV, p. 82-83, et surtout les lettres du Dépôt de la guerre, vol. 1846, n°s 310, 319, 339, 353, vol. 1847, n°s 28, 36, 52, 71, 110 et 120, et vol. 1849, n° 268.

4. Lettre du 12 octobre, dans *la Marquise d'Huxelles*, p. 82-84.

5. *Dangeau*, p. 453. — 6. L'écriture change à l'alinéa suivant.

7. *Chivasso*, place forte sur le Pô, à vingt-trois kil. N. E. de Turin.

8. Au siège de Verue et à celui de la Mirandole, ci-dessus, p. 13 et 40. Voyez la *Gazette*, p. 320-321.

9. *Castagneto*, ancienne possession des marquis de Montferrat.

10. *Avec* surcharge *dans*.

11. *Dangeau*, p. 347 et 356 ; *Sourches*, p. 280-281 ; *Mémoires militaires*, p. 153-157 ; *Gazette*, p. 320-384, *passim ; Gazette d'Amsterdam*, n° LVIII et Extr. LXIII ; Quincy, *Histoire militaire*, p. 594-599 ; Ottieri, *Istoria delle guerre*, p. 413 et 418-422 ; Dépôt de la guerre, vol. 1874 et 1875.

12. Le 21 selon les *Mémoires militaires*, p. 156-157, le 23 selon une lettre de M. de Vaudémont, vol. 1866, n° 109.

13. L'*a* d'*avec* surcharge un *d*.

14. Terme italien (notre tome X, p. 361) désignant les canaux d'irri-

fense de le passer, ne put résister à l'envie de combattre trois escadrons des ennemis qu'il avisa de l'autre côté. Il n'avoit pas tout vu : ils étoient là quinze cents chevaux. Il passa donc le *naviglio* ; mais, apercevant ce grand nombre, triple du sien, il voulut repasser. Il n'en eut pas le temps : il fut chargé brusquement ; il soutint vaillamment leur effort avec trois cents chevaux qui n'avoient encore pu repasser, et fut tué d'un coup de pistolet. Ce fut grand dommage par toute l'espérance qu'il donnoit à son âge[1]. Il étoit fils unique du duc d'Elbeuf, point encore marié[2], et brigadier[3]. Marcillac[4], qui a depuis fait un si triste

gation qui coupent en tous sens les plaines de la Lombardie. Le plus souvent, quoi qu'en ait dit Littré, nous le francisions en *naville*, que Dangeau (tome VIII, p. 239) a écrit *naviglie*. On trouve dans la *Gazette* (année 1636, p. 405, et année 1645, p. 945) *navilio* et *navile*, plus tard (1705, p. 498, etc.) *naville*. C'est cette dernière forme qu'employait M. de Vendôme.

1. Voyez les *Mémoires du marquis de Franclieu*, p. 28-29, et dans la *Correspondance générale de Mme de Maintenon*, tome V, p. 353-355, sa lettre de condoléance à Mme d'Elbeuf douairière. Né en 1685, le jeune prince avait voyagé en Italie de 1700 à 1702, mais n'avait pas su alors plaire au roi Philippe V (Arch. nat., O[1] 43, fol. 431 v° ; *Gazette d'Amsterdam* de 1700, n° XXVII ; notre tome XI, p. 568). Nous l'avons vu, en 1704, apporter la nouvelle de la prise de Verceil.

2. Un mariage arrangé avec Mlle d'Armagnac avait été rompu au dernier moment, en 1704, et, à la fin de la même année, un autre avait été négocié avec la petite princesse d'Espinoy, âgée de douze ans, le prince de Vaudémont promettant sa succession (*Dangeau*, tome X, p. 88 et 273 ; *Sourches*, tomes VIII, p. 335-336, et IX, p. 38 et 120). Le titre de duc d'Elbeuf passa, à la mort du père, en 1748, à l'oncle que nous verrons ci-après, p. 333, se jeter dans le parti autrichien.

3. Promotion d'octobre 1704.

4. Henri-Madeleine de Crugy, dit le comte de Marcillac, mousquetaire en 1689, cornette puis capitaine au régiment des Cuirassiers du Roi, était aide de camp du maréchal de Villeroy lors de la surprise de Crémone. Sa belle conduite en cette occasion lui valut un bâton d'exempt des gardes du corps à la fin de 1702. Blessé à Eckeren en 1703, mestre de camp d'un régiment de cavalerie de son nom depuis le 27 février 1705, il passera brigadier en 1709, maréchal de camp en 1719, mais ira servir ensuite en Espagne, avec la permission du roi Louis XV. Là, il eut un grade de lieutenant général en 1721, prit une

personnage, mais fortune en Espagne[1], étoit avec lui comme mestre de camp. Il sortoit d'exempt des gardes du corps, et avoit eu l'agrément d'un régiment[2]. Il reçut là dix blessures, dont une dans le ventre, et eut toutes les mains estropiées et mutilées[3]. Cette triste échauffourée se passa le 23 juin[4]. Quinze jours après, le Grand Prieur, qui, par connivence de son frère, conservoit toujours sa petite armée à part, prit si mal ses précautions, que quatre bataillons de ses troupes furent enveloppés et pris[5].

Fascination du Roi sur MM. de Vendôme.

Le Roi, en apprenant cette nouvelle par un billet de Chamillart comme il regardoit jouer au mail à Marly, la dit à ce qui étoit autour de lui, et ajouta tout de suite que M. de Vendôme joindroit bientôt le Grand Prieur, et qu'il raccommoderoit tout cela[6]. Cette fascination ne se pou-

part active aux intrigues ourdies entre Madrid et Paris dans l'éventualité d'une vacance du trône de France (1726-1728), et finit par devenir général des armes à Messine en avril 1735, capitaine général des côtes de Grenade en 1737; le 3 décembre 1737, Louis XV lui accorda la permission de porter les insignes de grand'croix de l'ordre de Saint-Louis (Pinard, *Chronologie militaire*, tome VII, p. 53-54). Il mourut à Madrid en 1739. Quatre de ses frères servirent brillamment.

1. Voyez la brochure du R. P. Baudrillart: *les Prétentions de Philippe V à la couronne de France* (1887), p. 17-18 et 44-46.

2. *Dangeau*, tome X, p. 168; *Sourches*, p. 115.

3. Dans une lettre du 28 août par laquelle il demanda le grade de brigadier, en se disculpant d'avoir poussé M. d'Elbeuf à passer le ruisseau (Guerre, vol. 1875, n° 196), il dit avoir eu la main gauche coupée et huit autres blessures. Le Roi lui donna quinze cents livres de pension : *Sourches*, p. 434.

4. Notre auteur a dit plus haut: *le 25*.

5. C'étaient quatre bataillons espagnols commandés par M. de Toralba. L'affaire se passa le 20 juin : *Dangeau*, p. 363 et 364; *Sourches*, p. 293; *Gazette*, p. 367; *Mémoires militaires*, p. 297-301; *Mémoires de Saint-Hilaire*, tome III, p. 186; *Histoire militaire*, par Quincy, p. 601-602; lettre du Grand Prieur, dans les *Mémoires militaires* et dans les *Feldzüge*, tome VII, p. 527; Guerre, vol. 1866, n°s 168, 170, 175 et 206.

6. *Dangeau*, p. 364, 10 juillet : « Le Roi... alla voir jouer au mail. Durant cette promenade, il arriva un des gens de M. de Chamillart, qui est à l'Étang. Il mande au Roi qu'il est arrivé un courrier du Grand Prieur.... Le Roi nous dit, à sa promenade, que M. de Vendôme

voit comprendre. De temps en temps Vendôme faisoit attaquer quelque petit poste de rien, quand ils étoient faciles à emporter [1], quoique ce succès ne servît de quoi que ce pût être, mais pour dépêcher un courrier, grossir l'objet, et entretenir le Roi de ces exploits, que lui seul ne vouloit pas voir ce qu'ils étoient.

Combat de Cassan. [*Add. St-S. 629*]

Enfin il s'y passa, le 16 août [2], une affaire véritable, et où l'opiniâtreté de Vendôme pensa tout perdre. Il étoit auprès de Cassano [3], d'où le combat prit le nom [4]. Le prince Eugène crut le lieu propre à l'attaquer [5]; il marcha à lui sans que Vendôme en voulût jamais croire les avis très réitérés qu'il en eut, disant toujours qu'il n'oseroit seulement y penser. Enfin Eugène osa si bien, que

joindroit bientôt l'armée du Grand Prieur et raccommoderoit tout. » — *Sourches*, p. 293 : « On sut par la même voie que le duc de Vendôme envoyoit au prince son frère des troupes pour remplir ce vide, et qu'il pourroit peut-être lui-même aller en personne voir l'état des choses. »

1. La seconde lettre d'*emporter* en surcharge une autre illisible.

2. *Le 16 aoust* a été ajouté après coup en interligne.

3. Gros bourg, sur l'Adda, à vingt-six kil. N. N. E. de Milan. C'est là, comme le remarqua la *Gazette de Bruxelles*, p. 565-566, que Louis XII avait battu les Vénitiens le 14 mai 1509, c'est-à-dire à Agnadello, entre Cassano et Rivolta-Sicca.

4. *Dangeau*, p. 399-404 et 410; *Sourches*, p. 343-348; *Gazette*, p. 418-420 et 438-439, et Extraordinaire n° 38; *Gazette de Bruxelles*, p. 557-558, 565, 566, 573, etc.; *Gazette d'Amsterdam*, n°s LXX à LXXIII, Extr. LXXIV, LXXVI et LXXX; *Mercure* du mois, p. 329-384; *Theatrum Europæum* de 1705, p. 248-251, avec un plan en perspective; recueil de Lamberty, p. 507-509; Ottieri, *Istoria delle guerre*, tome III, p. 407-412; Bruzen, *Histoire de Louis XIV*, tome V, p. 383-387; *Mémoires de Saint-Hilaire*, p. 194-199; *Mémoires de Feuquière*, tome IV, p. 7-16; *Mémoires de Franclieu*, p. 43; *Mémoires militaires*, p. 330-334 et 726-736; Papiers du P. Léonard, Arch. nat., M 645, n°s 28 et 30, etc. Il y a des estampes du temps dans la collection Hennin, n°s 6983-6987, 7013 et 7015, et un tableau au musée de Versailles, n° 2226. La correspondance militaire est au Dépôt de la guerre, vol. 1867.

5. Eugène, accourant au secours du duc de Savoie par le Brenner, le Trentin et le lac de Garde, a franchi l'Oglio et est arrivé sur la rive gauche de l'Adda, tandis que M. de Vendôme prenait position sur la rive droite.

Vendôme en vit lui-même les premières troupes. Celles de son frère étoient avec lui alors : dans cette précipitation de faire ses dispositions, il ordonna à son frère de prendre un nombre de troupes et de les porter où il le lui marqua, d'y demeurer avec elles, d'y observer les mouvements des ennemis, et de faire suivant l'occasion ce qu'il lui prescrivit[1]. L'attaque ne tarda pas de la part du prince Eugène; elle fut vive et heureuse contre des gens mal préparés et à peine disposés. Vendôme, avec tout[2] son mépris et son audace, crut si bien l'affaire sans ressource, qu'il poussa à une cassine fort éloignée pour considérer de là comment et par où il pourroit faire sa retraite avec le débris de son armée. Pour achever de tout perdre, le Grand Prieur, dès le premier commencement du combat, quitta son poste, et s'enfuit à une cassine à plus de demi-lieue de là, emmenant avec lui quelques troupes pour l'y garder : tellement que son frère, qui comptoit sur le poste où il l'avoit envoyé, et sur ce qu'il lui avoit ordonné d'y faire, demeura à découvert de ce côté-là, où le Grand Prieur, en s'en allant, n'avoit laissé nul ordre. Vendôme mangeoit un morceau à cette autre[3] cassine, d'où il consi-

1. Dans son compte rendu, Vendôme ne parle pas de ces complications; mais, par la relation du prince de Vaudémont que reproduisent les *Mémoires militaires*, et par le récit de Saint-Hilaire, qui était à l'armée du Grand Prieur, on voit que le duc, retenu depuis trois jours sur le haut de l'Adda par une habile démonstration du prince Eugène, mais averti au dernier moment que celui-ci quittait la position en face de lui pour se diriger douze milles plus bas sur son frère, ne perdit pas un moment pour se porter de ce côté à bride abattue, et eut, en y arrivant, la douloureuse surprise de trouver le Grand Prieur encore couché dans son logis et toute son armée engouffrée en désordre au bout du pont de Cassano, pêle-mêle avec les bagages comme aurait pu l'être une armée battue, alors qu'il lui avait mandé, trois jours auparavant, de remédier à cette confusion et de s'étendre jusqu'à Rivolta. Après une scène misérable, que M. de Vaudémont raconte à Chamillart dans son rapport, le duc, ne pouvant rien tirer de son frère, l'envoya à la droite, du côté de Rivolta. Voyez, ci-après, l'appendice II.

2. *Tout* est ajouté en interligne.

3. *Autre* est en interligne.

déroit quelle pourroit être sa retraite, et il faut avouer que ce moment à prendre pour manger fut singulièrement étrange, lorsque Chemerault, lieutenant général des meilleurs, et intimement dans sa confiance[1], inquiet au dernier point de le voir si longtemps disparu du combat, le découvrit mangeant dans la cassine, y courut, et lui apprit que la brigade de la Vieille-Marine[2] avoit fait des prodiges sous le Guerchoys[3], qui la commandoit, lequel, par des efforts redoublés, avoit rétabli le combat. Vendôme eut peine à l'en croire, demanda pourtant son cheval, poussa avec Chemerault au lieu du combat, et l'acheva glorieusement[4]. Le champ de bataille lui demeura, et le prince

1. Tomes IV, p. 153, note 8, et VI, p. 197. M. de Vendôme demandant pour cet ami une augmentation de pension, Chamillart lui conseilla de s'adresser directement au Roi (ms. Fr. 14178, fol. 53 v°).

2. Cette brigade d'infanterie comprenait le régiment de la Vieille-Marine, créé en 1635 et classé le dernier des six vieux corps, et ceux de Médoc et de Dillon (*Mémoires militaires*, p. 736). Roussel a fait l'histoire de la Vieille-Marine et raconté son rôle à Cassano.

3. Pierre le Guerchoys de Sainte-Colombe, mousquetaire de 1688 à 1691, servit dans les gardes à partir de 1692, puis fut pourvu du régiment de la Vieille-Marine le 26 juin 1702, et le conserva jusqu'en 1709, toujours à l'armée d'Italie. Brigadier le 10 février 1704, maréchal de camp le 20 mars 1709, lieutenant général le 8 mars 1718, gouverneur d'Urgel pendant l'expédition de 1719, il reprit encore du service à l'armée d'Italie en 1734, mais fut blessé à la bataille de Parme, le 29 juin, et mourut des suites de cette blessure, le 30 juillet, à soixante-neuf ans, dans la ville même de Parme (*Chronologie militaire*, tome V, p. 34-35). Saint-Simon parlera de lui comme d'un de ses protégés, ci-après, p. 210, et cela explique le beau rôle qu'il lui donne ici.

4. Comme néanmoins le prince Eugène se prétendit vainqueur, il y eut force discussions de part et d'autre : *Gazette*, p. 442 et 469 ; *Gazette de Bruxelles*, p. 573-574 ; *Mercure* de septembre, p. 308-313. Feu M. Chéruel a dit (*Saint-Simon historien*, p. 585-586) qu'il « serait difficile d'imaginer un récit plus inintelligible, tranchons le mot, plus absurde, » et que notre auteur, en toute occasion, ici comme à Friedlingue ou à Denain (comme aussi à Spire : nos tomes XI, p. 301-302, et XII, p. 169), n'a visé qu'à réserver tout l'honneur pour des officiers secondaires et, en quelque sorte, providentiels. « Quant au général en chef, il n'a qu'un rôle ridicule : il s'arrache les cheveux de désespoir,

Eugène se retira avec son armée à Treviglio[1]. Il y perdit le comte de Linange, qui commandoit l'armée avant son arrivée[2], le comte de Guldenstein[3], un[4] prince d'Anhalt[5], un[6] frère de M. de Lorraine, qui mourut après de sa blessure[7]; et[8] un prince de Würtemberg eut le bras cassé, mort aussi[9]; et beaucoup de leurs officiers généraux bles-

comme Villars à Friedlingen, ou dîne tranquillement, comme Vendôme à Cassano, pendant qu'un brave lieutenant répare toutes les fautes, et assure la victoire. » Nous avons à opposer en regard, non seulement les comptes rendus du général, qui pourraient être suspects, mais ceux du prince de Vaudémont, de MM. de Senneterre, de Saint-Frémond, de Saint-Hilaire (Guerre, vol. 1867), et ceux mêmes des ennemis. Comme on le verra ci-après, appendice II, ces documents infirment à peu près de tout point le texte de Saint-Simon, et montrent surtout comment il a mis au compte de Vendôme l'odieuse inertie de son frère cadet.

1. Ville du Bergamasque, entourée de campagnes magnifiques.

2. Tome XII, p. 386-387. Ce général fut également regretté dans les deux armées, dit Quincy. Voyez ci-après, p. 602.

3. Ce peut être le comte de *Guttenstein*, arrivé en avril avec le contingent danois (*Mercure historique et politique*, p. 261). Un Guldenstein, lieutenant-colonel suédois du roi Auguste, fut pris par les Polonais à la bataille de Kalisch, le 29 octobre 1706 (*Sourches*, tome X, p. 221).

4. *Un* est en interligne, au-dessus d'un premier *un* surchargeant *le*.

5. Léopold, prince d'Anhalt-Dessau, né le 3 juillet 1676, et qui avait succédé à son père, en 1693, comme stathalter héréditaire de la marche de Brandebourg, commandait le contingent de cet État. Le bruit de sa mort fut démenti au commencement de septembre (*Dangeau*, p. 399, 403 et 411), et il continua à commander un corps. Il ne mourut que le 9 avril 1747, feld-maréchal de l'Empire et des armées de la Prusse.

6. Avant cet *un*, il a biffé *et*.

7. Le prince Joseph (tome VI, p. 7, note 4), colonel de deux régiments impériaux, mort à Martinengo, le 25 août 1705, des suites d'une blessure à la face, achevait sa vingtième année (*Gazette* de 1703, p. 449, et de 1705, p. 460, 469, 473 et 476; *Gazette de Bruxelles*, 1705, p. 581; *Gazette d'Amsterdam*, n° LXXIII, de Milan, et Extr.; *Mercure* de septembre, p. 278-284; *Dangeau*, p. 403 et 411).

8. *Et* est en interligne.

9. *Mort aussy* a été ajouté en interligne, parce que Dangeau, après avoir annoncé que ce prince avait un bras cassé, n'a enregistré sa mort que plus tard (p. 403 et 411). Cette dernière nouvelle était fausse : il s'agit du prince Charles-Alexandre, duc de Würtemberg, né en 1684 et lieutenant général depuis le mois de février 1706; il guérit lentement

sés. M. de Vendôme eut dix-huit cents prisonniers et quelques drapeaux. Le combat dura plus de quatre heures; mais la cavalerie n'y eut aucune part. Le Guerchoys, qui avoit si bien fait, Mirebaut[1] et quelques autres furent pris; Chaumont[2], colonel de Soissonnois[3], gendre de Mme de Jussac de Mme la duchesse d'Orléans[4], Moriac, brigadier distingué de cavalerie, qui, impatient de ne rien

d'une blessure au cou-de-pied (*Gazette*, p. 439, 463, 473 et 556; *Gazette d'Amsterdam*, Extr. LXXIII, n°s LXXVII, LXXVIII, etc.). Il abjurera en 1712, défendra Landau en 1713, et mourra le 12 mars 1737.

1. Lisez : *Mirabeau.* — Jean-Antoine Riquetti, second marquis de Mirabeau près Aix, né en 1666, page du grand maître de Malte en 1675, puis mousquetaire, capitaine de cavalerie en 1688, eut un régiment d'infanterie de son nom en 1697, et passa brigadier en 1708, mais refusa une charge de lieutenant général de Dauphiné à cause des infirmités qu'il avait contractées à l'armée, se retira en 1711, et mourut en 1737. « Très brave homme, très bien fait, fort riche, et tout percé de coups, auquel on avoit fait tort dans les dernières promotions » (*Sourches*, tome XI, p. 111, note 2). On raconte que ce Mirabeau, qui comptait autant de blessures que de campagnes, resta pour mort sur le champ de bataille de Cassano, avec un bras fracassé et le cou traversé par une balle, mais fut sauvé miraculeusement, et qu'il se fit ajuster un collier d'argent pour soutenir sa tête. Il était alors aide de camp de Vendôme. C'est trois ans après qu'il se maria avec une Castellane-Norante, dont il eut au moins sept enfants, et l'aîné fut l'économiste connu comme auteur de l'*Ami des hommes*, père lui-même des deux Mirabeau de la Révolution. Voyez, dans la collection des Grands Écrivains français, *Mirabeau*, par M. Rousse, p. 12-13. La généalogie, très détaillée, est au Cabinet des titres et dans le *Dictionnaire de la Noblesse*, tome XVII, col. 108-131 ; l'état de services de notre marquis, dans la *Chronologie militaire*, tome VIII, p. 198-199.

2. Charles d'Ambly, marquis de Chaumont, major des dragons de Cilly en 1690, fait colonel par brevet du 14 avril 1696, brigadier d'infanterie depuis octobre 1704.

3. Un des quatorze régiments d'infanterie créés le 5 septembre 1684, le commandement en ayant été donné alors au duc de Valentinois, avec une composition fort soignée. M. de Chaumont l'avait payé vingt-cinq mille livres en 1696 (*Dangeau*, tome V, p. 376).

4. Le marquis de Chaumont avait épousé, le 11 janvier 1701, à la Paroisse de Versailles, Louise-Françoise de Jussac (tome III, p. 334-336), qui se remariera en 1712 au marquis de Conflans.

faire, s'y mêla de sa personne[1], le chevalier de Fourbin, maréchal des logis de la cavalerie[2], et Vaudrey, lieutenant[3] général extrêmement brave et capable[4], y furent tués. Praslin, y faisant des merveilles de soldat et de capitaine, qui fit marcher la brigade de la Marine et qui redonna une nouvelle face au combat[5], reçut une blessure mortelle. Ainsi périssent dans des emplois communs des seigneurs de marque, dont le génie supérieur soutiendroit avec gloire le faix des plus grandes affaires et de guerre et de paix, si la naissance et le mérite n'étoient pas des exclusions certaines, surtout quand ils sont joints à un cœur élevé qui ne peut se frayer un chemin par des bassesses, et qui ne connoît que la vérité. J'ai eu occasion de parler[6]

Mort de Praslin. [*Add. St-S. 630*]

1. Lisez : *Moyria*. — Chrysante de Moyria-Mérignat, fils aîné d'un très vieux maréchal de bataille et neveu du lieutenant général Saint-Mauris, pris par Vendôme comme aide de camp et comme maréchal des logis de son armée, avait eu l'agrément d'un régiment en mars 1704, et était venu deux fois apporter des nouvelles d'Italie à Versailles. Le Grand Prieur venait d'obtenir pour lui le grade de brigadier de cavalerie (Dépôt de la guerre, vol. 1863, n° 139, vol. 1864, n° 81, et vol. 1866, n° 119). Sa veuve reçut une permission exceptionnelle de vendre le régiment (vol. 1867, n° 148). Le duc de Luynes et Barbier rapportent qu'un de leurs fils périt assassiné, qu'un autre tua sa maîtresse, et que la mère devint folle en 1738.

2. Louis-Victor, dit le chevalier de Forbin, de la branche de la Barben, se noya dans l'Adda (*Gazette d'Amsterdam*, n° LXXIV, de Paris). M. de Vendôme le comptait parmi ses familiers. « Le chevalier de Fourbin, écrivait-il en mars 1704, est certainement au moins de la force de Canillac ; il a au-dessus de lui une fort grosse voix et la meilleure poitrine du monde » (lettre à la Feuillade, publiée par Chéruel, dans *Saint-Simon historien*, p. 575).

3. L'abréviation *l^t* surcharge *off*.

4. Jean-Charles, chevalier puis comte de Vaudrey, lieutenant général du 15 octobre 1704. Voyez son éloge dans notre tome II, p. 211 ; comparez les *Mémoires de Sourches*, tome III, p. 492, le *Mercure*, janvier 1692, p. 290-292, janvier 1703, p. 319-321, et septembre 1705, p. 89-96, et *Mademoiselle de Scudéry*, par Rathery, p. 336-337.

5. Le rapport de M. de Vendôme dit seulement que, quoique attaché à la cavalerie, il se trouva au milieu de l'infanterie et y fut blessé.

6. *D'en parler*, dans le manuscrit, *parler* surchargeant un *a*.

de lui assez dans ces *Mémoires*[1] pour me contenter d'en marquer ici mon extrême regret. J'eus la consolation que les trois ou quatre mois[2] qu'il dura après sa blessure lui ouvrirent les yeux sur ce qu'il y a de plus important, et qu'il fit une fin aussi chrétienne et ferme qu'il avoit mené une vie honnête et courageuse[3]. Saint-Nectaire[4] chevalier de l'Ordre en 1724[5] apporta au Roi la nouvelle de Cassan[6]. [*Add. St-S. 631*]

1. En dernier lieu, dans notre tome X, p. 75, 84-86 et 90. Ils s'étaient liés depuis que Praslin était devenu colonel de Royal-Roussillon.

2. Deux mois et sept jours.

3. « Il mourut de ses blessures dans le palais de Milan, le 23 octobre suivant, dans la quarante-septième année de son âge, après avoir souffert des douleurs incroyables, pendant soixante jours, avec une fermeté héroïque » (*Moréri*). Comparez l'Addition n° 630, plus détaillée que notre texte, le *Journal de Dangeau*, p. 399 et 459, la *Gazette*, p. 559-560, le *Mercure* de novembre, p. 174-178. Selon la *Gazette d'Amsterdam*, n° CI, Praslin prit l'abbé de Châteauneuf pour exécuteur testamentaire. Ses amis demandèrent que la lieutenance de Roi de Champagne et le gouvernement de Troyes fussent conservés à la fille unique qu'il laissait de son mariage avec l'héritière de Praslin, et qui épousa en 1711 le vicomte de Rennepont. La veuve, Marie-Françoise de Choiseul, qui, avant d'épouser Praslin en 1683, s'était fait enlever par un capitaine de cavalerie, se remaria avec le chevalier de Choiseul-Beaupré, capitaine de vaisseau, et celui-ci reprit encore le titre de Praslin.

4. Cette dernière phrase a été ajoutée après coup dans le blanc qui restait à la fin du paragraphe.

5. Henri, comte de Brienon et marquis de Saint-Nectaire ou Senneterre, de la branche de Saint-Victor et de Brienon, frère de Mme de Villacerf, baptisé le 21 mars 1667, mousquetaire en 1686, était passé de là au régiment du Roi, puis aux gardes, mais avait acheté un régiment de dragons en 1692. Depuis le commencement de la nouvelle guerre, il servait en Italie, et avait été créé brigadier le 1er octobre 1702, maréchal de camp le 26 octobre 1704. Nous le verrons fait prisonnier à la bataille de Turin. Quoique employé de nouveau à partir de 1707, il n'aura le grade de lieutenant général qu'en 1718, puis sera envoyé comme ambassadeur extraordinaire auprès du roi d'Angleterre. Compris dans la promotion des ordres du 3 juin 1724, il mourut à Paris le 1er avril 1746, dans sa quatre-vingt-deuxième année.

6. *Dangeau*, p. 399; *Sourches*, p. 340; *Gazette de Bruxelles*, p. 550. Senneterre était chargé par M. de Vaudémont et par Saint-Frémond de

Vendôme, à son ordinaire, manda ses triomphes avec tout ce qu'il[1] les pouvoit rendre tels. Accoutumé à être cru sur sa parole et à n'être contredit de nulle part au milieu de tant d'yeux qui voyoient clair, et de tant d'épaules qui se haussoient, il osa mander la perte des ennemis à plus de treize mille hommes, et la nôtre à moins de trois mille[2]. La[3] vérité bien reconnue fut pourtant que la perte fut du moins égale, et que la suite de ce combat, qui[4] fut totalement nulle, et sans en tirer le moindre avantage, pas même de commodités de guerre. Cet exploit néanmoins retentit à la cour et à la ville comme un avantage le plus complet, le plus décisif[5], le plus dû à la prudence, à

dire exactement la vérité sur ce qui s'était passé entre les deux frères Vendôme. Il avait mérité cette mission de confiance par sa belle conduite dans le combat, où, « se souvenant encore du métier de dragon, il abandonna son cheval pour agir à la tête du régiment de la Marine et de quelques autres bataillons qui soutenoient les derniers efforts des ennemis » (*Mémoires militaires*, p. 726 et 730). Notre auteur ne parle pas plus de ce beau rôle que de celui de Saint-Frémond, à qui M. de Vaudémont attribua positivement (p. 729) le succès de la journée.

1. *Et* non *qui*, au manuscrit.

2. La lettre, du 19, arriva le 25 à Marly, et Dangeau en a résumé les détails. Elle a été d'ailleurs publiée dans les *Mémoires militaires*, p. 330-333, avec l'erreur de *mille* ennemis tués, au lieu de *sept mille*, et contient ces deux énonciations plus vagues que ne le dit Dangeau : « Notre perte n'est pas, à beaucoup près, si considérable que celle des ennemis ; » et : « Je crois ne pouvoir exagérer en disant à Votre Majesté qu'ils ont eu au moins douze mille hommes hors de combat. » Le compte rendu inséré dans les *Mémoires de Sourches* donne à peu près (p. 347) les mêmes chiffres, et les rapports officiels des deux parts ne s'en éloignent guère, puisque celui du commissaire impérial accusa 6583 morts sur le champ de bataille, 4347 blessés et 1942 prisonniers, contre 2728 hommes tués ou blessés qu'accusait le commissaire français. Cet écart considérable s'explique par le fait que l'infanterie du prince Eugène avait eu ses munitions mouillées dans le passage des divers navilles. Saint-Hilaire ajoute (*Mémoires*, tome III, p. 197-198) : « Quand nos soldats sont une fois prêts à se mêler, ils ne se servent guère d'autres armes que de leurs épées et de leurs baïonnettes, et l'emportent en cela sur les autres nations, qui n'en font pas grand usage. »

3. *La* surcharge une *m*. — 4. *Qui* inutile. — 5. *Decif*, dans le manuscrit.

la vigilance, à la valeur et à la capacité de Vendôme[1]. On se garda bien de parler de cassine, et, en Italie, d'en faire mention[2]. On ne sut ce fait que par le retour des officiers généraux et particuliers, de ceux qui eurent permission de faire un tour à Paris ou chez eux : les uns le contèrent, les autres l'écrivirent à leurs amis de leur province, se croyant là en sûreté contre la poste de l'armée d'Italie, et tous ne se pouvoient lasser d'admirer que leur général pût avoir recueilli tant d'applaudissement de ce qui, en tout genre, lui méritoit tant de blâme[3]. Dès qu'après le combat il revit son frère, il ne put s'empêcher de lui demander pourquoi il avoit quitté le poste dont il l'avoit chargé. Quoiqu'il le fît avec mesure, l'orgueilleux cadet, qui se[4] sentoit sans excuse, ne le paya que d'emportement devant tout le monde. Vendôme, avec qui il ne conservoit presque que de l'extérieur depuis qu'il lui avoit ôté, et à l'abbé de Chaulieu, le pillage de ses affaires[5], et qui lui[6] avoit causé tant [d'] inconvénients toute cette campagne[7], se trouva hors d'état, et peut-être

Disgrâce du Grand Prieur sans retour.

1. Voyez, dans la *Gazette d'Amsterdam*, n° LXXII, la lettre circulaire prescrivant un *Te Deum*. De son côté, le prince Eugène en ordonna un aussi et écrivit à Marlborough (recueil Lamberty, tome III, p. 510) : « L'heureux succès est d'autant plus remarquable, que toute l'armée ennemie étoit au combat, ce que je ne savois pas auparavant ; et, voyant le terrain où les ennemis étoient battus, il semble quasi impossible pour la situation dans laquelle ils étoient postés très avantageusement.... » Toutefois, Marlborough ne s'associa que par courtoisie aux réjouissances de l'armée impériale, et reconnut sans peine que celle-ci avait eu le dessous (*Dangeau*, p. 410). Le souvenir de Cassano fut consacré chez nous par une médaille ajoutée à la suite de l'*Histoire métallique*.

2. La seconde lettre de *mention* est un *a* corrigé en *e*.

3. Seul, le duc de Savoie, privé du secours sur lequel il avait compté, considéra cette journée comme devant causer sa ruine, si les alliés ne faisaient les plus puissants efforts.

4. Le pronom *se* est ajouté en interligne.

5. Tome VI, p. 196-197, et ci-après, p. 299. — 6. Lisez : *à qui il*.

7. Voyez, dans le *Nouveau siècle*, tome III, p. 178-179, des couplets sur le refrain de LAMPONS :

Tu dieu ! quel rude joueur

de volonté de l'excuser pour se délivrer d'un si fâcheux second[1]. La désobéissance étoit formelle, la poltronnerie publique par sa fuite, et le crime complet par la licence d'emmener des troupes pour s'en faire garder dans la cassine si éloignée où il s'étoit relaissé. La brouillerie des deux frères éclata[2]. Le Grand Prieur, n'osant plus se montrer, redoubla de crapule obscure ; mais, peu après, il reçut un ordre de quitter l'armée et de repasser les monts[3]. Il s'en vint droit à Lyon, puis, par permission qu'il dut à son frère, à[4] sa maison de Clichy, près de Paris[5], d'où il prétendit être admis devant le Roi à se justifier. Il le demanda avec une hauteur et une audace qu'avoit nourrie[6] l'expérience du pouvoir de sa naissance et de tout ce

Que Monsieur le Grand Prieur!
Quel hardi maître de danse!
Peste, comme il vous relance! etc.

1. On défendit au duc de parler en faveur de son frère, et cependant il essaya encore, le 30 août, de plaider les circonstances atténuantes; mais l'ordre de rappel était déjà donné à expédier (Dépôt de la guerre, vol. 1867, n°s 168, 176 et 176 *bis*).

2. Dès le mois de juillet précédent, toute l'armée de Lombardie avait pu constater que l'inaction et la mauvaise volonté du frère cadet entravaient constamment les projets de l'aîné, et des plaintes en étaient arrivées au ministère : Dépôt de la guerre, vol. 1867, n°s 25, 39, 41, 85, etc.; *Mémoires militaires*, tome V, p. 322-324 et 723-725. Quarante-cinq ans plus tard, le maréchal de Belle-Isle, qui avait servi sous Vendôme, et qui aimait à lui reconnaître « toutes les parties essentielles à un général, » racontait encore à ses amis (*Mémoires de Luynes*, tome X, p. 123-126) des faits de cette campagne de 1705 où l'armée avait pu apprécier aussi bien les qualités de l'aîné que les défauts du cadet. Celui-ci, avant de partir, eut à subir une violente algarade d'Albergotti.

3. L'ordre de rappel fut envoyé le 31 août. On a vu, en 1702, que le Grand Prieur n'obtint alors d'avoir un emploi en Italie qu'au prix de la remise de ses bénéfices (tome X, p. 91, 202, 203 et 472-473).

4. Les douze mots qui précèdent ont été ajoutés en interligne; mais, avant *sa maison*, l'auteur a oublié de biffer *en*.

5. Tome VI, p. 199. Le Grand Prieur avait là une maison que Desportes décora de peintures (*Mémoires inédits pour servir à l'histoire des membres de l'Académie de peinture*, tome II, p. 104).

6. Ce participe est bien au singulier, et *avoient* est au pluriel sans raison.

qu'elle lui avoit fait pardonner. Pour cette fois, il se trompa : le Roi ne voulut ni le voir ni l'entendre, et ne le revit jamais[1]. Plus outré du châtiment, quelque léger qu'il fût, que honteux de ce qui l'avoit mérité[2], il retourna à Lyon, et, avec la permission du Roi, s'en alla à Rome, et y demeura quelque temps. Lassé d'y vivre dans le commun sans pouvoir parvenir, dans un pays si réglé pour le cérémonial, à aucune de ses prétentions, il en sortit[3]. Il s'accrocha à la marquise de Richelieu, qui couroit le monde depuis quelque temps[4]; ils passèrent ensemble quelque temps à Gênes, d'où il revint en France, y vit son frère à la Ferté-Alais[5], et, sans être entré dans Paris, s'en alla à

1. *Dangeau*, p. 430; *Sourches*, p. 370. On trouve au Dépôt de la guerre, vol. 1867, une première lettre par laquelle le Grand Prieur osait s'attribuer le succès de la bataille (n° 188), puis celles par lesquelles il annonça au Roi son retour (n°s 253 et 254), celles de son frère et la réponse du Roi (n°s 260, 261 et 320). M. de Vendôme revint encore à la charge le 20 décembre suivant, en demandant à Chamillart le retrait d'un rappel qui était une honte pour eux deux (vol. 1869, n° 99).

2. Une lettre de protestation qu'il adressa à son aîné le 10 octobre 1705, et dont l'original fait maintenant partie de la collection Morrison, a été publiée par Delort, dans ses *Voyages aux environs de Paris*, tome II, p. 225-227. Au commencement de 1706, Chamillart écrivit au duc de Vendôme que le Roi consentait à revoir le Grand Prieur en considération de son frère (ms. Fr. 14178, fol. 53); mais le cadet ne trouva pas suffisant que le Roi voulût bien le recevoir et lui assigner une grosse pension : persistant dans sa volonté de donner des explications qui n'étaient pas acceptables, il finit par repartir avec son frère, quand ce dernier retourna à l'armée, dans l'intention de passer de Gênes à Rome (ci-après, p. 347), et encore ne daigna-t-il pas recevoir la pension autrement que de son frère, comme si celui-ci l'avait servie personnellement. (*Dangeau*, tome XI, p. 47 et 57; *Sourches*, tome X, p. 48-49; *Gazette*, p. 223; *Gazette d'Amsterdam*, n°s XXIV et XXV; *Lettres de Mme des Ursins à Mme de Maintenon*, tome III, p. 280; *Bâville et l'épiscopat de Languedoc*, par M. Joret, p. 26-27; Desnoiresterres, *les Cours galantes*, tome IV, p. 4-10.)

3. Voyez le volume suivant.

4. Tome XII, p. 621. Cela ne se passera qu'en 1707, année où la *Gazette d'Amsterdam* de mars (n° XXX) annonce la rencontre de la connétable Colonna, à Marseille, avec sa sœur et le Grand Prieur.

5. Le duc de Vendôme tenait le domaine de la Ferté-Aleps ou Alais,

Chalon-sur-Saône, qui lui fut fixé pour exil, où il vécut dans l'excès de ses débauches et de son obscurité ordinaire. D'ici à la Régence on n'en entendra plus parler[1].

La connétable Colonne près de Paris. [*Add. St-S. 632*]

Cette race demi-mazarine[2] me fait souvenir de la connétable Colonne[3], que le Roi avoit eu, en sa jeunesse, tant d'envie d'épouser[4], qui ne contraignit pas ses mœurs à Rome, ni de courir le bon bord[5] du vivant, et surtout depuis la mort de son mari. C'étoit la plus folle, et toutefois la meilleure de ces Mazarines; pour la plus galante, on auroit peine à décider, excepté la mère de M. de Vendôme et du Grand Prieur[6], qui mourut trop jeune, dans la

sur la Juisne, comme celui du duché d'Étampes, de la succession de Gabrielle d'Estrées, à qui ils avaient été donnés par la reine Marguerite, engagiste de l'un et de l'autre pour sa dot.

1. Cependant on va retrouver plus loin, p. 297, son portrait, et différentes étapes de sa vie errante seront indiquées de nouveau à mesure que notre auteur en rencontrera mention dans le *Journal de Dangeau*, notamment, en 1708, un voyage à la Ferté-Alais et une entrevue « assez fraîche » des deux frères, qui ne devaient plus se revoir ensuite.

2. Par Mme de Mercœur, mère des deux princes, ci-dessous, note 6.

3. C'est plutôt ce passage du *Journal de Dangeau*, 10 septembre, p. 415-416 (avec l'Addition placée ici) : « La connétable Colonne, qui étoit depuis quelque temps en Provence, a la permission du Roi de s'approcher de Paris pour voir sa famille, et elle est depuis huit jours à Passy, où le duc de Nevers son frère a une petite maison. » — Marie Mancini, la troisième des cinq célèbres filles du Romain Michel-Laurent Mancini et de Hiéronyme Mazzarini, sœur du cardinal, a été baptisée à Rome le 1er août 1639, mais naturalisée en France le 4 septembre 1654; elle a épousé au Louvre, le 11 avril 1661, Laurent-Onuphre Colonna, connétable héréditaire de Naples (notre tome V, p. 41), est devenue veuve le 15 avril 1689, et mourra à Pise le 10-11 mai 1715. Voyez les ouvrages publiés sur elle par Chantelauze (1880) et par Lucien Perey (1894 et 1896).

4. Le marquis de Laborde rapporte que, au dire du P. Duneau, il n'y eut jamais que de l'*amor socialis* entre les deux amis.

5. *Courir le bon bord* se disait, au propre, de corsaires piratant, et, au figuré, de gens débauchés (*Dictionnaire de l'Académie*, 1718).

6. L'aînée des cinq Mancini, Laure-Victoire, née à Rome, mariée le 4 février 1651 à Louis, duc de Vendôme et de Mercœur, naturalisée le 29 décembre 1654, et morte le 7-8 février 1657, à vingt et un ans, en couche d'un troisième fils.

première innocence des mœurs[1]. Cette connétable s'avisa cette année de venir d'Italie débarquer en Provence[2]. Elle y fut plusieurs mois[3] sans permission d'approcher plus près; enfin elle l'obtint, à la sollicitation de sa famille, pour la voir sans l'aller chercher si loin, à condition qu'elle ne mettroit pas le pied dans Paris, beaucoup moins à la cour[4]. Elle vint à Passy, dans une petite maison du duc de Nevers son frère[5]. Hors sa famille, elle [ne] connoissoit

1. *Gazette* de 1657, p. 119, 144 et 167; *Mémoires de Cosnac*, tome I, p. 252-255, et de *Mme de Motteville*, tome IV, p. 79-81; *Lettres de Guy Patin*, tome II, p. 277-278; *Mémoires du jeune Brienne*, tome II, p. 11. « Mme de Mercœur, nièce du cardinal, est morte le huitième jour de ses couches. Son mari en a eu une telle affliction, qu'il s'en est arraché les cheveux et n'a fait que lamenter et soupirer durant quelques jours. Le chevalier de Gramont, qui en étoit passionnément amoureux, en a été quelque temps inconsolable. C'étoit une fort belle personne, qui a fort peu survécu à Madame sa mère, ce qui en redoubla l'affliction chez S. É. » (Faugère, *Voyage de deux jeunes Hollandais à Paris*, p. 57.) Le mari finit par se faire d'Église.

2. Elle avait rendu des services à M. d'Harcourt, lorsqu'il était arrivé à Madrid en 1698, mais avait été expulsée de cette ville en juillet 1702 (*Gazette d'Amsterdam*, n° LXXI). Nous l'avons vue ensuite, en 1703 (tome XII, p. 621), installée à Rome et recevant sa nièce la marquise de Richelieu. Celle-ci, restée seule, demanda, le 18 mai 1705, à rentrer en France (Affaires étrangères, vol. *Rome* 452, fol. 267-269).

3. Il a écrit : *plusieures*, au féminin, l'initiale de *mois* surchargeant l'initiale de *semaines*.

4. C'est aux mêmes conditions qu'elle avait traversé déjà le midi de la France, pour passer d'Espagne en Italie et réciproquement, en 1691 et 1692 (*Dangeau*, tomes III, p. 52 et 414, et IV, p. 196).

5. Voyez le dernier volume de Lucien Perey, p. 507-508. La marquise d'Huxelles écrivait à son ami le marquis de la Garde, le 14 septembre (*Dangeau*, p. 416, note 1) : « La connétable Colonne, fort détruite de sa personne, ne songe qu'à sa santé, mangeant peu, faisant son pot dans sa chambre, marchant beaucoup, et se moquant des écharpes et culs de Paris, dont elle trouve déjà le climat froid, et prétend aller passer son hiver à Gênes. Elle a deux femmes et dix ou douze hommes, ne se souciant point d'argent. M. le duc d'Harcourt lui a fait beaucoup d'honnêtetés de la part du Roi. Tout son esprit y est, et le même ton de voix. — Ces culs de Paris sont la troussure des dames de ce temps sur le dos, qui leur font de si gros paquets, qu'on ne leur en voit plus la taille. »

plus personne; tout étoit renouvelé depuis qu'elle étoit partie de France pour s'aller marier, avant le mariage du Roi[1]. L'ennui lui prit d'être si mal accueillie, et, d'elle-même, s'en retourna assez promptement[2].

Archevêque d'Arles tancé pour son commerce à Rome. Ma liaison avec lui et avec le Nonce, depuis cardinal Gualterio. Fantaisie des Nonces sur la main cessée depuis.

Il arriva en ce temps-ci une aventure imprudente[3] à un de mes amis, qui me donna de la peine, et qui seroit fade à rapporter ici, sans les suites tardives auxquelles elle donna commencement[4]. L'abbé de Mailly étoit extrêmement de mes amis[5]. Nos maisons, souvent alliées, avoient dans tous les temps été[6] unies[7]; son père[8], plus connu par l'hôtel qu'il bâtit au bout du pont Royal[9] que par une vie plus marquée, quoique extrêmement longue, et sa mère, que son long nez faisoit appeler la *Bécasse*, et qui avoit, à force de successions et de procès gagnés, comblé cette maison de biens[10], ne bougeoient de chez mon père pendant sa vie, et, depuis, de chez ma mère. L'abbé de Mailly, frère du marquis de Nesle tué devant Philipsbourg en 1688, et du comte de Mailly dont la dame d'atour de Mme la duchesse de Bourgogne étoit femme, avoit été mis jeune à Saint-Victor avec un autre de ses frères, qui, plus pieux et plus aisé à réduire, y avoit pris l'habit, étoit devenu

1. Elle ne se maria, comme on l'a vu, que dix mois après Louis XIV, et au Louvre même (Jal, *Dictionnaire critique*, p. 828; *Muse historique*, tome III, p. 342-344).

2. Elle partit subitement le 14 octobre, ayant refusé d'aller à Versailles.

3. Emploi à remarquer de cet adjectif.

4. *Comenc^t* surcharge *le*.

5. Voyez, en dernier lieu, notre tome IX, p. 307.

6. *Estoi*[*t*] corrigé en *esté*.

7. Tome IV, p. 304, 305, 350, et appendice XVI, et tome IX, p. 307.

8. Louis-Charles, marquis de Mailly : tome I, p. 88.

9. *Ibidem*. C'est en 1685 que le pont Royal fut construit pour remplacer le pont Barbier, emporté par le dégel. Les dessins furent sans doute donnés par Mansart; l'entrepreneur Gabriel et le frère Romain dirigèrent les travaux. L'histoire de cette construction a été racontée par Mme Despierres en 1895, dans le tome XXII des *Mémoires de la Société de l'Histoire de Paris*, p. 179-224. Les Archives nationales possèdent un plan ancien de l'hôtel de Mailly.

10. Tomes I, p. 88-89, et VI, p. 160-161.

prieur, puis évêque de Lavaur[1]. L'abbé de Mailly, qui n'avoit jamais voulu tâter de la moinerie[2], n'avoit pas plus d'inclination à la profession ecclésiastique; sa mère l'y força, et lui laissa percer les coudes[3] dans l'extérieur de ce couvent jusqu'à ce qu'il fût prêtre. On peut juger quel prêtre ce fut et quelles études il fit; mais il avoit de l'honneur, et fit de nécessité vertu. Il eut enfin une méchante petite abbaye[4], une place d'aumônier du Roi[5], et une autre abbaye ensuite, encore fort chétive[6]. Ce n'étoit pas un homme de beaucoup d'esprit; mais il n'en manquoit pas, avoit des vues et une vaste ambition, étoit suivi dans toutes ses idées, et fort attentif à ne se barrer sur rien[7], et à s'aplanir les chemins à tout. Il rouit longtemps dans ce petit état[8], enviant celui des soldats à qui il voyoit monter la garde, à ce qu'il m'a souvent avoué. Dès lors il pensoit au cardinalat[9]; il faisoit sa cour à Saint-Germain pour s'en frayer la route à la nomination[10]. Je me moquois de lui, d'idées si éloignées de sa portée; il me répondoit qu'en dirigeant toute sa conduite sur un même projet, et ne s'en lassant point, souvent on y réussissoit. Enfin il fut nommé

1. Tout cela a déjà été dit dans nos tomes I, IV et VI. Comparez la notice du cardinal dont il est question ici dans l'Appendice du tome IV, p. 516-519.

2. *Moinerie* « signifie aussi l'esprit et l'humilité des moines; ne se dit qu'avec mépris » (*Académie*, 1718). On peut signaler ce mot dans la *Correspondance historique des bénédictins bretons*, publiée par M. de la Borderie, p. 220.

3. Le *Dictionnaire de l'Académie* ne donnait pas cette expression au figuré.

4. L'abbaye bénédictine de Flavigny, en Bourgogne, valant trois mille deux cents livres, et qu'il reçut à la Noël de 1693.

5. En mars 1694.

6. Celle de Massay (ou Massac), en Berry (1695), valant cinq mille livres.

7. Se fermer les voies. Comparez notre tome VI, p. 318.

8. Les lexiques ne donnent pas cet emploi de *rouir* au figuré.

9. Comparez nos tomes IV, p. 350, et VII, p. 18-19, et une longue Addition au *Journal de Dangeau*, tome XVIII, p. 173-175.

10. Pour obtenir la nomination du Prétendant dans une promotion de couronnes.

à l'archevêché d'Arles[1], où je le servis fort en excitant sa belle-sœur, et par d'autres amis. C'étoit un pas fort extraordinaire que celui d'être fait archevêque sans avoir été évêque, et je ne sais que l'archevêque de Bourges, Gesvres, à qui cela fût arrivé auparavant[2] lui, encore par les circonstances que j'ai rapportées en leur temps[3]. Mon ami fut moins touché de[4] se voir sorti de l'état commun où il étoit, et d'être tout à coup archevêque, que de l'être d'Arles[5]. Bordeaux, qui fut donné le même jour à Bezons, évêque d'Aire[6], mort depuis archevêque de Rouen, ne lui auroit pas plu de même. La position d'Arles par rapport à l'Italie et à Avignon le charma. Il[7] se proposa bien d'en tirer tout le parti possible, et il me le confia. Dans ses vues, il voulut joindre le mérite du courtisan avec celui de la résidence[8] : il dit au Roi, en prenant congé, qu'il ne pouvoit se résoudre à être longtemps sans le voir, et qu'il le supplioit de trouver bon qu'il vînt passer trois semaines tous les ans à Versailles, qui seroit le seul objet de son voyage. En effet, il n'y manqua point, et ne s'arrêtoit point à Paris : il débarquoit chez moi; je le couchois dans un trou d'entre-sol qui me

1. A la fin de 1697 : tome IV, p. 350.
2. Il a écrit : *auparant*.
3. Tome VI, p. 411-412.
4. Avant cette préposition, il a biffé *d'estre sorti*.
5. Voyez l'étude de M. l'abbé Duchesne : *la Primatie d'Arles*. On comptait neuf cardinaux dans les fastes de ce siège.
6. Il ne fut nommé que le 29 mars 1698 : tome V, p. 37-38.
7. Avant ce pronom, il a biffé *et*.
8. Un mérite auquel le Roi tenait d'autant plus qu'il était rare, quoique le concile de Trente eût imposé aux évêques de passer neuf mois par an dans leur diocèse; encore le cardinal de Noailles ne voulut-il pas, même dans cette mesure réduite, que Fénelon, devenu archevêque de Cambray, conservât ses fonctions de précepteur. Boileau a dit :

C'est aux prélats de cour prêcher la résidence;

et notre auteur a fait de la résidence un des meilleurs titres du cardinal de Coislin, de M. de Noailles évêque de Châlons, et même de Monsieur de Noyon : tomes II, p. 356 et 358, VIII, p. 426, et ci-après, p. 254.

servoit de cabinet[1], et le Roi lui savoit le meilleur gré du monde d'une conduite qui lui marquoit un attachement dont il étoit jaloux, sans entamer les devoirs de l'épiscopat et de la résidence, et l'archevêque en profitoit pour voir par lui-même tous les ans ce que les lettres ne lui pouvoient pas apprendre. Son premier soin, en arrivant à Arles, fut de prévenir le vice-légat d'Avignon de toutes sortes de civilités et de devoirs. Le vice-légat y répondit avec empressement. C'étoit Gualterio, qui mouroit d'envie de venir ici nonce : il avoit dressé ses batteries à Rome pour cela, et il faisoit de ce côté-ci[2] tout ce qu'il croyoit l'y pouvoir faire réussir : les trois grandes couronnes, c'est-à-dire l'Empereur, le Roi et le roi d'Espagne, ont le privilège que le Pape leur propose trois ou quatre sujets, et celui qu'ils choisissent est nommé à la nonciature auprès d'eux, de laquelle il est comme certain qu'ils ne retournent que cardinaux[3].

Gualterio avoit infiniment d'esprit, et un esprit réglé, sensé, sage, prudent, mais gai et souple, beaucoup d'agrément et de douceur; avec cela, beaucoup d'érudition[4], une

Caractère de Gualterio.

1. Dans l'ancien logement du maréchal de Lorge, que notre auteur occupa de 1702 à 1709. — Plus tard, à Paris, le prélat loua l'hôtel du duc de Richelieu sur la place Royale, et, quand il fut forcé de le rendre, Cavoye lui donna l'hospitalité (*Dangeau*, tome XV, p. 57).

2. *Cy*, en interligne, surcharge un mot illisible.

3. Tome VII, p. 17-18. Comparez la *Gazette* de 1675, p. 957, les *Lettres du cardinal Mazarin*, tome V, p. 285, *Louis XIV et le saint-siège*, par Charles Gérin, tome II, p. 639-641, et le recueil des *Instructions aux ambassadeurs à Rome*, publié par M. Hanotaux, tome I, p. 343-344.

4. A Paris, il cultiva beaucoup les collectionneurs, Gaignières entre autres. Il forma une bibliothèque de dix à douze mille volumes rares, qui, à sa mort, fut achetée par le cardinal Corsini (Clément XII) et incorporée dans celle que ce pape rendit accessible au public. Lui mort, son neveu offrit aux ministres de Louis XV d'acheter les manuscrits; ce sont sans doute les trois cent quarante-trois volumes que le Musée britannique a acquis en 1854 (mss. Addit. 20 241-20 583), et dont le catalogue détaillé a été imprimé en 1875. Voyez ci-après, p. 112, note 1. — Selon l'éloge que fit de lui le secrétaire perpétuel de l'Académie des inscriptions et belles-lettres (*Histoire de l'Académie*,

grande connoissance du monde et une fort aimable conversation, avec toute l'aisance d'un homme accoutumé aux grandes cours et à la meilleure compagnie; il la faisoit lui-même, et sa conversation étoit charmante, et souvent instructive sur une infinité de choses. Ce qu'il avoit de plus recommandable, mais de plus singulier pour un homme de son pays et de son état, c'étoit la probité, la vérité, la fidélité et la candeur, avec tout l'art nécessaire pour les conserver entières dans le maniement des affaires et parmi le commerce du monde[1]. Mieux informé de notre cour que la plupart de ceux qui la composoient, il répondit aux avances de son voisin[2] en homme qui connoissoit ce que sa belle-sœur[3] étoit à Mme de Maintenon : tellement qu'à force de civilités, de visites, de desir[4] de se plaire l'un à l'autre, ils lièrent ensemble une véritable amitié. Au bout de deux ou trois ans[5], Gualterio eut la nonciature de France. L'archevêque d'Arles me le recommanda fort : il lui avoit parlé de moi, et le prélat italien, qui n'ignoroit rien de notre cour avant même d'y arriver, ne desiroit pas moins que l'archevêque de pouvoir lier avec un homme qu'il savoit si étroitement uni avec le duc de Beauvillier, le Chancelier et Chamillart, et avec d'autres personnes considérables. Alors encore les Nonces conservoient[6] la morgue[7] de refuser chez eux la main aux ducs et aux princes étrangers, tandis qu'ils la donnoient sans diffi-

tome VII, p. 386-393), non seulement il était très lié avec nos gens de lettres, et très curieux lui-même de sciences et de toutes les curiosités, mais il avait réuni, pour une histoire universelle conçue sur le plan le plus vaste, des matériaux qui périrent en mer lorsqu'il rentra en Italie.

1. Le baron de Breteuil le déclare aussi « l'homme le plus franc et le plus véritable que j'ai vu venir d'au delà les monts. »

2. L'archevêque d'Arles.

3. La comtesse de Mailly.

4. Avant *desir*, il a biffé *se pla*[*ire*].

5. De février 1696 à février 1700.

6. Ce verbe surcharge *avoient*.

7. *Morge* corrigé en *morgue*.

culté aux secrétaires d'État[1]. Les ducs et les princes étrangers ne les voyoient donc jamais chez eux, et ce ne fut que depuis[2] la nonciature de Gualterio que cette prétention finit, que[3] les Nonces ne firent plus de difficulté de donner la main chez eux, et que les ducs et les princes étrangers les virent. Gualterio et moi ne nous visitâmes donc d'abord que par des messages, et, quand il venoit les mardis à Versailles, nous nous y voyions dans les appartements. Nous nous plûmes réciproquement, à moi parce que je lui trouvai bientôt de quoi plaire, à[4] lui parce qu'il avoit résolu de devenir de mes amis. Quand nous nous fûmes un peu plus connus, cette gêne de lieu tiers[5] nous fatigua : il me proposa son escalier secret[6], et qu'à porte fermée il me recevroit sans façons[7]. Ce *mezzo-termine*[8] ne m'accommoda pas, et je le lui dis franchement. Cela lui fit prendre son parti de venir chez moi, et à Paris, où je n'étois presque point, et à Versailles, toutes les fois qu'il y venoit. Du com-

1. Voyez leur article dans le Cérémonial de Sainctot, publié dans le Supplément du *Corps diplomatique*, tome IV, p. 35-36. Notre auteur est revenu plusieurs fois sur cette question dans plusieurs de ses *Écrits inédits*, tomes III, p. 108-111, 317, 361, et VI, p. 150-151.

2. *Depuis* surcharge *pend^t*. — Cette correction indique, quoique j'aie cru le contraire (tome VII, p. 19, note 2), que la concession ne se produisit qu'après la nonciature de Gualterio. D'ailleurs, cela ressort formellement de la notice du duché de Caёquy, tome VI des *Écrits inédits*, p. 151, et, d'autre part, de la correspondance diplomatique (vol. *Rome* 462, fol. 418, vol. 464, fol. 213 v° à 215, 243 v° et 244, et vol. 466, fol. 112-113).

3. Avant *que*, il a biffé *et*. — 4. *A* est en interligne.

5. Nous avons rencontré cette même locution dans une relation de Préchac, tome XII, p. 345.

6. On a déjà vu plusieurs fois cet emploi de l'escalier secret pour remédier aux embarras de cérémonial.

7. Après s'être logé d'abord sur la place Royale, dans l'hôtel quitté par les Soubise, mais qui était trop loin pour les ministres étrangers, il s'installa à la rue Thérèse, comme on le voit dans les *Mémoires du baron de Breteuil*.

8. Tome IX, p. 174. Saint-Simon dira, à propos du Régent, qui cultiva beaucoup ce procédé (éd. 1873, tome XII, p. 258), quels en étaient les inconvénients.

merce fréquent nous vînmes à l'amitié et à la confiance, qui a duré entre nous jusqu'à sa mort, avec un commerce réglé de lettres toutes les semaines depuis son départ, et presque toujours en chiffre[1]. Monsieur d'Arles avoit profité de la facilité du commerce par mer de la Provence avec l'Italie. Il s'étoit servi à Rome de moines et d'émissaires obscurs, par le moyen desquels il étoit parvenu à se mettre bien avec les principaux ministres, et avec le Pape même. Il parvint jusqu'à se procurer des occasions de lui écrire, d'en recevoir des marques d'estime et de bonté, enfin d'en recevoir des brefs, et, peu à peu, de se faire considérer comme un prélat distingué par son siège et par sa naissance, dont l'attachement méritoit d'être ménagé, et qui pouvoit raisonnablement

1. Calculant d'après ce passage que l'ensemble des lettres de Saint-Simon avait dû être d'un millier environ, Armand Baschet se livra, en 1878, à des recherches dont la conclusion est que notre auteur exigea, à la mort de Gualterio, que les héritiers détruisissent les lettres qu'il lui avait adressées[a]; de son côté, il leur rendit probablement les lettres de son correspondant, et tout ce qui subsista de ce long commerce épistolaire, c'est, comme je l'ai raconté en 1888-89 (*Lettres de Saint-Simon au cardinal Gualterio*), une certaine quantité de minutes « pour chiffrer » de Saint-Simon. De celles-là encore nous ne connaissons qu'un petit nombre; le lot le plus intéressant est aujourd'hui à Londres, dans la collection Morrison, et ce sont les six principales, bien peu de chose comme l'on voit, que j'ai publiées. Trois autres, très belles aussi, étaient en des mains étrangères lorsque parut le tome XIX de l'édition de 1873, et furent alors communiquées à feu M. Adolphe Regnier. Dans une de celles-ci (tome XIX, p. 326; comparez p. 314), Saint-Simon explique à son ami pourquoi il lui écrivait en chiffre depuis que Dubois était souverain maître de la poste : « Il est bien servi et attentif, et, quoique nous soyons, vous et moi, bien avec lui, et que nous n'ayons rien à nous écrire que pour le bien de l'État et de S. A. R., du Roi et de la patrie, il n'est pas sage de n'être pas sûr de ce qu'on s'écrit. » — Rigaud avait peint un portrait de Gualterio, en 1706, pour le prix de trois cents livres. Est-ce d'après cette toile que Saint-Simon fit faire, en 1719, par son peintre ordinaire Pierre Cavin, une copie de trois pieds de haut sur

[a] Il n'a subsisté que trois billets sans importance dans les papiers de Gualterio acquis en 1854 par le Musée britannique, et nous les avons insérés dans le tome XIX de l'édition de 1873, p. 328-330.

aspirer à la pourpre. En ce temps-là les cabales de la constitution *Unigenitus* n'étoient pas nées[1], et n'avoient pas corrompu le clergé, ni la politique si sage et si constante[2] de la cour : elle regardoit comme un crime tout commerce direct d'un évêque avec Rome[3]; ce qui regardoit les bénéfices, ils le traitoient par des banquiers[4]; sur toute autre matière, ils étoient obligés de passer par la permission du Roi et par le secrétaire des affaires étrangères. Écrire directement au Pape, à ses ministres, ou à des personnes en place de cette cour, ou en recevoir des lettres, sans qu'à chacune le Roi et son secrétaire d'État sût pourquoi[5], et l'eût permis, c'étoit un crime d'État qui ne se pardonnoit point, et qui étoit puni, de sorte que l'usage s'en étoit entièrement aboli. Monsieur d'Arles avoit donc mené ce commerce fort secrètement. Le Nonce et moi étions dans cette confidence. Nous l'avions souvent averti du danger; mais le desir du cardinalat[6], et les espérances que cette cour fait si aisément naître, et remplit si difficilement, étoient des aiguillons auxquels il ne put résister. Le Pape, dans une lettre qu'il lui fit écrire, lui parla de saint Trophime l'apôtre et le premier évêque

deux pieds quatre pouces de large, représentant le cardinal « avec une main »? La facture originale du peintre existe encore.

1. C'est en 1713 que nous les verrons se produire à l'occasion de la bulle lancée par Clément XI contre les erreurs jansénistes.

2. Ces cinq derniers mots ont été ajoutés en interligne.

3. Comparez, pour ce qui va suivre sur Rome, le tome XI des *Mémoires* (éd. 1873), année 1712, p. 264-265. Tout cela d'ailleurs se retrouve dans la notice du cardinal imprimée dans notre tome IV, p. 516-517.

4. Les banquiers expéditionnaires en cour de Rome, dont l'origine remontait au temps des papes d'Avignon, mais qui n'étaient devenus des officiers publics que par les édits de septembre 1638 (*Gazette* de 1639, p. 61-84, 677-680 et 765-768) et de mars 1673, avec le privilège exclusif de faire obtenir les grâces, bulles, dispenses et autres expéditions sollicitées de la cour de Rome, et d'en acquitter les droits, devaient être laïques, avocats, et âgés de plus de vingt ans. Chacune de nos grandes villes en possédait deux ou quatre, et il y en avait vingt à Paris (*Livre commode des adresses pour 1692*, tome I, p. 18-19).

5. *Pourquy*, au manuscrit. — 6. *Card.*, en abrégé, dans le manuscrit.

d'Arles[1]. L'archevêque lui écrivit là-dessus pour lui en faire desirer des reliques[2]; il n'y réussit que trop : le Pape lui écrivit lui-même, et lui en demanda. L'archevêque lui en envoya avec une belle lettre, et il en reçut un bref de remerciement. Détacher des reliques du principal corps saint qui repose à Arles, et ce commerce subséquent[3] si près à près, ne put demeurer secret; l'affaire fut éventée. Torcy, par ordre du Roi, en écrivit très fortement à l'archevêque, et en parla au Nonce sur le même ton, qui vint, tout courant, me le conter. Nous eûmes grand peine à le tirer d'affaires; il en fut pourtant quitte pour une dure réprimande, et pour un ordre bien exprès de prendre garde de plus avoir aucun commerce à Rome, sous peine de l'indignation du Roi[4]. L'archevêque fit l'ignorant, le piteux, le désespéré d'avoir déplu au Roi pour une bagatelle qu'il avoit crue[5] innocente, protesta merveilles; mais il ne quittoit pas prise aisément. Il se croyoit avancé à Rome pour ses espérances; c'étoit les perdre que de cesser de les cultiver : l'excès d'ambition lui fit continuer son commerce. Il essaya de se faire un mérite à Rome de ce qu'il[6] venoit de lui arriver; mais il prit de meilleures précautions pour se cacher, et si bonnes, qu'il ne fut plus découvert. Il eut peine pourtant à effacer l'impression que le Roi avoit prise; le secours, quoique assez froid, de sa belle-sœur en vint à bout par Mme de Maintenon.

1. Non pas le disciple et compagnon de saint Paul, mais le Trophime du second siècle qui fut envoyé pour évangéliser le pays d'Arles. Son vocable fut donné à la plus ancienne église de cette ville, élevée au commencement du septième siècle, et dont le grand portail et le cloître sont des monuments célèbres.

2. C'est inversement de Rome que venaient alors, en très grande abondance, les reliques mises au jour par les fouilles et distribuées à la Chrétienté sans une critique suffisante, comme le démontra en 1698 la dissertation de D. Mabillon sur *le Culte des saints inconnus*, qui fit tant de bruit dans le monde catholique.

3. Entretenu en conséquence. L'adjectif a été ajouté en marge.

4. Notre auteur rappellera deux fois ce fait. Voyez ci-après, p. 626.

5. *Cru*, sans accord. — 6. *Qui* corrigé en *qu'il*.

La Feuillade achève le siège de Chivas.

La Feuillade[1] avoit eu ordre de mener en Lombardie dix bataillons et trois escadrons de dragons[2]. Il n'avoit plus rien à faire en Savoie, et il alloit en pays ami. Vendôme, que son beau-père servoit si bien, n'avoit garde de lui faire sentir le poids de son commandement[3] : il envoya d'Estaing[4] au-devant de lui, avec trois mille cinq cents chevaux[5] et vingt compagnies de grenadiers[6], qui chassèrent quelques troupes ennemies postées au pont de Lens sur la Sture[7] pour empêcher la jonction[8]. On fit fort valoir la marche de la Feuillade suivi trois jours durant par mille chevaux, qui ne l'attaquèrent point. Il n'eut pas la peine d'aller jusqu'en Lombardie : Vendôme le chargea de la continuation du siège de Chivas[9]. Trois semaines après, M. de Savoie abandonna Chivas, Castagnette et toutes les hauteurs qu'il occupoit entre ces places, pour se retirer vers Turin avec le peu de troupes qu'il avoit là[10]. Quelques jours auparavant[11], la Feuillade avoit fait pousser quelque cavalerie entre le Melo[12] et la Sture, pour

1. Il a quitté l'armée après la prise de Nice (tome XII, p. 420).

2. *Dangeau*, p. 362-363 ; *Sourches*, p. 290-292 ; *Mémoires militaires*, p. 160-165.

3. Entre autres lettres de la Feuillade à son beau-père, l'abbé Esnault en a publié une (*Chamillart*, tome II, p. 30-31), datée du 27 juillet, qui est toute pleine de la satisfaction orgueilleuse de commander si jeune une armée considérable et d'avoir à conduire des entreprises difficiles. Le Dépôt des affaires étrangères possède (vol. *France* 1978-1983) la copie des pièces de cette correspondance qui sont passées en Russie.

4. Ci-dessus, p. 43. — 5. Dangeau dit seulement : trois mille.

6. Le premier *e* surcharge un *a*.

7. La vallée de Lanzo (Lens) a son entrée à un demi-mille de la Stura et à deux milles de Cirié. Cette Stura est la plus petite des deux rivières du même nom, celle qui va tomber dans le Pô au N. E. de Turin.

8. Cette escarmouche eut lieu le 7 juillet : *Dangeau*, p. 368 ; *Sourches*, p. 296-298 ; *Mémoires militaires*, p. 165 et 650-651.

9. Ci-dessus, p. 90 ; *Dangeau*, p. 369. — 10. *Dangeau*, p. 385.

11. Le 28 juillet : *ibidem*, et *Sourches*, p. 321-323 ; *Mémoires militaires*, p. 171-175, lettre de la Feuillade à son beau-père.

12. La Mella, affluent de l'Oglio, où elle tombe au-dessus d'Ustiano, a prêté son nom, dans les temps modernes, comme aussi la Stura, à

déposter un petit camp[1], qui prit la fuite dès qu'il[2] vit la tête de ses troupes. Il manda qu'on leur avoit tué trois cents hommes et pris [cent] cinquante officiers ou cavaliers, six étendards[3] et deux paires de timbales[4], sans y avoir perdu personne, et que c'étoit cette action qui avoit fait prendre à M. de Savoie le parti qu'il venoit de prendre. Lambert[5], conduit par Chamillart, apporta ces nouvelles au Roi à Marly, qu'on fit fort valoir. Ces merveilles précédèrent de dix-huit jours le combat de Cassan[6].

L'Archiduc passe par mer devant Barcelone, et l'assiège.

L'Archiduc, ennuyé d'une campagne assez stérile jusqu'alors, quoique fort supérieur à l'armée d'Espagne sur les frontières de Portugal, où tout s'étoit passé en prises et reprises de postes et de petites places, et[7] mécontent d'ailleurs de la cour de Portugal, fut conseillé d'aller donner vigueur à ses amis de Catalogne et d'Aragon, de s'embarquer sur la flotte angloise et hollandoise, et d'aller tenter Barcelone[8]. Il y fit mettre pied à terre, le 23 août, à

l'un des départements du royaume français d'Italie. — L'orthographe *Melo* est une erreur de Dangeau.

1. Les cinq derniers mots sont ajoutés en interligne sur la marge.

2. *Elle* corrigé en *il*. — 3. *Estendard*, au singulier.

4. Ce sont à peu près, sauf le chiffre oublié, les nombres communiqués à Dangeau; mais la lettre même de la Feuillade en donne d'autres : « Nous avons cent cinquante prisonniers, parmi lesquels il y en a bien cinquante de blessés. Il y a environ deux cents chevaux de pris, et, pour marque honorable de notre petite victoire, je vous envoie deux tabliers de timbales et deux étendards du régiment de Vaubonne.... Il en coûte du moins aux ennemis quatre cents hommes, et la réputation de leur cavalerie, qui, à la vérité, n'étoit que chimérique.... » Le *Mercure* du mois suivant (août, p. 159-169) fit l'éloge de ces opérations et du général qui les avait dirigées.

5. Le marquis de Lambert, colonel d'infanterie : tome V, p. 139.

6. Effectivement, la nouvelle de Cassano arriva le 23.

7. *Et* surcharge *f*[*ut*].

8. *Dangeau*, p. 390, 394-397 et 406-407. On a vu, dans notre tome XII, p. 215-216, qu'une tentative de ce côté avait échoué grâce à l'énergie du vice-roi Velasco et au voisinage de la flotte française, mais que le pays était mal disposé. Un traité a même été conclu entre les Catalans et les Anglais, le 20 juin 1705, à Gênes (Cantillo, *Tratados de paz*, tome I, p. 42).

quinze[1] bataillons et plus de mille chevaux[2], qui furent aussitôt joints par six mille révoltés de Vig[3], et ils envoyèrent quinze vaisseaux devant Palamos[4]. Cinq mille autres du royaume de Valence allèrent les grossir, et ils ouvrirent la tranchée devant Barcelone le 1er septembre[5]. Le vice-roi de Catalogne mit dehors Rose, gouverneur de la ville, et le major, fort soupçonnés d'intelligence avec l'Archiduc[6]. La garnison étoit nombreuse, mais de mauvaises troupes[7].

1. Il a corrigé *10* en *15*. Dangeau d'abord, p. 409, ne parlait que de neuf bataillons, mais sut plus tard (p. 412) qu'il y en avait quinze.

2. Ces cinq derniers mots sont ajoutés en interligne.

3. L'initiale majuscule de *Vig* corrige une minuscule. — C'est Vich, petite ville de Catalogne, à soixante-deux kil. N. de Barcelone. Les rebelles, commandés par un chaudronnier et un tailleur (*Gazette*, p. 615), envoyèrent une adresse à la reine Anne, en octobre (*Mercure historique et politique*, janvier 1706, p. 75-77).

4. Nous avons vu, en 1695 (tome II, p. 309), cette ville échapper à une tentative de l'armée anglo-espagnole, et le duc de Vendôme en avait fait raser alors les fortifications.

5. Au premier moment, on considéra comme folie qu'ils osassent commencer le siège avec moins de dix mille hommes.

6. Il semble y avoir quelque confusion dans les nouvelles données d'abord par Dangeau et par les *Mémoires de Sourches*, de la révocation du gouverneur qui commandait la place de Roses, puis de l'expulsion d'un gouverneur particulier de Barcelone, appelé le marquis de Rose, et de son major. La *Gazette d'Amsterdam* fut également informée de Perpignan, le 22 août, qu'il avait été découvert une conspiration à Roses, qu'on en avait transféré les coupables à Barcelone, et que le gouverneur avait été remplacé. Or, ce gouverneur était considéré comme très fidèle, et ne fut remplacé qu'à la fin de l'année (Guerre, vol. 1887, nos 40, 153, 231, 245, et vol. 1888, no 307; *Mercure* de février 1706, p. 324-332). Aucun document ne parle d'un marquis de Rose gouverneur de Barcelone; quant au major de cette ville, un Flamand appelé à ce poste par M. de Velasco, sa conspiration ne fut découverte qu'à la fin de l'année également (vol. 1887, no 4, et vol. 1888, nos 133, 135, 165, 186, 198 et 200; *Gazette d'Amsterdam*, no CI, de Perpignan).

7. Tout cela est le résumé de divers articles du *Journal de Dangeau*, p. 394, 409, 412, 415-416 et 418; comparez les *Mémoires de Sourches*, p. 332, 334, 353, et 356-360, la *Gazette*, p. 402-472, *passim*, la *Gazette d'Amsterdam*, nos LXXIII et suivants, celle de *Bruxelles*, p. 606, etc.

Fâcheux démêlé entre Surville et la Barre; leur état et leur caractère.

Il arriva une fâcheuse affaire à l'armée de Flandres[1], entre Surville[2] et la Barre[3]. Étant à table, et Surville pris de vin, il[4] maltraita cruellement la Barre de paroles. La compagnie, qui les vit se lever, se jeta entre-deux, chose fort ordinaire, et dont, ordinairement aussi, elle se repent après. Malgré cela ils se rapprochèrent, et la Barre crut avoir essuyé quelque mainmise[5] dans ces moments si peu mesurés, et où tout est pêle-mêle. Surville, ayant cuvé son vin[6], mit en usage tout ce qu'il put honnêtement pour satisfaire la Barre et finir cette affaire; ce fut en vain. L'électeur de Bavière, de l'avis du maréchal de Villeroy, envoya Surville à Bruxelles, et mit la Barre aux
[Add. St-S. 633] arrêts[7]. Surville étoit frère cadet d'Hautefort, tous deux lieutenants généraux, mais de réputation fort différente.

1. *Dangeau*, p. 408; *Sourches*, p. 351.

2. Louis-Charles d'Hautefort, marquis de Surville, lieutenant général depuis 1702 : tome II, p. 178.

3. Antoine du Château de la Barre, mousquetaire de la 1re compagnie dès 1665, était maréchal des logis lorsque, en 1683, il fut pourvu de la lieutenance de la compagnie colonelle des gardes françaises. Il en devint capitaine en 1686 et la conserva jusqu'à sa mort. Commandeur de l'ordre de Saint-Louis et brigadier en janvier 1702, maréchal de camp le 26 octobre 1704, il mourut à Paris le 4 février 1707, à soixante-seize ans (*Chronologie militaire*, tome VI, p. 564-565; *Mercure* de février 1707, p. 196-198). Son père et son aïeul avaient longtemps servi.

4. Ce pronom est en interligne.

5. *User de mainmise* contre quelqu'un signifie le battre (*Académie*, 1718).

6. *Cuver son vin*, c'est « dormir, reposer, après avoir bu avec excès » (*ibidem*).

7. La Barre, deux jours auparavant, avait refusé d'exécuter un ordre de M. de Surville, qui était de service. Quand ils s'en expliquèrent devant l'Électeur, un mouvement de colère de Surville fit que la Barre mit la main sur son pistolet; mais M. de la Chastre se précipita entre eux deux, et l'Électeur les envoya chacun chez soi. Surville avait vingt-sept ans de moins que l'autre; cependant on lui donna généralement raison, et la punition dont il fut frappé, comme on va le voir, parut injuste. Peut-être même le Roi revint-il à cet avis, puisque, à la suite de la défense de Lille, où Surville reçut une grave blessure, il lui donna dix mille livres de pension.

Rien de plus corrompu que les mœurs de Surville, rien de plus équivoque que son courage[1], personne plus grossièrement borné. On a vu en son lieu de quelle façon il épousa une fille du maréchal d'Humières veuve de Vassé[2]. Malgré tant de choses exclusives[3], je ne sais par quelle intrigue il avoit eu le régiment du Roi d'infanterie[4], place qui donnoit des rapports continuels immédiatement à lui, parce que le Roi faisoit sa[5] poupée[6] de son régiment, entroit dans tous les détails comme un simple colonel, et le distinguoit en toutes manières[7] : c'étoit donc une source de

1. Même accusation que contre Tréville (tome XII, p. 113). On trouve cependant plus d'une action d'éclat dans sa notice de la *Chronologie militaire*, tome IV, p. 494-496. Une supplique du 13 mai précédent (Guerre, vol. 1844, n°s 46 et 47) prouve qu'il était très besogneux.

2. Tomes II, p. 178, et IX, p. 11. Comparez le long récit des *Mémoires de Sourches*, tome II, p. 36.

3. Qui portaient exclusion : *Dictionnaire de l'Académie*, 1718 et 1878.

4. C'est comme gendre du maréchal d'Humières qu'il reçut ce régiment, vacant par la démission du comte de Montchevreuil, que le Roi ne voulait plus conserver dans ce poste comme officier général, en mars 1693 : *Dangeau*, tome IV, p. 250 ; *Sourches*, tome IV, p. 139 et 171.

5. *Sa* corrige *de*. — 6. Emploi déjà rencontré au tome III, p. 276.

7. Tomes I, p. 29 et 41, III, p. 185, XI, p. 317, et XII, p. 61. Quoique devenu le corps le plus important après les gardes françaises, ce régiment n'était que le dernier des petits vieux et n'occupait que le seizième rang dans l'infanterie ; mais Louis XIV, son créateur et colonel titulaire, ne dédaignait pas de l'inspecter lui-même, comme les troupes de sa maison. A la suite d'une de ces revues, on l'entendit s'écrier : « Je trouve mon régiment si beau, et j'en suis si content, que j'ai envie d'embrasser Montchevreuil » (*Dangeau*, tomes I, p. 180, VII, p. 76-77 et 92, XV, p. 445 et 456). Le colonel-lieutenant travaillait avec le Roi sans l'intermédiaire du ministre, et, peut-être pour cette raison, avait les entrées de la chambre (*Mémoires de Luynes*, tome I, p. 244 et 249). Puységur, fait major en même temps que Surville colonel, en 1693, avait une commission de colonel, de même que le plus ancien capitaine et les trois autres commandants de bataillon en avaient généralement une de lieutenant-colonel (*Dangeau*, tomes XI, p. 13, et XIII, p. 330). Chacun des quatre bataillons comptait treize compagnies de soixante à quatre-vingts hommes, et Saint-Simon nous a dit (tome I, p. 29) que ces compagnies étaient fort recherchées des jeunes seigneurs qui se destinaient à l'infanterie, comme les places de mousquetaire de ceux qui visaient à

privances, de grâces et d'utilité, car Surville en tiroit fort gros, et il[1] étoit de tous les Marlis[2]. La Barre étoit un simple gentilhomme, pauvre et de fortune[3], capitaine-lieutenant[4] de la compagnie colonelle du régiment des gardes, et par conséquent ayant brevet, nom et rang de capitaine aux gardes[5]. Il étoit très mal voulu[6] dans son corps[7], et peu accueilli ailleurs. Sa réputation sur le courage n'étoit pas meilleure que celle de Surville; mais il montra depuis qu'on s'y étoit fort trompé. C'étoit un compagnon d'esprit, de manège, de souterrains, ami de plusieurs garçons bleus[8] les plus intérieurs et des valets principaux du Roi, accusé de plus de lui tout rapporter[9]; et ce qui en fortifioit la pensée, c'étoit[10] de le voir bien traité et distingué par le Roi fort au-dessus d'un homme de son état. Le Roi, qui avoit de la bonté pour ces deux hommes, et qui vit la difficulté qui se rencon-

la cavalerie. Quant au régiment lui-même, il n'était pas considéré comme vénal; ce fut par exception qu'en 1719 le Régent permit au marquis de Nangis de le mettre en vente pour quarante mille écus. Louis XV continua les mêmes soins que Louis XIV à ce régiment, dont l'histoire a été faite par Roussel, par le P. Daniel, dans sa *Milice françoise*, tome II, p. 397-403, et par le général Susane, dans son *Histoire de l'infanterie*, tome IV, p. 90-139. Une autre histoire manuscrite, par un officier nommé le Vasseur, est à la bibliothèque de Nancy.

1. *Il* est ajouté en interligne.

2. On ne l'y voit figurer (*Journal de Dangeau*, tome XIII, p. 45) qu'en 1709, à la suite de sa belle défense de la citadelle de Lille. Une fois aussi, mais par extraordinaire, il était allé à Choisy avec Monseigneur (*Dangeau*, tome V, p. 135).

3. Homme ou officier de fortune, parvenu par tous les degrés.

4. *Capᵉ* a été ajouté en interligne.

5. On a vu en outre qu'il était maréchal de camp, le plus haut grade compatible avec une compagnie aux gardes.

6. Participe déjà relevé dans notre tome IV, p. 137.

7. Il avait eu une affaire en 1694, sans doute pour mauvais traitements à un soldat (*Dangeau*, tome IV, p. 457).

8. Voyez notre tome X, p. 122.

9. Comme Termes, tome XII, p. 21.

10. Il a ajouté l'élision après coup; mais c'est une *s*.

treroit à les accommoder, même au tribunal naturel des maréchaux de France, voulut bien, pour la première fois de sa vie entre des personnes comme ils étoient, s'en[1] charger lui-même. Il fit mettre Surville en prison pour en sortir peu après, aller demander pardon à l'Électeur, dans l'armée et le voisinage duquel la querelle étoit arrivée, et faire, en sa présence, satisfaction à la Barre[2]. Pendant tous ces procédés, la gloire des Hauteforts s'offensa. Ils tinrent des propos de hauteur qui gâtèrent tout[3]; La Barre cria à la nouvelle injure : tellement qu'Arras fut donné pour prison à Surville jusqu'à la fin de la campagne, que la Barre acheva à l'armée, pour finir cette affaire ensuite par le Roi seul, de manière à n'y laisser aucunes suites. Nous les verrons l'année suivante[4] telles que Surville demeura perdu. Secouru depuis et remis à flot par la générosité du maréchal de Boufflers, il se perdit de nouveau lui-même, et sans ressource[5]; mais il n'est pas temps d'en parler[6].

Affaire du *banquillo*. Connétable de

L'affaire du *banquillo* fit en ce temps-ci un grand bruit en Espagne, et donna ici de l'inquiétude. Je l'ai expliquée

1. *Se* corrigé en *s'en*.

2. *Dangeau*, p. 413-414; *Sourches*, p. 354. La marquise d'Huxelles écrivait, le 4 septembre : « Le Roi a jugé que M. de Surville demeurera douze jours en arrêt à Bruxelles, et qu'il reviendra ensuite à l'armée faire ses fonctions ordinaires, mais qu'il dira à M. de la Barre qu'il est bien fâché de ce qui s'est passé, qu'il n'a point eu d'intention de l'offenser, et que c'est par mégarde que sa manche, s'étant accrochée, a fait tomber sa perruque. S'il y a eu un peu de chaleur dans la dernière action, M. de la Barre étoit en grand tort, dans la première, d'avoir refusé l'obéissance à son supérieur du jour. »

3. La correspondance officielle du Dépôt de la guerre (vol. 1832, 1837 et 1838) a été reproduite en partie par Ravaisson, dans les *Archives de la Bastille*, t. XI, p. 250-258. On y voit que M. de Surville fut convaincu d'avoir arraché la perruque du maréchal de camp, et que sa famille intervint pour soustraire l'information au tribunal compétent.

4. Ci-après, p. 181 et 222.

5. Par ses indiscrets propos avec les généraux ennemis après qu'il leur eut rendu Tournay, en juillet 1709.

6. Ce sera pour la suite des *Mémoires*, éd. 1873, tome VII, p. 78-81.

Castille majordome-major.

d'avance, p. 304[1], lorsque je me suis étendu sur les grands d'Espagne; je n'en répéterai donc rien ici[2]. Mme des Ursins, qui aperçut de loin ce petit orage se former en arrivant à Madrid, saisit la conjoncture de disposer de la charge de majordome-major[3]. On a vu[4] la juste prétention du duc d'Albe fort appuyée du Roi, et la raison qui y rendoit la princesse des Ursins contraire. Elle prit donc cette occasion de la donner à un seigneur actuellement sur les lieux, qui, par la considération qu'elle lui donnoit parmi les grands, dont elle le faisoit comme le chef, les pût ramener, et que lui-même, gagné par cet honneur, se rangeât pour le roi dans cette affaire, services qui ne se pouvoient tirer d'un absent[5]. Le connétable de Castille avoit été peu compté depuis l'avènement de Philippe V à la couronne d'Espagne; on l'estimoit peu, on le soupçonnoit d'être un

1. Page du manuscrit correspondant à notre tome IX, p. 213-215.

2. Voyez le *Journal de Dangeau*, p. 419, 428, 429 et 441, les *Mémoires de Sourches*, p. 362 et 364, la *Gazette d'Amsterdam*, n°s LXXV, LXXVII et LXXXII, les lettres de Mme des Ursins, dans les *Mémoires de Noailles*, p. 185 et 186, dans le recueil de feu M. Geffroy, p. 188 et 197, dans celui de Combes, p. 227-231, et dans la *Correspondance générale de Mme de Maintenon*, tome V, p. 385-445, *passim*, le *Philippe V* du P. Baudrillart, tome I, p. 234-236, la *Correspondance de Louis XIV avec M. Amelot*, p. 86-100, et surtout une relation en espagnol, dans la correspondance d'Amelot, au Dépôt des affaires étrangères, vol. *Espagne* 148, fol. 189-194, une autre relation du chevalier du Bourk, au Dépôt de la guerre, vol. 1886, n° 295, et un plan fourni par le président de Castille (vol. 1887, n°s 46 et 117), une lettre de Mme des Ursins, au Dépôt des affaires étrangères, vol. *Espagne* 151, fol. 133, avec des rapports de Du Bourk, fol. 128-131, 139-141 et 153-154, une autre lettre encore de Mme des Ursins, vol. 153, fol. 261, deux lettres de Philippe V, *ibidem*, fol. 288-302, les réponses à Amelot, fol. 68 et suivants, etc.

3. Ici, par mégarde, *majordomajor*.

4. Ci-dessus, p. 56.

5. Elle demanda à Chamillart (lettre du 29 juin 1705, publiée dans le recueil Geffroy, p. 188) que, avant de donner un successeur à M. de Villafranca, on réglât les prérogatives des capitaines des gardes, c'est-à-dire l'affaire du *banquillo*, et que l'on fût assuré de faire accepter au nouveau majordome-major les réformes ou les innovations nécessaires.

peu autrichien. Il croyoit avoir reçu un grand dégoût sur sa prétention de commander les armées par son titre de connétable[1]. La campagne de Portugal n'avoit pas bien bâté[2]; on avoit perdu Gibraltar, la Catalogne et les provinces voisines étoient plus que suspectes[3]. Toutes ces circonstances persuadèrent la princesse des Ursins de ramener un aussi grand seigneur, et si distingué que l'étoit le connétable de Castille, et [elle] lui fit donner la charge de majordome-major, qui consentit, contre son droit et l'usage jusqu'alors observé[4], qu'au lieu de lui porter tous les soirs les clefs des portes du palais, elles le seroient au capitaine des gardes du corps en quartier[5], charge jusqu'alors inconnue en Espagne; et fit, par cette adresse, approuver au Roi que sa recommandation en faveur du duc d'Albe n'eût pas lieu[6].

1. Tome XII, p. 96. Le connétable vient de perdre sa femme le 2 décembre 1704 (*Mercure* de juin 1705, p. 257-259).

2. Outre l'exemple des *Lettres de Mme de Sévigné* relevé dans notre tome VI, p. 88, je citerai de pareils emplois de *bâter mal* dans la *Gazette* de 1642, p. 956, et dans les *Mémoires de Nicolas Goulas*, tome III, p. 187. Nous en avons un aussi dans l'Addition n° 629, ci-après, p. 471.

3. Mme des Ursins a décrit la situation générale dans une belle lettre à Torcy, 6 novembre 1705 : vol. *Espagne* 151, fol. 212-217. Le roi Philippe V crut nécessaire alors de constituer une garde spéciale pour veiller à sa propre sûreté, sous les ordres du chevalier de Bragelongne, lieutenant-colonel du régiment de Berry (*Gazette d'Amsterdam*, n° xcvii; Bibl. nat., ms. Nouv. acq. fr. 486, fol. 93, 95, 99, 103, 105, 109, etc.).

4. Les attributions de cette grande charge ont été énumérées dans notre tome VIII, p. 158-162.

5. *Dangeau*, p. 440; *Noailles*, p. 186; *Philippe V*, p. 224-225. — Le connétable prit possession le 19 septembre, aussitôt après la promulgation du nouveau règlement, et se remaria le jour suivant avec Anne-Marie Giron, dame de la reine (*Gazette d'Amsterdam*, n° lxxxiii : *Gazette de Bruxelles*, p. 649; Dépôt des affaires étrangères, vol. *Espagne* 148, fol. 183-185 et 195-199).

6. Tout ce qui précède, depuis *et fit*, a été ajouté dans le blanc qui restait à la fin du paragraphe et en interligne. — Le duc d'Albe eut la survivance de la charge de sommelier du corps. Un an plus tard, Mme des Ursins lui fit donner une des commanderies de l'Amirante.

Voyage de Fontainebleau par Sceaux.

Le Roi partit le 22 de septembre pour Fontainebleau par Sceaux, où il alla de Marly, et y séjourna un jour[1]. Le roi d'Angleterre y arriva le 1er octobre, et s'en retourna à Saint-Germain le 12[2]. La reine, qui étoit fort incommodée d'un mal au sein, dont on craignoit de funestes suites[3] qu'il n'eut pourtant pas, ne put aller à Fontainebleau cette année[4]. En ce même temps[5] Desmaretz maria une de ses filles[6] au fils de Bercy, maître des requêtes extrêmement riche[7].

Mariage de Bercy à une fille de Desmaretz.

1. *Dangeau*, p. 427-429; *Sourches*, p. 366; *Mercure*, p. 371-373.

2. Le 13 : *Dangeau*, p. 435-445; *Sourches*, p. 385; *Mercure* d'octobre, p. 369-372.

3. Tome XI, p. 92. Une troisième tumeur se déclara sous l'aisselle : *Sourches*, p. 365 et 373-374.

4. « Le roi d'Angleterre, dit Dangeau (p. 435)..., a laissé la reine sa mère en meilleure santé. La princesse, pour l'amour de qui elle venoit ici, l'a tant priée de n'y point venir, dans la crainte que le voyage n'augmentât son mal, qu'elle s'est rendue à ses prières. La princesse d'Angleterre a fait cela le plus joliment du monde, car elle a préféré la santé de la reine à toute l'envie qu'elle avoit de venir ici. » Comparez une lettre de Mme d'Huxelles, dans le volume publié par Éd. de Barthélemy sur cette marquise, p. 84.

5. *Dangeau*, p. 425; *Mercure* d'octobre, p. 292-293.

6. Charlotte-Angélique Desmaretz, mariée le 22 septembre 1705, morte le 14 septembre 1745, dans sa soixante-huitième année.

7. Le père, Anne-Louis-Jules de Malon, seigneur de Bercy, fils d'un doyen des maîtres des requêtes qui a son historiette dans *Tallemant des Réaux*, fut tenu sur les fonts, le 9 novembre 1643, par Anne d'Autriche et le cardinal Mazarin représentant le jeune roi. Conseiller à la cour souveraine de Bresse, puis au parlement de Metz en 1662, et à celui de Paris en 1667, maître des requêtes en 1674, intendant d'Auvergne en 1683 et de Lyon en 1684, intendant du commerce en 1686, il mourut le 5 octobre 1706, laissant pour fils aîné et principal héritier Charles-Henri de Malon, seigneur de Bercy, Conflans, Charenton, etc., dit d'abord M. de Conflans, dont il s'agit ici. Celui-ci, né le 3 janvier 1678, conseiller au Grand Conseil en 1701, maître des requêtes en 1706, directeur général des ponts et chaussées de France en 1708, conseiller d'État et intendant des finances de 1709 à 1715, membre honoraire de l'Académie des inscriptions en 1714, fut exilé au début de la Régence et mourut le 19 janvier 1742. Sur son mariage, sur sa famille, sur leur fortune et sur le magnifique domaine de la banlieue de Paris dont ils

Mort, famille et caractère de Bournonville. [Add. St-S. 634]

Le[1] prince de Bournonville[2] mourut à Bruxelles[3]. C'étoit un homme d'honneur, fort brave, qui avoit beaucoup de savoir et qui ne manquoit point d'esprit, mais d'un esprit tout à fait désagréable[4]. Il étoit riche, fils et petit-fils de deux hommes qui avoient fort figuré sous la maison d'Autriche[5]. Il étoit veuf, avec un fils et deux filles[6], d'une sœur du duc de Chevreuse du second lit, et la maréchale de Noailles et lui étoient enfants des deux frères, laquelle l'aimoit à cause de cette[7] proximité[8]. J'en eus beaucoup, dans la suite, avec ses enfants, car sa fille aînée épousa le duc de Duras[9], et la veuve de son fils, mon fils aîné[10]. Avec

portaient le nom et qui a subsisté jusqu'en 1859, voyez la *Topographie historique de la seigneurie de Bercy*, publiée pour la Société de l'Histoire de Paris, en 1882, et qui est l'œuvre de ce gendre de Desmaretz. Notre auteur parlera assez souvent de lui.

1. L'initiale de *Le* est une minuscule corrigée en majuscule.

2. Alexandre-Albert-François-Barthélemy, prince de Bournonville, devenu duc depuis 1690 (titre que Saint-Simon lui contestait) : tomes I, p. 257, et VIII, p. 289. Il était naturalisé depuis 1683.

3. Le 3 septembre : *Dangeau*, p. 407 et 433; *Sourches*, p. 354-355; *Gazette*, p. 443; *Mercure* du mois, p. 205 et 215; *Correspondance générale de Mme de Maintenon*, tome V, p. 416; lettre de l'Électeur à Chamillart, au Dépôt de la guerre, vol. 1838, n° 11.

4. Spanheim, en 1700, faisait de lui cet éloge indulgent (*Relation*, p. 415) : « Honnête homme. Peu d'esprit. Affable, doux, honnête. Estimé de tout le monde. » Notre auteur a dit (tome VIII, p. 289) que, « faute de tabouret très mal à propos prétendu, » la princesse n'allait pas à la cour; le duc de Luynes a raconté (*Mémoires*, tome IX, p. 500-501) comment Madame lui enleva cette distinction.

5. Alexandre Ier (1585-1656) et Alexandre-Hippolyte-Balthazar, mort en 1690 : tome VIII, p. 290-291.

6. *Filles* corrige *fils*. — En 1701, lors de la mort de Mme de Bournonville, il n'a parlé que d'un fils et une fille.

7. *Cette* corrige *sa*. — 8. Tome VIII, p. 289-291.

9. Ci-après, p. 184. Mme des Ursins voulait la marier au duc d'Havré.

10. Tome VIII, p. 290. Ce fils épousa, le 27 mars 1719, Catherine-Charlotte-Thérèse de Gramont, qui, devenue veuve le 5 janvier 1727, se remaria le 26 mars suivant avec Jacques-Louis de Saint-Simon, duc de Ruffec (tome V, p. 317). Veuve de ce second mari en 1746, elle mourut à Paris, le 21 mars 1755, âgée de quarante-huit ans (*Mémoires de Luynes*, tome XIV, p. 92-93).

tous ces proches, Bournonville ne parvint à rien, et servit toute sa vie[1]. Il étoit sous-lieutenant des gendarmes sous M. le prince[2] de Rohan, cousin germain de sa femme[3]. Il n'avoit aucun rang ni honneurs[4].

Mort, caractère et famille de Virville.

Virville[5] mourut en même temps, du nom de Grolée, illustre en Dauphiné[6]. Il avoit été capitaine de gendarmerie, brave et fort bon officier, mais[7] perdu de goutte[s][8], qui l'obligèrent à quitter, et qui, à la fin, le tuèrent. C'étoit un fort honnête homme, de beaucoup d'esprit et fort orné,

1. A partir de sa vingt et unième année : *Chronologie militaire*, tome VI, p. 572-573. Il servait en Flandre depuis le commencement de la guerre et y avait reçu le grade de maréchal de camp en octobre 1704. Quelques mois auparavant, il avait été frappé de goutte et de paralysie partielle (*Sourches*, tome VIII, p. 379), et il était encore malade à Bruxelles, en août 1705, lorsque l'imminence d'un combat lui fit passer deux journées entières à cheval, « ce qui irrita si fort son mal, dit Pinard, qu'il mourut peu de jours après. »

2. *M. le P.* corrige *M. de R.*

3. Hercule-Mériadec, fils et successeur du prince de Soubise : tome IX, p. 339. Anne de Rohan, sa tante maternelle, avait épousé en 1661 le père de Mme de Bournonville.

4. Voyez l'appendice XX de notre tome X.

5. François-Joseph de Grolée, marquis de Viriville ou Virville, fait enseigne des gendarmes écossais en 1677 après avoir dû acheter le guidon de Charles de Sévigné, sous-lieutenant des gendarmes d'Anjou en 1689, lieutenant des gendarmes de Berry en 1690, avait vendu cette dernière charge, pour cause de mauvaise santé, en avril 1701, et s'était retiré à Montélimar, où il mourut le 26 septembre 1705 (*Dangeau*, p. 436; *Sourches*, p. 375; *Gazette*, p. 509; *Mercure* d'octobre, p. 157-160; *Abrégé de la maison militaire du Roi*, tome II, p. 549 et 554). Il avait pris part aux batailles de Cassel, Saint-Denis, Fleurus, Leuze, la Marsaille, etc. Son père et sa sœur ont figuré dans notre tome VIII, p. 287-288.

6. Tome VIII, p. 288. Guichenon, Jean le Laboureur et Guy Allard ont fait la généalogie historique des Grolée. Comparez les articles du *Mercure*, mars 1703, p. 52-63, février 1708, p. 286-294, etc., et voyez, au Cabinet des titres, le dossier 31 964, vol. 1415 des *Pièces originales*. La terre de Viriville, titrée baronnie en 1560, comté en 1564, était devenue marquisat en 1639.

7. *Mais* est écrit en interligne, au-dessus d'*et*, biffé.

8. Nous avons eu, dans le tome VIII, p. 151, *perclus de gouttes*, au

et de très bonne compagnie, fort honnête homme aussi, et fort aimé et considéré. Le maréchal de Tallard avoit épousé sa sœur[1], et lui, qui vouloit tout laisser à son fils unique[2], donna pour rien sa fille[3] à Senozan, homme de rien dès lors fort riche, et qui le devint énormément depuis[4]. Il arriva ce qu'on voit ordinairement de ces mariages : le fils de Virville le survécut peu, la veuve du même Virville hérita de ses frères et de ses oncles[5]; il se forma de tout cela une succession prodigieuse qui tomba à la femme de Senozan[6].

pluriel, et, dans le tome XII, p. 463, *perdu de goutte*, au singulier. Ici, les deux verbes suivants sont au pluriel comme s'il y avait *perdu de gouttes*. On trouve souvent *travaillé des gouttes*.

1. Marie-Catherine : tome VIII, p. 288.

2. M. de Viriville avait épousé, par contrat du 23 décembre 1689 (mariage du 2-3 janvier 1690), Sabine de la Tour-Gouvernet, fille d'Esther Hervart, et, par celle-ci, amie intime de La Fontaine. Leur fils unique, Claude-François, quoique âgé à peine de treize ans, conserva le gouvernement de Montélimar, qu'avaient eu le père et le grand-père; mais il mourut en août 1714, au moment d'épouser Mlle de Torcy (*Dangeau*, tome XV, p. 207).

3. Marie-Anne-Jeanne-Madeleine, mariée le 26 juin 1711, plus de cinq ans après la mort de son père, mourut le 2 septembre 1775, à quatre-vingt-deux ans.

4. Daniel Ollivier, s'étant enrichi dans la banque et dans le commerce à Lyon[a], acheta le comté et le beau château de Senozan des héritiers de Briord (tome XI, p. 341), et il en fit renouveler l'érection en novembre 1710. Il avait eu d'une simple lingère François Ollivier, qui, outre les titres de comte de Senozan et de marquis de Rosny, releva le nom de Viriville. Né à Lyon le 6 février 1678, ce second Senozan, qui fut fait chevalier de Saint-Michel en 1708, occupa de 1724 à 1739 les lucratives fonctions d'intendant général des affaires du clergé, acheta le marquisat d'Alincourt en 1733, et mourut le 5 juillet 1739, à Paris, dans l'ancien hôtel de Jars et de Coislin, entièrement reconstruit par lui.

5. Sabine de la Tour-Gouvernet (ci-dessus, note 2) ne mourut qu'en 1741. Voyez la plus récente filiation de cette maison dans le Supplément du tome IX de l'*Histoire généalogique*, par P. de Courcy, 2e partie, p. 56-57.

6. Il est étonnant que notre auteur n'ajoute pas que la fille de

[a] C'est lui qui était chargé des remises de l'armée d'Espagne (Affaires étrangères, vol. *Espagne* 154, fol. 255).

Mort et caractère d'Usson. [*Add. St-S.* 635]

Usson, lieutenant général distingué[1] dont il a été mention ici plus d'une fois[2], mourut aussi à Marseille[3]; il commandoit dans les pays de Nice et Villefranche[4]. C'étoit un petit homme fait comme un potiron[5], mais plein d'esprit, de valeur et de talent[6] pour la guerre[7]. Il n'étoit point marié[8]; Bonrepaus étoit son frère aîné[9].

Comte

Pontchartrain se tint exactement ce qu'il s'étoit promis[10].

Mme de Senozan est mariée depuis 1730 avec le prince de Tingry, à qui elle a apporté quelque quarante mille livres de rente, et que le fils, conseiller d'État, a épousé en 1735 une Lamoignon-Blancmesnil. L'avocat Barbier, en annonçant ce dernier mariage (tome III, p. 15), dit : « M. de Senozan, fils du receveur général du clergé, qui autrefois étoit marchand de dentelles à Lyon, a épousé Mlle de Blancmesnil Lamoignon, fille du président à mortier, et sera un des particuliers les plus riches de Paris. » Voyez aussi Auguste Vitu, *la Maison mortuaire de Molière*, p. 374-377 et 442.

1. Sa notice est dans la *Chronologie militaire*, tome IV, p. 403-405.

2. Tome IV, p. 151 et 282, et, en dernier lieu, à propos de sa pique avec Villars en 1703, tome XI, p. 265-268.

3. Le 24 septembre : *Dangeau*, p. 434; *Sourches*, p. 373; *Gazette*, p. 500. Le *Mercure* d'octobre, p. 128-144, publia, outre un article nécrologique, une lettre du P. Croiset sur cette mort. M. d'Usson, malade depuis plusieurs mois, mourut comme on le transportait de Villefranche à Marseille, sur une galère (Dépôt de la guerre, vol. 1896, n° 205, et vol. 1898, n° 241).

4. Pourvu par commission du 24 mars précédent, avec dix-huit mille livres d'appointements, il avait en même temps des patentes pour suppléer, au besoin, le duc de la Feuillade en Italie.

5. Un Sancho Pança, dit-il dans l'Addition placée ici.

6. L'initiale de *talent* surcharge un *c*.

7. En 1701, il avait été envoyé à la cour de Wolfenbüttel, à la fois pour faire fonction d'agent diplomatique et pour commander les troupes des petits princes allemands. Cette combinaison ayant échoué, il fut rattaché à l'armée de Villars comme premier lieutenant général, et prit part surtout à la première bataille d'Hochstedt, mais fut forcé de revenir à cause du mauvais état de sa santé.

8. Erreur. Il avait épousé, par contrat du 13 août 1700 (Arch. nat., Y 274, fol. 113 v°), une fille de Mme de Brégy (ci-après, p. 305), veuve du marquis d'Escots, et qui mourut le 10 juin 1706.

9. L'aîné de tous était le père du marquis de Bonnac, comme il a été dit dans notre tome IV, p. 282.

10. Ci-dessus, p. 11.

Le comte de Toulouse et le maréchal de Cœuvres allèrent à Toulon comptant monter une flotte[1]. Tantôt un retardement, tantôt une difficulté, tantôt un manquement de quelque chose : bref, tous deux demeurèrent au port, et la flotte ennemie maîtresse de la mer[2]. L'amiral, pour charmer son ennui, alla visiter Antibes et se promener par les ports du pays, et revint à Fontainebleau, où le maréchal de Cœuvres, aussi peu content que lui, ne tarda[3] pas à le suivre[4]. Pontchartrain, qui avoit de longue main prévenu le Roi sur la dépense d'une puissante flotte, sur le grand nombre de gros vaisseaux des Anglois et des Hollandois joints ensemble, sur le danger de la personne du comte de Toulouse, si sa valeur étoit écoutée, s'en tira à joint pied[5], et se moqua d'eux tout à son aise, au grand malheur de Barcelone et des extrémités dont cette perte fut suivie, comme on les verra en leur temps[6].

de Toulouse et maréchal de Cœuvres à Toulon, et reviennent tout court.

Ce fut à ce retour du comte de Toulouse qu'il acheta d'Armenonville la terre de Rambouillet[7], à six lieues de Versailles, près de Maintenon, dont le Comte fit un duché-pairie érigé pour lui[8], et une terre prodigieuse par les acquisitions qu'il y fit dans la suite. Armenonville[9], qui ne

Comte de Toulouse achète Rambouillet d'Armenonville, à* qui on donne la

1. Ci-dessus, p. 12; *Dangeau*, p. 377 et 381; *Sourches*, p. 310-311. Parti le 29 juillet (*Mercure* du mois, p. 387-389), l'amiral revint le 30 septembre, rapportant la nouvelle de la mort de M. d'Usson.

2. L'amiral avisa, le 16 août, que cette flotte était forte de cent dix-sept voiles, dont soixante vaisseaux de guerre.

3. *Content* surcharge des lettres illisibles, et *tarda* surcharge un *c*.

4. *Dangeau*, p. 413, 427, 432 et 434; *Sourches*, p. 373.

5. Cette locution ne se trouve pas dans le *Dictionnaire de l'Académie* de 1718. Littré l'a relevée ici, mais a cru qu'elle était au pluriel comme dans la lettre de Mme de Sévigné datée du 13 octobre 1679.

6. Ci-après, p. 356-360.

7. Tome XII, p. 338-339. Le contrat fut passé le 19 octobre, pour cinq cent mille livres avec l'ameublement, ce qui était très bon marché (*Dangeau*, p. 448; *Sourches*, p. 389), et la mouvance fut transférée du comté de Rochefort au Roi lui-même (Arch. nat., X^{1A} 8700, fol. 85; *Sourches*, p. 393).

8. En 1711 seulement. — 9. Avant ce nom, il a biffé *d'*.

* L'élision *d'* surcharge *à*, et *Armenonville à* a été ajouté en interligne.

capitainerie de la Meute et du bois de Boulogne seulement.

vendoit que par respect[1], eut en pot-de-vin, pour lui et pour son fils[2] après lui, l'usage du château et[3] des jardins de la Meute[4] et du bois de Boulogne[5], que le Roi détacha de la capitainerie de Catelan[6] et l'en dédommagea[7].

1. Sans qu'il réclamât les frais des embellissements qu'il avait faits, le Roi voulut qu'ils lui fussent remboursés (*Sourches*, p. 389 ; *Journal de l'avocat Barbier*, tome II, p. 12-13).

2. Morville : tome XII, p. 194-195. — 3. *Et* surchage un *d*.

4. La Meute, qu'on appelle maintenant la Muette[a], sur la paroisse de Passy, était la maison affectée au capitaine de la Varenne du Louvre et du bois de Boulogne du côté de Paris, comme le château de Madrid était la maison du Roi de l'autre côté. On voit, en avril 1662 (*Gazette*, p. 400), le duc de Bouillon y donner une superbe collation à la suite d'une chasse dans le bois. M. d'Armenonville, l'ayant considérablement embellie, y reçut aussi la duchesse de Bourgogne et sa suite, le 5 septembre 1707 (*Dangeau*, tome XI, p. 454-455). Louis XV la lui rachètera en 1716, pour la donner à la duchesse de Berry ; après la mort de celle-ci, il y installera une ménagerie et en fera pour lui-même un rendez-vous de chasse et un séjour de plaisance. Il y avait de pareilles Meutes, pour les chiens et pour les chasseurs, dans la plupart des forêts royales (*Mercure* d'octobre 1707, p. 321-323). Celle-ci était aussi connue sous le nom de Gruerie du bois de Boulogne.

5. Sur ce bois, voyez un plan de 1668 indiqué dans les *Chroniques et légendes de Paris*, par Éd. Fournier, p. 212, la *Description de Paris* de G. Brice et de Piganiol, l'édition du livre de l'abbé Lebeuf donnée par Cocheris, tome IV, p. 76, 80-82 et 246-249, etc. Monseigneur y courait encore le loup, et des routes y avaient été ouvertes en vertu d'un arrêt du 21 juin 1701 (Arch. nat., E 1916). D'autres arrêts du 15 juillet 1682 et du 11 mai 1683 (O^1 26, fol. 245 v° ; E 1818) avaient réglé la délimitation de cette capitainerie avec celle de Bondy et Vincennes.

6. Voyez ci-après, p. 603, la notice de ce Catelan.

7. Cette disjonction se fit par une déclaration du 20 octobre 1705, le château de Madrid, les parc et bois de Boulogne, la Muette et la gruerie composant le lot de M. d'Armenonville (provisions du 28 octobre), et celui de Catelan ne comprenant plus que les bailliage et capitainerie des chasses de la Varenne des Tuileries, pont de Saint-Cloud, plaine Saint-Denis et dépendances, chacun des deux gardant la faculté de chasser chez l'autre : Arch. nat., O^1 49, fol. 145 v° à 151, et O^1 366, fol. 260 v°, 261 et 268 ; *Dangeau*, p. 448 ; *Sourches*, p. 389 et 390 ; *Gazette d'Amsterdam*, n° LXXXVI. Catelan, outre la confirmation

[a] L'orthographe ancienne était *muete*, qui se prononçait meute, comme *pueple* peuple.

Deux personnes fort différentes moururent en ce même temps[1] : la première présidente Lamoignon et Ninon. Mme de Lamoignon[2] (car ces avocats renforcés, et qui, du barreau, où ils gagnoient leur vie il n'y a pas longtemps, sont devenus des magistrats considérables, ont pris le *de*[3]), Mme[4] de Lamoignon, dis-je, étoit Potier, fille du secrétaire d'État Ocquerre[5], frère de cet évêque de Beauvais[6] qui pensa quelques jours être premier ministre à la mort de Louis XIII, et que le cardinal Mazarin culbuta[7]. Elle étoit

Mort de la première présidente Lamoignon; sa famille; caractère et fortune du premier président Lamoignon.

de son brevet de retenue de cent mille livres, recevait cinquante mille livres d'indemnité de M. d'Armenonville, et le Roi donnait à celui-ci un brevet de vingt-cinq mille livres.

1. *Dangeau*, p. 449 et 450; *Sourches*, p. 391. « Le 19 octobre, disent ces derniers *Mémoires* tout comme notre auteur, on apprit la mort de deux personnes d'un caractère bien différent qui étoient mortes à Paris dans un âge également avancé, dont l'une étoit la première présidente de Lamoignon, et l'autre la fameuse l'Enclos, qui étoit connue autrefois sous le nom de Ninon. »

2. Madeleine Potier : tome X, p. 284. Elle avait déjà eu une apoplexie en 1700 (*Sourches*, tome VI, p. 237). Le *Mercure* publia deux articles sur sa mort, en octobre 1705, p. 313-320, et en décembre, p. 193-198. Un de ses derniers actes de bienfaisance, en 1704, avait été l'établissement de deux filles de charité à Saint-Clair-sur-Epte (Arch. nat., carton S 6165).

3. Voyez ci-après, p. 605-606. — 4. *M*[e] surcharge *de*.

5. Nicolas IV Potier, seigneur d'Ocquerre en Brie, président à la Chambre des comptes en 1614, devint secrétaire d'État le 15 octobre 1622, sur la démission de son oncle Gesvres, et mourut au siège de la Rochelle, le 28 septembre 1628.

6. Augustin Potier, nommé évêque de Beauvais à la place de son frère aîné, en 1626, fut fait grand aumônier de la reine Anne d'Autriche vers 1616, et mourut à Bresles, le 19 juin 1650.

7. C'est le 11 septembre 1643 qu'il se retira dans son diocèse par ordre de la Régente. On avait cru en effet que celle-ci le choisirait pour premier ministre, l'ayant déjà introduit dans le conseil des affaires d'Église et nommé pour avoir un chapeau de cardinal; mais la place avoit été prise par Mazarin le jour même de l'enregistrement de la Régence, et, au bout de quatre mois, il se débarrassa de son rival en même temps que de la cabale des Importants. Voyez, outre les mémoires du temps (*Ormesson*, tome I, p. 49, 54, 56, 105 et 108; *Lenet*, p. 498; *la Chastre*, p. 278-279, 288 et 292; *Brienne*, p. 83, 84

sœur[1] du père du président de Novion[2] qui succéda à son mari à[3] la place de premier président, et mère de Lamoignon président à mortier à Paris[4], de Bâville conseiller d'État, intendant ou plutôt roi de Languedoc, de Mme de Broglia[5] dont le mari[6] et le second fils[7] sont devenus depuis si peu maréchaux de France, et de la défunte femme d'Harlay[8] qui succéda à Novion, son cousin germain, lorsque, comme je l'ai rapporté[9], il fut chassé en 1689 de la place de premier président. Lamoignon, beau, agréable[10],

et 97 ; *Nic. Goulas*, tome II, p. 1 et 10), le livre II du tome I de l'*Histoire de la minorité de Louis XIV*, par Chéruel. Au grand déplaisir de ses amis, l'évêque s'en alla, selon Guy Patin (*Lettres*, tome I, p. 109), « fort content et fort constamment, étant déjà bien las de la cour. » Le cardinal de Retz le traite de bête mitrée, d'idiot, etc., et Victor Cousin a adopté ce jugement.

1. Nièce, et non sœur.

2. André Ier Potier de Novion, d'abord conseiller au parlement de Bretagne en 1607, président de 1611 à 1616, passa alors à la place de président à mortier que son père avait eue à Paris, et s'en démit un mois avant sa mort, qui arriva en novembre 1645.

3. *A* corrige *en*.

4. Chrétien-François : tomes II, p. 269, et V, p. 84. C'est lui qui a traité le mariage de notre auteur en 1695.

5. Marie de Lamoignon : tome XI, p. 67.

6. Victor-Maurice, comte de Broglie, que nous avons vu, en dernier lieu, commander en chef dans le Languedoc à côté de son beau-frère Bâville (tome XI, p. 67, 80, etc.). J'ai expliqué alors que ce nom d'origine italienne s'écrivait de plusieurs façons en France.

7. François-Marie, comte de Broglie, né le 11 janvier 1671, qui commença à servir en 1686, eut le régiment de cavalerie du Roi à la suite de la bataille de la Marsaille, en 1694, le grade de brigadier en 1702, celui de maréchal de camp en 1704, et celui de lieutenant général en 1710, devint directeur général de la cavalerie en 1718, ambassadeur à Londres en 1725, chevalier des ordres en 1731, gouverneur de Bergues et maréchal de France en 1734, commandant en chef de l'Alsace en 1739, généralissime de l'armée de Prague en 1741, duc de Broglie en 1742, et mourut dans la terre de ce nom le 22 mai 1745.

8. Madeleine de Lamoignon, née le 14 avril 1649, mariée le 12 septembre 1667 à Achille de Harlay, morte à Stains le 28 octobre 1671.

9. En dernier lieu, dans notre tome X, p. 283-284.

10. Il y a une liste de ses portraits dans l'*Iconographie bretonne*, par le marquis de Surgères, tome II, p. 21-23. Le plus célèbre est celui

et sachant fort le monde et l'intrigue, avec tous les talents extérieurs, avoit brillé au Conseil dans la place de maître des requêtes[1]. On a vu comment, par l'adresse des ministres qui craignoient l'humeur de Novion, il refusa, à l'instigation de sa maîtresse, à qui ils donnèrent gros, la place de premier président[2] vacante en 1658 par la mort de Bellièvre[3], et [ils] y portèrent Lamoignon[4]. Les grâces

que grava Robert Nanteuil. Un buste en marbre, par Girardon, existait au château de Courson, et un autre, en terre cuite, est au musée de Versailles, n° 641, où se trouve aussi le portrait de l'Académie française, n° 3525, copie d'une peinture originale de Champaigne.

1. Le *Mercure* de décembre 1677 renferme, p. 254-261, un abrégé sommaire de son existence comme magistrat.

2. Cela n'a pas été raconté, et notre auteur a seulement parlé des « maîtresses obscures » de M. de Novion; mais le greffier Dongois, dans des souvenirs que nous avons reproduits à l'Appendice de notre tome X, p. 574, dit positivement que « Madame sa femme, le président Tubeuf, de la Chambre des comptes, et des amis particuliers, que l'on appela depuis le *Conseil bourgeois*, » détournèrent M. de Novion d'échanger une charge considérable, qui était sa propriété, contre une dignité; et cela se passa, non pas à la mort du premier président de Bellièvre comme il va être dit, mais trois ans plus tôt, lorsque l'élévation de Mathieu Molé au poste de garde des sceaux laissa vacante la première présidence, qui fut donnée à Bellièvre.

3. Pompone II de Bellièvre, conseiller au Parlement le 22 février 1629, maître des requêtes le 20 août 1631, conseiller d'État et ambassadeur en Italie en 1635, ambassadeur en Angleterre de 1637 à 1640, président à mortier à la place de son père en 1642, de nouveau ambassadeur extraordinaire en Angleterre en 1646 et 1647, puis à la Haye en 1651, reçu premier président du Parlement le 22 avril 1653, mourut dans cette charge le 13 mars 1657, et non 1658, à cinquante ans.

4. Voyez les Papiers du chancelier le Tellier: Bibl. nat., mss. Fr. 4193, fol. 115-118, et 4194, fol. 89 v°. « M. le président de Bellièvre, dit Dongois (notre tome X, p. 574), ne vécut, depuis sa promotion, que trois à quatre ans; mais, après sa mort, il ne fut pas seulement question de M. de Novion pour la première présidence. La place vaqua près de deux ans. A la fin, M. de Lamoignon, maître des requêtes, en fut pourvu.... Quoique M. de Lamoignon ne fût que maître des requêtes, il avoit une si grande réputation de probité et de capacité, que sa promotion fut reçue avec un applaudissement général. » La nomination était du 2 octobre 1658; l'installation au Parlement eut lieu le 16 novembre, non sans quelque opposition (ms. Nouv. acq. fr. 5132, fol. 30; *Bulletin du Comité des travaux historiques*, année

de sa personne, son affabilité, le soin qu'il prit de se faire aimer du barreau et des magistrats, une table éloignée de la frugalité de ses prédécesseurs, son attention singulière à capter les savants de son temps, à[1] les assembler chez lui à certains jours[2], à les distinguer quels qu'ils fussent, lui acquirent une réputation qui dure encore, et qui n'a pas été inutile à ses enfants[3]. Il est

1849, p. 80). Les raisons qui avaient empêché Mazarin de pourvoir plus tôt à une charge si importante sont exposées dans le tome III de l'*Histoire de France sous le ministère de Mazarin*, par Chéruel, p. 48-49, et dans le tome I de *Nicolas Foucquet*, par M. Jules Lair, p. 456-458. On évinça le président de Nesmond, comme on avait fait de M. de Novion en 1653.

1. *A* est en interligne, au-dessus de *de*, biffé, et de même, plus loin, l'*à* qui précède *distinguer*.

2. C'est le lundi que se tinrent chez lui, à partir de 1659, des conférences littéraires dont parlent Olivier d'Ormesson et Guy Patin ; mais on sait surtout que les réunions de Bâville étaient recherchées des gens de lettres ou d'esprit et des savants, et que Boileau en a consacré le souvenir. Le premier président avait une belle collection de livres et de manuscrits, dont son bibliothécaire, Adrien Baillet, dressa le catalogue.

3. Comparez son portrait par Perrault, dans les *Hommes illustres du XVIIe siècle*, tome I, p. 39-40, par l'abbé Arnauld, dans ses *Mémoires* (éd. Michaud et Poujoulat), p. 551, par Bussy-Rabutin, dans sa *Correspondance*, tome IV, p. 50 et 53, par l'auteur des portraits de 1663 publiés dans la *Correspondance administrative*, tome II, p. 60, et par l'auteur des portraits de 1664 publiés dans les *Archives curieuses de l'histoire de France*, 2e série, tome VIII, p. 417-418. Gourville dit (tome II, p. 85) que c'était un des premiers hommes du monde, et que, outre ses grandes et merveilleuses qualités, il avait celle d'être fort aisé à vivre et d'un gracieux commerce. Le P. Rapin, son ami et son commensal, l'a représenté comme type du sublime dans la magistrature. Outre son oraison funèbre par Bernard Colon et celle de Fléchier, on a son *Éloge* par Louvet (1661), sa *Vie* par Gaillard (à la suite de l'édition de ses *Arrêtés* donnée en 1781, et de la *Vie de M. de Malesherbes*, 1805), les études de Sorbier (*Mémoires de l'Académie de Caen*, 1847, p. 319-359), de Fr. Monnier (*Guillaume de Lamoignon et Colbert*, 1862), de M. Chévrier (1856) et de M. Gourdiat (1880), de M. Vian (1890 et 1896) et de M. Esmein (*Histoire de la procédure criminelle*, 1882, p. 203-211), les premiers chapitres de la thèse de M. Dejob : *de Renato Rapino* (1881), etc. La Bibliothèque nationale possède aussi (Réserve, Yc 602) un recueil spécial de pièces en son honneur, et une Vie manuscrite préparée par le P. Brottier, ms. Fr. 23 985.

pourtant vrai qu'à lui commença la corruption de cette place qui ne s'est guères interrompue jusqu'à aujourd'hui. Pour Lamoignon, j'en raconterai ici un seul trait parce qu'il est historique et curieux[1]. Il se fit à Saint-Germain une grande partie de chasse. Alors c'étoient les chiens, et non les hommes, qui prenoient les cerfs; on ignoroit encore ce nombre immense de chiens, de chevaux, de piqueurs, de relais, et de routes à travers les pays[2]. La chasse tourna du côté de Dourdan[3], et se forlongea[4] si bien, que le Roi s'en revint extrêmement tard et laissa la chasse. Le comte de Guiche, le comte depuis duc du Lude, Vardes, M. de Lauzun, qui me l'a conté[5], je ne sais plus qui encore, s'égarèrent[6]; et les voilà à la nuit noire à ne savoir où ils étoient. A force d'aller sur leurs chevaux

Corruption des premiers présidents successeurs de Bellièvre. Catastrophe singulière de Fargues*.

1. Quoique ce « trait historique et curieux » ait été réfuté dès que le public commença à connaître nos *Mémoires*, c'est-à-dire en 1781, et que, en dernier lieu, feu M. Chéruel ait renouvelé plusieurs fois la même démonstration, on verra, p. 603-606, que j'ai cru de mon devoir de réunir les témoignages et les pièces qui infirment le récit de Saint-Simon.

2. Déjà dit, presque dans les mêmes termes, mais sur le temps de Louis XIII, au début des *Mémoires*, tome I, p. 143. Dans le résumé du règne de Louis XIV (tome XII, p. 68), il sera répété encore que les chasses étaient devenues aisées et courtes sous ce roi par « les routes, la vitesse des chiens et le nombre gagé des piqueurs et des chasseurs à cheval. » Dangeau raconte (tome I, p. 59-60; comparez tome II, p. 65 et 104) que les chasseurs, en 1684, trouvèrent cent quatre-vingt mille toises de routes ouvertes dans la forêt de Fontainebleau sans qu'il eût été touché à un seul arbre. Pour connaître ce qu'était la chasse à courre à ces époques, il faut consulter *la Vénerie royale*, dédiée par R. de Salnove à Louis XIV en 1665, mais composée en l'honneur de Louis XIII (Claude de Saint-Simon y est cité parmi les amateurs de cet exercice), ou les *Leges venationis cervinæ*, etc., publiées par Jacques Savary en 1659.

3. Ce serait, à vol d'oiseau, un parcours de vingt-cinq à trente kilomètres du N. au S. du département actuel de Seine-et-Oise.

4. *Se forlonger* « se dit proprement des bêtes qui, étant chassées, s'éloignent des chiens et tirent de longue; se dit aussi, figurément, de toutes les affaires qui tirent en longueur » (*Académie*, 1718).

5. C'est donc à Lauzun que devrait revenir la responsabilité du récit.

6. *Segarèrent*, sans apostrophe ni premier accent, dans le manuscrit.

* La manchette est placée trois lignes trop haut dans le manuscrit.

recrus[1], ils avisèrent une lumière : ils y allèrent, et, à la fin, arrivèrent à la porte d'un espèce de château. Ils frappèrent, ils crièrent, ils se nommèrent, et demandèrent l'hospitalité. C'étoit à la fin de l'automne, et il étoit entre dix et onze heures du soir. On leur ouvrit ; le maître vint au-devant d'eux, les fit débotter et chauffer, fit mettre leurs chevaux dans[2] son écurie, et, pendant ce temps-là, leur fit préparer à souper, dont ils avoient grand besoin. Le repas ne se fit point attendre : il fut excellent, et le vin de même, de plusieurs sortes ; le maître, poli, respectueux, ni cérémonieux ni empressé, avec tout l'air et les manières du meilleur monde. Ils surent qu'il s'appeloit Fargues[3], et la maison Courson[4] ; qu'il y étoit retiré, qu'il n'en étoit point sorti depuis plusieurs années, qu'il[5] y recevoit quelquefois ses amis, et qu'il n'avoit ni femmes[6] ni enfants[7]. Le domestique[8] leur parut entendu, et la maison avoir un air d'aisance. Après avoir bien soupé, Fargues ne leur fit point attendre leurs lits : ils en trouvèrent chacun[9] un parfaitement bon, ils eurent chacun leur chambre, et les

1. *Recru* se dit d'un cheval « harassé, las, qui n'en peut plus de trop de fatigue » (*Académie*, 1718 et 1878).

2. Le *d* de *dans* surcharge *et*.

3. Balthazar de Fargues était originaire des terres du marquis de Saint-Aunès en Narbonnais. Major du régiment de M. de Bellebrune, qui avait le gouvernement d'Hesdin, il s'empara de cette place à la mort du gouverneur, en 1658, et, avec l'appui du maréchal d'Hocquincourt, qui venait de passer au parti espagnol (ci-dessus, p. 46), puis des Espagnols eux-mêmes et de Condé rebelle, il se maintint maître d'Hesdin jusqu'à la paix et à l'amnistie de 1659. Il se retira alors dans sa terre de Cincehours, en Hurepoix, à côté de Courson.

4. Le château de Cincehours, avec Courson et Launay, qui avaient appartenu aux Lamoignon, et qui leur revinrent également par la confiscation de Fargues, formaient un fief sur les rains de la forêt de Marcoussis, proche Limours.

5. Avant *qu'il*, il a biffé *et*. — 6. Ce pluriel est bien au manuscrit.

7. Il avait épousé une sœur du lieutenant de Roi d'Hesdin, nommé la Rivière et neveu par alliance de Bellebrune ; il en avait des enfants.

8. Le train de la maison et des gens de service.

9. Avant *chacun*, il a biffé *tous*.

valets de Fargues les servirent très proprement. Ils étoient fort las, et dormirent longtemps. Dès qu'ils furent habillés, ils trouvèrent un excellent[1] déjeuner servi, et, au sortir de table, leurs chevaux prêts, aussi refaits qu'ils l'étoient eux-mêmes. Charmés de la politesse et des manières de Fargues, et touchés de sa bonne réception, ils lui firent beaucoup d'offres de service, et s'en allèrent à Saint-Germain. Leur égarement[2] y avoit été la nouvelle, leur retour, et ce qu'ils étoient devenus toute la nuit, en fut une autre. Ces Messieurs étoient la fleur de la cour et de la galanterie, et tous alors dans toutes les privances du Roi : ils lui racontèrent leur aventure, les merveilles de leur réception, et se louèrent extrêmement[3] du maître, de sa chère et de sa maison. Le Roi leur demanda son nom. Dès qu'il l'entendit : « Comment Fargues, dit-il, est-il si près d'ici? » Ces Messieurs redoublèrent de louanges, et le Roi ne dit plus rien. Passé chez la Reine mère, il lui parla de cette aventure, et tous deux trouvèrent que Fargues étoit bien hardi d'habiter si près de la cour, et fort étrange qu'ils ne l'apprissent que par cette aventure de chasse, depuis si longtemps qu'il demeuroit là. Fargues s'étoit fort signalé dans tous les mouvements de Paris[4] contre la cour et le cardinal Mazarin. S'il n'avoit pas été pendu, ce n'avoit pas été faute d'envie de se venger particulièrement de lui; mais il avoit été protégé par son parti, et formellement compris dans l'amnistie[5]. La haine qu'il avoit encourue, et sous laquelle il avoit pensé

1. *Exellent*, dans le manuscrit.

2. *Égarement*, « fourvoiement, éloignement du droit chemin » (*Académie*, 1718); « méprise de celui qui s'écarte de son chemin; s'emploie plus ordinairement au figuré » (*ibidem*, 1878).

3. *Se* est ajouté en interligne, et *extremem*[t] surcharge *très*.

4. Avant *Paris*, il a biffé *la cour*, surchargé en *Paris*, puis *contre*, surchargé aussi en un premier *Paris*.

5. Louis XIV, étant à Toulouse en décembre 1659, avait accordé des lettres d'abolition spéciales au profit de Fargues, de la Rivière et des autres personnages compromis avec eux dans l'affaire d'Hesdin.

succomber, lui fit prendre le parti de quitter Paris pour toujours, afin d'éviter toute noise, et de se retirer chez lui sans faire parler de lui; et, jusqu'alors, il étoit demeuré ignoré. Le cardinal Mazarin étoit mort. Il n'étoit plus question, pour personne, des affaires passées; mais, comme il avoit été fort noté, il craignoit qu'on lui en suscitât quelque autre nouvelle, et, pour cela, vivoit fort retiré et fort en paix avec tous ses voisins, fort en repos des troubles passés sur la foi de l'amnistie, et depuis longtemps. Le Roi et la Reine sa mère, qui ne lui avoient pardonné que par force, mandèrent le premier président Lamoignon, et le chargèrent d'éplucher secrètement la vie et la conduite de Fargues, de bien examiner s'il n'y auroit point moyen de châtier ses insolences passées et de le faire repentir de les narguer si près de la cour dans son opulence et sa tranquillité. Ils lui contèrent l'aventure de la chasse qui leur avoit appris sa demeure, et témoignèrent à Lamoignon un extrême desir qu'il pût trouver des moyens juridiques de le perdre. Lamoignon, avide et bon courtisan[1], résolut bien de les satisfaire et d'y trouver son profit. Il fit ses recherches, en rendit compte, et fouilla tant et si bien, qu'il trouva moyen d'impliquer Fargues dans un meurtre commis à Paris au plus fort des troubles[2] : sur quoi, il le décréta sourdement, et, un matin, l'envoie saisir par des huissiers et mener dans les prisons de la Conciergerie. Fargues, qui, depuis l'amnistie, étoit bien sûr de n'être tombé en quoi que ce fût de répréhensible, se trouva bien étonné; mais il le fut bien plus quand, par l'interrogatoire, il apprit de quoi il s'agissoit. Il se défendit très[3] bien de ce dont on

1. On sait cependant quelle courageuse indépendance il montra dans le procès de Foucquet et dans la réformation de la justice.

2. Fargues fut condamné, non pour meurtre, mais pour péculat, faussetés et malversations, et son procès fut dirigé, non par le premier président, mais par l'intendant Machault, envoyé à cet effet même en Picardie, et déjà réputé pour sa rigueur implacable.

3. Le *t* de *très* surcharge *d*[*e*].

l'accusoit, et, de plus, allégua que, le meurtre dont il s'agissoit ayant été commis au fort des troubles et de la révolte de Paris, dans Paris même, l'amnistie qui les avoit suivis effaçoit la mémoire de tout ce qui s'étoit passé dans ces temps de confusion, et couvroit chacune de ces choses qu'on n'auroit pu suffire[1] ni exprimer à l'égard de chacun, suivant l'esprit, le droit, l'usage et l'effet, non mis en doute aucun jusqu'à présent, des amnisties[2]. Les courtisans distingués qui avoient été si bien reçus chez ce malheureux homme firent toutes sortes d'efforts auprès de ses juges et auprès du Roi; mais tout fut inutile : Fargues eut très promptement la tête coupée[3], et sa confiscation donnée en récompense au premier président[4]. Elle étoit fort à sa bienséance, et fut le partage de son second fils[5] : il n'y a guères qu'une lieue de Bâville à Courson[6]. Ainsi le beau-père et le[7] gendre s'enrichirent successivement dans la même charge, l'un du sang de l'innocent, l'autre du dépôt que son ami lui avoit confié[8] à garder, qu'il déclara ensuite au Roi, qui le lui donna, et dont il sut très bien s'accommoder[9]. Novion, qui fut entre-deux depuis 1677 jusqu'en 1688, ne fut chassé que pour avoir sans cesse vendu la justice comme je l'ai raconté en son lieu. Nous

1. Suffire à énumérer. — 2. *Des amnisties* est ajouté en interligne.

3. Il fut pendu, quoique prétendant à la qualité de gentilhomme, le 27 mars 1665, à Abbeville, et non à Paris.

4. Le don des droits du Roi sur la confiscation ne fut fait qu'en 1667.

5. L'intendant Bâville.

6. Bâville, qui fait aujourd'hui partie de la commune de Saint-Chéron, est à une lieue au S. de Launay-Courson, et resta au fils aîné du premier président. On y voit encore le château construit par celui-ci et la charmille célébrée dans la sixième épître de Boileau. En décembre 1670, le premier président obtint la double érection de Bâville en marquisat et de Launay-Courson en comté; nous verrons que ce dernier nom passa au fils du second des Lamoignon, c'est-à-dire de Bâville.

7. *Et le* surcharge *s'en*[*richit*].

8. *Confié* surcharge *donné*. Ensuite, *garder* corrige *gardé*.

9. C'est l'anecdote fausse et dénaturée, celle-là aussi, d'un dépôt confié par Ruvigny au procureur général Harlay : tome IV, p. 25-27.

verrons en leur temps leurs successeurs[1]; ce n'est pas encore celui d'en parler. La première présidente Lamoignon mourut dans une grande et longue piété. Avec tant d'enfants bien pourvus[2], elle ne laissa pas de mourir avec plus [de] quinze cent mille livres de bien[3].

Mort et singularités de Ninon

Ninon[4], courtisane fameuse, et, depuis que l'âge lui eut fait quitter le métier[5], connue sous le nom de Mlle de l'En-

1. Louis le Peletier, Mesmes, Novion, Portail.

2. Elle avait eu dix enfants au moins, et, outre les quatre énumérés ci-dessus, il lui restait une troisième fille, religieuse depuis 1667.

3. « Mme de Lamoignon, veuve depuis longtemps de M. le premier président de ce nom, est morte âgée de quatre-vingt-trois ans. Elle laisse quatre ou cinq cent mille écus de bien, qui sera partagé, s'il n'y a point de testament, entre M. le président de Lamoignon, etc. » (*Dangeau*, p. 449). Sur cette succession, voyez un arrêt de 1706 : Arch. nat., E 1935, fol. 161-166.

4. Ninon s'appelait Anne de Lanclos (*sic*) et était fille d'un écuyer attaché à la maison d'Elbeuf, puis à M. de Saint-Luc. Baptisée à l'église Saint-Jean-en-Grève le 10 novembre 1620, elle mourut le 17 octobre 1705, dans sa maison de la rue des Tournelles, et son inhumation à Saint-Paul, le 18, eut pour témoins le neveu de Gourville et le père de Voltaire (Jal, *Dictionnaire critique*, p. 769-771).

5. On lui donnait généralement quatre-vingt-huit ans (lettres de la marquise d'Huxelles, 19 et 20 octobre 1705); mais, si sa naissance avait précédé immédiatement le baptême (avant Jal, on la faisait naître en 1615 ou 1616), elle allait avoir seulement quatre-vingt-cinq ans, tandis que l'acte d'inhumation dit : quatre-vingt-dix ans environ. A en croire les anecdotes racontées par l'abbé Gédoyn au duc de Luynes quelque quarante années plus tard (*Mémoires de Luynes*, tome VI, p. 413-415, et longue note sur le *Journal de Dangeau*, tome X, p. 450), cet abbé, membre de l'Académie française, serait devenu l'amant de Ninon quand elle avait soixante-quinze ans, et elle en aurait pris encore un autre à quatre-vingts ans sonnés. — Il existe beaucoup de portraits de Ninon; mais le plus authentique doit être celui que Schmidt et autres ont gravé d'après la peinture de Ferdinand que Ninon elle-même donna à son amie la comtesse de Sandwich. De même, pour la biographie et l'histoire authentique, il y a grande difficulté à séparer le vrai du faux dans tout ce qui a été écrit sur Ninon, sauf peut-être dans son historiette par Tallemant des Réaux, tome VI, p. 1-26, dans les *Mémoires* de Douxmesnil et dans ceux de Bret, 1751. Walckenaer a bien parlé d'elle, d'après ces auteurs, dans son *Histoire de J. de la Fontaine*, tome II, p. 151-157, et dans ses *Mémoires sur Mme de Sévigné*, tome I,

clos, fut un exemple nouveau du triomphe du vice conduit avec esprit, et réparé de quelque vertu. Le bruit qu'elle fit, et, plus encore, le désordre qu'elle causa parmi la plus haute et la plus brillante jeunesse, força l'extrême indulgence que, non sans cause, la Reine mère[1] avoit pour les personnes galantes, et plus que galantes, de lui envoyer un ordre de se retirer dans un couvent[2]. Un de ces exempts de Paris[3] lui porta la lettre de cachet; elle la lut, et, remarquant qu'il n'y avoit point de couvent désigné en particulier : « Monsieur, dit-elle à l'exempt sans se déconcerter, puisque la Reine a tant de bonté pour moi que me laisser le choix du couvent où elle veut que je me retire, je vous prie de lui dire que je choisis celui des Grands-Cordeliers de Paris[4]; » et[5] lui rendit la lettre de cachet avec une belle révérence. L'exempt, stupéfait de cette[6] effronterie sans pareille, n'eut pas un mot à

dite Mlle l'Enclos. [*Add. St-S. 636*]

p. 235-263, et tome IV, p. 108-119, et Sainte-Beuve aussi, à propos de Saint-Évremond, dans les *Causeries du lundi*, tome IV, p. 133-149. Tout ce qu'on va lire avait été réuni dès 1786 dans la *Galerie de l'ancienne cour*, tome II, p. 83-101.

1. Ces trois mots surchargent le commencement d'*A*[*nne*].

2. C'est en mars 1657 que la maréchale de Gramont poussa Anne d'Autriche à prendre cette mesure de rigueur. Ninon fut conduite d'abord aux Madelonnettes, puis transférée, par prudence, au couvent de Lagny : *Tallemant*, tomes II, p. 413, et VI, p. 11, note 2, et p. 20.

3. Un exempt, non pas de la grande prévôté (tome I, p. 295), ni des gardes du corps (tome I, p. 68, note 3), ni de la connétablie (ci-après, p. 181, note 7), mais de la maréchaussée ou de la compagnie de robe courte : voyez le *Dictionnaire* d'Expilly, tomes II, p. 451, et V, p. 556.

4. Le grand couvent établi au temps de saint Louis sur la paroisse Saint-Côme, et dont l'église, incendiée en 1580, avait été reconstruite par les soins du roi Henri III et de MM. de Thou. Il n'en subsiste plus que le réfectoire qui fut le siège du club de Danton et de Marat pendant la Révolution, aujourd'hui musée de l'École de médecine. Les religieux cordeliers, ou frères mineurs, de l'ordre de Saint-François-d'Assise, tiraient leur surnom de la corde dont ils ceignaient leur robe de gros drap gris. Ils ne devaient vivre que d'aumônes ; mais le populaire leur avait fait une réputation d'indiscipline, de débauche et d'ignorance.

5. *A* surchargé en *et*.

6. *De cette* est en interligne, au-dessus de *d'une telle*, biffé.

répliquer, et la Reine la trouva si plaisante, qu'elle la laissa en repos[1]. Jamais Ninon n'avoit qu'un amant à la fois, mais des adorateurs en foule, et, quand elle se lassoit du tenant, elle le lui disoit franchement, et en prenoit un autre. Le délaissé avoit beau gémir et parler : c'étoit un arrêt, et cette créature avoit usurpé un tel empire, qu'il n'eût osé se prendre à celui qui le supplantoit, trop heureux encore d'être admis sur le pied d'ami de la maison[2]. Elle a quelquefois gardé à son tenant, quand il lui plaisoit fort, fidélité entière pendant toute une campagne. La Chastre[3], sur le point de partir, prétendit être de ces heureux distingués. Apparemment que Ninon ne lui promit pas bien nettement : il fut assez sot, et il l'étoit beaucoup, et présomptueux à l'avenant[4], pour lui en demander un billet; elle le lui fit. Il l'emporta, et s'en vanta fort. Le billet fut mal tenu, et, à chaque fois qu'elle y manquoit : « Oh! le bon billet, s'écrioit-elle, qu'a là la Chastre! » Son fortuné[5], à la fin, lui demanda ce que cela vouloit dire.

1. Cette anecdote se retrouve dans les *Mémoires de Chavagnac* (1699), tome I, p. 59, et dans Voltaire, dont les récits sur Ninon sont d'ailleurs pleins d'erreurs. D'après Chavagnac, c'est à la Reine même qu'aurait été faite la réponse. Selon quelques auteurs, on répliqua à Ninon que les Filles-Repenties lui conviendraient mieux : à quoi elle riposta encore qu'elle n'était ni fille, ni repentie.

2. « Durant sa passion, personne ne la voyoit que celui-là (le tenant). Il y alloit bien d'autres gens chez elle; mais ce n'étoit que pour la conversation, et quelquefois pour souper, car elle avoit un ordinaire assez raisonnable.... » (*Tallemant des Réaux*, tome VI, p. 5.)

3. On a identifié ce la Chastre avec l'auteur des *Mémoires sur la minorité de Louis XIV*, Edme, second comte de Nançay, cousin germain de Bussy-Rabutin, colonel général des Suisses en 1643, mort en 1645, à la suite de la bataille de Nordlingen; mais, en raison de ces dates, n'y a-t-il pas lieu de préférer le nom de son fils Louis, né vers 1633, troisième comte de Nançay, dit le marquis de la Chastre? Celui-ci, brillant officier, fut mestre de camp de cavalerie et gouverneur de Bapaume (1661), et périt dans l'expédition de Gigery, vers le 25 août 1664. Il s'était marié en 1658, et nous connaissons déjà ses deux fils.

4. Notre auteur ne peut savoir cela que par ouï-dire.

5. Elle les appelait ses « caprices, » à ce que raconte Tallemant.

Elle le lui expliqua; il le conta, et accabla la Chastre d'un ridicule qui gagna jusqu'à l'armée où il étoit[1]. Ninon eut des amis illustres de toutes les sortes, et eut tant d'esprit, qu'elle se les conserva tous, et qu'elle les tint unis entre eux, ou, pour le moins, sans le moindre bruit[2]. Tout se passoit chez elle avec un respect et une décence extérieure que les plus hautes princesses soutiennent rarement avec des foiblesses. Elle eut de la sorte pour amis tout ce qu'il y avoit de plus trayé et de plus élevé à la cour : tellement qu'il devint à la mode d'être reçu chez elle, et qu'on avoit raison de le desirer par les liaisons qui s'y formoient[3]. Jamais ni jeu, ni ris élevé, ni

1. Cette anecdote est rapportée par Bussy-Rabutin dans son *Discours à ses enfants*, de l'année 1694, et dans ses *Mémoires*, éd. 1696. Tallemant des Réaux en eût fait certainement son profit, s'il eût tenu sa promesse de continuer l'historiette de Ninon pour les temps de la régence d'Anne d'Autriche. De ce qu'il ne nomme pas la Chastre parmi les amants de la première période, on peut conclure, avec nous, qu'il s'agit du marquis de la Chastre qui vivait sous la Régence, et non pas de son père. Voltaire a raconté aussi l'anecdote, en déclarant que ni les Thaïs ni les Laïs ne firent rien de plus plaisant.

2. Les noms se trouvent en maint endroit, particulièrement dans une élégie bien connue de Saint-Évremond, dans les *Historiettes*, avec le commentaire de Paulin Paris, dans le tome I des *Mémoires sur Mme de Sévigné*, p. 242 et suivantes. Citons seulement, des personnages que nous connaissons déjà, le duc d'Enghien (Condé), le duc de Châtillon, d'Effiat, Villars-Orondat, Charles d'Aubigné, Sévigné père et fils, Gourville, Raray, etc. La liaison la plus prolongée fut avec Villarceaux, et il en naquit (à moins que d'Estrées n'y eût plus de droits) un fils, légitimé en 1690 (notre tome I, p. 107, note 5; article de Guessard, dans *la Correspondance littéraire*, 1857, tome I, p. 149-150), et qui fit bonne figure dans la marine royale sous le nom de chevalier de la Boissière. Voyez ci-après, appendice III, la donation que Ninon fit à ce fils en 1655.

3. Sa maison fut alors comme un petit hôtel de Rambouillet, où venaient en foule, non seulement les gens les plus distingués de la cour ou du monde des lettres, mais même des dames qui ne craignaient pas de se compromettre quelque peu, la Sablière, Bouillon, Coulanges, Castelnau, Cornuel, d'Olonne, etc. Alors on n'appelait plus Ninon que Mlle de Lanclos, et la réputation de la maîtresse du logis était si universellement répandue, qu'elle fut, au dire de Mme de Motteville (*Mémoires*, tome IV, p. 74), la seule femme de France à qui Christine de Suède, dans son voyage

disputes, ni propos de religion ou de gouvernement[1]; beaucoup d'esprit et fort orné, des nouvelles anciennes et modernes, des nouvelles de galanterie, et toutefois sans ouvrir la porte à la médisance, tout y étoit délicat, léger, mesuré, et[2] formoit les conversations, qu'elle sut soutenir par son esprit et par tout ce qu'elle savoit de faits de tout âge, la considération, chose étrange! qu'elle s'étoit acquise, le nombre et la distinction de ses amis et de ses connoissances, quand les charmes cessèrent de lui attirer du monde, quand[3] la bienséance et la mode lui défendit de plus mêler le corps avec l'esprit[4]. Elle savoit toutes les

de 1655, daigna accorder « quelques marques d'estime. » On trouvera ci-après, appendice IV, une lettre de Ninon à Mme de Villette, qui donne le ton des relations qu'elle pouvait entretenir avec une dame hautement considérée. En 1695, Mme de Sévigné écrivait aux Coulanges (*Lettres*, tome X, p. 248) : « Corbinelli me mande des merveilles de la bonne compagnie d'hommes qu'il trouve chez Mlle de Lanclos. Ainsi elle rassemble tout sur ses vieux jours, quoi que dise Mme de Coulanges, et les hommes et les femmes; mais, quand elle n'auroit présentement que les femmes, elle devroit se consoler de cet arrangement, ayant eu les hommes dans le « bel âge pour plaider. » Comparez la note écrite par le duc de Luynes sur l'article du *Journal de Dangeau*, p. 450. On a vu, dans le commentaire de notre tome XII, p. 114-116, que Tréville fut un de ces habitués.

1. Voilà qui se concilie mal avec la note 4 ci-dessous.

2. *Et* corrige une *f*. — 3. Avant ce second *quand*, il a biffé *et*.

4. Ci-après, p. 606. C'est pour un temps bien antérieur que Tallemant (tome VI, p. 6) a fait ce portrait de Ninon « libertine » : « Elle dit qu'il n'y a point de mal à faire ce qu'elle fait, fait profession de ne rien croire, se vante d'avoir été fort ferme en une maladie où elle se vit à l'extrémité, et de n'avoir que par bienséance reçu ses sacrements. Ils (certains amis) lui ont fait prendre un certain air de dire et de trancher les choses en philosophe; elle ne lit que Montagne, et décide de tout à sa fantaisie.... Elle se fait porter respect par tous ceux qui vont chez elle, et ne souffriroit pas que le plus huppé de la cour s'y moquât de qui que ce soit qui y fût. » Plus tard, au contraire, presque dans les derniers temps, Madame écrivait à la duchesse de Hanovre (recueil Jaeglé, tome I, p. 172) : « Depuis que Mlle de Lanclos est vieille, elle mène une vie fort honnête. Elle dit, à ce qu'on prétend, que jamais elle ne se serait corrigée, si elle n'avait pas trouvé elle-même *la chose* ridicule.... Mon fils surtout est de ses amis; elle l'aime beaucoup. Je voudrais qu'il l'allât voir plus souvent et la fréquentât de préférence à ses bons amis :

intrigues de l'ancienne et de la nouvelle cour, sérieuses et autres; sa conversation étoit charmante, désintéressée, fidèle, secrète, sûre au dernier point, et, à la foiblesse près, on pouvoit dire qu'elle étoit vertueuse et pleine de probité. Elle a souvent secouru ses amis d'argent et de crédit, est entrée pour eux dans des choses importantes, a gardé très fidèlement[1] des dépôts d'argent et des secrets considérables qui lui étoient confiés[2]. Tout cela lui acquit de la réputation, et une considération tout à fait singulière. Elle avoit été amie intime de Mme de Maintenon tout le temps que celle-ci demeura à Paris[3]. Mme de Maintenon

elle lui inspirerait de meilleurs sentiments, et plus nobles que ceux-ci ne font. Elle s'y entend, paraît-il, car ceux qui sont de ses amis la vantent et ont coutume de dire : « Il n'y a point de plus honnête « homme que Mlle de Lanclos. » On prétend qu'elle est fort modeste dans ses manières et ses discours.... » — La Fare, pourtant peu indulgent, a dit (*Mémoires*, p. 287) : « Je n'ai point vu cette Ninon dans sa beauté; mais, à l'âge de cinquante ans, et même jusqu'au delà de soixante-dix, elle a eu des amants qui l'ont fort aimée, et les plus honnêtes gens de France pour amis. Jusqu'à quatre-vingt-sept, elle fut recherchée encore par la meilleure compagnie de son temps. »

1. Ces deux mots sont en interligne.

2. Voltaire a représenté le pénitencier de Notre-Dame niant effrontément un dépôt d'argent que Gourville lui avait confié pendant la Fronde, et Ninon, au contraire, rendant fidèlement celui qu'elle avait reçu dans les mêmes conditions. Rien ne permet de croire à l'authenticité de la première partie de cette anecdote, dit M. Lecestre, dans l'introduction de son édition des *Mémoires de Gourville*, tome I, p. ciij; mais, dans quelques lignes consacrées à la mort de Ninon par l'annotateur des *Mémoires de Sourches*, p. 391, note 2, il est question d'un dépôt gardé et rendu par elle, et voici en quels termes : « C'étoit la fille d'un joueur de luth, mais chez laquelle, pendant la Régence, alloient tous les honnêtes gens de la cour. Il est vrai que la Reine mère du Roi l'avoit fait enfermer dans un couvent; mais, dans la suite, elle en étoit sortie, et avoit continué à voir toujours un grand nombre d'honnêtes gens, s'étant signalée par son esprit et par la fidélité avec laquelle elle avoit gardé longtemps à un de ses amis cinquante mille louis d'or. » C'est peut-être le dépôt oublié entre ses mains par Dangeau, dont parle le duc de Luynes dans sa note sur le *Journal*, p. 450.

3. A part quelques courts voyages, Mme de Maintenon n'habita que Paris jusqu'au temps où elle prit place à la cour.

n'aimoit pas qu'on lui parlât d'elle; mais elle n'osoit la désavouer. Elle lui a écrit de temps en temps jusqu'à sa mort, avec[1] amitié. L'Enclos, car Ninon avoit pris ce nom[2] depuis qu'elle eut[3] quitté le métier de sa jeunesse longtemps poussée[4], n'y étoit pas si réservée avec ses amis intimes, et, quand il lui est arrivé de s'intéresser fortement pour quelqu'un, ou pour quelque chose, ce qu'elle savoit rendre rare et bien ménager, elle en écrivoit à Mme de Maintenon, qui la servoit efficacement et avec promptitude; mais, depuis sa grandeur, elles ne se sont vues que deux ou trois fois, et bien en secret[5].

1. *Avec* surcharge *en*.

2. C'était son nom de famille, que notre auteur écrit comme on le faisait communément, au lieu de *Lanclos;* elle ne fit que le reprendre quand sa vie eut changé d'aspect, ainsi qu'on l'a vu plus haut.

3. *Eust*, à l'imparfait du subjonctif, dans le manuscrit.

4. Longtemps continuée.

5. Rien ne confirme ces détails; mais, quant au fond, les relations avec Mme de Maintenon, ou plutôt Mme Scarron, puisqu'elles remontaient au temps du cul-de-jatte, ne sont point douteuses et paraissent d'ailleurs peu étonnantes, lorsque l'on se rappelle quelle situation l'auteur du *Roman comique* avait faite à sa jeune femme. Les ennemis et les pamphlétaires ne pouvaient manquer d'y chercher des arguments contre la vertu de celle-ci. Sachons gré à Saint-Simon de n'avoir pas emprunté à la Fare cette fin du passage cité plus haut : « Comme elle savoit bien qu'il n'est point d'amours éternelles, elle pardonna à Mme Scarron de lui avoir enlevé Villarceaux, et fut de ses meilleures amies, jusque-là qu'elles n'ont eu qu'un même lit pendant des mois entiers. » A l'appui de cette assertion, je dois rappeler que Feuillet de Conches produisit, en 1862, une lettre de Ninon à Saint-Évremond, dite lettre « de la chambre jaune; » mais feu M. Geffroy, dans son livre sur *Madame de Maintenon* (tome I, p. 7), a déclaré qu'on n'oserait plus citer cette pièce. Il en est de même du volume de 1789, attribué à Ségur et intitulé : *Correspondance secrète entre Ninon de Lenclos, le marquis de Villarceaux et Mme de M****. Madame, si hostile à la veuve de Scarron, a dit seulement ceci, dans une lettre de 1698 à la duchesse de Hanovre (recueil Jaeglé, tome I, p. 171-172) : « Ninon aura beau mener telle vie qu'il lui plaira; on ne lui dira jamais rien, car elle est une des meilleures amies de la Pantocrate, qu'elle connaît depuis de longues années. La liaison a commencé au Marais. » Cette liaison a été commentée, avant Geffroy, par Walckenaer, dans ses *Mémoires sur Mme de*

L'Enclos avoit des reparties admirables; il y en a deux entre autres, au dernier[1] maréchal de Choiseul[2], qui ne s'oublient point : l'une est une correction excellente, l'autre un tableau vif d'après nature. Choiseul, qui étoit de ses anciens amis, avoit été galant et bien fait. Il étoit mal avec M. de Louvois, et il déploroit sa fortune, lorsque le Roi le mit, malgré le ministre, de la promotion de l'Ordre de 1688[3]. Il ne s'y attendoit en façon du monde, quoique de la première naissance et des plus anciens et meilleurs lieutenants généraux[4]. Il fut donc ravi de joie, et se regardoit avec plus que de la complaisance paré de son cordon bleu. L'Enclos l'y surprit deux ou trois fois; à la fin, impatientée : « Monsieur le comte, lui dit-elle devant toute la compagnie, si je vous y prends encore, je vous nommerai vos camarades[5]. » Il y en avoit eu en effet plusieurs à faire pleurer, mais quels et combien en comparaison de ceux de 1724, et de quelques autres encore depuis[6]! Le bon maréchal étoit toutes les vertus mêmes, mais peu réjouissantes, et avec peu d'esprit[7]. Après une

Sévigné, tome I, p. 231 et 468-470, et tome V, p. 227-230, et par Lavallée, dans le tome I de la *Correspondance générale*, p. 49-50, 80-87.

1. L'abréviation *d^r* surcharge le premier jambage d'une *M*.

2. Celui sous lequel Saint-Simon a servi, et dont il cultive avec soin l'amitié. Il le qualifie de *dernier maréchal* pour qu'on ne fasse pas confusion avec le maréchal du Plessis-Praslin, père du duc de Choiseul que nous venons de voir mourir ayant manqué le bâton.

3. Comme Maulévrier : tome I, p. 120. Selon certains auteurs, le ressentiment de Louvois venait de ce que M. de Choiseul avait refusé de lui vendre une terre, et, selon d'autres, de ce qu'il avait fait du tapage dans les bureaux de Saint-Pouenge.

4. Lors de leur promotion en 1693, lui et Joyeuse ont paru « fort modérés, comme des seigneurs qui méritoient cet honneur et l'espéroient depuis longtemps » (tome I, p. 117).

5. C'est à raison de ce mot plaisant que notre auteur avait intercalé une page sur Ninon dans la notice du duché de Choiseul (*Écrits inédits*, tome VI, p. 285-286). Voyez ci-après, p. 606.

6. Il a parlé récemment (tome XII, p. 194 et 490) de la promotion de pieds plats et de canailles faite en 1724.

7. On donnera ailleurs les portraits de ce maréchal qui se trouvent

longue visite, l'Enclos bâille[1], le regarde, puis s'écrie :

> Seigneur, que de vertus vous me faites haïr !

qui est un vers de je ne sais plus quelle pièce de théâtre[2]. On peut juger de la risée et du scandale. Cette saillie pourtant ne les brouilla point.

L'Enclos passa de beaucoup quatre-vingts ans, toujours saine, visitée, considérée. Elle donna à Dieu ses dernières années[3], et sa mort fit une nouvelle. La singularité unique de ce personnage m'a fait étendre sur elle[4].

dans l'Appendice de la *Relation de Spanheim*, dans les *Caractères* inédits de 1703, dans la correspondance de ses amis Coulanges, etc.

1. *Baaille*, dans le manuscrit.

2. C'est le dernier vers de l'acte III de *Pompée*, par P. Corneille.

3. Tout au moins ses derniers jours. La marquise d'Huxelles écrivit à son ami la Garde, le 20 octobre (*Dangeau*, p. 452, note) : « C'est Mme de Vaubecourt, Mme de Naneré et Mme Ollier qui l'ont assistée. Sa maladie n'a duré que trois jours ; mais elle a reçu Notre-Seigneur : il n'étoit plus temps pour le dernier sacrement. Par pressentiment ou effet de la miséricorde, elle alla à Saint-Paul, deux jours devant qu'elle tombât malade, faire une confession à un ecclésiastique de sa connoissance. Par un testament qui s'est trouvé, elle fait le neveu de feu M. de Gourville, qui porte le même nom, son légataire universel et exécuteur de ses dernières volontés. » Ce testament, signé : ANNE DELANCLOS, le 19 décembre 1704, a été publié, en 1893, par M. le vicomte de Grouchy, dans le *Bulletin de la Société de l'Histoire de Paris*, p. 93-94. On a vu plus haut, p. 143, note 2, que Ninon avait eu un fils de Villarceaux (la paternité en a été quelquefois revendiquée pour d'autres, et un auteur a raconté que les prétendants l'avaient jouée aux dés) ; la légende lui en attribue encore un ou deux autres : ci-après, p. 523, note 3. Au temps de Louis XV, on prétendait que la reine Marie Leszczynska conservait la tête de Ninon à la façon d'une relique (*Mémoires du marquis d'Argenson*, tome VII, p. 16-17).

4. Voici ce qu'il en avait dit dans la notice CHOISEUL, après les deux anecdotes sur le maréchal (*Écrits inédits*, tome VI, p. 286) : « Cette l'Enclos avoit été belle, piquante, et une célèbre courtisane sous le non de Ninon ; mais jamais de commerce qu'avec un homme à la fois, qu'elle congédioit quand un autre lui venoit en fantaisie. Elle eut ainsi les courtisans les plus distingués, dont plusieurs demeurèrent ses amis. Son esprit lui en acquit beaucoup, et une sorte de tribunal dans les suites, où il y avoit bonne compagnie. Cela lui donna de la considération jusqu'à

Rossignol, président aux requêtes[1] du Palais, mourut en ce même temps[2]. Son père[3] avoit été le plus habile déchiffreur de l'Europe[4]. Je ne sais comment il s'avisa de s'appliquer à une connoissance jusqu'à lui si cachée[5], ni comment M. de Louvois le connut et l'employa à ce talent[6].

Mort de Rossignol.

la fin de sa vie, qui fut très longue, et Mme de Maintenon, avec qui elle avoit fort rôti le balai dans leur jeunesse, en conserva toujours secrètement pour elle. C'est elle que la Reine mère voulut faire enfermer, et qui, ayant le choix d'un couvent, demanda les Grands Cordeliers. Cette effronterie parut si plaisante, que la Reine mère la laissa en liberté. »

1. L'initiale majuscule *R* surcharge *E*[*nquêtes*].

2. Charles-Bonaventure Rossignol, qui mourut le 2 ou le 3 octobre 1705, à cinquante-six ans (*Dangeau*, p. 446 ; *Mercure* d'octobre, p. 232-237 ; *Gazette*, p. 500), n'était pas président aux requêtes, mais conseiller honoraire au Parlement, et Louvois l'avait fait faire président à la Chambre des comptes en décembre 1688 (ms. Clairambault 491, fol. 69).

3. Antoine Rossignol était, selon Tallemant des Réaux, qui lui a donné place dans son historiette du cardinal de Richelieu (tome II, p. 32, 33 et 93-94), un pauvre garçon d'Albi que son génie de déchiffrement rendit très utile aux ministres de Louis XIII. Les mathématiques l'amenèrent à une sorte de divination merveilleuse, qu'il utilisa pour la première fois au siège de Réalmont, en 1626, puis au siège de la Rochelle. En 1645, on le récompensa par une charge de maître des comptes, qu'il conserva jusqu'en septembre 1681, et il mourut en décembre 1682, âgé de quatre-vingt-deux ans selon le *Mercure*. Sa pension de douze mille livres passa alors à son fils. Voyez, ci-après, appendice V, une note sur eux deux. Rossignol père a eu les honneurs d'une notice et d'un portrait dans les *Hommes illustres* de Perrault, tome I, p. 57-58. Louis XIV le favorisa d'une visite dans sa maison de Juvisy, en 1678, et c'est lui que Boisrobert a célébré (*Épîtres*, éd. 1647, p. 151) :

> Il n'est plus rien dessous les cieux
> Qu'on puisse cacher à ses yeux....

Le *Moréri*, que sans doute notre auteur a suivi, raconte d'après Perrault les origines de sa fortune et les récompenses qu'elle lui valut.

4. « Le plus habile *défricheur* de l'Europe, » a-t-il écrit dans la Table de son exemplaire du *Journal de Dangeau*.

5. Agrippa d'Aubigné parle, dans son *Histoire universelle*, éd. de Ruble, tome VIII, p. 202, d'un certain Chorrin à qui nul chiffre ne résistait. C'était au temps du Béarnais.

6. A ce genre particulier d'aptitude : voyez *Littré*, TALENT 2°. — Il y a ici une erreur que feu M. Avenel, l'éditeur des *Lettres du cardinal de Richelieu*, a relevée dans la préface du tome I de ce grand recueil,

Aucun chiffre ne lui échappoit; il y en avoit qu'il lisoit tout de suite[1]. Cela lui donna beaucoup de particuliers avec le Roi, et en fit un homme important. Il instruisit son fils dans cette science; il y devint habile, mais non pas au point de son père[2]. C'étoient d'honnêtes gens et modestes, qui, l'un et l'autre, tirèrent gros du Roi[3], qui même laissa cinq mille livres de pension à sa famille, qui n'étoit pas d'âge à déchiffrer[4].

Courtenvaux; son caractère[*];

Peu de temps après qu'on fut à Fontainebleau, il arriva à Courtenvaux[5] une aventure terrible[6]. Il étoit fils aîné de

p. XXII-XXIV[a]. Le père se révéla comme déchiffreur au prince de Condé en 1626, quelque quarante ans avant le ministère de Louvois, et l'anecdote en est racontée dans l'article de Perrault. Il servit ensuite Richelieu et Mazarin, et fut très apprécié d'eux, mais finit par être presque aveugle; son fils continua le même office, comme il va être dit trois lignes plus loin.

1. Le *Mercure* de novembre 1703, p. 53-54, parle d'un autre déchiffreur de Louvois nommé Luillier.

2. Sur la manière d'écrire en chiffre vers cette époque, on peut lire un article du *Mercure* de juillet 1690, p. 46-80, et un manuel dressé pour le prince de Condé en 1633, ms. Fr. 2053. Nous avons vu plus haut (p. 112) que Saint-Simon recourait à cette cryptographie, tout comme un homme d'État, pour se garantir des indiscrétions de la poste.

3. Parmi les dons qu'ils eurent de la cour, on voit figurer celui de plusieurs charges de courriers, dont le père fut indemnisé le 2 avril 1672 moyennant cent cinquante mille livres (Arch. nat., O^1 16, fol. 116).

4. Dangeau disait: « Le président Rossignol mourut ces jours passés à Paris. C'étoit le plus habile déchiffreur de l'Europe. Il avoit de grosses pensions du Roi pour cela, et le Roi en laisse cinq mille francs à sa famille. » Le *Mercure* ajoute que S. M. daigna témoigner du regret de cette perte. Un des fils fut maître des requêtes, intendant en Auvergne et à Lyon, secrétaire-greffier de l'ordre de Saint-Louis. Le président avait été galant, à en croire une fable de 1690: ms. Fr. 12690, p. 133.

5. Michel-François le Tellier, marquis de Courtenvaux par sa mère, né le 15 mai 1663, reçu à la survivance de secrétaire d'État le 7 décembre 1681, à celle des cent-suisses en mars 1688, et pourvu du régiment de la Reine au mois de mai suivant, mourut le 11 mai 1721, à Arnay-le-Franc.

6. *Dangeau*, p. 442: « Le Roi fit, ces jours passés, une réprimande

[a] Avenel a placé en 1590 la naissance de Rossignol, en 1673 sa mort. Ces dates doivent être modifiées de dix ans, quoi qu'en ait dit Perrault.

[*] Les mots *son caractère* ont été ajoutés après coup en interligne.

M. de Louvois, qui lui avoit fait donner, puis ôter, la survivance de sa charge, dont il le trouva tout à fait incapable[1]. Il l'avoit fait passer à Barbezieux[2], son troisième fils, et il avoit consolé l'aîné[3] par la survivance de son cousin Tilladet[4], à qui il avoit acheté les cent-suisses, qui,

cruellement réprimandé par le Roi. Inquisition de ce prince. [Add. St-S. 637]

un peu forte à M. de Courtenvaux, dans son cabinet, où étoient Monseigneur, toute la maison royale et les dames de Mme la duchesse de Bourgogne; mais cela est raccommodé présentement. »

1. Il lui avait pourtant fait donner une éducation aussi intelligente que sévère, comme on le voit dans le livre de C. Rousset, tome III, p. 363-368; mais Mathieu Marais, qui étudia avec Courtenvaux, ne crut jamais qu'il eût l'étoffe « d'un grand docteur » (*Mémoires*, tome II, p. 133). Il passa ses thèses de philosophie le 8 août 1681. Aussitôt que Louis XIV lui eut donné la survivance de la secrétairerie de la guerre, son père l'envoya, dans le printemps de 1682 (il venait alors d'être très malade : *Sourches*, tome I, p. 70), étudier les fortifications de l'Est; puis, à partir de novembre 1683, il l'associa au travail ministériel, et, en septembre 1685, il l'envoya encore passer en revue les garnisons des frontières. C'est ce voyage qui acheva de prouver l'incapacité de Courtenvaux et la supériorité relative du troisième fils, Barbezieux, alors commandeur de Malte. Au retour, on fit signer à Courtenvaux sa démission de la survivance, peut-être avec promesse de la grande maîtrise de l'artillerie : Rousset, *Histoire de Louvois*, tome III, p. 481-485; *Dangeau*, tome I, p. 237; *Sourches*, tome I, p. 321 et 327; Gazettes du P. Léonard, ms. Fr. 10 265, fol. 76 v°.

2. Tome VIII, p. 2 et suivantes. Gourville, à en croire ses *Mémoires*, tome II, p. 160-161, aurait été l'agent principal, l'inspirateur de cette substitution, qui étonna fort la cour, mais fut approuvée. Du même coup, on maria Barbezieux avec Mlle d'Uzès, qui avait dû épouser Courtenvaux : *Dangeau*, tome III, p. 399, 402, 404; *Correspondance de Madame*, recueil Jaeglé, tome I, p. 88.

3. L'élision *l'* surcharge un *p*.

4. Jean-Baptiste de Cassagnet, marquis de Tilladet (*Chronologie militaire*, tome IV, p. 309-311), fils d'une sœur de Louvois, débuta dans les gardes en 1654, devint brigadier vingt ans après, étant déjà maître de la garde-robe (14 janvier 1673) et très en faveur auprès de son oncle, passa lieutenant général en 1678, eut la charge de capitaine-colonel des cent-suisses le 23 janvier 1679, le gouvernement de Cognac et le cordon bleu en 1688, le gouvernement d'Arras et la lieutenance générale d'Artois en 1689, et mourut le 20 ou le 22 août 1692, de blessures reçues au combat de Steinkerque, ayant de belles chances pour passer maréchal. Son portrait du Saint-Esprit est au musée de Versailles, n° 4310, ainsi que son buste, n° 2735.

après les grandes charges de la maison du Roi, en est sans contredit la première et la plus belle[1]. Courtenvaux étoit un fort petit homme[2], obscurément débauché, avec une voix ridicule, qui avoit peu et mal servi, méprisé et compté pour rien dans sa famille[3] et à la cour, où il ne fré-

1. J'ai expliqué sommairement, dans le tome VII, p. 624, addition à la page 97, ce qu'était ce corps. Notre auteur a fait une note sur les titulaires de la charge de capitaine qu'on trouvera, en ce qui concerne Courtenvaux, ci-après, appendice VI; on en peut voir la succession dans Zurlauben, *Histoire militaire des Suisses*, tome III, p. 368-416. Les la Marck l'avaient possédée pendant un siècle et demi, puis Montmège, Vardes et Tilladet. Selon Dangeau (tome I, p. 90), elle valait quarante mille livres de rente, et, selon Buvat (*Journal*, tome I, p. 438), vingt-quatre mille seulement. Elle avait logement en cour. L'*État de la France* donne le détail minutieux du service auprès du Roi. Tilladet avait eu à payer six cent mille livres pour racheter la charge de Vardes; mais son oncle Louvois s'était arrangé pour qu'il ne lui en coûtât pas plus de cinquante mille livres (*Dangeau*, tome I, p. 90; acte passé entre Louvois et son neveu le 24 mars 1684, et insinué au registre Y 245, fol. 280 v° et 395 v°; arrêt du 17 novembre 1692, dans le registre du Conseil E 1871). C'est par exception qu'on créa une survivance pour Courtenvaux; il conclut marché avec son cousin, pour cette survivance, le 5 mars 1688 (acte conservé dans le minutier de Mᵉ Blanchet), moyennant cent cinquante mille livres comptant et une rente viagère de sept mille cinq cents livres, et le brevet lui fut délivré le 13 (Arch. nat., O¹ 274, fol. 81; *Dangeau*, tome II, p. 117; *Sourches*, tome II, p. 147; Spanheim, *Relation de la cour de France en 1690*, p. 142-143). Il prêta serment le 19 du même mois, et entra en fonction au mois d'août 1692, Tilladet étant mort; mais nous verrons qu'il faisait fort mal son service, et qu'en février 1716, il céda la charge à son fils, en en conservant toutefois la survivance.

2. « Un pygmée en matière de grandeur; sa famille n'en retire aucun lustre, disent les *Caractères.... de la cour de France* imprimés en 1702, p. 28. Sa charge l'honore plus qu'il ne la remplit. Les connoisseurs en font peu de cas, et l'on n'en feroit point de mention sans ses parents. » « M. de Courtenvaux, dit Spanheim en 1700 (*Relation*, p. 417), aime les femmes; peu de mérite, débauché, peu d'esprit, mauvaise conduite. » On trouve ces vers sur lui :

Pour Courtenvaux, j'en suis en peine.
Il est sot et de mauvais air:
Nous n'en ferons qu'un duc et pair.

3. Spanheim en disait autant en 1690, p. 142.

quentoit personne, avare et taquin, et, quoique modeste et respectueux, fort colère et peu maître de soi quand il se capriçoit : en tout, un fort sot homme, et traité comme tel, jusque chez la duchesse de Villeroy et la maréchale de Cœuvres, sa sœur et sa belle-sœur; on ne l'y rencontroit jamais. Le Roi, plus avide de savoir tout ce qui se passoit et plus curieux[1] de rapports qu'on ne le pouvoit croire, quoiqu'on le crût beaucoup, avoit autorisé Bontemps, puis Blouin, gouverneurs de Versailles, à prendre quantité de Suisses, outre ceux des portes des parcs et[2] des jardins, et ceux de la galerie et du grand appartement de Versailles et des salons de Marly et de Trianon, qui, avec une livrée du Roi, ne dépendoient que d'eux[3]. Ces derniers étoient secrètement chargés de rôder, les soirs, les nuits et les matins, dans tous les degrés, les corridors, les passages, les privés[4], et, quand il faisoit beau, dans les cours et les jardins, de patrouiller[5], se cacher, s'embusquer, remarquer les gens, les suivre, les voir entrer et sortir des lieux où ils alloient, de savoir qui y étoit, d'écouter tout ce qu'ils pouvoient entendre, de n'oublier pas combien de temps les gens étoient restés où ils étoient entrés, et de rendre compte de leurs découvertes. Ce manège, dont d'autres subalternes[6] et quelques valets se mêloient aussi, se faisoit assidûment à Versailles, à Marly[7], à Trianon, à Fontainebleau, et dans tous les lieux où le Roi étoit[8]. Ces

1. Cet adjectif est en interligne, au-dessus d'un premier *curieux* surchargeant *avide de* et biffé.

2. Cet *et* est en interligne.

3. Ils étaient regardés et traités comme des domestiques, et non comme des soldats d'armée (*Mémoires de Luynes*, tome II, p. 122).

4. Nous avons déjà eu *le privé*, tome VIII, p. 274, au sens de retrait pour les besoins naturels.

5. *L'Académie* de 1718 ne donnait ce verbe qu'au sens primitif d'agiter de l'eau bourbeuse, piétiner dans la boue; mais je trouve « faire patrouiller les troupes » dans la *Gazette d'Amsterdam* de 1708, n° XI, et dans *la Guerre d'Italie ou Mémoires du comte D**** (1702), p. 418.

6. Comme la Barre, ci-dessus, p. 120. — 7. L'y surcharge peut-être un i.

8. Voyez, tome VIII, p. 43, note 4, une citation du *Parallèle*, et ci-

Suisses déplaisoient fort à Courtenvaux, parce qu'ils ne le reconnoissoient en rien, et qu'ils enlevoient à ses cent-suisses des postes, et des récompenses qu'il leur auroit bien vendues : tellement qu'il les tracassoit souvent. Entre la grand pièce des Suisses et la salle des gardes du Roi à Fontainebleau[1], il y a un passage étroit entre[2] le degré et le logement occupé lors par Mme de Maintenon[3], puis une pièce carrée, où est la porte de ce logement, qui, en la traversant droit, donne dans la salle des gardes, et qui a une autre porte sur le balcon qui environne la cour en ovale, lequel[4] communique aux[5] degrés et en beaucoup d'endroits[6]. Cette pièce carrée est un passage public de communication indispensable[7] à tout le château pour qui ne va point par les cours, et par conséquent fort propre à observer les allants et venants, et par elle-même, et par ses communications[8]. Jusqu'à cette année, il y avoit toujours couché quelques gardes du corps et quelques cent-suisses, qui, lorsque le Roi entroit et sortoit de chez Mme de Maintenon, s'y mettoient, mêlés, sous les armes : de sorte que cette pièce passoit pour une extension de salle des gardes et des cent-suisses. Le Roi s'avisa, cette année, d'y faire coucher de[9] Suisses de Blouin, au lieu de cent-suisses et de gardes. Courtenvaux, sans[10] en parler au capitaine des gardes en quartier, puisqu'on en avoit ôté les gardes aussi bien que les Suisses, eut la sottise de prendre ce changement pour une nouvelle entreprise de

après, p. 216. Entre autres consignes, les Suisses avaient celle de ne laisser pénétrer personne en armes dans les jardins, même les gardes du corps et les gardes françaises.

1. Tomes I, p. 295, et III, p. 251. — 2. *Entre* corrige un *a*.

3. Addition nº 448, dans notre tome X, p. 432.

4. *Lequel*, en interligne, au-dessus d'*et qui*, biffé. — 5. *Au* corrigé en *aux*.

6. Voyez Guilbert, *Description... de Fontainebleau*, tome I, p. 127-161.

7. La seconde *n* surcharge une *s*.

8. Ce passage fut transformé en 1737 : *Luynes*, tome I, p. 264.

9. *De*, pour *des*, au sens partitif, quoique non séparé du substantif par un adjectif, comme tomes II, p. 90, et XII, p. 471, et ci-après, p. 289.

10. *Sans*, en interligne, corrige *au lieu d'*, biffé.

ces Suisses sur les siens, et s'en mit en telle colère, qu'il n'y eut menaces qu'il ne leur fît, ni pouilles qu'il ne leur chantât. Ils le laissèrent aboyer[1] sans s'émouvoir : ils avoient leurs ordres, et furent assez sages pour ne rien répondre. Le Roi, qui n'en fut averti que sur le soir, au sortir de son souper, entré à son ordinaire dans son grand cabinet ovale[2] avec ce qui avoit accoutumé de l'y suivre de sa famille et des dames des princesses, qui, à Fontainebleau, faute d'autres cabinets, se tenoient toutes dans celui-là autour du Roi, envoya[3] chercher Courtenvaux. Dès qu'il parut dans ce cabinet, le Roi lui parla d'un bout à l'autre sans lui donner loisir d'approcher, mais dans une colère si terrible, et pour lui si nouvelle et si extraordinaire[4], qu'il fit trembler non seulement Courtenvaux, mais princes, princesses, dames, et tout ce qui étoit dans le cabinet[5]. On l'entendoit de sa chambre. Les menaces de lui ôter sa charge, les termes les plus durs et les plus inusités dans sa bouche plurent sur Courtenvaux, qui, pâmé d'effroi et prêt à tomber par terre, n'eut ni le temps ni le moyen de proférer un mot. La réprimande finit par lui dire avec impétuosité : « Sortez d'ici ! » A peine en eut-il la force, et de se traîner chez lui. Quelque peu de cas que sa famille fît de lui, elle fut étrangement alarmée ; chacun eut recours à quelque protection. Mme la duchesse de Bourgogne, qui aimoit fort la duchesse de Villeroy et la maréchale de Cœuvres, parla de son mieux à

1. *Aboyer* « se dit au figuré pour crier après quelqu'un, le presser, le poursuivre importunément » (*Académie*, 1718).

2. La chambre où naquit Louis XIII selon le récit de la sage-femme. Saint-Simon en parlera souvent, et Guilbert l'a décrite dans l'ouvrage déjà cité de 1731, p. 135-149.

3. Avant *envoya*, il a biffé *il*.

4. Comparez la scène du valet de serdeau en 1695, tome II, p. 321-323.

5. C'est la scène mentionnée par Dangeau au 10 octobre, comme s'étant passée quelques jours avant, et sur laquelle notre auteur a fait l'Addition transportée ici presque textuellement. On n'en trouve pas trace dans les *Mémoires de Sourches*. Lémontey en a parlé dans son *Essai sur la monarchie de Louis XIV*, éd. 1818, p. 443, note.

Mme de Maintenon, et même au Roi. A la fin, il s'apaisa[1], mais avec avis qu'il chasseroit Courtenvaux à la première de ses sottises, et lui ôteroit sa charge. Après cela, il osa en reprendre les fonctions. La cause d'une scène si étrange étoit que Courtenvaux avoit mis le doigt sur la lettre[2] à toute la cour par le vacarme qu'il avoit fait d'un changement dont le motif sautoit aux yeux dès qu'on y prenoit garde, et le Roi, qui cachoit avec le plus grand soin ces espionnages, avoit compté que ce changement ne s'apercevroit pas, et étoit outré de colère du bruit qu'il avoit fait et qui l'avoit appris et fait sentir à tout le monde. Quoique déjà sans considération, sans agrément, sans familiarité la moindre, il en demeura plus mal avec le Roi, et ne s'en releva de sa vie; sans sa famille, il étoit chassé, et sa charge perdue[3].

Mort du comte de Tonnerre.

Il mourut en même temps[4] un autre homme encore plus méprisé, qui fut le comte de Tonnerre[5]. Ce n'est pas que la naissance ou l'esprit lui manquassent, mais tout le reste entièrement. Avec une poltronnerie qui lui faisoit tout souffrir, il s'attiroit cent affaires par son escroquerie et ses bons mots[6], et il étoit tombé enfin à un point d'abjection qu'on avoit honte de l'insulter quand il disoit quelque sottise[7]. Il avoit été longtemps premier gentilhomme de la chambre de Monsieur[8], et il étoit fils du frère aîné de

1. C'est ce que dit aussi Dangeau. Comparez une lettre de la marquise d'Huxelles à Mme de Bernières, dans le livre d'Édouard de Barthélemy, p. 82.

2. Locution déjà relevée dans notre tome XI, p. 285.

3. Cet épisode est bien plus détaillé dans la notice COURTENVAUX.

4. Le 30 octobre 1705 : *Dangeau*, p. 460-461; *Sourches*, p. 399 et 403; *Mercure* de novembre, p. 181-186. Voyez ci-après, p. 606.

5. François-Joseph de Clermont : tomes II, p. 208, et VIII, p. 370. Il avait été baptisé à Ancy-le-Franc le 18 octobre 1665, par son oncle l'évêque de Noyon.

6. Voyez notre tome II, p. 208-209. Le *Mercure* de septembre 1684, p. 175-176, vantait déjà son esprit, alors qu'il n'avait pas vingt ans.

7. Il était mal vu du Roi : *Dangeau*, tome X, p. 273.

8. En cette qualité, Monsieur l'avait chargé de porter des compliments

cet évêque de Noyon dont il a été parlé ici plus d'une fois[1], et frère[2] de l'évêque de Langres[3] dont il le sera encore[4].

La Feuillade proposé par le Roi à Chamillart pour faire en chef le siège de Turin. [Add. St-S. 638]

Quoique le combat de Cassan eût été sans aucun fruit, le siège de Turin, si mal à propos annoncé dès l'entrée du printemps[5], et peut-être aussi peu à propos conçu[6], n'en demeuroit pas moins résolu. Le Roi, si différent sur la Feuillade de ce qu'on le vit lorsque Chamillart lui en[7] proposa le mariage avec sa fille[8], ou plutôt occupé de plaire à son ministre par l'endroit qui lui étoit le plus sensible, lui proposa lui-même de charger son gendre de ce grand siège en chef[9]. Chamillart, surpris et comblé, s'en excusa foiblement[10]. Le Roi lui fit des amitiés, lui dit du bien de la[11] Feuillade, et qu'il vouloit essayer des jeunes gens qui

à Londres d'abord, puis à Turin : *Gazette* de 1685, p. 512 (*pour* 521), et de 1686, p. 45-46 et 58.

1. Le père, Jacques, comte de Clermont et de Tonnerre, baron d'Ancy-le-Franc, premier baron, capitaine général et grand maître héréditaire de Dauphiné, était mort en mai 1682.

2. *Frère* a été ajouté en interligne.

3. François-Louis de Clermont-Tonnerre : tomes II, p. 366, et VIII, p. 426, note 5, et p. 442; ci-après, Additions et corrections, p. 606.

4. Le comte de Tonnerre avait épousé en 1688 la fille du riche Hanyvel de Manevillette, secrétaire des commandements de Monsieur.

5. Ci-dessus, p. 17.

6. On a vu qu'il en était question depuis deux ans. Le 12 octobre 1703, M. de Vendôme écrivait au Roi (ms. Fr. 14 177, fol. 294) : « Puisque nous avons pris Barcelone, nous prendrons bien Turin; » et, depuis lors, il conservait le même objectif (lettre du 29 août 1705 : Guerre, vol. 1867, p. 164-165). En 1704, Phélypeaux avait promis à ses gardiens de Coni (tome XII, p. 129) que leur capitale serait prise avant la fin de l'année; mais l'habile manœuvre de M. de Stahremberg a empêché alors de réaliser cette promesse. M. de Vaudémont estimait aussi que le duc de Vendôme en viendrait à bout.

7. *En* surcharge un *p* inachevé.

8. Tomes IX, p. 313-315, et XII, p. 26, etc.

9. Alors qu'on ne croyait pouvoir procéder à ce siège, la Feuillade, qui était déjà en vue des hauteurs voisines de Turin, se chargeait, « sur sa tête » d'enlever la ville : lettre à Chamillart, 29 juillet, dans le tome V des *Mémoires militaires*, p. 173.

10. Comparez le *Parallèle*, p. 276-277. — 11. *De la* corrige *des j*[*eunes*].

montroient des talents et de l'application[1]. Ce choix[2] arrêté, la Feuillade eut ordre de s'approcher de Turin après le siège de Chivas achevé[3], et de se préparer pour en faire le siège; il y arriva le 6 septembre[4]. On peut juger que rien ne lui manqua : il y eut soixante bataillons, soixante-dix escadrons, onze cents milliers de poudre, quarante mortiers, quatre-vingts pièces de canon de batterie, et vingt-six autres pièces pour tirer à ricochet[5], de disposés à ses ordres[6]; mais il se trouva des difficultés à résoudre pour lesquelles[7] la Feuillade envoya Dreux, son beau-frère, qui, le jour même que le Roi arriva à Fontainebleau[8], fut mené par Chamillart lui rendre compte de ce qui l'amenoit, chez Mme de Maintenon[9]. Le lendemain, ils y retournèrent, et le maréchal de Vauban avec eux, et, le surlendemain, Dreux s'en retourna trouver la Feuillade[10]. Vauban fit là une grande action[11] : il s'offrit au Roi, et le pressa de l'envoyer à Turin pour y donner

Gratitude et grandeur d'âme de Vauban.

1. A ce même moment, Mme des Ursins demandait à Chamillart, peut-être pour le flatter, que l'on envoyât son gendre en Catalogne (recueil Combes, p. 236-237; Dépôt de la guerre, vol. 1888, n° 183).

2. *Ce choix* surcharge *Cette*, effacé du doigt.

3. Ci-dessus, p. 115. Le *Mercure* d'août annonça, dès cette époque (p. 411-413), que la Feuillade préparait le siège, et Dangeau enregistra cette nouvelle le 10 (p. 389), après la prise de Chivas. Comparez les *Mémoires de Sourches*, p. 323, 329, etc.

4. *Dangeau*, p. 420; *Sourches*, p. 362 et suivantes; *Mémoires militaires*, p. 190-206.

5. Tir inauguré par Vauban au siège de Philipsbourg, en 1688.

6. Depuis un mois qu'il était en vue de Turin, le général avait réitéré ses assurances et promis qu'avec l'artillerie qui vient d'être énumérée (comparez *le Siècle de Louis XIV*, p. 366), il ne serait pas nécessaire de procéder à un investissement complet : *Mémoires militaires*, p. 177-190; recueil Esnault, tome II, p. 53.

7. *Lesquels*, au masculin, dans le manuscrit.

8. Le 23 septembre : *Dangeau*, p. 429; *Sourches*, p. 366.

9. M. de Dreux venait de quitter son inspection, ne la croyant pas compatible avec la qualité de gendre du ministre (*Dangeau*, p. 404-405).

10. *Dangeau*, p. 430; *Sourches*, p. 368 et 369.

11. Comme au siège de Kehl, en 1703 : tome XI, p. 72, note 3.

ses conseils, et se tenir, dans les intervalles, à deux lieues de l'armée, sans s'y mêler de rien quand il y seroit[1]. Il ajouta qu'il mettroit son bâton derrière la porte, qu'il n'étoit pas juste que l'honneur auquel le Roi l'avoit élevé le rendît inutile à son service, et que, plutôt que cela fût, il aimeroit mieux le lui rendre[2]. Cette offre romaine[3] ne fut point acceptée[4] : le contraste de Vauban à la Feuillade eût été trop grand, et l'obscurcissement de ce dernier trop accablant[5]. La Feuillade, contre l'avis de Vauban, vouloit attaquer par la citadelle, et ne point faire de circonvallation de l'autre côté du Pô[6].

1. C'est Dangeau qui raconte cela à la date du 29 septembre, p. 433.

2. Comparez le même récit dans la notice Roannois, au tome VI des *Écrits inédits*, p. 389. Vauban venait de perdre sa femme le 18 juin.

3. Nous avons déjà vu notre auteur se servir de cette comparaison admirative, mais non point pour exprimer la magnanimité, l'austérité, le désintéressement, sens où Voltaire l'a affectionné aussi.

4. Le 3 mai précédent, les *Mémoires de Sourches* disent, p. 232 : « Le bruit couroit à Paris qu'on avoit eu dessein d'opposer au prince Eugène le duc de Vendôme et de faire faire cependant le siège de Turin au duc de la Feuillade, mais que le duc de Vendôme, quand on l'avoit sondé sur cela, avoit demandé son congé, voulant venir rendre compte au Roi de bien des choses qu'il pouvoit ignorer, et que, sur sa réponse, on avoit changé de résolution ; que même, sur ce qu'on lui avoit fait entendre que le maréchal de Vauban devoit venir faire le siège de Turin, il avoit répondu qu'il en seroit fort aise, et que le maréchal de Vauban ne refuseroit point de lui obéir, puisqu'il se tenoit fort au-dessus de tous les maréchaux de France. » On trouve au Dépôt de la guerre, vol. 1873, n°s 188, 189 et 391, la réponse du Roi aux premières propositions de M. de Vendôme et une lettre de Vauban datée du 30 avril, puis, vol. 1875, n°s 280 et 281, ses lettres à Chamillart et à la Feuillade, et, n° 294, la lettre écrite par Chamillart deux jours après, 13 septembre.

5. Le 26 août, abondant dans le même sens que son gendre, Chamillart lui écrivit : « M. le maréchal de Vauban avoit grande envie de finir sa carrière par le siège de Turin. Si le Roi avoit voulu donner ce qui est porté par son mémoire, même quelque chose de moins, il auroit répondu de rendre S. M. maîtresse de cette place en moins d'un mois ; il me l'a dit à moi-même. Il étoit assez difficile d'accorder sa proposition avec le personnage que vous avez à faire, et que j'espère que vous remplirez dignement. » (*Mémoires militaires*, p. 486.)

6. *Dangeau*, p. 437. Voyez, outre les *Mémoires militaires*, l'*Histoire*

Vendôme grand courtisan.

M. de Vendôme manda par un courrier arrivé en cadence[1] qu'il étoit du même avis; que, pour les difficultés extérieures, il ne falloit point s'en embarrasser; qu'il n'y avoit rien à craindre du prince Eugène; qu'il étoit de la dernière importance de faire alors le siège de Turin, sans quoi les conquêtes faites sur le duc de Savoie demeureroient inutiles; et il offrit d'envoyer de ses troupes, si on n'en avoit pas assez pour le siège[2]. Il fit sa cour au

du corps du génie, par Allent, p. 495-512, et l'*Histoire de Vauban*, par M. Georges Michel, p. 356-363. Dans les quelques lettres de la Feuillade à son beau-père que le recueil de l'abbé Esnault contient pour la période de juin à septembre 1705 (tome II, p. 26-34), on voit que c'est contrairement à l'avis de M. de Vendôme qu'il voulut assiéger la citadelle avant la ville et les Capucins. Et, de Vauban, il disait : « Je servirai volontiers sous lui en qualité de volontaire, ou bien je ferai le siège de Turin à ma fantaisie...., Il n'étoit pas douteux qu'en parlant d'attaquer à la Coëhorn, M. de Vauban ne seroit pas de mon avis. Il a oublié, dans les petits sièges qu'a faits M. de Coëhorn, celui de Namur, qu'il avoit fortifié avec toute son industrie.... Il faut que M. le maréchal de Vauban ait bien mauvaise opinion de moi pour m'avoir donné des leçons générales sur les sièges, telles qu'il en pourroit donner à Monsieur votre fils. » La Feuillade appuyait son plan sur les mémoires que le baron Pallavicini avait envoyés de Flandre (Dépôt de la guerre, vol. 1875, n°s 369-373; deux autres, d'octobre, sont imprimés dans l'Appendice du tome V des *Mémoires militaires*, p. 668-675). Quant à son expression d'attaque à la Coëhorn, on voit ce qu'il entendait par là dans une autre lettre (*Mémoires militaires*, p. 188), quelles étaient ses raisons (p. 192-193), et comment il en fut vite désabusé. Feuquière a expliqué ses fautes énormes : *Mémoires*, tome IV, p. 86-90 et 153-155.

1. Le 5 octobre : *Dangeau*, p. 438; *Sourches*, p. 377-378. La lettre de M. de Vendôme est imprimée deux fois dans les *Mémoires militaires*, p. 341-343 et p. 663-666.

2. Dans la lettre du 1er octobre, il se proposait lui-même pour faire le siège, ce que Dangeau ne semble pas avoir su : « Il m'a paru, disait-il (p. 343), par toutes les lettres de M. de la Feuillade, que, malgré les difficultés, il vouloit toujours faire le siège de Turin. Je serois bien fâché de courir sur son marché; mais, s'il avoit changé de sentiment, je m'offre de bon cœur d'y aller et de lui laisser le commandement de cette armée. Je ne demande point les bataillons qui devoient venir de Provence, et je me contenterai des troupes qui composent à présent l'armée de Piémont. Avec cela, que Votre Majesté me fasse couper le

Roi[1], plut au ministre; ce fut tout. Dreux étoit[2] parti avec l'ordre de ne point faire ce siège[3]; la Feuillade, opiniâtre, dépêcha Marignane[4], qui ne vit point le Roi, et que Chamillart, qui gardoit sa chambre pour un torticolis, renvoya sur-le-champ[5]. A son[6] retour, la Feuillade contremanda tout ce qui lui devoit arriver, retira ce qui l'étoit déjà, quitta la Vénerie[7], où il s'étoit établi, et envoya un gros détachement à Vendôme[8]. Siège de Turin différé.

cou, si je ne prends Turin contre les règles, et, quoique ce que je fais ici à présent ne paroisse pas beaucoup, je me trouverai soulagé lorsque je n'aurai que Turin à prendre. » Comparez les *Mémoires de Sourches*, p. 261.

1. « La lettre de M. de Vendôme, dit Dangeau (p. 438), a fait plaisir ici, parce que le Roi est bien aise de pouvoir faire le siège. » La résolution fut notifiée le jour même où Dangeau écrivait cela (Guerre, vol. 1868, n°s 34 et 35).

2. *Estoit* corrige *avoit*.

3. La lettre du Roi à la Feuillade, datée du 25 septembre, est dans les *Mémoires militaires*, p. 197-200; comparez, p. 339-341, la lettre à M. de Vendôme, et, p. 341-343, la réponse de celui-ci, 1er octobre.

4. Paul Covet, comte de Marignane, enseigne aux gardes en 1684, sous-aide-major en 1693, avait eu un régiment d'infanterie à la fin de 1695, mais n'avait servi que comme colonel réformé à partir de 1701, avait été fait brigadier le 26 octobre 1704, et commandait depuis septembre 1705 le régiment d'Albigeois. Il fit les fonctions de maréchal général des logis sous la Feuillade en 1706, sous Tessé en 1707, puis sous Villars et Berwick, passa maréchal de camp en 1710, mais ne fut promu lieutenant général que le 30 mars 1720, et mourut le 1er novembre 1738, à soixante-quatorze ans.

5. *Dangeau*, p. 438-439; *Sourches*, p. 378-379, 6 et 7 octobre. La lettre de la Feuillade, du 30 septembre, est dans les *Mémoires militaires*, p. 200-202, et le compte rendu des opérations apporté par Marignane, dans les *Mémoires de Sourches*, p. 379-381.

6. *A son* corrige *au*.

7. Ce beau château des ducs de Savoie, à deux lieues de Turin, que nous avons vu brûler par Catinat en 1693 (tome I, p. 276), a été restauré depuis par un ingénieur français (*Gazette d'Amsterdam*, 1700, n° XXVII, de Turin; *Fogli di Foligno*, n° 6). On peut voir sa description en 1672, par le comte de Castellomonte (Léris, *Madame de Verue*, p. 235-236), et ce qu'en a dit le marquis Costa de Beauregard dans ses *Mémoires historiques sur la maison de Savoie*, tomes II, p. 274-275, et III, p. 39-40.

8. *Dangeau*, p. 444; *Sourches*, p. 383-384. La levée du siège causa

Darmstadt tué devant le Mont-Jouy.

Le siège de Barcelone étoit mieux concerté[1]; mais l'Archiduc y fit une grande perte. Ils emportèrent, le 16 septembre, des ouvrages nouvellement augmentés au Mont-Jouy[2] : la résistance fut grande, ils y perdirent huit cents

« infiniment de joie » à Mme des Ursins, qui espéra que les secours nécessaires seraient plus facilement fournis à l'Espagne; mais les historiens militaires, Quincy par exemple, ou Feuquière, l'ont critiquée vivement. Lapara en manifesta aussi sa mortification (Guerre, vol. 1876, n° 71). Pour la Feuillade, il avait préparé la retraite dès le 1er septembre; l'exécution en était déjà avancée, lorsque Marignane revint au camp le 11 octobre, et son général exprima un vif étonnement (*ibidem*, nos 101-108) qu'il eût pu parler d'une possibilité de continuer le siège. Marignane se justifia (n° 133); mais, aux reproches de M. de Vendôme, la Feuillade répondit par plusieurs lettres qui sont imprimées dans le recueil Esnault, p. 76-86 et 91-94. Un passage des *Mémoires de Sourches*, p. 388-389, montre l'agitation du public. « Le 17 octobre, disent-ils, comme les jours précédents, la cour étoit dans un grand mouvement, et les ministres même paroissoient intrigués au sujet de certain courrier masqué qu'on prétendoit être entré le soir chez la marquise de Maintenon pendant que le Roi y étoit; et, comme on avoit en tête que le duc de la Feuillade traitoit un accommodement avec le duc de Savoie, et que les Vénitiens même y entroient pour éloigner la guerre de leurs États et pour ne laisser pas abîmer entièrement le duc de Savoie, qui étoit l'unique rempart de l'Italie contre la puissance de la France, on alloit jusqu'à dire que ce courrier masqué étoit le duc de la Feuillade lui-même, et qu'aussitôt qu'il avoit été entré chez la marquise de Maintenon, la duchesse de Bourgogne avoit témoigné beaucoup de joie; qu'elle avoit longtemps, et à diverses reprises, parlé à l'oreille de la marquise de Maintenon, et qu'elle avoit demandé du papier et de l'encre pour écrire. On ajoutoit encore que le marquis de Montpezat, capitaine au régiment des gardes, et Saint-Paul, aide-major, avoient vu et reconnu ce courrier masqué, mais que le secrétaire d'État de Chamillart les avoit envoyé chercher et leur avoit défendu, sous peine de la vie, de la part du Roi, d'en rien dire à personne : de sorte que, les mêmes gens auxquels ils en avoient parlé d'abord leur ayant depuis voulu demander quelques éclaircissements, ils avoient répondu qu'ils ne savoient rien de ce qu'on leur demandoit. Mais, de bonne foi, tout ce qu'on disoit sur cela paroissoit bien incertain. »

1. Ci-dessus, p. 129. Voyez les *Mémoires de Tessé*, tome II, p. 218 et suivantes. Le Dépôt de la marine possède (vol. B4 28, fol. 284-315) un journal de ce siège de 1705 traduit de l'espagnol.

2. Le *Monjuich* : tome IV, p. 147, 153 et 286. Il y en a une descrip-

hommes, et le prince de Darmstadt, dont[1] il a été tant parlé, y fut tué[2]; mais, ces ouvrages coupant toute communication avec la ville, et la garnison du Mont-Jouy manquant de tout, elle s'ouvrit un passage l'épée à la main, et rentra dans Barcelone, n'ayant perdu à cette belle action que douze ou quinze hommes[3]. Ce fut un grand point pour l'Archiduc que d'être maître du Mont-Jouy. Ce malheur fut incontinent suivi d'un autre[4] : les Catalans révoltés se saisirent de Lerida[5] et de Tortose[6]. D'autre part, vers le Portugal, les ennemis levèrent le siège de Badajoz aux approches de Tessé[7]. Ruvigny, qui portoit le nom de

Lerida et Tortose saisis par les Catalans révoltés.

Siège de Badajoz levé par les ennemis.

tion, de 1704, dans les *Voyages du sieur de la Motraye*, tome I, p. 440-441 ; comparez les relations de la *Gazette d'Amsterdam* de 1705, Extr. LXXXII et n°s LXXXV et LXXXVII.

1. L'initiale de *dont* surcharge un *a*.

2. Voyez le livre du docteur Marcus Landau : *Geschichte Kaisers Karl VI als König von Spanien* (1889), p. 267-282, l'ouvrage de M. H. Künzl publié à Vienne, en 1877, sur le prince de Darmstadt, et le plan de campagne de ce prince donné dans les *Feldzüge*, tome VII, p. 546. Il fut remplacé dans le commandement par lord Peterborough.

3. *Dangeau*, p. 430 et 436 ; *Sourches*, p. 369 et 374-375. Cette affaire est du 14 septembre, et non du 16 : *Gazette*, p. 504 et 516-517 ; *Gazette de Bruxelles*, p. 630, 640, 650 et 665 ; *Gazette d'Amsterdam*, n° LXXXV ; *Mercure* d'octobre, p. 165-172, etc. Mme des Ursins écrivit alors à Mme de Maintenon (recueil de 1826, tome III, p. 224) : « Ce seroit une chose bien heureuse que l'Archiduc eût perdu en trois mois de temps ce prince et l'Amirante ! » Le secrétaire du défunt, chargé d'emporter son cœur en Allemagne, fut pris sur mer par nos vaisseaux et retenu prisonnier : *Archives de la Bastille*, tome XI, p. 119.

4. *Dangeau*, p. 445.

5. Ville forte de Catalogne, sur la Sègre, au nom de laquelle se rattachait le souvenir de la défaite du maréchal de la Motte-Houdancourt en 1644, et des échecs d'Harcourt et de Condé en 1646 et 1647. Nous la verrons reprendre en 1707. On en trouve la description, vers 1700, dans l'*État présent* de l'abbé de Vayrac, tome I, p. 123-125.

6. Autre ville forte de Catalogne, que le maréchal de Schonberg avait prise le 23 juillet 1648, et que notre *Gazette* avait décrite à l'occasion de ce siège, p. 853-861, 937-940, 961-976 et 987-988.

7. *Dangeau*, p. 446, 454, 456, 457, 462 et 466 ; *Sourches*, p. 386-387, 393, 398 et 401 ; *Gazette*, p. 553-555 ; *Gazette d'Amsterdam*, n°s LXXXIX et XCVI ; *Mémoires de Tessé*, tome II, p. 193-196 et 200-205 ;

Milord Galloway, y commandoit les Anglois[1], et y eut un bras emporté[2]. C'étoit un très bon officier parmi eux, qui se retira en Angleterre et n'a pas servi depuis[3]. Ils furent plus heureux devant Barcelone, qui se rendit le 4 octobre[4],

Barcelone rendu à l'Archiduc*;

Mercure d'octobre, p. 406-411; lettres de Tessé et d'Amelot, au Dépôt des affaires étrangères, vol. *Espagne* 154, fol. 77 et 87.

1. Voyez, en dernier lieu, notre tome IV; p. 20-27. C'est en juillet 1700 que Guillaume III avait fait ce lord lieutenant général de ses troupes et colonel du régiment des gardes bleus de cavalerie. Depuis, il s'occupait activement de pousser contre nous le Portugal. Rappelé de ses terres en juillet 1704, pour aller remplacer M. de Schonberg dans la péninsule, il arriva à Lisbonne le 10 août, bien muni d'argent et de pleins pouvoirs, avec un bon état-major et plusieurs régiments de réfugiés français (*Gazette d'Amsterdam*, n°s LVIII, LXIII, LXV, LXXII, etc.; recueil de Lamberty, tome III, p. 301-305). Cela indignait Madame : voyez une de ses lettres dans le recueil Jaeglé, tome II, p. 11. Des lettres de Galway à lord Godolphin figurent dans le catalogue Morrison, tome V, p. 330-336.

2. Le 14 octobre, à Evora : *Gazette*, p. 535, 536 et 541; *Gazette de Bruxelles*, p. 699. Le roi de Portugal lui écrivit une lettre de condoléance dont le texte parut dans la *Gazette d'Amsterdam*, Extr. XCVII. Tessé lui accorda un passeport pour se faire transporter à Elvas et lui fournit des médecins français.

3. Comme nous le verrons, lord Galway, malgré la perte de son poignet, eut encore le commandement des forces alliées en 1706 (recueil Lamberty, tome IV, p. 143) et les conduisit jusque dans Madrid. C'est même lui que battront, l'année suivante, M. de Berwick, puis, à Almanza, le marquis de Bay en 1709, et c'est seulement en 1713 que, devenant aveugle, il se retirera dans ses terres d'Angleterre.

4. Le vice-roi fut sommé de se rendre le 4; mais les pourparlers se prolongèrent, et il ne sortit que le 14, avec quinze cents hommes, les honneurs de la guerre et seize ou dix-huit canons. La *Gazette d'Amsterdam* publia, dans ses n[os] XCIII-CII, la relation de l'amiral Almonde, la lettre de l'Archiduc à la reine Anne, le texte de la capitulation, etc.; comparez le *Mercure* de décembre, p. 323-333 et 343-346. Personne, chez nous ou en Espagne, ne se dissimula les conséquences de la perte de Barcelone : voyez le livre de Combes sur *Madame des Ursins*, p. 236-238, celui de Geffroy, p. 206-208, la *Correspondance générale de Mme de Maintenon*, tome V, p. 435-437, le *Siècle de Louis XIV*, p. 360-361, la *Gazette*, p. 566, 567, 577 et 578, les lettres de Chamillart à Torcy, vol. *Espagne* 154, fol. 99-101, 152, 205, 296 et 385-399, avec une consulte du 31 octobre, fol. 111-147, et la correspondance d'Amelot, vol. 149, fol. 32, 38, 51-121 et 134-148.

* *Rendu à l'Archiduc* est en interligne, au-dessous de *pris*, biffé.

la garnison prisonnière de guerre excepté le vice-roi, le duc de Popoli[1] et quelques officiers distingués : on voulut longtemps douter de cette nouvelle[2]; et beaucoup de cruautés exercées par les Allemands[3].

la garnison prisonnière de guerre.

Le Roi partit le 26 octobre de[4] Fontainebleau, s'en retournant par Villeroy et par Sceaux, où il séjourna[5]. Il apprit en même temps le couronnement du roi Stanislas Leszczynski[6]. Il ne prévoyoit pas alors assurément, et, s'il se peut, beaucoup moins auparavant, que, dans sa chute la plus profonde, sans pain et sans un pouce de

Retour de Fontainebleau par Villeroy et Sceaux.

Couronnement de Stanislas en Pologne.

1. *Le Duc de Popoli* est ajouté en interligne. — C'est le capitaine de la compagnie italienne des gardes du corps de Philippe V nommé en 1703 (tome XI, p. 323). Nos galères l'avaient porté à Barcelone, avec sa compagnie et un régiment napolitain, avant que la flotte ennemie ne parût. Il sera fait grand en février 1706.

2. *Dangeau*, p. 449-450, 452-455, 460 et 467-468; *Sourches*, p. 383, 390, 392-396, 401-403, 407-408, 413 et 414.

3. « Les ennemis, les bourgeois, les moines, et jusqu'aux religieuses, y avoient fait souffrir des cruautés et des avanies effroyables à tous les Espagnols et à tous les François, n'ayant pas même épargné le vice-roi, ni le marquis d'Ayetone, qu'ils avoient enlevés sur leurs vaisseaux » (*Sourches*, p. 408). — « On assure qu'ils ont fait embarquer sur les vaisseaux le vice-roi, le duc de Popoli et sa femme, avec tous les officiers et soldats qui n'ont point voulu prendre parti dans les troupes de l'Archiduc, qu'on a fort maltraité les gentilshommes et les habitants de la ville qui étoient dans les intérêts du roi d'Espagne, qu'on en a massacré plusieurs, et pillé leurs maisons. Le Roi savoit déjà ici tous ces détails-là, qui font horreur à conter. » (*Dangeau*, p. 468.) Cependant lord Peterborough, à qui était due la prise de la ville, sut la protéger généreusement contre les brutalités des Allemands. Une lettre écrite par lui, de Monjuich le 9 septembre, est dans le catalogue Morrison, tome V, p. 134-144.

4. *De* corrige p^r, et les premières lettres de *retournant* corrigent ensuite *rev*[*enant*].

5. *Dangeau*, p. 456-458 ; *Sourches*, p. 397.

6. *Dangeau*, p. 455-456. Le couronnement avait eu lieu le 4 octobre, et la nouvelle en parvint à Fontainebleau le 25. Notre auteur a oublié de parler de la déposition du roi Auguste de Saxe et d'annoncer l'élection de son successeur, ou du moins il a mentionné seulement cet événement en quelques mots (tome XII, p. 157-158). A la fin du mois de novembre, le nouveau roi et les confédérés qui l'avaient élevé au trône traitèrent avec la Suède.

terre, il[1] deviendroit beau-père de son héritier, et aussi peu encore de qui seroit cet ouvrage[2]. Il apprit aussi[3] en même temps[4] la mort du fameux Tekeli[5], arrivée à Constantinople[6], jeune encore, mais perdu de goutte, et depuis longtemps ne pouvant plus se remuer[7]. Il étoit sur un grand pied de considération et de rang, à peu près comme un grand souverain en asile, et y touchoit fort gros, et très exactement payé.

Mort du fameux Tekeli.

La[8] mer auroit été plus heureuse par la quantité de riches et de grosses prises et de combats particuliers de nos vaisseaux et de nos armateurs, sans la mort de Saint-Pol[9], qui s'y étoit le plus signalé, et qui fut fort regrettée[10]. Il mourut en se rendant maître d'onze[11] vaisseaux marchands venant de la mer Baltique par la prise de trois gros vaisseaux anglois qui les convoyoient[12]. Cette action se passa le dernier octobre[13]. Saint-Pol ne laissa que trois

Prises de mer; Saint-Pol tué.

1. Cet *il* est Stanislas, tandis que le précédent est Louis XIV.
2. Le duc de Bourbon et sa favorite la marquise de Prye.
3. *Aussy* est en interligne.
4. *Dangeau*, p. 466, 6 novembre; *Sourches*, p. 406.
5. Émeric Tœkœly : tome VIII, p. 307. — Ici, *Teckeli*.
6. Les Turcs, qui l'avaient fait jadis prince de Transylvanie et de Hongrie, lui donnaient asile depuis 1695 à Galata, où sa femme mourut en 1703
7. « Il étoit fort jeune, mais si mangé de la goutte, qu'il ne pouvoit plus aller à la guerre » (*Dangeau*). Il mourut, âgé de quarante-sept ans, à Ismid, l'ancienne Nicomédie, le 13 septembre : *Gazette*, p. 165 et 557; *Mercure* de novembre 1705, p. 165-166, et de janvier 1706, p. 14 et 19-20; *Voyages du sieur de la Motraye*, tome I, p. 376-377. Bien peu de jours avant que n'arrivât la nouvelle de cette mort, on racontait à Versailles (*Sourches*, p. 387) qu'il venait d'abjurer le luthéranisme par les soins d'un père jésuite, et qu'il se préparait à rejoindre Rakoczy ou à venir en France. La Motraye ne croit pas à l'abjuration.
8. Il a biffé un premier *la*. — 9. Saint-Pol Hécourt : tome XI, p. 134.
10. Ainsi, au féminin, s'accordant avec *mort*. — 11. Il a écrit *d'onse*.
12. Il a écrit : *convoyoyent*.
13. *Dangeau*, p. 465 et 468; *Sourches*, p. 404-405; *Gazette*, p. 548; *Mercure* de novembre, p. 186-195 ; *Gazette d'Amsterdam*, n[os] XCI et XCIII; Dépôt de la marine, B[4] 28, fol. 163-171 ; lettre de Mme d'Huxelles datée du 6 novembre. Saint-Pol avait écrit au ministre qu'il se sentait arrivé

neveux fort jeunes; le[1] Roi donna des pensions à tous les trois[2].

Cruelle méprise de la Feuillade.

La Feuillade, ou son secrétaire, fit une méprise qui coûta bon[3] : il manda au gouverneur d'Acqui[4] de le venir joindre avec sa garnison; au lieu d'Acqui, il mit *d'Asti*[5], et le gouverneur de cette dernière place obéit[6]. M. de

à « la dernière course » de sa vie, et, quand il eut été tué d'une balle dans l'estomac, on trouva ses organes intérieurs flétris. Sur ses dernières prises, voyez le *Journal de Dangeau,* tome IX, p. 275-277, 370 et 451, et tome X, p. 105 et 334, les *Mémoires de Sourches*, p. 48-49 et 57, le *Mercure* de septembre 1704, p. 233-236, et de mai 1705, p. 441-445, et un arrêt du 29 mars 1706, dans le registre du Conseil E 1935, fol. 191.

1. Ayant ce *le*, il a biffé un premier *le*, qui surchargeait *et*. Ensuite, *donna* corrige *donne*.

2. *Dangeau*, p. 468; *Sourches*, p. 408; *Mercure* de novembre, p. 195. Sur la famille de Saint-Pol Hécourt, voyez le *Mercure* de juin 1708, p. 167-170. Chacun des trois neveux eut trois cents livres de pension, et l'un d'eux fut fait enseigne; on fit entrer une nièce à Saint-Cyr.

3. *Dangeau*, p. 462; *Sourches*, p. 405-406.

4. Position importante sur la Bormida, en Montferrat.

5. Asti, sur le Tanaro, ancienne capitale de l'Astesan cédée par Charles-Quint à la Savoie, avait de bonnes fortifications et une citadelle. Nous nous en étions emparés en octobre 1704.

6. C'est au commencement de septembre, quand on prenait position devant Turin, que cette fausse manœuvre eut lieu : *Gazette d'Amsterdam*, n° LXXVI et Extr. LXXIX. Selon les *Mémoires militaires*, p. 191, la Feuillade, voulant réunir ses forces, fit évacuer à la fois Acqui et Asti, que l'ennemi se hâta d'occuper; mais il était mal informé, comme il l'avoua lui-même lorsque, pressé vivement de reprendre Asti avant de songer de nouveau à Turin, il répondit à M. de Vendôme (recueil Esnault, tome II, p. 74 et 78-79) : « J'ai abandonné le château d'Asti sans vous le communiquer; mais, quoique je sois convaincu qu'en ne l'abandonnant pas, la garnison auroit été prise prisonnière de guerre dans le temps que j'étois devant Turin, il est positif qu'il n'a été abandonné que par une méprise. J'aurois pu en jeter la faute sur celui qui commandoit dedans, parce que je ne lui avois pas ordonné d'évacuer le château; mais ce n'est pas ma façon, et, comme j'avois eu tort de n'être pas mieux informé de ce qui composoit la garnison, et que je lui avois envoyé ordre de m'envoyer les six compagnies de Dauphiné qui y étoient, je l'ai prise toute entière sur moi. Je serai plus circonspect à l'avenir, et je puis me donner la louange de connoître mes sottises et d'avoir attention à n'y pas retomber. » Voyez ci-après, p. 606, une épigramme du temps.

Savoie, incontinent averti d'une évacuation[1] si peu attendue, se saisit d'Asti tout aussitôt, et mit tout le Montferrat à contribution. La Feuillade marcha pour la[2] reprendre[3]. Il fallut emporter des postes sur le chemin. En arrivant sur Ast, il trouva toutes les troupes du duc de Savoie et du comte de Stahremberg qui étoient derrière la place, dans laquelle ils firent passer beaucoup de cavalerie et d'infanterie, qui tomba rudement sur la tête de la petite armée que la Feuillade amenoit. On fit fort valoir qu'il mit pied à terre à la tête des grenadiers, qu'il rétablit[4] le combat, qu'il poussa les ennemis jusque sur la contrescarpe, qu'il prit deux étendards[5]; on ne se vanta point de la perte[6], et on mit sur le compte des pluies et du débordement des rivières la retraite qu'il fit d'Ast, où il étoit arrivé pour en faire le siège, mais où il avoit trouvé ce combat à soutenir, à Casal, où son dessein n'avoit pas été d'aller[7]. On perdit à ce combat d'Ast Imécourt[8] et force gens, et Ast demeura au duc de Savoie[9].

1. *Évacuation* corrige *évacuem*[*t*], avec addition du féminin à *attendue* et à *un*.

2. *Le* corrigé en *la*, c'est-à-dire la place.

3. Le 3 novembre, un mois après avoir renoncé au siège de Turin : *Mémoires militaires*, p. 213; *Dangeau*, p. 462-463.

4. *Restablit* corrige *répar*[*a*].

5. Les détails de cette affaire du 8 novembre sont résumés par Dangeau à la date du 20, p. 474: la dépêche du général se trouve *in extenso* dans les *Mémoires de Sourches*, p. 415-418, comme dans les *Mémoires militaires*, p. 677-679. Comparez la *Gazette*, p. 582.

6. Pourtant la Feuillade en donnait le compte comme à l'habitude.

7. *Dangeau*, p. 476; *Mémoires militaires*, p. 214-217; *Gazette d'Amsterdam*, n° XCVIII.

8. *Mercure* de décembre, p. 275-277; Dépôt de la guerre, vol. 1876, n°s 314 et 321. Nous avons vu un maréchal de camp de ce nom périr devant Verue le 26 décembre précédent; celui-ci, son cadet, était Philippe-Anne de Vassinhac, chevalier d'Imécourt, fait mestre de camp en 1696, réformé à la paix de Ryswyck, et replacé en janvier 1702 à la tête d'une brigade de carabiniers. Il était né le 5 décembre 1672.

9. Voyez, dans *Michel Chamillart*, tome II, p. 70-75 et 78-79, les reproches de Vendôme à la Feuillade et la réponse de celui-ci.

Les pertes d'hommes en Allemagne et en Italie, plus grandes par les hôpitaux que par les actions, firent prendre le parti d'une augmentation de cinq hommes par compagnies[1], et d'une levée de vingt-cinq mille hommes de milice[2], laquelle fut une grande ruine et une grande désolation dans les provinces[3]. On berçoit le Roi de l'ardeur des peuples à y entrer, on lui en montroit quelqu'échantillons[4] de deux, de quatre, de cinq, à Marly, en allant à la messe, gens bien trayés, et on lui faisoit des contes[5] de leur joie et de leur empressement. J'ai entendu cela plusieurs fois, et le Roi les rendre après en s'applaudissant, tandis que moi, par mes terres et par tout ce qui s'en disoit, je savois le désespoir que causoit cette milice, jusque-là que quantité se mutiloient eux-mêmes pour s'en exempter. Ils crioient et pleuroient[6] qu'on les menoit périr, et il étoit vrai qu'on les envoyoit presque toutes en Italie[7], dont il

Augmentation des compagnies; nouveaux régiments; force milice.

1. *Dangeau*, p. 471 et 472. Les compagnies, déjà augmentées au début de la guerre (tome VIII, p. 245), furent portées ainsi de quarante-cinq à cinquante hommes pour l'infanterie, et les brigades de gendarmerie reçurent chacune cinq hommes de plus.

2. « Le Roi fait lever vingt-cinq mille cinq cents hommes de milices, dont on enverra vingt-deux mille en Italie, et le reste en Espagne » (*Dangeau*, p. 466).

3. Nous avons vu, au commencement de 1701 (tome VIII, p. 245), former soixante-dix bataillons de cette même milice paroissiale; une autre levée de trente mille hommes avait été ordonnée en 1703 (*Gazette d'Amsterdam*, Extr. CII et CIII). Le nombre des réfractaires augmentant outre mesure, on avait (1er février 1705) édicté contre eux la peine du fouet et de la marque. L'ordonnance de novembre 1705 expliqua que, pour cette année seulement, il y avait nécessité de fournir des recrues aux officiers des armées d'Italie et d'Espagne retenus au loin, que les miliciens ne resteraient que trois ans au service avec exemption de la taille, et que ceux qui prolongeraient leur séjour sous les armes auraient cinq ans d'exemption à partir de leur rentrée dans leurs foyers. Ces hommes devaient être tirés au sort parmi les garçons âgés de dix-huit à quarante ans.

4. Ici, et p. 171, il a écrit *quelque*, au singulier et en abrégé, comme s'il faisait l'élision, très usitée de son temps, malgré le pluriel.

5. Il a écrit : *comtes*, et le *t* corrige le commencement d'un *p*.

6. *Pleuroit* corrigé en *pleuroient*.

7. Au lieu de les laisser en France.

n'en étoit jamais revenu un seul. Personne ne l'ignoroit à la cour : on baissoit les yeux en écoutant ces mensonges et la crédulité du Roi, et, après, on s'en disoit tout bas ce qu'on pensoit d'une flatterie si ruineuse[1]. On donna aussi quantité de régiments à lever[2], ce qui fit une foule étrange de colonels et d'états-majors à payer, qui fut d'un grand préjudice, au lieu de donner un bataillon et un escadron de plus aux régiments déjà faits[3], qui en auroient bientôt pris l'esprit, et n'auroient point eu l'inconvénient des nouvelles troupes et de petits régiments qui, par leur peu de nombre, se détruisent promptement[4].

Idée* de

Je voyois souvent Callières[5]; il avoit pris de l'amitié

1. Deux estampes représentant la désolation des paysans viennent d'être reproduites dans le livre de M. Émile Bourgeois : *le Grand Siècle*, p. 261 et 264. La correspondance des intendants avec Chamillart (Guerre, vol. 1901) ne contient que des plaintes, et les registres du Conseil de ce temps-là sont pleins d'arrêts rendus en commandement pour remédier aux désordres de tout genre. On trouvera aussi au même Dépôt de la guerre, vol. 1838, n°s 260-261, un mémoire de M. d'Artagnan sur les abus de la levée. « C'est un moyen assuré d'avoir des soldats, disait le *Mercure historique et politique* (janvier 1706, p. 64) ; mais c'est aussi le moyen de dépeupler le Royaume. » Le duc de Luynes parle, en 1743 (tome V, p. 276), d'un projet de réforme présenté par son oncle le duc de Chaulnes, et dont les premiers articles étaient l'assurance du sol de paye pour les miliciens, avec honneurs et privilèges pour les vétérans, et l'engagement de jamais ne les envoyer au loin, ni de les enrégimenter sans leur consentement avec les recrues régulières.

2. Divers grands seigneurs demandèrent à lever des régiments de cavalerie ou de dragons pour leurs fils (*Dangeau*, p. 469-471, 475-476, 482, et tome XI, p. 22-23, 34 ; *Sourches*, p. 409, 412-414, 418-420, 431, 441 et 445, et tome X, p. 22-23). Il y en eut quatorze de créés ainsi en novembre et décembre, et plusieurs commissions de mestre de camp furent données dans la gendarmerie.

3. C'était le principe de Louvois : voyez son *Histoire*, tome III, p. 316.

4. Toute cette phrase a été ajoutée dans le blanc resté à la fin du paragraphe et sur la marge.

5. Tomes III, p. 279 et 293-301, VI, p. 167, VII, p. 120, et VIII, p. 26. Callières n'a plus de missions diplomatiques et est tout entier à ses travaux littéraires ou à son service de secrétaire du cabinet.

* Cette manchette, dans le manuscrit, se trouve rejetée trop bas par suite de l'addition de texte débordant sur la marge.

pour moi[1], et je trouvois une grande instruction avec lui[2]. Hochstedt, Gibraltar, Barcelone, la triste campagne de Tessé, la révolte de la Catalogne et des pays voisins, les misérables succès de l'Italie, l'épuisement de l'Espagne, celui de la France, qui se faisoit[3] fort sentir, d'hommes et d'argent, l'incapacité de nos généraux, que l'art de la cour protégeoit contre leurs fautes, toutes ces choses me firent faire des réflexions. Je pensai qu'il étoit temps, avant de courir les risques de tomber plus bas, de finir la guerre, et qu'elle se pouvoit terminer en donnant à l'Archiduc ce que nous pourrions difficilement soutenir, et faisant un partage qui n'auroit pas l'inconvénient de ne pouvoir soutenir le nôtre comme celui du traité de partage fait d'abord en Angleterre et accepté jusqu'au testament de Charles II[4], et un partage[5] qui laisseroit Philippe V un grand roi en lui donnant toute l'Italie, excepté ce qu'y tenoient le Grand-Duc et les républiques de Venise et de Gênes, l'État ecclésiastique, et Naples et Sicile, trop éloignés, et coupés du reste par l'État du Pape; avoir pour le Roi la Lorraine et quelqu'autres arrondissements, et placer ailleurs les ducs de Savoie, de Lorraine, de Parme et de Modène. J'en fis le plan dans ma tête, sans l'écrire, et je le dis à Callières, plutôt pour m'instruire que par croire avoir rien imaginé de fort bon et de praticable. Je fus surpris de le lui voir goûter : il m'exhorta à le mettre sur du papier, et à le montrer comme un projet aux trois[6] ministres avec qui j'étois dans une liaison intime. Je résistai plusieurs jours. Enfin, pressé par Callières, je lui promis d'en parler à ces Messieurs; mais je ne pus me résoudre de rien

nos ministres bien différentes * sur la paix.

1. Nous avons vu, dans le tome III, que Callières était très lié avec les Chevreuse. Plus tard, la liaison avec Saint-Simon deviendra étroite.

2. Voyez ci-après, p. 234. — 3. *Faisoit* est ajouté en interligne.

4. Tome VII, p. 116 et suivantes.

5. Tout ce qui précède, depuis *qui n'auroit pas*, est ajouté en interligne et dans la marge.

6. Le chiffre *3* a été ajouté entre *trois* et *ministres*.

* *Différente*, au singulier, dans le manuscrit.

mettre par écrit. M. de Beauvillier, à qui j'en parlai le premier, trouva ce plan fort bon et fort raisonnable; M. de Chevreuse aussi. Ils voulurent que j'en parlasse aux deux autres. Le contraste de leur réponse perdroit trop, si la modestie m'empêchoit de rapporter leur réponse, qui les peint tous deux au naturel : le Chancelier me répondit, après m'avoir écouté fort attentivement, qu'il voudroit me baiser au cul, et que cela fût exécuté, et Chamillart, avec gravité, que le Roi ne[1] céderoit pas un moulin de toute la succession d'Espagne. Dès lors, je compris l'étourdissement où nous étions, et combien les suites en étoient à craindre[2].

Aguilar à Paris; sa mission, son caractère, sa fortune. [Add. St-S. 639 et 640]

Vers la fin de novembre arriva le comte d'Aguilar[3] à Paris, qui fut présenté au Roi par le duc d'Albe[4]. Le roi d'Espagne l'envoyoit au Roi pour lui persuader le siège de Barcelone, et de trouver bon qu'il le fît en personne avec le secours des vaisseaux et des troupes du Roi[5]. Aguilar ne réussit que trop dans sa commission, au[6] malheur des deux couronnes, et qui mit celle du roi d'Espagne dans le plus extrême péril[7]. Il étoit, ou prétendoit être Manrique de Lara[8], grand d'Espagne par sa mère, et fils

1. Le manuscrit porte : *de*.
2. Voyez une note ci-après, p. 606. — 3. Tome XII, p. 135.
4. *Dangeau*, p. 476-477, 23 novembre; *Sourches*, p. 418-419; *Mémoires du baron de Breteuil*, ms. Arsenal 3862, p. 3-5; *Gazette d'Amsterdam*, n° xcvii; lettre de créance, au Dépôt des affaires étrangères, vol. *Espagne* 154, fol. 177; Dépêches vénitiennes, ms. Ital. 1926, fol. 213, 215 et 219 v°. Ducasse vint en même temps que ce comte.
5. « Nous apprenons par lui, dit Dangeau, que le roi d'Espagne compte de s'aller mettre à la tête de son armée au mois de décembre, résolu de tout hasarder pour chasser l'Archiduc de Catalogne. » Il assurait que son maître pouvait réunir trente et un bataillons et sept ou huit mille chevaux de très bonne cavalerie. Deux lettres de Mme des Ursins, développant les motifs de cette résolution, sont au Dépôt de la guerre, vol. 1888, n°s 94 et 212. Le maréchal de Cœuvres proposa une campagne navale : Dépôt de la marine, B⁴ 30, fol. 309-342.
6. Avant *au*, Saint-Simon a biffé *qui réussit*, mais non corrigé la suite.
7. Ci-après, p. 176-177.
8. Salazar, *Casa de Lara*, tome II, p. 806-817; *Moréri*, art. Manriquez de Lara. Voyez aussi la suite des *Mémoires*, tome XVIII, p. 87.

unique de ce comte de Frigillane dont il a été parlé à l'occasion du testament de Charles II[1], et qui en apprit publiquement les dispositions à l'ambassadeur de l'Empereur d'une manière si cruelle et si plaisante, comme je l'ai raconté alors[2]. Il y auroit bien des choses curieuses et singulières à raconter[3] de ce comte de Frigillane, qui disoit de soi-même qu'il seroit le plus méchant homme d'Espagne et le plus laid, s'il n'avoit pas un fils[4]. Ce dernier étoit jeune, plein d'ambition, de ruse, de fausseté, de[5] noirceur[6]. Je ne sais si la similitude[7] avoit fait cette union ; mais le duc de Noailles et lui avoient lié une amitié étroite en Espagne, qui a toujours duré, intime et avec une confiance entière, en sus, de son ami[8], le premier homme d'Espagne

1. Tomes VII, p. 313-315, et VIII, p. 207-209. Il vient d'être fait président du conseil d'Aragon en septembre 1705.

2. Nous avons rectifié alors (tome VII, p. 292) la confusion, qui persiste ici, entre le comte de Frigiliana-Aguilar et le duc d'Abrantès.

3. *Raconter* est en interligne, au-dessus de *dire*, biffé.

4. Tout cela a déjà été dit en 1700 et 1701. Nous avons donné alors les divers jugements portés sur ce Frigiliana, dont le nom est francisé ici tantôt en *Frigillane*, tantôt en *Frigilliane*.

5. Avant *de*, il a biffé *et*.

6. Tessé, dans une lettre du 8 décembre 1705, fait à Chamillart ce portrait de l' « indéparlable » comte d'Aguilar : « Un joli courtisan, lequel a toutes les qualités de souplesse, d'insinuation, de séduction ; intéressé, allant à ses fins, haut si on l'humilie, rampant quand il croit le devoir être. Il a toujours fait la guerre sans y réussir. Haut comme un clocher le jour d'une revue, bas comme une taupe dans une tranchée ; portant quatre mois de suite son bras en écharpe parce que la manche de son justaucorps aura été percée d'un coup de mousquet. Au demeurant, très joli courtisan. » Selon le chevalier du Bourk (Dépôt de la guerre, vol. 1888, n° 16), c'était un « homme d'esprit, bon officier, revenu des préjugés de sa nation et désabusé de ses mauvaises coutumes. » Amelot n'est pas moins élogieux (Affaires étrangères, vol. *Espagne* 149, fol. 42-43), et l'abbé de Vayrac (*État présent de l'Espagne*, tome III, p. 9) également.

7. La similitude de caractère.

8. De cette première insinuation, notre auteur passera plus tard, en 1710 et 1711, à des allégations beaucoup plus graves, que feu M. Geffroy a discutées dans *Madame de Maintenon d'après sa correspondance*

en[1] capacité, et le premier aussi en esprit, et à être dangereux dans une cour; grand poltron, grand pillard, et ne put pourtant s'enrichir. Les premières places lui passèrent successivement par les mains : jamais content d'aucune, et pas une aussi ne lui demeura. Il étoit lors l'un[2] des quatre capitaines des gardes du corps[3], et fut successivement colonel du régiment des gardes espagnoles, chef des finances, et plus longtemps de la guerre avec tout pouvoir, capitaine général et commandant en chef[4], gentilhomme de la chambre et favori[5], enfin conseiller d'État, c'est-à-dire ministre[6]; et tout cela rapidement, toujours craint, et généralement haï[7]. Il a passé les vingt dernières années de sa vie en disgrâce[8], presque toujours exilé à sa commanderie de Saint-Jacques, à plus de quarante lieues de Madrid, et[9] de lieues d'Espagne[10], et d'ailleurs éloignée

authentique, tome II, p. 284 et 285, en concluant que les lettres de Mme de Maintenon « mettent à néant ce tissu d'infamies, démenti par tant d'autres témoignages. »

1. Avant *en*, il a biffé *en esprit*. — 2. L'élision *l'* surcharge un *u*.

3. D'abord fait colonel du régiment des gardes espagnoles en 1704 (tome XII, p. 135), avec un titre de directeur général de l'infanterie, il vient d'être appelé, à la suite de l'affaire du *banquillo*, en septembre 1705 (ci-dessus, p. 121), à remplacer le comte de Lemos comme capitaine d'une des deux compagnies espagnoles des gardes du corps : *Journal de Dangeau*, p. 428.

4. Des troupes d'Aragon et de Valence, juin 1709.

5. *Valido* est le terme espagnol.

6. Ci-après, p. 225.

7. En janvier 1705, lui et M. d'Havré ont été momentanément arrêtés pour désobéissance aux ordres de Rivas : *Gazette d'Amsterdam*, n°s IX, XII et XIII. Le père et le fils seront des premiers dénoncés par le chevalier des Pennes : *Archives de la Bastille*, tome XI, p. 307-308.

8. A partir de décembre 1711. Cette disgrâce et ses causes seront alors racontées par notre auteur, mais sous le nom du marquis d'Aguilar, qui était un personnage tout différent.

9. Avant *et*, il a biffé *éloignée de tout*, et a récrit ensuite en interligne : *et d'ailleurs éloignée de tout*.

10. Ces lieues valaient un peu moins du double des nôtres : voyez notre tome XII, p. 532. On les évaluait à quatre milles italiques : La Martinière, *Dictionnaire géographique*, éd. 1735, tome VI, p. 341.

de tout. Il y aura plus d'une fois lieu de parler de lui[1]. Cette commanderie étoit de plus de trente mille livres de rente, affectée au chancelier de l'ordre. Aguilar, qui avoit la Toison, brigua cette place de chancelier, l'obtint, et quitta la Toison, alors incompatible[2]. Le duc de Frias, qu'on connoît mieux sous le nom de connétable de Castille, le même dont j'ai parlé[3], fut si indigné de cette action, que, par rodomontade, il remit sa croix de Saint-Jacques avec une commanderie de vingt mille livres de rente qu'il avoit, et demanda et eut la Toison qu'Aguilar avoit quittée. Ces grosses commanderies, assez communes dans les trois ordres d'Espagne[4], faisoient négliger la Toison aux seigneurs espagnols, qui étoit répandue aux grands seigneurs sujets ou affectionnés à l'Espagne en Italie et aux Pays-Bas, qui en étoient fort avides[5], outre quelques-unes que l'Empereur demandoit pour des seigneurs principaux qui le servoient[6]. Mais, douze ou quinze

Ordres d'Espagne devenus compatibles avec ceux de la Toison et du Saint-Esprit.

1. Par exemple, en 1721 : éd. 1873, tome XVIII, p. 82-86.

2. Nous avons vu (tome VII, p. 339-340) que Philippe V, dès le début, avait établi la compatibilité de la Toison avec le Saint-Esprit.

3. En dernier lieu, tome XII, p. 96.

4. Tome XI, p. 177. Une partie du tome II du *Theatro universal de España*, par Garma (1751), p. 45-83, est consacrée aux trois principaux de ces ordres : Calatrava, Saint-Jacques et Alcantara, créés en 1158, 1175 et 1177, sous la règle de Saint-Bernard, et dont la grande maîtrise avait été réunie à la couronne sous le règne de Ferdinand et Isabelle. Chaque ordre comportait des grandes commanderies et des commanderies ordinaires. Les trois grandes de Saint-Jacques étaient celle de Castille, valant quatorze mille ducats, celle de Léon, douze mille ducats, et celle de Montalvan, quatre mille ducats. Les commanderies ordinaires, au nombre de quatre-vingt-cinq, valaient entre dix mille et quatorze mille ducats. Les trente-quatre commanderies de Calatrava ne dépassaient pas neuf mille ducats, et les trente-deux d'Alcantara, six ou sept mille ducats. Ces ordres étaient réservés pour les seigneurs ayant servi au moins avec le grade de capitaine (*Gazette* de 1692, p. 529). Chevaliers ou commandeurs obtenaient sans difficulté la dispense du Pape nécessaire pour se marier (*Moréri*).

5. Ces cinq mots sont ajoutés en interligne.

6. Au temps où la dynastie autrichienne occupait les deux trônes.

ans depuis l'avènement de Philippe V à la couronne, ils ont trouvé moyen de s'accommoder avec Rome, qui a rendu ces trois ordres compatibles en payant tous les cinq ans une modique annate[1] sur leurs commanderies, quand ils ont d'autres ordres, dont ils obtiennent encore de fortes remises. Depuis cette invention, les plus grands seigneurs d'Espagne sont devenus fort empressés pour la Toison[2], et peut-être plus encore pour l'ordre du Saint-Esprit[3].

Ronquillo gouverneur du conseil de Castille.

En ce même temps, Ronquillo, dont j'ai parlé[4], fut fait gouverneur du conseil de Castille[5].

Tout étant réglé avec Aguilar pour le siège de Barcelone[6],

1. Tome IX, p. 144-147.

2. Cela existait déjà au temps de Louis XIII, comme on le voit dans les *Mémoires de Fontenay-Mareuil*, p. 56.

3. Tout ce qui vient d'être dit sur la Toison et sur les commanderies sera développé plus tard (tome XVIII, p. 370-372).

4. Notre tome XII, p. 432-433. En juin 1705, Mme des Ursins avait proposé de le faire vice-roi de Navarre.

5. En novembre 1705 : *Dangeau*, p. 478; *Gazette*, p. 579; Garma, *Theatro de España*, tome IV, p. 268; Combes, *la Princesse des Ursins*, p. 224-226. D. Manuel Arias, l'archevêque de Séville, conservait toujours la présidence.

6. Grâce aux recommandations de Mme des Ursins et de l'ambassadeur Amelot, le comte avait été très bien reçu. Ses dépêches ont permis au P. Baudrillart de suivre le cours de la négociation (tome I, p. 241-245), et nous en avons une contre-partie dans le compte rendu de Chamillart à Mme des Ursins (Guerre, vol. 1888, n° 115). Louis XIV et les ministres commencèrent par déclarer qu'on était à bout de sacrifices; mais Aguilar se tourna du côté de Mme de Maintenon, à laquelle Philippe V avait adressé directement la lettre la plus pressante, et il trouva en outre un appui dans le duc d'Orléans, qui, depuis 1704, ne souhaitait que d'être envoyé comme généralissime en Espagne. Le duc de Bourgogne, et Monseigneur surtout, agirent également sur le Roi : si bien qu'Aguilar fut enfin autorisé à s'entendre avec les ministres et avec Vauban pour le siège de Barcelone, et que le Roi en écrivit lui-même à Philippe V et autorisa Mme des Ursins à prendre les mesures nécessaires pour une régence de la reine Marie-Louise (Affaires étrangères, vol. *Espagne* 154, fol. 213, 225, 234 et 254). Aguilar, que d'ailleurs on trouva imprudent et indiscret, bien inférieur au duc d'Albe, remporta ces bonnes nouvelles au commencement de décembre (*Dangeau*, p. 483), après avoir été régalé de plusieurs fêtes (*Mercure* de décembre,

le duc de Noailles, qui n'avoit pu faire les deux dernières campagnes, et qui se portoit mieux[1], aiguillonné par l'exemple de la Feuillade et par celui de son père[2], voulut se servir du même chausse-pied pour arriver rapidement au commandement des armées[3]. Il demanda d'aller commander dans son gouvernement de Roussillon, l'obtint, et se hâta de s'y rendre, pour l'exercer quelque temps avant d'être effacé en servant au siège de Barcelone[4].

Duc de Noailles en Roussillon.

Je partageai en même temps, avec la plus sensible amertume, le malheur de M. et de Mme de Beauvillier. Il

Mort des deux fils du duc de Beauvillier.

p. 308 et 379-383). Une lettre de la Feuillade à son beau-père (recueil Esnault, p. 80-81) nous apprend qu'Aguilar avait aussi demandé le concours de la Feuillade, mais que celui-ci préféra rester en Italie. D'autre part, l'Électeur exprima son désir d'aller reprendre Barcelone, mais ne fut pas accepté : Dépôt de la guerre, vol. 1839, n°s 114-115; ms. Nouv. acq. fr. 486, fol. 111 ; Baudrillart, *Philippe V*, tome I, p. 244.

1. Il était revenu en mauvais état des eaux de Bourbon.

2. La chronologie des services de ce maréchal fait ressortir qu'il comptait huit années de grade de lieutenant général et onze années de gouvernement général de Roussillon (en place de son père), lorsque, le 8 mars 1689, on lui confia l'armée réunie sur cette frontière. Promu maréchal de France quatre ans plus tard, vice-roi de Catalogne le 1er mai 1694, il se montra digne de cette élévation par la victoire du Ter, par la prise de Palamos, Girone, Hostalrich et Castelfollit, mais fut obligé par la maladie, l'année suivante, de céder la place à Vendôme.

3. Mme des Ursins l'y aida. On se rappelle que le jeune duc avait été un des familiers de Philippe V.

4. *Dangeau*, p. 490, 11 décembre : « Le duc de Noailles fut enfermé avec le Roi dans son cabinet, au sortir de la messe, et nous sûmes, après l'audience, que le Roi l'envoyoit dans son gouvernement de Roussillon, où il souhaitoit fort d'aller depuis que sa santé est rétablie. Quand les troupes que nous envoyons de ce côté-là seront jointes à l'armée du roi d'Espagne, il servira de maréchal de camp sous le roi d'Espagne. » Comparez les *Mémoires de Sourches*, p. 436. Quelques jours après, Mme de Maintenon écrivait au cardinal de Noailles (*Correspondance générale*, tome V, p. 460) : « A propos de guerre, voilà notre cher duc de Noailles qui commence la campagne au mois de décembre! On ne peut pas dire qu'il ait perdu de temps depuis sa guérison. Il me paroît que ce qu'il fait est approuvé. Dieu veuille qu'il y trouve de la satisfaction! Je crains toujours la jalousie et les mauvais offices de loin ; j'y veillerai en mère. »

Piété du père et de la mère.

avoit[1] deux fils de seize et dix-sept ans[2], bien faits et qui promettoient toutes choses[3]. L'aîné venoit d'avoir un régiment sans avoir eu d'autre emploi[4], et le cadet en alloit avoir un autre. Le cadet mourut de la petite vérole à Versailles, le 25 novembre; la même maladie commençoit à prendre à l'aîné, qui en mourut aussi, le 2 décembre[5]. Le père et la mère, pénétrés de douleur à la mort du premier, allèrent sur-le-champ en faire un sacrifice à la messe, et y communièrent l'un et l'autre; à la mort de l'autre, ils eurent la même foi, le même courage, la même piété[6]. Leur affliction fut extrême, et ce ver rongeur[7] dura le reste de leur vie. L'extérieur n'en changea point : M. de Beauvillier continua ses fonctions ordinaires; pour chez lui, il se

1. Ainsi, au singulier, comme si *M. de Beauvillier* était sujet unique du verbe.

2. Le comte de Saint-Aignan et le marquis de Beauvillier : tome XI, p. 330. L'aîné, filleul de M. le duc de Bourgogne, n'avait que seize ans; le second venait d'entrer dans sa treizième année.

3. Ils avaient pour précepteur un abbé Quinot, à qui ils firent donner, en 1704, l'abbaye de Beaulieu, de deux mille livres de rente, venant de l'abbé Boileau (*Dangeau*, tome X, p. 7).

4. *Dangeau*, p. 469, 11 novembre : « Le Roi a donné à M. le duc de Beauvillier un régiment de cavalerie à lever pour le comte de Saint-Aignan, son fils aîné, qui est encore dans les mousquetaires. Le régiment sera de huit compagnies, et le Roi donne deux cent cinquante francs pour la levée de chaque cavalier. » Comparez les *Mémoires de Sourches*, p. 409. On parlait de marier cet aîné avec l'héritière des la Fayette, ci-après, p. 312.

5. *Dangeau*, p. 479 et 483; *Sourches*, p. 419, 421, 422 et 429, *Mercure* de novembre, p. 410-411; *la Marquise d'Huxelles*, p. 86-87 et 212. Tout Versailles était infecté de la maladie.

6. « Le comte de Saint-Aignan mourut enfin de la petite vérole et du pourpre, et le duc son père n'eut pas plus tôt appris sa mort, qu'il courut à l'église des Récollets de Versailles, où il se confessa et communia, ne pouvant trouver de consolation qu'en Dieu seul dans un malheur aussi extraordinaire, et qui donnoit aux plus durs de la compassion pour lui » (*Sourches*, p. 429, 2 décembre). Voyez, à l'Appendice, n° VII, sa correspondance avec l'évêque d'Alet.

7. Il y a eu des emplois analogues de cette locution, au figuré, dans nos tomes III, p. 48, et VI, p. 443 et 452.

donna relâche, et, pendant quelques jours[1], ne vit que sa plus étroite famille et ses plus intimes amis. Je ne connois point de sermon si touchant que la douleur et la résignation profonde de l'un et de l'autre, leur sensibilité entière sans rien prendre sur leur soumission et leur abandon à Dieu, un silence, un extérieur doux, apparemment[2] tranquille, mais concentré, et toujours quelques paroles de vie qui sanctifioient leurs larmes. Après les premiers temps, je détournois doucement la conversation quand M. de Beauvillier me parloit de ses enfants : il s'en aperçut, et me dit que je croyois bien faire pour détourner l'objet de la douleur; qu'il m'en remercioit, mais qu'[il] y avoit un si petit nombre de personnes à qui il se permît d'en parler, qu'il me prioit d'en continuer le discours quand il m'en parleroit, parce que cela le soulageoit, et qu'il ne le faisoit que quand il s'en[3] sentoit pressé. Je lui obéis, et, très souvent, tête à tête, il m'en parloit, et je vis en effet que de continuer avec lui là-dessus le soulageoit. Son gendre[4] n'étoit pas tourné à lui donner de la consolation; il tenoit toujours sa femme à Paris[5], et toutes les autres filles de M. de Beauvillier étoient religieuses[6]. Je n'aurai que trop occasion de parler du duc de Mortemart[7].

Les jésuites cherchoient depuis longtemps à s'emparer de la cure de Brest, et d'en faire un bon bénéfice[8]. Ils en

Jésuites emportent la

1. Ces quatre mots étant ajoutés en interligne après coup, l'auteur a omis de biffer un autre *et* avant *ne vit*.

2. En apparence. Cet emploi n'était pas signalé dans le *Dictionnaire de l'Académie*, mais se trouve dans Corneille, la Fontaine, Bossuet, le cardinal Mazarin, etc.

3. *Se* corrigé en *s'en*. — 4. Le duc de Mortemart.

5. Elle accoucha prématurément d'une fille quatre jours après la mort de son frère aîné, et M. de Mortemart fut attaqué à son tour de la petite vérole (*Sourches*, p. 433 et 439).

6. Tome XI, p. 331. La huitième venait d'y prendre le voile, et eut aussi la petite vérole (*Sourches*, tome X, p. 13).

7. Pour commencer, nous aurons, en 1709, une « Étrange histoire du duc de Mortemart avec moi. »

8. C'est au milieu de 1685 et au commencement de 1686 que le Roi

cure de Brest devant le Roi.

trouvèrent la jointure, et ils ne la manquèrent pas; mais ils y trouvèrent aussi tous les habitants si[1] opposés, qu'ils ne les purent gagner avec toutes leurs douces et fines industries. Ils se gardèrent bien de commettre leur affaire à aucun tribunal : ils obtinrent une évocation pour être jugés devant le Roi[2]. Quelque[3] fût leur crédit, et le desir du Roi de leur accorder toutes leurs demandes, il fut impossible de briser toute règle et toute équité devant eux. Le Roi pourtant, de son autorité, leur accorda la cure, mais avec des modifications qui ne leur plurent pas, et qui ne consolèrent pas les habitants d'avoir de tels pasteurs malgré eux[4].

Retour de Marcin,

Les armées de Flandres et d'Allemagne étant séparées, Marcin et, peu après, Villars arrivèrent[5]. Le maréchal de

leur avait donné sa maison de Brest, avec une rente de deux mille livres, à quoi les états bretons avaient joint une somme de quarante mille livres pour enseigner les mathématiques et faire un séminaire d'aumôniers de la marine : arrêt du 9 juillet 1686, E 1835; Gazettes du P. Léonard, ms. Fr. 10 265, fol. 107 v°.

1. *Si* est en interligne, de même que *les* à la ligne suivante.

2. L'historique de ces évocations et leurs inconvénients ont été exposés dans notre tome IV, appendice I, p. 382-384.

3. Il a écrit : *quelque que*.

4. *Dangeau*, p. 481, 28 novembre : « Le Roi, outre le conseil de finances qu'il avoit tenu le matin à son ordinaire, tint Conseil encore l'après-dînée pour juger un grand procès que les jésuites avoient contre les habitants de Brest. Les jésuites gagneront les principaux articles; mais toutes les parties paroissent contentes. » L'arrêt est indiqué dans notre tome VI, appendice I, p. 505. Il y en avait d'antérieurs : 15 octobre 1702, E 1920; 23 août et 11 décembre 1703, E 1924; et l'on trouve dans le ms. Mazarine 2499, fol. 1-2, un procès-verbal et des remontrances présentées par la ville de Brest au contrôleur général, 4 juin 1703. Voyez aussi une réclamation des paroissiens de Saint-Louis, en juillet 1706, dans le registre de la maison du Roi O[1] 367, fol. 189 et 202 v°. En 1716, le Régent, poussé contre les jésuites, leur enleva le séminaire de Brest uni à leur collège, parce que les aumôniers qu'ils y formaient ne voulaient servir que sur le vaisseau de l'amiral ou du vice-amiral : *Journal de Buvat*, tome I, p. 178-179. Il y eut encore une reprise d'hostilités, en 1736, entre les Pères et divers particuliers de la ville.

5. *Dangeau*, p. 478 et 499; *la Marquise d'Huxelles*, p. 89-90.

Villeroy fut le dernier; il prit son temps de paroître la nuit de Noël pendant matines[1]. Le Roi lui fit une réception[2] dont il fut d'autant plus content qu'elle fut plus publique, et qu'il avoit fait bien des brouhahas[3] en entrant. Il s'occupa le reste de l'office à galantiser les dames, à recevoir les compliments de ce qu'il y avoit là de principal, les respects des autres, et à battre la mesure de la meilleure grâce du monde, avec une justesse que lui-même admiroit[4].

Villars et Villeroy.

Surville, dont l'affaire[5], en vieillissant, ne devenoit pas meilleure[6], fut amené d'Arras à la Bastille, la Barre demeurant en pleine liberté[7].

Surville à la Bastille.

1. *Dangeau*, p. 498-499; *Sourches*, p. 444.

2. *Une réception* est en interligne, au-dessus d'un premier *une réception* surchargeant *si* et des mots illisibles, puis biffé.

3. La Fontaine aussi et Molière ont dit : *des brouhahas;* mais notre auteur a déjà écrit, au singulier (tome VI, p. 79) : *ce brouhahas*. Sur l'étymologie, prétendue hébraïque, de cette onomatopée, voyez le *Ducatiana*, t. II, p. 266-267, et, sur les emplois, voyez Ch. Livet, *Lexique de la langue de Molière*, tome I, p. 298.

4. On se rappelle cette phrase des *Caractères de la Bruyère*, tome II, p. 155-156 : « Des courtisans parlent, rient et sont à la chapelle avec moins de silence que dans l'antichambre. » — Dangeau dit : « Le Roi soupa à neuf heures, et, en sortant de table, il alla, avec toute la famille royale, dans la tribune, où il entendit matines et les trois messes de minuit. Le maréchal de Villeroy arriva pendant qu'on chantoit matines. Le Roi le vit de loin; il lui fit une mine très gracieuse, et ce maréchal lui fit la révérence au sortir de la chapelle, et le Roi l'embrassa. On ne peut pas avoir été reçu plus agréablement. » A la suite de l'échec des lignes de Flandre (ci-dessus, p. 79), on avait fort crié contre le maréchal, comme en témoigne une lettre de Mme des Ursins à Mme de Maintenon, dans le recueil Lavallée, tome V, p. 399-400.

5. Ci-dessus, p. 118-121.

6. Au contraire du bon vin.

7. *Dangeau*, p. 487, 8 décembre : « M. de Surville est à la Bastille depuis quelques jours; il y a été conduit par un exempt de la connétablie qui l'étoit allé prendre à Arras. Le Roi n'a point voulu juger l'affaire, comme on espéroit qu'il feroit; il l'a laissée au jugement des maréchaux de France, qui en sont très affligés, parce qu'il faudra qu'ils jugent selon la sévérité des ordonnances. » Comparez les *Mémoires de Sourches*, p. 433, et les *Archives de la Bastille*, tome XI, p. 250-258. On verra ci-après, p. 222, la terminaison de cette affaire.

Roquelaure tâche de se justifier au Roi; sa femme. [*Add. St-S. 641*]

Roquelaure eut, peu après son retour[1], une petite audience du Roi pour se justifier de[2] sa négligence à garder les lignes, de sa fuite, et de tout le désordre qui s'en étoit suivi[3]. Le Roi, épris de Mlle de Laval[4], fille d'honneur de Madame la Dauphine, la maria à Biran[5] fils de Roquelaure, duc[6] à brevet, moyennant un autre brevet de duc pour lui[7]. On n'oubliera[8] guères le bon mot qui lui échappa, en nombreuse compagnie, à la naissance de sa fille aînée : « Mademoiselle, dit-il, soyez la bienvenue; je ne vous attendois pas si tôt. » En effet elle ne s'étoit pas fait attendre[9].

1. Le 10 décembre : *Dangeau*, p. 489; *Sourches*, p. 406.

2. *Da*, dans le manuscrit.

3. Ci-dessus, p. 79-80. « Ce duc sortit fort content, étant pleinement justifié des accusations qu'on avoit faites contre lui, la campagne passée, quand Marlborough entra dans nos lignes » (*Dangeau*).

4. Marie-Louise de Montmorency-Laval : tome II, p. 249.

5. Gaston-Jean-Baptiste de Roquelaure s'était appelé le marquis de Biran pendant la vie de son père.

6. Le *D* surcharge *m[oyennant]*.

7. Voyez, dans les *Écrits inédits*, tome VIII, p. 690-691, les notices de ces deux ducs. Le premier (tome II, p. 254), qui mourut en mars 1683, avait obtenu un brevet de duc et pair en juin 1652, mais s'était vu refuser l'enregistrement en 1663 parce qu'il avait été compromis dans les troubles. Un nouveau brevet fut accordé à son fils, avec la survivance de la capitainerie de Saint-Germain, lorsqu'il épousa, en l'église Saint-Julien de Versailles, le 19-20 mai 1683, Mlle de Laval, que l'on prétendait être enceinte du fait du Roi (*Dangeau*, tome I, p. 99; *Souvenirs de Mme de Caylus*, p. 96-99; *Histoire amoureuse des Gaules*, tomes I et II, *passim; les Mariages dans l'ancienne société*, par M. Ernest Bertin p. 126-128). Suivant Mme de Caylus, que Biran avait primitivement demandée, ce fut Mme de Maintenon elle-même qui triompha des scrupules de l'épouseur à raison des bruits de relations du Roi avec Mlle de Laval. Comparez les Gazettes du P. Léonard, ms. Fr. 10265, fol. 20 v°

8. *Obliera*, dans le manuscrit.

9. Le commentateur du Chansonnier croit (ms. Fr. 12688, p. 479) que cette fille, Françoise de Roquelaure, ne naquit que treize mois après le mariage, ce qui mettrait sa naissance au mois de juin 1684; mais les généalogistes la font mourir à cinquante-huit ans, le 5 mai 1741, et cela donnerait pleine raison aux railleurs, en faisant remonter la naissance à 1683. Elle épousa, comme on le verra plus tard, dans de singulières circonstances, le prince de Rohan.

C'étoit un plaisant de profession[1], qui, avec force bas comique, en disoit quelquefois d'assez bonnes, et jusque sur soi-même, comme on le voit ici. Le Roi eut toujours de la considération et de la distinction pour Mme de Roquelaure, née aussi plus que personne que j'aie connu pour cheminer[2] dans une cour. Il ne put enfin résister à ses peines sur la situation de son mari : on verra bientôt de quelle façon il fut tiré du service pour toujours[3]. Elle n'apporta pas un écu en mariage dans une maison fort obérée[4]. Son art et son crédit la rendirent une des plus solidement[5] riches[6]; mais la beauté heureuse[7] étoit,

1. Les *Aventures divertissantes du duc de Roquelaure, suivant les détails que l'auteur a trouvés dans le cabinet du maréchal d'H...* (1727, 1787, 1810, etc.), doivent être mises au compte de son père; mais il est certain que le second duc tenait du premier, comme celui-ci avait hérité des gasconnades du maréchal ami d'Henri IV.

2. Ici finit le second portefeuille du manuscrit autographe de nos *Mémoires*, avec la page 510.

3. Ci-après, p. 301.

4. Nous avons le contrat de mariage, daté du 19 mai 1683 (Arch. nat., Y 244, fol. 90). Mlle de Laval ne recevait de son frère qu'une petite terre en Anjou; mais le Roi lui assurait une somme de cent cinquante mille livres à réaliser sur la vente de deux charges vacantes (*Dangeau*, tome I, p. 99 et 363), et, en outre, elle toucha, comme fille de la Dauphine, un acquit patent de douze mille livres, daté du 15 mai. Elle était la filleule de Monsieur et de Mademoiselle, qui l'avaient tenue sur les fonts, déjà âgée de neuf à douze ans, le 10 août 1669 (*Gazette*, p. 812).

5. L'initiale *s* surcharge un *g*.

6. Pour l'esprit, nous avons vu que Mme de Roquelaure n'en avait guère (tome II, p. 249). Pour la galanterie, les uns lui attribuaient bien des amants, les autres traitaient cela de calomnie (*Nouveau siècle*, tome IV, p. 59-61; Chansonnier, ms. Fr. 12690, p. 170; *Dangeau*, tome II, p. 53). Elle sut surtout gouverner, conseiller les contrôleurs généraux ou leurs femmes, et tirer d'eux des droits d'avis (Chansonnier, ms. Fr. 12692, p. 210). Entre autres, on lui attribua l'invention fructueuse de l'enregistrement des armoiries en 1696 (*Annales de la cour*, tome I, p. 232-233); mais c'est l'intendant Breteuil qui avait préparé l'opération dès 1694, avec l'aide de M. Cadot, conseiller à la Cour des aides. — Nous devons faire observer que l'Addition placée ici est antérieure, comme rédaction, à la mort de Mme de Roquelaure.

7. Un grand air, visage agréable, belle taille, danse parfaite, dit

sous Louis XIV, la dot des dots, dont Mme de Soubise est bien un autre exemple.

Mariage du fils aîné de Tessé avec la fille de Bouchu;

Vers la fin de l'année, Tessé maria son fils aîné[1] à la fille de Bouchu, conseiller d'État duquel j'ai parlé il n'y a[2] pas longtemps[3]. Ce fut le contraire de celui[4] de Mme de Roquelaure : ni esprit, ni art, ni naissance, ni beauté, mais des écus sans nombre; et c'est ce qu'il falloit à Tessé[5].

du duc de Duras avec Mlle de Bournonville;

Le duc de Duras[6] en fit un plus assorti : il épousa Mlle de Bournonville[7], dont tout le bien, qui étoit fort grand, étoit acquis par la mort de son père et de sa mère[8].

Mme de Caylus. Elle figure dans les gravures de modes de Bonnart et de Trouvain.

1. Avant *son*, il a biffé *sa fille*. — René-Mans de Froullay, comte de Tessé (tome VII, p. 24), filleul de la ville du Mans, était âgé de vingt-cinq ans et colonel à l'armée d'Italie lorsqu'il épousa, le 13 avril 1706, Marie-Élisabeth-Claude-Pétronille Bouchu, née le 15 novembre 1685, et qui mourut le 9 décembre 1733. Le contrat de mariage, du 12 avril, est transcrit dans le registre des Insinuations coté Y 278, fol. 345 v°.

2. *A* est en interligne, au-dessus d'*avoit*, biffé.

3. Tome XII, p. 463-466.

4. Du mariage, comme quatre lignes plus loin.

5. Le maréchal protesta en février que ce mariage s'était négocié à son insu et grâce à son éloignement, mais qu'il ne se ferait que si le Roi y consentait, et il en écrivit, de Madrid, à Chamillart, à Mme de Maintenon et au Roi. On trouvera ci-après, p. 534, cette dernière lettre; la lettre à Mme de Maintenon est imprimée dans le recueil Rambuteau, p. 274-276. La célébration n'eut lieu qu'au bout de trois mois. Mlle Bouchu recevait seulement quatre cent mille livres de dot, mais devait avoir un jour près de trois millions de bien; Tessé donnait à son fils la terre de Lavardin, qu'il venait d'acheter, rapportant vingt-cinq mille livres, et la lieutenance de Roi au pays du Maine (*Dangeau*, tomes X, p. 484, et XI, p. 38 et 72; *Mercure* de mai, p. 31-39; lettre de M. Bouchu à Desmaretz, Arch. nat., G7 558, 19 février 1706). La nouvelle comtesse prit son tabouret de grande d'Espagne le 26 avril (*Sourches*, p. 65).

6. Jean-Baptiste de Durfort, second fils, né en 1684 (tome X, p. 53), venait d'être très malade à l'armée du Rhin en 1705, et avait dû épouser Mlle de Bergonne, fille d'un riche fermier général, puis Mlle de Moras ou Mlle Bouchu (*Sourches*, tome IX, p. 143 et 238).

7. Angélique-Victoire de Bournonville : tome VIII, p. 290.

8. *Dangeau*, tomes X, p. 502, et XI, p. 4; *Sourches*, tomes IX, p. 447, et X, p. 4; *Mercure* de janvier 1706, p. 242-246. Le mariage

Elle étoit à Paris dans un couvent; la maréchale de Noailles l'avoit souvent chez elle à la cour pour les bals, où elle dansoit à ravir[1]. Jamais personne ne représenta mieux la déesse de la Jeunesse; elle en avoit tous les agréments et toute la gaieté. La maréchale[2] en fit tellement comme de sa fille, qu'elle la maria chez elle et y logea et nourrit les mariés[3]. Qui l'auroit dit au maréchal de Duras, qui haïssoit le maréchal de Noailles et qui le ménageoit si peu[4]?

Listenois épousa aussi vers le même temps une fille de la comtesse de Mailly[5]. Ces deux mariages, signés et dé- de Listenois avec une fille de la

eut lieu le 6, à la chapelle du château de Versailles; Saint-Simon ne signa pas à l'acte comme témoin, quoique cousin germain par alliance. La nouvelle duchesse fut présentée le 9 (*Sourches*, p. 8-9).

1. En effet, on la voit constamment appelée, comme danseuse, aux bals de la cour, et même, le 13 février 1706, le Roi la força de danser à Marly quoique portant le deuil de son père : ci-après, p. 243.

2. *Mlle*, en abrégé, dans le manuscrit.

3. Aux quatre cent mille livres que la mariée apportait le Roi ajouta un guidon de gendarmerie qui pouvait en valoir cent mille (*Dangeau*).

4. Voyez notamment l'anecdote rapportée dans notre tome X, p. 205-206.

5. *Dangeau*, tomes X, p. 494 et 502, et XI, p. 2 et 8; *Sourches*, tome IX, p. 443, et tome X, p. 3, 10 et 12; *Mercure* de janvier 1706, p. 262-263, 268-269. — Jacques-Antoine de Bauffremont, marquis de Listenois par substitution, né le 21 janvier 1683, colonel de dragons depuis 1699, brigadier depuis le 26 octobre 1704 (lui et son frère avaient été blessés à Schellenberg, et il avait fait merveilles à la prise de Lichtenau, 6 août 1705), maréchal de camp en 1710 (*Chronologie militaire*, tome VI, p. 610-611), était un des deux neveux de Mlle de Bauffremont cités dans notre tome XII, et il avait hérité de son père les charges de grand bailli d'Aval en Franche-Comté (1685) et de premier chevalier d'honneur au parlement de Besançon (1689). Il épousa, le 11 janvier 1706, Louise-Françoise de Mailly, née le 13 janvier 1691. Il reçut de Philippe V la Toison d'or en 1709, et fut tué devant Aire le 24 septembre 1710. Sa femme, sur qui l'on fit une chanson par allusion à la Bécasse :

Ce n'est qu'un nez camard au prix
Du nez de ma grand'mère,

mourut au couvent Saint-Antoine de Sens, le 25 février 1769, n'ayant eu qu'une fille, née en 1710, morte en 1716. Comme fille de la dame d'atour comtesse de Mailly.

clarés les derniers jours de cette année, ne furent célébrés que les premiers jours de la suivante[1].

Folies de la duchesse du Maine*. [Add. St-S. 642]

Mme du Maine, depuis longtemps, avoit secoué le joug de l'assiduité, de la complaisance et de tout ce qu'elle appeloit contrainte; elle ne se soucioit ni du Roi ni de Monsieur le Prince[2], qui n'auroit pas [été] bien reçu à contrarier[3] où le Roi ne pouvoit plus rien, qui étoit entré dans les raisons de M. du Maine. A la plus légère représentation, il essuyoit toutes les hauteurs de l'inégalité du mariage[4], et souvent pour des riens, des humeurs et des vacarmes, qui, avec raison, lui firent tout craindre pour sa tête[5]. Il prit donc le parti de la laisser faire, et de se laisser ruiner en fêtes, en feux d'artifices, en bals et en comédies[6], qu'elle se mit à jouer elle-même en plein public et en habits de comédienne, presque tous les jours, à Clagny[7], maison près Versailles et comme dedans, superbement bâtie pour Mme de Montespan, qui l'avoit donné[8] à M. du Maine depuis qu'elle n'approchoit plus de la cour[9].

favorite de Mme de Maintenon, elle reçut du Roi une somme de vingt-cinq mille écus, et, pour son mari, une pension de deux mille. Les fiançailles se firent chez la duchesse de Bourgogne, le mariage à la chapelle du château.

1. Toute cette dernière phrase a été ajoutée après coup sur la marge. — Pour manifester sa satisfaction de ce mariage, la duchesse de Bourgogne, au bal du 29 janvier, affecta de prendre M. de Listenois comme danseur, contre l'usage (*Sourches*, tome X, p. 21).

2. Son père. — 3. *Contrier*, dans le manuscrit.

4. De l'inégalité de condition et d'origine des deux époux.

5. Non pour son honneur de mari, mais pour la solidité de sa tête, « de peur qu'elle ne tournât tout à fait, » comme nous le verrons dans une redite à l'année 1707 (éd. 1873, tome V, p. 134).

6. On verra Mme de Maintenon approuver ces amusements, dont toute la cour profitait.

7. Tome VI, p. 6.

8. *Donné* est bien au masculin, se rapportant à *Clagny*, et non à *maison*.

9. C'est en janvier 1685 (Arch. nat., X^{1A} 8678, fol. 209-243, et E 1829, arrêt du 1er mars) que le Roi avait délaissé à Mme de Montespan,

* Cette manchette a été placée quatre lignes trop bas dans le manuscrit.

A la fin de l'année, M. le duc de Berry fut délivré de ses gouverneurs. Jamais jeune homme ne fut si aise[1].

Duc de Berry délivré de ses gouverneurs.

Enfin Montmélian, bloqué depuis si longtemps[2], se rendit le 12 décembre. On prit le bon parti[3], aussitôt après, de la faire sauter[4].

Montmélian rendu par les ennemis.

L'année[5] finit, et la[6] suivante commença par un cruel

Aventure

et aux deux bâtards après elle, les domaines de Clagny, Glatigny, Louveciennes, Marnes, la Malmaison, la Celle, Bougival. Le château, destiné dès 1674 à « Messeigneurs les enfants naturels du Roi, » venait d'être achevé, tel que le décrivit le *Mercure* de novembre 1686, 2e volume (p. 81-93; reproduit dans le livre de P. Bonnassieux, p. 62-69), et qu'on le voit dans la planche 20 du tome II de l'ouvrage de Dussieux sur Versailles; il avait coûté environ deux millions et demi du temps. Mme de Montespan y parut de moins en moins depuis qu'elle se fut décidée à la retraite à Saint-Joseph ou à Fontevrault. — Les représentations de Clagny dont parle ici notre auteur, pour le carnaval de 1706, se composèrent du drame biblique de *Joseph* composé par l'abbé Genest, familier de Sceaux, et de la comédie-ballet *la Fine mouche*, ou *la Tarentole*, composée par Malezieu, avec musique de Matho : *Dangeau*, tome XI, p. 16, 22 et 50-51 (avec reproduction des articles du *Mercure*). L'année suivante, Mme du Maine joua *les Femmes savantes*, et, en 1708, *l'Avare*. M. Adolphe Jullien, en 1883, et M. Victor du Bled, en 1891, ont publié deux études sur *la Comédie à la cour*.

1. *Dangeau*, tome X, p. 503 : « Mgr le duc de Berry, qui est dans sa vingtième année depuis quatre mois, n'aura plus de gouverneur, ni de sous-gouverneur. On avoit accoutumé même de les ôter de meilleure heure aux autres princes. On leur conserve leurs appointements et leurs logements, comme cela s'est toujours fait, et, au retour de Marly, il n'y aura plus qu'un lit dans sa chambre; on ôtera celui du sous-gouverneur. On ne parle pas encore de faire sa maison. » Le gouverneur et les sous-gouverneurs des enfants de Monseigneur étaient le duc de Beauvillier et MM. de Denonville, de Saumery, de Rasilly : voyez l'*État de la France*, 1702, tome II, p. 28-29.

2. Depuis janvier 1704 : tome XII, p. 419.

3. L'initiale de *parti* surcharge *bo*[*n*], répété par mégarde.

4. *Dangeau*, tome X, p. 485, 491 et 495; *Sourches*, tome IX, p. 432, 436, 437 et 442-443; *Mémoires militaires*, tome V, p. 237-238; *Gazette*, p. 620; *Gazette d'Amsterdam*, 1705, n° CIII; *Journal de Verdun*, février 1706, p. 96-98. La reddition est du 11.

5. Ici, l'écriture change, et notre auteur avait commencé à écrire : *Berwick assiégeoit Nice*, que nous retrouverons plus loin, p. 225-226.

6. *La* surcharge un premier *co*[*mença*].

étrange de l'évêque de Metz. [Add. St-S. 649]

fracas sur l'évêque de Metz[1]. Jamais aventure si éclatante ni plus ridicule[2]. Un enfant de chœur, qu'on dit après être chanoine de l'église de Metz[3], fils d'un chevau-léger de la garde, sortit fuyant et pleurant de l'appartement de Monsieur de Metz, où il étoit seul pendant que ses domestiques dînoient, et s'alla plaindre à sa mère d'avoir été fouetté cruellement par Monsieur de Metz. De ce fouet fort indiscret, et, s'il fut vrai, fort peu du métier d'un évêque, des gens charitables voulurent faire entendre pis; et le chapitre de la cathédrale à s'émouvoir et à instrumenter. Le chevau-léger accourut en poste à Versailles, où il se jeta aux pieds[4] du Roi avec un placet, demandant justice et réparation. La maréchale de Rochefort[5] m'envoya chercher partout, m'apprit l'aventure, et me pria de prévenir Chamillart, qui avoit Metz dans son département[6], et de ne rien oublier pour l'engager à servir efficacement Monsieur de Metz dans une affaire si cruelle, que ses ennemis lui suscitoient, et qui intéressoit l'honneur de toute sa famille. Je m'en acquittai sur-le-champ, et Chamillart, naturellement obligeant, s'y porta le mieux du monde. Il se fit donc ordonner par le Roi d'écrire à l'intendant de Metz[7] d'assoupir[8] cette affaire,

1. *Dangeau*, tomes X, p. 496-497, et XI, p. 13. Nous avons vu, en dernier lieu, tome X, p. 281-282, comment cet évêque avait eu la survivance de premier aumônier.

2. On la retrouve dans le libelle que Jean-Baptiste Denis, ancien secrétaire de l'évêque Bissy, fit paraître à l'étranger en 1712 : *Mémoires-anecdotes de la cour et du clergé de France*, p. 163-166. Comparez le Chansonnier, ms. Fr. 12693, p. 333 et 337 *bis*, et *la Marquise d'Huxelles*, p. 89.

3. Ce chapitre de la cathédrale de Saint-Étienne comprenait huit dignitaires et vingt-huit chanoines.

4. *Au* est au singulier, et *pieds* au pluriel.

5. Sœur utérine du cardinal de Coislin et tante de l'évêque de Metz.

6. Son département, sa part de provinces, comme secrétaire d'État de la guerre : le Lyonnais, la Catalogne, le Roussillon et la Cerdagne, la Lorraine et les Trois-Évêchés, l'Alsace, les Pays conquis de Flandre, Artois et Hainaut, la Franche-Comté.

7. M. de Saint-Contest, de qui il sera parlé beaucoup plus tard.

8. Il a écrit : *de* (à la fin d'une ligne) *assoupir*, sans élision.

et de faire en sorte qu'il n'en fût plus parlé; mais le cardinal de Coislin, averti à Orléans de ce fracas, qui étoit l'honneur, la piété, et la pureté même, accourut dans l'instant qu'il l'apprit, et supplia le Roi, pour lui et pour son neveu, que l'affaire fût éclaircie; qu'on punît ceux qui méritoient de l'être; que, si c'étoit son neveu, il perdît son évêché et sa charge, dont il étoit indigne, mais qu'il étoit juste aussi, s'il étoit innocent, que la réparation de la calomnie fût publique, et proportionnée à la méchanceté qu'on lui avoit voulu faire[1]. L'affaire dura depuis[2] Noël, que le cardinal de Coislin arriva[3], jusqu'au 18 janvier[4], que le Roi ordonna que le chevau-léger, avec toute sa famille, iroit demander pardon en public à Monsieur de Metz, chez lui, dans l'évêché, et que les registres du chapitre de la cathédrale seroient visités, et tout ce qui pouvoit y avoir été mis, et qui pouvoit blesser Monsieur de Metz, entièrement tiré et[5] ôté[6] : tellement que ce vacarme, épouvantable d'abord, s'en alla bientôt en fumée[7]. Le rare est que Monsieur de Metz s'étoit fait prêtre de concert avec son oncle, malgré et à l'insu de son père, qui le vouloit marier voyant le marquis de Coislin, son fils aîné (et il n'avoit que ces deux-là), impuissant plus que re-

1. Quoique se disant mêlé si directement à l'affaire, notre auteur se borne à reproduire textuellement le premier article du *Journal de Dangeau*, 22 décembre, qu'il a sous les yeux.

2. La fin de *dura* et *depuis* surchargent deux lettres effacées du doigt.

3. Le 22 selon Dangeau, et non le 25.

4. L'article de Dangeau est du 19. — 5. *Tiré et* est en interligne.

6. *Dangeau*, tome XI, p. 13 : « Le Roi, ayant approfondi l'affaire qu'on avoit voulu faire à Monsieur de Metz, a ordonné que le chevau-léger qui étoit venu ici porter les plaintes contre lui iroit, avec toute sa famille, lui demander pardon, et qu'on rayeroit sur les registres du chapitre de Metz tout ce qu'on y avoit mis dont l'évêque pût être blessé. » Le 22 mars suivant, Monsieur de Metz étant venu à Versailles, l'accueil du Roi prouva qu'il ne tenait compte de ces « calomnies » (*Dangeau*, p. 60).

7. On trouvera ci-après, p. 610-611, les documents officiels. Comparez ce qui va suivre, d'une part avec le texte de l'année 1697, tome IV, p. 121-123, et d'autre part avec la notice COISLIN, dans le tome VI des *Écrits inédits*, p. 260-268.

connu depuis son mariage. On crut donc que l'abbé de Coislin, qui avoit une petite abbaye[1] et la survivance de son oncle, se sentant impuissant comme son frère, n'avoit pas voulu, comme lui, s'exposer au mariage, et que cette raison l'en avoit encore plus éloigné que la peur de mourir de faim encore plus que son frère[2]. La vérité est qu'il n'avoit que si peu de barbe qu'on pouvoit dire qu'il n'en avoit point[3], et qu'encore que sa vie n'eût jamais été ni dévote ni bien mesurée, on n'avoit jamais pu attaquer ses mœurs. La suite de sa vie, toujours singulière parce qu'il l'étoit beaucoup, et qui a été infiniment réglée, appliquée à son diocèse jusqu'à sa mort, arrivée en 1733[4], et toute éclatante des plus grandes et des meilleures œuvres en tous genres, et cachées et publiques[5], a

1. Il l'avait eue en 1682, quinze ans avant d'avoir l'évêché de Metz. L'abbaye de Boscherville ne lui fut donnée qu'en octobre 1684 (tome IV, p. 123, note 1).

2. « Considérant le malaise des affaires de son père, et qu'avec un aîné, il passeroit sa vie sans pain, qui lui viendroit quand il n'auroit plus de dents, et qu'en prenant les ordres, il mèneroit une vie agréable à la cour par son oncle et par sa charge, il prit les ordres à l'insu de son père.... » (*Écrits inédits*, p. 261).

3. Ce détail, non plus d'ailleurs que l'anecdote de l'enfant fouetté, ne se retrouvent point dans la rédaction du duché de Coislin, où notre auteur lui-même avait expliqué (p. 268) pourquoi il n'en disait pas plus, « ces notes n'étant rien moins que des mémoires, et encore sur des personnes vivantes. » Dans le même endroit, il promettait de raconter au titre la Rochefoucauld « la singulière cause qui força l'éloignement du Roi pour Monsieur de Metz à lui donner ce riche évêché; » mais on sait déjà que la rédaction des notices des maisons ducales n'a pas été poussée au delà du début de celle de la Rochefoucauld.

4. Le 28 novembre 1732.

5. « Il n'est personne qui n'ait admiré depuis longtemps le digne, noble et saint usage que Monsieur de Metz a fait de ses grands revenus, et la vertu si soutenue qu'il fait paroître dans la conduite de sa vie et de son diocèse, où il est également et révéré et aimé » (*Écrits inédits*, p. 268). On peut comparer l'oraison funèbre qui fut prononcée à Metz, le 27 février 1733, et qui est imprimée, ou bien l'éloge reproduit dans la *Revue rétrospective*, 2e série, tome V, p. 10-11 et 13-14. — La succession épiscopale du duc-évêque de Coislin échut à ce Claude de Saint-

magnifiquement démenti ou l'imprudence, ou le guet-apens dont son oncle et lui pensèrent mourir de douleur, et dont la santé du premier ne s'est jamais bien rétablie[1].

Mon procès de Brissac*.

Je[2] n'ai pas cru devoir interrompre le fil des événements de cette année par le récit d'un événement particulier à moi[3], qui pourroit même ne tenir ici aucune place sans le rapport qui se trouvera des semences qui s'y jetèrent fort naturellement à des affaires plus importantes qui se développeront dans la suite[4]. On a vu ci-devant, p. 172[5], les difficultés que le comte de Cossé rencontra à succéder à la dignité du duc de Brissac, son cousin germain et mon beau-frère; combien peu j'avois de raisons de famille de m'intéresser pour lui, avec qui d'ailleurs[6] je n'avois aucune liaison, et que néanmoins l'intérêt de la continuation de nos dignités dans nos maisons, et que leur durée ne dépendît pas du[7] mauvais état d'une succession, de l'humeur des créanciers, et de la fantaisie des hommes, me fit prendre l'intérêt[8] de Cossé, jusqu'à faire ma partie pour lui avec plusieurs des principaux pairs, que j'excitai et que j'entraînai, contre un nombre d'autres, qui, très mal à propos touchés de gagner un rang d'ancienneté (et Brissac est antérieur à

Simon, de la branche aînée, qui joua plus tard un rôle si considérable dans l'histoire des manuscrits à lui légués par notre auteur.

1. Ci-après, p. 250.

2. Avant *Je*, il a biffé *Je ne scay si les malheurs de*, pour reporter ces mots, comme la date d'année nouvelle, à la fin de la digression intercalée ici. — Ensuite, *des* corrige une *s* à la fin de *fil*.

3. Comparez ce récit avec la notice du duché de Brissac, dans le tome VIII des *Écrits inédits*, p. 350-353.

4. Voyez l'explication ci-après, p. 209-211.

5. Page 172 du manuscrit, correspondant aux pages 61 et suivantes de notre tome VI.

6. *D'ailleurs* est en interligne. — 7. L'*u* de *du* corrige peut-être un *a*.

8. *L'intérest* est ajouté en interligne, au-dessus de *le parti*, biffé à cause de *la partie* qui vient ensuite.

* Au-dessus de la manchette, il a biffé la date *1706*, pour la reporter trente pages (p. 517 du manuscrit) plus loin.

moi), s'étoient unis pour l'extinction de cette pairie, et m'avoient fait parler pour m'unir à eux, et qui furent arrêtés tout court par l'union contraire que j'avois[1] faite aussitôt. Maintenant il faut dire qu'outre toutes les raisons de mécontentement que j'avois d'un beau-frère qui avoit été le fléau de ma sœur, au point que leur séparation ne put se faire que par l'intervention de Monsieur le Prince le héros, qui se chargea des pièces pour les représenter, si jamais M. de Brissac vouloit revenir contre cette séparation, et qui l'auroient mené personnellement bien loin, laquelle fut homologuée au Parlement et constamment tenue[2], j'avois un procès contre mon beau-frère depuis la mort de ma sœur, et, depuis la sienne, avec ses représentants, où il s'agissoit de cinq cent mille livres[3]. Ma sœur, morte en 1683, m'avoit fait son légataire universel, MM. de la Reynie et Fieubet, deux conseillers d'État si connus, exécuteurs de son testament[4], et M. Bignon[5], autre conseiller d'État aussi fort considéré, élu en justice mon tuteur[6] pour cette succession pendant ma minorité, sans que pas un des trois eussent avec nous la moindre parenté. M. de Brissac, et, après lui, ses représentants, me demandoient cent mille écus; je prétendois n'en rien devoir, et je leur demandois au contraire deux cent mille francs restants des six cent mille de la dot de ma sœur[7]. Cette créance si privilégiée[8], si elle étoit déclarée bonne, étoit antérieure à tous les créanciers personnels de mon beau-frère, et faisoit porter à faux pour autant de leurs

1. *Avoit* corrigé en *avois*.
2. Déjà dit au tome I, p. 209.
3. Ce procès n'a été qu'indiqué dans notre tome VI, p. 67.
4. La testatrice laissait au premier son portrait peint par Mignard et une « table » de turquoises, à la femme du second un diamant de deux cents pistoles.
5. Jérôme II : tome II, p. 269-270. — 6. Tuteur honoraire.
7. Quatre-vingt-douze mille livres, sur cent mille que M. de Brissac avait touchées comptant le 30 mai 1663, et les intérêts accumulés.
8. Il a écrit : *privelegiée*.

créances, par la multitude qu'il y en avoit[1]. M. de Cossé, qui ne pouvoit être duc qu'en vertu de son héritage, étoit donc obligé de les payer tous : il me proposa de passer un acte par lequel il s'engageoit pour mes cinq cent mille livres en son propre et privé nom, et sa femme avec lui, afin de me mettre hors d'intérêt quelque succès[2] qu'eût mon procès. Je ne le voulus point quelque presse qu'il m'en fît, et ceux qui se mêloient de mes affaires. Je considérai que je le ruinois, non seulement par un engagement si fort au cas que je perdisse mon procès, mais que c'étoit un éveil que je donnerois, si la chose venoit à être connue, comme il étoit difficile qu'elle ne le fût pas, et que beaucoup de créanciers périclitants forceroient Cossé à faire pour eux la même chose, et l'épuiseroient entièrement : j'aimai donc mieux hasarder cinq cent mille livres au jugement qui interviendroit, que me les laisser assurer, quelque certaine qu'en fût l'assurance que Cossé[3] m'en offroit, et par la force de l'acte, et par l'ancienneté de cette créance et son privilège. Cossé se trouva comblé d'une générosité si peu attendue, les maréchales de la Meilleraye et de Villeroy[4] ne le furent pas moins. Je devins le chef de son Conseil pour toutes ses démarches ; il étoit tous les matins chez moi, et mes gens d'affaires conduisoient les siens pas à pas. Ce ne fut pas sans peines et sans obstacles. Le maréchal de Villeroy lui en aplanit un qui eût ruiné tous nos soins : il lui rendit favorable le premier président Harlay, esclave de la faveur[5]. Le maréchal en brilloit alors, et Harlay, de plus, se trouvoit flatté de sa parenté proche : la mère du premier maréchal de Villeroy, grand mère de celui-ci, étoit Harlay, fille du célèbre Sancy[6]. Deux difficultés capitales étoient en ses

Deux fortes difficultés à succéder à la dignité de Brissac.

1. Voyez l'arrêt du Conseil du 10 juillet 1685 : Arch. nat., E 1830.
2. Au sens d'issue, résultat.
3. L'initiale de *Cossé* surcharge un *j*. — 4. Tante et sœur du feu duc.
5. Tomes II, p. 57, et VII, p. 47.
6. Sancy est une petite paroisse voisine de Villiers-Saint-Georges (Seine-et-Marne). Nicolas de Harlay, seigneur de Sancy, Grosbois,

mains, gouvernant comme il faisoit le Parlement à baguette[1]. La maréchale de Villeroy, sœur de mon beau-frère et son héritière naturelle et nécessaire, avoit renoncé à sa succession en faveur de Cossé, leur cousin germain; le maréchal de Villeroy l'y avoit autorisée, et fait renoncer aussi ses enfants. Mais il ne dépendoit pas de la faveur d'une héritière de faire un duc et pair. En acceptant la succession, la dignité demeuroit éteinte, parce qu'elle n'étoit pas pour les femelles; en y renonçant, Cossé, qui étoit mâle, issu de l'impétrant, recueilloit la dignité avec la succession. Ainsi, la succession ne lui arrivant qu'au refus d'une femelle, on lui pouvoit objecter qu'il ne pouvoit recevoir que ce que la femelle auroit recueilli, en qui la dignité se seroit éteinte : par quoi il n'étoit recevable qu'aux biens, non à la dignité[2], et c'est ce à quoi Cossé n'eût jamais pu parer, si cette objection lui avoit été faite par gens qui eussent eu qualité pour la pouvoir faire, tels qu'étoient les pairs, surtout les postérieurs à l'érection de Brissac. L'autre difficulté, dont

Bréau, etc., né en 1546 dans la religion protestante, l'abjura deux fois, fut maître des requêtes en 1579, ambassadeur en Suisse de 1579 à 1582, ambassadeur extraordinaire à Genève et en Allemagne en 1589, pour le roi Henri III, et membre de son conseil privé, surintendant des bâtiments du roi Henri IV de 1594 à 1599, son premier maître d'hôtel depuis 1592, et ambassadeur à Londres, colonel général des Suisses en 1596, gouverneur de Chalon et lieutenant général en Bourgogne, se retira des affaires en 1605, et mourut à Paris le 17 octobre 1629. Nommé pour être chevalier des ordres le 5 juin 1594, il ne fut jamais reçu. De Marie Moreau d'Auteuil, faite dame d'honneur de la Reine en 1613 et morte le 27 mars 1629, il eut Jacqueline de Harlay-Sancy, mariée en 1596 à Charles de Neufville, marquis d'Alincourt (tome XI, p. 194), et de laquelle un portrait dessiné par Dumonstier est à Chantilly, dans la galerie du Logis. Tallemant des Réaux a raconté comment elle devint galante. Cette branche étant éteinte, le premier président Harlay fit reporter le nom de Sancy, en 1702, sur sa terre de Grosbois (Arch. nat., X^{1A} 8703, fol. 391).

1. Tout ce qui suit a déjà été dit en 1699, tome VI, p. 68-71. Comparez la notice Brissac, dans le tome VIII des *Écrits inédits*, p. 347-353.

2. Cela a été expliqué en dernier lieu dans notre tome XII, p. 347, à propos d'Aiguillon.

le premier président fut le maître, avoit une autre épine[1] plus fâcheuse encore, et qui, relevée par des pairs opposants, eût suffi seule pour éteindre la pairie : c'est que l'enregistrement fait par le Parlement de la pairie de Brissac en exceptoit formellement les collatéraux exprimés dans les lettres, et Cossé, bien qu'issu de mâle en mâle de l'impétrant, son arrière-grand-père[2], étoit cadet, et partant collatéral. Harlay, partie adresse, partie autorité, glissa sur l'une et sur l'autre, et, quand tout fut ajusté avec les créanciers, ce qui dura assez longtemps[3], prépara tout pour la réception au Parlement de Cossé comme duc et pair de Brissac, qui y prêta serment et prit séance, sans aucune difficulté alors, 6 mai 1700[4]. Ce ne fut pas sans de nouveaux remerciements de sa part et de toute sa famille, pleins de protestations publiques qu'il me devoit entièrement, et plus d'une fois, la[5] dignité dont il venoit d'entrer en possession. Le Roi n'avoit point voulu s'en mêler, et avoit renvoyé cette affaire au Parlement[6].

Cossé reçu duc et pair de Brissac.

Cette grande affaire consommée, je ne craignis plus de lui causer d'embarras en reprenant mon procès, que je

État et reprises

1. Même emploi d'*épine* que dans notre tome X, p. 182.

2. *Ariere* (sic) est ajouté en interligne. — C'est Charles II de Cossé, maréchal de France : tomes I, p. 208, et VI, p. 69.

3. Le duché eût été mis en vente, si M. de Cossé n'avait obtenu l'arrêt du 27 mars 1700 (tome VII, p. 47, note 3) et consigné cinq cent vingt-quatre mille livres. Tout de suite, il passa une donation au profit de son fils aîné, 15 février 1702 (Arch. nat., Y 275, fol. 239). On trouve des pièces relatives aux dettes du feu duc dans le volume 2102 des *Pièces originales*, dossier NEUFVILLE 47868, fol. 167-171.

4. Il a été parlé alors (tome VII, p. 47) de cette réception et de la part que le premier président y prit. L'information de vie et mœurs, conservée aux Archives nationales, K 623, n° 19 *bis*, contient quatre dépositions très élogieuses du duc de Sully, du marquis de Castries, du duc de Foix et du curé de Saint-Eustache (29 avril 1700). Le nouveau duc prit possession de Brissac le 10 octobre suivant (*Inventaire sommaire des archives du département de Maine-et-Loire*, tome II, liasses E 391-392).

5. *Sa* corrigé en *la*.

6. Tome VI, p. 68, note 2. — Cette dernière phrase a été ajoutée dans le blanc qui restait libre et sur la marge.

de mon procès de Brissac.

n'avois interrompu que pour lui. Je l'avois gagné deux fois de suite au parlement de Rouen contre mon beau-frère, qui, remarié à la sœur de Verthamon, premier président au Grand Conseil[1], en avoit toute la parenté nombreuse au parlement de Paris[2]; c'est ce qui avoit fait évoquer cette affaire en celui de Rouen[3]. Il ne s'agissoit de[4] rien de nouveau. La duchesse d'Aumont[5], qui, dans les dernières années de la vie de mon beau-frère, lui avoit prêté de l'argent, et dont la dette périclitoit, prétendoit, avec quelques autres créanciers aussi nouveaux[6], remettre ce même procès au jugement du parlement de Paris comme chose à son égard toute neuve, n'étant pas encore créancière lors de mes arrêts, quoiqu'elle n'eût rien à alléguer qui n'eût été dit par mon beau-frère lors du premier arrêt que j'avois obtenu, et par ses créanciers avec lui[7], lors du second. Il en fallut venir à un règlement de juges au Conseil[8]. La duchesse d'Aumont, abusant de l'abattement des derniers temps de la vie du chancelier Boucherat[9], retarda tant qu'elle put[10], et vint à bout de

1. Tome VI, p. 59.

2. Comme le conseiller Bochart de Saron : tome II, p. 73.

3. C'est à Rouen que les affaires de Paris se renvoyaient en ce cas-là, et l'évocation fut accordée le 2 septembre 1688 sur la requête de M. Bignon et du sieur Sauvage, tuteurs honoraire et onéraire du jeune vidame : voyez ci-après, p. 536.

4. *De* surcharge l'abréviation de *que*.

5. Françoise-Angélique de la Motte-Houdancourt, fille aînée du maréchal et sœur des duchesses de Ventadour et de la Ferté, née en 1651, épousa, le 28 novembre 1669, Louis-Marie-Victor, duc d'Aumont, veuf de Mlle le Tellier, et mourut le 5 avril 1711.

6. Le premier président Nicolay, sa sœur et leur cousine la duchesse de Rohan, le conseiller Dorieu, le président Chertemps de Seuil, et le nouveau duc de Brissac, comme héritier bénéficiaire.

7. *Avec luy* est en interligne.

8. Tome II, p. 76. — Saint-Simon obtint ce règlement de juges le 11 septembre 1701.

9. Boucherat, mort depuis 1699, ne put être pour rien dans ces procédures de 1701 à 1703.

10. Juillet à novembre 1703 : ci-après, p. 537.

faire nommer vingt-deux rapporteurs l'un après l'autre, qu'elle récusa tous vingt-deux, et que j'acceptai tous. Ce chancelier[1] enfin nomma[2] Méliand fils de ce Méliand parent et serviteur si particulier de M. de Luxembourg, et qui s'intrigua tant et si publiquement pour lui dans son procès de préséance contre nous[3]. Ce rapporteur me déplut fort par cette raison ; mais c'étoit le vingt-troisième, et il ne falloit pas donner lieu à Mme d'Aumont de chicaner sans fin. Nous sûmes, à n'en pas douter, qu'elle étoit sûre du succès au fonds en demeurant à la chambre des enquêtes où ses causes étoient commises au parlement de Paris[4], et Menguy[5], rapporteur de toutes, et qui l'eût été de celle-ci[6], n'avoit pas été honteux de s'en expliquer tout haut. Moi[7] aussi, j'espérois trouver une troisième fois la même justice au parlement de Rouen que j'y avois rencontrée les deux premières. Ainsi, de part et d'autre, nous fûmes en grand mouvement, et nous en

1. Pontchartrain. — 2. *Nomna* (sic) surcharge un *d*.

3. Il n'a pas parlé, dans le procès Luxembourg, de ce Méliand, qui devait être Nicolas, IIe du nom, conseiller au Parlement depuis le 20 août 1650, mort le 13 février 1696. Son fils, Antoine-François, né le 10 mai 1670, avocat le 5 mars 1691, conseiller au Parlement le 7 novembre 1692, maître des requêtes en mai 1698, eut l'intendance de Pau et de l'armée d'Espagne en 1704, celle de Lyon en 1710, celle d'Amiens en 1717, celle de Lille en 1718, passa conseiller d'État en février 1721, et mourut le 17 mai 1747.

4. Voyez nos tomes IV, p. 259, note 1, et X, p. 573, et l'*Encyclopédie méthodique — Jurisprudence*, tome VI, p. 420 et suivantes. C'est à la troisième chambre des enquêtes que l'affaire était commise depuis le 3 mai 1675, et elle l'avait retenue le 6 août 1701.

5. L'abbé Guillaume Menguy, fils d'un avocat aux conseils et chanoine de Notre-Dame, reçu le 10 avril 1688 conseiller clerc à la troisième chambre des enquêtes. Il passera à la grand'chambre en 1709, sera choisi en 1715 pour lire le codicille de Louis XIV dans la séance solennelle du 12 septembre, puis pour siéger dans le conseil du dedans, en sera renvoyé en 1717, mais jouera encore un rôle assez considérable dans les années suivantes, comme appelant de la Bulle. Il mourut le 6 mars 1728.

6. *Cy* est ajouté en fin de ligne, et *là* biffé à la ligne suivante.

7. L'*o* de *moy* surcharge un *a*.

étions là lorsque je recommençai à presser ce jugement que la duchesse d'Aumont avoit tant éloigné, et qu'elle auroit laissé dormir toute sa vie[1]. Nous voilà donc aux sollicitations[2]. Ma surprise, pour ne rien dire de plus, fut grande de trouver le nouveau duc de Brissac en mon chemin après tout ce que j'avois fait pour lui, et toutes ses protestations. Je m'en plaignis à la maréchale de Villeroy. Elle le blâma; mais, dans la suite, un si grand intérêt pour lui la séduisit à le servir de son crédit par cet amour démesuré qu'elle avoit pour sa maison, en me conservant toutefois la même amitié et cette même familiarité et liberté de commerce[3]. Quoique je fusse peu ébloui d'autre chose que du mérite des maréchaux

1. Il fit agir son ami le Chancelier, dont je n'ai retrouvé que cette seconde lettre à M. de Pontcarré, premier président de Rouen, datée du 8 juillet 1705 (Bibl. nat., ms. Fr. 21124, fol. 406) : « Monsieur, je vous ai demandé justice et expédition en faveur de M. le duc de Saint-Simon.... Je ne demande autre chose, et, comme Mme la duchesse d'Aumont, qui est la partie de M. le duc de Saint-Simon, et qui regarde cette affaire comme lui étant aussi importante, souhaite aussi que je vous demande pour elle la même justice et la même expédition, je le fais volontiers, persuadé que, si, en ma place, il ne m'est pas permis de demander davantage, il ne vous est pas permis non plus, en la vôtre, d'accorder davantage. »

2. Nous avons vu, en 1694 (tome II, p. 72), les ducs faire ensemble leurs sollicitations, « couplés deux dans un carrosse, » et, en 1703 (tome XI, p. 78), notre auteur lui-même se joindre aux Bouillons pour solliciter les magistrats du Grand Conseil. Sur cette habitude, qu'on pourrait appeler règle, et qui s'appliquait aussi bien aux réceptions qu'aux procès, voyez encore l'Appendice du tome II du *Journal d'Ol. d'Ormesson*, p. 828-832, les *Caractères de la Bruyère*, tome II, p. 185 et 191, les *Œuvres de Molière*, tome V, p. 454, l'épître VI de Boileau, les *Lettres de Guy Patin*, tome II, p. 515, les *Mémoires de Sourches*, tome I, p. 374, les *Mémoires de Luynes*, tome XII, p. 76, *le Bourgeois*, par M. Albert Babeau, p. 144-145, etc.

3. « La maréchale de Villeroy, qui tenoit, par son esprit et par la situation de son mari, un grand état à la cour,... n'oublia jamais que M. de Saint-Simon avoit sauvé la dignité de duc et pair dans sa maison, et l'aima tendrement toute sa vie » (notice SAINT-SIMON, dans le tome XXI et supplémentaire de l'édition de 1873, p. 88).

de Brissac[1], des exploits et des[2] services du premier[3], de l'adresse, de la science de cour, des tortuosités[4], de la valeur et des actions du second[5], des changements de parti faits avec justesse du troisième[6], et nullement de rien qui les eût précédés, où, en effet, il n'y a pas à se prendre[7], l'amitié et la connoissance que j'avois de cette folie de maison de la maréchale[8] me fit le lui pardonner, et vivre avec elle à l'ordinaire. Ce qui me sembla le plus étrange fut la découverte que nous fîmes que, ce que j'avois refusé[9], Mme d'Aumont l'avoit exigé pour s'ôter du chemin de M. de Brissac sur sa dignité. Lui et sa femme s'étoient obligés à la dette de Mme d'Aumont, si elle venoit à la perdre : tellement que ce procès étoit moins le sien que celui de M. de Brissac. Méliand, sollicité contre moi par toute sa famille, que j'avois peu ménagée lors du procès de M. de Luxembourg, examina le nôtre. Il étoit prévenu contre moi, il souhaitoit de plus que j'eusse tort, et de pouvoir s'affermir dans l'opinion qu'il avoit

1. Les trois maréchaux nommés dans nos tomes I, p. 208, et VI, p. 69-70, et sur lesquels notre auteur s'est longuement étendu dans la notice du duché de Brissac (*Écrits inédits*, tome VIII, p. 324-339), en se servant des *Grands capitaines françois* de Brantôme.

2. *Des* corrige *de*, et *services* surcharge une *l*.

3. Charles Ier (1507-1563), sur qui l'abbé Ch. Marchand a publié un livre en 1889. Les dames l'appelaient le beau Brissac, et le président de Thou assure qu'il fut, de l'aveu universel des Français et des étrangers, le plus illustre capitaine de son siècle.

4. Mot plutôt technique, mais dont J.-J. Rousseau s'est servi aussi.

5. Le gros Gonnor, frère cadet du précédent, qu'on appelait le maréchal de Cossé, et surnommé le maréchal des Bouteilles.

6. Charles II, « que sa fortune gouverna, et qui, pour elle, sut se tourner et se retourner à propos » (*Écrits inédits*, tome VIII, p. 337). Il reçut son bâton de maréchal une première fois de M. de Mayenne et de la Ligue, une seconde fois du roi Henri IV, à qui il venait de remettre la ville de Paris. C'est lui qui devint duc de Brissac en 1611.

7. Voyez le début de la notice Brissac, p. 321-324.

8. Il en a parlé à propos de sa sœur (tome I, p. 207-209), et en reparlera surtout en 1710.

9. Ci-dessus, p. 193.

prise d'avance. Le travail qu'il fit le désabusa, et l'équité l'emporta sur la volonté. Il fut même si indigné des chicanes qu'il y vit, et de celles que Mme d'Aumont, le comptant à elle, ne lui dissimula pas qu'elle préparoit, qu'il se hâta de rapporter l'affaire, et cacha pour cela, à sa famille, la mort d'une sœur qu'il aimoit fort[1]. L'intérêt, qui amène la bassesse, avoit introduit, depuis plusieurs années, la coutume de se faire accompagner aux jugements des grands procès[2] : nous parûmes donc, de part et d'autre, à l'entrée des juges au Conseil[3] avec une nombreuse parenté. Je causois dans la pièce du Conseil avec quelques juges, tandis que M. de Brissac étoit à la porte, à les voir entrer. Il lui échappa quelque bêtise sur Mme de Mailly la dame d'atour, et tous les Bouillons, entre autres[4], qui étoient avec nous[5], et bavardoit[6] avec les juges qui entroient, avec affectation, pour empêcher Mme de Saint-Simon de leur parler. Quelque douce et modeste qu'elle fût, ce procédé lui déplut : elle ne put s'empêcher de lui dire qu'elle étoit étonnée de le voir si vif contre moi. Il répondit, avec quelque politesse, que cinq cent mille livres de différence pour lui lui[7] en faisoit une si grande, qu'il ne falloit pas s'étonner s'il y étoit sensible. « Mais, Monsieur, lui répliqua Mme de Saint-Simon d'une voix mesurée, mais avec hauteur, c'en étoit une bien plus grande d'être M. de Cossé, ou de vous trouver duc de Brissac ! » Il fit la pirouette et disparut. Il tra-

1. Il avait eu cinq sœurs, dont les généalogies ne donnent que la naissance.

2. Lui-même, en 1703, a accompagné les Bouillons, et nous allons les voir lui rendre le même service.

3. Sur le lieu des séances du Conseil à Versailles, voyez notre tome IV, appendice I, p. 417.

4. Le commencement d'*entrautres* surchage un *q*.

5. Service réciproque à raison de la parenté.

6. Ce second imparfait a pour sujet *M. de Brissac*.

7. Ce second *luy* est ajouté en interligne, et, après *grde*, en abrégé, il a biffé *pr luy*.

versa la cour et s'en alla chez Livry, où il y avoit toujours grand monde et grand jeu tout le jour[1]. Il se mit à parler de son procès, qui étoit la nouvelle du jour. La Cour, qui jouoit, et qui avoit été capitaine des gardes de M. le maréchal de Lorge[2], lui[3] demanda s'il n'avoit pas ouï dire que je l'avois fait duc et pair. La force de la vérité le lui fit avouer formellement. Là-dessus, chacun lui tomba sur le corps. Pour fin, lui et Mme d'Aumont perdirent leur procès avec ignominie, c'est-à-dire avec amende et dépens, et l'affaire renvoyée à Rouen[4]. On veut bien[5] être ingrat; mais on ne veut pas en être soupçonné. La cour, qui en est pleine, cria fort contre Brissac et contre les chicanes de Mme d'Aumont, que nous n'avions pas laissé ignorer, et, depuis la maison royale, tous nous firent des félicitations. Il y avoit déjà des années que tout étoit prêt à juger sans y avoir pu parvenir. M. d'Aumont alloit passer sept ou huit mois tous les ans à Boulogne[6], et, tous les ans, c'étoient des lettres d'état[7]. Après sa mort, Mme d'Aumont, qui avoit fait en sorte d'y mettre son beau-fils[8] en quelque intérêt, voulut user de même de ses lettres d'état. Il étoit extrêmement de ma connoissance, et n'avoit jamais eu lieu d'aimer ni d'estimer sa belle-mère : il me donna sa parole qu'elle n'auroit point ses lettres d'état, et, sur cette parole, nous nous mîmes en état, cette année-ci, de faire juger ce procès à Rouen. J'y avois déjà

1. Tome XII, p. 86 et 151. — 2. Tome II, p. 295.
3. *Luy* surcharge une *r*.
4. Arrêt du 29 janvier 1703 : Arch. nat., V⁶ 791.
5. *Bien* est en interligne. — 6. Son gouvernement : tome XII, p. 38.
7. C'est-à-dire qu'il prenait tous les ans de nouvelles lettres d'état (tome II, p. 77). Voyez, sur ces lettres, *les Secrétaires d'État*, par le comte de Luçay, p. 144-145, et le *Code militaire* de Briquet (1761), tome V, p. 275-281. Il y avoit bien peu de personnages de la cour qui n'usassent chaque année des lettres d'état ou des arrêts de surséance, qui se trouvent dans les registres du Conseil et dans ceux de la secrétairerie d'État. Fénelon dit, dans sa lettre de 1693 au Roi : « La noblesse, dont tout le bien est en décret, ne vit que de lettres d'état. »
8. Louis d'Aumont, né d'un premier mariage : tome XII, p. 38.

été une fois qu'il fut appointé. Le Guerchoys[1], avec qui ce procès m'avoit lié de jeunesse, y étoit venu avec moi : son père y étoit mort procureur général en première réputation[2], et sa famille la plus proche y occupoit les premières places de la magistrature. M. de Bouillon et tous les Bouillons, qui se souvenoient de ce que j'avois fait dans leur procès de la coadjutorerie de Cluny, n'oublièrent rien pour me le rendre, et ils avoient grand crédit à Rouen[3]. L'affaire, ce nous sembloit, alloit toute seule : nous ne songeâmes point à faire le voyage de Rouen. Tandis qu'on y travailloit à notre affaire, nous allâmes à la Ferté avec M. et Mme[4] de Lauzun, et bonne compagnie, pour une quinzaine[5]. Il n'y avoit pas huit jours que nous y étions, qu'on nous manda de Rouen que MM. de Brissac et d'Humières[6] y

1. Pierre-Hector le Guerchoys, né le 28 octobre 1670, d'abord conseiller au parlement de Rouen (19 mai 1691), maître des requêtes depuis 1699, passa intendant à Alençon en 1705, et à Besançon en 1708, eut une expectative de conseiller d'État en novembre 1716, une place de semestre en 1717, et quitta alors son intendance. Reçu conseiller ordinaire le 11 décembre 1725, il mourut à Paris le 27 mars 1740. Il avait épousé en 1700 une sœur du futur chancelier Daguesseau, laquelle fit plusieurs ouvrages de piété pour leurs enfants.

2. Pierre le Guerchoys, avocat général au parlement de Rouen en 1663, mort procureur général le 10 février 1692, comme on le verra ci-après, p. 611, par la lettre que le père de notre auteur écrivit alors en faveur du fils du défunt et qui explique les relations de jeunesse dont parle Saint-Simon. Il avait épousé une Becdelièvre. « Très habile, de grande probité, un des plus éloquents hommes du Royaume, » est-il dit, d'après les *Mémoires de P. Thomas du Fossé*, dans les *Mémoires sur Claude Pellot*, par O'Reilly, tome II, p. 38. Selon Floquet, dans son *Histoire du parlement de Normandie*, tome VI, p. 118, 119 et 177, ce magistrat se montra très passionné contre les religionnaires.

3. Le cardinal de Bouillon était abbé de Saint-Ouen.

4. *M. et M.*, au manuscrit.

5. Le 28 juin, Saint-Simon et sa femme tinrent sur les fonts baptismaux, à la Ferté, un fils de Mathieu de Guéroust, sieur de la Giboudière, déjà âgé de vingt et un ans (*Inventaire sommaire des archives d'Eure-et-Loir*, série E, tome IV, p. 341).

6. Fils issu du second mariage du duc d'Aumont et devenu héritier du titre ducal de son beau-père le maréchal d'Humières : tome II, p. 177.

étoient, et que tous nos amis nous conseilloient fort d'y aller. Nous partîmes donc sur-le-champ pour nous y rendre, et nous allâmes loger dans la belle maison d'Hocqueville, premier président de la Cour des aides[1], qui avoit un frère président à mortier[2]. La mère de Guerchoys étoit leur sœur[3]. J'avois eu occasion de faire des plaisirs considérables à plusieurs des principaux de ce parlement[4] : ce fut donc, dans toute la ville, à qui nous festineroit le plus. Il fallut capituler pour dîner chez nous, parce que nous en voulions donner tous les jours à grand monde, et allions les soirs où nous étions retenus, et nous l'étions toujours, et de huit jours d'avance. C'étoient des fêtes plutôt que des soupers. Chez moi, on s'y portoit. Je ne vis jamais gens si polis, si aimables, ni plus magnifiques et de meilleure compagnie[5]. Le mal étoit que nous n'y dormions point, parce qu'il falloit ouvrir[6] la matinée de bonne heure pour notre affaire[7]. MM. de Brissac et d'Humières

Voyage à Rouen.

1. Pierre de Becdelièvre, marquis d'Hocqueville (ou plutôt Ocqueville) et de Cany, pourvu premier président des aides (ci-après, p. 611) le 9 décembre 1678, en survivance de son père, qui mourut en 1685, vécut jusqu'au 14 octobre 1726. Son hôtel de Rouen est demeuré intact, si ce n'est que la rue de la Truie, la maison du bourreau et les prisons du bailliage, sur lesquelles il donnait, ont fait place au jardin de Solferino.

2. Thomas-Charles de Becdelièvre, marquis de Quevilly, d'abord conseiller, fut fait président à mortier le 15 janvier 1681, et mourut le 16 décembre 1711, ayant épousé en 1674 la fille du premier président Pellot. Voyez le livre cité sur ce dernier, p. 184-195.

3. Barbe de Becdelièvre, mariée le 29 mai 1659 à Pierre le Guerchoys.

4. On a le catalogue des membres de ce parlement dans les manuscrits Fr. 32 141 et 32 318, à la Bibliothèque nationale. Dans le nombre était M. de Bernières de Bautot, au fils duquel Saint-Simon fit obtenir, deux ans plus tard, l'agrément de la charge de président, comme notre auteur le lui annonça lui-même dans une lettre du 12 juillet 1707 : tome XXI des *Mémoires*, p. 392-393.

5. Voyez, dans *la Marquise d'Huxelles*, p. 225-231, quelle existence Coulanges avait menée à Rouen l'année précédente.

6. *Ouvrir* surcharge un premier *ouvrir*.

7. On a vu dans notre tome II, p. 50, combien cette ouverture des audiences était matinale.

s'étoient mis dans une hôtellerie, et furent peu accueillis : ils étoient venus en poste et sans équipage ; notre représentation plaisoit davantage. Au bout de huit ou dix jours que nous fûmes là, je reçus une lettre de Pontchartrain, qui me mandoit que le Roi avoit appris avec surprise que j'étois à Rouen, et l'avoit chargé de me demander de sa part pourquoi, et pour combien j'y étois, tant il étoit attentif à ce que devenoient les gens marqués et qu'il avoit accoutumé de voir autour de lui, quoique sans aucune privance. Ma réponse ne fut pas difficile. J'étois d'enfance ami intime du duc d'Humières, à nous voir tous les jours. Ce procès ne fit pas la plus légère altération dans notre amitié et dans notre conduite. Nous nous cherchâmes dès que je fus à Rouen. Il venoit dîner chez[1] moi, et, comme j'eus fait entendre cette liaison, on le prioit à souper avec nous. Pour le Brissac, j'affichai son ingratitude, et je déclarai que je ne voulois ni le voir ni le rencontrer. Il en fut si accablé de honte et d'embarras, qu'il nous évita si bien qu'en effet nous ne le vîmes nulle part. Il m'en fit parler avec douleur ; mais je tins ferme dans cette conduite avec lui, et il me revint qu'il convenoit partout de tout ce que j'avois fait pour lui. Au Palais, qui fut le seul lieu où je le vis, à l'entrée des juges, son air embarrassé avec moi, et, si je l'osois dire, respectueux, d'un homme qui ne me devoit que parce que je l'avois fait, montroit à tout le monde le poids du personnage qu'il faisoit, et ce contraste de lui et de M. d'Humières avec moi étoit un spectacle pour la ville. Ils étoient presque seuls au Palais ; avec nous étoient une foule de gens, et toutes les principales femmes, même celles de plusieurs de nos juges, presque toutes celles des présidents à mortier : ce qui nous surprit fort des femmes de nos juges. Le parlement eut la considération, c'est-à-dire la grand chambre, de suspendre toute autre affaire pour juger la nôtre. Le rapport étoit déjà avancé, lorsqu'il fut suspendu par

Singulière attention du Roi.

Intimité de tout temps et jamais interrompue entre le duc d'Humières et moi. Ingratitude de Brissac.

1. *Chez* corrige *avec*.

l'obstacle de tous le moins possible à prévoir. J'avois passé une partie de l'après-dînée à la promenade avec M. d'Humières ; il m'avoit semblé peiné et embarrassé avec moi. Il y avoit du monde avec nous, qui m'empêcha de lui demander ce qu'il avoit, et lui aussi, à ce qu'il m'a dit depuis, eut plusieurs fois la bouche ouverte pour me parler. Je revins chez Mme de Saint-Simon, et nous nous disposions à nous en aller souper chez le président de Motteville[1], lorsque[2] nous fûmes avertis qu'il y avoit des lettres d'état qui nous seroient signifiées le lendemain matin[3]. Mon dessein n'est pas d'ennuyer par le récit de ce qui n'intéresse que moi ; mais il faut expliquer ce qui a trait à des choses plus importantes qui se retrouveront. C'étoit le lundi[4] au soir. Le parlement de Rouen, dont les vacances ne sont pas réglées aux mêmes temps qu'à Paris[5], finissoit le samedi suivant[6]. La tournelle et le changement des présidents, tous là à mortier, et qui président tantôt à la grand chambre, tantôt en celles des enquêtes, nous donnoit, au parlement suivant, tous juges nouveaux[7], ni instruits ni au fait de cette affaire, qu'il auroit fallu recommencer, comme toute neuve, devant eux, sans savoir

1. Bruno-Emmanuel Langlois, fils cadet du premier Motteville ou Mauteville, baptisé le 28 janvier 1668, reçu page de la grande écurie en 1683 et chevalier de Malte le 16 novembre 1684, sur de faux titres, avait été conseiller au parlement, puis premier président de la Chambre des comptes de Rouen (1690), avant de prendre une charge de président à mortier (3 juin 1692). Il se maria trois fois comme son père, et obtint l'érection de Motteville en comté (mars 1718). C'était le petit-neveu et troisième successeur du premier président des comptes qui épousa en troisièmes noces, à quatre-vingt-quatre ans, Françoise Bertaut, l'auteur des *Mémoires*, et la laissa veuve deux ans après, en 1641.

2. *Lorsque* est en interligne, et l'écriture change.

3. Le mardi 4 août.

4. *Lundy* est en interligne, au-dessus de *mardi*, biffé.

5. Le samedi 8 août 1705. A Paris, on se séparait du 7 septembre au 12 novembre, et il ne restait qu'une chambre de vacations.

6. Tome X, p. 254 et 609. Voyez l'*Encyclopédie méthodique — Jurisprudence*, tome VI, p. 419-420.

7. Les magistrats de tournelle étaient renouvelés chaque année.

encore quand les chicanes auroient fini. D'un autre côté, le Roi étoit à Marly[1], où il n'y avoit point d'exemple qu'il eût ouï parler d'aucune affaire de particuliers, qu'elles se rapportassent ailleurs devant lui qu'au conseil de dépêche, qui se tenoit de quinzaine en quinzaine, et souvent plus rarement[2], ni que des lettres d'état, et de gens de cette considération[3], fussent cassées sans communication, ce qui emportoit encore d'autres longueurs[4]. M. d'Hocqueville et Mme de Saint-Simon me conseillèrent d'aller à Marly au lieu d'y envoyer un courrier et des lettres, comme je voulois faire, et de tenir ce voyage caché. Je les crus. J'y arrivai à huit heures du matin, le mardi 8 août[5]. Le Chancelier et Chamillart me plaignirent, mais jugèrent le remède impossible. La Vrillière, qui avoit Boulogne dans son département[6] et qui étoit celui par qui mon affaire devoit passer, s'offrit à tout, au hasard d'être mal reçu du Roi. Conseil pris, il me donna à dîner, dressa lui-même ma requête avec moi, et se proposa de demander le lendemain matin permission au Roi de la rapporter à l'entrée du conseil d'État[7]. Les deux ministres l'approuvèrent, sans oser espérer de succès. J'allai instruire le duc de Beauvillier de mon aventure et de mes mesures,

Course à Marly; service de la Vrillière.

1. La cour avait quitté Trianon le 29 juillet, pour passer dix jours à Marly.

2. Voyez notre tome V, appendice I, p. 464-482. Ici, *depesche* est bien au singulier.

3. La jurisprudence des lettres d'état venait d'être réglée à nouveau le 23 décembre 1702 : Arch. nat., X^{1A} 8697, fol. 35 v°.

4. Voyez l'article COMMUNICATION dans l'*Encyclopédie méthodique* déjà citée, tome III, p. 78-80.

5. Ce mardi était le 4, et non le 8 (samedi), jour où le Roi tint le conseil de finances le matin, puis courut un cerf (*Dangeau*, p. 385).

6. La Picardie et le pays Boulonnais étaient du département du secrétaire d'État chargé des affaires générales de la religion réformée, lequel n'avait, à proprement parler, que des provinces à administrer (tome IV, p. 254). Voyez ci-après, p. 211.

7. Le mercredi 5 (*Dangeau*, p. 386), le Roi tint le conseil d'État du jour, travailla ensuite avec Chamillart jusqu'à cinq heures, et alla tirer dans le parc.

qui envoya prier Torcy de venir chez lui, pour que je l'instruisisse aussi sans me montrer[1] : après quoi, j'allai coucher à Versailles, et, le lendemain matin, y attendre la Vrillière chez lui. Il arriva sur le midi, et m'apprit que les lettres d'état avoient été cassées de toutes les voix. Il dressa l'arrêt devant moi, me donna à dîner, pendant lequel il fut mis au net; il le signa[2]. Je le portai au Chancelier, qui étoit aussi venu dîner à Versailles, allant à Pontchartrain, et c'étoit merveilles comme il avoit couché à Marly; il me scella sur-le-champ mon arrêt, et[3] je partis pour retourner à Rouen, où j'arrivai le jeudi, à deux heures du matin, trois heures après un courrier par lequel j'y avois envoyé cette nouvelle peu espérée. M. de Brissac s'en étoit allé, faisant confidence de sa joie de m'avoir remis à longs jours à tous les maîtres de poste de la route, qui, de surprise de me voir repasser si tôt, me le contèrent. J'eus encore un ordre du Chancelier au parlement de passer outre au jugement quoi qu'il pût arriver. Pontcarré[4], premier président, étoit de nos amis. Il n'avoit eu aucune opinion de mon voyage, qui lui avoit été confié, et fut fort aise d'en apprendre le succès. Il fit avertir les juges de s'assembler le samedi 11 août[5], dernier jour du parlement, de grand matin. Nous eûmes, dès quatre heures, un nombre infini d'hommes et de femmes chez nous, pour nous accompagner au Palais. Ce ne fut qu'alors que la cassation des lettres d'état fut signifiée[6].

Je gagne mon procès.

1. Ces trois derniers mots sont en interligne.

2. On trouvera l'arrêt ci-après, p. 540.

3. Avant *et*, il a biffé *que j'envoyay aussitost p[ar]*, non achevé.

4. Le maître des requêtes qui avait rapporté l'affaire de l'archevêque de Rouen contre celui de Lyon (tome X, p. 200), et qui était devenu premier président de Rouen en 1703. Il vient de perdre, en juin 1705, sa seconde femme, et se remariera une troisième fois en 1706, une quatrième en 1723. On a vu ci-dessus, p. 198, note 1, que le Chancelier lui avait recommandé l'affaire, mais avec une louable préoccupation de laisser aux juges leur indépendance.

5. Le 8, et non le 11. L'erreur de trois ou quatre jours continue.

6. Il a écrit : *furent signifiées*.

Le parlement étoit fort irrité de ces lettres d'état après avoir tout suspendu pour notre affaire : nous la gagnâmes tout d'une voix, avec amende et dépens, et une acclamation qui fit retentir le Palais, et qui nous suivit par les rues. Le premier président, extrêmement pressé d'affaires domestiques, avoit bien voulu attendre le succès de mon voyage, quoiqu'il n'en espérât rien : nous le fûmes remercier, et notre ancien et nouveau rapporteur. Nous ne pûmes aborder notre rue, tant elle étoit pleine, et la foule étoit dans la maison. Le feu prit à la cuisine, et ce fut merveille qu'il fut éteint sans dommage après avoir étrangement menacé et nous avoir converti notre joie en amertume. Il n'y eut que le maître de la maison[1] qui ne s'en émut point, avec une fermeté admirable. Nous dînâmes pourtant en grande compagnie, et, nos remerciements faits pendant trois ou quatre jours, ma mère s'en retourna à la Ferté, et nous allâmes, Mme de Saint-Simon et moi, voir la mer à Dieppe, puis à Cany, belle maison et belle terre de notre hôte[2], qui avoit fort desiré de nous y voir. C'étoit de ces magistrats simples, droits, modestes, des anciens temps, généreux, capables d'amitié et de services, mais juste avant tout[3]. Il étoit fort riche et sans enfants. Sa femme[4] ne sortoit jamais de ce château ; elle étoit sœur

M. et Mme d'Hocqueville.

1. M. d'Hocqueville.

2. Cany-Barville, sur la rivière Durdent ou Paluelle, entre Fécamp et Saint-Valery-en-Caux, avait été acheté par le père du président d'Hocqueville, en 1683, pour agrandir la terre dont il portait le nom. A côté était une autre terre dite Cany-Caniel, dont nous verrons le fils de Chamillart obtenir le décret en 1707 ; mais M. d'Hocqueville en redevint maître par retrait, comme parent du dernier possesseur. Elle rapportait dix mille écus. Une lettre d'un magistrat rouennais reproduite ci-après, p. 611-612, expliquera mieux cette coexistence de deux Cany que la brochure qui a été publiée en 1880, sur *la Seigneurie de Cany et ses seigneurs*, par M. Sandret.

3. Son père, premier président de la Cour des aides, était un homme capable, mais intéressé et sans probité, selon le rapport de 1663 (*Correspondance administrative*, tome II, p. 125).

4. Le président avait épousé, par contrat du 20 mai 1672, Anne-

de l'abbé le Boultz mort aumônier du Roi[1], grande, bien faite, et avoit été longtemps extrêmement du monde. Comme elle avoit beaucoup d'esprit, et un esprit aimable, aisé, gai, elle en avoit conservé toutes les grâces, les manières et la liberté, dans la plus haute dévotion et la vie la plus austère qu'elle menoit depuis plusieurs années dans une solitude et une oraison presque continuelle, et toujours occupée de bonnes œuvres, et les plus pénibles et les plus pénitentes; mais tout cela n'étoit que pour elle, on ne s'en apercevoit pas. Tous deux donnoient beaucoup aux pauvres[2], et vivoient dans une grande intelligence. Ils étoient l'admiration de leur pays. Nous les quittâmes à regret, pour nous en retourner nous reposer trois semaines à la Ferté, et de là à la cour. Mme d'Aumont ne pouvoit comprendre le succès[3] de son affaire, dont elle devint furieuse. Elle avoit escamoté d'autorité les lettres d'état à l'intendant de son beau-fils, qui, de Boulogne, où il étoit, les désavoua, et me le manda dès qu'il le sut, mais l'affaire déjà finie. Mme de Brissac, passant devant notre logis à Paris, y vit un feu[4] que les domestiques que nous y avions laissés s'avisèrent d'allumer : elle en fit demander la cause, et apprit par là l'événement de son procès. Son mari eut une telle honte, qu'il fut longtemps à m'éviter partout[5].

Cette affaire fit des fortunes que je dus à l'amitié de

Fortunes nées de ce procès.

Françoise le Boultz, héritière d'un conseiller de grand'chambre, qui dirigeait les affaires de Mademoiselle; mais il n'en eut point de postérité.

1. René le Boultz, licencié en théologie et aumônier du Roi dès 1680, reçut l'abbaye de l'Absie le 25 décembre 1694, et mourut le 25 avril suivant, à quarante-cinq ans. Il avait eu en outre un bon prieuré de la collation du chevalier de Lorraine comme abbé de Tiron.

2. Ils fondèrent un hôpital à Grainville-la-Teinturière.

3. L'issue, comme ci-dessus, p. 193. — 4. Un feu de joie.

5. Le 21 octobre de l'année suivante (minutier de Me Galin, notaire à Paris), Saint-Simon fit don à l'abbé Guillaume le Vasseur (tome I, p. 489), qui dirigeait ses affaires et avait probablement mené le procès, de tous les frais et dépens à lui adjugés par les trois arrêts primitifs et par celui qui avait été rendu au conseil privé le 29 janvier 1703.

Chamillart. Il envoya Méliand intendant à Pau, et de là à l'armée d'Espagne[1], où, par Mme des Ursins et par M. le duc d'Orléans, je lui procurai beaucoup d'agrément[2]; et, pendant la Régence, je lui obtins, et à Guerchoys, à chacun une place de conseiller d'État[3]. J'avois[4] fait donner à ce dernier l'intendance d'Alençon, d'où il passa à celle de Franche-Comté. Son frère[5] étoit capitaine aux gardes, et mouroit d'envie de se tirer d'une situation où on ne chemine point. Le Roi s'étoit fait une règle de ne jamais laisser passer ceux de ce corps à des régiments; Chamillart voulut bien en parler au Roi, et fut repoussé par deux différentes fois. Il m'en vit si affligé, que, sans que je lui en parlasse plus, ni lui à moi, il hasarda une troisième tentative, et emporta le régiment de la Vieille-Marine[6]. Le Guerchoys fit merveilles à la tête de ce corps; il fut bientôt maréchal de camp, puis lieutenant général très distingué par sa capacité et fort employé. On a su, par toute l'armée d'Italie, que c'est à lui à qui fut dû le gain de la bataille de Parme[7] par la justesse de son coup d'œil, et la hardiesse avec laquelle, étant de jour, il prit sur[8] lui de faire occuper des cassines et de changer la disposition déjà faite, qui fut le salut de cette action; mais il y reçut une blessure dont il mourut quelque temps après[9], avec les regrets de toutes les troupes,

1. Ci-dessus, p. 197. M. Méliand était chargé de cette armée depuis octobre 1704, occupant l'intendance de Pau depuis cinq mois.

2. Les services qu'il y rendit lui valurent l'intendance de Lyon.

3. Voyez la suite des *Mémoires*, tome XVII, p. 213. En reparlant de l'intendant le Guerchoys (éd. 1873, tomes VII, p. 87-88, et XII, p. 54-55), il ne se vantera pas de nouveau d'avoir fait sa carrière.

4. L'élision *J'* surcharge *et*. — 5. Ci-dessus, p. 95.

6. *Ibidem*. C'est en 1702 que le Guerchoys acheta ce corps de M. de Talleyrand, pour quatre-vingt mille livres (Dangeau, tomes VIII, p. 396, et IX, p. 67); rien ne prouve l'intervention de Saint-Simon dans cette affaire, non plus que dans les deux précédentes.

7. Combat gagné par le maréchal de Coigny sur les Impériaux, que commandait le comte de Mercy, le 29 juin 1734.

8. *Sur* est répété deux fois.

9. *Gazette* de 1734, p. 335, 340 et 428.

de tous les généraux, de tout le pays, par la netteté de ses mains et son exacte discipline, et avec les miens très sensibles.

La Vrillière, qui avoit la Guyenne dans son département[1], avoit eu des occasions de me faire des plaisirs sensibles sur mon gouvernement de Blaye; son grand-père et son père étoient fort amis du mien[2]. Ce dernier service[3] couronna les autres, et lui valut la figure, unique dans le naufrage des secrétaires d'État, que celui[-ci] fit dans la Régence[4]. Cela se retrouvera en son lieu[5].

Anecdote sur l'abbé, depuis cardinal de Polignac.

Avant que finir cette année, il faut ébaucher une anecdote dont la suite se retrouvera en son temps. L'abbé de Polignac, après ses aventures de Pologne et l'exil dont elles furent suivies, étoit enfin revenu sur l'eau[6]. C'étoit un grand homme très bien fait, avec un beau visage[7], beaucoup d'esprit, surtout de grâces et de manières, toute sorte de savoir, avec le débit le plus agréable; la[8] voix touchante, une éloquence douce, insinuante, mâle, des termes justes, des tours charmants, une expression particulière, tout couloit de source, tout persuadoit[9]. Personne n'avoit

1. Ci-dessus, p. 206. Ces départements ne comprenaient les gouvernements de ville qu'autant qu'il n'y avait pas de garnison relevant du ministre de la guerre (*Luynes*, tome III, p. 358).

2. Déjà dit en 1700 : tome VII, p. 146. On a vu auparavant (tome I, p. 489, note 3) le père rendre service à Claude de Saint-Simon en étouffant des plaintes portées contre l'abbé le Vasseur.

3. Ci-dessus, p. 206. — 4. Grâce à Saint-Simon lui-même.

5. En 1715, à deux reprises. — 6. Tome VIII, p. 300.

7. Rigaud fit son portrait en 1715, pour mille livres; Cars le grava en 1720, et F. Chéreau en 1729. Coysevox avait sculpté son buste. Le marquis d'Argenson disait de lui, sous le règne suivant (*Loisirs*, éd. Jannet, tome I, p. 55) : « La figure du cardinal est belle et noble, et annonce tout ce qu'il est et a été. Si l'on vouloit peindre d'idée un grand prélat, un savant cardinal, un sage et digne ambassadeur, un fameux orateur romain, on saisiroit les traits du cardinal de Polignac. »

8. *La* corrige *les*, précédé d'un point.

9. Mme de Sévigné disait, en 1690 (*Lettres*, tome IX, p. 489) : « C'est un des hommes du monde dont l'esprit me paroît le plus agréable; il sait tout, il parle de tout, il a toute la douceur, la vivacité, la complai-

plus de belles-lettres; ravissant à mettre les choses les plus abstraites à la portée commune, amusant en récits, et possédant l'écorce de tous les arts, de toutes[1] les fabriques, de tous les métiers[2]. Ce qui appartenoit au sien,

sance qu'on peut souhaiter dans le commerce. » Et le pape Alexandre VIII (cité dans l'*Histoire du cardinal de Polignac*, par le P. Faucher, tome I, p. 17) : « Il ne me contredit jamais, il est toujours de mon avis, et cependant c'est toujours le sien qui prévaut. Ce jeune abbé est un séducteur. » Selon Coulanges (*Mémoires*, p. 209), Louis XIV lui-même en disait tout autant. Plus tard, en 1716, c'est Madame (recueil Brunet, tome I, p. 213) qui le trouve bien élevé, insinuant, parlant d'une voix douce, mais trop adonné à la faveur et à la politique. Fénelon écrivait au duc de Chevreuse, le 18 novembre 1709 : « Il est accoutumé aux négociations, il a de l'esprit avec des manières agréables et insinuantes; mais je voudrois qu'on choisît un homme d'une droiture, d'une délicatesse de probité qui fût connue de tout le monde, et qui inspirât la confiance même à nos ennemis. » Le cardinal de Fleury reconnaissait son talent pour parler et pour écrire ; mais *utinam ingenio proprio scripsisset aliena, et egisset!* (*Mémoires du président Hénault*, p. 325; comparez p. 116).

1. Avant *touttes*, il a biffé *tous les métiers*.

2. Voyez les éloges prononcés en 1742, à l'Académie des inscriptions et belles-lettres par Boze, à l'Académie des sciences par Mairan, à l'Académie française par l'abbé de Saint-Cyr. Le marquis d'Argenson, dans ses *Loisirs ou Essais dans le goût de Montaigne* (éd. Jannet, tome I, p. 46, etc.), traçant un portrait très élogieux du cardinal, parle dans le même sens : « Il n'y a plus que lui qui, ayant pris place parmi les honoraires dans l'Académie des belles-lettres, entende et parle le langage des savants qui la composent. Il s'exprime sur les matières d'érudition avec une grâce et une noblesse qui lui sont propres. La conversation du cardinal est également brillante et instructive. Il sait de tout, et rend avec clarté et grâce tout ce qu'il sait; il parle sur les sciences et sur les objets d'érudition comme Fontenelle a écrit ses *Mondes*, en mettant les matières les plus abstraites et les plus arides à la portée des gens du monde et des femmes, et les rendant dans des termes avec lesquels la bonne compagnie est accoutumée à traiter les objets de ses conversations les plus ordinaires. Personne ne conte avec plus de grâce que lui, et il conte volontiers; mais les histoires les plus simples, ou les traits d'érudition qui paroîtroient les plus fades dans la bouche d'un autre, trouvent des grâces dans la sienne à l'aide des charmes de sa figure et d'une belle prononciation. » Il ne faut pas oublier que le cardinal provoquait cette admiration, chez un juge très difficile, lorsqu'il arrivait tout à la fin de sa carrière. L'œuvre unique

aur savoir et à la profession ecclésiastique, c'étoit où il étoit le moins versé[1]. Il vouloit plaire au valet, à la servante, comme au maître et à la maîtresse. Il butoit[2] toujours à toucher le cœur, l'esprit et les yeux. On se croyoit aisément de l'esprit et des connoissances dans sa conversation; elle étoit en la proportion des personnes avec qui il s'entretenoit, et sa douceur et sa complaisance faisoient aimer sa personne, et admirer ses talents. D'ailleurs tout occupé de son ambition, sans amitié, sans reconnoissance, sans aucun sentiment que pour soi; faux, dissipateur, sans choix sur les moyens d'arriver, sans retenue ni pour Dieu ni pour les hommes, mais avec des voiles et de la délicatesse qui lui faisoient des dupes; galant surtout, plus par facilité, par coquetterie, par ambition, que par débauche[3]; et, si le cœur étoit faux et l'âme peu correcte,

de Polignac, son poème latin de l'*Anti-Lucrèce*, composé pendant son exil à Bonport, ne fut achevée et publiée qu'après sa mort; mais des communications antérieures à ses amis de Sceaux avaient eu un grand succès et provoqué des essais de traduction du duc du Maine et du duc de Bourgogne. Voltaire a placé le cardinal dans son *Temple du Goût*.

1. Cependant le marquis d'Argenson le considérait (p. 46) comme « le dernier des grands prélats de l'Église gallicane qui fasse profession d'éloquence en latin comme en françois, et dont l'érudition soit très étendue. » Voyez ci-après, p. 214, note 8.

2. Voyez *buté de part et d'autre*, dans notre tome II, p. 273, et *se buter à faire quelque chose*, tome VI, p. 45. Bussy-Rabutin disait (*Correspondance*, tome V, p. 248) : « Ce la Feuillade bute à tout; » et la Fontaine (*le Meunier, son fils et l'âne*) :

Si je suivois mon goût, je saurois où buter.

3. L'annotateur des *Mémoires de Sourches*, tome III, p. 290, disait en 1690 : « Il a beaucoup d'esprit, et s'est distingué d'abord dans ses études; mais le torrent du monde l'a un peu emporté. » En Pologne, selon d'Argenson (p. 49), on l'accusa de s'être trop bien fait venir de la veuve de Sobieski, et de l'avoir séduite par sa figure comme par son esprit. Il sera plus tard question de ses relations avec la duchesse du Maine, relations qui furent fort incriminées dans le public, et sur lesquelles Madame (recueil Brunet, tome II, p. 299) s'est exprimée d'une manière aussi crue qu'affirmative. Voyez Desnoiresterres, *les Cours galantes*, tome IV, p. 155-160.

le jugement étoit nul, les mesures erronées, et nulle justesse dans l'esprit : ce qui, avec les dehors les plus gracieux et les plus trompeurs, a toujours fait périr entre ses mains toutes les affaires qui lui ont été commises[1]. Avec une figure et des talents si propres à imposer, il étoit aidé par une naissance à laquelle les biens ne répondoient pas[2] : ce[3] qui écartoit l'envie et lui concilioit la faveur et les desirs. Les dames de la cour les plus aimables, celles d'un âge supérieur les plus considérables, les hommes les plus distingués par leurs places ou[4] par leur considération, les personnes des deux sexes qui donnoient le plus le ton, il les avoit tous gagnés. Le cardinalat étoit de tout temps son grand point de vue[5]. Deux fois il avoit entrepris une licence[6], deux fois il l'avoit abandonnée[7]; les bancs, le séminaire, l'apprentissage de l'épiscopat, toutes ces choses lui puoient : il n'avoit pu s'y captiver[8]. Il lui

1. Il « a toujours embrouillé les affaires dont il s'est mêlé, » disait la duchesse de Lorraine sœur du Régent (*Lettres à Mme d'Aulède*, p. 267).

2. A cause de leur château patronymique du Velay qui semblait, à tort, tirer son nom d'un temple d'Apollon, on prétendait les rattacher à cette origine sacrée (*Lettres de Mme Dunoyer*, lettre LXXXI). Le poète latin Sidoine Apollinaire avait parlé de Polignac comme de sa maison paternelle, au cinquième siècle, et il est probable que les anciens vicomtes du Velay venaient de la même origine; mais tout au moins la famille primitive tomba-t-elle en quenouille dans les Chalencon. Voyez le *Mercure* extraordinaire d'avril 1681, p. 213, le *Dictionnaire véridique des origines*, par Lainé, tome II, p. 329, les documents publiées par A. Jacotin, dans le premier volume des *Mémoires de la Société de la Haute-Loire*, et une généalogie conservée aux Archives nationales, carton M 506.

3. *Ce* est en interligne; plus loin, après *et*, Saint-Simon a biffé *qui*.

4. *Ou* est en interligne, au-dessus d'un *et* biffé.

5. En 1697, il avait cru gagner la pourpre en Pologne (tome IV, p. 205).

6. C'est-à-dire les deux années d'études du second degré qui préparaient à lire et enseigner publiquement en théologie après les examens et les thèses dont il a été parlé dans nos tomes V, p. 268, et X, p. 276.

7. Dans la notice ci-après, p. 543, l'abbé s'y reprend à trois fois.

8. Le marquis d'Argenson dit tout le contraire (p. 47-48) : ses études avaient été excellentes, ses versions et ses thèmes parfaits, au point qu'il emporta une fois tous les prix au collège d'Harcourt : ses thèses pu-

falloit du grand, du vaste, des affaires, de l'intrigue. Celles du cardinal de Bouillon, auquel[1] il s'étoit attaché, l'avoient[2] fort écarté, et, plus d'une fois, avoient pensé le perdre. Torcy, que, pour ses vues, il avoit toujours particulièrement cultivé, l'avoit sauvé plusieurs fois, et étoit toujours son ami intime, et, depuis ce dernier retour, toute la fleur de la cour l'environnoit sans cesse; il y brilloit avec éclat, il en faisoit les délices. Le Roi même s'étoit rendu à lui par M. du Maine, à la femme duquel il s'étoit livré[3]. Il étoit de tous les voyages de Marly[4], et c'étoit à qui jouiroit de ses charmes. Il en avoit pour toutes sortes d'états, de personnes, d'esprits[5]. Avec tout le sien, il lui échappa une flatterie dont la misère fut relevée, et dont le mot est demeuré dans le souvenir et le mépris du courtisan. Il suivoit le Roi dans ses jardins de Marly : la pluie vint; le Roi lui fit une[6] honnêteté sur son habit

bliques de philosophie furent un triomphe pour le cartésianisme, et, comme néanmoins les partisans d'Aristote ne voulaient pas lui accorder ses « degrés, » il consentit à soutenir leur opinion, et le fit avec le même succès. Une de ces thèses fut ornée d'un magnifique frontispice dessiné par Ch. le Brun (1686).

1. *Auquel* corrige *avec*, et ensuite, *l'* corrige *et*.

2. A peine reçu docteur en théologie, il se fit emmener par ce cardinal au conclave de 1689, et y conquit l'estime, l'admiration du nouveau pape Alexandre VIII, à qui il réussit à faire entendre raison sur les articles de 1682 : d'où vint par suite l'admiration de Louis XIV lui-même. Le duc de Chaulnes, lui trouvant alors un esprit et une capacité au-dessus de son âge, se fit aider par lui dans la négociation de l'affaire des bulles, et, jusqu'au départ du cardinal de Bouillon, en 1691, il fit la joie des maisons françaises : voyez les *Mémoires de Coulanges*, avec qui il luttait pour la facture facile des petits vers, p. 206-208, 238-239, 246-248, 256, 289, 300-304, etc.

3. Ci-dessus, p. 213, note 3. — Les douze derniers mots, depuis *par*, ont été ajoutés en interligne.

4. A partir seulement de 1710 : ci-après, p. 216, note 1.

5. Il faut comparer le portrait qu'on vient de lire avec la notice inédite reproduite ci-après, appendice X, avec une lettre de 1724 comprise dans les *Lettres de Saint-Simon au cardinal Gualterio*, p. 18-19, et avec maint passage de la suite des *Mémoires*.

6. *Une* est en interligne.

peu propre à la parer. « Ce n'est rien, Sire, répondit-il; la pluie de Marly ne mouille point. » On en rit fort, et ce mot lui fut fort reproché[1]. Dans une situation si agréable, celle de Nangis, qui étoit permanente, celle où il avoit vu Maulévrier un temps[2], excita son envie. Il chercha à participer au même bonheur[3], il prit les mêmes routes. Mme d'O, la maréchale de Cœuvres devinrent ses amies[4]; il chercha à se faire entendre, et il fut entendu. Bientôt[5] il affronta le danger des Suisses, les belles nuits, dans les jardins de Marly[6]. Nangis en pâlit; Maulévrier, bien que hors de gamme[7] à son retour[8], en augmenta de rage. L'abbé eut leur sort : tout fut aperçu; on s'en parla tout

1. Cette anecdote sera racontée une seconde fois comme étant de 1710, à l'époque où l'abbé revenait de Gertruydenberg. Ce serait donc le vendredi 17 octobre, jour où Dangeau (tome XIII, p. 259 et 263) dit que, l'abbé étant invité pour la première fois à Marly, le Roi « se fit un plaisir de lui faire voir ses jardins, » et que la promenade se prolongea jusqu'à la nuit. — On pourrait rapprocher du mot de l'abbé-courtisan celui de la princesse de Montauban, cité dans notre tome XII, p. 608, sur les repas et le soleil de Marly.

2. Tome XII, p. 274-279, et ci-après, p. 324-328.

3. Auprès de la duchesse de Bourgogne, dont le nom sera prononcé plus loin, p. 325-329.

4. *Amis*, au masculin, corrigé en *amies*, au féminin.

5. *Bientost* corrige *Il*.

6. Ci-dessus, p. 153. — On vient de voir que l'abbé ne commença à aller à Marly que bien des années après la mort de Maulévrier, et il n'y eut un logement que pendant quelques mois, de mai 1711 à janvier 1712, époque de son départ pour Utrecht (*Dangeau*, tomes XIII, p. 406, et XIV, p. 56); quand il revint, en février 1713, la duchesse de Bourgogne n'était plus. Mais voici un passage du *Journal de Dangeau*, pendant la période indiquée (tome XIII, p. 422, 11 juin 1711), qui semble réduire les faits à leur vraie valeur : « Le Dauphin et la Dauphine, après le souper du Roi, allèrent se promener dans les jardins et furent longtemps au globe céleste, où ils se firent expliquer beaucoup de choses savantes. Le Dauphin aime extrêmement ces connoissances-là, il en a même déjà beaucoup. L'abbé de Polignac étoit avec eux, et mêla beaucoup d'agrément à un profond savoir. »

7. Tome XII, p. 371.

8. Ci-dessus, p. 24.

bas, le silence d'ailleurs fort[1] observé. Triompher de son âge ne lui suffit pas; il vouloit du plus solide. Les arts, les lettres, le savoir, les affaires qu'il avoit maniées, le faisoient aspirer à être reçu dans le cabinet de Mgr le duc de Bourgogne, dont il se promettoit tout, s'il pouvoit y être admis[2]. Pour y aborder, il fallut gagner ceux qui en avoient la clef. C'étoit le duc de Beauvillier qui, après l'éducation achevée, avoit conservé toute la confiance du jeune prince. Son ministère et sa charge occupoient tout son temps; il n'étoit ni savant, ni homme de beaucoup de lettres, l'abbé n'étoit lié avec personne qui le fût avec lui : il ne put donc frapper là directement. Mais le duc de Chevreuse, en apparence moins occupé (et cet *en apparence*, j'aurai bientôt lieu de l'expliquer[3]), Chevreuse, dis-je, parut à l'abbé plus accessible. Il l'étoit[4] par les lettres et les sciences, et, une fois entamé, il étoit facile : ce fut par là qu'il fut attaqué. Tourné[5] d'abord dans le peu de moments qu'il paroissoit chez le Roi en public, tenté par le hameçon[6] de quelque problème ou de quelque question curieuse à approfondir, arrêté après aisément et longtemps dans la galerie, l'abbé de Polignac s'ouvrit la porte de son appartement[7], si ordinairement fermée. En peu de temps il charma M. de Chevreuse; il eut d'heureux hasards d'y voir arriver M. de Beauvillier, il parut discret, retenu, fugitif. Peu à peu il se fit retenir en des moments

1. *Le* surcharge *et*, et *fort* est en interligne.

2. Nous aurons une redite de ce qui suit en 1708 (éd. 1873, tome V, p. 434-436).

3. En 1708, il révélera que le duc était ministre d'État *incognito.*

4. L'élision *l'* a été intercalée après coup.

5. Nous avons eu le même emploi de *tourner* dans le tome XII, p. 192, comme *tournoyer* dans le tome XI, p. 90.

6. Nous avons eu déjà *hameçon* sans aspiration, précédé de *ce*, dans le tome II, p. 240. Littré s'est trompé dans sa citation.

7. En 1689 (*Dangeau*, tome III, p. 27), le duc a échangé son logement contre celui de l'archevêque de Reims, dans l'aile Neuve, pour se rapprocher des Beauvillier (notre tome II, p. 12). Il s'agit donc ici de la galerie de l'aile Neuve.

de loisir. Chevreuse le vanta à son beau-frère. L'abbé épioit tous les moments. Les deux ducs n'étoient qu'un cœur et qu'une[1] âme[2] : plaisant à l'un, il plut à l'autre, et, reçu chez le duc de Chevreuse, il le fut bientôt chez le duc de Beauvillier. C'étoient deux hommes uniquement occupés, n'osant dire[3] noyés dans leurs devoirs, et qui, au milieu de la cour, où leurs places et leur faveur les rendoit des personnages, ils[4] y vivoient comme dans un ermitage, dans la plus volontaire ignorance de ce qui se passoit autour d'eux. Charmés de l'abbé de Polignac et n'en connoissant rien de plus, tous deux crurent faire un grand bien d'approcher un homme si agréablement instruit de Mgr le duc de Bourgogne, qui l'étoit tant lui-même, et si capable de s'amuser et de profiter[5] encore dans des conversations telles[6] que Polignac sauroit avoir avec lui. Le résoudre, le vouloir, l'exécuter, fut pour eux une même chose; et voilà l'abbé au comble de ses souhaits. Nous verrons dans quelque temps jusqu'où il se poussa avec le jeune prince[7]; ce n'est pas encore le temps d'en parler, mais celui de revenir un peu sur nos pas. Je vis tout le manège de Polignac autour de Chevreuse. Malheureusement pour moi, la charité ne me tenoit pas renfermé dans une bouteille[8] comme les deux ducs. J'allai un soir, à Marly, comme je faisois presque tous les jours, causer chez le duc de Beauvillier tête à tête. Dès lors sa confiance dépassoit mon âge de bien

1. *Un*, au masculin, dans le manuscrit.

2. Cela sera répété bien des fois, et nous en avons eu déjà plus d'une preuve.

3. Je n'ose dire.

4. Cet *ils*, superflu, est bien au manuscrit.

5. *Profiter* est en interligne, au-dessus de *s'instruire*, biffé.

6. *Telles* surcharge un *d*.

7. Ci-après, p. 325 et 332.

8. Comparez l'emploi d'*être dans la bouteille* relevé dans notre tome XI, p. 165, et la locution *ne voir que par le trou d'une bouteille*, que nous trouverons en 1707, et qui se rencontre aussi dans les *Lettres de Mme de Sévigné*.

loin, et j'étois à portée, et même usage[1], de lui parler de tout, et sur lui-même. Je lui dis donc ce que je remarquois depuis un temps de l'abbé de Polignac et du duc de Chevreuse. J'ajoutai qu'il n'y avoit pas deux autres hommes à la cour qui se convinssent moins que ces deux-là; qu'excepté Torcy, tous les gens avec qui cet abbé avoit les plus grandes liaisons étoient pour eux de contrebande[2]; qu'aussi n'étoit-ce que depuis peu que je voyois former et tout aussi[3] naître cette liaison nouvelle; que M. de Chevreuse étoit la dupe de l'abbé, et qu'il n'étoit que le pont par lequel il se proposoit d'aller jusqu'à lui, de le charmer par son langage comme il faisoit Chevreuse par les choses savantes; que le but de tout cela n'étoit que de s'ouvrir par eux le cabinet de Mgr le duc de Bourgogne. Je m'y prenois trop tard. Beauvillier étoit déjà séduit; mais il n'étoit pas encore en commerce bien direct, et, par conséquent encore, il n'étoit pas question, dans son esprit, de l'approcher du jeune prince. « Hé bien! me dit-il, où va ce raisonnement, et qu'en concluez-vous? — Ce que j'en conclus? lui dis-je, c'est que vous ne connoissez ni l'un ni l'autre ce que c'est que l'abbé de Polignac. Vous serez tous deux ses dupes, vous l'introduirez auprès de Mgr le duc de Bourgogne; c'est tout ce qu'il veut de vous. — Mais quelle duperie y a-t-il à cela? me dit-il en m'interrompant; et, si en effet ses conversations peuvent être utiles à Mgr le duc de Bourgogne, que peut-on mieux faire que de le mettre à portée d'en profiter? — Fort bien, lui dis-je; vous m'interrompez et suivez votre idée, et moi je vous prédis, qui le connois bien, que vous êtes les deux hommes de la cour qui lui convenez le moins, qui[4] l'entraveriez le plus, et qu'une fois établi par vous auprès

1. En usage.

2. « En parlant d'un homme qui embarrasse dans une compagnie, ou auquel on ne se fie point, on dit que c'est *un homme de contrebande* » (*Académie*, 1718). Comparez le Lexique des *Lettres de Mme de Sévigné*.

3. Les quatre derniers mots sont en interligne.

4. *Qui* est en interligne, au-dessus de l'abréviation de *que* biffée.

de Mgr le duc de Bourgogne, il le charmera comme une syrène enchanteresse ; et, vous-même à qui je parle, qui, avec tant de raison, vous croyez si avant dans le cœur et dans l'esprit de votre pupille, il vous expulsera de l'un et de l'autre, et s'y établira sur vos ruines. » A ce mot, toute la physionomie du duc changea ; il prit un air chagrin, et me dit avec austérité qu'il n'y avoit plus moyen de m'entendre, que je passois le but démesurément, que j'avois trop mauvaise opinion de tout le monde, que ce que je prétendois lui prédire n'étoit ni dans l'idée de l'abbé, ni dans la possibilité des choses, et que, sans pousser la conversation plus loin, il me prioit de ne lui en plus parler. « Monsieur, lui répondis-je fâché aussi, vous serez obéi ; mais vous éprouverez la vérité de ma prophétie. Je vous promets de ne vous en dire jamais un mot. » Il demeura quelques moments froid et concentré. Je parlai d'autre chose : il y prit, et revint avec moi à son ordinaire. C'est ici qu'il faut s'arrêter jusqu'à un autre temps[1], et cependant commencer à voir les cruelles révolutions de l'année en laquelle nous allons entrer.

1706. Force bals à Marly tout l'hiver, et à Versailles.

Je ne sais si les malheurs de l'année qui[2] vient de finir, et les grandes choses qu'on méditoit pour celle-ci, persuadèrent au Roi les plaisirs de l'hiver comme une politique qui donneroit courage à son royaume, et qui montreroit à ses ennemis le peu d'inquiétude que lui donnoient leurs prospérités[3]. Quoi qu'il en soit, on fut surpris de lui voir déclarer dès les premiers jours de cette année qu'il y auroit des bals à Marly tous les voyages, et dès le premier de l'année jusqu'au carême, d'en nommer les hommes et les femmes pour y danser[4], et dire qu'il seroit bien aise

1. Voyez la suite ci-après, p. 249. — 2. *Que* corrigé en *qui*.

3. Nous avons déjà vu Louis XIV pratiquer cette politique dans la précédente guerre : tome II, p. 133, note 3.

4. Le 2 janvier (*Dangeau*, p. 2), douze dames furent désignées pour danser à Marly : la duchesse de Bourgogne, les deux filles de Monsieur le Duc, Mlle de Conti et Mlle d'Armagnac, les duchesses de Saint-Simon,

qu'on en donnât sans préparatifs, à Versailles, à Mme la duchesse de Bourgogne. Aussi lui en donna-t-on beaucoup, et, à Marly, il y eut de temps en temps des mascarades[1]. Un jour même[2], le Roi voulut que tout ce qui étoit à Marly de plus grave et de plus âgé se trouvât au bal, et masqué, hommes et femmes; et lui-même, pour ôter toute exception et tout embarras, y vint, et y demeura toujours avec une robe de gaze par-dessus son habit; mais cette légèreté de mascarade ne fut que pour lui seul, le déguisement entier n'eut d'exception pour personne. M. et Mme de Beauvillier l'étoient[3] parfaitement. Qui dit ceux-là, à qui a connu la cour, dit plus que tout[4]. J'eus le plaisir de les y voir et d'en rire tout bas avec eux. La cour de Saint-Germain fut toujours de ces bals, et le Roi y fit danser des gens qui en avoient de beaucoup dépassé l'âge, comme le duc de Villeroy, M. de Monaco, et plusieurs autres[5]. Pour le comte de Brionne et le chevalier de Sully,

de Villeroy et de Lauzun, Mmes de Souvré et de la Vrillière, Mme de Rupelmonde la nouvelle mariée, et Mlle de Mailly. Saint-Simon est du nombre des danseurs énumérés le 6 janvier, p. 5. Le bal de ce jour-là est raconté dans le *Mercure* de janvier, p. 250-252 : Lauzun y figurait aussi, sa femme dansa avec Saint-Simon, et la duchesse de Saint-Simon avec M. de Montbazon. Au bal du 27, « on remarqua que Mlle de Conti (fille aînée), qui étoit depuis peu de temps à la cour, ne prit point le prince Charles de Lorraine, ni le duc de Montbazon, qui avoit aussi rang de prince comme étant le chef de la maison de Rohan, mais le duc de Saint-Simon : ce qu'elle avoit déjà fait aux autres bals qu'il y avoit eu au dernier voyage de Marly. » (*Sourches*, p. 21.) Notre auteur ne parle pas de cet incident, si flatteur pour lui et pour ses prétentions ducales, parce qu'il ne l'a pas retrouvé dans Dangeau. On a vu de même, en 1694, la princesse de Conti douairière se faire mener au branle par lui (tome II, p. 133).

1. *Dangeau*, p. 4-7, 19, 33, 36, etc.; *Sourches*, tome X, p. 5, 8, 20-21, 30 : « On y goûta tous les plaisirs du carnaval à l'ordinaire; bals, mascarades, musique, grande chère, rien n'y manqua de ce qui convenoit à la saison. » Les fêtes recommencèrent aussi à Sceaux.

2. Le mardi 16 février : *Dangeau*, p. 37; *Mercure* du mois, p. 271-274.

3. Étaient déguisés. — 4. Voyez ci-après, p. 612.

5. Samedi 13 février, *Dangeau*, p. 34 : « Le duc de Villeroy, M. de Monaco et M. de Vassé ont dansé. » Comparez le *Mercure* du mois, p. 271.

leur danse étoit si parfaite, qu'il n'y avoit point d'âge pour eux[1].

Surville perd le régiment du Roi, donné à du Barail.

L'affaire de Surville avoit, comme je l'ai dit[2], changé de face, par l'indiscrétion des siens. Le Roi ne voulut plus juger cette affaire : il la renvoya au tribunal naturel des maréchaux de France[3]. Ils condamnèrent Surville à une[4] année de prison à compter du jour qu'il avoit été conduit à Arras, c'est-à-dire encore à huit mois de Bastille, et la Barre à rien[5]. Le Roi trouva le jugement trop doux : il cassa Surville, et donna son régiment à du Barail[6], qui en étoit lieutenant-colonel, dès le lendemain de ce jugement, qui fut les premiers jours de cette année[7].

1. Le comte de Brionne est nommé dans la liste du 6 janvier, mais non le chevalier de Sully. Il a été parlé de celui-ci, comme « le meilleur et le plus noble danseur de son temps, » dans notre tome X, p. 8. Il avait trente-six ans environ, et M. de Brionne quarante-quatre.

2. Ci-dessus, p. 181.

3. *Dangeau*, tome X, p. 487, et *Sourches*, tome IX, p. 433, cités ci-dessus, p. 181, note 7.

4. *Un*, dans le manuscrit. — 5. *Dangeau*, tome XI, p. 3, 3 janvier.

6. Louis Prévost du Barail (qu'il ne faut pas confondre avec le Barraillh de notre tome VI, p. 439, note 5), Lorrain d'origine entré au régiment du Roi, comme cadet, en 1679, et de noblesse récente (1654), y était devenu capitaine en 1684, et lieutenant-colonel le 2 mars 1703, à la place de Puységur, s'étant fait apprécier dans le commandement du détachement de ce corps aux travaux de Marly. La même année, il eut un poignet cassé à la bataille de Spire. Nommé colonel-lieutenant le 6 janvier 1706, il fut promu maréchal de camp, avec le gouvernement de Landrecies, le 24 janvier 1711, lieutenant général le 30 mars 1720, et mourut en novembre 1734 (*Chronologie militaire*, tome V, p. 97-99). Suivant un rapport de 1703 (Albert Babeau, *l'Officier*, p. 136), c'était un « brave homme, sage, de l'application, point intéressé, craint et estimé de son régiment, sachant se faire obéir, et très propre à inspirer de bons sentiments à de jeunes gens. » Le Dépôt de la guerre, vol. 1936, nos 225-226, possède une relation qu'il fit de la journée de Ramillies.

7. Quand le Roi dit à du Barail qu'il l'appelait à la succession de Surville, « il se mit à pleurer, plaignant le malheur de M. de Surville, son colonel, à qui il étoit fort attaché d'amitié. Le Roi lui dit de n'avoir aucun scrupule dans cette occasion-ci, parce que, s'il ne l'acceptoit pas, il le donneroit à un autre. Le Roi a trouvé le jugement que les maréchaux de France rendirent hier trop doux. » (*Dangeau*, p. 3.) Comparez

Le royaume de Valence et sa ville capitale[1] se révoltèrent, entraînés par l'exemple[2] des Catalans leurs voisins[3]. Las Torrès[4] y fut envoyé avec quinze escadrons et trois bataillons, qui étoit tout ce qu'il[5] y avoit en Aragon, que Tessé remplaça par nos troupes venant d'Estrémadure. Las Torrès fit ce qu'il put : il prit de petits lieux l'épée à la main, il défit deux milles révoltés, qui le poursuivirent[6] quelque temps parce qu'il étoit plus foible qu'eux, et ne

Révolte de Valence et sédition à Saragosse. [*Add. St-S. 644*]

les *Mémoires de Sourches*, tome X, p. 3, 4, 8 et 10. Cette condamnation fut généralement regardée comme injuste ; néanmoins, Surville, qui avait été obligé de réduire son train de maison à une femme de chambre, deux valets de chambre, trois laquais et une cuisinière, ce qui était un vrai désastre (*la Marquise d'Huxelles*, p. 92), ne sortit de prison qu'après l'année écoulée (*Archives de la Bastille*, tome XI, p. 256-258 ; *Dangeau*, tome XI, p. 197). Un raccommodement se fera en novembre 1706.

1. Voyez l'*État présent de l'Espagne*, par Vayrac, tome I, p. 198-226.

2. *Exemples*, au pluriel, dans le manuscrit.

3. Affaires étrangères, vol. *Espagne* 154, fol. 327-329, 337, etc.

4. Christophe de Moscoso y Montemayor, comte de las Torrès, fait général de l'artillerie du Milanais en mai 1695, avait été rappelé pour remplacer M. de Tserclaës, ayant très bien commandé en Italie, mais déplaisant au prince de Vaudémont (*Mémoires secrets de Louville*, tome I, p. 300, 321 et 351-352 ; notre tome XI, p. 573 ; *Michel Chamillart*, par l'abbé Esnault, tome I, p. 47-68 ; *Mémoires de l'Académie de Caen*, 1862, p. 438 ; Affaires étrangères, vol. *Espagne* 149, fol. 264 et 266, vol. 152, fol. 362, et vol. 157, fol. 140). Quelques mois plus tard, on le fit commissaire général de l'infanterie et de la cavalerie, titre équivalant à celui de colonel général en France (*Mercure* de novembre 1706, p. 44-47). Par la suite, il fut nommé gentilhomme de la chambre, capitaine général des armées et membre du conseil de guerre, eut la vice-royauté de Navarre en 1723, la grandesse héréditaire en 1728, la grandesse de première classe, avec un titre de duc d'Argete, en 1734, et mourut à Madrid, le 27 janvier 1749, dans sa quatre-vingt-quatorzième année. Ç'avait été un bon ami de Louville ; Tessé l'apprécia peu tout d'abord, le considérant comme un brave homme, mais « incompatible, vain, présomptueux, grand écrivailleur, trouvant tout à redire, proposant toujours des choses creuses et impossibles, mal avec ses supérieurs, un brave fou » (lettre à Amelot, 6 novembre 1705) ; cependant ils finirent par s'accommoder. La substance de l'Addition sur ce personnage placée ici ne reparaîtra pas dans les *Mémoires*.

5. *Qui* corrigé en *qu'il*. — 6. La lettre *s* surcharge un *v*.

fit quartier à aucun; mais cela n'arrêta pas la révolte[1]. Le maréchal de Tessé venoit de courir fortune à Saragosse[2], qui se souleva, courut aux armes, et l'assiégea dans sa maison, pour trois paysans que le régiment de Sillery[3], qui passoit par la ville, emmenoit pour avoir assassiné un soldat où ils avoient couché. Le bagage fut pillé, les paysans sauvés, quarante grenadiers et trois de leurs officiers tués ou[4] blessés. Tessé et ce qu'il avoit d'officiers principaux eurent peine à se sauver chez le vice-roi, et plus encore à pacifier cette affaire[5]. Le pont de Saragosse étoit nécessaire pour les convois : il fit revenir quelques troupes qui marchoient en Catalogne, et quitta promptement cette ville où il ne se trouvoit pas en sûreté[6]. Le vice-roi y étoit considéré : c'étoit le duc d'Arcos, le même

1. *Dangeau*, p. 4, 6, 10, 12, 27 et 102; *Sourches*, p. 14-15 et 24-25; *Mémoires de Tessé*, tome II, p. 205-206; *Mémoires de Saint-Hilaire*, tome III, p. 231; *Gazette d'Amsterdam*, n°s XI, XXXI, etc.; *Mercure* de février, p. 318 et 377; Ottieri, *Istoria*, p. 74-77, etc. C'est le régiment de cavalerie catalane de Nebot qui, en décembre 1705, avait déserté en masse, fait prisonnier le maréchal de camp de ce royaume, et provoqué une révolte générale, imminente depuis nos défaites.

2. Sur cette ville, voyez l'*État présent de l'Espagne*, tome I, p. 147-156. Tessé était allé s'y installer le 23 décembre, et il venait d'envoyer à Chamillart un grand mémoire sur son importance stratégique et sur l'Aragon, lorsque éclata la sédition qui va être racontée.

3. Le régiment d'infanterie de Félix-François Brûlart, comte de Sillery, fils unique de l'ambassadeur Puysieulx, fait colonel en 1701 et brigadier le 16 mars 1706. Nous le verrons périr glorieusement à Almanza, le 25 avril 1707.

4. *Ou* surcharge *et b*[*lessés*].

5. C'est Dangeau qui dit cela.

6. *Dangeau*, p. 7-8; *Sourches*, p. 13. Il y eut deux épisodes distincts : le 26 décembre, délivrance par la populace des prisonniers que conduisait un régiment de cavalerie; le 27 et le 28, passage du régiment d'infanterie et nouvelle émeute : *Mémoires de Tessé*, tome II, p. 208-209; sa correspondance avec Chamillart, au Dépôt de la guerre, vol. 1888, et avec Torcy, au Dépôt des affaires étrangères, vol. *Espagne* 151. Dangeau, que notre auteur suit, n'était pas exactement renseigné. Comparez une lettre de Mme des Ursins, dans le recueil Geffroy, p. 223, et le *Mercure historique et politique*, février 1706, p. 205-209.

qui vint en France pour avoir présenté un mémoire contre l'égalité réciproque des ducs et des grands[1]. C'étoit un savant de mérite[2] et de beaucoup d'esprit[3], mais, comme tous ces seigneurs espagnols à l'exception de cinq ou six, d'une ignorance à la guerre jusqu'à n'en avoir pas la moindre notion. Avec cela, il voulut la faire et la gouverner en Aragon[4]. Las Torrès, ne pouvant tenir à ses ordres étranges, ni lui faire rien comprendre, prit le parti de s'en aller à Madrid, où on prit celui d'y[5] rappeler le duc d'Arcos en lui laissant son titre de vice-roi, et le consolant des fonctions en le faisant conseiller d'État, c'est-à-dire ministre[6], médiocre emploi pour lors, mais, jusqu'à l'avènement de Philippe V, le *non plus ultra* en Espagne[7]. Je ne sais pourquoi ils[8] avoient rappelé peu de temps auparavant Tserclaës d'Aragon pour y envoyer las Torrès en sa place[9]. Berwick, parti depuis quelque temps de Berwick

1. Tome IX, p. 110-111 et 411-421. Comparez notre tome VIII, appendice XII, p. 549. Le duc d'Arcos est un frère de la duchesse d'Albe, ambassadrice en France.

2. *De mérite* est en interligne.

3. Comparez son portrait dans le tome XVIII de 1873, p. 11.

4. C'est en octobre 1705 qu'il avait été fait vice-roi d'Aragon, à la place du vieux Villagarcia (*Dangeau*, tome X, p. 478; *Gazette* de 1705, p. 579, et de 1706, p. 42; *Mercure* de décembre, p. 277-283). Sur son différend avec M. de las Torrès, voyez une lettre au Dépôt des affaires étrangères, vol. *Espagne* 163, fol. 103.

5. *D'y* corrige *de*.

6. Déjà dit dans nos tomes VII, p. 248, note 6, p. 260, etc., VIII, p. 152 et suivantes, et, en dernier lieu, XII, p. 58, 59 et 66, et dans l'Addition n° 364 (tome VIII, p. 393), qui est la première rédaction du présent passage des *Mémoires*, placée par Saint-Simon en face de cet article du *Journal de Dangeau*, tome XI, p. 27 : « M. de las Torrès.... a eu une contestation avec le duc d'Arcos, nouveau vice-roi de Valence, pour laquelle il est retourné à Madrid, et on l'a renvoyé aussitôt en lui accordant ce qu'il demandoit, et on a fait revenir le duc d'Arcos, qu'on a fait conseiller d'État et qui demeurera vice-roi, mais sans avoir permission d'y aller cette campagne. »

7. Ci-dessus, p. 174. — 8. *Il*, au singulier, malgré le pluriel du verbe.

9. Lettre de M. Amelot à Chamillart, 28 février : Dépôt de la guerre, vol. 1976, n° 144. — Dangeau avait mentionné simplement cette substi-

prend Nice et retourne à Montpellier.

Languedoc[1], faisoit le siège du château de Nice[2], et le prit en ce même temps[3], et, tout de suite, s'en retourna à Montpellier[4]. Cette petite conquête fut un léger contrepoids aux affaires de Valence et d'Aragon.

Boselli décapité.

Vaudémont s'était fort servi à maints usages d'un Milanois de condition qui s'appeloit le comte Boselli[5]. Il étoit

tution à la date du 7 janvier 1706. On accusait M. de Tserclaës d'être lent et insuffisant ; le chevalier des Pennes reprocha plus tard à Orry (*Archives de la Bastille*, tome XI, p. 308-311) de l'avoir remplacé par las Torrès et Arcos, qui ne pouvaient s'entendre ensemble, de même que d'avoir donné le conseil d'Aragon à Aguilar père et la compagnie des gardes à son fils.

1. Au milieu d'octobre : *Dangeau*, tome X, p. 460. Berwick, qui demandait depuis six mois un gouvernement ou le commandement d'une armée en Catalogne, dit, dans ses *Mémoires*, que le ministre voulut, par là, se disculper de ne travailler que pour son gendre.

2. Nous avons vu la ville prise en 1705 ; mais les troupes de Savoie s'y étaient réinstallées, et l'on ne put y rentrer que le 15 novembre.

3. Le 4 janvier 1706 : *Dangeau*, tomes X, p. 460, 470, 473-475, 480-483, 494, 500-502, et XI, p. 2-3, 9-10 ; *Sourches*, tome IX, p. 401, 422, 427, 431, 435, 440, 443, 444 et 447, et tome X, p. 2 et 12-14 ; *Gazette* de 1705, p. 582, 583, 594, 606, 607, 618, 619, 627, 628, et de 1706, p. 7-9, 21-22, 32, 33, 35, 36 et 46-47 ; *Gazette d'Amsterdam*, 1706, n[os] I-VIII et XIV ; *Mercure* de janvier, p. 313-337 (avec une notice historique) ; *Mémoires de Berwick*, tome I, p. 291-303 ; *Mémoires militaires*, tome V, p. 218-238 ; Dépôt de la guerre, vol. 1876 et 1877 ; Dépôt de la marine, B[4] 29, fol. 163-167. Le château fut aussitôt démantelé au profit de Berwick, et cela contre l'opinion de Vauban, de Catinat et de Chamlay (*Sourches*, p. 27-28 ; *Mercure historique et politique*, février et mars, p. 161, 162, 166, 243 et 252). Une médaille fut frappée en l'honneur de NICÆA ITERUM EXPUGNATA.

4. Nous le verrons bientôt, p. 300, fait maréchal, retourner en Espagne.

5. Le comte Galéas Boselli, d'une famille de Bergame qui faisait remonter son titre jusqu'à l'empereur Frédéric III, servait la France depuis bien longtemps, puisqu'on voit dans l'ouvrage d'Armand Baschet sur *le Dépôt du ministère des affaires étrangères*, p. 81, qu'il envoyait de Bergame, dès 1661, des rapports diplomatiques, et qu'il tint même la correspondance de Venise entre le départ de M. de Bonsy et l'arrivée de M. de Saint-André, 1664-1669 (recueil des *Instructions aux ambassadeurs en Pologne*, tome I, p. 53, note 2). En mars 1688 (*Gazette*, p. 188), il fut banni par contumace de Venise, pour assassinat, de même qu'il l'était des États du Pape et de ceux de l'Espagne, et c'est

entré au service de France, et y avoit été quelque temps[1]. C'étoit un homme de beaucoup d'esprit et de valeur, mais homme à tout faire et un franc bandit. Les assassinats et toutes sortes de crimes ne lui coûtoient rien; il se tiroit d'affaires à force d'intrigues[2]. Je ne sais s'il étoit

pour obtenir que la France lui fît avoir sa grâce qu'il vint à Paris dans les premiers jours de 1699; mais il fut arrêté, sur l'indication du Roi lui-même et en plein Versailles, le 31 janvier, et enfermé à la Bastille, avec son fils âgé de quatorze ans, comme ayant proposé d'attenter à la vie du roi Guillaume III, qui s'en était plaint depuis la paix (*Dangeau*, tome VIII, p. 271; *Mémoires de Sourches*, tome VI, p. 118; *Gazette d'Amsterdam*, 1699, n° XIII; *Gazette de Rotterdam*, n° 7, 12 et 16 février; Dépêches de l'ambassadeur vénitien, ms. Ital. 1915, p. 74-75 et 109-112). Pendant sa captivité, qui dura deux ans et demi, il trouva le moyen de faire proposer à la Berlepsch un *paraguante* de mille doubles pistoles, si elle obtenait que le gouverneur de Milan se désistât de ses accusations contre lui, et il envoya son fils négocier aussi en Angleterre (*Fogli di Foligno*, 1700, n°s 6 et 11); enfin, grâce à son porte-clefs, qui paya sa complaisance d'une détention perpétuelle, il parvint à s'évader dans la nuit du 30 au 31 août 1701 (*Archives de la Bastille*, tome X, p. 176-179, 191, 194, 196-205; dossier de la Bastille 10 521, à la bibliothèque de l'Arsenal; Arch. nat., registres O[1] 45, fol. 147 v°, et O[1] 362, fol. 301 à 375, *passim*; Dépêches de l'ambassadeur vénitien, ms. Ital. 1919, fol. 357; Dépôt des affaires étrangères, vol. *France* 1088, fol. 5).

1. Arrivé en quelques jours dans le Parmesan, on crut d'abord qu'il passerait au service des ennemis (*Gazette d'Amsterdam*, 1701, n° LXXXII); mais il avait emporté une permission du Roi, « qui n'avoit point eu de sujet de se plaindre de lui, » dit Dangeau, pour lever à Mantoue un régiment de dragons « presque tout rempli de bandits, » c'est-à-dire d'aventuriers bannis de leur propre pays et bons à faire le même service que les hussards impériaux. Ce régiment ayant été organisé le 15 mai 1702, il le garda quelques mois, puis le céda, le 6 février 1703, à son fils aîné dont il sera parlé à la page suivante (*Dangeau*, tome VIII, p. 271; *Sourches*, tome VII, p. 446; *Gazette d'Amsterdam*, 1701, n° CI; *Histoire de la cavalerie*, par le général Susane, tome III, p. 292). Une lettre de Chamillart à M. de Vendôme, du 9 mars 1704 (Archives de Chantilly, reg. S 10, fol. 267), montre Boselli vendant les places de ce régiment contre toutes les ordonnances.

2. Villars dit, dans ses *Mémoires*, tome I, p. 232, à l'année 1699 : « Le Roi m'écrivit qu'il avoit fait arrêter le comte Boselli sur des avis qu'il avoit voulu attenter à la vie du prince d'Orange, roi d'Angleterre. Ce Boselli, qui étoit véritablement un des plus méchants hommes du

entré en quelqu'une qui pût embarrasser Vaudémont. Il avoit quitté le service de France, et faisoit des siennes dans ses terres et dans tout le pays. Vaudémont le fit avertir de prendre garde à lui parce qu'il ne lui pardonneroit plus. Boselli n'en tint compte, et commit un assassinat : Vaudémont le fit traquer et prendre, et couper la tête fort peu de jours après[1]. Il laissa un fils au service de France[2], aussi brave que lui, mais aussi honnête homme et aussi modeste et retenu que le père l'étoit peu. Il est lieutenant général et connu sous le nom du comte Scipion[3]; il omet volontiers son nom de Boselli[4].

monde, et qui fut exécuté depuis pour une infinité de crimes, pouvoit raisonnablement être soupçonné des plus grands, et se sauva de la Bastille. » De même l'auteur des *Mémoires de Sourches* (tome VI, p. 118) : « On ne savoit pas trop bien le sujet de sa détention, et l'on disoit seulement que c'étoit un homme qui s'étoit rendu redoutable dans toute l'Italie par ses fréquents assassinats, et, dès qu'il fut arrivé à la cour, il s'en vanta comme il auroit pu faire s'il eût gagné des batailles; mais, outre cela, on croyoit qu'il y avoit encore quelque raison d'État qui avoit obligé le Roi de le faire arrêter. » Le saint-siège s'était plaint aussi de ses exactions à Bologne : vol. *Rome* 452, fol. 255.

1. Il fut exécuté à Milan le 24 décembre 1705 : *Dangeau*, tome XI, p. 6; *Gazette* de 1706, p. 7; *Gazette d'Amsterdam*, Extr. IV et n° V. Louis XIV n'avait pas voulu donner l'ordre demandé par M. de Vaudémont pour l'arrêter, mais lui avait fait enlever le commandement de la Mezzola et des troupes du Ferrarais (Dépôt de la guerre, vol. 1868, n° 132, et vol. 1874, n° 417).

2. Celui qui avait été mis à la Bastille, ainsi que le reste de la famille, avec le père. Il avait été relâché au commencement de 1700.

3. Scipion, comte Boselli, d'abord capitaine au régiment levé par son père, puis mestre de camp à partir de 1703, continua à servir en Italie, même après l'exécution du comte Galéas, et se distingua à Calcinato, passa dans l'armée d'Espagne en 1707, fut réformé après la paix, mais promu au grade de brigadier en 1719, à celui de maréchal de camp en 1734, et à celui de lieutenant général en 1738, ne servit plus à compter de 1742, et mourut le 22 mars 1747 (*Chronologie militaire*, tome V, p. 200-201). Un autre fils était abbé, ou destiné à l'Église, en 1700, mais se maria ensuite et continua la descendance directe.

4. En 1881, le comte Jules Boselli, appartenant à une autre branche, a publié une étude sur cette famille, dont la notice avait paru en 1879 dans le *Nobiliaire universel de France*, tome XIV.

M. d'Isenghien perdit sa femme de la petite vérole dans[1] ce mois de janvier[2]. Elle étoit fille du prince de Fürstenberg et ne laissa point d'enfants[3].

Mort de la princesse d'Isenghien.

En même temps mourut le vieux Bellegarde, à quatre-vingt-dix ans, qui avoit longtemps servi avec grande distinction. Il étoit officier général et commandeur de Saint-Louis[4]. Il avoit été très bien fait et très galant; il avoit été longtemps entretenu par la femme d'un des premiers magistrats du Parlement par ses places[5] et par sa réputation, qui s'en doutoit pour le moins, mais qui avoit ses raisons pour ne pas faire de bruit : on disoit qu'il étoit impuissant. Un beau matin sa femme, qui étoit une maîtresse

Mort de Bellegarde; histoire singulière.

1. *Dans* surcharge *ce*.

2. Le 16, de la petite vérole : *Dangeau*, tome XI, p. 11 ; *Sourches*, tome X, p. 14-15 ; *Mercure* de février, p. 150-156 ; *la Marquise d'Huxelles*, p. 219.

3. Nous avons vu le mariage se faire en 1700 : tome VII, p. 114-115.

4. *Dangeau*, p. 15. Notre auteur, dans sa table du *Journal*, a ajouté : « Brigadier de cavalerie, de réputation autrefois. » Les *Mémoires de Sourches* disent, p. 15, 18 janvier : « On apprit que le vieux marquis de Bellegarde, un des plus anciens et des meilleurs officiers de cavalerie du Royaume, étoit mort à son château en Normandie, où il s'étoit retiré depuis quelques années; que le Roi avoit donné son cordon rouge.... » Ce cordon, datant de la création de 1693, comportait une pension de trois mille livres. Le régiment levé par M. de Bellegarde en 1688 étant passé en 1693 à M. de Melun, il entra alors dans les carabiniers, comme un des cinq mestres de camp, mais, quelques jours plus tard, quitta le service pour raison de mauvaise santé (*Dangeau*, tome IV, p. 284, 385, 387 et 393). L'annotateur des *Mémoires de Sourches* dit, à cette occasion (tome IV, p. 278) : « Gentilhomme de Normandie, dont le père, après avoir été longtemps mestre de camp de cavalerie, lui avoit donné son régiment. Naturellement, il avoit dû être brigadier à la dernière promotion. » Le *Mercure* de mai 1706, p. 171-173, dit qu'il avait mérité les louanges du maréchal de Luxembourg pour sa conduite à Nerwinde. — Ce doit être le marquis de Bellegarde, du nom de Mainemares, seigneur de Hellenvilliers et de Boissy, dont *l'État de la généralité d'Alençon en 1698*, publié en 1890 par M. Louis Duval, dit, p. 163, qu'il est brigadier dans l'armée chargée des côtes normandes, et qu'il tire quinze à vingt mille livres de ses deux terres.

5. Le *p* de *par* surcharge *et*; ensuite, *ses* corrige *sa*, et le pluriel a été ajouté après coup à *places*.

commère, entre dans son cabinet suivie d'un petit garçon en jaquette[1]. « Hé! ma femme, lui dit-il, qu'est-ce que ce petit enfant? — C'est votre fils, répond-elle résolument, que je vous amène, et qui est bien joli. — Comment, mon fils! répliqua-t-il, vous savez bien que nous n'en avons point. — Et moi, reprit-elle, je sais fort bien que j'ai celui-là, et vous aussi. » Le pauvre homme, la voyant si résolue, se gratte la tête, fait ses réflexions assez courtes : « Bien, ma femme, lui dit-il; point de bruit. Patience pour celui-là, mais sur parole que vous ne m'en ferez plus. » Elle le lui promit, et a tenu parole, mais toujours Bellegarde assidu dans le logis. Voilà donc le petit garçon élevé dans la maison. La mère l'aimoit fort, le père point du tout; mais il étoit sage. Jamais ni lui ni elle ne l'ont appelé qu'Ibrahim; ils avoient accoutumé leurs amis à ce nom de guerre[2]. J'ai vu tout cela de fort près dans ma jeunesse : ce magistrat étoit extrêmement des amis de mon père, et je voyois Ibrahim fort souvent; mais je n'en ai su l'histoire que depuis. Il voulut être de la profession de son véritable père; l'autre ne s'y opposa point du tout. Il est mort en Italie; je ne dirai ni où, ni en quel grade, car il a laissé un fils très honnête homme, et qui a rattrapé au Parlement la même magistrature dans laquelle son prétendu grand-père étoit mort. Je n'ai pu m'empêcher de rapporter une si singulière histoire, dont tous les personnages m'ont été si connus[3].

1. Il écrit : *jacquette*. — « Sorte d'habillement qui vient jusqu'aux genoux, et quelquefois plus bas. Les paysans et gens de petite condition avoient accoutumé d'en porter autrefois. Il se dit encore en parlant de la robe que portent les petits garçons avant qu'on leur donne le haut-de-chausses. » (*Académie*, 1718.) La définition est encore la même dans l'édition de 1878, sauf substitution du mot *culotte* à *haut-de-chausses*. Voyez ci-après, Additions et corrections, p. 612.

2. Ibrahim était le nom du héros d'un roman célèbre de Madeleine de Scudéry publié en 1641.

3. M. Ernest Bertin, dans *les Mariages dans l'ancienne société française*, p. 413-414, a dévoilé le mystère. Il s'agirait : 1° de Denis Talon, ce président à mortier que nous avons vu jouer un rôle si actif au

Ximène[1] mourut aussi en ce même temps[2]. C'étoit un Catalan, qui n'avoit ni ne prétendoit aucune parenté avec les Ximenez du fameux cardinal[3], mais un homme d'un grand mérite, lieutenant général très ancien et très distingué[4] qui avoit le gouvernement de Maubeuge[5]. Le Roi lui avoit permis de faire passer à son fils[6] le régiment

Mort de Ximène.

profit du maréchal de Luxembourg, dans le procès de 1694, puis mourir en 1698; 2° de sa femme, Élisabeth-Angélique Favier du Boulay, mariée le 13 décembre 1651, et morte le 28 septembre 1732, à quatre-vingt-sept ans environ, amie de Mme de Montespan et fort peu estimée (*Sévigné*, tome V, p. 376); 3° du fils unique, Omer III Talon, marquis du Boulay, qui, malgré ses parents, se fit d'épée et devint colonel du régiment d'Orléanais en 1700, et que nous verrons mourir devant Turin en 1706; 4° du petit-fils, Louis-Denis Talon (1701-1744), qui fut conseiller à vingt ans, avocat général à vingt-quatre, président à mortier à trente, comme ses illustres prédécesseurs.

1. Joseph, comte de Ximenez, venu en France en 1657, comme simple soldat, lorsque le cardinal Mazarin fit lever le régiment d'infanterie catalane de Royal-Roussillon, commanda ce corps à partir de 1672, passa brigadier en 1677, maréchal de camp en 1688, lieutenant général en 1693, eut le gouvernement de Maubeuge en 1690, et ceux du Hainaut et de Mons, sous Boufflers, depuis 1691 jusqu'à sa mort, en janvier 1706 (*Chronologie militaire*, tome IV, p. 363-364).

2. *Dangeau*, p. 19; *Sourches*, p. 21; *Mercure* de février, p. 214-217.

3. Selon le *Dictionnaire de la Noblesse*, le père du lieutenant général fit établir en 1641, au Dépôt des archives royales de Barcelone, les preuves que cette branche de Catalogne se rattachait, ainsi que deux autres branches, à un Lopez de Ximenez qui épousa en 1229 l'héritière du royaume ou comté de Sobrarbe.

4. Boufflers, sous les ordres duquel il servit presque constamment, le considérait comme « un des meilleurs et des plus honnêtes hommes qu'il y eût en France, et un des meilleurs serviteurs du Roi et de l'État » (lettre au Contrôleur général, 27 avril 1696 : Arch. nat., G[7] 543[1]), et il reporta ensuite sa protection sur les fils. On trouve au Dépôt de la guerre, vol. 1833, n° 15, une demande de cordon bleu adressée à Chamillart par Ximenez, le 5 janvier 1705.

5. Le gouvernement de Maubeuge valait dix mille francs, dit Dangeau.

6. Geoffroy de Ximenez, qu'on appelait M. de Proisy, remplaçait son père, depuis septembre 1701, comme lieutenant-colonel commandant du régiment de Roussillon. Il fut tué au combat d'Oudenarde le 11 juillet 1708, et le régiment passa à un cadet qui devint maréchal général des logis et maréchal de camp sous Louis XV.

Royal-Roussillon-infanterie, qui étoit sur le pied étranger, et qui valoit beaucoup[1].

Je suis choisi sans y penser pour l'ambassade de Rome, qui, par l'événement, n'eut point lieu. [*Add. St-S. 645*]

Il[2] y avoit cinq ans que le cardinal de Janson étoit à Rome chargé des affaires du Roi[3]. Il les y avoit faites avec dignité, et beaucoup plus en digne François qu'en cardinal ; cela ne plaisoit ni au Pape ni à sa cour : il étoit désagréablement avec l'un, et point bien avec l'autre, qui veut tout voir ployer devant elle. Il avoit été considérablement malade, il pressoit depuis longtemps la liberté de revenir[4]. A la fin, il l'obtint ; mais nul cardinal qui pût le remplacer, et l'abbé de la Trémoïlle destiné, faute de tout autre, à être chargé des affaires[5] à son départ[6]. Cela força à penser à envoyer promptement un ambassadeur à Rome, dont il n'y en avoit point eu depuis le court et troisième voyage[7] que le duc de Chaulnes y avoit si subi-

1. On voit la distinction entre régiments étrangers et régiments français sur le pied étranger, les premiers rapportant trente mille livres, et les seconds dix mille seulement (*Dangeau*, tome IX, p. 430 ; *Sourches*, tome VII, p. 226 ; *Luynes*, tome I, p. 307, 309, 310). La plupart de ces derniers avaient été réduits, pour la paye, au pied français, après la précédente guerre (*Sourches*, tome VI, p. 29 et 82).

2. Ici, l'écriture change. Ce qui va être raconté se retrouve, plus brièvement, dans la notice SAINT-SIMON (éd. 1873, tome XXI, p. 99-102).

3. Une première fois, aussitôt après sa promotion, le Pape l'ayant demandé à Rome, il y était resté seul chargé des affaires en 1691 (notre tome IV, p. 274) ; puis, en 1697, il avait cédé la place au cardinal de Bouillon. C'est en décembre 1700 que, de nouveau, il reçut ordre de demeurer auprès de Clément XI pendant que le cardinal d'Estrées irait en Espagne (nos tomes VII, p. 356 et 607, et X, p. 162 et 490-491). Depuis quelque temps déjà, le prince de Monaco le mettait au courant de toutes les affaires ; ce prince mort, il le remplaça à partir de février 1701. Sa correspondance est rentrée au Dépôt des affaires étrangères.

4. Il pressait pour qu'on lui accordât cette liberté.

5. Ces cinq mots sont en interligne, au-dessus d'*à le remplacer*, biffé.

6. *Dangeau*, p. 16 ; *Sourches*, p. 17. Torcy annonça cette nouvelle au cardinal le 22 février, en disant qu'il était difficile de trouver un ambassadeur dans un temps où tout le monde était à l'armée ; son congé ne fut expédié que le 25 avril (vol. *Rome* 462, fol. 348 et 368, et vol. 463, fol. 180 et 202).

7. Après *voyage*, il a biffé le même mot, répété par mégarde.

tement fait à la mort d'Innocent XI pour l'élection de son successeur[1]. Dangeau et d'Antin, deux hommes d'espèce si différente, mais dont l'ambition avoit le même but, y pensèrent tous deux dans l'espérance que ce grand emploi les élèveroit[2] au duché-pairie : l'un, porté par ses charges, qui, pour son argent, en avoient fait, non pas un seigneur, mais, comme a si plaisamment dit la Bruyère sur ses manières, un homme d'après un seigneur[3], ses fades privances d'ancienneté avec le Roi, le[4] mérite d'une assiduité infatigable et d'une éternelle louange, celles de sa femme avec Mme de Maintenon, qui l'aimoit[5]; l'autre, par sa naissance, par ce qu'il étoit aux enfants du Roi et de sa mère, par son esprit et sa capacité, par son manège et son intrigue[6]. Dangeau y avoit pensé de plus loin[7]; il s'étoit avisé de saisir des occasions de se faire connoître à quelques cardinaux, il avoit été jusqu'à faire des présents au cardinal Ottoboni[8], et quelquefois à en recevoir

1. De 1689 à 1691. — Innocent XI fut remplacé par Alexandre VIII, qui était Pierre Ottoboni, de Venise, né le 10 avril 1610, d'abord auditeur de rote, cardinal en 1652, évêque de Brescia en 1654, dataire en 1655, évêque de Frascati et sous-doyen du sacré collège en 1683, évêque de Porto en 1687, élu pape le 6 octobre 1689, mort le 1er février 1691. — Quoique le duc de Chaulnes fût aussi aimé à Rome que les d'Estrées s'y étaient fait haïr pour leur morgue et pour leurs violences, il conduisit mal les négociations, et c'est cette raison qui fit qu'on lui envoya les cardinaux d'Estrées et de Janson ; une fois ce dernier arrivé, l'ambassadeur ne resta plus que pour la forme.

2. *Élèveroit* est en interligne, au-dessus de *porteroit*, biffé.

3. Voyez notre tome III, p. 186, note 7, et p. 191. Saint-Simon répétera encore ce mot de la Bruyère.

4. *Le* corrige *so*[*n*].

5. Le bruit courut, à la fin de 1701, qu'il serait fait duc : *Gazette d'Amsterdam*, 1702, n° I.

6. En février 1706 (*Sourches*, tome X, p. 24), on disait qu'il était nommé pour l'ambassade de Rome, mais que cette nouvelle semblait peu certaine. Il fut alors désigné pour aller en Flandre comme lieutenant général (*Dangeau*, p. 46).

7. On ne pensa qu'à ses ridicules, dit notre auteur dans l'Addition.

8. Le petit-neveu d'Alexandre VIII : tome XII, p. 105.

des lettres, et à s'en vanter avec complaisance. Tous deux étoient bien avec Torcy, qui ménageoit extrêmement Mme de Dangeau, devenue fort son amie. Mme de Bouzols, sa sœur, passoit sa vie avec Madame la Duchesse, dans l'intimité de tout avec elle; elle pouvoit beaucoup sur son frère. D'Antin, tout tourné à Madame la Duchesse, faisoit agir ce ressort auprès du ministre des affaires étrangères, et ne négligeoit rien d'ailleurs pour réussir. Gualterio me parla de cette ambassade; il étoit tout françois, et il ne lui étoit pas indifférent de pouvoir compter sur l'amitié d'un ambassadeur de France à Rome. A trente ans que j'avois pour lors, je regardai cette idée comme une chimère avec l'éloignement qu'avoit le Roi des jeunes gens, surtout pour les employer dans les affaires. Callières[1] aussi m'en parla après[2]; je lui répondis dans la même pensée, et j'ajoutai les difficultés de réussir à Rome et de ne m'y pas ruiner[3], et celles, établi comme je l'étois, de parvenir à rien de plus par cette ambassade. Huit jours après que le Nonce m'en eut parlé, je le vis entrer dans

1. Ci-dessus, p. 170-171, il a instruit Saint-Simon de l'état des affaires.
2. *Après* est en interligne.
3. « L'ambassade de Rome étoit un grand poste, et fort honorable; mais il convenoit à fort peu de gens, car la plus grande part des grands seigneurs étoient absolument ruinés et dans l'impossibilité de faire la dépense convenable à cet emploi, et ceux qui avoient assez de bien pour la pouvoir faire avoient en France de trop gros établissements pour n'en vouloir pas jouir. C'est ce qui donna occasion au marquis de Lavardin, qui avoit toute sa vie eu l'envie d'être ambassadeur, de faire proposer au Roi de jeter les yeux sur lui, à condition néanmoins qu'il lui donnât un brevet de duc. » (*Sourches*, tome II, p. 25, année 1687.) On estimait alors que ce nouvel ambassadeur dépenserait cent mille écus pour la première année, sur quoi le Roi ne lui en donnait que vingt mille d'ameublement et vingt-quatre mille d'appointements ordinaires (*ibidem*, p. 35). Selon Charles Gérin (*Louis XIV et le saint-siège*, tome II, p. 289, 339, 343-345), le duc de Chaulnes avait dépensé près de trois cent mille livres de son propre fonds. On ne se rattrapait que sur le profit des franchises. Le ms. Arsenal 4531, fol. 423-435, contient un état des train, suite, livrée, équipage et ameublement nécessaires dans ce poste.

ma chambre un mardi 11 mars[1], une heure après midi, les bras ouverts, la joie peinte sur son visage, qui m'embrasse, me serre, me prie de fermer ma porte, et même celle de mon antichambre pour que personne n'y pût voir de sa livrée, puis me dit qu'il étoit au comble de sa joie, et que j'allois ambassadeur à Rome. Je le lui fis répéter par deux fois; je n'en crus rien, et lui dis que son desir lui faisoit prendre son idée pour réelle, et que cela étoit impossible. De joie et d'impatience, il me demande le secret, et m'apprend que Torcy, de chez qui il venoit, lui avoit confié[2] qu'au Conseil, dont il sortoit, la chose avoit été résolue, et arrêté qu'il ne me le diroit de la part du Roi qu'après un autre[3] conseil. Celui d'État s'étoit tenu ce jour-là extraordinairement, car c'étoit le jour de celui des finances, et, ce même jour, extraordinairement[4] aussi, le Roi alloit à Marly[5]. Si un des portraits de ma chambre m'eût parlé, ma surprise n'auroit pas été plus grande. Gualterio m'exhorta tant qu'il put à accepter; l'heure du dîner où il étoit prié nous[6] sépara bientôt. Mme de Saint-

1. La date est ajoutée en interligne, mais erronée, et *mars* corrige *une*.

2. *Confié* surcharge un *d* effacé du doigt.

3. Ayant d'abord écrit : *dans 8*, il a surchargé ces mots en *après*, puis a biffé *un autre*, surchargeant *jours*, pour le récrire en interligne.

4. *Extraordinairem^t* surcharge *au*[*ssy*], récrit ensuite en marge.

5. En mars, c'est le 9 qui fut un mardi, et non le 11, et Dangeau dit (p. 51) que le Roi tint le conseil du jour, celui des finances (notre tome VI, p. 498). Mais il s'agit du mardi 9 février, où Dangeau ne parle pas de conseil, il est vrai, mais dit, le jour suivant (p. 28) : « Le Roi ne décida point encore, dans le Conseil, sur l'ambassade de Rome; on croit que cela sera décidé dimanche à Marly. » Et, le 14 (p. 34) : « Le Roi tint Conseil le matin, comme à l'ordinaire, et il n'y a encore rien de réglé sur l'ambassade de Rome. On croit même que cela ne le sera pas sitôt. » C'est là que notre auteur a placé l'Addition n° 645, où il raconte que le Roi l'avait nommé six semaines auparavant, mais en défendant aux ministres d'en parler. Enfin l'ambassadeur vénitien, qui annonçait l'imminence d'une nomination depuis le 29 janvier, écrivit le 26 février (ms. Ital. 1926, fol. 280, 203 et 304) que la concurrence des candidats y faisait renoncer.

6. Avant *nous*, il a biffé *le*.

Simon, à qui je le[1] dis incontinent, n'en fut pas moins étonnée. Nous envoyâmes prier Callières et Louville de venir sur-le-champ. Nous consultâmes tous quatre : ils furent d'avis que cela ne se pouvoit refuser. De là je fus trouver Chamillart, à qui je reprochai fort de ne m'avoir pas averti. Il sourit de ma colère, et me dit que le Roi avoit demandé le secret, et, au reste, me conseilla de toutes ses forces d'accepter. Il s'en alloit à l'Étang, et nous à Marly, où il me dit que nous nous verrions le lendemain. J'allai de là faire la même sortie au Chancelier, qui se moqua de moi, et me fit la même réponse que l'autre; pour de conseil, je n'en pus jamais tirer. Il s'en alloit à Pontchartrain, et me dit que nous nous verrions au retour. M. de Beauvillier s'en étoit allé à Vaucresson au sortir du Conseil; je le vis un moment à Marly, quand il y vint pour le Conseil : il me fit la même excuse que les autres. La question étoit de prendre mon parti avant que la proposition me fût faite, et je craignois à tout instant la visite de Torcy. J'avoue que je fus flatté du choix pour une ambassade si considérable à mon âge sans y avoir pensé, et sans y avoir été porté par personne. Je n'avois pas la moindre liaison, pas même la plus légère connoissance avec Torcy; M. de Beauvillier étoit trop mesuré pour m'avoir proposé sans savoir auparavant si l'emploi étoit compatible avec l'état de mes affaires, le Chancelier n'en étoit pas à portée, Chamillart n'auroit pas fait cette démarche à mon insu, et d'ailleurs, assez de travers[2] avec Torcy, comme je le dirai dans la suite, il n'auroit pas hasardé de faire au Roi une proposition du ministère d'autrui. Depuis la mort du Roi, Torcy et moi nous nous[3] rapprochâmes, et l'amitié, comme je le rapporterai en son temps, se mit véritablement entre nous deux, et a toujours depuis duré telle. Je lui demandai[4] alors par quelle

1. Ce *le* est en interligne. — 2. Voyez TRAVERS 11°, dans le *Littré*.
3. Le second *n'* est en interligne.
4. Il a corrigé *ay demandé* en *demanday*.

aventure j'avois été choisi pour Rome. Il me protesta qu'il n'en savoit autre chose sinon qu'au conseil où je fus désigné, et au sortir duquel il le dit au Nonce, qui vint aussitôt m'en avertir, le Roi, déjà résolu d'envoyer un ambassadeur à Rome sur le retour accordé au cardinal de Janson et la répugnance extrême du Pape de faire la Trémoïlle cardinal, le Roi, dis-je, arrêta Torcy comme il alloit commencer la lecture des dépêches de Rome, et, fatigué des demandeurs qu'il voyoit tendre au duché, et qu'il ne vouloit pas faire, dit aux ministres qu'il falloit choisir un ambassadeur pour Rome, qu'il vouloit un duc, et qu'il n'y avoit qu'à voir dans la liste sur qui il pourroit s'arrêter. Il prit un petit almanach[1], et se mit à lire les noms, commençant par M. d'Uzès. Mon ancienneté le conduisit bientôt jusqu'à moi sans s'être arrêté entre-deux. A mon nom, il fit une pause, puis dit : « Mais que vous semble de celui-là? Il est jeune; mais il est bon, etc. » Monseigneur, qui vouloit d'Antin, ne dit mot; Mgr le duc de Bourgogne appuya, le Chancelier et M. de Beauvillier pareillement; Torcy loua leur avis, mais proposa de continuer à parcourir la liste; Chamillart opina qu'on n'y pouvoit trouver mieux. Le Roi ferma son almanach et conclut que ce n'étoit pas la peine d'aller plus loin, qu'il s'arrêtoit à mon choix, qu'il en ordonnoit[2] le secret jusqu'à quelques jours qu'il me le feroit dire. La chose ne balança pas plus que cela, et ne dura pas au delà[3]. Torcy lut ses dépêches; il n'en fut pas question davantage. Voilà tout ce que j'en ai su,

1. Il écrit : *almanac*. — Est-ce l'*Almanach* publié chez Laurent d'Houry depuis 1683, devenu *royal* en 1700, et qui n'était encore qu'un mince volume? Celui de 1706 contient, p. 32, la liste des « Princes et seigneurs pairs de France qui ont entrée au Parlement, et l'ordre de leur séance. » Le Régent, en 1720 (tome XVII, p. 93), se servira d'almanach, comme Louis XIV en 1706, dans un conciliabule avec notre auteur.

2. *Ordonnoit* est en interligne, au-dessus de *demandoit*, biffé.

3. Ayant d'abord écrit : *pas davantage*, il a biffé ce dernier mot pour écrire en interligne : *plus que cela*, qu'il a encore biffé, pour récrire auparavant : *au delà*.

plus de dix ans après, d'un homme vrai, et qui ne[1] pouvoit plus avoir d'intérêt ni de raison de m'en rien déguiser[2].

Beauvillier et Chamillart, chacun séparément, examinèrent mes dettes, mes revenus, la dépense de l'ambassade et ses appointements, les premiers[3] sur des états que Mme de Saint-Simon leur fit apporter, et qu'elle examina avec eux[4], les autres par estime. Tous deux conclurent à accepter : le duc, parce qu'après un sérieux examen, il se trouvoit que je pouvois suffire à cette ambassade sans me ruiner; que, si je la refusois, jamais le Roi ne me le pardonneroit, surtout ayant quitté le service, ne me regarderoit plus que comme un paresseux qui ne voudroit rien faire, s'attacheroit à me faire sentir son mécontentement par toutes sortes de dégoûts, et par toutes sortes de refus en choses où j'aurois besoin de lui, gâteroit plus mes affaires par là, et ma situation présente et future, que ne pourroit faire quelque fâcheux succès[5] que je pusse avoir dans l'ambassade. A ces raisons, il ajoutoit ma liaison intime avec trois des quatre ministres d'État[6], qui, de silence[7] ou d'excuse, protégeroient mes fautes et m'avertiroient, et qui le feroient hardiment, parce qu'étant tous trois mes amis, ils ne craindroient pas d'être relevés par aucun d'eux, comme cela leur arrivoit et les retenoit souvent; que, pour le quatrième[8], avec qui je n'avois aucune liaison, celle qui étoit entre ce ministre et lui étoit suffisante pour m'en pouvoir répondre, outre son caractère doux et rien moins que malfaisant; enfin, que ce choix s'étoit fait

1. *N'en* corrigé en *ne*.

2. Mme des Ursins, le 7 octobre 1706, rappelait un fait analogue à celui qui vient d'être raconté : « Je me souviens toujours, écrivait-elle à Mme de Maintenon (recueil de 1826, tome III, p. 360), de la discussion que le Roi voulut bien faire devant vous et devant moi des sujets qui pourroient prétendre à des ambassades. »

3. Lisez : *premières*, se rapportant à *dettes*.

4. Voyez les arrêts du Conseil donnés ci-après, p. 583-587.

5. Au même sens que plus haut, p. 193 et 209.

6. Beauvillier, Pontchartrain père et Chamillart, nommés plus haut.

7. *De silence* surcharge *d'ex[cuse]*. — 8. Torcy.

sans que j'eusse jamais pensé à cette ambassade, qui[1] étoit une excuse générale pour moi, et une raison particulière pour Torcy de ne me savoir nul mauvais gré de l'avoir eue[2]. Toutes ces raisons étoient sans prévention, et solides. Le Chancelier fut du même avis, et ajouta qu'il n'y avoit point de milieu entre accepter ou me perdre. Chamillart allégua à peu près les mêmes raisons : après quoi il s'ouvrit franchement à Mme de Saint-Simon et à moi des siennes. Moins ébloui de l'éclat de ses places qu'attentif à l'établissement durable de sa famille, il songeoit à lui procurer de solides appuis. Elle ne lui offroit que le seul la Feuillade, que, dans cette vue, il tâchoit assidûment d'agrandir; mais il ne s'en contentoit pas. La jeunesse de son fils à peine hors du collège, le poids de son double travail, l'incertitude des affaires, tout cela l'inquiétoit, et il ne pensoit qu'à trouver des sujets également capables d'élévation et de reconnoissance. Je lui avois paru de ceux-là, et, pour son intérêt propre, il me desiroit ambassadeur à Rome pour me faire de ce grand emploi un échelon à d'autres, dans lesquels je fusse en état de rendre à son fils, et peut-être à lui-même, si les choses changeoient, les plaisirs et les services que j'en aurois reçus, par une protection sûre et solide à mon tour. Il nous offrit sa bourse et son crédit sans mesure, et tout ce qui pouvoit dépendre de lui et de ses places. Vaincus[3] enfin, j'acceptai, c'est-à-dire j'en[4] pris la résolution, et j'avoue que ce fut avec plaisir. Mme de Saint-Simon, plus sage et plus prudente, peinée aussi de quitter sa famille, demeura persuadée, mais peinée. Je ne puis me refuser au plaisir de raconter ici ce que ces trois ministres, et tous trois séparément, et tous trois sans que je leur en par-

1. Pour ce qui, comme ci-dessus, p. 78.

2. Dans la rédaction des lettres patentes de 1728 sur la substitution de sa grandesse (éd. 1873, tome XXI, p. 364), notre auteur eut bien soin de mentionner que Louis XIV « le destina, dès l'année 1707 (*sic*), à l'ambassade extraordinaire de Rome, sans qu'il s'y attendît. »

3. Pluriel s'appliquant aux deux époux. — 4. *Je p*[*ris*] corrigé en *j'en*.

lasse, me dirent sur une femme de vingt-sept ans qu'elle avoit alors, mais qu'une longue habitude, et souvent d'affaires de cour et de famille (car c'étoient nos conseils pour tout), et, en dernier lieu, celle-ci, leur avoit fait bien connoître. Ils me conseillèrent tous trois, et tous trois avec force, de n'avoir rien de secret pour elle dans toutes les affaires de l'ambassade, de l'avoir au bout de ma table quand je lirois et ferois mes dépêches, et de la consulter sur tout avec déférence. J'ai rarement goûté aucun conseil avec tant de douceur, et je tiens le mérite égal de l'avoir mérité, et d'avoir toujours vécu depuis comme si elle l'eût ignoré; car elle le sut, et par moi, et, après, d'eux-mêmes. Je n'eus pas lieu de le suivre à Rome, où je ne fus point; mais je l'avois exécuté d'avance depuis longtemps, et je continuai toute ma vie à ne lui rien cacher. Il faut encore me passer ce mot : je ne trouvai[1] jamais de conseil si sage, si judicieux, si utile, et j'avoue avec plaisir qu'elle m'a paré beaucoup de petits et de grands inconvénients. Je m'en suis aidé en tout sans réserve, et le secours que j'y ai trouvé a été infini pour ma conduite et pour les affaires, qui ne furent pas médiocres dans les derniers temps de la vie du Roi et pendant toute la Régence. C'est un bien doux et bien rare contraste de ces femmes inutiles ou qui gâtent tout, qu'on détourne les ambassadeurs de mener avec eux, et à qui on défend toujours de rien communiquer à leurs femmes, dont l'occupation est de faire la dépense et les honneurs; contraste encore plus grand de ces rares capables qui font sentir leur poids, d'avec la perfection d'un sens exquis et juste en tout, mais doux et tranquille, et qui, loin de faire apercevoir ce qu'il vaut, semble toujours[2] l'ignorer soi-même, avec une uniformité de toute la vie de modestie, d'agrément et de vertu.

Cependant mon choix pénétra, et se dit peu à peu à l'oreille. Torcy ne me parloit point; je ne savois que ré-

1. *Je n'eu[s]* corrigé en *je ne trouvay*.
2. *Toujours* surcharge un premier *l'ig[norer]*.

pondre à mes amis. On me traînoit d'un conseil à l'autre: à la fin, il devint public[1]. Nous retournâmes à Versailles, nous revînmes à Marly[2]; on ne s'en contraignoit plus. M. de Monaco[3] m'offrit, au bal, de m'accommoder de ce qui étoit resté à Rome des meubles et des équipages de son père, et, quand nous dansions, Mme[4] de Saint-Simon ou moi, nous entendions[5] dire : « Voilà Monsieur l'ambassadeur, ou Madame l'ambassadrice, qui dansent. » Ce malaise me fit presser Torcy, par Callières, de finir de façon ou d'autre. Il sentoit l'indécence de la chose en elle-même, et tout mon embarras; mais il n'osoit presser le Roi. La raison de ces prolongations vint de quelque espérance de fléchir le Pape sur l'abbé de la Trémoïlle, de presser la promotion de dix-neuf chapeaux vacants qui mettoit tout Rome en mouvement, et qui, par ce grand nombre, ne pouvoit plus guères se différer. Elle[6] se différa pourtant[7], et il arriva que, sans avoir été déclaré, mon choix n'en fut pas moins public à Paris et à Rome. Mgr le duc de Bourgogne m'en fit un jour des honnêtetés à Marly à la dérobée, quoique, alors, je ne fusse en aucune privance avec lui. Il trouvoit ces délais trop poussés, et, sur ce que je lui répondis sur[8] cet emploi avec modestie, il m'encouragea, et me dit que je ne pouvois mieux commencer pour me former aux affaires et aux grandes places. Il ajouta

1. Il n'y en a aucune mention dans *Dangeau*, ni dans *Sourches*; mais Mme d'Huxelles écrivait, le 15 février (Éd. de Barthélemy, *la Marquise d'Huxelles*, p. 96) : « L'ambassadeur de Rome a dû être déclaré dans le conseil d'hier, et voici que la chose roule entre le duc de Saint-Simon et M. d'Antin; le premier est du nombre des infiniment petits; mais on dit que le duc de Zède (?) est encore plus pygmée que lui. »

2. Depuis que la cour était rentrée à Versailles, le samedi 20 février, jusqu'au 12 avril, il n'y eut que des promenades à Marly.

3. Celui qu'on appelait le duc de Valentinois avant la mort de son père l'ambassadeur à Rome, 3 janvier 1701 (tome VIII, p. 37-39).

4. *M.*, dans le manuscrit. — 5. *N^s entendions* surcharge *j'ente*[*ndois*].

6. Ici, l'écriture change.

7. Elle n'eut lieu que le 17 mai : ci-après, p. 247.

8. *Répondis sur* est en interligne, au-dessus de *parlay de*, biffé.

qu'il étoit fort aise, pour cela, que je me fusse résolu de l'accepter, et parce encore que le Roi ne m'eût jamais pardonné le refus.

Mort de la comtesse de la Marck.

Tandis que j'étois ainsi en spectacle, la comtesse de la Marck mourut à Paris de la petite vérole[1]. Elle étoit fille du duc de Rohan, comme je l'ai dit lors de son mariage[2]. Elle étoit amie intime de Mme de Saint-Simon, et fort aussi de Mme de Lauzun, anciennes compagnes de couvent[3]. C'étoit une grande femme très bien faite, mais laide, avec un air noble et d'esprit qui accoutumoit à son visage. Elle avoit infiniment d'esprit, et elle l'avoit vaste, mâle, plein de vues; beaucoup de discernement, de justesse, de précision, un air simple et naturel, et une conversation charmante; fort sûre, un peu sèche, et un cœur excellent, qui lui coûta la vie par les extravagants contrastes de sa plus proche famille[4]. C'étoit une personne que les vues, l'ambition, le courage et la dextérité auroient menée loin : aussi étoit-elle la bonne nièce de Mme de Soubise, qui l'aimoit passionnément[5]. Son mérite la fit fort regretter; Mme de Saint-Simon la pleura amèrement, et j'en fus fort touché. Cinq ou six heures après avoir appris cette mort, il fallut aller danser[6], Mme de Saint-Simon et sa sœur avec les yeux gros et rouges, sans qu'aucune raison pût en excuser. Le Roi connoissoit[7] peu

1. Le jeudi 28 janvier, avant donc qu'il ne fût « en spectacle » : *Dangeau*, p. 20; *Sourches*, p. 21.

2. Tome VII, p. 108-109. — 3. A Conflans : tome II, p. 267.

4. C'est sans doute une allusion à sa belle-mère la comtesse de Fürstenberg, plutôt qu'à ses tantes paternelles Mmes de Soubise, de Coëtquen, d'Espinoy, ou à son père.

5. Elle se mêlait, comme tous les Rohan, d'affaires de finance : *Archives de la Bastille*, tome XI, p. 38-42.

6. Le vendredi 29, il y eut un bal en masque à Marly, qui dura jusqu'à deux heures du matin, les dames ayant soupé avec le Roi dans leurs habits de masque. La duchesse de Bourgogne, en prenant le marquis de Listenois (ci-dessus, p. 185), « rompit tout l'ordre du bal, » et Mlle de Conti fut des dernières à danser (*Dangeau*, p. 20; *Sourches*, p. 21).

7. Avant ce verbe, il a biffé une lettre.

les lois de la nature et les mouvements du cœur. Il étendoit les siennes[1] sur les choses d'État et sur les amusements les plus frivoles avec la même jalousie : il fit venir et danser à Marly la duchesse de Duras[2] dans le premier deuil du maréchal de Duras[3]; on a vu sur Madame, à la mort de Monsieur[4], combien les bienséances les plus respectées trouvèrent en[5] lui peu de considération et de ménagement[6]. [Add. St-S. 646]

J'ai envie d'achever tout[7] de suite cette trop longue histoire de mon ambassade de Rome; aussi bien la promotion des cardinaux vint-elle dans un temps trop vif et trop intéressant pour faire scrupule de l'en déplacer. Je fus traîné de la sorte jusque vers la mi-avril; enfin je sus que mon sort seroit décidé au premier conseil. Nous étions à Marly[8], et logés avec Chamillart dans le même pavillon; je le priai, en rentrant de ce conseil, d'entrer chez moi avant de monter chez lui, pour apprendre en particulier ce que j'allois devenir. Il vint donc dans la chambre de Mme de Saint-Simon, où nous l'attendions avec inquiétude. « Vous allez être bien aise, lui dit-il, et moi bien fâché; le Roi n'envoie plus d'ambassadeur à Rome. Le Pape, à la fin, s'est rendu à faire l'abbé de la Trémoïlle cardinal; il s'est, en même temps, résolu à faire la promotion que sa répugnance à l'y comprendre a tant retardée, et le[9] nouveau cardinal sera chargé des affaires

1. Ses lois. — 2. Ci-dessus, p. 125 et 184-185.

3. *Dangeau*, p. 33, 13 février : « La duchesse de Duras a dansé parce qu'on lui a ordonné; elle en faisoit difficulté à cause qu'elle est en deuil de la mort de son père. » Il s'agit donc de M. de Bournonville (p. 125), et non du maréchal de Duras, qui était mort en 1704.

4. Tome VIII, p. 329-330.

5. *En* est en interligne.

6. Comparez aussi ce qui s'était passé en 1704, au moment de la mort du maréchal (tome XII, p. 299-300), et voyez ci-après, p. 612.

7. Avant *tout*, il a biffé *toutte*.

8. Ce pouvait être le mercredi 14 avril : *Dangeau*, p. 75. On rentra à Versailles le 24.

9. *Le* corrige *il*.

du Roi sans ambassadeur[1]. » Mme de Saint-Simon, en effet, fut ravie : il sembloit qu'elle pressentoit l'étrange discrédit où les affaires du Roi alloient tomber en Italie, l'embarras et le désordre que les malheurs alloient mettre dans les finances, et la situation cruelle où toutes ces choses nous auroient réduits[2] à Rome. Les réflexions que j'avois eu un si long loisir de faire me consolèrent aisément d'un emploi qui m'avoit flatté[3]; mais je ne me doutois pas du mal qu'il me feroit. D'Antin et Dangeau avoient été enragés de la préférence, et le maréchal d'Huxelles encore, qui avoit voulu se faire prier, pour demander, comme condition, à être fait duc, et qui avoit été laissé là fort brusquement[4]. Ne[5] pouvant faire pis pour couper chemin à un jeune homme qu'ils voyoient pointer à leurs dépens, et connoissant combien le Roi étoit en garde contre l'esprit et l'instruction, ils s'étoient mis à me louer là-dessus outre mesure en applaudissant au choix du Roi, devenu public à force de longueurs et de temps[6]. M. et Mme du Maine ne m'avoient[7] point pardonné de n'avoir pu m'attirer à Sceaux, et de m'avoir trouvé inébranlable à toutes les avances qu'ils m'avoient prodiguées, comme je l'ai marqué en leur[8] temps[9]. Je ne

Ma situation à la cour après ce choix pour Rome.

1. Comme il l'était depuis deux mois : ci-dessus, p. 232. C'est le 17 février, à Marly, que cela fut su (*Dangeau*, p. 37), et même on pressentait huit jours plus tôt (*Sourches*, p. 26) qu'il n'y aurait pas « de si tôt » une nomination, et qu'en attendant, le cardinal serait chargé des affaires. La lettre de Torcy à Mme des Ursins, 21 février, est dans le volume des Affaires étrangères coté *Espagne* 163, fol. 120. L'abbé ne reçut l'ordre de revenir à Rome qu'à la fin d'avril, y arriva le 14 mai, et alla s'installer au palais de sa sœur (vol. *Rome* 464, fol. 142 et 157 v°, et vol. 469, fol. 30, 128 et 165; *Gazette d'Amsterdam*, n° XLIII, de Rome).

2. *Réduit*, au singulier, dans le manuscrit.

3. En 1708, il déclinera une nouvelle proposition d'aller à Rome.

4. La *Gazette d'Amsterdam* avait parlé, en février (n° XIV, de Paris), de la nomination de ce maréchal.

5. *Ne* surcharge un *d*. — 6. Ci-dessus, p. 240-241.

7. Il a ajouté *et M*e en interligne, et corrigé d'*avoit* en *avoient*.

8. Lisez peut-être : *son*. — 9. Tome X, p. 212-216.

m'étois pas caché de ce que je sentois du rang que les bâtards avoient usurpé : me voir pointer leur donna de la crainte et du dépit, et je n'ai pu attribuer qu'à M. du Maine, si naturellement timide et malfaisant, l'aversion étrange de Mme de Maintenon pour moi, dont je ne me doutai que dans les suites. Chamillart ne me l'avoua qu'après la mort du Roi, et, en même temps, qu'elle étoit telle qu'il en avoit eu des prises avec elle, et qu'elle avoit été l'obstacle qui l'avoit empêché de me raccommoder plus tôt avec le Roi, ce qui est bien antérieur à ceci[1]; que, poussée par lui, elle n'avoit pu rien alléguer de particulier sur elle ni sur les siens[2], mais, vaguement, que j'étois glorieux, frondeur, et plein de vues, sans avoir jamais pu la ramener, non pas même l'émousser; et qu'elle m'avoit rendu auprès du Roi beaucoup de mauvais offices. Ce bruit d'esprit et de lecture, de capacité et d'application, d'homme enfin très propre aux affaires, fut aisément porté au Roi par ces mêmes canaux de M. du Maine, en louanges empoisonnées, et de Mme de Maintenon, plus à découvert. M. du Maine, lié alors avec Madame la Duchesse, qui l'étoit étroitement avec d'Antin, avoit porté ce dernier. Il étoit piqué de n'avoir pas réussi; il l'étoit d'ailleurs contre moi, comme je viens de le dire : il n'en fallut pas davantage. Ils mirent le Roi si bien en garde sur moi, qu'ils le conduisirent jusqu'à la crainte, pour l'éloigner davantage et plus sûrement, et, bientôt après, je m'aperçus d'un changement en lui, qui, comme les langueurs, ne put finir que par une dangereuse maladie, c'est-à-dire par une sorte de disgrâce, dont je parvins à me relever, mais dont il ne s'agit pas encore. La même impression sur moi fut donnée à Monseigneur : d'Antin, pour cela, n'eut que faire de personne; mais il trouva là-dessus Mlle de Lillebonne et Mme d'Espinoy à son point. Elles n'ignoroient pas mes sentiments ni ma conduite à l'égard du rang et des usurpations de leur

1. En 1703. — 2. Qu'il eût rien dit de mal sur elle ou sur les siens.

maison; c'étoit leur endroit sensible. Elles menoient ce bon Monseigneur, qui prit sur moi toutes les opinions qui leur convinrent de lui donner, et Madame la Duchesse dès lors, et encore plus bientôt après, comme je le dirai en son lieu[1], y travailla avec la même affection. La Choin se laissa persuader, et, par elle[2], ses meilleures amies, et par le maréchal d'Huxelles, qui la courtisoit fort[3], et par qui ce pauvre Monseigneur se persuada qu'il étoit la meilleure tête du Royaume. Telle devint ma situation à la cour, de laquelle je ne tardai pas à m'apercevoir[4]. Mais

1. En 1707. — 2. *Elles*, dans le manuscrit. — 3. Tome XI, p. 43.

4. Une lettre de Mme de Maintenon au duc de Noailles, datée du 22 février (recueil Geffroy, tome II, p. 76), établit en quel temps les deux candidatures furent écartées, et révèle les motifs de ce rejet : « Il s'est passé bien des choses sur l'ambassade de Rome. M. le duc de Saint-Simon avoit été proposé, et ensuite M. d'Antin. Le Roi penchoit à celui-là, quand il apprit par des gens fort graves qu'il y avoit deux grandes cabales pour ces deux Messieurs, que les jésuites vouloient M. le duc de Saint-Simon, et les jansénistes M. d'Antin; que Mme de Montespan étoit à la tête de cette dernière cabale. J'avoue que je fus surprise de voir M. d'Antin accusé de jansénisme; mais enfin tout ce bruit a fait prendre le parti d'un délai, et, en attendant, M. l'abbé de la Trémoïlle sera chargé des affaires. » Et de même, huit mois plus tard, elle écrivait à la princesse des Ursins : « Vous avez grande raison de desirer un bon choix pour l'ambassadeur de Rome. Il sera difficile de le trouver dans nos grands seigneurs. On proposa, il y a quelque temps, le duc de Saint-Simon et le marquis d'Antin : les jansénistes, à ce qu'on prétend, s'opposèrent au premier, et la cabale contraire au dernier. Je ne les soupçonnois pas du tout d'avoir aucune doctrine particulière; mais on dit que je suis dupe en beaucoup de choses. » La princesse répondit (tome III, p. 375) : « De quoi se mêlent ceux qu'on appelle *jansénistes*, et le parti contraire, d'empêcher qu'on envoie à Rome des personnes qui soient ou ne soient pas de leurs opinions? Parle-t-on encore de tout cela? » — Effectivement, on verra, en 1710 (éd. 1873, tome VII, p. 391), notre auteur lui-même faire cet aveu sur ce qui s'étoit passé en 1706 : « L'affaire de mon ambassade de Rome, où d'Antin avoit vainement été mon concurrent, m'avoit appris combien les jésuites le haïssoient, et tout ce qu'ils avoient employé pour l'exclure, jusqu'à son su, me répondoit qu'ils l'en craignoient bien davantage.... Je crus donc facile de profiter de si heureuses dispositions. » Voyez, sur les relations qu'il entretint avec la Société, la *Notice* de Chéruel (1876), p. 23-24.

achevons ce qui regarde Rome afin de n'avoir pas à y revenir, ni à couper des choses trop intéressantes, si je[1] remettois à parler de la promotion des cardinaux au temps où elle fut faite, qui fut le 17 mai[2].

La Trémoïlle cardinal avec dix-neuf autres.

Elle fut de dix-neuf[3] sujets. Le savant Casoni[4] en fut, porté par son érudition profonde et l'intégrité de sa vie; Corsini, qui a depuis été pape[5]; ce duc de Saxe-Zeitz dont il a été tant parlé[6]; notre nonce Gualterio; l'abbé de la Trémoïlle[7]; Fabroni, pour le malheur de

1. *Je* est en interligne.

2. Connue le 27 à Versailles : *Dangeau*, p. 111 et 113; *Sourches*, p. 88; *Gazette*, p. 264, 275, 282 et 294-295; *Gazette d'Amsterdam*, n° XLV; *Mercure* de juin, p. 22-37; *Gazette de Verdun*, juillet, p 16-23; Papiers du P. Léonard, Arch. nat., K 1324, n°s 93 et 94. Les lettres des nouveaux cardinaux et leurs caractères, rédigés par M. de Janson, sont aux Affaires étrangères, vol. *Rome* 465.

3. *19* corrige *17*. Dans la manchette, il compte le chapeau *in petto*.

4. Laurent Casoni, Génois, né à Sarzane en 1644, assesseur du saint-office, archevêque de Césarée, neveu de Favoriti, l'avait remplacé en 1682 dans la confiance d'Innocent XI, et avait été nonce à Naples, puis secrétaire des chiffres. C'était, comme Favoriti, un ennemi de la France, et tous nos différends avec Rome furent inspirés par lui; d'ailleurs homme de science et intègre, très lié avec Noris, et le vrai chef des Augustiniens. Le Roi avait consenti qu'il fût créé cardinal, puisque le Pape le désirait, mais à condition que les Nonces ne feraient plus les mêmes difficultés de cérémonial avec ses bâtards (vol. *Rome* 462, fol. 273, 275 et 283, et vol. 464, fol. 209, 210, 244-245, 343-344 et 362-365; *Dangeau*, p. 111). Il fut fait légat de Ferrare en 1706, de Bologne en 1709, et mourut à Rome le 19 novembre 1720.

5. Laurent Corsini, de Florence, né le 7 avril 1652, nommé nonce à Vienne, avec le titre d'archevêque de Nicomédie, en 1690, clerc de la chambre et trésorier général en 1696, eut l'évêché de Frascati en 1725 et la préfecture de la signature de justice en 1726, fut élu pape le 12 juillet 1730, prit le nom de Clément XII, et mourut le 6 février 1740. Sa famille comptait plusieurs saints, et il s'était fait d'Église quoique aîné.

6. Ci-dessus, p. 63 et 73. Voyez son caractère, par M. de Janson, vol. *Rome* 465, fol. 98 v°.

7. Ci-dessus, p. 232. Dans la notice du duché de ROYAN-NOIRMOUTIER (*Écrits inédits*, tome VII, p. 383-384), notre auteur avait dit, avec une erreur de date en terminant : « Il ne paroit pas qu'il se fût corrigé, puisque Clément XI, Albane, fut plus de quatre mois à lui refuser la

l'Église[1], et Filippucci[2], qui donna un rare exemple de modestie et de piété en refusant le chapeau. C'étoit un savant jurisconsulte. En vain le Pape[3] l'exhorta, et lui donna du temps à réfléchir : il demeura constant dans son refus[4].

pourpre, à l'offrir sans difficulté à tout autre sujet en sa place pour qui la France et l'Espagne la voudroient, et à s'écrier que c'étoit abuser de lui et déshonorer son pontificat et la pourpre que de le forcer à la donner à un sujet si obscur de vie et de conduite, et toutefois si publiquement, et en tant de façons, si décrié. Il céda toutefois à la violence qui fut faite à l'occasion qu'on vient de voir sur sa sœur, et, à l'amère douleur du Pape, il le promut enfin le 17 mai 1707. » On trouvera une lettre de Torcy et deux lettres de la princesse dans le volume *Espagne* 159, fol. 69, 157 et 200, la lettre de remerciement de celle-ci à Mme de Maintenon dans *Madame des Ursins*, par Geffroy, p. 247, et sa lettre au Roi, vol. *Espagne* 164, fol. 263. M. le duc de la Trémoïlle possède l'original de celle par laquelle le nouveau promu notifia sa nomination au cardinal de Bouillon. Ses lettres de remerciement à Torcy et au Roi sont au volume *Rome* 464, fol. 380 et 382; ses lettres de recréance de Naples et celles de créance pour Rome, au volume *Rome* 469, fol. 30, 128 et 165; l'instruction, au volume 465, fol. 5-8. A Mme de Maintenon, la princesse écrivit simplement : « Quoique je sois très aise de voir un frère qui m'est fort cher revêtu de la pourpre, je vous assure pourtant que je n'en ferois pas grand cas, si je ne croyois que cela le mettra plus en état d'être de quelque utilité pour le service du Roi. » Mais, un peu plus tard, elle essaya de le faire nommer vice-roi de Naples, et n'obtint que l'abbaye de Bonnecombe (vol. *Espagne* 160, fol. 36-37 et 185).

1. Charles-Augustin Fabroni, de Pistoja, proche parent de feu Clément IX et très attaché aux jésuites, né le 28 août 1651, secrétaire des Mémoriaux en juillet 1691 et de la Propagande en janvier 1695, puis préfet de la congrégation de l'Index, mourut à Rome le 19 septembre 1727. Notre auteur expliquera en 1713 (éd. 1873, tome X, p. 25-26) comment ce cardinal fut funeste à l'Église en imposant la Constitution à Clément XI, de concert avec le P. Daubenton.

2. Gabriel Filippuci, de Macerata, chanoine de Saint-Jean-de-Latran, ancien auditeur d'Innocent XII, longtemps avocat au sénat de Rome et à la rote, renommé pour sa science en droit canonique.

3. L'initiale de *Pape* est une minuscule corrigée en majuscule.

4. *Dangeau*, p. 113-114 : « Le saint-père n'a point voulu recevoir son refus, et lui a laissé du temps pour se raviser, et l'on croit que sa famille le déterminera à accepter le chapeau. Les difficultés qu'il fait là-dessus ne sont que par modestie; car c'est un très homme de bien. Il est grand jurisconsulte. » Sa renonciation fut acceptée le 7 juin.

Un autre eut son chapeau, et le vingtième demeura *in petto*[1]. Conti[2], nonce en Portugal, et depuis pape[3], eut le chapeau que Filippucci avoit si constamment refusé[4].

Abbé de Polignac auditeur de rote. [*Add. St-S.* 647]

Pendant ces longs délais du Pape, Torcy avoit eu loisir de faire ses réflexions sur le brillant, mais dangereux personnage que faisoit à la cour son ami l'abbé[5] de Polignac. C'étoit merveilles que le Roi l'ignorât encore. M. de Beauvillier avoit plus d'une raison de le desirer hors d'ici. Torcy crut donc rendre un grand service à son ami de l'en tirer promptement, et, tout d'un temps, au Roi et à bien d'autres. Il le proposa pour l'auditorat de rote; il y fut nommé[6], et il reçut cet emploi comme un honnête exil, dont, à la fin, Torcy lui fit comprendre la nécessité et les avantages, vers lequel néanmoins il s'achemina tout le plus tard qu'il put[7].

1. Nomination annoncée, mais sans déclarer le nom du titulaire; latin, *in pectore*. Ce genre de nomination était propre uniquement au Pape, pour les promotions cardinalesques; cependant nous voyons, dans les *Mémoires de Sourches*, tome IX, p. 332, Louis XIV réserver *in petto* la nomination à deux prieurés vacants.

2. Cette dernière phrase a été ajoutée dans le blanc qui restait à la fin du paragraphe et sur la marge.

3. Michel-Ange Conti, Romain et fils du duc de Poli, né le 15 mai 1655, gouverneur de Viterbe en 1693, archevêque de Tarse et nonce dans la Suisse catholique en 1695, nonce à Lisbonne depuis 1698, ne revint de ce poste qu'en 1711 quoique nommé cardinal, fut évêque de Viterbe de 1712 à 1719, devint pape, sous le nom d'Innocent XIII, le 8 mai 1721, et mourut le 7 mars 1724. La maison Conti prétendait remonter jusqu'à Jules-César et avait donné plusieurs papes.

4. *Dangeau*, p. 142. Filippucci, retiré dans son pays, y mourut le 21 juillet suivant, plus qu'octogénaire : *Gazette*, p. 404; *Mercure* d'octobre, p. 35-39. Son caractère, par le cardinal de Janson, est dans le volume *Rome* 465, fol. 106.

5. *L'abbé* corrige *le C*[*ardinal*].

6. Le 28 mai : *Dangeau*, p. 114; *Sourches*, p. 88; *Mercure* de juin, p. 236-239. « Le Roi, dit Dangeau, a donné à l'abbé de Polignac la place d'auditeur de rote de France qu'avoit le cardinal de la Trémoïlle. Le Pape en sera bien aise, car il aime et estime fort l'abbé de Polignac, qu'il a connu en Pologne. » L'élection se fit le 24 juin.

7. Retenu sans doute par des affaires de famille, puisque sa belle-

Mort du cardinal de Coislin, et sa dépouille. [*Add. St-S.* 648]

Il se peut dire que l'affaire de Monsieur de Metz mit son oncle au tombeau. Elle l'avoit fait arriver d'Orléans, contre sa coutume, à Noël, et cette triste affaire s'étoit terminée avec toute sorte d'avantage pour Monsieur de Metz[1] ; mais le cœur du cardinal de Coislin en avoit été flétri, et ne put reprendre son ressort : il ne dura que six semaines depuis[2]. Tout à la fin de janvier il fut arrêté au lit, et il mourut la nuit du 3 au 4 février[3]. C'étoit un assez petit homme fort

sœur Mme de Polignac la jeune mourut à la fin du mois suivant, en le faisant son légataire universel, il n'arriva à Rome qu'au mois de janvier 1707, et ne passa l'examen (ci-dessus, p. 69, note 1) que le 15 novembre, avec grand succès pour sa harangue latine (*Gazette* de 1707, p. 596 ; *Mercure* de juin 1708, p. 20-25). Déjà il demandait le chapeau.

1. Ci-dessus, p. 190-191.

2. Au commencement de mai 1705, il avait reçu sur la tête, dans l'église Saint-Benoît d'Orléans, un fragment de corniche, qui, heureusement, n'avait fait que l'effleurer (*Sourches*, tome IX, p. 235).

3. Dans la nuit du 4 au 5. La veille (*Dangeau*, p. 23), « M. le cardinal de Coislin reçut tous les sacrements à neuf heures du soir, et M. Fagon dit au Roi, à son coucher, qu'il étoit à l'agonie, et qu'il ne passeroit pas la nuit. » Et, le 5 (p. 24) : « Le Roi, à son lever, a fait de grands éloges du cardinal de Coislin, qu'il regrette extrêmement ; c'étoit un homme aimé et estimé généralement de tout le monde. Il étoit grand aumônier de France, évêque d'Orléans, abbé de Saint-Victor dans Paris, qui est une des belles abbayes du Royaume. Il avoit deux autres abbayes, l'une à Amiens, et l'autre en Bretagne ; il avoit le prieuré d'Argenteuil, qui dépend du Roi. Il avoit, outre cela, trois prieurés à la nomination du cardinal de Bouillon comme abbé de Cluny. Le Roi, après la mort du duc de Coislin, son frère, lui donna le gouvernement de Crécy, qui est dans leurs terres et qui vaut deux mille écus de rente. Il est mort cette nuit, voulant signer son testament, qu'il venoit de dicter. » L'auteur des *Mémoires de Sourches* dit également (p. 23) : « Le 5, au matin, tout le monde sut que le cardinal de Coislin étoit mort la nuit précédente en voulant ajouter quelque chose à son testament, et il fut pleuré des grands et des petits. Le Roi même fit son panégyrique, et il ne s'est guère vu d'homme dans les grandes places plus généralement honoré, estimé et aimé que celui-là. » Madame écrit, dans une lettre du 7 février, que le cardinal n'a été malade que quatre jours et ne s'est mis au lit que la veille de sa mort. A la cour, il occupait depuis 1701 l'ancien logement de Mlle de Montpensier, puis du cardinal de Bouillon, qui fut prêté au duc de la Roche-

gros, qui ressembloit assez à un curé de village[1], et dont l'habit ne promettoit pas mieux, même depuis qu'il fut cardinal[2]. On a vu en différents endroits[3] la pureté de mœurs et de vertu qu'il avoit inviolablement conservée depuis son enfance[4], quoique élevé à la cour et ayant passé sa vie[5] au milieu du plus grand monde[6], combien il en fut toujours aimé, honoré, recherché dans tous les âges, son amour pour la résidence, sa continuelle sollicitude pastorale, et ses grandes aumônes. Il fut heureux en choix pour lui aider à gouverner et à instruire son diocèse, dont il étoit sans cesse occupé[7]. Il y fit, entre autres, deux actions qui méritent de n'être pas oubliées. Lorsqu'après la révo-

Guyon en 1708, en attendant qu'on s'en servît pour agrandir la salle des Comédies (*Dangeau*, p. 24; *Sourches*, p. 27); à Paris, il habitait, dans la rue Richelieu, l'ancien et bel hôtel du commandeur de Jars, qui passa à son neveu l'évêque de Metz, et fut vendu en 1714 au banquier Senozan (ci-dessus, p. 127).

1. Robert Nanteuil avait peint de lui, en 1658, un portrait en buste de grandeur naturelle, que Larmessin grava. Rigaud peignit aussi un autre portrait, et il en existe un au musée d'Orléans, n° 590.

2. Tome IV, p. 247.

3. Particulièrement dans notre tome II, p. 355-357. Comparez la notice COISLIN, dans le tome VI des *Écrits inédits*, p. 235-237. On peut voir son éloge en italien dans le recueil de notices des cardinaux, ms. Clairambault 303, p. 403-406, outre l'article nécrologique de la *Gazette*, p. 84 et 139-140, et celui du *Mercure* de février 1706, p. 199-205.

4. Ci-dessus, p. 189, et tome X, p. 267.

5. *Sa vie* surcharge *ses* et le commencement d'un mot.

6. Il avait été tenu sur les fonts, le 14 février 1638, par son grand-père le chancelier Séguier (*Gazette*, p. 88).

7. Il y établit deux séminaires en 1667 (Arch. nat., O[1] 69, p. 13) et embellit la résidence épiscopale (*Sourches*, tome I, p. 147). Je citerai, entre tous les témoignages concordants, celui-ci, tiré des *Caractères* du Musée britannique que je viens de publier (p. 32) : « Le cardinal de Coislin est d'une taille ordinaire; son visage et son air reviennent beaucoup. Il ne manque pas d'esprit ni de savoir. C'est un fort honnête homme, et bon prélat, qui est bien aimé dans son diocèse, où le peuple est fort remuant; il y calme avec beaucoup de prudence les différends qui viennent à sa connoissance. Il fait plus de résidence qu'aucun autre de son rang. » L'annotateur des *Mémoires de Sourches*, tome I, p. 147,

cation de Nantes, on mit en tête au Roi de convertir les huguenots à force de dragons et de tourments[1], on en envoya un régiment à Orléans, pour y être répandu dans le diocèse. Monsieur d'Orléans, dès qu'il fut arrivé, en fit mettre tous les chevaux dans ses écuries, manda les officiers, et leur dit qu'il ne vouloit pas qu'ils eussent d'autre table que la sienne, qu'il[2] les prioit qu'aucun dragon ne sortît de la ville, qu'aucun ne fît le moindre désordre, et que, s'ils n'avoient pas assez de subsistance, il se chargeoit de la leur fournir; surtout, qu'ils ne dissent pas un mot aux huguenots, et qu'ils ne logeassent chez pas un d'eux. Il vouloit être obéi, et il le fut. Le séjour dura un mois et lui coûta bon : au bout duquel il fit en

note 6, disait aussi, en 1682 : « C'étoit un parfait honnête homme et un très bon évêque. Il donnoit aux pauvres tout le revenu de son évêché; il y faisoit bâtir un séminaire à ses dépens. Il assistoit d'ailleurs sa famille, qui n'étoit pas pécunieuse, quoique son frère aîné fût duc et pair. » Toutefois, quant à l'esprit ou au génie, on l'avouait assez médiocre (*Relation de Spanheim*, p. 260; *Mémoires de l'abbé le Gendre*, p. 199 et 200).

1. Il en a été parlé, à propos de Marillac, principal promoteur de ces mesures de rigueur en 1682, dans notre tome XII, p. 153. Nous aurons à y revenir quand Saint-Simon traitera de la politique de Louis XIV à l'égard des réformés. En 1686, Louvois écrivait : « Le Roi veut qu'on fasse sentir les dernières rigueurs à ceux qui ne voudront pas suivre la religion, et ceux qui auront la sotte gloire de vouloir rester les derniers doivent être poussés jusqu'à la dernière extrémité. » Et l'intendant, M. de Creil, en prenant possession du département d'Orléans au mois de mai 1686, expliquait au contrôleur général le Peletier (*Correspondance des Contrôleurs généraux*, tome I, n° 284) qu'il ne voyait pas d'apparence à soutenir les conversions sans appuyer de troupes la parole de Dieu, fût-ce au risque de compromettre le recouvrement des impôts, et sans organiser un système de persécutions administratives, surtout par le logement des garnisaires, qui ne manquerait pas de produire un « merveilleux effet. » Un document de 1687 (recueil Depping, tome IV, p. 405) parle de la conversion d'un ministre réformé due aux soins de l'évêque d'Orléans. Camille Rousset cite aussi (tome III, p. 494-495) le cardinal le Camus et l'évêque de Saint-Pons comme ayant fait preuve d'une habile modération; le premier obligea Louvois à faire sortir les troupes de Grenoble.

2. L'abréviation de *que* surcharge *et*.

sorte que ce régiment sortit de son diocèse, et qu'on n'y renvoya plus de dragons. Cette conduite pleine de charité, si opposée à celle de presque tous les autres diocèses et des voisins de celui d'Orléans, gagna presque autant de huguenots que la barbarie qu'ils souffroient ailleurs. Ceux qui se convertirent le voulurent et l'exécutèrent de bonne foi, sans contrainte et sans espérance; ils furent préalablement bien instruits, rien ne fut précipité, et aucun d'eux ne[1] retourna à l'erreur. Outre la charité, la dépense, et le crédit sur cette troupe, il falloit aussi du courage pour blâmer, quoique en silence, tout ce qui se passoit alors, et que le Roi affectionnoit si fort, par une conduite si opposée. La même bénédiction qui la suivit s'étendit encore jusqu'à empêcher le mauvais gré, et pis, qui en devoit naturellement résulter[2].

L'autre action, toute de charité aussi, fut moins publique et moins dangereuse, mais ne fut pas moins belle[3]. Outre les aumônes publiques, qui, de règle, consumoient tout le revenu de l'évêché tous les ans[4], Monsieur d'Orléans en faisoit quantité d'autres, qu'il cachoit avec grand soin. Entre celles-là, il donnoit quatre cents francs[5] de pension à un pauvre gentilhomme ruiné qui n'avoit ni femme et enfants, et ce gentilhomme étoit presque toujours à sa table tant qu'il étoit à Orléans[6]. Un matin, les gens de Monsieur d'Orléans trouvèrent deux fortes pièces d'argenterie de sa chambre disparues, et un d'eux s'étoit aperçu que ce gentilhomme avoit beaucoup tourné là autour : ils dirent leur soupçon à leur maître, qui ne le put croire,

1. Il a écrit : *de*, par mégarde.

2. Cette anecdote se retrouve, en première rédaction, mais avec des traits en plus, dans l'Addition n° 130 (notre tome II, p. 416) et dans la notice COISLIN (*Écrits inédits*, tome VI, p. 239).

3. Celle-ci ne se trouve qu'ici.

4. Voyez, dans notre tome II, p. 356, note 4, l'évaluation générale de ses revenus.

5. Avant *francs*, il avait écrit le sigle ₶.

6. Son hospitalité a déjà été vantée : tome II, p. 357 et note 2.

mais qui s'en douta sur ce que ce gentilhomme ne parut plus. Au bout de quelques jours il l'envoya querir, et, tête à tête, il lui fit avouer qu'il étoit le coupable. Alors Monsieur d'Orléans lui dit qu'il falloit qu'il se fût trouvé étrangement pressé pour commettre une action de cette nature, et qu'il avoit grand sujet de se plaindre de son peu de confiance de ne lui avoir pas découvert son besoin. Il tira vingt louis de sa poche, qu'il lui donna, le pria de venir manger chez lui à son ordinaire, et surtout d'oublier, comme il le faisoit, ce qu'il ne devoit jamais répéter. Il défendit bien à ses gens de parler de leur soupçon, et on n'a su ce trait que par le gentilhomme même, pénétré de confusion et de reconnoissance[1]. Monsieur d'Orléans fut souvent et vivement pressé par ses amis de remettre son évêché, surtout depuis qu'il fut cardinal[2] : ils lui représentoient que, n'en ayant jamais rien touché, il ne s'apercevroit pas de cette perte du côté de l'intérêt; que, de celui du travail, ce lui seroit un grand soulagement, et que cela le délivreroit des disputes continuelles qu'il avoit avec[3] le Roi, et qui le fâchoient quelquefois, sur la résidence[4]. En effet, lorsque Mme la duchesse de Bourgogne approcha du terme d'accoucher du prince qui ne vécut qu'un an[5], et qui fut le premier enfant[6] qu'elle eut, le Roi envoya un courrier à Monsieur d'Orléans avec une injonction très expresse de sa main de venir sur-

1. A l'imitation du cardinal, son neveu l'évêque de Metz eut des espions pour découvrir les malheureux et les gentilshommes honteux; on estimait ses charités annuelles à plus de cent mille livres (*Revue rétrospective*, 2e série, tome V, p. 10-11).

2. Il avait hésité à accepter cet évêché parce qu'il n'était âgé que de vingt-neuf ans. A l'occasion de son entrée (19 octobre 1666 : *Gazette*, p. 1114-1115), Santeul fit des vers qui se retrouvent, avec une lettre du poète, dans l'édition de ses *Œuvres* donnée en 1698, p. 32-48.

3. *Avec* a été ajouté en interligne.

4. Tome II, p. 357, et *Écrits inédits*, tome VI, p. 241 et 243.

5. Le premier duc de Bretagne, que nous avons vu naître le 25 juin 1704 et mourir le 13 avril 1705.

6. La première lettre d'*enfant* corrige l'abréviation de *que*.

le-champ, et de demeurer à la cour jusqu'après les couches : à quoi il fallut obéir[1]. Le Roi, outre l'amitié, avoit pour lui un respect qui alloit à la dévotion. Il eut celle que l'enfant qui naîtroit ne fût pas ondoyé d'une autre main que de la sienne, et le pauvre homme, qui étoit fort gras et grand sueur[2], ruisseloit dans l'antichambre, en camail et en rochet, avec une telle abondance, que le parquet en étoit mouillé tout autour de lui. Jamais il ne voulut entendre à remettre son évêché. Il convenoit de toutes les raisons qui lui étoient alléguées; mais il y objectoit qu'après tant d'années de travail dont il voyoit les fruits, il ne vouloit pas s'exposer de son vivant à voir ruiner une moisson si précieuse, des écoles si utiles, des curés si pieux, si appliqués, si instruits, des ecclésiastiques excellents qui gouvernoient avec lui le diocèse, et d'autres qui le conduisoient par différentes parties, qu'on chasseroit et qu'on tourmenteroit; et, pour cela seul, il demeura fermement évêque. On verra bientôt que ce fut une prophétie. Toute la cour s'affligea de sa mort, le Roi plus que personne, qui fit son éloge[3]. Il manda le curé de Versailles[4], lui[5] ordonna d'accompagner le corps jusque dans

1. En effet, ce fut lui qui, comme grand aumônier, ondoya l'enfant (*Dangeau*, tome X, p. 52), de même que, en 1705, il mena son corps à Saint-Denis. Dans la notice Coislin, où est cette anecdote (p. 243), notre auteur dit même que le Roi le gardait par force « à presque toutes les grossesses; » mais ce doit être une erreur, puisqu'aucune de ces grossesses ne s'affirma sérieusement avant celle de 1704.

2. Il ne semble pas que ce substantif ait été relevé par les lexicographes modernes, ici ou ailleurs. Cependant Nicot le donnait en 1606.

3. Voyez ci-dessus, p. 250, note 3, les citations du *Journal de Dangeau* et des *Mémoires de Sourches*. Madame écrivait, le 7 février, à la duchesse de Hanovre (recueil Jaeglé, tome II, p. 36) : « Le bon cardinal de Coislin est regretté de tout le monde. C'était un brave homme, et poli; jamais il ne s'est trouvé mêlé à aucune intrigue; il était charitable outre mesure. »

4. M. Huchon, successeur de M. Hébert : tome XII, p. 481. Dans l'Addition n° 648, la démarche du Roi est présentée comme un témoignage de l'influence prise sur lui par les missionnaires de la Paroisse.

5. Avant *luy*, il a biffé *et*.

Orléans, et voulut qu'à Versailles et sur la route, on lui rendît tous les honneurs possibles. Celui de l'accompagnement du curé n'avoit jamais été fait à personne[1]. On sut de ses valets de chambre, après sa mort, qu'il se macéroit habituellement par des instruments de pénitence, et qu'il se relevoit toutes les nuits, et passoit à genoux une heure en oraison[2]. Il reçut les sacrements avec une grande piété, et mourut comme il avoit vécu, la nuit suivante. Dès le lendemain, le Roi manda par un courrier au cardinal de Janson qu'il lui donnoit sa charge[3]. Ce fut pour lui un nouveau sujet d'empressement de retour, et, au cardinal de Bouillon, un nouveau coup de massue[4]. Monsieur de Metz, qui arriva pour l'extrémité de son oncle, à qui il devoit tout, en parut le moins touché, et scandalisa fort toute la cour. Orléans fut donné à l'évêque d'Angers[5]. Peletier, son père, écrivit au Roi, de sa retraite, pour le supplier de dispenser son fils de cette translation; le Roi, excité par Mme de Maintenon et par Monsieur de Chartres, le voulut absolument, et Saint-Sulpice, qui, avec sa grossièreté ordinaire, regardoit ce diocèse comme fort infecté, mais qui n'osoit encore le dire, fit accepter Monsieur d'Angers, dont son père fut très affligé[6]. Il parut que Dieu

1. *Écrits inédits*, p. 243. Nous avons trois oraisons funèbres du cardinal, par M. Allaume, par le curé Lecoq, d'Orléans, et par le P. Claireau.

2. « On trouva sur son corps des ceintures de fer et d'autres marques de pénitence. On sut après, de ses gens, qui n'auroient osé lui laisser apercevoir qu'ils s'en doutassent, qu'il se levoit toutes les nuits, tout nu dans sa robe de chambre, et passoit ainsi une heure ou davantage à genoux, et que c'étoit à cela qu'il avoit gagné la fluxion de poitrine dont il étoit mort. » (*Écrits inédits*, p. 243.)

3. La charge de grand aumônier: *Dangeau*, p. 25, 6 février; *Sourches*, p. 24; *Mercure* de février, p. 205-214. On trouvera ci-après, p. 547, le texte de la minute autographe du Roi. Les provisions sont datées du 6 : Arch. nat., O[1] 50, fol 172. Les remerciements du cardinal au Roi et à Torcy sont aux Affaires étrangères, vol. *Rome* 468, fol. 215 et 240.

4. C'était la seconde fois que le Roi nommait à la dignité dont ce cardinal avait été dépouillé en 1700.

5. Michel le Peletier : tome IV, p. 272-273.

6. Voici le texte de Dangeau (p. 60, 22 mars) : « Le Roi donne

n'approuva pas ce choix, par la mort du translaté[1], qui ne dura pas deux ans[2]. La persécution[3] étoit réservée à l'évêque d'Aire, frère d'Armenonville[4] qu'un coup de

l'évêché d'Orléans à M. l'évêque d'Angers, fils de M. le Peletier, le ministre, qui est retiré depuis longtemps, et à qui le Roi, qui conserve beaucoup d'amitié pour lui, a fait savoir ses intentions sur cela. Il avoit écrit une lettre au Roi, très forte et très bien écrite, pour tâcher d'empêcher S. M. de faire cette translation, à laquelle l'évêque d'Angers étoit fort opposé aussi; mais le Roi a eu de bonnes raisons pour ne point déférer à leurs avis, et a mandé à l'évêque d'Angers que cela convenoit à son service et au bien de l'Église, et qu'il vînt incessamment ici afin que cette affaire fût conclue. » Le Roi avait confié secrètement cette nomination à Mme de Maintenon, mais sans en avoir parlé au cardinal de Noailles, et celui-ci s'en plaignit amèrement (*Lettres de Mme de Maintenon,* éd. 1806, tome III, p. 270-279). Comme M. le Peletier avait remis son unique abbaye en passant évêque, le Roi lui donna celle de Saint-Jean d'Amiens pour l'aider à Orléans. On avait cru que le neveu du défunt demanderait à échanger Metz contre Orléans et l'abbaye de Saint-Victor (*la Marquise d'Huxelles*, p. 95).

1. Ce verbe, au temps de notre auteur comme aujourd'hui, ne s'employait régulièrement que dans le sens de traduire d'une langue en une autre; Littré n'a pas relevé ici *translaté* au sens de transféré. Saint-Simon a été induit à s'en servir par le terme de *translation* que Dangeau avait employé.

2. Non pas deux ans, mais moins de cinq mois, puisqu'il mourut le 9 août suivant, à Paris, après une longue et cruelle maladie (*Dangeau*, p. 175; *Gazette*, p. 394). Voyez son éloge dans le *Mercure* d'août, p. 230-233, et les *Vies des quatre évêques engagés dans la cause de Port-Royal*, par Nicolas Besoigne (1756).

3. La persécution à diriger contre les institutions et les créatures du bon cardinal : voyez la première rédaction, dans la notice COISLIN, p. 264-265. Si court que fut le règne de ce premier successeur, déjà redouté à Angers, le Chansonnier dit (ms. Fr. 12 691, p. 285) qu'il commença à maltraiter son nouveau clergé.

4. Louis-Gaston Fleuriau d'Armenonville, frère cadet du conseiller d'État (ci-dessus, p. 129), avait été fait chanoine de Chartres en 1684, trésorier de la Sainte-Chapelle en 1687, évêque d'Aire en 1698 : tome V, p. 38. Le Roi le nomma à l'évêché d'Orléans, le 15 août 1706 (*Dangeau*, p. 180), et il mourut dans son diocèse, le 10 juin 1733, âgé de soixante-douze ans. Il sera parlé incidemment, en 1710, des persécutions qu'il fit subir au clergé orléanais et de la destruction, par ses ordres, du tombeau élevé à la mémoire du bon cardinal.

soleil avoit achevé d'hébéter, et qui n'en revint[1] jamais bien dans le long temps qu'il vécut depuis[2].

300 000 ₶ sur Lyon au maréchal de Villeroy; sa puissance à Lyon.

Le Roi avoit donné au maréchal de Villeroy trois cent mille livres à prendre sur les octrois de Lyon, payables cinquante mille livres par an en six années[3]. Elles venoient de finir; le même don lui fut renouvelé[4]. On se repent quelquefois, après, d'avoir payé d'avance de méchants ouvriers. Alincourt, son grand-père, avoit eu la survivance du gouvernement de Lyon, Lyonnois, etc., de Mandelot, en épousant sa fille sous Henri III. La Ligue avoit fait ce mariage entre Mandelot et le secrétaire d'État Villeroy, plus ardents ligueurs l'un que l'autre[5]. De père en fils ce gouvernement étoit demeuré aux Villeroy. Alincourt, par son père et par la surprenante alliance que ce gouvernement lui fit faire avec le connétable de Lesdiguières et le maréchal de Créquy, s'étoit rendu le maître à Lyon[6]. La faveur et la souplesse de son fils le premier maréchal de Villeroy l'y maintint, et plus encore le commandement en chef qu'y eut toute sa vie l'archevêque de Lyon, frère du maréchal, qui s'y rendit le maître despotique de tout[7]. La faveur de ce maréchal-ci, son neveu, n'eut qu'à maintenir ce qui étoit établi. Il disposoit donc seul de toutes les charges municipales de la ville. Il nommoit le prévôt des marchands. L'intendant de Lyon n'a nulle inspection sur les revenus de la ville, qui sont immenses, et peu connus dans leur étendue

[*Add. StS. 649 et 650*]

1. *N'en revint* surcharge un mot illisible.

2. « Un coup de soleil qui l'avoit mis à l'extrémité avoit achevé de lui dessécher le peu de cervelle qu'il avoit jamais eu.... » (*Écrits inédits*, tome VI, p. 264).

3. En 1699 : tome VI, p. 322-323.

4. *Dangeau*, p. 25. L'arrêt est du 1er février : Arch. nat., E 1937, fol. 17. Notre auteur fera observer, en 1717, que c'étoit là un don inouï et unique comme importance, si ce n'est pour des princes.

5. Déjà dit dans notre tome XI, p. 194-195.

6. *Ibidem*, p. 198-199.

7. Tomes I, p. 285-286, et X, p. 265. Voyez une longue note des *Mémoires de Sourches*, tome II, p. 122.

parce qu'ils dépendent en partie du commerce qui s'y fait, qui est toujours un des plus grands du Royaume[1]. Le prévôt des marchands l'administre seul[2], et n'en rend compte qu'au gouverneur, tête à tête, lequel lui-même n'en rend compte à personne[3]. Il est donc aisé de comprendre qu'avec une[4] telle autorité c'est un Pérou, outre celle qui s'étend sur tout le reste, et qui rend la protection du gouverneur si continuellement nécessaire à tous ces gros négociants de Lyon comme à tous les autres bourgeois de la ville, où tout, depuis un si long temps de la même autorité, tout[5] est créature des gouverneurs, et rien[6] ne se peut que par eux, qui influent jusque dans les affaires particulières de toutes les familles[7]. Aussi, dînant un jour chez Dangeau avec le maréchal de Villeroy et beaucoup d'ambassadeurs et d'autres gens, car Dangeau aimoit à faire les honneurs de la cour, et les faisoit fort bien et magnifiquement[8], il lui échappa une fatuité pour faire le grand seigneur[9], mais fort véritable. « Messieurs, dit-il à la compagnie, de tous nous autres gouverneurs de province, il n'y a que Monsieur le maréchal qui ait conservé l'autorité dans la sienne[10]. » Le rire me surprit.

1. Bâville les évaluait, en 1698, à un total de treize cent mille livres.

2. Il commandait même la ville en l'absence du gouverneur; ses jugements en matière commerciale avaient vigueur dans tout le Royaume, et jusqu'à l'étranger (*Mercure* de janvier 1712, p. 238-239).

3. Ainsi, quinze ans plus tôt, en 1691 ou 92, le prévôt Silvecane, nommé par les Villeroy, fut tiré par eux d'une accusation de connivence criminelle avec les affineurs lyonnais, et conserva ses fonctions de premier président de la Cour des monnaies; mais l'intendant Bérulle s'opposa à ce qu'il les transmît à son fils. Cette rivalité de l'intendant avec le gouverneur est exposée dans la note des *Mémoires de Sourches*.

4. *Avec* surcharge *une*, et un second *une* a été récrit en interligne.

5. La répétition de *tout* est au manuscrit. — 6. Avant *rien*, il a biffé *où*.

7. Tout cela sera redit et développé en 1717, quand le maréchal renoncera à cette allocation gracieuse. Sur la toute-puissance des Villeroy dans la seconde ville de France, on peut voir encore *les Gouverneurs de Lyon*, par M. Péricaud, p. 18-19.

8. Déjà dit dans notre tome XII, p. 105. — 9. Ci-dessus, p. 233.

10. C'est seulement en 1719, quand on contraindra Dangeau à céder

Mme de Dangeau, qui me regarda, et qui plaisantoit la première des sottises de son mari[1], quoique vivant à merveilles ensemble, ne put s'empêcher de sourire. Il avoit acheté le gouvernement de Touraine[2], et il ne vouloit pas que ces étrangers ignorassent qu'il étoit aussi gouverneur de province[3].

300 000 [ᵗᵗ] de brevet

Le grand prévôt[4] obtint trois cent mille [livres] de brevet de retenue sur sa charge[5] pour son fils[6], qui épousa

au comte de Charolais son gouvernement de Touraine, qu'il sera mis sur le pied des grands gouvernements (*Dangeau*, tome XVIII, p. 138-140). Dangeau l'avait acquis du duc de Saint-Aignan en 1666-67 : voyez sa Vie, en tête du *Journal*, tome I, p. XL-XLIII, et à la fin, tome XVIII, p. 152, et notre tome III, p. 454 et 468-469.

1. *Mary* surcharge une lettre initiale.

2. Tome III, appendice XVI, p. 454 et 468-469.

3. Mme de Sévigné ne faisait pas moins parade de la Provence, quoique son gendre n'y fût, en titre, que lieutenant général. Elle écrivait (*Lettres*, tome VII, p. 27) : « Nous disions (le duc de Chaulnes et elle) qu'il n'y avoit que lui et vous qui puissiez vous vanter d'être gouverneurs de province. Tout le reste est soumis, et même le Languedoc. » On trouve dans le ms. Mazarine 2086, venant de Gaignières, une pièce satirique de 1708, sur Dangeau, intitulée : *le Bourgeois gentilhomme en habit de mamamouchi*, et, dans les *Archives de la Bastille*, tome VII, p. 305, un couplet sur ce « grand capitaine, gouverneur de gradin. »

4. Louis-François de Bouschet, second marquis de Sourches : tome IV, p. 150. C'est l'auteur présumé, mais sans grande vraisemblance, des *Mémoires* qui portent son nom et que nous citons constamment en regard du *Journal de Dangeau*. Voyez l'introduction mise par le comte de Cosnac en tête de l'édition, aujourd'hui complète (1882-1893), *le Château de Sourches au Maine et ses seigneurs*, par le duc des Cars et l'abbé Ledru (1887), et *la Famille Bouschet de Sourches*, par l'abbé Ledru (1890).

5. La charge de prévôt de l'hôtel du Roi et grand prévôt de France (tome I, p. 295, note 3), achetée du maréchal d'Hocquincourt, par le premier marquis de Sourches, pour le prix de quatre cent trente ou cinquante mille livres, en décembre 1643, avait toutes les attributions de police et de justice ordinaire dans les maisons royales et à la suite de la cour : voyez un mémoire du temps, dans le registre des Archives nationales coté U 949, fol. 409-455. M. de Sourches avait eu la survivance de son père le 15 septembre 1649. Le brevet de retenue pour son fils fut expédié huit jours avant le mariage (Arch. nat., O[1] 50, fol. 17 v°).

6. Louis de Bouschet, comte de Montsoreau : tome IV, p. 150.

une Mlle du Hamel[1] de Picardie, fort riche, et qui ne fut pas heureuse[2]. Heudicourt le fils[3], qui étoit une espèce de satyre fort méchant et fort mêlé dans les hautes intrigues galantes[4], fit dans la suite, sur tous ces Montsoreaux[5], une chanson si naïve, si fort d'après nature, et si plaisante[6],

de retenue au grand prévôt; chanson facétieuse. [*Add. St-S. 651*]

1. Jeanne-Agnès-Thérèse de Pocholles du Hamel, mariée le 14-15 février 1706, morte à Paris le 28 décembre 1723.

2. « Le Roi, dit Dangeau le 7 février (p. 26), donna au grand prévôt un brevet de retenue de cent mille écus sur sa charge pour M. de Montsoreau, son fils aîné, qui épouse une demoiselle de Picardie qu'on appelle Mlle du Hamel, qui est, à ce qu'on dit, très bien faite et très riche. » La famille de Pocholles figure en effet dans le *Nobiliaire de Picardie*, par Haudicquer de Blancourt, p. 421. La fortune de cette héritière venait à point dans une maison qui avait, depuis quelques années, épuisé ses ressources (*le Château de Sourches*, par le duc des Cars et l'abbé Ledru, p. 197, 203, 230 et 235; lettres d'état du 14 mai 1700, dans le registre du Conseil coté E 1911), et le Roi fit un accueil tout exceptionnel à la jeune comtesse (*Sourches*, tome X, p. 42); mais, comme le dit notre auteur, ce mariage ne paraît pas avoir été très heureux (*le Château de Sourches*, p. 229). En 1713, le brevet de retenue fut encore augmenté de trente mille écus pour les fils cadets (*Dangeau*, tome XIV, p. 481; Arch. nat., reg. O[1] 57, fol. 163 v°).

3. Pons-Auguste Sublet, marquis d'Heudicourt, dont nous connaissons déjà le père et la mère, servit comme garde-marine en 1692-93, comme mousquetaire en 1694, et comme capitaine de cavalerie de 1695 à 1702, acquit alors un régiment de cavalerie, passa brigadier en 1709, maréchal de camp en 1719, lieutenant général en 1734, et succéda en outre à son père, comme grand louvetier de France, en 1720. Il mourut à Versailles, d'une façon singulière, le 11 mars 1742, âgé de soixante-six ans (*Mémoires de Luynes*, tome IV, p. 108).

4. En 1709 et en 1710, nous aurons deux portraits de lui, plus développés, et où se retrouvera l'anecdote qui va suivre. Là, il sera traité de *chèvre-pied*.

5. L'initiale majuscule surcharge une minuscule. — Le nom que portait le fils de M. de Sourches venait de sa mère, dernière héritière de la maison de Jambes ou Chambes, transplantée d'Angoumois en Saumurois, au château de Montsoreau, qui subsiste encore. Il est surtout connu pour le drame d'amour où périt Bussy d'Amboise; mais Tallemant des Réaux a aussi consacré une historiette au grand-père de Mme de Sourches, mort en 1649. Nous verrons mourir celle-ci en 1715.

6. Nous en avons signalé une autre, contre Mme de Saint-Pierre, imprimée dans le *Recueil dit de Maurepas* (Leyde), tome III, p. 27-28.

que, quelqu'un l'ayant dite à l'oreille au maréchal de Boufflers pendant la messe du Roi, où il avoit le bâton, qu'il[1] ne put s'empêcher d'éclater de rire. C'étoit l'homme de France le plus grave, le plus sérieux, le plus esclave de toute bienséance; le Roi se retourna de surprise, qui augmenta fort voyant le maréchal pâmé, à qui les larmes en tomboient des yeux. Rentré dans son cabinet, il l'appela et lui demanda ce qui l'avoit pu mettre en cet état, et à la messe. Le maréchal lui dit la chanson. Voilà le Roi plus pâmé que n'avoit été le maréchal, et qui fut[2] plus de quinze jours sans pouvoir s'empêcher de rire de toute sa force sitôt que le[3] grand prévôt ou un de ses enfants[4] lui tomboient sous les yeux. La chanson courut fort, et divertit extrêmement la cour et la ville[5].

400 000 [#] de brevet de retenue au premier écuyer.

Le premier écuyer obtint, quelques jours après, aussi un brevet de quatre cent mille livres sur sa charge[6].

Grâces pécuniaires chez Mme de Maintenon.

En même temps le Roi répandit quelques grâces pécuniaires dans le domestique de Mme de Maintenon[7].

1. Nous avons déjà eu l'occasion de dire que cette répétition du *que*, après un membre de phrase incident, était d'usage très fréquent.

2. *Fut* surcharge un *d*. — 3. *Le* surcharge *un*.

4. Outre le comte de Montsoreau, il y avait un aumônier du Roi et trois chevaliers de Malte, déjà avancés dans le service. L'un de ceux-ci était surnommé *Fine-Lame*, et un autre *Petit-Train* (*Mémoires de Luynes*, tome XII, p. 355-356).

5. On donnera, sur la première redite de l'année 1709, la rédaction primitive de cette historiette, d'après les GRANDS LOUVETIERS DE FRANCE. Quant à la chanson : « Quoi! sans cesse en ces lieux..., » qui est dans le Chansonnier de Gaignières-Clairambault, ms. Fr. 12694, p. 513-515, et qui a été comprise par G. Brunet, en 1857, dans son recueil : *le Nouveau siècle de Louis XIV*, p. 117-119, elle ne pouvait guère faire son effet, comme le dit notre auteur dans une de ses rédactions, que sur les gens de la cour qui connaissaient et protégeaient les Montsoreau; mais il y en avait d'autres, comme on le verra ci-après, à la suite de la notice inédite de SOURCHES, appendice XII.

6. *Dangeau*, p. 43, 26 février; *Sourches*, p. 40; registre de la Secrétairerie O^1 50, fol. 32 v°. Comme le dit Dangeau, ces brevets suppléaient au défaut de survivance.

7. Il parlera plus tard (éd. 1873, tome XII, p. 132-133) de ce « do-

Exil du Charmel, et ses singuliers ressorts; piété de du Charmel. [*Add. St-S. 652*]

Je reçus en ce temps une véritable affliction par l'exil de M. du Charmel, avec qui, depuis longtemps, j'avois lié une vraie amitié, et que je voyois le plus souvent qu'il m'étoit possible dans sa retraite de l'Institution. Les ressorts de cet exil méritent de trouver place ici, et c'est une histoire qui demande des connoissances et des souvenirs pour être bien entendue. Il faut d'abord connoître le Charmel, se souvenir de ce que j'ai dit de lui sur sa vie de la cour, du grand monde, de gros jeu, et de la manière dont il se retira, de la bonté avec laquelle le Roi lui parla alors, et de la dureté avec laquelle il lui répondit qu'il ne le verroit jamais[1]. Il faut maintenant expliquer quel il fut dans sa retraite. Ce fut un homme à cilice, à pointes de fer, à toutes sortes d'instruments de continuelle pénitence; jeûneur extrême, et sobre d'ailleurs à l'excès quoique naturellement grand mangeur, et d'une dureté générale sur lui-même impitoyable. Il passoit les carêmes à la Trappe, au réfectoire, soir et matin, à la portion des religieux[2], et sans manquer aucun de leurs offices du jour et de la nuit; outre cela, longtemps en prières en quelque lieu qu'il fût, et, le vendredi saint, à la Trappe, il passoit à genoux à terre, sans appui, sans livre, sans changer de posture, sans branler, depuis la fin de matines jusqu'à l'office, c'est-à-dire depuis quatre heures du matin jusqu'à dix[3]. Avec cela, toujours gai et

mestique. » — Mme de Maintenon venait de perdre sa fidèle Nanon le 3 décembre 1705 (*Sourches*, tome IX, p. 431). Une femme de chambre dont on était très content reçut vingt mille livres sur la Ville, et la petite Bretonne Pinchrec'h, que Mme de Maintenon avait recueillie par charité et qui amusait fort le Roi par son esprit, eut dix mille écus (*Dangeau*, p. 26; *Sourches*, p. 28; *la Marquise d'Huxelles*, p. 220). Nous verrons marier cette dernière.

1. Tome V, p. 380-386 et p. 595-596, dans la lettre sur Rancé.

2. Ils ne vivaient que de légumes.

3. Voyez la *Description de l'abbaye de la Trappe*, par Félibien (1682), la *Description du plan en relief de l'abbaye de la Trappe*, par le Fr. Pacôme (1708), et les estampes de 1690, dans la collection Hennin, n°s 5826-5836 du catalogue.

toujours libre et aisé. Il avoit une fidélité inflexible sur tout ce qu'il se proposoit. On ne sauroit moins d'esprit, que couvroit un grand usage du monde et de la meilleure compagnie, mais que sa retraite avoit rouillé. Il s'étoit livré, à Paris, à beaucoup de bonnes œuvres, qui le faisoient un peu courir et se mêler de trop de choses[1]; au latin près, qu'il avoit retenu du collège, il ne savoit rien du tout que ce que les lectures de piété lui avoient appris, et, comme il étoit naturellement tourné à la dureté de l'austérité âpre, il le fut aisément du côté janséniste, et lia étroitement avec ce qu'il trouva de gens les plus marqués à ce coin[2]. Il fut ami intime de M. Nicole, jusqu'à être un des exécuteurs de son testament[3]; il le fut peut-être plus encore de M. Boileau[4], élève de Port-Royal que M. de Luynes avoit mis auprès du comte d'Albert et du chevalier de Luynes dans leur jeunesse, qui[5] retinrent mal ses leçons[6]. C'est ce même Boileau que Monsieur de Paris, depuis cardinal de Noailles, prit à l'Archevêché et à sa table, quand il devint archevêque de Paris[7], et qui fit contre lui, dans sa propre maison et vivant de son pain, cet étrange *Problème* dont j'ai parlé p. 177[8], dont le prélat se prit aux jésuites, mais dont les brouillons

1. Par exemple, avec Duguet, dans l'affaire de la béate Rose, dont il a été parlé en 1701, tome VIII, p. 82, 83, 86, 473 et 480-482.

2. Voyez deux lettres de le Nain de Tillemont et de l'abbé Testu, sur la Trappe et Port-Royal, au Dépôt des affaires étrangères, vol. *France* 288 et 304.

3. Tome II, p. 363.

4. Jean-Jacques Boileau, dit de l'Archevêché : tome VI, p. 101, et tome VIII, appendice IX, *passim*.

5. Avant *qui*, il a biffé *et*.

6. Boileau a laissé une vie manuscrite de la mère de ses élèves : ms. Arsenal 5345, fol. 347-358.

7. Boileau avait fait la connaissance de M. de Noailles, alors évêque de Châlons, dans une maison de la rue du Pot-de-Fer fréquentée par les ecclésiastiques, et où il était allé loger en quittant l'hôtel de Luynes (ms. Fr. 18832, fol. 122 v°).

8. Correspondant aux pages 98-104 de notre tome VI.

originaux et plusieurs lettres à ce sujet, de la main de ce Boileau, furent trouvés dans l'abbaye d'Hautvillers[1], avec ces autres qui firent à l'archevêque de Reims une affaire si cruelle avec le Roi, que j'ai racontée p. 391[2]. Ces originaux du *Problème* trouvés par ce hasard, de la main de Boileau, furent envoyés au cardinal de Noailles. Les jésuites en triomphèrent; Boileau ne les put ni osa méconnoître[3]. On a vu p. 177[4] avec quelle bonté le cardinal de Noailles se défit de ce pernicieux hôte, qui n'avoit de pain que celui qu'il lui donnoit à sa propre table, en lui donnant un canonicat de Saint-Honoré, qui lui fournit une très honnête subsistance et un logement[5]. Cette noire ingratitude ne se pouvoit excuser, non plus que la noirceur d'avoir si naturellement fait retomber ce cruel trait sur les jésuites, avec qui le cardinal de Noailles, évêque, archevêque et cardinal sans eux[6], et pensant fort différemment d'eux, ne fut jamais bien. Le Charmel, qui voyoit souvent le cardinal de Noailles, et que le cardinal aimoit et distinguoit fort, cessa, dans cet éclat, de le voir, et continua avec Boileau le commerce et l'amitié la plus étroite. Le cardinal (je l'appelle ainsi sans distinction des

1. Tome XI, p. 119.

2. Ce nombre a été ajouté après coup. Il correspond aux pages 119-123 de notre tome XI, avec addition rectificative p. 562-564.

3. Nous avons, dans notre tome XI, renvoyé, pour le contrôle de ces assertions très contestables, à une thèse de M. Albert Leroy, *la France et Rome de 1700 à 1715*, p. 24-68, et au livre, un peu plus ancien, du R. P. Lauras, sur *Bourdaloue*, tome II, p. 277-278. En dernier lieu, M. l'abbé Vacant, dans la *Revue des sciences ecclésiastiques*, année 1890, tome LXI, p. 411 et suivantes, et tome LXII, p. 34-50 et 131-150, a cru pouvoir désigner, comme auteur du *Problème*, non pas Boileau, ni le bénédictin Senac (notre tome XI, p. 563), mais un autre religieux de la même congrégation, D. Hilarion Monnier.

4. Tome VI, p. 104.

5. L'abbé Boileau, qui vécut jusqu'en 1735, mourut appelant et réappelant de la bulle *Unigenitus* : voyez les *Nouvelles ecclésiastiques* de juin 1735, p. 89, et le *Nécrologe des plus célèbres défenseurs... de la vérité*, tome I, p. 256-257.

6. Ci-après, p. 271-272.

temps où il ne l'étoit pas encore[1]) en fut moins blessé que touché par amitié. Il fit parler au Charmel, le fit prier de le venir voir, l'obtint avec peine, lui parla lui-même. Tant d'avances furent inutiles; le Charmel s'aigrit de plus en plus. Les jansénistes, fâchés que le cardinal[2] n'épousât pas toutes leurs idées, et qui, de dépit, s'étoient portés à cette étrange extrémité, avoient infatué leur prosélyte, qui ne put jamais apercevoir d'ingratitude, de crime, de trahison, de noirceur où ils étoient si évidents. Et voilà où son peu d'esprit et de lumières, et un fol abandon à ce qu'il croyoit des saints, conduisirent un[3] homme d'ailleurs si droit et si saint lui-même. Il faudroit prétendre porter les hommes au-dessus de toute humanité pour se persuader que le cardinal de Noailles ne dût[4] pas être très sensible à la conduite du Charmel à son égard, surtout après celle qu'il avoit eue et avec Boileau et avec lui-même. Telle fut la faute inexcusable du Charmel[5] à l'égard du cardinal de Noailles. Venons maintenant à celle qu'il fit dans la suite à l'égard du Roi.

On a vu p. 442[6], sur Troisvilles que le Roi empêcha d'être de l'Académie, son dépit contre les gens retirés qui ne le voyoient point. J'ai réservé pour ce lieu-ci à dire que, le même jour qu'il refusa Troisvilles, il s'alla promener à Marly, où il s'étendit amèrement sur cette matière[7]. Il loua les solitaires de la campagne; il s'étendit sur M. de Saint-Louis[8], sur ses actions sous ses yeux en la guerre d'Hollande et ailleurs, sur la vie qu'il menoit à la

1. Il ne l'est que depuis le 21 juin 1700.
2. *Le Card.* surcharge *il n'espou[sast]*.
3. *Une* corrigé en *un*. — 4. Il y a bien *deust*, à l'imparfait.
5. *Charmel* surcharge *Card*.
6. Tome XII, p. 115-116.
7. Tréville avait été élu le lundi 9 juin 1705, et le Roi alla effectivement, ce jour-là, se promener à Marly, mais ne sut l'élection que le soir, et, le lendemain, il alla, non pas à Marly, mais à Meudon, voir le Dauphin (*Dangeau*, tome X, p. 38-39).
8. Tomes III, p. 256, V, p. 390-391, 395 et 402, et VIII, p. 83 et 86.

Trappe, et dit qu'il ne trouvoit point mauvais que ceux-là ne vinssent pas de loin pour le voir[1]. Retombant de là sur les gens retirés à Paris et aux environs, il loua Peletier[2], Fieubet[3], le chevalier de Gesvres[4], qui le venoient voir une ou deux fois l'année, et qui valoient bien Troisvilles et le Charmel, sur qui il tomba fort, et répéta souvent qu'ils avoient plus de commerce d'intrigues et d'affaires qu'avant leur retraite, et que, toute leur dévotion, ils la mettoient à ne le point voir. Le duc de Tresmes[5], fort ami du Charmel, ricanoit jaune[6], et se mettoit tantôt sur un pied, tantôt sur un autre. Cavoye, autre ami du Charmel[7], se mit dans [*Add. St-S. 653*]

1. On lui allouait une gratification annuelle de quatre cents livres.

2. Claude le Peletier, l'ancien ministre : ci-dessus, p. 256.

3. Tome XI, p. 351-352.

4. Jules-Auguste Potier de Gesvres, quatrième fils du duc que nous avons vu mourir en 1684, était né le 6 novembre 1662, avait été reçu chevalier de Malte de minorité le 23 mai 1665, et avait eu pendant deux ans le commandement d'un vaisseau, de 1687 à 1689, mais s'était mal trouvé de la mer. Pourvu alors d'un régiment d'infanterie, il le quitta, aussi pour raison de santé, en 1696 (*Dangeau*, tomes II, p. 379, et V, p. 346, avec l'Addition placée ici, et p. 376). Notre auteur, qui ne parlera plus de lui, lui avait cependant consacré cette longue et intéressante Addition, et le duc de Luynes a donné aussi des détails curieux sur sa dévotion et sur son esprit de retraite absolue (tomes II, p. 363, et III, p. 369). Il mourut à Paris, le 15 avril 1741, laissant sa belle fortune à un avocat et au janséniste Dugué de Bagnols. Il avait conservé, malgré sa retraite, le gouvernement de Pont-Audemer et la lieutenance de Roi des bailliages de Caen et de Caux. Catinat écrivait à son frère Croisille, en 1694 (ses *Mémoires*, tome III, p. 14) : « Je suis bien obligé à M. le chevalier de Gesvres d'avoir fait connoître à Madame sa mère qu'il étoit content de moi. Il est aimable, d'une figure revenante, de la douceur dans l'esprit, et sa dévotion ne donne aucune incommodité à ceux qui ont le malheur de n'en avoir pas autant que lui. Je présume que nous ne nous séparerons point, ou il faudroit qu'il y eût là-dessus des conjonctures dont je ne fusse pas le maître. »

5. Frère aîné du chevalier et premier gentilhomme de la chambre.

6. Nous avons déjà eu (tome VIII, p. 18) *rire jaune*, qui ne se trouve pas dans le *Dictionnaire de l'Académie* du temps.

7. Louville, dans une lettre que l'éditeur de ses prétendus *Mémoires* a inexactement reproduite (tome II, p. 90) et où figure le nom de notre auteur, écrivait au duc de Beauvillier, le 28 juillet 1703 :

la conversation, et, avec sa réputation et sa morgue, bavarda force sottes flatteries, et tomba sur son ami pour faire le bon valet. On ne devineroit jamais qui le défendit : un homme qui à peine l'avoit connu, un homme d'ailleurs fort courtisan, mais courtisan en homme qui se sent, qui a de la hauteur et de la dignité, qui connoissoit Cavoye pour ami particulier du Charmel, et qui fut indigné de ce qu'il entendoit. Ce fut Harcourt qui prit sa défense, si honnêtement et avec tant d'esprit, que le Roi cessa ce propos, et se mit sur autre chose. Cavoye pourtant fit apparemment ses réflexions. Harcourt l'avoit fait rentrer en lui-même : il écrivit donc au Charmel ce qui s'étoit passé à Marly, mais non le personnage qu'il y avoit fait, et lui conseilla de lui écrire de manière qu'il pût dire au Roi qu'il desiroit l'honneur de se présenter devant lui après tant d'années, sans oser le faire qu'il ne sût qu'il le trouveroit bon; moyennant quoi, accordé, il ne lui en coûteroit qu'une course à Versailles[1] d'une matinée, ou, refusé, le Roi n'auroit plus ce dépit contre lui. Le Charmel me montra cette lettre, si résolu de n'en faire aucun usage, que je ne pus le persuader. A quinze jours de là, en une autre promenade à Marly, le Roi reprit, mais plus légèrement, la même matière des gens retirés qui ne le voyoient point, et, tout[2] de suite, demanda à Cavoye ce que faisoit le Charmel, et s'il y avoit longtemps qu'il n'avoit eu de ses nouvelles. Cavoye le manda dès le lendemain au Charmel, le pressa de suivre le conseil qu'il lui avoit

« Cavoye est intimement lié avec la princesse des Ursins, qui étoit à Rome la protectrice des jansénistes.... Il fit même autrefois un acte de fausse conversion entre les mains du Charmel. M. de Saint-Simon pourra vous en rendre compte. J'en fus instruit pour lors. C'étoit Racine qui l'y avoit conduit, et le curé de Saint-Jacques qui le dirigeoit. Mais tous ces saints ne lui purent procurer une grâce efficace, et il abjura ses premières erreurs; et, excité par Mme de Noailles, il rentra à la cour de plus belle. »

1. De l'Oratoire à Versailles.

2. *Tout* corrige *toutt*[*e*].

donné la première fois, et lui fit sentir[1] que cette récidive si marquée sur lui montroit évidemment qu'il s'étoit attendu à ouïr parler de lui sur son premier discours, et qu'il seroit fort blessé, si ce second demeuroit inutile. Le Charmel me montra la lettre : je lui dis qu'il n'y avoit ni à balancer, ni un moment à perdre; qu'il l'avoit beau, sur ce que le Roi avoit dit sur lui à Cavoye, de lui récrire qu'il s'en étoit cru oublié, que, puisqu'il étoit si heureux que le Roi daignât encore se souvenir de lui, il prioit Cavoye de lui demander la permission qu'il pût aller lui embrasser les genoux dans le vif souvenir de ses bontés passées, que c'étoit un desir auquel il ne pouvoit résister, etc. Je le pris par la religion, par le devoir et le respect d'un sujet à son roi, qui doit chercher à lui plaire, et non pas à l'irriter; que c'étoit un devoir étroit d'une part, et une sage précaution de l'autre, de saisir l'occasion de détourner l'orage auquel ses volontaires indiscrétions sur le jansénisme ne donnoient que trop d'ouverture, et de se faire de l'aigreur du Roi si suivie un contre-poison et un bouclier par une conduite qui sûrement lui seroit agréable, et qu'il étoit visible qu'il demandoit de lui[2]; qu'une seule matinée, aller et venir, y seroit, non seulement sagement et utilement employée, mais saintement, et qu'après tant d'années de retraite, il ne devoit pas craindre une dissipation d'un moment qu'il n'avoit pas recherchée, et qui devenoit si nécessaire. Jamais je ne pus l'y engager; il se contenta d'une lettre ostensible et d'une autre pour le Roi : tout cela fut très médiocrement reçu. La vérité est qu'il se craignit trop lui-même. Il redouta une trop favorable réception; après tant d'années de pénitence, il ne se sentit pas assez dépouillé d'un reste de complaisance de sa faveur et de ses agréments passés, qui l'avoient tant dominé autrefois. Il avoit refusé Mme de Maintenon, il y avoit peu d'années, d'un commerce de bonnes œuvres qu'elle avoit

1. *Senttir* (sic) est en interligne, au-dessus de *remarquer*, biffé.
2. *De luy* est en interligne.

voulu lier avec lui. Il appréhenda tout autre commerce qu'avec Dieu, pour qui il voulut réserver sa liberté entière, et peut-être y fut-il conduit par son esprit[1], pour le purifier par une plus dure pénitence, et qui ne seroit pas de son choix.

Revenons au cardinal de Noailles[2]. L'année précédente, 1705, avoit été celle de la grande assemblée du clergé[3]. Le cardinal de Noailles, qui y présida[4], crut en devoir profiter pour y faire régler divers points de morale et de discipline, quoique ces assemblées ne soient destinées qu'aux affaires temporelles du clergé, que ceux qui y sont députés n'aient point d'autres matières dans les procurations qu'ils y apportent de leurs commettants[5], et que la cour même soit ordinairement en garde contre tout ce qui s'y pourroit proposer qui ne concerneroit pas l'objet temporel de ces assemblées[6]. Ce projet du cardinal n'étoit pas de lui

1. *Spiritus flat ubi vult.*

2. Nous connaissons déjà les erreurs où son ami du Charmel le fit tomber dans l'affaire de dom Gervaise et dans celle de la béate Rose.

3. Comme celle de 1695 (tome II, p. 347), tandis que celle de 1700 (tome VII, p. 160) a été une petite assemblée. La différence est expliquée dans le *Grand dictionnaire* d'Expilly, tome I, col. 301-302. Depping a publié, dans le tome IV de la *Correspondance administrative*, p. 110-113, deux lettres du président Pellot à Colbert, en 1673, qui font connaître comment se choisissaient les députés du premier et du second ordre; voyez aussi ci-après, p. 612. La liste des noms de l'assemblée de 1705 fut donnée par le *Mercure* du mois d'avril, p. 314-321.

4. Nous avons vu, en 1700, le cardinal présider brillamment la petite assemblée à la place de l'archevêque de Reims (tome VII, p. 182-184) comme diocésain de la ville où se tenaient les séances.

5. Dans le récit que Daguesseau a laissé de l'assemblée de 1705 (*Œuvres*, tome XIII, p. 230-255), il parle de cette velléité d'étendre la portée des procurations aux affaires spirituelles.

6. Encore Louis XIV a-t-il écrit ceci, dans ses *Mémoires*, tome I, p. 210-111 : « Si l'on a permis jusqu'à présent aux ecclésiastiques de délibérer, dans leurs assemblées, sur la somme qu'ils doivent fournir, ils ne sauroient attribuer cet usage à aucun privilège particulier, parce que la même liberté est encore laissée aux peuples de plusieurs provinces, comme une ancienne marque de la probité des premiers siècles, où la justice excitoit suffisamment chaque particulier à faire ce qu'il

seul; de plus, il avoit fallu le concerter d'avance avec quelques prélats principaux qui devoient être de l'assemblée, et convenir[1] de la manière de le proposer par articles, et le faire passer peu à peu[2]. Les jésuites, toujours à l'affût

devoit selon ses forces; et cependant cela n'a jamais empêché que l'on ait contraint et les laïques et les ecclésiastiques, lorsqu'ils ont refusé de s'acquitter volontairement de leur devoir. »

1. Ici, l'écriture change.

2. Ce que ne dit pas notre auteur, c'est que l'assemblée coïncida avec la mise au jour, longtemps retardée, de la bulle *Vineam Domini*, que le cardinal de Janson finit par obtenir de Clément XI contre le « silence respectueux » à l'égard des propositions de Jansénius (16 juillet 1705). Elle fut communiquée au clergé le 3 août. M. de Noailles, qui la trouvait « très belle et très bonne, » prononça à ce sujet un discours fort vif. Le 21 août, l'archevêque de Rouen lut son rapport concluant à l'acceptation, avec ces trois considérants préalables : 1° que les évêques ont droit, par institution divine, de juger des matières de doctrine; 2° que les constitutions des Papes obligent toute l'Église, lorsqu'elles ont été acceptées par le corps des pasteurs; 3° que cette acceptation de la part des évêques se fait toujours par voie de jugement. L'acceptation fut unanime, et la bulle reçut l'enregistrement au Parlement le 4 septembre; mais, à la clôture de l'assemblée, quatre évêques, ceux d'Angers, de Coutances, de Blois et de Senlis, refusèrent d'accepter le procès-verbal parce qu'on y avait inséré les discours gallicans de M. de Noailles et de l'archevêque de Rouen. M. Albert le Roy, qui a exposé tout cet épisode dans son livre : *la France et Rome de 1700 à 1715*, p. 172-190, avec une grande violence contre M. de Noailles, croit pouvoir y rattacher la lettre de Fénelon au duc de Chevreuse où se lisent ces phrases : « Le cardinal est dans une étrange situation auprès du Roi. Le Roi l'a fait reculer honteusement sur chaque chose, le couteau sur la gorge; il n'a rien fait qu'à toute extrémité. Ainsi il a tout le démérite de la mauvaise volonté auprès du Roi, et toute la honte d'une rétractation manifeste dans le public. » En effet, selon le chancelier Daguesseau (*Œuvres*, tome XIII, p. 233-234), M. de Noailles avait voulu faire entrer dans la commission l'évêque de Montpellier, Colbert, bien connu pour ses tendances vers Port-Royal, et il ne fallut pas moins qu'un ordre formel du Roi pour qu'il y renonçât. Cependant, au début, quand le clergé était venu à l'audience du Roi, le 3 juin, la harangue du président, qui avait été communiquée d'avance, et qui était « sage, judicieuse et solide, » avait paru plaire beaucoup (*Dangeau*, tome X, p. 339; *Sourches*, tome IX, p. 262). C'est d'ailleurs la seule mention que Dangeau fasse de l'as-

sur le cardinal de Noailles et sur tout ce qui pouvoit intéresser leur doctrine et leur morale[1], pénétrèrent ce projet, dans le secret duquel il se trouva quelque faux frère, qui le leur donna tel qu'il devoit être proposé à l'assemblée. Le P. de la Chaise en parla au Roi, qui, en ce temps-là, aimoit fort le cardinal de Noailles, et qui s'éleva tellement contre cet avis de son confesseur, que la Chaise, homme sage et prudent, se tut tout court, sûr de n'y revenir que mieux dans la suite. En effet, l'assemblée ouverte, il fut averti de point en point; il annonça d'avance au Roi la proposition qui s'alloit faire, et qui fut faite au jour qu'il l'avoit dit au Roi. Il en fut de même de toutes les autres. Le Roi en parla au cardinal de Noailles, qui ne s'arrêta point pour cela, résolu à faire ce qu'il crut être le bien à quelque prix que ce fût. Les jésuites, outrés du peu de fruit qu'ils retiroient de la trahison qui avoit été faite au cardinal de Noailles, qui alloit toujours en avant dans l'assemblée sur la morale et la discipline, échauffèrent le Roi par le P. de la Chaise, et procurèrent au cardinal toutes sortes de dégoûts. J'en étois informé par l'archevêque d'Arles, qui, député du second ordre dans une autre assemblée[2], s'étoit piqué sur ce qu'il ne trouva pas que le cardinal de Noailles lui marquât assez de considération, et qui, député du premier ordre en celle-ci, lui fut opposé en tout, et servit de tout son pouvoir sa haine, sa fortune et les jésuites tout à la fois, auxquels il n'avoit garde de

semblée de 1705, avec celle-ci (p. 370, 17 juillet) : « Un recteur de Sorbonne, haranguant l'assemblée du clergé, où les jésuites avoient été conviés, parla contre eux très fortement. Ils s'en sont plaints au Roi, qui a ordonné au cardinal de Noailles de faire de fortes réprimandes à ce recteur. » Le récit de la session et les pièces sont dans le recueil des *Procès-verbaux du clergé*, tome VI, col. 711-924, et Preuves, col. 360-361, 380-381, et dans le registre de la Secrétairerie O[1] 49, fol. 228-247; la correspondance diplomatique et les documents parlementaires sont aux Affaires étrangères, vol. *Rome* 453 et 462.

1. Voyez ce que notre auteur a dit (tomes II, p. 359, et VI, p. 99) des hostilités déclarées dès l'origine entre les jésuites et l'archevêque.

2. Quand il n'avait qu'une abbaye et une charge d'aumônier du Roi.

n'être pas obséquieux en tout, avec les vues et l'ambition qui le dévoroit[1]. Le cardinal de Noailles sortit donc de cette assemblée fort mal avec le Roi, qui prit contre lui les plus forts soupçons de jansénisme, et qui, profondément ignorant sur ces matières, élevé dans le préjugé le plus extrême là-dessus, ne consulta jamais personne qui pût l'éclairer, et ne permit même jamais à personne d'ouvrir la bouche devant lui qui[2] pût lui donner la moindre lumière. Ainsi on avoit beau jeu à lui faire passer pour erreur et pour jansénisme tout ce qu'il étoit utile à ceux qui profitoient de ses ténèbres de lui faire passer pour tel, soit choses, soit gens, et ils avoient, de plus, usurpé cet incomparable avantage, que choses et gens donnés[3] pour tels demeuroient proscrits sans examen, sans information, et sans ressource. Le cardinal de Noailles trempoit[4] donc dans un état de disgrâce intérieure qui, pour ne paroître pas au dehors et ne changer rien à ses audiences du Roi de toutes les semaines[5], n'en étoit pas moins douloureux et embarrassant. Sa famille, à qui son crédit et sa place donnoit tant de lustre et de moyens, en étoit affligée. Mme de Maintenon, sur qui les jésuites n'avoient aucune prise, ne l'étoit pas moins[6]. Nulle issue que quel[que] coup d'éclat contre les jansénistes qui ramenât le Roi. Mais où le prendre? Le cardinal vouloit, avant tout, conserver la bonne morale et la discipline; il ne vouloit pas sacrifier ses amis[7]. Cependant il étoit sans cesse pressé par Mme de Maintenon et par sa famille de chercher

1. Ci-dessus, p. 107. — 2. *Qui* surcharge *p' le.*
3. *Donnés* surcharge un premier *donnés.*
4. Voyez ci-dessus, p. 5, et ci-après, p. 479, cet emploi de *tremper.*
5. Ci-après, p. 276, note 2.
6. On le voit dans une lettre que Mme de Maintenon écrivit au cardinal le 19 février 1703, et qui a été revisée sur l'original par feu M. Geffroy (tome II de son recueil, p. 13-16), puis dans une autre que Lavallée (tome V, p. 146) avait placée en 1702, mais qui est de 1703.
7. Monsieur de Reims par exemple, si compromis avec Arnauld et Queshel, ou l'archevêque de Rouen, ci-dessus, p. 271, note 2.

quelque chose à faire là-dessus[1], et lui-même en sentoit la nécessité, même pour l'utilité spirituelle à laquelle on l'avoit rendu[2] une pierre d'achoppement[3]. Vers le commencement de cette année[4] le P. Quesnel étoit fort pourchassé dans les Pays-Bas espagnols, où le Roi avoit tout pouvoir; ce fut merveilles qu'il put échapper de Bruxelles et se retirer en Hollande[5]. Il alla et vint des gens de sa part à Paris. On en fut informé; on avertit le cardinal de

1. Voyez la suite des lettres de Mme de Maintenon dans l'un ou dans l'autre recueil. En février 1705, elle avait transmis au prélat une invitation formelle à faire une déclaration nette et précise qui levât tous les soupçons et consommât sa rupture publique avec le parti janséniste; à la suite de l'assemblée, elle lui répéta qu'on l'accusait toujours de ménager ce parti, d'être lié surtout, et « avec toutes sortes de distinctions, à celui qui favorisoit le *Cas*, qui a attiré la Constitution. » « Le Roi, disait-elle, en est toujours plus affligé qu'irrité; il a pour vous l'estime que vous méritez et une inclination naturelle pour votre personne. » D'autre part, elle essaya de le réconcilier avec Godet des Marais (*Correspondance générale*, tome V, p. 307-308, 425-426 et 459-460). Mais, avec la nouvelle année, les choses s'envenimèrent, et, le 3 avril 1706, elle écrivait au duc de Noailles, neveu du cardinal (recueil Geffroy, tome II, p. 77-78) : « M. le cardinal de Noailles et moi nous brouillons tous les jours de plus en plus; il veut me rendre garant des dégoûts que d'autres gens lui attirent, il fait des injustices à un de mes amis (Godet) qui me révolteroient, s'il les faisoit à mon laquais. » On rendait amplement les dégoûts à l'archevêque, et nous avons vu (p. 256, note 6) son froissement de n'avoir été ni consulté sur le remplacement du cardinal de Coislin à l'évêché d'Orléans, ni même avisé de la nomination de M. le Peletier.

2. *On l'avoit rendu* est en interligne, au-dessus d'*il estoit devenu*, biffé.

3. Nous avons déjà eu cette locution figurée dans notre tome II, p. 11. Elle ne s'employait, selon le *Dictionnaire de l'Académie* de 1718, qu'au sens d'« occasion donnée pour faire tomber dans l'erreur de faillir. »

4. Cela remontait à 1703; mais notre auteur n'a plus rien qui le guide dans le *Journal de Dangeau.*

5. Dans notre tome XI, p. 117-120, nous l'avons vu s'évader de la prison archiépiscopale de Bruxelles en septembre 1703. Il a été encore arrêté un instant à Namur, mais non reconnu, et a fini par arriver, au mois d'avril 1704, en Hollande, où son premier soin fut de protester contre sa condamnation. Voyez l'article QUESNEL du *Moréri.*

Noailles que ces gens-là étoient en commerce avec[1] le Charmel. Il les crut occupés à quelque ouvrage contre lui; la pique du *Problème* se renouvela[2]. Il fut excité contre le Charmel par des gens qui s'en aperçurent, et qui en espérèrent du mal pour l'un et de l'obscurcissement à la réputation de l'autre : ils lui persuadèrent que le Charmel recéloit chez lui ces messagers; on mit des espions en campagne, qui le certifièrent, et ces rapports aigrirent tout à fait le cardinal. Il faut avouer que, sur le jansénisme[3], jamais homme ne fut si indiscret que le Charmel : il s'en faisoit une religion; on ne put jamais lui faire entendre raison là-dessus. Il n'y avoit guères de jour où sa conduite à cet égard ne fît trembler ses amis. Nous étions à Marly; Pontchartrain m'apprit un matin que le Roi lui venoit d'ordonner d'expédier une lettre de cachet pour exiler le Charmel en sa maison du Charmel, près Château-Thierry[4], avec défense d'en sortir, et que, l'ayant rappelé un peu après, il lui avoit commandé de la lui envoyer par un officier de la maréchaussée qui le fît et le vît partir dans les vingt-quatre heures, qui se tînt cependant auprès de lui, et qui rendît compte de tout ce qu'il auroit vu et entendu aussitôt après son départ[5]. Pontchartrain, qui me savoit fort de ses amis,

1. *Avec* surcharge un mot illisible.

2. Ou plutôt celle du *Cas de conscience*. On a vu, dans notre tome VI, que Saint-Simon brouille le *Problème* de 1699 avec le *Cas de conscience* de 1703, l'un et l'autre également dirigés contre l'archevêque de Paris.

3. La première *s* de *jansénisme* surcharge une seconde *n*.

4. Sur la Marne et près de la forêt de Fère-en-Tardenois, entre cette ville et Château-Thierry. Le château du treizième siècle subsiste encore.

5. Dangeau sut la nouvelle le jour même, jeudi 11 février (p. 29), tandis que les *Mémoires de Sourches* n'en parlent que le 14 (p. 30). On ne partit pour Marly qu'après le dîner. — Les pièces officielles, datées du 11, sont dans les registres de la Secrétairerie cotés O[1] 50, fol. 23 v°, et O[1] 367, fol. 43 et 44 v°. Du Charmel y était désigné comme « fort attaché aux jansénistes et chef de parti. » L'intendant d'Ormesson fut chargé de rendre compte de sa conduite, et l'évêque de le surveiller quant à ses relations religieuses (fol. 93 v°, 99 v°, 112 v° et 113).

me demanda le secret jusqu'à ce que la chose fût répandue, et avoit voulu m'en avertir d'avance pour prévenir ce que la surprise et la colère eussent pu tirer de moi en l'apprenant par le monde. Le soir, à la musique[1], la comtesse de Mailly se vint mettre auprès de moi un peu après qu'elle fut commencée. Nos deux sièges se trouvèrent un peu écartés des autres. Elle me fit la même confidence, et dans la même vue, que m'avoit fait Pontchartrain. Je fis le surpris, à cause du secret qu'il m'avoit demandé; mais je le devins tout de bon, lorsqu'elle ajouta que c'étoit un coup du cardinal de Noailles, qui, le matin même, avoit dit au Roi que le Charmel étoit un janséniste et un brouillon qui alloit tête levée par les maisons exhortant les gens au jansénisme, qui avoit dit au P. de la Tour, général de l'Oratoire, que, maintenant qu'il étoit à la tête du parti, tout étoit perdu, s'il mollissoit; qu'en un mot, c'étoit un homme qu'il falloit chasser de Paris : ce qui avoit été ordonné dans le moment; que, ce qu'elle me disoit là, elle le savoit de bon lieu, puisque c'étoit de chez Mme de Maintenon. Elle étoit sa nièce, sa protégée, et dame d'atour de Mme la duchesse de Bourgogne. Nous ne prolongeâmes point notre conversation, pour qu'on ne remarquât point que nous parlassions de quelque chose d'intéressant. C'étoit un mercredi 10 février, jour de l'audience réglée du cardinal de Noailles[2], et jour encore où Chamillart s'en alloit d'ordinaire à l'Étang jusqu'au samedi[3]. Le lendemain matin[4], que[5] je projetois d'y aller, le

1. Ce serait donc le vendredi 12 (*Dangeau*, p. 32), et non le jeudi. Nous verrons plus loin, p. 293, la musique interrompue pour le duc de Vendôme.

2. En effet, le 10 était un mercredi, jour de travail avec l'archevêque de Paris, expulsé peu à peu du conseil de conscience du vendredi (notre tome VII, appendice I, p. 408). On était encore à Versailles.

3. Après avoir travaillé avec le Roi : *Dangeau*, tome XI, p. 28 et 32.

4. Le jeudi 11, on se rendit à Marly, où le Roi chassa, puis se promena le soir; le vendredi 12, il se promena tout le jour (*Dangeau*, p. 32).

5. *Que* semble surcharger *co*.

maréchal de Noailles me prit dans la ruelle du Roi comme nous l'attendions à sortir de son cabinet pour la promenade, me dit l'exil du Charmel, qu'il en avoit reçu une lettre, sur laquelle il avoit essayé d'obtenir qu'il pût demeurer aux Camaldules de Grosbois[1], où il alloit un jour ou deux tous les mois, qu'il en avoit été refusé avec aigreur; s'étonna et se lamenta fort de ce coup imprévu, et me pressa d'en découvrir la cause par Pontchartrain, qui avoit expédié la lettre de cachet. Je fus doublement piqué, sachant si sûrement ce que je savois de la feinte du maréchal, et du panneau où étoit tombé mon pauvre ami en s'adressant à lui. Je répondis brusquement au maréchal qu'il étoit plus à portée que moi d'en être informé, puisque, à la vie que menoit le Charmel, il ne pouvoit être question que de doctrine, laquelle étoit de la compétence de son frère, qui[2] avoit longtemps vu le Roi seul la veille au matin, jour[3] que cet ordre avoit été donné, à ce qu'il m'apprenoit[4]. Là-dessus, le Roi sortit de son cabinet; nous nous quittâmes, et jamais depuis nous ne[5] nous en sommes parlé[6]. Au partir de là, j'allai dîner à l'Étang, et, comme j'étois en toute intimité avec Chamillart, je lui contai avec[7] dépit le malheur du Charmel, qui venoit de devenir public. Il me dit qu'il le savoit. J'ajoutai qu'au moins je lui en apprendrois ce qu'il ne savoit pas, et je lui contai, sans nommer personne, ce que Mme de Mailly m'avoit dit, et la fausseté avec laquelle le maréchal de Noailles venoit de m'en parler. Je n'eus pas achevé, que Chamillart, si doux, si modéré, si tranquille, entra tout à coup en fureur. Nous étions dans son cabinet tête à tête; il pesta, il frappa des pieds, il ne se possédoit pas. Je lui demandai à qui

1. C'est là que nous avons vu Fieubet se retirer : tome XI, p. 351.
2. *Qui* est en interligne, au-dessus de *lequel*, biffé.
3. *Jour* est en interligne.
4. Est-ce le jeudi 11, ou le mercredi 10?
5. *Ne* corrige *n'*.
6. Nous verrons le maréchal mourir en 1708.
7. Avant *avec*, il a biffé un second *contay*.

il en avoit. « Ce que j'ai? me répondit-il en frappant du poing sur sa table, c'est qu'il n'y a plus de secret chez le Roi. Ce que vous me contez là, le Roi me le dit hier chez Mme de Maintenon mot pour mot, dans le même arrangement que vous me le dites, cinq ou six heures après avoir vu le cardinal de Noailles, et me défendit d'en parler à qui que ce soit. Je vois cependant que vous en êtes de point en point instruit, que, puisque vous l'êtes, d'autres le peuvent être de même, et qu'il est bien douloureux à un honnête homme, accoutumé aux plus importants secrets, d'être chargé de ceux qui se communiquent à d'autres, et de pouvoir ainsi être confondu[1] avec ceux qui ne les gardent pas. » Là-dessus, il me raconta que, la même chose lui étant arrivée une autre fois, il s'en fut aussitôt le dire au Roi, et le supplier de ne le pas rendre responsable de ce dont il s'ouvriroit à d'autres qu'à lui : sur quoi, le Roi lui avoit avoué qu'il en avoit aussi fait part à une autre personne[2]. J'approuvai sa colère; mais je le priai de ne se pas servir du même remède[3]. Plus certain encore, si faire se pouvoit, par le récit de Chamillart, d'où le coup étoit parti, j'en[4] fis avertir le Charmel. Il étoit déjà parti. Il est difficile de comprendre avec[5] combien d'humilité et de douceur cet homme, naturellement impétueux, reçut sa lettre de cachet et ce garde à vue, et avec quelle ponctualité il obéit. J'essayai divers moyens de le faire revenir; mais l'aigreur étoit trop grande. Le Charmel eût été bien aise de recouvrer sa liberté; mais il ne voulut pas y contribuer en rien, persuadé qu'il devoit se tenir fidèlement sous la main de Dieu dans une pénitence qu'il n'avoit pas choisie, dans un pardon effectif de ceux qui l'y avoient confiné, et dans une paix profonde. Beauvau, fils de sa sœur et son héri-

1. *Confondus*, au pluriel, dans le manuscrit. — 2. Mme de Maintenon.
3. Feuquière (*Mémoires*, tome II, p. 138-139) reproche précisément à Chamillart de n'avoir jamais su obtenir le secret comme Louvois.
4. L'écriture change à partir de *j'en*. — 5. *Avec* surcharge *la*.

tier, marié en Lorraine, et qui, sous le nom de M. de Craon, y a fait, lui et sa femme, une si énorme fortune, pointoit déjà dans cette faveur qui lui a valu tant de millions et de titres[1]. Le duc de Lorraine s'offrit de s'intéresser pour le Charmel auprès du Roi : il l'en remercia, et le supplia de le laisser dans l'état où Dieu l'avoit mis, et où il demeura le reste de sa vie, qui dura encore longtemps[2]. Nous verrons, à sa fin, combien tout adoucissement étoit impossible, et quel fut l'excès de la dureté que le Roi exerça sur lui, et qui put être cause de sa mort.

Duc de Vendôme; ses mœurs, son caractère, sa conduite. [Add. S^t-S 654]

La cour et Paris virent en ce temps-ci un spectacle vraiment prodigieux. M. de Vendôme n'étoit point parti d'Italie depuis qu'il y avoit succédé au maréchal de Villeroy après l'affaire de Crémone[3]. Ses combats tels quels, les places qu'il avoit prises, l'autorité qu'il avoit saisie, la réputation qu'il avoit usurpée, ses succès incompréhensibles dans l'esprit et dans la volonté du Roi, la certitude de ses appuis, tout cela lui donna le desir de venir jouir à la cour d'une situation si brillante, et qui surpassoit de si loin tout ce qu'il avoit pu espérer. Mais, avant de voir arriver un homme qui va prendre un ascendant si incroyable, et dont, jusqu'ici, je n'ai parlé qu'en passant, il est bon de le faire connoître davantage, et d'entrer même dans des détails qui ont de quoi surprendre, et qui le peindront d'après nature[4].

1. Tome V, p. 384-386. Mme de Beauvau a obtenu des lettres de regnicole en août 1701 : Arch. nat., X^{1A} 8695, fol. 289 v°.

2. Une tentative de Dangeau, en 1708, pour le faire rentrer en grâce, ne réussit point, quoique le Roi marquât de la satisfaction d'apprendre qu'il se conduisait bien dans sa retraite. Voyez une lettre de Mme de Maintenon à la marquise de Dangeau, dans le recueil Geffroy, tome II, p. 163. En mars 1710, M. du Charmel obtint la permission d'aller aux eaux de Plombières, mais sans passer par Paris (reg. O^1 54, fol. 36 v°).

3. En 1702 : tome X, p. 88.

4. Depuis plus de cent ans, les pages qui vont suivre sont le principal élément des jugements portés sur Vendôme. On en doit rapprocher, outre l'Addition placée ici, la rédaction primitive de la notice du duché de Vendôme, imprimée dans le tome V des *Écrits inédits*, p. 468

Il étoit d'une taille ordinaire pour la hauteur, un peu gros, mais vigoureux, fort, et alerte[1]; un visage fort noble et l'air haut, de la grâce naturelle dans le maintien et dans la parole, beaucoup d'esprit naturel, qu'il n'avoit jamais cultivé[2], une énonciation facile, soutenue d'une hardiesse naturelle, qui se tourna depuis en audace la plus effrénée; beaucoup de connoissance du monde, de la cour, des personnages successifs, et, sous une apparente incurie, un soin et une adresse continuelle à en profiter en tout genre[3]; surtout admirable courtisan, et qui sut tirer avantage jusque de ses plus grands vices à l'abri du foible du Roi pour sa naissance[4]; poli par art, mais avec un choix et une

et 470-480, une page de la suite des *Mémoires*, à l'année 1708, et une demi-page à l'année 1712 (éd. 1873, tome V, p. 442, et tome IX, p. 319), enfin une page du *Parallèle*, p. 102-103. Feu M. Chéruel n'a entendu réfuter, dans un chapitre de *Saint-Simon considéré comme historien*, p. 567-588, que les critiques du rôle militaire de Vendôme et de ses opérations en Italie. Quant au portrait même, on va voir que tout est à peu près exact et bien authentique. Le texte le plus important à mettre en regard, à raison de son étonnante conformité, est celui des *Loisirs ou Essais dans le goût de Montagne*, par le marquis d'Argenson, qu'on trouvera ci-après, p. 565-566; nous y ajouterons une page du *Siècle de Louis XIV* et les articles des *Portraits de la cour* publiés en 1703 et 1706. Il y a encore un éloge assez considérable dans le ms. Arsenal 2738, p. 37-93. Feu Gustave Desnoiresterres a consacré plus de cent pages de ses *Cours galantes* (tomes I, p. 177-254, et III, p. 173-208) au duc de Vendôme.

1. Ci-après, p. 564, n° II. Outre les deux portraits de Rigaud et de Nanteuil indiqués dans notre tome VI, p. 199, note 5, on trouvera ceux des séries de Bonnart, Trouvain, Mariette, etc., dans la collection Hennin, n°s 7425-7434, ainsi qu'un dessin lavé du portrait de la collection du Saint-Esprit dans le ms. Clairambault 1160, fol. 110. Le musée de Versailles ne possède du temps qu'un petit portrait équestre, n° 3664. Une toile attribuée à Largillière vient de passer dans la vente de la collection Lepic.

2. « Son esprit ne surprend point, » disent les *Caractères* de 1703.

3. « Un bon cœur d'homme, libéral, généreux, qui fait plaisir quand il le peut » (*ibidem*). — « Une bonne pâte d'homme, libéral, d'un abord un peu trop facile, et se mêlant indifféremment » (*Nouveaux portraits*, 1703 et 1706). Ci-après, p. 564-565.

4. Ci-après, p. 282-283.

mesure avare, insolent à l'excès dès qu'il crut le pouvoir oser impunément, et, en même temps, familier et populaire avec le commun par une affectation qui voiloit sa vanité et le faisoit aimer du vulgaire[1]; au fonds, l'orgueil même, et un orgueil qui vouloit tout, qui dévoroit tout. A mesure que son rang s'éleva et que sa faveur augmenta, sa hauteur, son peu de ménagement, son opiniâtreté jusqu'à l'entêtement, tout cela crût à proportion, jusqu'à se rendre inutile toute[2] espèce d'avis, et se rendre inaccessible qu'à un nombre très petit de familiers, et à ses valets. La louange, puis l'admiration, enfin l'adoration, furent le canal unique par lequel on pût approcher ce demi-dieu, qui soutenoit des thèses ineptes sans que personne osât, non pas contredire, mais ne pas approuver[3]. Il connut et abusa plus que personne de la bassesse du François. Peu à peu il accoutuma les subalternes, puis, de l'un à l'autre, toute son armée, à ne l'appeler plus[4] que *Monseigneur* et *Votre Altesse*[5]. En moins de rien, cette gangrène[6] gagna jusqu'aux lieutenants généraux et aux gens les plus distingués, dont pas un, comme des moutons à

1. Il écrit : *vulguaire*. — La Fontaine, qui a tant loué et vanté Vendôme, ne faisait qu'exprimer le sentiment populaire, dit Gaignières dans le commentaire de son Chansonnier, ms. Fr. 12690, p. 337. Voyez les *Œuvres de la Fontaine*, tome VI, p. 147 (dédicace de *Philémon et Baucis*), et tome IX, p. 206-209 (épître XXIII) :

> Prince qui faites les délices
> Et de l'armée et de la cour,
> Du vieux soldat et des milices,
> Et de toute la gent qu'assemble le tambour....

2. *Tout*, au masculin, dans le manuscrit.

3. « M. de Vendôme croit tout ce qu'il desire, » disait Mme de Maintenon (recueil Geffroy, tome II, p. 93 et 169).

4. Le premier *e* d'*appeler* surcharge une *l*, et le *p* de *plus* corrige l'abréviation de *que*.

5. Voyez les lettres publiées dans l'appendice VII de notre tome X.

6. Il a écrit ici : *gagrenne*, et ailleurs : *gangrenne* (*Écrits inédits*, tome III, p. 337). On trouve *gangréne* dans la *Gazette* de 1670, p. 651, et *gangraine* en 1682, p. 684. L'emploi au figuré était donné par le *Dictionnaire de l'Académie*, qui disait qu'on devait prononcer *cangrène*.

l'exemple les uns des autres, n'osa plus lui parler autrement, et qui, d'usage ayant passé en droit, y auroient hasardé l'insulte, si quelqu'un d'eux se fût avisé de lui parler autrement. Ce qui est prodigieux[1] à qui a connu le Roi galand aux dames une si longue partie de sa vie, dévot l'autre, souvent avec importunité pour autrui, et, dans toutes ces deux parties de sa vie, plein d'une juste, mais d'une singulière horreur pour tous les habitants de Sodome, et jusqu'au moindre soupçon de ce vice[2], M. de Vendôme y fut plus salement plongé toute sa vie[3] que personne, et si publiquement, que lui-même n'en faisoit pas plus de façon que de la plus légère et de la plus ordinaire galanterie, sans que le Roi, qui l'avoit toujours su, l'eût jamais trouvé mauvais, ni qu'il en eût été moins bien avec lui[4].

1. L'initiale de *prodigieux* surcharge *i*[*nouï*].

2. Sur ce vice, voyez nos tomes I, p. 60, 61 et 73, V, p. 392, VI, p. 47, VII, p. 83, VIII, p. 341, X, p. 7 et 8, XI, p. 41, 140, 379, 388 et 423, etc.; comparez une lettre de la reine de Pologne, dans les *Œuvres de Louis XIV*, tome VI, p. 400, les *Mémoires de Sourches*, tome I, p. 110, note 5, la *Correspondance de Madame*, recueil Brunet, tome I, p. 30, 58, 59, 107, etc., les *Caractères de la Bruyère*, tome I, p. 312, 327 et 390, la *Correspondance administrative* publiée par Depping, tome IV, p. 298, les *Archives de la Bastille*, tome XI, p. 2 et *passim*, le Chansonnier, ms. Fr. 12688, p. 257, le *Nouveau siècle*, tome III, p. 186-187, un recueil de procès de sodomites (1540-1692), mss. Fr. 10969 et 10970, etc., etc.

3. *Vie* est en interligne.

4. « Tout parut bon de M. de Vendôme, sa saleté insigne et affectée, son tabac démesuré, que le Roi ne pouvoit souffrir dans personne, son irrégularité à toutes sortes de devoirs de bienséance,... et, bien que cet homme si vanté dans les suites n'eût du César romain que les mœurs, et encore leur partie la plus dépravée et la plus opposée à la galanterie de celles du Roi, et à la dévotion où Mme de Maintenon l'avoit mis et l'entretenoit, ces mœurs-là avoient puisé une grâce dans M. de Vendôme, qui, pour lui seul, y avoit apprivoisé le Roi et toute la cour. » (*Écrits inédits*, tome V, notice Vendôme, p. 471-472.) — « Érigé en héros, il fit souvenir de Séjan, avec peu de mérite. Participant aux premières grandeurs des bâtards du Roi, usurpant tout ce qu'il put des suivantes, sa faveur illustra ses fautes, honora ses vices et ses maux honteux, divinisa ses incroyables indécences, et des insolences qui ne peuvent

Ce scandale le suivit toute sa vie à la cour, à Anet, aux armées[1]. Ses valets et des officiers subalternes satisfirent toujours cet horrible goût, étoient connus pour tels, et, comme tels, étoient courtisés des familiers de M. de Vendôme et de ce qui vouloit s'avancer auprès de lui. On a vu[2] avec quelle audacieuse effronterie il fit publiquement le grand remède par deux fois, prit congé pour l'aller faire, qu'il fut le premier qui l'ait osé, et que sa santé devint la nouvelle de la cour, et avec quelle bassesse elle y entra à l'exemple du Roi, qui n'auroit pas pardonné à un fils de France ce qu'il ménagea avec une foiblesse si étrange et si marquée pour Vendôme[3]. Sa paresse étoit à un point qui ne se peut concevoir[4] : il a pensé être enlevé plus d'une fois pour s'être opiniâtré dans un logement plus commode, mais trop éloigné[5], et risqué les succès de ses campagnes, donné même des avantages considérables à l'ennemi, par ne se pouvoir résoudre à quitter un camp où il se trouvoit logé à son aise. Il voyoit peu à l'armée par lui-même; il s'en fioit à ses familiers, que très souvent encore il n'en croyoit pas[6]. Sa jour-

avoir de nom. » (*Parallèle*, p. 103.) Comparez aussi l'Addition n° 655.

1. Chansonnier, mss. Fr. 12689, p. 269-270, et 12691, p. 457; *Archives de la Bastille*, tome XI, p. 6; *Lettres de Tessé*, p. 110-111; *Lettres de Mme Dunoyer*, lettre LXXXIII, tome IV, p. 53-61; *Mémoires de Louis-Henri de Brienne*, tome II, p. 295, etc. On faisait rimer Vendôme avec Sodome.

2. Tomes IV, p. 343, et VI, p. 200; *Écrits inédits*, tome V, p. 472.

3. Toute cette phrase a été ajoutée en interligne et sur la marge.

4. Comparez ce qu'il racontera de cette paresse en 1707. On disait proverbialement (ci-après, p. 566) : *la fraîcheur de M. de Vendôme*, parce qu'il ne pouvait jamais se mettre en marche avant l'après-dînée, et ce dicton a été l'objet d'une longue discussion dans l'*Intermédiaire des chercheurs et des curieux*, année 1875.

5. Comme en 1702, sur la rive du lac de Garde : tome X, p. 361.

6. Louville disait de lui, en 1702 (lettre du 15 septembre, à M. de Beauvillier) : « Il pense plus haut qu'aucun de ses subalternes, et, s'il pouvoit joindre le talent d'exécution aux vues qu'il a, ce seroit certainement un grand général. Tout le monde convient qu'il a des vues pour la guerre, et il a beaucoup de courage dans l'esprit; mais il fau-

née, dont il ne pouvoit troubler l'ordre ordinaire[1], ne lui permettoit guères de faire autrement[2]. Sa saleté étoit extrême[3]; il en tiroit vanité : les sots le trouvoient un homme simple[4]. Il étoit plein de chiens et de chiennes dans son lit[5], qui y faisoient leurs petits à ses côtés. Lui-même ne s'y contraignoit de rien[6]. Une de ses thèses étoit que tout le monde en usoit de même, mais n'avoit pas la bonne foi d'en convenir comme lui; il le soutint un jour à Mme la princesse de Conti, la plus propre personne du monde, et la plus recherchée dans sa propreté. Il se levoit assez tard à l'armée, se mettoit sur sa chaise percée[7], y faisoit ses lettres et y donnoit ses ordres du matin. Qui avoit affaire à lui, c'est-à-dire pour les officiers généraux et les gens distingués, c'étoit le temps de lui parler[8]. Il avoit accoutumé l'armée à cette infamie.

droit un homme en chef sous lui, qui fît agir les autres et qui fût chargé de tous les détails. » Et Fénelon (lettre du 3 décembre 1708, au duc de Chevreuse; comparez ci-après, p. 564) : « Il ne sait ni prévoir, ni préparer, ni douter, ni consulter, ni aller voir; il se laisse toujours surprendre.... et déconcerter..., et fait la guerre comme le duc de Richelieu joue. »

1. Par mégarde, il a écrit, en abrégé : *l'ord^e ord^e*.

2. Voyez ci-dessus, p. 93, le récit de la journée de Cassano.

3. Sa cravate était toujours pleine de tabac, dit Mme des Ursins dans une lettre à Mme de Maintenon (*Correspondance générale*, tome V, p. 402), comme d'ailleurs l'habit du Grand Prieur, à ce qu'explique le marquis d'Argenson, ci-après, p. 569.

4. Ce dernier membre de phrase a été ajouté en interligne.

5. Comme Mélac avec ses deux prétendus loups (tome X, p. 287, note 3). Les *Mémoires* (apocryphes) *de Langalerie* publiés en 1743 représentent, p. 215, le duc couché entre deux gros mâtins.

6. De ses besoins naturels. Comparez ci-après l'Addition n° 654, où tous les détails sont crûment développés.

7. Tome VIII, p. 318. Voyez le *Dictionnaire de l'ameublement*, par M. Havard, tome II, col. 934 et 940-953.

8. *Lettres de Mme Dunoyer*, lettre LII, tome III, p. 22 (chanson de Madame la Duchesse); Chansonnier, ms. Fr. 12694, p. 551; *Nouveau siècle de Louis XIV*, par Brunet, p. 155; *Mémoires du marquis de Westerloo*, tome I, p. 246, etc. Mme de Maintenon écrivait à Mme des Ursins, en 1708 (recueil Geffroy, tome II, p. 200) : « M. le maréchal de Boufflers dit qu'on ne commande point une armée de dessus une

Là, il déjeunoit à fonds, et souvent avec deux ou trois familiers, rendoit d'autant, soit en mangeant, soit en écoutant, ou en donnant ses ordres; et toujours force spectateurs debout. Il faut passer ces honteux détails pour le bien connoître. Il rendoit beaucoup; quand le bassin étoit plein à répandre[1], on le tiroit et on le passoit sous le nez de toute la compagnie pour l'aller vuider, et souvent plus d'une fois. Les jours de barbe, le même bassin dans lequel il venoit de se soulager servoit à lui faire la barbe[2]. C'étoit une simplicité de mœurs, selon lui, digne des premiers Romains, et qui condamnoit tout le faste et le superflu[3] des autres. Tout cela fini, il s'habilloit, puis jouoit gros jeu au piquet ou à l'hombre; ou, s'il falloit absolument monter à cheval pour quelque chose, c'en étoit le temps. L'ordre donné au retour, tout étoit fini chez lui. Il soupoit avec ses familiers largement[4]: il étoit grand mangeur, d'une

chaise percée; c'est sa situation (à Vendôme) la plus ordinaire. » Nous le verrons faire encore pis au milieu de la retraite d'Oudenarde (éd. 1873, tome VI, p. 61). Autrement, j'ai déjà dit (tome VIII, p. 318) que l'habitude était générale, chez les souverains, princes et grands personnages, hommes ou femmes, de donner leurs audiences les plus intimes quand ils étaient sur la chaise percée, d'où venait l'expression de *brevet d'affaires*. Nous lisons dans le recueil d'ana copié par Gaignières (ms. Nouv. acq. fr. 4529, p. 73) que, le marquis de Watteville ayant reçu ainsi le maréchal de Gramont, puis s'étant levé, le maréchal le remplaça immédiatement sur le siège, en disant : « Je reçois votre visite ici. » Henri III était sur sa chaise percée quand Jacques Clément l'assassina. Louis XIV jeune y restait une demi-heure chaque matin, dans son alcôve, en se levant : voyez ci-après, p. 613. Selon M. Havard, on comptait deux cent soixante-quatorze chaises percées à Versailles, au temps du Grand Roi.

1. Ces quatre mots, qu'il avait oubliés, sont ajoutés en interligne.

2. Le même recueil de Gaignières confirme encore ce fait (ms. Nouv. acq. fr. 4529, p. 79) : « Étant sur sa chaise percée, il dit à son valet de chambre : « Pourquoi ne me rases-tu pas? — Monseigneur, c'est que « votre bassin à barbe est sous vous. » Sur cet ustensile de toilette, il y a un article dans le *Dictionnaire de l'ameublement*, tome I, col. 267-268.

3. *Superflus*, dans le manuscrit.

4. Il est parlé de ses familiers particulièrement dans le tome I des *Cours galantes*, par Gustave Desnoiresterres.

gourmandise extraordinaire, ne se connoissoit à aucun mets, aimoit fort le poisson, et mieux le passé, et souvent le[1] puant, que le bon[2]. La table se prolongeoit en thèses, en disputes, et, par-dessus tout, louanges[3], éloges, hommages toute la journée et de toutes parts[4]. Il n'auroit pardonné le moindre blâme à personne : il vouloit passer pour le premier capitaine de son siècle, et parloit indécemment du prince Eugène et de tous les autres ; la moindre contradiction eût été un crime[5]. Le soldat et le bas officier l'adoroient[6] pour sa familiarité avec eux et la licence qu'il toléroit pour s'en gagner les cœurs[7], dont il se dédomma-

1. *Le* est ajouté en interligne.

2. D'Argenson, dans ses *Essais*, rapporte que la mort de Vendôme fut causée par cette gloutonnerie : « Il se livra tout à son aise à tous les genres de volupté qui lui étoient chers. Il se gorgea de poisson, qu'il aimoit à la fureur, fût-il bon ou mauvais, bien ou mal accommodé ; il but du vin épais, capiteux, fumeux, et gagna enfin une forte indigestion. »

3. *Loüages* corrigé en *loüanges*.

4. Une lettre autographe de Vendôme au duc de la Feuillade, datée du 4 mars 1704, et publiée par Chéruel dans *Saint-Simon considéré comme historien*, p. 575 (ci-dessus, p. 98, note 2), décrit comme il suit ces réunions tapageuses : « Campistron est plus fort sur la dispute et sur la déraison qu'il n'a jamais été, et nous n'avons plus le chevalier de Fourbin, que vous n'avez point vu, et qui est certainement au moins de la force de Canillac ; il a au-dessus de lui une fort grosse voix et la meilleure poitrine du monde. Cotron est encore comme vous l'avez vu. Imaginez-vous, je vous prie, ce que ce sera que tout cela quand vous aurez joint avec M. Bouchu et Canillac, et que Chemerault et Barbezières seront arrivés. Pour moi, qui ne dispute jamais, comme vous savez, je n'aurai d'autre parti à prendre que d'écouter, et d'admirer souvent la force des poitrines, et rarement celle de la raison, car je n'attends ce dernier sujet d'admiration que de vous et de M. Bouchu, et je suis sûr que les autres ne vous donneront pas le temps de parler.... »

5. Notre auteur, qui insiste si souvent sur la présomption de Vendôme, sur ses fanfaronnades, ses promesses de victoire, etc., a dit, une des dernières fois (tome XI, p. 159) : « C'étoit un homme qui ne doutoit de rien, quoique souvent arrêté, qui soutenoit ses fautes avec une audace que sa faveur augmentoit, et qui ne convenoit jamais d'aucune méprise. »

6. *Adoroit*, au singulier, corrigé au pluriel.

7. On verra des témoignages de tout cela dans les *Mémoires du chevalier de Quincy* que M. Léon Lecestre, mon dévoué collaborateur, va

geoit par une hauteur sans mesure avec tout ce qui étoit élevé en grade ou en naissance[1]. Il traitoit à peu près de même ce qu'il y avoit de plus grand en Italie, qui avoit si souvent affaire à lui.

Alberoni; commencement de sa fortune. [*Add. St-S. 655*]

C'est ce[2] qui fit la fortune du fameux Alberoni[3]. Le duc de Parme[4] eut à traiter avec M. de Vendôme : il lui envoya l'évêque de Parme[5], qui se trouva bien surpris d'être reçu par M. de Vendôme sur sa chaise percée, et plus encore de le voir se lever au milieu de la conférence, et se torcher le cul devant lui. Il en fut si indigné, que, toutefois sans mot dire, il s'en retourna à Parme sans finir ce qui l'avoit amené[6], et déclara à son maître qu'il n'y retourneroit de sa vie après ce qui lui étoit arrivé[7]. Albe-

publier pour la Société de l'Histoire de France. Les grenadiers de l'armée d'Italie le surnommaient *le caporal Louis*.

1. Notre auteur l'appellera « le prince des superbes. »

2. *Ce* est en interligne.

3. Nommé déjà dans notre tome XII, p. 446. Ici, notre auteur écrit : *Alberoni*, dans le texte, et : *Albéroni*, dans la manchette.

4. François II Farnèse : tome V, p. 73.

5. Cet évêque, non pas de Parme, mais de Borgo-San-Donnino (évêché érigé en 1601), se nommait Alexandre, comte Roncoveri, et était originaire de Plaisance; il occupait son siège épiscopal depuis le 28 mai 1700. Il était connu à la cour de France pour y être déjà venu en mission et pour avoir écrit une histoire de Louis XIII publiée à Lyon en 1691, ainsi que le raconte la biographie d'Alberoni citée plus loin. Roncoveri mourut le 31 mai 1711, à l'âge de soixante-neuf ans.

6. *Comencé* corrigé en *amené*.

7. La mission à laquelle notre auteur fait allusion ici remonte au commencement de l'année 1702, époque où M. de Vendôme trouva l'armée d'Italie encore inquiète et méfiante à l'égard du duc de Parme, mais peut-être à tort : notre tome X, p. 69 et 486. Pelet (*Mémoires militaires*, tome II, p. 132, 135-137, 143-145, 147-149, 166-170 et 173) raconte la négociation qui s'engagea d'abord entre l'évêque et M. de Villeroy, avant la surprise de Crémone, le duc François offrant alors de remettre aux Français ses deux places de Parme et de Plaisance pourvu que l'on fît une démonstration suffisante pour garantir la sûreté de ses États et de sa propre personne. M. de Villeroy ne crut pas pouvoir satisfaire à ces conditions. Quand Vendôme arriva pour le remplacer, le représentant du duc eut ordre d'obtenir la neutralisation du Par-

roni étoit fils d'un jardinier, qui, se sentant de l'esprit, avoit pris un petit collet, pour, sous une figure d'abbé, aborder où son sarrau[1] de toile eût été sans accès. Il étoit bouffon : il plut à M. de Parme comme un bas valet dont on s'amuse; en s'en amusant, il lui trouva de l'esprit, et qu'il pouvoit n'être pas incapable d'affaires. Il ne crut pas que la chaise percée de M. de Vendôme demandât un autre[2] envoyé : il le chargea d'aller continuer et finir ce que l'évêque de Parme avoit laissé à achever[3]. Alberoni, qui n'avoit point de morgue à garder, et qui savoit très bien quel étoit Vendôme, résolut de lui plaire à quelque prix que ce fût pour venir à bout de sa commission au gré de son maître, et de s'avancer par là auprès de lui. Il traita donc avec M. de Vendôme sur sa chaise percée, égaya son affaire par des plaisanteries qui

mesan. Il y réussit, et fut maintenu auprès de l'armée française pour assurer l'exécution des conventions : mais, devenu trop infirme et incapable de suivre le quartier général en mouvement, il se fit suppléer par Alberoni, qui était sa créature et son secrétaire après avoir débuté comme sonneur de la cathédrale. L'Anglais Coxe (*Memoirs of Spain*, tome II, p. 107) prétend que ce choix fut déterminé par la connaissance que le jeune abbé avait de la langue française. Tout cela, raconté dans l'*Histoire du cardinal Alberoni* que publia J. Rousset en 1719, p. 16 et suivantes, se retrouve, en abrégé, dans *l'Année littéraire* de Fréron, 1760, tome VI, p. 176-188.

1. Mot qui manquait dans le *Dictionnaire de l'Académie*. Saint-Simon écrit : *sarot*.

2. *Autre* est ajouté en interligne.

3. Le jeune Alberoni reçut du duc de Parme, à cette occasion, un canonicat, une pension et un logement. La légende rapportée ici par Saint-Simon, de la mission de l'évêque comme de son remplacement par Alberoni, se retrouve textuellement, non seulement dans l'*Histoire* de 1719, mais aussi dans les lettres écrites par Madame, en 1718, à son ami Harling et à la princesse de Galles (recueil Brunet, tome II, p. 31-33), et ce n'est pas la première fois que notre auteur semble emprunter ses récits à cette source du Palais-Royal, ni, non plus, que nous avons à signaler le passage de souvenirs de cette provenance dans les *Mémoires du duc de Luynes*, où l'on rencontre précisément, à l'année 1756 (tome XIV, p. 410-411), l'anecdote de l'évêque de San-Donnino et de son successeur auprès de M. de Vendôme.

firent[1] d'autant mieux rire le général, qu'il l'avoit préparé par force louanges et hommages. Vendôme en usa avec lui comme il avoit fait avec l'évêque : il se torcha le cul devant lui. A cette[2] vue Alberoni s'écrie : *O culo di angelo!* et courut[3] le baiser[4]. Rien n'avança plus ses affaires que cette infâme bouffonnerie. M. de Parme, qui, dans sa position, avoit plus d'une chose à traiter avec M. de Vendôme, voyant combien Alberoni y avoit heureusement commencé, se servit toujours de lui, et lui prit à tâche de plaire aux principaux valets[5], de se familiariser avec tous, de prolonger ses voyages. Il fit à M. de Vendôme, qui aimoit les mets extraordinaires, de[6] soupes au fromage et d'autres ragoûts étranges[7], qu'il trouva excellents. Il voulut qu'Alberoni en mangeât avec lui, et, de cette sorte, il se mit si bien avec lui, qu'espérant plus de fortune dans une maison de Bohêmes et de fantaisies qu'à la cour de son maître, où il se trouvoit de trop bas aloi, il fit en sorte de se faire débaucher d'avec lui, et de faire accroire

1. Avant *firent*, il avait ajouté en interligne *le*, puis l'a biffé.

2. *Cette* surcharge *s'*.

3. Ce verbe est en interligne, au-dessus de *court*, corrigé en *courut*, puis biffé. Le verbe précédent, *s'écrie*, est resté au présent.

4. Cette scène, qui se retrouve, sauf la conclusion dernière, dans les deux Additions n°s 654 et 655, dans la notice URSINS (notre tome V, p. 511) et dans la notice VENDÔME (*Écrits inédits*, tome V, p. 474-475), est textuellement rapportée par Madame dans ses lettres de 1718, mais avec un détail de « pustules » qui ne reparaît que dans la notice URSINS et dans le récit du duc de Luynes, postérieur d'une vingtaine d'années. En 1716, on désignait encore Alberoni par le sobriquet de l' « homme au derrière » (*Mémoires de Louville*, tome II, p. 213).

5. Le duc de Luynes rapporte (tome XIV, p. 411) qu'Alberoni avait jadis rendu un grand service à Campistron, l'un de ces « principaux valets, » et connaissait également l'autre secrétaire, du nom de Magnani, ci-après, p. 290, note 4. Comparez le récit de la *Galerie de l'ancienne cour*, éd. 1788, tome II, p. 23-24. Il eut aussi pour appui le munitionnaire Berthelot de Pléneuf.

6. *Des* corrigé en *de*, pris au sens partitif comme ci-dessus, p. 154. Ensuite, le pluriel a été biffé à *fromages*.

7. Voyez M. Bourgeois : *Lettres intimes d'Alberoni*, p. XIII et 6.

à M. de Vendôme que l'admiration et l'attachement qu'il avoit conçu pour lui lui faisoit sacrifier tout ce qu'il pouvoit espérer de fortune à Parme[1]. Ainsi il changea de maître, et, bientôt après, sans cesser son métier de bouffon et de faiseur de potages et de ragoûts bizarres, il mit le nez dans les lettres de M. de Vendôme, y réussit à son gré, devint[2] son principal secrétaire, et celui à qui il confioit tout ce qu'il avoit de plus particulier et de plus secret. Cela déplut fort aux autres[3]; la jalousie s'y mit au point que, s'étant querellés dans une marche, [Magnani][4] le courut plus de mille pas à coups de bâton, à la vue de toute l'armée[5]. M. de Vendôme le trouva mauvais; mais

1. Sans qu'il cessât d'être l'agent officiel du duc de Parme, Vendôme le traitait comme attaché à sa propre maison, et il lui fit avoir de la cour de France, à défaut de bénéfices, ce dont le Roi ne voulut pas entendre parler, une gratification annuelle de dix-huit cents livres pour le suivre (lettre du 10 décembre 1704, à Chamillart : Dépôt de la guerre, vol. 1779, n° 105; lettre de Chamillart, 12 mars 1705, et réponse du duc de Vendôme, vol. 1875, n°s 87 et 171; *Gazette d'Amsterdam*, mars 1706, n° xxvi). Cette pension fut portée à trois mille livres en 1708.

2. Avant *devint*, il a biffé *et*.

3. Le principal secrétaire était Campistron.

4. En blanc dans le manuscrit. Magnani ou Magnanis, né à Perpignan, était secrétaire de M. de Vendôme. Rigaud peignit son portrait en 1709.

5. Le duc de Saint-Aignan écrivait à Louville, le 20 avril 1717 : « On nous a mandé que le cardinal Giudice, en passant à Lerida, s'étoit fait conduire sur le fameux (Drint) où la chronique scandaleuse veut que l'abbé Alberoni ait autrefois reçu des marques sensibles de l'humeur emportée de (Magnani), et ces nouvelles ajoutent qu'après y avoir rappelé toutes les circonstances les plus humiliantes de cet événement, il y avoit fait une comparaison très pathétique de la situation où ledit abbé se trouvoit alors avec celle où la faveur le soutenoit aujourd'hui; et, comme je crois que le cardinal n'aura pas tellement épuisé son éloquence en cette occasion, qu'il ne puisse encore en faire un bon usage à Rome, où l'on dit maintenant qu'il va en droiture, je doute fort que de pareils discours, souvent répétés, servent bien en ce pays-là le nouveau prétendant à la pourpre du sacré collège. » Dans le texte des *Mémoires secrets*, il est question de coups de bâton, tandis qu'on vient de voir que l'original, dans les papiers de Louville, ne précise pas ce détail. D'ailleurs, nous verrons le marquis de Villena bâtonner Alberoni devenu cardinal.

ce fut tout, et Alberoni, qui n'étoit pas homme à quitter prise pour si peu de chose et[1] en si beau chemin, s'en fit un mérite auprès de son maître, qui, le goûtant de plus en plus, et lui confiant tout, le mit de toutes ses parties, et sur[2] le pied d'un ami de confiance plutôt que d'un domestique, à qui ses familiers même et les plus haut huppés[3] de son armée firent la cour.

Voyage triomphant de Vendôme à la cour.

On a vu[4] ce que put sur le Roi la naissance de M. de Vendôme, le parti qu'il en sut tirer par M. du Maine, et, dès là, par Mme de Maintenon, toujours en montant; comment, par là, il se dévoua Chamillart, et l'intérêt que Vaudémont et ses habiles[5] nièces trouvèrent à se lier avec lui. Bien de tout temps avec Monseigneur par la chasse[6], et par d'autres endroits de jeunesse ancienne, jusqu'à être, dans l'intérieur de cette cour, l'émule du prince de Conti[7], cette émulation plut au Roi, qui haïssoit le prince[8], et qui, dès avant tout ce que nous venons de voir, avoit pris du goût et de la distinction pour Vendôme, qui l'avoit flatté par son goût pour la chasse, pour la campagne, par son assiduité près de lui, et par l'aversion de Paris surtout[9], où il n'alloit comme jamais. On a vu son art et son audace d'entretenir le Roi de projets, d'entreprises, de petits combats de rien grossis, de vrais combats très

1. *De chose et* est ajouté en interligne.

2. *Sur* est en interligne, au-dessus de *le mit sur*, biffé.

3. Nous avons eu (tome VII, p. 38), avec accord, *les plus hautes huppées*.

4. En 1703 : tome XI, p. 307-310.

5. *Habiles* surcharge un premier *nièces*.

6. Voyez une aventure de chasse au loup racontée dans le *Journal du commissaire Narbonne*, p. 14-18, et dans *les Cours galantes*, tome I, p. 283-287.

7. Monseigneur lui avait donné les grandes entrées, et Spanheim estimait que Vendôme eût pu devenir son bras droit (*Relation de 1690*, p. 47-48 et 389-390). Comparez les *Écrits inédits*, tome V, p. 471.

8. Voyez, en dernier lieu, notre tome XII, p. 1 et Addition n° 516, p. 467, et ci-après, p. 391.

9. Il a écrit : *sur tout*, très nettement, en deux mots.

douteux donnés comme décisifs avec une hardiesse à l'épreuve du plus[1] prompt démenti : en un mot, de courriers continuels, dont le Roi vouloit bien être la dupe, et se persuader tout ce que vouloit Vendôme, appuyé et prôné si solidement dans le plus intérieur des cabinets, et contredit de personne avec la précaution qu'on a vu qu'il avoit prise sur les lettres d'Italie, et le silence profond, excepté pour l'exalter, que son poids et sa faveur avoient[2] imprimé à son armée[3]. La situation où il la trouvoit, et l'absence du prince Eugène, qui étoit à Vienne, lui parut une jointure favorable pour aller recueillir le fruit de ses travaux[4]. Il eut permission de faire un tour à la cour, et laisser son armée sous les ordres de Médavy, le plus ancien lieutenant général, parce que la politique de Vaudémont, ou l'orgueil[5] de ne commander pas par l'absence d'un autre, lui en fit faire l'honnêteté
[Add. St-S. 656] à Médavy[6]. Vendôme arriva droit à Marly, où nous étions, le 12 février[7]. Ce fut une rumeur épouvantable : les galopins[8], les porteurs de chaise, tous les valets

1. Ce *plus* a été ajouté en fin de ligne. — 2. *Avoit* est au singulier.

3. Ci-dessus, p. 44, et tomes XI, p. 159, 162, XII, p. 24-25, 121-123, etc.

4. Voyez sa demande et son départ dans les *Mémoires militaires*, tome V, p. 376 et 379; Dépôt de la guerre, vol. 1860, n°s 109, 174, 194, et 1869, n°s 119, 121 et 150. Ses opérations antérieures, de la fin de 1705, sont racontées, avec des lettres de lui, dans le *Mercure* d'octobre 1705, p. 388-389, de novembre, p. 322-345 et 385-394, de décembre, p. 240-249 et 355-365, de janvier 1706, p. 375-389, 424-426, etc.

5. *L'orgueil* est en interligne, au-dessus de *la gloire*, biffé.

6. *Dangeau*, p. 18.

7. *Dangeau*, p. 32; *Sourches*, p. 30; *Mercure* de février, p. 289-296.

8. « On appelle ainsi, dans les maisons royales, de petits marmitons qui tournent broches et qui servent à courir de ci et de là pour les besoins de la cuisine » (*Académie*, 1718). Comparez la *Correspondance de Bussy*, tome V, p. 173. Dans une lettre à la princesse des Ursins, Mme de Maintenon dit (recueil Geffroy, tome II, p. 160) : « Depuis M. le Dauphin jusqu'au dernier galopin de la cour et aux harengères de la halle de Paris, tout vouloit qu'on allât en Écosse. » Nous verrons, par assimilation, appeler ainsi des courtisans à l'esprit léger et raisonnant sans fondement.

de la cour quittèrent tout pour environner sa chaise de poste. A peine monté dans sa chambre, tout y courut. Les princes du sang, si piqués de sa[1] préférence sur eux à servir, et de bien d'autres choses, y arrivèrent tous les premiers. On peut juger si les deux bâtards s'y firent attendre. Les ministres accoururent, et tellement tout le courtisan, qu'il ne resta dans le salon que les dames[2]. M. de Beauvillier étoit à Vaucresson, et, pour moi, je demeurai spectateur, et n'allai point adorer l'idole. Le Roi, Monseigneur, l'envoyèrent chercher. Dès qu'il put être habillé parmi cette foule, il alla au salon, porté par elle plutôt qu'environné. Monseigneur fit cesser la musique, où il étoit, pour l'embrasser. Le Roi, qui étoit chez Mme de Maintenon, travaillant avec Chamillart, l'envoya chercher encore, et sortit de la petite chambre où il travailloit dans le grand cabinet, au-devant de lui, l'embrassa à diverses reprises, y resta quelque temps avec lui, puis lui dit qu'il le verroit le lendemain à loisir. Il l'entretint en effet chez Mme de Maintenon plus de deux heures. Chamillart, sous prétexte de travailler avec lui plus en repos à l'Étang, lui donna deux jours durant une fête superbe[3]. A son exemple, Pontchartrain, Torcy, puis[4] les sei-

1. Il a écrit : *de ne sa*.

2. Ces détails sont empruntés au *Journal de Dangeau*. Les *Mémoires de Sourches*, ou ses éditeurs, ont mis l'arrivée au 13 : « Le duc de Vendôme, qui avoit eu une conférence avec le Grand Prieur aux portes de Paris, ayant traversé cette grande ville aux acclamations du peuple, qui couroit après sa chaise de poste, arriva sur les sept heures du soir à Marly. (*En note :* Ces mêmes acclamations l'avoient suivi depuis son camp jusqu'à Paris, et il avoit trouvé dans toute la Suisse, en la traversant, les chemins bordés de deux haies d'hommes venus exprès pour le voir.) Ce fut un concours général des grands et des petits pour le venir voir. Monseigneur, qui étoit à la musique, quitta tout pour aller au-devant de lui, et, dès que le Roi sut qu'il étoit arrivé, il sortit de l'appartement de Mme de Maintenon, où il étoit, demandant où étoit le duc de Vendôme et ordonnant qu'on le lui amenât au plus tôt. » Voyez ci-après, p. 613.

3. *Mercure*, p. 292. — 4. *Puis* est en interligne, au-dessus d'*et*, biffé.

gneurs les plus distingués de la cour crurent faire la leur d'en user de même; chacun voulut s'y signaler. Vendôme, retenu et couru de toutes parts, n'y put suffire. On briguoit à lui donner des fêtes, on briguoit d'y être invité avec lui[1]. Jamais triomphe n'égala le sien; chaque pas qu'il faisoit lui en procuroit un nouveau. Ce n'est point trop dire que tout disparut devant lui, princes du sang, ministres, et les plus grands seigneurs, ou ne parut que pour le faire éclater bien loin au-dessus d'eux, et que le Roi ne sembla demeurer roi que pour l'élever davantage. Le peuple s'y joignit à Versailles et à Paris, où il voulut jouir d'un[2] enthousiasme si étrange sous prétexte d'aller à l'Opéra. Il y fut couru par les rues avec des acclamations[3], il fut affiché, tout fut retenu à l'Opéra d'avance[4]; on s'y étouffoit partout, et les places y furent doublées comme aux premières représentations[5]. Ven-

1. Il n'y a aucune mention de ces fêtes dans le *Journal de Dangeau.*

2. Ayant écrit : *d'une*, il a effacé du doigt la lettre finale.

3. *Avec des acclamations* est en interligne.

4. Le 7 octobre 1704, Francine et du Mont avaient fait proroger leur privilège de l'Opéra, pour le céder à Pierre Guyenet (Arch. nat. O^1 48, fol. 164, et O^1 365, fol. 238, et 366, fol. 14).

5. Quand les princes y devaient venir, on accommodait l'amphithéâtre pour eux (*Dangeau*, tome IX, p. 249). C'est seulement au retour d'Anet, et avant de partir, que M. de Vendôme alla à la Comédie (ci-après, p. 613) et à l'Opéra. « On lui a fait des honneurs extraordinaires; il y a reçu des acclamations étonnantes, » dit Dangeau, p. 56. Les *Mémoires de Sourches* sont plus explicites (p. 49) : « Ce fut une chose surprenante que le concours des courtisans, des officiers, des magistrats et des peuples pour voir le duc de Vendôme et pour lui faire la cour pendant le peu de temps qu'il séjourna en France. Tant qu'il demeura à Anet, ce fut une procession de Paris et de Versailles à Anet, de gens qui alloient passer un ou deux jours avec lui, de sorte qu'ils se trouvèrent quelquefois plus de quatre-vingts personnes à table, et qu'il n'y avoit plus de lits dans le château, ni dans le village, pour coucher tous ceux qui y abordoient. Quand il fut arrivé à Versailles, le logis du baigneur chez lequel il couchoit étoit assiégé dès huit heures du matin par deux ou trois cents personnes, même jusqu'à des femmes, qui vouloient toutes le voir et lui parler. Lorsqu'il alla à Paris, à une représentation extraordinaire de l'opéra de *Roland* qu'on donna tout exprès

dôme, qui recevoit tous ces hommages avec une aisance extrême, étoit pourtant intérieurement surpris d'une folie si universelle; quelque court qu'il eût résolu de rendre son séjour, il craignit que cette fougue ne pût durer. Pour se rendre plus rare, il pria le Roi de trouver bon qu'il allât à Anet d'un Marly à l'autre[1], et ne fut que deux jours à Versailles, qu'il coupa encore d'une nuit à Meudon, dont il voulut bien gratifier Monseigneur[2]. Vendôme ne fut pas plus tôt[3] à Anet, avec fort peu de gens choisis, que, de l'un à l'autre, la cour devint déserte, et le château et le village d'Anet rempli[4] jusqu'aux toits. Monseigneur y fut chasser, les princes du sang, les ministres; ce fut une mode dont chacun se piqua. Enflé d'une réception si prodigieuse et si soutenue, il traita à Anet toute cette foule en courtisans, et la bassesse fut telle, qu'on le souffrit sans s'en plaindre, comme une liberté de campagne, et qu'on ne cessa d'y courir. Le Roi, si offensé d'être délaissé pour quelque occasion que ce fût, prenoit plaisir à la solitude de Versailles pour Anet, et demandoit aux uns s'ils y avoient été, aux autres quand ils iroient. Tout montroit que, de propos délibéré, on avoit résolu d'élever Vendôme au rang des héros : il le sentit, il voulut en profiter. Il renouvela ses préten-

pour lui, les places des loges et de l'amphithéâtre se trouvèrent toutes retenues huit jours auparavant, tant on avoit envie de le voir; le parterre ne put contenir la moitié des gens qui y vouloient entrer, et, dès qu'il parut à sa place, tout le monde se mit à battre des mains et à crier : « Vive Vendôme! » jusqu'à ce que l'opéra commençât; après la fin duquel les mêmes : « Vive Vendôme! » recommencèrent; et, s'il étoit toujours demeuré dans la loge, personne ne seroit sorti de l'Opéra. » On peut voir une pièce curieuse sur les représentations de *Roland* en 1705, dans le Chansonnier, ms. Fr. 12693, fol. 298-299.

1. Le vendredi 19, à Marly, « M. de Vendôme prit congé le soir, pour s'en aller à Anet, et le Roi lui dit : « Souvenez-vous que vous m'avez « promis de revenir ici le 5 de mars et d'en partir le 15. » M. de Vendôme l'assura qu'il n'y manqueroit pas d'un instant. » (*Dangeau*, p. 38.)

2. Cela ne se trouve pas dans le *Journal*.

3. *Plustost* est en interligne. — 4. Ce singulier est bien au manuscrit.

tions de commander aux maréchaux de France. On l'érigeoit en dieu Mars; comment l'en refuser[1]? La patente de maréchal général lui fut donc sourdement accordée[2], et dressée pareille à celle de M. de Turenne, depuis lequel on n'en avoit point vu[3]. Ce n'étoit ni le compte de M. de Vendôme, ni celui de M. du Maine[4]. La patente n'avoit été offerte que pour sauver ce que le Roi n'avoit jamais voulu; elle n'avoit été acceptée qu'à faute de mieux, et

Patente de maréchal général offerte, et refusée par Vendôme.

1. On l'a vu demander vainement ce commandement à la fin de 1703 (tome XI, p. 307-308 et Addition n° 504), et, en 1704, nous avons donné (tome XII, appendice I) le mémoire rédigé par le duc du Maine pour lui faire obtenir cette faveur.

2. Voyez la *Gazette d'Amsterdam*, mars 1706, n° xxvi. Dangeau dit, le 15 mars (p. 56) : « Le Roi lui a donné une patente si honorable qu'il n'y en a point d'exemple, et qui lui donne le commandement sur tous les maréchaux de France. » Les *Mémoires de Sourches* n'ont enregistré le fait qu'avec réserve, et même avec une rectification (p. 51) : « Le 19 mars, tout le monde disoit que le Roi avoit fait donner vingt mille pistoles au duc de Vendôme, et qu'il lui avoit accordé la qualité de maréchal général de ses camps et armées; mais cela pouvoit souffrir quelque dificulté. (*En note* : Cela ne se trouva pas véritable.) »

3. On trouvera ci-après, appendice XIII, le résumé du travail fait par le commis du Dépôt de la guerre, en 1747, sur cette dignité, dont il a déjà été parlé (tomes I, p. 132, et V, p. 278) à propos de Turenne. Elle avait été conférée au maréchal de Biron en 1591 et au connétable de Lesdiguières en 1621, refusée au comte d'Harcourt en février 1652, rétablie en 1660, pour Turenne. Le maréchal de Créquy l'avait demandée en 1684 (*Histoire de Louvois*, tome III, p. 261). Sous Louis XV, Villars l'eut en 1733, le maréchal de Saxe en 1747, le comte de Clermont en 1748. Dans l'avant-dernière occasion, le duc de Luynes (*Mémoires*, tome VIII, p. 83) fait observer, ce que l'on voit d'ailleurs dans le mémoire de 1747 (appendice XIII) et dans les autres documents du Dépôt, que les provisions ne donnaient pas le commandement sur les simples maréchaux : de là était venue, en effet, la protestation de MM. de Créquy, de Bellefonds et d'Humières dont il a été parlé dans notre tome I, et à propos de laquelle le généalogiste Jean du Bouchet composa un intéressant mémoire historique que le feu comte de Cosnac a publié en 1884, dans le volume du Cinquantenaire de la Société de l'Histoire de France. Ce mémoire de Jean du Bouchet était tout favorable aux maréchaux ; Caumartin en rédigea un autre dans le sens contraire.

4. Tome XII, p. 122 et 307.

pour en faire un chausse-pied à la naissance : Vendôme proposa donc que ce motif y fût inséré de plus qu'en la patente de M. de Turenne[1]. Je ne sais pas d'où[2] le maréchal de Villeroy en eut le vent; mais il le sut à temps d'en faire ses représentations au Roi. Elles étoient, pour lors, encore conformes à son goût. Le maréchal étoit en grande faveur : il l'emporta, et il fut déclaré à M. de Vendôme qu'il ne seroit rien ajouté à sa patente, conforme en tout à celle de M. de Turenne. Il se piqua, et n'en voulut plus. Le refus étoit singulièrement hardi; mais il connoissoit à qui il avoit affaire, et la force de ses appuis. Il avoit été opiniâtrement refusé de commander ceux d'entre les maréchaux de France qui ne l'étoient que depuis qu'il commandoit les armées; il n'avoit pas tenu aux ordres réitérés du Roi que Tessé ne le lui eût fait éprouver, qui ne l'évita que par une volontaire adresse[3]. De là à la patente qu'on lui offroit pour les commander tous, il y avoit plus[4] loin qu'à parvenir de cette offre à ce qu'il prétendoit. On verra, dans cette année même[5], qu'il ne se trompa pas. Son frère, quoique médiocrement bien avec lui, le fut trouver à Anet pour se remettre par lui en selle[6]. Vendôme lui offrit de le présenter au Roi, et de lui faire donner une pension de dix mille écus; mais l'insolent Grand Prieur ne voulut rien moins que de retourner commander une armée en Italie[7], acheva pourtant le voyage d'Anet,

Grand Prieur; son caractère.

1. Voyez ci-après, appendice XIII, p. 554-555 et p. 561-563, la lettre du duc de Vendôme à Chamillart et la réponse du ministre. Il faut répéter que les anciennes patentes ne parlaient point de commandement sur les autres maréchaux, et que le titre officiel de maréchal général des camps et armées du Roi n'impliquait de commandement que sur les maréchaux de camp, de bataille ou des logis de ce temps-là.

2. Il a ajouté le *d'*entre *par* et *où*, sans corriger *par*.

3. Tome XII, p. 23-24.

4. *Plus* surcharge *moins*.

5. Ci-après, p. 345. — 6. Ci-dessus, p. 101.

7. *Dangeau*, p. 47, 3 mars : « M. le Grand Prieur est à Anet avec M. de Vendôme, qui lui offre de le présenter au Roi et de lui faire donner dix mille écus de pension; mais le Grand Prieur n'est point

fort mécontent et refusant tout, et, quand son frère retourna à la cour, s'en revint rager à Clichy[1]. Il avoit tous les vices de son frère[2]. Sur la débauche, il avoit de[3] plus que lui d'être au poil et à la plume[4], et d'avoir

content de cela et veut que M. de Vendôme le fasse resservir; mais M. de Vendôme, qui sait les intentions du Roi sur cela, lui a déclaré qu'il ne falloit pas qu'il y songeât. »

1. A la date du 11 (*Dangeau*, p. 53), la cour sut que le Grand Prieur se résignait à partir pour l'Italie. Voici ce qu'en disent les *Mémoires de Sourches*, (p. 48-49, 14 mars) : « On apprit que le grand prieur de France avoit demandé permission au Roi de s'en aller à Rome, ce qu'il lui avoit accordé; on disoit donc que, le duc de Vendôme ayant supplié le Roi de vouloir pardonner à son frère, le Roi lui avoit répondu qu'il ne vouloit pas de mal au Grand Prieur, et que, pour preuve de cela, il le verroit quand il voudroit, et même il lui donneroit une pension, pourvu néanmoins qu'il ne lui demandât point d'éclaircissement sur les choses qui s'étoient passées, mais que le Grand Prieur n'avoit pas pu se résoudre à ne pas faire connoître au Roi son innocence, et que, S. M., de son côté, n'ayant pas voulu qu'il eût un éclaircissement avec elle, il lui avoit fait demander la permission de s'en aller à Rome, qu'elle lui avoit accordée; que le Roi lui avoit fait offrir vingt-huit mille livres de pension, qu'il n'avoit pas voulu accepter, même avec le tempérament que le Roi les donneroit au duc de Vendôme pour les lui donner, et qu'il avoit seulement accepté cette pension du duc son frère, comme venant directement de lui, et non d'autres, et qu'on croyoit cependant que le Roi donneroit la même pension au duc de Vendôme, afin qu'il ne lui en coûtât rien. »

2. « Aussi débauché, mais moins infâmement pour le goût et le genre de débauche, » dit-il dans l'Addition n° 654. Voyez notre tome X, p. 91, et comparez *les Cours galantes*, par Desnoiresterres, tome I, p. 272-279, et tome III, p. 209-254. — La Moreau, chanteuse de l'Opéra, avait été longtemps la maîtresse attitrée du Grand Prieur; mais le P. Gaillard l'avait fait entrer au couvent en 1702 (*Loisirs d'un ministre*, éd. Jannet, tome I, p. 135-136 ; *Journal de Dangeau*, tome VIII, p. 391 ; *Relation de Spanheim*, p. 106). Le marquis d'Argenson parle (ci-après, p. 569) d'une autre actrice, la Rochois, qui prit la place vacante lorsque le Grand Prieur revint s'installer au Temple.

3. *De* est en interligne.

4. « On dit qu'*un chien est au poil et à la plume*, pour dire qu'il arrête toute sorte de gibier..., et on dit figurément qu'*un homme est au poil et à la plume* pour dire qu'il a du talent, du génie pour les armes et pour les lettres » (*Académie*, 1718). Littré a relevé le sens plus

l'avantage de ne s'être jamais couché le soir, depuis trente ans, que porté dans son lit ivre-mort, coutume à laquelle il fut fidèle le reste de sa vie. Il n'avoit aucune partie de général; sa poltronnerie reconnue étoit soutenue d'une audace qui révoltoit[1]. Plus glorieux encore que son frère, il alloit à l'insolence, et, pour cela même, ne voyoit que des subalternes obscurs[2]. Menteur, escroc[3], fripon[4], voleur comme on l'a vu sur les affaires de son frère[5], malhonnête homme jusque dans la moelle des os, qu'il avoit perdue de vérole, suprêmement avantageux, et singulièrement bas et flatteur aux gens dont il avoit besoin, et prêt à tout faire et à tout souffrir pour un écu; avec cela, le plus désordonné et le plus grand dissipateur du monde. Il avoit beaucoup d'esprit[6] et une figure parfaite en sa

spécial, mais dérivé du propre et du figuré, que nous avons ici; j'en ai cherché vainement l'équivalent exact dans les lexiques du temps.

1. Comparez notre tome V, p. 313. Le marquis d'Argenson, qui a fait le portrait du Grand Prieur comme celui du frère aîné (ci-après, p. 568-569), préférait le cadet, le seul d'ailleurs qu'il eût connu personnellement, et il lui attribuait les mêmes talents, la même bravoure, avec l'avantage d'être moins entêté et moins paresseux. Au contraire, le duc de Luynes, tout comme notre auteur, dont il s'est peut-être inspiré (*Mémoires*, tome X, p. 125-126), lui refusait et le courage et la valeur militaire de son aîné. Palaprat, dit-il, fit pour le Grand Prieur cette application des deux vers de l'*Art poétique* :

> Ronsard vint après lui, prit une autre méthode;
> Réglant tout, brouilla tout, fit un art à sa mode.

L'état de ses services militaires est dans la *Chronologie* de Pinard, tome IV, p. 394-396. On y voit qu'il se distingua beaucoup à Sinzheim, à Tolhuys, Candie, Steinkerque, la Marsaille, etc.

2. C'est cette société du Temple que G. Desnoiresterres a étudiée.

3. *Escroc* est en interligne.

4. Voyez l'histoire de tricherie racontée au tome V, p. 313-316.

5. Ci-dessus, p. 101. Depuis 1699, nous avons vu le Roi intervenir directement dans les affaires particulières du Grand Prieur (tome X, p. 202-203). Les conseillers d'État Amelot et Rouillé du Coudray travaillèrent au règlement de ses dettes (arrêt du 8 juillet 1705, E 1933).

6. La Fontaine, à certains jours, lui trouvait plus d'esprit qu'à personne, et l'on citait ses bons mots. L'annotateur des *Mémoires de Sourches* (tome II, p. 244, note 1) dit : « Un des hommes du monde

jeunesse, avec un visage autrefois singulièrement beau[1] : en tout, la[2] plus vile, la plus méprisable[3], et en même temps la plus dangereuse créature qu'il fût possible[4].

Berwick, fait maréchal de France à trente-cinq ans, retourne en Espagne. Roquelaure va commander en Languedoc. Le comte de Toulouse et le maréchal de Cœuvres à Toulon.

Le projet de Barcelone occupoit fort alors[5]. Tessé ne parut pas pouvoir suffire à tout; il falloit une armée en Galice[6], et contenir, si on pouvoit, les Portugais, pour vaquer plus à son aise à la partie de la Catalogne. Le triomphe de Mme des Ursins lui avoit fait passer le dépit qu'elle avoit eu contre le duc de Berwick de tout ce qu'il avoit mandé d'Orry[7], qui en triomphoit avec elle. Il falloit un chef contre le Portugal : Berwick en connoissoit exactement toute la frontière; cela les détermina, à Madrid, à le redemander, avec des troupes de France, pour ce côté-là[8]. Le Roi, en l'accordant, en prit occasion de combler sa fortune en faveur d'une naissance qu'il aimoit de quelque pays qu'elle fût : quoique Berwick n'eût pas encore trente-six ans, il lui envoya à Montpellier le bâton de maréchal de France, avec l'ordre de s'en aller de là droit en Espagne[9]. En même temps le Roi, touché de la dou-

le plus agréable de sa personne quand il ne vouloit pas se négliger, et un bon esprit. » On le surnommait l'Anacréon du Temple.

1. Rigaud avait peint son portrait en 1690 ou 1695. Il figure aussi dans l'estampe de la seconde chambre des Appartements de Versailles.

2. *Le*, dans le manuscrit. — 3. Jusqu'ici, on imprimait : *misérable*.

4. Le TRÉAGÈNE vicieux des *Caractères de la Bruyère*.

5. Ci-dessus, p. 176. Chamlay présenta, le 11 janvier (Dépôt de la guerre, vol. 1987), un projet de prendre Barcelone, Lerida, Girone, etc.

6. Ancien royaume, au N. du Portugal, confinant de l'O. et du N. l'Atlantique, avec Compostelle pour capitale, la Corogne et Vigo pour ports principaux.

7. Tome XII, p. 224-225.

8. Le duc d'Albe vint en faire la demande au Roi le 15 février (*Dangeau*, p. 36). On a vu que, deux mois auparavant, c'est sur la Feuillade que se portaient les préférences de Mme des Ursins. M. de Berwick arriva à Madrid le 11 mars, et partit le 18 pour Estremoz.

9. La lettre du Roi au nouveau maréchal, du 16 février, est au Dépôt de la guerre, vol. 1976, n° 103, suivie des lettres de remerciement, n°s 115-119. Comparez le *Mercure* de février, p. 356-359, et les *Mémoires de Berwick*, tome I, p. 303.

leur des beaux yeux de Mme de Roquelaure[1], envoya son mari commander en Languedoc à la place de Berwick, au scandale de toute la France[2]. Tout en même temps aussi, le comte de Toulouse et le maréchal de Cœuvres s'en allèrent à Toulon préparer tout ce qui étoit nécessaire pour aller eux-mêmes favoriser par mer l'entreprise de Barcelone[3]. Son importance leur fit espérer que Pontchartrain n'en useroit pas comme on a vu qu'il avoit fait l'année précédente[4]; l'expérience leur apprit que la persévérance dans la résolution qu'il avoit prise lui avoit paru plus importante, pour lui, que de les laisser réussir à Barcelone[5].

Petits exploits du duc de Noailles.

Le duc de Noailles[6] fit de petits exploits : il pourchassa des miquelets[7], s'empara de Figuières, que l'ennemi avoit abandonné, mit quelques troupes dans Roses dès que le blocus en fut levé, et nettoya fort aisément le Lampourdan[8];

1. Ci-dessus, p. 183.

2. *Dangeau*, p. 37; *Sourches*, p. 31-32; *Mercure* de février, p. 356-359. C'est du 15 que furent datées les lettres de maréchal de M. de Berwick, et du 20 seulement la commission pour M. de Roquelaure.

3. *Dangeau*, p. 20, 26, 29 et 34; *Sourches*, p. 21, 25 et 30; *Mercure* de janvier, p. 433-435; *Mercure historique et politique* de 1706, p. 280-282. On armait vingt-huit vaisseaux, portant plus de dix mille hommes, et la dépense était de deux millions (Guerre, vol. 1979, n°s 40-41; *Gazette de Verdun*, avril 1706, p. 234-235 et 286-287). Le *Mercure* de janvier (p. 433) ayant annoncé que le Comte était nommé généralissime des armées de terre et de mer, et qu'il commanderait les troupes en Catalogne, le Roi fit vivement réprimander l'auteur de cette erreur (Arch. nat., O[1] 367, fol. 40 v°; *Correspondance administrative*, tome IV, p. 782).

4. Ci-dessus, p. 11 et 129.

5. Ci-après, p. 395-399. — 6. Ci-dessus, p. 184.

7. Ces miquelets (tome II, p. 308), qu'on appelait officiellement fusiliers de montagnes, avaient refusé de s'enrôler dans l'armée alliée et de s'assujettir à sa discipline. Quant à leur action militaire, voyez *les Guerres du XVIIIe siècle sur les frontières du Comminges*, par le baron de Lassus, p. 9, etc., et, quant à leurs usages, la lettre LI de Mme Dunoyer. Ils tiraient leur nom d'une chapelle dédiée à saint Michel.

8. L'ancien *Emporion* (marché). Voyez l'*État présent de l'Espagne*, par Vayrac, tome I, p. 132, et le *Moréri*, art. AMPOURDAN, qui est une orthographe plus conforme à l'étymologie. C'était un comté appartenant aux ducs de Medina-Celi. Figuières en faisait partie.

il empêcha les ennemis de prendre Bascara[1], et leur prit et tua quelque monde, s'avança vers le Ter, et se rendit maître depuis Girone jusqu'à la mer[2]. Ces faciles exécutions furent fort célébrées[3]; il étoit pressé d'agir en chef, et il avoit beau jeu contre quelque peu de milices, avant que les troupes destinées au siège de Barcelone arrivassent, et Legall avec elles, auquel il devoit obéir, et servir après de maréchal de camp au siège[4].

Tessé fait asseoir sa belle-fille en dupant les deux rois. [*Add. St-S. 657 et 658*]

Tessé n'étoit pas tellement occupé en Espagne, qu'il ne songeât à ses affaires[5]. Il fit un tour de son pays[6], et dupa bel et bien le Roi et le roi d'Espagne[7]. Sans dire mot au dernier, il demanda au premier la permission de céder sa grandesse à son fils, chose sans aucun exemple en Espagne[8]. Le Roi, qui n'entretint jamais personne que pour

1. Petite ville sur la Fluvia, à deux lieues de Girone.

2. Ces détails sont résumés de ceux que donne Dangeau, p. 38, 43 et 48. Comparez les *Mémoires de Sourches*, p. 32-34 et 40, où les faits sont plus développés, les *Mémoires de Noailles*, p. 191, la *Gazette*, p. 96, 104-106, 117-118, 137-138, 141-142, le *Mercure* de janvier, p. 422-424, et de février, p. 333-345, 363-366, 391-397, 401-403, l'*Histoire militaire* de Quincy, p. 201-204, etc.

3. Ces « exécutions » furent vantées très fort par Mme des Ursins.

4. Legall ayant été envoyé en cour par Tessé, à la fin de décembre, le Roi l'avait désigné pour commander, comme lieutenant général, le corps d'armée de Roussillon; il repartit au milieu de février, joignit le duc de Noailles le 4 mars et mena au siège de Barcelone vingt bataillons, quinze escadrons et quelques milices : *Dangeau*, p. 6, 34 et 54; *Sourches*, p. 29 et 55; *Mercure historique et politique*, avril 1706, p. 455-456 et 471-472.

5. Sur son rôle pendant l'hiver, on peut voir le *Mercure* de novembre 1705, p. 216-243, et de janvier 1706, p. 339-375 et 411-424.

6. En vrai Manceau, ce dont il se défendait pourtant. Voyez ci-après l'appendice XVI.

7. Mme des Ursins, à la fin de 1705, écrivait à Mme de Maintenon non seulement qu'il était maître absolu à l'armée, mais qu'on le consultait constamment à Madrid, autant que l'ambassadeur, et qu'il ne pouvait se plaindre ni du roi, ni d'Amelot, ni d'elle-même.

8. *Dangeau*, p. 38, 19 février : « Le Roi a trouvé bon que le maréchal de Tessé demandât au roi d'Espagne la permission de mettre la grandesse sur la tête de son fils, et le roi d'Espagne l'accordera sûre-

ses affaires et par nécessité, ignoroit tout, et ne s'en cachoit[1] pas. Sur la demande de Tessé, et faite d'Espagne, il ne douta pas un moment que les grandesses ne se cédassent comme ici les duchés, et le permit[2]. Quand Tessé eut ce qu'il vouloit du Roi par la surprise qu'il lui avoit faite, il surprit de même[3] le roi d'Espagne en lui faisant accroire que le Roi son grand-père s'étoit engagé de manière à ne pouvoir être dédit. Mme des Ursins, toute à lui, comme on a vu avec étendue, le servit puissamment à déterminer le roi d'Espagne à ne pas chicaner, et blesser, pour une bagatelle qui n'auroit point d'effet en Espagne, le Roi son grand-père, dont il avoit tant de besoin. Il se rendit avec bien de la peine, mais par un décret[4] qui la sentit, et qui expliqua bien que c'étoit sans nulle conséquence, et qui exclut l'Espagne de l'effet : tellement que, si le comte de Tessé y eût été du vivant de son père, il n'y eût pas été traité autrement que tous les fils aînés des grands[5].

ment de la manière que le maréchal en écrit. Le mariage du comte de Tessé avec Mlle Bouchu se va conclure ; le maréchal a signé les articles qu'on lui avoit envoyés tout dressés. » *Ibidem*, p. 60, 21 mars : « Le maréchal a mandé à sa famille qu'il espéroit obtenir que la grandesse passât sur la tête de son fils. Il y a quelques exemples en Espagne de pères qui ont cédé la grandesse à leurs fils ; mais il n'y en a point qu'un père en ait gardé les honneurs en la cédant à son fils. » Comparez les *Mémoires de Sourches*, p. 37, et ci-après, p. 534, la lettre de Tessé au Roi.

1. *Cacha* corrigé en *cachoit*.

2. La permission, datée du 28 mars 1706, se trouve dans le registre de la Secrétairerie coté O[1] 50, fol. 42 et 121. Elle maintenait le père et la mère dans la jouissance de tous les honneurs, rangs et autres avantages.

3. *De mesme* est en interligne.

4. Le décret, daté d'Alcaniz en Aragon, le 8 mars (*Mémoires de Tessé*, tome II, p. 216), arriva à Marly le 26. « Le roi d'Espagne, dit Dangeau (p. 63), a mis dans le décret que cela ne pourra point tirer à conséquence pour les grands qui sont ses sujets. » On trouvera une copie, envoyée par Tessé à Chamillart, dans le volume du Dépôt de la guerre coté 1979, n°s 134-135.

5. Lui-même passa également la grandesse à son propre fils, en 1737 (*Mémoires de Luynes*, t. I, p. 306).

Mort de la reine douairière d'Angleterre; comte de Feversham.
[*Add. St-S. 659*]

En ce même temps, c'est-à-dire vers la mi-février[1], la reine douairière d'Angleterre[2] mourut en Portugal, où, veuve sans enfants, elle s'étoit retirée auprès du roi son frère[3], qui l'aimoit et la considéroit fort[4]. Elle l'avoit toujours aussi été beaucoup en Angleterre, où on s'affligea fort de son départ. C'est celle avec qui le comte de Feversham[5], frère des maréchaux de Duras et de Lorge[6], étoit si bien, qu'on ne douta pas qu'il ne l'eût épousée dans l'intervalle de la mort de Charles II et de son départ[7].

1. *Dangeau*, p. 38, à côté de l'article que nous venons de citer p. 302.

2. Catherine de Portugal, veuve de Charles II : tome X, p. 346. Sur cette alliance, voyez un fascicule de la *Gazette* de 1662, p. 437-448.

3. Dom Pedro.

4. Lors de la révolution de 1688, Catherine s'était d'abord résignée à rester à Londres, dans le palais de Somerset, en reconnaissant le prince d'Orange pour roi (*Gazette* de 1688, p. 299, 371 et 468); mais, au mois de mai 1692, elle avait regagné sa patrie en traversant la France, et un particulier qui la vit passant alors à Rouen l'a dépeinte petite et assez grosse, ni belle ni laide, parlant fort peu (*Gazette* de 1692, p. 239, 252 et 276 ; *Dangeau*, tome IV, p. 11, 53, 58, 75 et 84-85 ; *Sourches*, tome IV, p. 38 ; Arch. nat., Papiers du P. Léonard, K 1717, n° 26). Après un séjour aux eaux de Bourbon, elle passa en Espagne par Avignon et Bayonne, de là en Portugal (*Gazette* de 1693, p. 101, 125 et 185 ; *Dangeau*, tome IV, p. 195 et 198), et s'installa à Villaviciosa, à trois journées de Lisbonne. Quand dom Pedro devint veuf, en 1699 (notre tome VI, p. 240), et l'adopta pour sa principale conseillère, elle se fit bâtir un palais à Lisbonne (*Gazette* de 1701, p. 363), et enfin elle prit la régence lorsque ce roi tomba malade, à la fin de 1704 (*Gazette d'Amsterdam*, 1705, n° IX ; *Dangeau*, tome X, p. 242 et 248). Elle mourut le 31 décembre 1705 (et non vers la mi-février 1706), lui laissant un million de piastres en argenterie et pierreries. Elle était connue pour avoir des sentiments tout français, du moins à la fin du siècle précédent, mais avait remis, depuis deux ou trois mois, la régence au prince du Brésil.

5. Tomes IV, p. 54, et X, p. 190 et 346-347.

6. Très fier de cette parenté de sa femme, on a vu (tome V, p. 575, note 4) que Saint-Simon fit faire en 1719 un portrait du lord en chevalier de la Jarretière. Il existe un autre portrait, en simple cuirasse, gravé par J. Beckett et par d'autres artistes, à la manière noire, d'après une peinture de J. Riley. On trouvera ci-après, p. 613, une note complémentaire sur ce personnage.

7. Entre 1685 et 1692. C'est Feversham que la cour de France

Sa religion l'avoit établi en Angleterre, où il est mort sans enfants, mais riche par le mariage qu'il avoit fait[1]. Il avoit été capitaine des gardes jusqu'à la révolution, grand chambellan de la reine jusqu'à son départ, général d'armée, et eut, en 1685, la Jarretière du duc de Monmouth, qu'il avoit défait et pris, et qui fut décapité. On[2] donna part au Roi de la mort de cette reine, et il en prit le deuil[3].

Mort de Bélébat. [*Add. St-S. 660 et 661*]

Bélébat[4] mourut aussi[5]. Son nom étoit Hurault[6]. Sa mère[7] étoit sœur de Brégy, et belle-sœur de Mme de Brégy[8] dont j'ai fait une assez plaisante mention[9]. La

chargea, en 1689, d'empêcher que la reine ne vînt aux eaux de Bourbon comme elle le désirait (*Dangeau*, tome II, p. 368), et, lorsqu'elle quitta définitivement l'Angleterre, on s'étonna que lui, son « principal officier, ne l'accompagnât point » (*Dangeau*, tome IV, p. 11). C'est à tort que le pamphlet de *la Cour de Saint-Germain*, p. 12, le travestit en galant de la reine Marie, c'est-à-dire de la femme de Jacques II. On prétendait de même que la veuve de Charles Ier avait épousé Jermyn, comte de Saint-Albans, et que celui-ci la maltraitait (*Correspondance de Madame*, recueil Brunet, tome I, p. 295-296).

1. Sa femme, Marie Soudes, fille aînée et héritière du comte de Feversham, dans le Kent, mariée en mai 1676, mourut le 26 janvier 1679, dans l'incendie de Temple-lane.

2. Cette phrase a été ajoutée à la fin du paragraphe.

3. *Dangeau*, p. 38 ; *Sourches*, p. 19-20 et 33.

4. Charles-Paul Hurault de Bélébat, comte de Beu, dit aussi le marquis de Bélébat, mort sans alliance le 15 février 1706.

5. *Dangeau*, p. 38; *Mercure* de mars, p. 126-131.

6. De la branche qui avait porté jadis le surnom de Boistaillé, et qui avait hérité celui de l'Hospital de la fille unique du Chancelier.

7. Le père, Henri Hurault de l'Hospital, pour qui Beu fut érigé en comté au moment de sa mort, mars 1684, conseiller au Parlement en 1622, avait épousé, le 10 novembre 1637 (contrat du 28 octobre : Arch. nat., Y 182, fol. 103 v°), Renée de Flecelles de Brégy, baptisée le 8 mai 1617, et qui ne mourut qu'après leur fils, le 26 mars 1707. Il a son historiette dans *Tallemant des Réaux*, tome V, p. 384-389. Un oncle, le chevalier de Bélébat, avait été tué devant Mardyck, en 1645, étant aide de camp de Gaston d'Orléans (*Gazette* de 1644, p. 538 et 541, et de 1645, p. 608; *Histoire des princes de Condé*, tome IV, p. 549 et 563); un autre Bélébat était ami du duc de Nemours.

8. Voyez ci-après, p. 613-617, la notice du mari et de la femme.

9. Ici encore, il croit avoir fait rentrer dans les *Mémoires* une anec-

sœur de son[1] père étoit cette Mme de Choisy[2], mère de l'abbé de Choisy[3], si avant dans le monde et si instruite de toutes les intrigues de la cour. Ces deux femmes avoient mis Bélébat à la cour et dans le monde. C'étoit une manière d'éléphant pour la figure[4], une espèce de bœuf pour l'esprit, qui s'étoit accoutumé à se croire courtisan, à suivre le Roi dans tous ses voyages de guerre et de frontière, et à n'en être pas plus avancé pour cela. Ses pères étoient de robe[5]; il ne fut ni robe ni épée, se fit assez moquer de lui, et ne laissoit pas quelquefois de lâcher des brutalités assez plaisantes[6]. Il avoit fort accom-

dote qu'il n'avait racontée que dans l'Addition au *Journal de Dangeau* que nous plaçons ici, et dans la Table de son exemplaire du *Journal*.

1. *La* corrige *sa*, *sœur* est en interligne, au-dessus de *femme*, corrigé en *sœur*, puis biffé, et *de son* surcharge *estoit*.

2. Jeanne-Olympe Hurault : tome V, p. 91.

3. François-Timoléon de Choisy, né à Paris le 16 août 1644, petit-fils d'un receveur général des finances de Caen, fils et frère de deux intendants des armées et chanceliers de Monsieur Gaston, abbé de Saint-Seine de 1661 à 1675, prieur de Saint-Laud de Rouen en 1675, de Saint-Benoît-du-Sault en 1689, doyen de la cathédrale de Bayeux de 1697 à 1699, élu membre de l'Académie française le 24 juillet 1687, mourut le 2 octobre 1724. Il avait accompagné le chevalier de Chaumont lors de l'ambassade de 1685-86 à Siam. C'est l'auteur des *Mémoires* publiés en 1727, et dont on a déjà vu que notre auteur se sert soit d'après l'impression, soit d'après les récits recueillis de la bouche même de l'abbé.

4. Sa grosseur était l'objet des plaisanteries de la société de Mme de Sévigné, où il manqua prendre alliance, en 1685, avec Mlle d'Alérac, fille de M. de Grignan : *Lettres de Mme de Sévigné*, tome VII, p. 456-457; Capmas, *Lettres inédites*, tome II, p. 402 et 412. Frappé d'apoplexie en 1701, puis miné d'abcès, il devint un « vrai squelette » (*Dangeau*, tome VIII, p. 109; *la Marquise d'Huxelles*, p. 95).

5. Comme, en général, cette famille Hurault, dont il a été parlé à propos du chancelier de Cheverny : tome XI, p. 179-183.

6. On trouvera ci-après, p. 571, le catalogue d'une série de mémoires d'économie, d'histoire, de politique, de philosophie, etc., que Bélébat adressait au Roi, et qui témoignent à la fois de l'indépendance de son caractère et du libre accès qu'il avait auprès de Louis XIV. C'est lui sans doute qui écrivit en 1702, à M. de Mélac, la lettre signée : BELLEBAT, et citée dans notre tome X, p. 285, note 5. Notre auteur orthographie son nom tantôt *Belesbat*, tantôt *Bellesbat*.

modé le jardin de Bélébat, près de Fontainebleau, où les eaux et les bois sont admirables[1], et s'y étoit fort incommodé. Il mourut vieux, sans avoir été marié. Sa sœur étoit mère de Canillac[2] dont j'aurai maintes occasions de parler.

Polastron[3], ancien lieutenant général, mourut aussi[4]. Il avoit un gouvernement et la grand croix de Saint-Louis. Son frère[5] étoit au duc Mazarin, et avoit été gouverneur de son fils, gendre du maréchal de Duras[6]. Cette famille est féconde en gouverneurs : le fils de celui-là a été sous-gouverneur de Monseigneur le Dauphin[7], puis lieutenant général[8].

Mort de Polastron.

1. « Un des beaux parcs de France, » dit Dangeau (tome VIII, p. 109). Après le possesseur dont il s'agit ici, Bélébat, sur la paroisse de Courdimanche, près de Milly, passa au munitionnaire Berthelot de Duchy, dont la cousine, Mme de Prye, y reçut Voltaire en 1725.

2. Claire-Julie Hurault, baptisée le 21 octobre 1638, mariée le 11 février 1667 à Charles-Timoléon de Montboissier, marquis de Canillac, veuve en 1678, mourut le 11 juillet 1699, ne laissant que ce fils unique, Philippe, marquis de Canillac (tome V, p. 370), qui recueillit tout l'héritage de Bélébat, environ vingt-cinq mille livres de rente.

3. Jean-Denis, comte de Polastron, entré au régiment du Roi en 1663, après un apprentissage aux mousquetaires, promu major en 1676 et lieutenant-colonel en 1678, brigadier en 1686, maréchal de camp en 1691, gouverneur de Castillon depuis 1693 et grand-croix de l'ordre de Saint-Louis, lieutenant général depuis 1696, gouverneur de Mont-Dauphin depuis 1698, commandant dans les évêchés de Dol, Saint-Malo et Saint-Brieuc depuis 1701. Il recevait du Roi une quarantaine de mille livres, et sa veuve obtint deux mille livres de pension.

4. Le 28 février 1706, à soixante-quatre ans : *Dangeau*, p. 43-44; *Sourches*, p. 41, 42 et 46; *Mercure* de mars, p. 141-143; *Gazette*, p. 120.

5. Ce Polastron, qui apparaît fréquemment comme intermédiaire entre Mazarin et le maréchal de la Ferté, et qui était encore attaché à celui-ci en 1663, comme capitaine de ses gardes, le fut ensuite du duc Mazarin.

6. Le duc de la Meilleraye : tome III, p. 15.

7. Louis, fils du roi Louis XV, né le 4 septembre 1729, mort le 20 décembre 1765, père de Louis XVI.

8. Jean-Baptiste, comte de Polastron, fils du lieutenant général, entré au régiment du Roi en 1703, colonel d'infanterie en 1704, inspecteur général en 1714, brigadier en 1719, maréchal de camp en 1734, nommé sous-gouverneur du fils de Louis XV le 20 novembre 1735, lieutenant général en 1738 et gouverneur de Brisach, se démit des fonctions de

Catastrophe* de Saint-Adon.

Saint-Adon[1], d'une famille de Paris, galant, fort dans le grand monde et dans le grand jeu, et capitaine aux gardes, à force de lessives[2] avoit vendu sa compagnie, et, n'osant plus se montrer, s'étoit retiré en Flandres[3], où l'électeur de Bavière, qui ramassoit tout[4], lui avoit donné une réforme de colonel de dragons[5]. Il ne put s'empêcher de jouer, il ne fut pas plus heureux qu'il l'avoit été en ce pays-ci : il se tua un matin dans son lit[6]. Tout le monde le plaignit. Il étoit brave, de bon commerce, et fait, quoique de peu[7], pour la bonne compagnie.

Querelle qui jette Mme de Barbezieux dans un convent.

Deux hommes fort querelleurs, quoique assez peu propres[8] à quereller, eurent une violente prise au bal au Palais-Royal. M. le duc d'Orléans, qui survint au bruit, leur imposa, et les accommoda sur-le-champ. Ils ne de-

sous-gouverneur le 26 juillet 1741, pour aller commander en Bohême, où il mourut le 4 mai 1742, à cinquante-six ans ; officier très estimé (*Chronologie militaire*, tome V, p. 203-205 ; *Mémoires de Luynes*, tome IV, p. 142-145). Un autre fils, Louis, périra à Almanza le 25 avril 1707.

1. N. Péchot de Saint-Adon, fils d'un homme d'affaires, ancien capitaine de cavalerie, avait acheté une compagnie aux gardes en 1694.

2. « Figurément, en parlant d'une grande perte qu'un homme a faite au jeu, on dit qu'il a fait une étrange lessive » (*Académie*, 1718). Saint-Simon a écrit : *lescives*.

3. C'est en novembre 1699 qu'il avait vendu au chevalier de Bouzols, ayant tout perdu au lansquenet de Meudon, et l'on avait cru d'abord qu'il se retirerait en religion ; mais, en août 1701, il avait reparu subitement à Versailles, revenant de Suède, d'où il avait envoyé une relation de la victoire de Narva (*Dangeau*, tome VII, p. 201 et 279 ; *Sourches*, tomes VI, p. 207, et VII, p. 101 ; *Gazette de la Haye*, 1699, n° 100 ; *Mercure* de mars 1701, p. 171-185). Les *Mémoires de Sourches*, tome IX, p. 339, le qualifient d'aide de camp de l'Électeur.

4. Comme il l'avait fait pour le comte d'Albert et pour Reneville.

5. Un emploi de colonel en réforme, à la suite d'un régiment. Voyez le *Journal de Dangeau*, tomes VII, p. 253, XV, p. 257, et XVI, p. 262.

6. « On l'a trouvé mort dans son lit ; on croit qu'il avoit trop pris d'opium » (*Dangeau*, 20 février, p. 39 ; *Sourches*, p. 41). Cela s'était passé à Bruxelles.

7. De petite origine. — Ensuite, le manuscrit porte un second *fait*.

8. *Propre*, au singulier, dans le manuscrit.

* L'initiale de ce mot surcharge un *A*.

mandoient pas mieux l'un et l'autre[1]. C'étoit le chevalier de Bouillon[2] et d'Entragues[3], plus connu par son jeu et par être cousin germain de Mme la princesse de Conti que par ailleurs[4], neveu de cet abbé d'Entragues si extraordinaire dont je crois avoir parlé[5]. Tous deux prétendoient épouser Mme de Barbezieux[6]. Encore le chevalier de Bouillon avoit un rang et une belle figure[7], l'autre de l'in-

1. *Dangeau*, p. 40; lettre de M. d'Argenson, dans le ms. Clairambault 1194, fol. 202.

2. Tome II, p. 128, et tome XI, p. 59 et 61.

3. Louis-César de Crémeaux, né le 11 avril 1679, chevalier puis marquis d'Entragues, comte de Saint-Trivier, nommé colonel vers 1705, fut fait aide de camp de Monseigneur et eut une commission de colonel de dragons en 1709, passa brigadier d'infanterie le 1er février 1719, et vendit à la fin de la même année la lieutenance générale du Mâconnais et le gouvernement particulier de Mâcon, qu'il tenait de son père et de son grand-père. Il ne se maria qu'en 1728, avec la fille d'un conseiller, et mourut le 1er septembre 1747. Ces Crémeaux, d'une bonne famille de Bourgogne, ne doivent être confondus, en raison de leur surnom, ni avec les Balsac d'Entragues, ni avec les d'Illiers d'Entragues, ni avec les Montvallat d'Entragues.

4. Le père, Camille-Joseph, marquis d'Entragues, qui se noya le 10 octobre 1679, n'étant que lieutenant de vaisseau sur *le Conquérant*, avait épousé Catherine-Françoise de Courtarvel de Saint-Remy, sœur utérine de Mlle de la Vallière, laquelle mourut seulement le 6 mars 1743, à quatre-vingt-sept ans.

5. Il n'a pas parlé de lui. Bernard-Angélique de Crémeaux d'Entragues avait la petite abbaye de Joug-Dieu en Lyonnais, valant deux mille cinq cents livres. Saint-Simon reviendra sur ce singulier émule de l'abbé de Choisy, qui causa, lui aussi, beaucoup de scandale par ses manières et par son costume féminin, son fard, etc. Il avait été exilé de Paris de 1694 à 1700. Sous la Régence, il se fera protestant, puis reviendra à la religion catholique par les soins du major chargé de le garder dans une citadelle. Mort le 24 février 1733, à quatre-vingt-trois ans.

6. *Sourches*, tome IX, p. 443. — Veuve en 1701 (tome VIII), elle avait eu permission de revenir à la cour avec sa mère, au bout de quatre mois.

7. C'était un débauché sans vergogne, ivrogne, menteur, etc., qu'il avait fallu plusieurs fois reléguer en province sur la demande même de sa famille (*Sourches*, tome III, p. 340 et 471; notre tome III, p. 128-129 et Addition n° 81; *Correspondance de Madame*, éd. Jaeglé, tome I, p. 120-123, etc.). On le soupçonna d'avoir fait le noël ordurier de 1696 (*Annales de la cour*, tome I, p. 28), et, lorsqu'il quitta la

trigue et de l'audace[1]. L'éclat de cette affaire fit entrer la prétendue dans un couvent[2].

Mariage du comte de Rochechouart avec Mlle de Blainville.

La duchesse douairière de Mortemart[3] fit un mariage hardi dans sa famille. Elle prit pour le comte de Maure, son second fils, qui prit depuis le nom de comte de Rochechouart[4], la fille unique de son frère Blainville tué à Hochstedt[5]. Elle étoit extrêmement riche; mais sa mère

marine en 1702, le Roi refusa de lui accorder une commission de colonel (*Dangeau*, tome VIII, p. 340). Les *Lettres de Mme Dunoyer* (tome I, p. 11) donnent une juste mesure du personnage : « Il n'est ni aimé ni estimé à la cour, et il a tenu de si mauvais discours du Roi, que je ne sais comment il oseroit encore soutenir sa présence. Un jour, on lui représentoit que le Roi étoit mécontent de sa conduite, et qu'il lui gardoit une dent de lait. « Hélas! dit le chevalier; je suis « bien malheureux que la seule dent qui lui reste, encore est-elle pour- « rie, lui soit demeurée pour me mordre. » Voyez ce qu'on doit attendre de la prudence d'un homme comme celui-là, et si une femme est en bonnes mains avec lui! » Dans une lettre suivante (p. 33-40), on trouve l'aventure du chevalier avec Mme d'Urban, à Avignon, et le récit d'une débauche terminée par un meurtre. Nous avons vu, dans notre tome III, que le chevalier eût bien voulu, en 1693, épouser la princesse de Turenne, veuve de son frère aîné; trois ans plus tard, il s'était vanté d'avoir inspiré une vive passion à Madame, qui le racontait elle-même (recueil Jaeglé, tome I, p. 120-123), et, à la fin de 1705 (*Sourches*, tome IX, p. 443), il a visé à la main et au douaire de Mme de Barbezieux. Il ne se mariera qu'en 1720, avec une aventurière.

1. D'Entragues avait déjà eu un duel avec le marquis du Terrail, en 1701 (*Dangeau*, tome VIII, p. 23 et 109; *Sourches*, tome VII, p. 9).

2. Ici, *couvent*, et *convent* dans la manchette. — Nous la verrons mourir avant la fin de l'année.

3. La dernière fille de Colbert, veuve depuis 1688, et qui ne mourra qu'en 1750 : tome II, p. 7. Sa belle-mère, la duchesse de Vivonne, existe encore en 1706.

4. Jean-Baptiste de Rochechouart, comte de Maure en Bretagne, né le 25 novembre 1682, d'abord capitaine au régiment de Champagne, colonel du régiment de Béarn en 1702, et de celui du Dauphin en 1704, venait de se distinguer au siège de Nice. Il recueillit en 1746 le titre ducal de Mortemart, et mourut à Bayeux le 16 janvier 1757.

5. Tome XII, p. 166-167 et 183. Marie-Madeleine Colbert de Blainville, mariée le 26 mai 1706, mourut à Paris, le 4 juin 1746, âgée de soixante ans. Une autre fille, Marie-Gabrielle, était morte à la Visitation de Saint-Denis, le 18 octobre 1698, âgée de quatorze ans.

étoit enfermée depuis longtemps folle à lier[1], et cette folie venoit de race et s'étoit plus ou moins manifestée dans toutes les générations. Sa grand mère[2] étoit sœur de Châteauneuf[3]. Leur frère aîné[4] avoit couru les champs et les rues toute sa vie à Angoulême; l'archevêque de Bourges, leur autre frère[5], n'avoit jamais été bien sage; elle l'étoit encore moins. Elle avoit épousé un Rochechouart qui s'appeloit[6] M. de Tonnay-Charente[7], et le mal venoit de la mère, qui étoit Particelli fille d'Hémery, surintendant des finances[8], qui étoit femme du bonhomme la Vrillière secrétaire d'État[9].

1. Gabrielle de Rochechouart, héritière du rameau de Tonnay-Charente, mariée le 25 juillet 1682 à Blainville, vivait en pensionnaire à l'abbaye royale de Notre-Dame-du-Lys, près Melun, avec trois demoiselles et une femme de chambre, moyennant trois mille livres par an (Archives du département de Seine-et-Marne, liasse H 599).

2. Marie Phélypeaux de la Vrillière, mariée en juin 1662 à M. de Tonnay-Charente (ci-dessous), mourut le 15 février 1681. Il est parlé d'elle dans le *Dictionnaire des Précieuses*, tomes I, p. 282, et II, p. 402-403, et dans le Chansonnier, ms. Fr. 12 620, p. 15 et 25, comme laide à l'excès, mais aimant le plaisir et la bonne compagnie.

3. Le secrétaire d'État que nous avons vu mourir en 1700.

4. Louis Phélypeaux d'Hervy, baptisé le 2 octobre 1636, pourvu de la survivance de secrétaire d'État en 1648 et en 1654, s'en démit en 1669 au profit de son cadet Châteauneuf, étant devenu fou, et fut enfermé peu après (Chansonnier, ms. Fr. 12 689, p. 288).

5. Michel Phélypeaux : tome VI, p. 412. — 6. L'élision *s'* corrige *c'*.

7. Jean-Claude, comte de Tonnay-Charente et de l'Isle-Dieu, colonel de la Marine depuis 1667, mort devant Trèves en septembre 1673.

8. Marie Particelli épousa, le 2 août 1635, le premier la Vrillière, et mourut le 23 août 1670. Elle était fille de Michel Particelli d'Hémery, secrétaire du Conseil, intendant à l'armée de Piémont (1627), intendant des finances et ambassadeur en Italie (1631-1643), contrôleur général des finances (1643), surintendant des finances de juillet 1647 à juillet 1648, ministre d'État (18 juillet 1647), surintendant des finances, pour la seconde fois, avec M. d'Avaux, du 19 novembre 1649 au 23 mai 1650, date de sa mort à cinquante-quatre ans. Tallemant des Réaux n'a dit que quelques mots de lui, mais en consacrant une historiette aux folies de son fils Thoré, frère de Mme de la Vrillière. Leur mère était une le Camus, qui mourut le 4 septembre 1678.

9. Louis Phélypeaux (1599-1681) : tome XI, p. 214.

Mariage du duc d'Uzès avec une fille de Bullion.

M. d'Uzès en fit un pareil[1]. Il n'avoit plus d'enfants de sa première femme, fille de M. de Monaco[2]; il s'étoit ruiné dans l'obscurité de la crapule : il épousa une fille de Bullion[3]. Qui auroit pu imaginer alors que le frère de sa femme eût été chevalier de l'Ordre avec lui, en 1724[4]?

Mariage du prince de Tarente avec Mlle de la Fayette.

Fort peu après[5], M. de la Trémoïlle maria son fils unique[6] plus honnêtement avec Mlle de la Fayette, du nom de Mottier, fort riche héritière[7]. Elle avoit perdu

1. *Dangeau*, p. 47 et 55-56; *Sourches*, p. 45 et 50; *Mercure* de mars, p. 247-257; *Gazette d'Amsterdam*, n° XXII; Ch. Joret, *Bâville et l'épiscopat de Languedoc* (1895), p. 27.

2. Tomes I, p. 258, III, p. 19, et VII, p. 173.

3. Jean-Charles de Crussol, duc d'Uzès, veuf depuis 1700, avait encore une fille, qui mourut deux jours après son second mariage, célébré le 13 mars 1706, avec Anne-Marguerite de Bullion-Fervacques. Celle-ci eut de nombreux enfants, et mourut à Chaillot, le 3 août 1760, âgée de soixante-seize ans six mois et quatre jours. Son mari devait avoir cinquante mille écus de rente, et elle lui apportait cinq cent mille livres. C'est ainsi que le château de Bonnelles est venu aux ducs d'Uzès.

4. Voyez nos tomes V, p. 133, et XI, p. 203.

5. Le 12 avril : *Dangeau*, p. 64 et 72; *Mercure* d'avril 1706, p. 307-317.

6. Charles-Louis-Bretagne de la Trémoïlle, filleul des états de Bretagne, ne s'appellera que le prince de Tarente jusqu'à ce qu'il hérite, en 1709, du titre de duc et de la charge de premier gentilhomme. Mousquetaire en 1700, capitaine de cavalerie en 1702, mestre de camp depuis 1703, il s'est distingué à Friedlingue; il passera brigadier en 1709, maréchal de camp le 1er février 1719, et mourra à Paris le 9 octobre suivant, âgé de trente-sept ans (*Chronologie militaire*, tome VII, p. 46-47). Au commencement de 1703, le duc de la Trémoïlle avait proposé à Monsieur le Prince de marier ce fils, à qui il donnait deux cent mille livres de rente, avec Mlle d'Enghien, et le Roi consentait à cette alliance; mais Monsieur le Duc et le prince de Conti s'y opposèrent (Arch. nat., MM 828, fol. 51).

7. Marie-Madeleine de la Fayette, qui épousa le prince le 13 avril, mourut le 6 juillet 1717, à vingt-cinq ans huit mois, ne laissant qu'un fils. Selon la *Gazette d'Amsterdam*, n° XXXII, elle était très bien faite, apportait sept cent mille livres de dot, et devait avoir un jour cent mille livres de rente. Madame ne trouvait pas cette alliance si honorable : voyez sa lettre du 11 avril, dans le recueil Jaeglé, tome II, p. 39. La jeune princesse fut présentée le 25 avril : *Sourches*, p. 64.

père et mère, qui étoit fille, et, par l'événement, héritière de Marillac doyen du Conseil[1]. Ce mariage étoit fait avec le fils aîné du duc de Beauvillier lorsqu'il le perdit[2]. La Fayette étoit mort maréchal de camp[3]. Il étoit fils de cette Mme de la Fayette[4] célèbre par son esprit, si amie de Monsieur le Prince le héros, de Mme de Longueville, de M. de la Rochefoucauld[5], et de toutes les personnes d'esprit et principales [de] son temps[6], et, jusqu'à la fin de sa vie, distinguée par son esprit[7]. Lors du désordre des tabourets donnés dans la régence de la Reine mère,

Origine des distinctions de M. de la Trémoïlle. [*Add. St-S. 662, 663 et 664*]

[*Add. St-S. 665*]

1. Voyez nos tomes XI, p. 2, et XII, p. 154-155. Il y a un portrait de la mère au musée de Versailles, n° 3706. La fille mourut rue des Tournelles, le 14 septembre 1712, âgée d'environ quarante-cinq ans.

2. Ci-dessus, p. 177. La *Gazette d'Amsterdam* (n° XXVII) dit que ce même mariage fut projeté en mars 1706 pour le frère consanguin de Beauvillier qui deviendra son héritier.

3. René-Armand Mottier, comte de la Fayette, né à Paris le 17 septembre 1659, avait épousé Mlle de Marillac le 12 décembre 1689. Volontaire au régiment du Roi en 1678, puis capitaine, il fut pourvu du régiment de la Fère en 1680, et créé brigadier en mars 1693, mais n'arriva pas au grade de maréchal de camp, étant mort le 12 août 1694, de maladie, à Landau (*Dangeau*, tome V, p. 57; *Sourches*, tome IV, p. 367 et 369; *Gazette* de 1694, p. 405; *Mercure* de février 1695, p. 198-231; *Lettres de Mme de Sévigné*, tome X, p. 186; *Chronologie militaire*, tome VIII, p. 66).

4. Marie-Madeleine Pioche de la Vergne, baptisée à Saint-Sulpice le 18 mars 1634, demoiselle d'honneur de la Reine mère, mariée le 15 février 1655 à Jean-François Mottier, comte de la Fayette, devint veuve le 26 juin 1683, sans qu'ils eussent vécu ensemble plus de quatre ou cinq ans sur vingt-huit, et mourut le 25-26 mai 1693. Auteur des romans de *la Princesse de Montpensier* et de *la Princesse de Clèves*, de l'*Histoire de Madame Henriette d'Angleterre* et des *Mémoires de la cour de France*, dont nous citons souvent l'édition donnée en 1890 par M. Eugène Asse.

5. L'auteur des *Maximes* et des *Mémoires* (tome XII, p. 319), l'ami inséparable de Mme de la Fayette, comme M. le comte d'Haussonville l'a tout récemment raconté, d'après de nouveaux documents, dans un des volumes de la collection dite des « Grands écrivains français. »

6. Ayant d'abord écrit : *personnes de son temps*, il a corrigé en interligne *de* en *d'esprit et principales*, sans ajouter le *de* nécessaire.

7. *Son* est en interligne, au-dessus de *leur*, biffé, sans correction du pluriel *distinguées*.

puis ôtés, après rendus de façon ou d'autre[1], Mme de la Trémoïlle[2], qui voyoit MM. de Bouillon et de Turenne, ses frères, devenus princes par les troubles, essaya de faire prince aussi son mari. Ils avoient fait un grand mariage, en 1648, par ces mêmes troubles, et par leur religion[3], du prince de Tarente, leur fils[4], avec Amélie de Hesse[5] dont une sœur fut électrice palatine[6], mère de Madame, l'autre reine de Danemark[7], filles de Guillaume V

1. Tome V, p. 240-251.
2. Marie de la Tour-d'Auvergne : tome V, p. 31.
3. Ils étaient alors protestants.
4. Henri-Charles de la Trémoïlle, né en 1621 et élevé en Hollande chez son grand-oncle le prince d'Orange, porta d'abord le titre patrimonial de prince de Talmond, puis, étant en Allemagne en septembre 1648 (*Gazette*, p. 1356), le changea, comme prétendant à l'héritage de la maison d'Aragon, contre celui de prince de Tarente, qu'il conserva jusqu'à sa mort, son père vivant encore. Après la Fronde, où il eut rang de mestre de camp d'infanterie, son attachement à la faction de Condé le força de quitter la France ; mais il fut compris dans l'amnistie de juin 1654 et reparut à la cour à la fin de 1655. Une seconde disgrâce l'en éloigna de juin 1656 à mai 1660, et il retourna en Allemagne et en Hollande à partir de 1662, devint général de la cavalerie des États-Généraux en 1663, gouverneur de Bois-le-Duc en 1665, puis rentra définitivement en France en 1669, se démit de ses charges de Hollande, abjura le protestantisme à Angers, le 3 septembre 1670, et mourut à Thouars le 14 septembre 1672. Il avait la Jarretière depuis 1652. C'est l'auteur des *Mémoires* revisés et publiés par le P. Griffet, en 1767, à Liège, avec une bonne préface. Son oraison funèbre fut faite par le bénédictin Raguideau.
5. Amélie ou Émilie de Hesse-Cassel, née en 1625, avait épousé le prince de Tarente le 1er mai 1648, à Cassel. Comme tante de Madame, qui l'aimait fort, on toléra son protestantisme à la cour de France jusqu'en février 1686 ; elle retourna alors en Allemagne, et mourut à Francfort, le 28 février 1693. Notre auteur a parlé plus longuement des deux époux dans la notice du duché de LA TRÉMOÏLLE (tome VIII des *Écrits inédits*, p. 205-206). La princesse est cette « bonne Tarente » des *Lettres de Mme de Sévigné*.
6. Charlotte de Hesse-Cassel, née le 20 novembre 1627, mariée le 12 février 1650 à Charles-Louis de Bavière, comte palatin du Rhin et électeur, et morte le 16 mars 1686. Voyez notre tome VIII, p. 369, note 2.
7. Charlotte-Amélie de Hesse : tome IV, p. 50.

landgrave de Hesse-Cassel[1] et d'une Hanau, cette guerrière illustre qui servit si utilement et si constamment la France[2]. La considération d'une[3] belle-fille si distinguée lui fit accorder le tabouret, et encore à Mlle de la Trémoïlle, qui épousa depuis un duc de Saxe-Weimar[4]. On donna[5] aussi le *pour* à M. de la Trémoïlle; j'ai expliqué ailleurs ce que c'est[6]. De cette manière on contenta Mme de la Trémoïlle et ses frères, qui ne vouloient point multiplier la princerie qu'ils avoient obtenue, et on accorda[7] à M. de la Trémoïlle une distinction fort grande, qui donne le tabouret à la femme de son fils aîné et à sa fille aînée, sans aller au delà à aucun des cadets[8]. On verra

1. Né le 14 février 1602, mort à Lier le 1er octobre 1637, ayant pris parti pour la France et la Suède dans la guerre de Trente ans.

2. Amélie-Élisabeth, née le 19 janvier 1602, fille de Philippe-Louis, comte de Hanau-Muntzenberg, fut mariée le 21 novembre 1619 au landgrave. Quand il fut mort étant depuis 1634 lieutenant général des troupes allemandes au service de la France, et ayant fait un traité avec Louis XIII le 21 octobre 1636, la veuve renouvela ce traité deux fois, le 22 août 1639 et le 1er février 1640. Elle mourut le 8 août 1651. C'est dans le *Moréri*, art. Hesse, que notre auteur a trouvé une assez longue notice sur cette « célèbre héroïne, » dont la vaillance fut récompensée, dans le traité de Westphalie, par des concessions territoriales.

3. *De* corrigé en *d'une*.

4. Bernard, duc de Saxe-Iéna, cinquième fils du duc de Weimar et neveu du célèbre guerrier, né le 21 février 1638, mourut le 3 mai 1678, ayant épousé, par contrat du 18 juillet 1662, Marie-Charlotte de la Trémoïlle, qui mourut le 24 août 1682. Le portrait de celle-ci, écrit par elle-même, fait partie du recueil de Mlle de Montpensier.

5. Avant *donna*, il a biffé *luy*, pour ajouter *à M. de la Trémoïlle* en interligne.

6. Tome V, p. 357. Comparez l'article du prince de Tarente dans les *Écrits inédits*, tome VIII, p. 203.

7. *Accorda* a été ajouté à la fin d'une ligne, à la place de *donna*, biffé au commencement de la ligne suivante.

8. Voyez le mémoire fait par Clairambault sur les honneurs concédés aux princes étrangers (mss. Clairambault 721, p. 499-500, 503 et 505, et 1195, fol. 110; Arch. nat., KK 599, p. 291) et d'autres mémoires divers sur les prétentions de la maison, dans les mss. Clairambault 719, fol. 111-161, et 1137, fol. 193-226. Notre auteur en a parlé, non seulement dans

dans la suite la subtile escroquerie du prince de Talmond[1], et où elle en est demeurée[2].

Ducs de Bouillon et d'Albret raccommodés. 20 000[#] de pension pendant la guerre au comte d'Évreux. [*Add. St-S. 666*]

Parlant des Bouillons, il faut dire ici qu'en ce même temps[3] le duc d'Albret, voyant la cour et la ville contre lui, et le Roi, contre sa coutume, ayant pris parti, envoya son blanc-signé[4] à M. de Bouillon pour terminer leur procès tout comme il lui plairoit[5]. M. de Bouillon avoit pris congé du Roi pour aller à Dijon, où ce procès avoit été renvoyé, et alloit commencer[6]. Cela remit[7] la paix dans

les Additions placées ici, mais aussi dans l'Addition n° 6 (tome I, p. 313) et dans la notice du duché de LA TRÉMOÏLLE (*Écrits inédits*, tome VIII, p. 201-204 ; comparez le tome III, p. 211). Comme on le voit dans les *Mémoires de Mme de Motteville*, tomes II, p. 385, et III, p. 73-74, et comme il ressort également de deux projets de brevet publiés dans *les La Trémoïlle pendant cinq siècles*, tome IV, p. 125 et 141, les prétentions de Mme de la Trémoïlle pour sa fille aînée, prétentions vivement combattues par les princes et par la noblesse, avaient pour fondement des droits à l'héritage de la dynastie aragonaise de Naples qui venaient d'être exposés solennellement par-devant les plénipotentiaires réunis à Münster et le Pape lui-même. Notre auteur dit, dans la notice LA TRÉMOÏLLE (p. 203) : « L'avantage étoit plus réel (celui du tabouret, plus que celui du *pour*) ; mais il fut favorisé par un présent qui touche toujours ceux qui font les grâces, et qui ne se soucient pas de l'avenir. De filles, il n'y en avoit point ; Mme Stanley étoit mariée, et en Angleterre, au fils aîné du comte de Derby, et la fille unique de notre habile duchesse étoit un enfant. Ainsi on compta ne donner rien pour les filles, et, pour la belle-fille, on crut, au contraire, sortir par là d'un embarras.... » D'ailleurs, les la Trémoïlle portaient le titre de prince depuis le traité passé à Saint-Jean-de-Losne, le 8 juin 1522, entre François Ier et l'archiduc d'Autriche.

1. Frédéric-Guillaume de la Trémoïlle : tome II, p. 162.

2. Dans notre tome XV. — 3. *Dangeau*, p. 74.

4. Furetière en 1690 et *l'Académie* en 1718 considéraient *blanc-seing* comme un provincialisme ou une forme secondaire. Voyez *blanc-signé* dans le *Journal de Dangeau*, tomes XI, p. 74, et XIV, p. 234, dans la *Gazette* de 1718, p. 594, etc.

5. Voyez nos tomes V, p. 324-327, et VI, p. 232.

6. L'affaire y était renvoyée depuis mars 1700, et, cette année-là, un accommodement avait presque été conclu entre les deux parties, mais sans qu'on pût éviter d'aller plaider pour obtenir un arrêt contradictoire (*Dangeau*, tome VII, p. 409 et 449).

7. Le préfixe *re* a été ajouté en interligne.

la famille, et raccommoda parfaitement le père avec le fils[1], mais non avec le Roi, auprès duquel le père fit inutilement tout ce qu'il put pour raccommoder ce qu'il avoit gâté dans sa colère. Le Roi, qui savoit gré au comte d'Évreux de s'être attaché au comte de Toulouse[2], lui donna vingt mille livres de pension pour tant que la guerre dureroit[3]. Ce sont de ces grâces qu'un terme facilite, mais qui n'y demeurent guères bornées.

Rinschild[4], à la tête de douze mille Suédois, sans aucune artillerie, défit entièrement, le 12 février, Schulembourg[5], qui avoit vingt mille Saxons ou Moscovites et beaucoup de canon. La cavalerie de ce dernier lâcha pied d'abord et abandonna vingt-deux pièces de canon, dont les Suédois se servirent. Schulembourg se mit à la tête des[6] quinze mille hommes d'infanterie, qui fut enfoncée de

Victoire des Suédois.

1. Nous verrons, au contraire, dès la fin de l'année, les procédures reprendre, et M. de Bouillon gagner définitivement.

2. Tomes XI, p. 60, et XII, p. 413.

3. *Dangeau*, p. 70. Le comte d'Évreux allait servir sur le Rhin. Depuis un an ou deux, on songeait à le marier richement, comme nous l'avons vu en 1705.

4. Charles-Gustave Rheinschild, Renschild ou Rehnskiöld, beau-frère de l'envoyé de Suède à Paris, avait déjà battu en 1703 et 1704, presque constamment, l'armée confédérée des Saxons du roi Auguste et des Moscovites. Charles XII le créa comte à la suite de cette dernière victoire. Il mourut le 29 janvier 1722.

5. Jean-Mathias, comte de Schulembourg, né le 8 août 1661, d'abord colonel allemand au service de la Savoie, était entré à celui du roi Auguste, comme lieutenant général, en mars 1702, et il avait commandé son armée avec succès jusqu'au jour où Rehnskiöld le battit auprès de Fraustadt, au S. O. de Posen, le 13 février 1706. Dans les années suivantes, de 1707 à 1711, il commanda les Saxons que son roi avait mis au service des Hollandais contre la France, et le prince Eugène, qui l'estimait fort, lui fit ensuite donner par Venise la direction de la guerre contre les Turcs, comme général feld-maréchal. Il remplit glorieusement ces hautes fonctions pendant vingt-huit ans, et mourut à Vérone le 14 mars 1747. Le *Moréri* et la *Biographie allemande* lui ont consacré une longue notice, et lui-même a laissé des mémoires militaires que le marquis de Vogüé vient d'utiliser pour le récit des campagnes de Villars en Flandre.

6. *De* corrigé en *des*.

façon qu'il n'en resta pas mille. Schulembourg se sauva seul et blessé; tous les Moscovites tués, six mille prisonniers, dont cent cinquante officiers, le canon, le bagage, cent drapeaux ou étendards pris. Une si complète victoire ne coûta pas plus de mille hommes aux Suédois, et presque point d'officiers[1]. Quel personnage eût fait en Europe ce jeune roi de Suède, s'il eût pu se préserver des perfides conseils de son ministre Piper, et n'aller pas se détruire follement dans les déserts de Moscovie[2]!

Généraux des armées.

Le Roi régla ses armées à peu près comme les années précédentes : M. de Vendôme en Italie, Tessé pour la[3] Catalogne, alors en Espagne, Berwick pour la frontière de Portugal, le maréchal de Villars en Alsace, Marcin sur la Moselle, et le maréchal de Villeroy en Flandres, avec chacun leurs officiers généraux[4]. Du Bourg, lieutenant

Du Bourg

1. Tous ces détails sont pris textuellement au *Journal de Dangeau*, p. 45. Une lettre venue de l'armée saxonne est insérée dans les *Mémoires de Sourches*, p. 43, et suivie d'autres détails, quelques jours plus tard, p. 47-48. Comparez la *Gazette*, p. 112, 122-124, 145, 159-160, 171, 195, etc., le *Mercure* de février, p. 385-389, et de mars, p. 143-155, le *Mercure historique et politique* de mars, p. 305-319, la *Gazette de Verdun*, avril 1706, p. 277-279, le *Theatrum Europæum*, p. 291-296 (avec plan), etc. Comme les officiers de l'armée vaincue s'accusaient mutuellement, on fit le procès à plusieurs d'entre eux. C'est à Fraustadt que périt l'abbé de Grandpré-Joyeuse dont l'histoire a été racontée dans notre tome XII.

2. Charles Piper, conseiller d'État sous le roi Charles XI, était devenu chancelier et comte sous Charles XII, et faisait les fonctions de premier ministre, avec le titre de grand maréchal du royaume, depuis novembre 1705; mais, contrairement à ce que dit notre auteur, et à ce qu'il développera dans le tome prochain, c'est Piper qui représentait l'élément sage et prudent dans les conseils du jeune conquérant, tandis que Rehnskiöld, de victoire en victoire, l'entraîna à la folle entreprise de Russie, qui fut leur ruine à tous. Piper, pris à la défaite de Poltava, resta captif jusqu'à la fin de ses jours, qui se terminèrent dans la forteresse de Schlusselbourg, le 19 mai 1716. Il était né le 29 juillet 1647.

3. Avant ce *la*, il en a biffé un premier, surchageant un *B*.

4. Le détail est donné par Dangeau à la date du 1er mars, p. 46, quoique les *Mémoires de Sourches* disent la veille (p. 41) qu'on ne voulait communiquer aucune liste générale. — Le général Pelet a tracé

général destiné pour l'Alsace, où il étoit directeur de la cavalerie, et depuis maréchal de France[1], étoit alors à Versailles. Il avoit fait casser un capitaine de cavalerie du régiment de Bourgogne[2] : cet officier l'attendit le 4 mars au soir, à Versailles, comme il se retiroit chez lui, l'attaqua, le blessa légèrement de deux coups. Saint-Sernin[3], qui passoit par là se retirant aussi, les sépara. Le capitaine y laissa son chapeau, sa perruque et son épée, et s'enfuit tant qu'il put[4]. Il s'appeloit Boile[5]. Il fut rattrapé près de Fontainebleau[6]. Du Bourg se jeta aux pieds du Roi pour lui demander la grâce de cet officier, sans la pouvoir obtenir, avec raison; il fut condamné à un bannissement perpétuel, que le Roi commua en une prison de dix ans[7]. attaqué à Versailles.

Le vieux Joyeux, premier valet de chambre de Monseigneur et gouverneur de Meudon[8], mourut bientôt après à Joyeux; son être,

un tableau comparatif des projets de campagne de la Grande Alliance et de ceux de la France en tête du tome VI des *Mémoires militaires*, p. 1-9. Comme d'habitude, ces derniers avaient été préparés par Chamlay.

1. Ces cinq mots ont été ajoutés en interligne.

2. Régiment donné au duc de Bourgogne en 1685 et commandé par le marquis d'Ancenis.

3. Jean-Benoît-César-Auguste des Porcelets de Malhane, créé marquis de Saint-Sernin en 1720. Colonel de dragons en 1702, brigadier en 1710, maréchal de camp le 20 février 1734, lieutenant général le 18 octobre suivant, gouverneur de Belle-Isle en 1740, autorisé à prendre le nom de Soulatges-Armagnac en 1754, il mourut le 1er juin 1759, âgé de quatre-vingt-quatre ans (*Chronologie militaire*, tome V, p. 182-183). Il était si attaché au vainqueur de Friedlingue, qu'on lui donnait le sobriquet de *faux Villars*. On le mit à la Bastille en 1711, pour violences sur un officier (recueil Ravaisson, tome XIII, p. 2-3).

4. *Dangeau*, p. 48; *Gazette d'Amsterdam*, n° XXII.

5. René Mascon du Boile. — 6. A Melun : Arch. nat., O[1] 367, fol. 73.

7. *Dangeau*, p. 50, 57 et 66; *Sourches*, p. 46-47 et 53; Arch. nat., V[8] 191, fol. 35; *Gazette d'Amsterdam*, nos XXIII et XXVIII; *Archives de la Bastille*, tome XI, p. 293-294. Au lieu de l'envoyer à la citadelle d'Arras, on le retint à la Bastille de peur qu'en qualité de nouveau converti il n'allât passer à l'ennemi. Il n'en sortit que le 12 octobre 1711.

8. Tome II, p. 138. — On écrivait, sans doute comme on prononçait : *Joyeuse*.

sa mort. [Add. St-S. 667] Versailles[1], dans une extrême vieillesse, sans avoir jamais été marié, et donna tout son bien, qui étoit considérable, aux enfans du feu[2] bonhomme Bontemps, son ancien ami et camarade. Ce Joyeux étoit une espèce toute singulière et très dangereuse, avec qui Monseigneur se mesuroit fort, et avec qui sa cour intérieure étoit en grand ménagement et fort en contrainte[3]. Il avoit été à la Reine mère[4], puis au Roi, et dans toutes les intrigues serviles de ses amours; bel homme et fort bien fait, dansant mieux qu'homme de France, et avoit été de tous les ballets du Roi avec les meilleurs danseurs[5]. Le dos lui étoit resté fort plat; mais il s'étoit comme rompu par le bas : il faisoit une pointe, et Joyeux marchoit presque ployé en deux. Son vêtement étoit rare[6], et toujours le même : grande perruque et grand rabat, habit brun fort ample, culottes très larges; d'ailleurs bien chaussé. Il avoit de l'esprit, beaucoup, et de cet esprit de cour et de remarque, de l'emportement, de la malignité, de l'entêtement; quelquefois serviable, et bon homme par fantaisie. Le Roi l'avoit mis auprès de Monseigneur comme un homme de confiance. Il ne faisoit pas bon lui déplaire. Monseigneur n'avoit osé lui refuser le gouvernement de Choisy[7], quand il l'eut, puis de Meudon[8], où il ordonnoit de tout, comme d'abord Bontemps faisoit à Marly. Il le

1. Le 22 avril : *Dangeau*, p. 81; *Sourches*, p. 57, 58 et 62; *Mercure* du mois, p. 367-372. Il avait environ quatre-vingt-dix ans.

2. *Feu* est ajouté en interligne.

3. Voyez les *Mémoires du valet de chambre Dubois*, publiés par Aubineau dans la *Bibliothèque de l'École des chartes*, 2e série, tome IV, p. 37 et 39, et l'*Histoire amoureuse des Gaules*, tome III, p. 494.

4. Comme premier valet de chambre : Arch. nat., X1A 8663, fol. 238; *Mémoires de D. de Cosnac*, tome I, p. 242. La Reine mère, qu'il avait servie de même, lui fit un legs de trente mille livres.

5. Voyez ci-après, appendice XVIII, une notice sur les ballets du Roi.

6. Un vêtement comme on en voyait peu.

7. En 1693 : *Dangeau*, tome IV, p. 260 et 274. Il y avait mille écus d'appointements.

8. En 1695 : *Dangeau*, tome V, p. 320.

traitoit bien et le ménageoit; il s'en consola encore mieux. Joyeux avoit une bonne abbaye[1] et, je crois, quelques prieurés. Du Mont[2] eut le gouvernement de Meudon[3]. C'étoit un gentilhomme de bon lieu[4]. Mon père, étant premier gentilhomme de la chambre et premier écuyer de Louis XIII, fit la petite fortune[5] de son père, qui se trouva un homme de mérite, et qui l'acheva : il fut sous-gouverneur du Roi, et mourut dans cet[6] emploi, fort estimé[7]. La Bourlie, père de Guiscard, fut mis en sa place[8]. Le Roi prit son fils[9] tout enfant encore, et en chargea le vieux Beringhen, premier écuyer, et, dans la suite, l'attacha à Monseigneur, duquel il commandoit toute l'écurie particulière sous le

Du Mont; sa famille, son caractère. [*Add. St-S. 668*]

1. Celle de Sery, au diocèse d'Amiens (*Gazette* de 1680, p. 95). En février 1694, il l'avait rendue contre une pension de deux mille écus sur l'abbaye de Saint-Amand, tandis que Sery ne valait que quatre à cinq mille livres (*Dangeau*, tome IV, p. 452).

2. Tome IX, p. 42-43.

3. *Dangeau*, p. 81-82; *Sourches*, p. 62; *Mercure* d'avril, p. 371-372; Arch. nat., O[1] 50, fol. 104 v°, 27 avril.

4. Tome IX, p. 42, note 5. On trouve, en 1673, un Jean de Gaureaul, sieur de la Farge, écuyer tout dévoué du jeune duc de Longueville (Arch. nat., Y 226, fol. 128). Nicolas-René de Gaureaul du Mont, capitaine des gardes du maréchal de Brezé, puis lieutenant de Roi à Saumur, marqua dans la Fronde, et Condé lui confia de 1653 à 1659 la garde de la place forte de Linchamp. Sa fille épousa le frère de Bossuet.

5. *Fortune* est écrit en interligne.

6. *Cette* corrigé en *cet*.

7. Le grand-père, Félix de Gaureaul, sieur du Mont et autres lieux, était, en 1643, écuyer ordinaire et gentilhomme ordinaire du petit roi, commandant sa petite écurie. En mars 1646, il fut nommé sous-gouverneur (*Gazette*, p. 168), et il mourut le 10 septembre 1655 (*Gazette*, p. 1032). C'est alors que la charge fut donnée au père de l'écuyer de Monseigneur. Le grand-père est présenté, dans les *Mémoires du valet de chambre la Porte*, p. 45, comme un serviteur exceptionnel : « Il faisoit tout ce qu'un sage gentilhomme y pouvoit faire; mais il y étoit de la main du Roi, ce qui lui étoit un péché originel si considérable, qu'on ne lui savoit aucun gré de tous ses soins, et, bien éloigné d'en être récompensé, il ne pouvoit être payé de ses appointements, que les autres reçoivent sans peine. »

8. Tome XII, p. 149 et note 3.

9. Celui dont il s'agit en ce moment.

premier écuyer du Roi. C'étoit un grand homme, bien fait et de bonne mine, extrêmement court d'esprit, mais qui, né et élevé à la cour, où il avoit passé sa vie, en savoit la routine et le manège; fort homme d'honneur et bienfaisant, mais avec des fantaisies et des manières, comme les gens de fort peu d'esprit et gâtés par la faveur. Il posséda toujours toute celle de Monseigneur, sa plus intime confiance sur tous chapitres, gouvernoit sa bourse particulière, et ordinairement[1] ses plaisirs; fort honnête homme pourtant, et qui eut le sens de se maintenir toujours fort bien avec le Roi[2]. Avec toute cette enflure, il n'a jamais oublié ce que son père devoit au mien : il le publioit, il lui rendoit toutes sortes de respects, et est toujours venu au-devant de moi pour tout et en tout, avec respect et amitié, et se piquant et s'honorant de l'une et de l'autre à mon égard, ce qui se trouvera curieusement dans la suite[3]. Il fut malheureux en famille : le comte de Brionne en usa avec un éclat qui l'obligea à confiner sa femme à la campagne pour toujours[4]. Sa fille unique[5] lui donna plus de consolation. Elle avoit du mérite, et avoit épousé un homme fort riche et qu'on ne voyoit jamais, presque toujours en Normandie[6]. Il s'appeloit M. de Flers[7], du séditieux nom

1. *Ord^t*, en abrégé. Jusqu'ici, on avait lu *ordonnoit*.

2. Comparez ce qui a été dit dans notre tome IX, p. 42-43.

3. En 1710, il avertira Saint-Simon qu'on le dénonçait à Monseigneur.

4. Du Mont, étant âgé de vingt-sept ans, avait épousé, par contrat du 16 août 1676 (Arch. nat., Y 232, fol. 86), Angélique-Françoise-Madeleine Boutier de Château-d'Assy, qui mourut le 18 mars 1716.

5. Madeleine-Angélique-Françoise de Gaureaul du Mont, mariée par contrat du 30 mars 1696 (minutier de Me Blanchet, notaire à Paris), mourut le 27 septembre 1734, à cinquante et un ans environ.

6. L'initiale de *Normandie* corrige une *n* minuscule.

7. Louis de Pellevé, marquis de Flers, à qui du Mont, immédiatement après le mariage, fit donner la survivance de sa charge (Arch. nat., O^1 40, fol. 59 v°), mourut le 23 avril 1722. Selon les *Archives de la Bastille*, tomes IX, p. 174-175, ce Pellevé et son père avaient été protestants, et ils furent poursuivis, en 1689, pour troubles et violences dans leurs terres de Normandie.

de Pellevé[1]. Avec Monseigneur, du Mont perdit tout ce qu'on peut perdre, et toutefois il conserva toujours de la considération par estime, et fut toujours bien traité du Roi[2]. Il obtint, dans la Régence, la survivance de Meudon pour Pellevé, son petit-fils, qui avoit une compagnie de gendarmerie, et qui avoit de la valeur et de l'estime dans le monde[3]; il avoit épousé la fille de la Chaise, capitaine de la porte, neveu du P. de la Chaise[4]. Du Mont n'eut pas la douleur de voir sa catastrophe. Il[5] devint fou par intervalles. On ne put lui laisser Meudon, où il se conduisoit avec toutes sortes d'extravagances[6] : cela acheva de lui tourner la tête; il finit enfin par s'aller noyer dans la Seine[7], vers le moulin de Javelle[8].

1. Allusion au cardinal de Pellevé (1518-1594), fort maltraité par la *Satire Ménippée*, qui présida les états de la Ligue en 1593 et mourut de fureur en apprenant l'entrée d'Henri IV à Paris. Saint-Simon lui a consacré une page du duché de Guise (*Écrits inédits*, tome V, p. 82). Voyez, au Cabinet des titres, collection des *Pièces originales*, le dossier 50360,

2. Comme écuyer de Monseigneur il avait deux mille écus, trois ou quatre mille comme gouverneur de Meudon, et cinq mille cinq cents livres de pension en souvenir de son père. Le Roi augmenta cette pension de mille écus après la mort du Dauphin, et le duc de Bourgogne lui fit cadeau d'une bague que le prince avait portée ordinairement. Depuis 1698, du Mont avait un quart d'intérêt dans le privilège de l'Opéra renouvelé une dernière fois en 1704 (Arch. nat., X[1A] 8693, fol. 329 v°, et Y 275, fol. 301 v°); ci-dessus, p. 294, note 4.

3. Hyacinthe-Louis de Pellevé, comte de Flers, dit le marquis de Pellevé, pourvu de la charge de capitaine-lieutenant des gendarmes de Berry en 1718, et de la survivance du gouvernement de Meudon le 16 mars 1717 (Arch. nat., O[1] 61, fol. 51 v°), quitta le service en 1733.

4. Marie-Angélique d'Aix de la Chaise, fille aînée d'Antoine-Dreux d'Aix, marquis de la Chaise (tome IV, p. 253), mariée le 3 juillet 1724, morte sans postérité le 29 septembre 1745.

5. Pellevé, et non son grand-père, qui était mort en 1726.

6. Aliénation ou vapeurs, son mal se révéla en présence du Roi lui-même, au mois de mai 1733, à propos de son gouvernement (*Revue rétrospective*, 2e série, tome V, p. 380-381 et 386).

7. A la suite d'un duel, le 20 avril 1736; il avait trente-neuf ans environ : *Nouvelles de la cour*, publiées par le comte Éd. de Barthélemy, p. 92-93.

8. Sur la rive gauche de la Seine, a la sortie de Paris : voyez le

Catastrophe curieuse de Maulévrier.

Une folie me conduit à une autre pour ne pas interrompre des matières importantes et liées en remettant de la rapporter au temps où elle arriva. Maulévrier, de retour d'Espagne et débarquant à Marly, où j'étois, et, comme je l'ai dit[1], parce que sa femme étoit du voyage, y[2] trouva la princesse des Ursins au plus brillant de son triomphe, et Mme de Maintenon également entêtée d'elle et impatiente de la renvoyer à Madrid. Le compagnon saisit la conjoncture. Il étoit chargé de mémoires de la reine d'Espagne et de Tessé[3] : il profita des premiers temps de la reconnoissance de Mme des Ursins, qu'il avoit si bien servie; il la cultiva, il eut soin de la laisser apercevoir des privances qu'il surprit[4] avec Mme la duchesse de Bourgogne, et qu'il s'étoit ménagées, avant son voyage, avec Mgr le duc de Bourgogne, qui lui avoit trouvé de l'esprit; il ne négligea pas de les grossir aux yeux de son importante amie, à qui il avoit appris à Toulouse tant de choses secrètes et importantes, qu'elle n'eut pas peine à croire sur sa parole plus encore qu'elle n'en voyoit. Quelque nombre d'amis qu'elle laissât en ce pays-ci, elle ne fut pas indifférente à[5] se bien assurer de celui-ci, qu'elle vit et crut, encore plus qu'il n'étoit, tenir[6] par les

tome IV de la *Topographie historique du vieux Paris*, p. 304 et 319-321. Dans des vers de 1706 sur la Visitation de Chaillot, Antoine Hamilton, recommandant aux religieuses de ne pas lorgner les habitués mondains du Cours-la-Reine, ajoutait :

Détournez aussi la prunelle
D'un certain moulin de Javelle,
Car bien souvent l'esprit malin,
Sous l'ombre d'une matelote
Se fourrant dans cette gargote
Qui porte le nom de Moulin,
Mène la sagesse bon train
Et met la raison en compote.

1. Ci-dessus, p. 24. — 2. *Y* est en interligne, au-dessus d'*où il*, biffé.
3. Ci-dessus, p. 23.
4. Qu'il obtint par surprise. — Ensuite, *avec* surcharge *chez*.
5. *A* surcharge une lettre illisible.
6. Avant *tenir*, il a biffé *encore*.

liens les plus intimes. Elle avoit plus d'une fois éprouvé la force de ceux-là, qui si souvent gouvernent les cours, les affaires et les succès. Les secrets réciproques qu'ils s'étoient confiés à Toulouse, ceux qu'il rapportoit d'Espagne, les lièrent étroitement. Maulévrier s'en fit une clef de la chambre de Mme de Maintenon, si curieuse de l'intérieur de la cour d'Espagne, qu'elle alloit, comptoit-elle, gouverner plus que jamais par Mme des Ursins, à qui elle ne put refuser d'entretenir Maulévrier. Il fut donc admis chez elle tête à tête. Ces conversations se multiplièrent, et se prolongèrent quelquefois plus de trois heures; il eut soin de les nourrir par des lettres et par des mémoires. Mme de Maintenon, toujours éprise des nouvelles connoissances avec un épanchement fort singulier, admira tout de Maulévrier, et fit goûter au Roi ce qu'il lui envoyoit. Maulévrier, revenu perdu, et subitement relevé de la sorte, commença à perdre terre[1], à mépriser les ministres, à faire peu de compte de ce que son beau-père lui mandoit. Les affaires qui lui passoient par les mains, des commerces secrets qu'il entretenoit en Espagne, lui donnèrent des occasions continuelles de particuliers avec Mgr et Mme la duchesse de Bourgogne, chacun séparément, à celle-ci de le ménager, et à lui de tout prétendre. Nangis le désespéroit, l'abbé de Polignac aussi. Il ne prétendoit à rien moins qu'à toutes sortes de sacrifices, et il n'en pouvoit obtenir aucun. Sa femme, piquée contre lui, se mit à faire des avances à Nangis; celui-ci, pour se couvrir mieux[2], à y répondre. Maulévrier s'en aperçut : c'étoit[3] trop lui en vouloir. Il connoissoit sa femme assez méchante pour la craindre. Tant[4] de vifs mouvements du cœur et de l'esprit le transportèrent. Un jour qu'il étoit chez lui, et qu'il y avoit apparemment quelque chose à

1. Je ne trouve cette locution, dans les dictionnaires, qu'au sens ordinaire de se démonter; ici, ne plus toucher terre.

2. Pour mieux cacher son jeu vis-à-vis de la princesse.

3. L'élision *c'* corrige *s'*. — 4. *Tout* corrigé en *tant*.

raccommoder, la maréchale de Cœuvres le vint voir : il lui ferma la porte de sa chambre, la barricada au dedans, et, à travers la porte, la querella jusqu'à lui chanter pouille, une grosse heure entière qu'elle eut la patience d'y demeurer sans avoir pu parvenir à le voir. De cette époque, il se rendit rare à la cour, et se tint fort à Paris[1]. Il sortoit souvent seul à des heures bizarres, prenoit un fiacre[2] loin de chez lui, se faisoit mener derrière les Chartreux[3] et en d'autres lieux écartés. Là, il mettoit pied à terre, s'avançoit seul, siffloit : tantôt un grison[4], sortant d'un coin, lui remettoit des paquets; tantôt ils lui étoient jetés d'une fenêtre; une autre fois, il ramassoit une boîte auprès d'une borne, qui se trouvoit remplie de dépêches. J'ai su dans le temps même ces mystérieux manèges par des gens qu'il eut quelquefois l'indiscrète vanité d'en rendre témoins. Il écrivoit après à Mme de Maintenon et à Mme la duchesse de Bourgogne, mais, sur les fins, presque uniquement à la dernière, par l'entremise de Mme Quantin[5]. Je sais gens, et M. de Lorge entre autres, à qui Maulévrier a extérieurement montré des bottes de ses lettres et des réponses, et lu, entre autres, une que Mme Quantin lui écrivoit, par laquelle elle tâchoit de l'apaiser sur Mme la

1. Mme de Maintenon écrivait à Tessé, le 10 février (recueil Geffroy, tome II, p. 73) : « Il y a bien longtemps que nous ne voyons plus Mme de Maulévrier. C'est une perte pour elle et pour nous. On dit que Monsieur son mari est en meilleure santé. »

2. « On appelle ainsi les carrosses de place qu'on loue à l'heure » (*Académie*, 1718). Ménage donne l'expression dès 1650; voyez aussi *la Muse historique*, tome III, p. 159, et la *Correspondance de Bussy-Rabutin*, tome V, p. 431. Un mémoire historique sur ces voitures a été publié dans la *Nouvelle revue rétrospective*, tome XII, p. 412-416.

3. Le grand couvent de la rue de Vaugirard, auquel attenaient de vastes terrains vagues ou en culture : *Topographie historique du vieux Paris*, tome IV, p. 73 et suivantes; *Voyage à Paris de deux jeunes Hollandais*, p. 106-107 et 326; *Mercure* d'août 1706, p. 243-245.

4. « Un homme de livrée qu'on fait habiller de gris pour l'employer à des commissions secrètes » (*Académie*, 1718).

5. Tome XII, p. 275.

duchesse de Bourgogne, et lui mandoit de sa part, en termes les plus exprès et les plus forts, qu'il devoit toujours compter sur elle. Il fit un dernier voyage à Versailles, où il la vit en particulier et la querella cruellement. Il dîna ce jour-là chez Torcy, avec qui il étoit resté en mesures extérieures, et eut la folie de conter sa rage et sa conversation à l'abbé de Caumartin[1], qu'il y trouva, qui étoit ami intime de Tessé et d'eux tous, et qui me la redit mot pour mot ensuite; et, de là, s'en alla à Paris. Là, déchiré de mille sortes de rages d'amour, qui étoit venu à force de le faire[2], de jalousie, d'ambition, sa tête se troubla au point qu'il fallut appeler des médecins et ne le laisser voir qu'aux personnes indispensables, et encore aux heures où il étoit le moins mal. Cent visions lui passoient par la tête. Tantôt, comme enragé, il ne parloit que d'Espagne, que de Mme la duchesse de Bourgogne, que de Nangis, qu'il vouloit tuer, d'autres fois le faire assassiner; tantôt, plein de remords sur l'amitié de Mgr le duc de Bourgogne, à laquelle il manquoit si essentiellement, il faisoit des réflexions si curieuses à entendre, qu'on n'osoit demeurer avec lui, et qu'on le laissoit seul. D'autres fois, doux, détaché du monde, plein des idées qui lui étoient restées de sa première éducation ecclésiastique[3], ce n'étoit que desirs de retraite et de pénitence. Alors il lui falloit un confesseur pour le remettre sur ses désespoirs de la miséricorde de Dieu. Souvent encore il se croyoit bien malade et prêt à mourir. Le

1. L'académicien : tome II, p. 193. On remarquera que c'est le même personnage qui fournit au marquis d'Argenson les anecdotes sur la jeunesse de l'abbé de Polignac, ci-dessus, p. 213-215.

2. A force de faire, de simuler l'amoureux.

3. Il « avoit quitté le petit collet lorsque son frère fut tué dans Namur » (tome IV, p. 330). Treize ans auparavant, le ministre Colbert avait obtenu du Pape les dispenses d'âge nécessaires à François-Édouard et à son frère Louis pour que celui-ci pût posséder le prieuré conventuel de Rueil, et l'autre deux prieurés simples résignés en sa faveur par le coadjuteur de Rouen (Arch. nat., G^7 551, 30 mars 1682).

monde cependant, et jusqu'à ses plus proches se persuadoient que tout cela n'étoit qu'un jeu[1], et, dans l'espérance d'y mettre fin, ils lui déclarèrent qu'il passoit pour fou dans le monde, et qu'il lui importoit infiniment de sortir d'un état si bizarre, et de se montrer. Ce fut le dernier coup, qui l'accabla. Outré de fureur de sentir que cette opinion ruinoit sans ressource tous les desseins de son ambition, sa passion dominante, il se livra au désespoir. Quoique veillé avec un extrême soin par sa femme, par quelques amis très particuliers, et par ses domestiques, il fit si bien que, le vendredi saint de cette année, il se déroba un moment d'eux tous sur les huit heures du matin, entra dans un passage derrière son appartement, ouvrit la fenêtre, se jeta dans la cour, et s'y écrasa la tête contre le pavé[2]. Telle fut la catastrophe d'un ambitieux à qui les plus folles et les plus dangereuses passions, parvenues au comble, renversèrent la tête, et lui ôtèrent la vie, tragique victime de soi-même. Mme la duchesse de Bourgogne en apprit la nouvelle le même jour, à ténèbres avec le Roi et toute la cour. En public, elle ne témoigna pas s'en soucier; en particulier, elle donna quelque cours aux larmes. Ces larmes pouvoient être de pitié, mais ne

1. Est-ce sur ces questions délicates que la marquise d'Huxelles écrivait à son amie Mme de Bernières (*la Marquise d'Huxelles*, par Édouard de Barthélemy, p. 94), le 28 février 1706 : « La duchesse de Villeroy a attaqué Mme de la Vrillière[a]; M. de Saint-Simon et Mme de Roquelaure eurent affaire ensemble. Discours s'en sont suivis; mais je ne vous les rapporterai pas, car l'heure presse, et vous les saurez d'ailleurs »? Quant à l'affaire de notre auteur avec Mme de Roquelaure, on peut supposer que c'est à propos des circonstances relatées plus haut, p. 182-184.

2. *Dangeau*, 2 avril, p. 67 : « Le Roi, allant à ténèbres, apprit par M. de Chevreuse que M. de Maulévrier, qui étoit malade depuis longtemps et qui étoit gardé à vue dans sa maison parce qu'il avoit des accès de frénésie causés par une longue insomnie, s'étoit jeté par la fenêtre de la garde-robe de sa femme, et s'étoit tué tout roide. » Comparez les *Mémoires de Sourches*, p. 53-54, la *Gazette d'Amsterdam*, n°s XXIII et XXX, le *Mercure* d'avril, p. 351-352.

[a] La maîtresse de Nangis, l'autre amoureux.

furent pas si charitablement interprétées. On remarqua fort que, dès le samedi saint, Mme Quantin alla à Paris chez ce malheureux, où dès auparavant elle avoit fait divers voyages. Elle étoit toute à Tessé. Le prétexte fut de Mme de Maulévrier; mais personne n'y prit, et on crut qu'il y avoit eu des raisons importantes pour ce voyage. La douleur de la veuve ne lui ôta aucune liberté d'esprit. On ne douta pas qu'elle ne se fût saisie de tous les papiers avant de se jeter dans le couvent où elle passa sa première année. Elle y reçut une lettre de Mme la duchesse de Bourgogne dont elle se para fort, et la visite des dames les plus avant auprès de cette princesse; elle les reçut froidement, et Mme de la Vallière[1] si[2] mal, que, d'amies intimes qu'elles étoient, elles s'en brouillèrent. Incontinent après Pâques nous fûmes à Marly[3]. Mme de Maintenon y parut triste, embarrassée, sévère, contre son ordinaire, avec Mme la duchesse de Bourgogne. Elle la tint souvent et longtemps tête à tête; la princesse en sortoit toujours en larmes. On ne douta plus que Mme de Maintenon n'en eût appris enfin ce que chacun voyoit depuis longtemps. On soupçonna Maulévrier de s'être vengé par des papiers qu'il lui avoit envoyés sur les fins; on imagina même que Desmaretz, cousin germain de Maulévrier, et qui s'étoit toujours mêlé de ses affaires domestiques[4], avoit été saisi

1. On verra plus tard (éd. 1873, tome VIII, p. 404 et 410) que Mme de la Vallière, « la plus spirituelle et la plus dangereuse des Noailles, » se mit « dans la plus intime confidence » de la duchesse de Bourgogne.

2. *Si* surcharge *son*.

3. Le lundi 12 avril (*Dangeau*, p. 73; *Sourches*, p. 56).

4. Le père de Maulévrier, comme aussi Seignelay, s'étaient activement entremis pour Desmaretz après sa disgrâce de 1683 : voyez notre tome VII, appendice XI, p. 557 et suivantes. D'autre part, Desmaretz, revenu sur l'eau et associé à Chamillart, rendit plus d'un service à Maulévrier, comme en témoignent quelques lettres de celui-ci (Arch. nat., G^7 557), une, entre autres, du mois de septembre 1705, où il dit à Desmaretz : « Au nom de Dieu! jetez les yeux sur les comptes de mon frère le chevalier. Cela me donne du chagrin et m'empêche de

de papiers importants, que, par le canal de Chamillart, il avoit fait passer à Mme de Maintenon et au Roi même. J'étois ami particulier de toute ma vie de Desmaretz, après mon père, comme je l'ai rapporté en son lieu[1], et à portée de tout avec lui. Je le pris au jour de conseil de finances que nous avions dîné ensemble chez Chamillart, et, en nous promenant dans les jardins de Marly tête à tête, je lui en demandai la vérité. Il m'avoua que Maulévrier l'avoit souvent entretenu de ses visions et de ses amours, et lui en avoit tant conté de toutes les sortes, que, désespérant de l'en pouvoir déprendre, et ne doutant pas que la fin n'en fût fâcheuse, il lui avoit depuis fermé la bouche toutes les fois qu'il avoit voulu lui en parler. Il me dit que c'étoit lui qui avoit ordonné du scellé[2], qu'il ne doutoit pas qu'il n'y eût là bien des lettres et bien des papiers fort curieux, qu'il savoit que, peu avant sa mort, Maulévrier en avoit brûlé beaucoup, et mis d'autres en dépôt, dont il n'avoit pas voulu se charger, qu'il ne doutoit pas que Mme de Maulévrier n'eût mis la main sur tout ce qui s'en étoit pu trouver; mais il me jura qu'il n'avoit eu, à cet égard, ni ordre ni rien de semblable, et qu'aussi il n'avoit rien trouvé. Je fus bien aise d'être éclairci d'un fait si important. Comme il n'y avoit donc plus rien qui le fût là-dessus[3] à l'égard de Desmaretz, je contai cette conversation à la duchesse de Villeroy, à Mme de Levis, à Mme de Nogaret, à Mme du Châtelet, auprès desquelles nous étions logés, Mme de Saint-Simon et moi, lesquelles nous disoient aussi tout ce qu'elles découvroient. A l'empressement avec lequel Mme de Nogaret m'avoit pressé

partir. Je voudrois déjà être à cent lieues d'ici; je n'aurai ailleurs ni tant de peines, ni tant de chagrin.... » Et, le 15 décembre suivant, n'étant pas encore parti pour Madrid : « Je vous attendrai demain tout le jour, et tel autre jour qu'il vous plaira, car je ne sors point. »

1. Tome VII, p. 136-137.

2. Qui avoit ordonné l'apposition des scellés chez Maulévrier. Le procès-verbal ne s'en retrouve pas aux Archives nationales.

3. *Là* surcharge des lettres illisibles.

de confesser Desmaretz, et sa joie de ce que je lui en rapportai, j'eus beaucoup de soupçon qu'elle ne l'avoit pas fait d'elle-même, et de l'inquiétude de Mme la duchesse de Bourgogne là-dessus[1]. Cependant cette tristesse profonde, et ces yeux si souvent rouges de Mme la duchesse de Bourgogne, commencèrent à inquiéter Mgr le duc de Bourgogne. Peu s'en fallut qu'il n'aperçût plus qu'il n'étoit besoin; mais l'amour est crédule : il prit aisément aux raisons qui lui en furent données. Les romancines[2] s'épuisèrent, ou du moins se ralentirent; la princesse comprit la nécessité de se montrer plus gaie. Nous ne laissâmes pas de douter longtemps si le Roi n'avoit pas été instruit. Je me licenciai de traiter avec le duc de Beauvillier cette matière en plein : il n'en ignoroit pas le fonds, il[3] souffroit cruellement pour Mgr le duc de Bourgogne, et il trembloit sans cesse de le voir tomber dans l'horrible désespoir d'apprendre ce qui, à la fin, se sait presque toujours. M. de Beauvillier n'avoit jamais estimé Maulévrier : il plaignit en bon chrétien sa fin funeste; mais il se sentit fort soulagé. Tessé, par d'autres raisons, ne le fut pas moins quand il apprit en Espagne qu'il étoit délivré d'un gendre si embarrassant; il ne s'en cacha même pas assez[4].

1. Cette phrase de cinq lignes a été ajoutée après coup dans l'interligne et sur la marge.

2. Tome XI, p. 332. Je puis encore signaler ce mot dans les *Lettres du commissaire Dubuisson au marquis de Caumont*, en 1738, p. 477.

3. Avant *il*, notre auteur a biffé *et*.

4. Voici la lettre que, du camp devant Barcelone, Tessé adressa à Desmaretz, le 19 avril (recueil Rambuteau, p. 277) : « Il est certain, Monsieur, que je perds un gendre qui étoit plein de sentiment, vertueux, et que j'aimois véritablement. J'en suis pénétré de douleur, et, si quelque chose peut un peu l'adoucir, c'est non seulement la part que je suis assuré que vous y prenez et que vous partagez, mais encore que j'espère que vous voudrez bien continuer d'honorer de vos soins et de vos conseils la veuve et les enfants, qui ont l'honneur de vous appartenir de si près. Je vous en supplie de tout mon cœur, et une des choses que je recommande et recommanderai le plus à ma

Départ de l'abbé de Polignac, etc.

Achevons tout d'un temps cette délicate matière. L'abbé de Polignac[1] étoit pressé par Torcy de partir[2], et ne s'y pouvoit résoudre, quoique cette aventure, qui tenoit les yeux si ouverts sur lui, le dût persuader, et une autre encore fort désagréable, qu'il venoit d'avoir avec l'abbé de Caumartin, à propos du procès de M. de Bouillon avec son fils[3]. A la fin pourtant, il fallut prendre congé[4]. On remarqua beaucoup que Mme la duchesse de Bourgogne lui souhaita un heureux voyage tout d'une autre façon qu'elle n'avoit accoutumé de congédier ceux qui prenoient congé d'elle. Peu de gens eurent foi à une migraine qui la tint tout ce même jour sur un lit de repos chez Mme de Maintenon,

fille, c'est de suivre en tout les conseils que j'espère que vous voudrez bien lui donner, et qu'elle vous les demande tant pour sa conduite particulière que pour celle de sa petite famille. » On voit que, sous des formules d'apparence banale, cette lettre, dont l'original est dans les Papiers du Contrôle général, G⁷ 543, confirme cependant les dires de notre auteur sur le rôle de Desmaretz. D'autre part, Mme des Ursins écrivit à Mme de Maintenon, au reçu de la tragique nouvelle (recueil Bossange, 1826, tome III, p. 286) : « C'est une cruelle fin que celle de ce pauvre M. de Montlevrier (*sic*)! Je le plains fort, et j'entre extrêmement dans la douleur de Madame sa femme; je lui en écris même pour lui en faire mon compliment. Je prends la liberté, Madame, de vous adresser ma lettre pour elle. C'est une jolie veuve, et je ne m'étonne pas que Mme la duchesse de Bourgogne l'honore de ses bonnes grâces. » Enfin Mme de Maintenon écrivit, le 5 avril, au duc de Noailles (recueil Geffroy, tome II, p. 77) : « Vous apprendrez la triste fin du pauvre M. de Maulévrier. J'y ai pris encore plus de part parce qu'il étoit votre ami. »

1. Ci-dessus, p. 211-220. — 2. L'initiale de *partir* surcharge une *l*.

3. On trouve mention de cette « aventure » dans une lettre de Coulanges à Mme d'Huxelles, 22 décembre 1704.

4. C'est dans cet intervalle entre sa nomination à la rote et son départ (*Dangeau*, p. 216-217) que le Roi lui facilita les moyens de recouvrer cinquante mille écus en remboursement de son équipage pillé par les gens de Dantzick en 1697 (notre tome IV, p. 208). Quelques semaines plus tard (*Dangeau*, p. 233), il eut une audience « très favorable, » et le Roi lui dit : « Oublions tout le passé. Je suis très aise que vous soyez content de moi, et je suis persuadé qu'un homme de votre esprit et de votre mérite me servira dignement; je connois tous vos talents. » Il partit à la fin d'octobre.

les fenêtres entièrement fermées, et qui ne finit que par beaucoup de larmes. Ce fut la première fois qu'elle ne fut pas épargnée. Madame, se promenant peu de jours après dans les jardins de Versailles, trouva sur une balustrade et sur quelques piédestaux[1] deux vers aussi insolents qu'ils furent intelligibles, et[2] Madame n'eut ni la bonté ni la discrétion de s'en taire. Tout le monde aimoit Mme la duchesse de Bourgogne : ces vers firent moins de bruit parce que chacun l'étouffa.

Prince Emmanuel d'Elbeuf passe aux Impériaux et est pendu en effigie. [Add. St-S. 669]

Le prince Emmanuel, frère du duc d'Elbeuf, après avoir fait bien des personnages différents, et la plupart fort honteux, et tiré souvent du Roi de l'argent et de la protection, étoit allé à Milan trouver sa sœur et Vaudémont, son beau-frère[3]. Il fit là son marché, et passa à l'armée de

1. Il écrit : *pieds d'estaux*. — 2. *Et* est en interligne.

3. Emmanuel-Maurice de Lorraine, quatrième fils du second lit du duc Charles III d'Elbeuf, né à la fin de décembre 1677, avait été d'abord destiné au petit collet et était entré dans une maison pieuse, avec pension du Roi (voyez notre tome IV, p. 541, la *Gazette de Leyde*, 29 juin et 20 juillet 1699, et les *Mémoires de Sourches*, tome VI, p. 182) ; mais, après de très mauvais débuts, le Roi l'avait fait enrôler dans les mousquetaires pour qu'il s'amendât et se rendît digne de ses bontés (*Dangeau*, tome VII, p. 55, 91, 214 et 346). Cette expérience n'ayant pas encore réussi, nous le voyons, dans l'été de 1700, retourner au petit collet, demander même les ordres à Fléchier, faire porter sa pension à quatre mille livres, puis revenir subitement à la cour après une course en Italie, et cela à l'extrême surprise du Roi (*Sourches*, tome VI, p. 262 et 272). C'est à l'occasion d'un autre voyage auprès de son cousin Vaudémont, qui avait essayé cependant d'éviter sa visite (Dépôt de la guerre, vol. 1867, n°s 88 et 154), qu'il passa au parti de l'Empereur, et, de Venise, se rendit à Vienne, où il arriva le 20 mars (*Gazette d'Amsterdam*, n°s XXV et XXVIII). Les alliés applaudirent fort à sa conduite (*Mercure historique et politique*, mai 1706, p. 512). Quelques mois plus tard, l'Empereur lui donna un régiment de cuirassiers, et, lorsque Naples eut été enlevé aux Espagnols, on l'y envoya comme général de la cavalerie. Il se maria dans ce même pays en 1713, avec une Stramboni. En 1719, il rentra en France pour faire effacer la condamnation par contumace de 1706. Il devint duc d'Elbeuf par la mort de son frère aîné, le 12 mai 1748, mais, n'ayant point d'enfants, vendit le duché au comte de Brionne en 1752, et il ne mourut que le 17 juil-

l'Empereur, où il eut un régiment[1]. Le Roi, qui en fut piqué, lui fit faire son procès comme on l'avoit fait au prince d'Auvergne[2], et, comme lui, par arrêt du Parlement, il fut pendu à la Grève en effigie.

Langalerie, lieutenant général, puis Bonneval,

Langalerie passa aussi au service de l'Empereur[3]. Son père fut tué à Fleurus, lieutenant général fort estimé[4]. Le fils[5] étoit brave et réglé, il étoit appliqué et bon officier, il

let 1763, dans sa quatre-vingt-sixième année. Il recevait de la Toscane une pension de trente-huit mille livres. C'est lui qui, possédant le château de Portici et faisant faire des fouilles, découvrit la ville romaine d'Herculanum en 1719.

1. *Dangeau*, p. 55, 14 mars : « Le prince Emmanuel de Lorraine, frère du duc d'Elbeuf, qui étoit allé à Milan trouver M. de Vaudémont après avoir fait différents personnages en France, a poussé sa légèreté jusqu'à se mettre dans l'armée de l'Empereur. » *Ibidem*, p. 203, 12 septembre : « L'Empereur a donné un régiment de cuirassiers au prince Emmanuel de Lorraine, frère du duc d'Elbeuf, qui a quitté la France sans qu'on sache pourquoi, et qui n'y avoit d'autre considération que celle que sa naissance lui donnoit. » — Quand son frère vint annoncer cette nouvelle au Roi, il reçut cette réponse : « Monsieur, ce n'est pas une grande perte pour moi, ni pour vous » (*Sourches*, p. 49-50).

2. On eut soin, cette fois, de tenir l'instruction secrète, de crainte d'intervention de la famille ; mais, quoique le Roi désirât voir prononcer la sentence sans retard (Arch. nat., O[1] 367, fol. 121 v°, 130 v°, 131 v°, 141, 152, 230, 254, etc. ; *Correspondance administrative*, publiée par Depping, tome II, p. 271-272), c'est seulement le 20 janvier 1707 que le Parlement en finit pour le prince comme pour les deux autres transfuges dont il va être parlé maintenant : ci-après, p. 339, note 1.

3. *Dangeau*, p. 62 ; *Gazette d'Amsterdam*, n°s XXVIII et XXIX.

4. Henri-François de Gentils, premier marquis de Langalerie, entré en 1671 au régiment Royal-Cuirassiers, eut un régiment de cavalerie en récompense de sa hardiesse au passage du Rhin, fit les campagnes suivantes sous le maréchal de Turenne, passa brigadier en 1677, inspecteur général en 1680, maréchal de camp en 1683, gouverneur de Dinant en 1684. Le grade de lieutenant général, sur lequel il comptait pour 1688, ne lui fut donné qu'en mars 1690. Il ne périt pas à Fleurus (1690), mais se distingua sous Catinat en 1691, 92, 93, et mourut de maladie en Provence, où on l'avait envoyé commander, en novembre 1693 (*Chronologie militaire*, tome IV, p. 346-348).

5. Philippe de Gentils de Lajonchapt, marquis de Langalerie, né en Saintonge en 1656 ou 1661, débuta dans le régiment de son père en 1676, et se distingua, comme lui, à Kokesberg, passa capitaine en 1678,

étoit parvenu assez vite à être lieutenant général, il avoit toujours paru sage et modeste. Il servoit en Italie. Je ne sais ce qui lui tourna la tête : l'ambition le saisit; il se piqua de quelque pillage qui lui fut reproché de la cour tandis qu'il en voyoit faire sans cesse de bien plus considérables à d'autres à qui on ne disoit mot parce qu'ils étoient plus appuyés[1]. Il avoit épousé une vieille femme, avec qui il ne vivoit point, dont il n'avoit point d'enfants, et qui avoit été gouvernante des filles d'honneur de Madame tant qu'elle en avoit eu[2]. C'étoit, pour le plus, un très simple

brigadier, passent aux ennemis et sont pendus en effigie.
[*Add. St-S.* 670]

mestre de camp en 1683, lieutenant de Roi en Angoumois en mai 1692, brigadier en mars 1693, et fit alors les mêmes campagnes du Rhin que notre auteur. Employé en Italie à partir de décembre 1700, créé maréchal de camp en janvier 1702, lieutenant général en février 1704, il servait en dernier lieu dans l'armée du Grand Prieur, qu'on l'accusa même d'avoir retardé à Cassano. Voyez son article dans la *Chronologie militaire*, tome IV, p. 518-519, et une notice publiée dans la *Revue historique*, septembre 1897 (ci-après, p. 617-618). Après la défection dont il est question ici, l'Empereur le fit général de cavalerie (6 avril 1706); mais, s'étant mal fait venir du prince Eugène, il passa au service du roi Auguste, en 1708, pour commander la cavalerie moscovite du grand-duché de Lithuanie, dut quitter encore ce poste pour errer en Allemagne d'État en État, embrassa la foi protestante en 1711, et enfin fit sa principale résidence, à partir de 1713, en Hollande, où ayant traité avec un agent turc et avec un aventurier nommé Linange pour créer quelque part une sorte de république théocratique, l'Empereur le fit enlever de Stade et emmener à Vienne. Il y fut condamné à une détention perpétuelle et mourut, toujours prisonnier, le 18 septembre 1717. Notre auteur racontera cette fin, mais très inexactement, sous la date de 1716.

1. Dans le récit de 1716 (éd. 1873, tome XIII, p. 67), Saint-Simon le traitera de « gueux, pillard et fort borné, ambitieux et plein de son mérite. » Il mérita sa disgrâce en refusant de rendre compte de ses exactions en Italie. Par la suite, sa conduite fut celle d'un chevalier d'aventure et d'un illuminé, tout à la fois.

2. Nous connaissons déjà (tome X, p. 99) cette dame, veuve d'un Simiane, et beaucoup plus âgée que Langalerie. Leur mariage, en 1687, avait fait scandale (*Sourches*, tome II, p. 61). Elle avait soixante-sept ans quand elle mourut dans son logement du Palais-Royal, le 12 janvier 1708 (Bibl. nat., ms. Nouv. acq. fr. 3619, n° 4902; *Mercure* de février, p. 286-287). Deux ans plus tard, son mari prit en Prusse une seconde femme, protestante celle-là, et eut des enfants.

gentilhomme[1], et fort court d'esprit[2]. Il s'en alla à Venise pendant l'inaction de l'hiver[3]; il y fit son traité, et en partit pour Vienne avec le même grade militaire, chez l'Empereur, qu'il avoit ici[4]. Ces deux passèrent aux ennemis en
[Add. St-S. 671] mars. Quinze jours après Langalerie, le chevalier de Bonneval[5], qui étoit aussi allé à Venise[6], en fit autant[7]. C'étoit

1. M. de Montégut, dans une brochure de 1866 consacrée au marquis, a établi la généalogie des Gentils, originaires de Saint-Yrieix.

2. Ces cinq mots ont été ajoutés en interligne.

3. M. de Vendôme allait partir pour Paris.

4. *Dangeau*, p. 62, 25 mars : « On mande de Venise que Langalerie a pris parti dans l'armée des ennemis, où on lui donne le grade qui a le plus de rapport à celui de lieutenant général qu'il avoit en France. Il a voulu débaucher quelques officiers françois pour leur faire prendre le même parti. » On avait appris précédemment (p. 15, 22 janvier) qu'il était rappelé de l'armée de M. de Vendôme.

5. Claude-Alexandre, chevalier puis comte de Bonneval, né à Coussac-Bonneval le 14 juillet 1675, entré dans la marine à onze ans, sous son parent Tourville, et fait enseigne en 1688, quitta la mer en 1698, par suite d'un duel, pour prendre une sous-lieutenance au régiment des gardes, obtint le régiment d'infanterie de Labour en 1701, et le commanda à l'armée d'Italie jusqu'en mars 1706, époque où il suivit l'exemple de Langalerie. L'Empereur lui donna un régiment avec le grade de général de bataille, puis le nomma conseiller aulique, général de l'artillerie de ses armées, et enfin lieutenant général. Nous le verrons revenir en France en 1716, pour purger la condamnation dont il va être parlé et pour se marier; mais il retournera aussitôt à Vienne. En 1724, poursuivi et emprisonné pour une querelle avec le gouverneur des Pays-Bas, il s'évada et gagna la Turquie. Le Grand Seigneur le fit général d'infanterie et d'artillerie, gouverneur de Caramanie, *beglier-beg* de Roumélie, pacha à trois queues et *topigi-bachi*, charge qu'il conserva jusqu'à sa mort, arrivée à Constantinople le 23 ou le 24 mars 1747. Il avait embrassé la religion musulmane en 1730, au moins d'apparence, et un petit portrait gravé par F. van Bleyswick le représente en costume de pacha. Un autre portrait peint figurait dans la galerie de Walpole à Strawberry.

6. Chaque année, Venise, pendant le carnaval, était le rendez-vous des aventuriers ou des gens de plaisir de l'Europe entière. Beaucoup de nos officiers se dirigeaient aussi de ce côté sous prétexte d'aller servir dans l'armée hongroise (Dépôt de la guerre, vol. 1868, n°s 157, 165 et 271).

7. *Dangeau*, p. 72, 11 avril. Voyez, sur ces deux désertions, les *Mémoires du marquis de Franclieu*, publiés en 1896 pour la Société historique de Gascogne, par M. Louis de Germon, p. 38-39.

un cadet de fort bonne maison[1] avec beaucoup de talents pour la guerre, et beaucoup d'esprit fort orné de lecture; bien disant[2], éloquent avec du tour et de la grâce; fort gueux, fort dépensier, extrêmement débauché, grand escroc, et qui se peut dire sans honneur ni conscience, fort pillard[3]. Il avoit rudement vexé ces petits princes d'Italie que nous ménagions assez mal à propos, comme il y a bien paru depuis[4]; il avoit pris aussi assez d'argent des contributions. Les plaintes des princes et des trésoriers lui attirèrent des lettres de Chamillart[5], qui lui voulut faire rendre gorge[6]. Il avoit un régiment d'infanterie; il y eut

1. Fénelon était proche allié de cette famille; en 1710, recommandant au duc de Chevreuse le frère aîné de Bonneval, il disait (*Correspondance*, tome I, p. 360) : « C'est.... une très ancienne maison de Limousin, qui a eu toutes les marques d'une grosse seigneurie par des terres considérables et par les plus hautes alliances qu'on puisse avoir, depuis quatre cents ans, comme Foix, Comborn, etc. Un de ses ancêtres étoit favori de Charles VIII et l'un de ses neuf preux chevaliers. Ses ancêtres ont commandé des armées en Italie, et ont eu des gouvernements de province; ils paroissent partout dans l'histoire.... » Fénelon trouvait la faute du cadet « inexcusable et indigne, quoique les circonstances de son affaire fissent pitié. »

2. Nous avons eu « le bien-dire » (tome VI, p. 51). L'adjectif *bien-disant* était donné en un seul mot par le *Dictionnaire de l'Académie* de 1718, avec cette définition « Qui parle avec éloquence, avec élégance. Il vieillit, et il ne se dit guère qu'en raillerie. » L'édition de 1878 le conserve encore, mais en deux mots, et comme peu usité.

3. En 1698, ayant eu une mauvaise attitude à l'égard de l'intendant Bernage, il avait été mis au For-l'Évêque et forcé de faire des excuses (Dépôt des affaires étrangères, vol. *France* 311, fol. 205). Un état des dettes de sa maison dressé par lui-même le 12 mars 1698, et imprimé en factum, est au Cabinet des titres, dossier bleu BONNEVAL, n° 2750^A, fol. 41.

4. La plupart passèrent à l'Empereur. — 5. Le *t* final corrige un *d*.

6. L'intendant d'Esgrigny n'eut point de peine à tirer ses exactions au clair; il essaya de se dérober en proposant de passer en Hongrie ou en Catalogne, avec une augmentation d'emploi (Dépôt de la guerre, vol. 1862, n°s 274 et 443, vol. 1868, n°s 161 et 310, vol. 1869, n°s 33 et 132, vol. 1877, n°s 40, 66 et 162, vol. 1878, n°s 102, 131, 217, etc.). Le duc de Vendôme disait alors de lui, le 27 décembre : « Courageux, mais point bon pour la police; revient plus gueux qu'il n'étoit parti. Son tort est d'avoir tenu grande table à tous les passants. »

ordre de lui retenir tout ce qu'il pouvoit toucher en attendant qu'on pût lui faire payer le reste[1]. La misère et le dépit lui firent faire son traité, et, comme Langalerie, il partit de Venise pour Vienne, où le prince Eugène en fit son favori, et le fit avancer fort vite aux premiers grades, dont nous verrons qu'il eut tout lieu de se repentir[2]. Fort peu après les avoir présentés à l'Empereur et à sa cour, le prince Eugène partit de Vienne pour venir commander en Italie[3] : il les y mena tous deux avec lui, et ils y servirent sous ses ordres[4]. Le Roi leur fit aussi faire leur procès comme il venoit de le[5] faire faire au prince

1. Dénoncé par le commissaire des guerres et sommé par Chamillart, fort aigrement, de s'acquitter, il répondit à la lettre du ministre : « Monsieur, j'ai reçu la lettre que vous avez pris la peine de m'écrire, où vous me mandez que je crains les gens de plume parce qu'ils savent trop bien compter. Je dois vous apprendre.... que la grande noblesse du Royaume sacrifie volontiers ses biens et sa vie pour le service du Roi, mais que nous ne lui devons rien contre notre honneur. Ainsi, si, dans le terme de trois mois, je ne reçois pas une satisfaction raisonnable sur l'affront que vous me faites, je m'en irai au service de l'Empereur, où tous les ministres, étant gens de qualité, savent comment il faut traiter leurs semblables. » Toute cette affaire est expliquée dans un mémoire que Bonneval présenta, en 1714, aux plénipotentiaires du congrès de Bade, et que M. le marquis de Courcy a reproduit à l'Appendice de son livre : *la Coalition de 1701 contre la France*, tome II, p. 593-598, dans le mémorandum de 1729 indiqué ci-après, p. 339, note 4, et dans une relation adressée à sa femme le 28 novembre 1739 (*Revue rétrospective*, 1re série, tome I, p. 335-354). Voyez aussi l'ouvrage de Bulau : *Personnages énigmatiques, histoires mystérieuses*, trad. Duckett (1861), tome III, p. 91-108. Avisé qu'on avait ordre de l'enfermer dans Mantoue, et demandant alors à aller en Espagne comme petit-neveu de l'ancien précepteur de Philippe V, il eut réponse de Chamillart que ce roi n'avait que faire de lui. C'est alors que, sous prétexte d'aller passer le carnaval à Venise, il se réfugia à Vienne, avec une recommandation du duc de Savoie, et fut fait général-major.

2. Eugène avait remarqué sa vaillance à Luzzara. Vingt ans plus tard, l'ingratitude de Bonneval alla jusqu'à composer, de compte à demi avec son ami J.-B. Rousseau, des couplets contre l'entourage du prince, même jusqu'à lui adresser une sorte de cartel : ce qui, d'ailleurs, le fit dégrader et expulser de Vienne.

3. Ci-après, p. 347. — 4. *Dangeau*, p. 79. — 5. *Le* est en interligne.

d'Elbeuf[1], et tous deux, comme lui, représentèrent[2] à la Grève en effigie[3]. On verra en son temps leur diverse, mais incroyable catastrophe[4].

1. Ci-dessus, p. 334. Les trois causes furent réunies; il n'y eut qu'un arrêt, du 20 janvier 1707, condamnant à mort les trois contumaces, et l'effigiement fut exécuté le 24.

2. Furent données en représentation. Voyez Représenter 14°, dans le *Dictionnaire de Littré*.

3. *Dangeau*, p. 305; *Gazette d'Amsterdam*, 1707, n° IX. Les biens de Langalerie et de Bonneval furent confisqués (Arch. nat., O^1 51, fol. 22, et O^1 57, fol. 170 v°; Dépôt des affaires étrangères, vol. *France* 1145, fol. 409). Selon le *Moréri*, ceux du premier ayant été abandonnés à sa sœur unique, elle plaça le tout en viager et vécut dans l'opulence jusqu'en 1754. Les biens de Bonneval furent attribués à sa famille après l'expiration de la contumace.

4. Sur Bonneval, il faut surtout consulter, non pas les *Mémoires* publiés sous son nom et de son vivant même, en 1737, et réimprimés jusqu'en 1806, dont l'auteur est inconnu, ni les *Nouveaux mémoires* de 1740 et 1741, attribués à d'Argens, mais plutôt le *Mémoire authentique* dû au prince de Ligne, édité en 1809 et en 1817. Le volume du Dépôt des affaires étrangères coté *France* 494 renferme (fol. 185-196) des *Mémoires anecdotiques sur les disgrâces de Bonneval en France et en Allemagne de 1706 à 1729*. Les lettres relatives à sa querelle avec le marquis de Prié, en 1724, ont été publiées en 1807, dans les *Mélanges de Boisjourdain*, tome III, p. 153-264; sa correspondance et celle de son ami J.-B. Rousseau avec le comte du Luc, 1723-1725, avaient paru en 1781, en tête du recueil de la Place : *Pièces intéressantes et peu connues*, tome I, p. 1-82, suivies d'une lettre à son frère le marquis, p. 83-107. Soulavie, dans son édition des *Œuvres complètes de Louis de Saint-Simon*, de 1791, a reproduit (tome IX, p. 215-244), d'après, dit-il, les « Portefeuilles du duc de Saint-Simon, » deux « Mémoires du comte de Bonneval et de ses disgrâces en France et en Allemagne, » qui ne sont autres que les pièces du Dépôt des affaires étrangères signalées plus haut. La première a trait aux motifs de sa désertion en 1706, l'autre à ses démêlés avec le gouverneur impérial des Pays-Bas et avec le prince Eugène, le tout étant destiné aux ministres de Louis XV. On dit que cinquante lettres que Bonneval avait reçues de Fénelon ont été détruites sous la Révolution, et il n'est resté qu'un fragment de sa correspondance avec Voltaire. Enfin Sainte-Beuve lui a consacré une vingtaine de pages dans ses *Causeries du lundi*, tomes V, p. 397-415, et VII, p. 47; une notice a paru dans le *Bulletin de la Société archéologique du Limousin*, année 1856, tome VII, p. 1-30, et M. Albert Vandal a publié, en 1885, *le Pacha Bonneval*, d'après les archives diplomatiques.

Vastes projets pour la campagne; réflexions.

Les[1] projets pour la campagne qui alloit commencer étoient dignes des années de la prospérité du Roi, et de ces temps heureux d'abondance d'hommes et d'argent, de ces ministres et de ces généraux qui, par leur capacité, donnoient la loi à l'Europe. Le Roi voulut débuter par deux batailles, l'une en Italie, l'autre en Flandres, devancer l'assemblée de l'armée impériale sur le Rhin, et renverser les lignes des ennemis, enfin faire le siège de Barcelone et celui de Turin. L'épuisement de l'Espagne, celui où la France tomboit, répondoit peu à de si vastes idées. Chamillart, accablé sous le double ministère de Colbert et de Louvois, ressembloit peu à ces deux grands ministres, les généraux des armées aussi peu à Monsieur le Prince, à M. de Turenne, et aux élèves de ces héros qui n'étoient plus. C'étoient des généraux de goût, de fantaisie, de faveur, de cabinet, à qui le Roi croyoit donner, comme à ses ministres, la capacité avec la patente. Louvois, outré d'avoir eu à compter avec ces premiers généraux, se garda bien d'en former d'autres ; il n'en voulut que de souples, et dont l'incapacité eût un continuel besoin de sa protection[2]. Pour y parvenir, il éloigna le mérite et les talents, au lieu qu'on les recherchoit avant le comble de sa puissance; on tâchoit de les démêler de bonne heure dans les sujets, on les éprouvoit par des commandements à part, pour sonder[3] leurs forces, et, s'ils répondoient à ce qu'on en espéroit, on les poussoit, on leur faisoit faire des projets pour les former. Quand ils étoient bons, on les chargeoit de leur exécution. On s'appliquoit à démêler la nature de leurs fautes : il y en avoit qui ne se pardonnoient point, parce qu'elles venoient de manque de fonds; pour les autres, qui partoient de trop d'ardeur ou de surprise, on se souvenoit du grand mot de M. de Turenne, qu'il falloit avoir été battu pour devenir bon, et avoir fait des

1. Ici, l'écriture change.
2. Voyez une chanson sur ces généraux : ms. Fr. 12693, p. 413-424.
3. *Sonder* est en interligne, au-dessus d'*éprouver*, biffé.

fautes pour se mieux instruire[1]. Mais c'étoit des corps séparés ou des détachements, non des armées, qu'on hasardoit sous ceux qu'on essayoit de la sorte, qu'on grossissoit après, et qui devenoient enfin des armées suivant qu'on les voyoit réussir. Par là, une émulation, conséquemment une application générale, une formation continuelle de généraux, et d'officiers généraux encore, qui, n'ayant pas assez de fonds pour conduire une armée, en avoient assez pour y briller utilement en seconds et en troisièmes; et, en sous-ordre, quantité d'officiers particuliers, sur qui rouloient souvent de moindres choses, mais avec lumière et succès. On les récompensoit à mesure par quelque grâce ou par un avancement; personne n'y trouvoit à[2] redire, et, dans l'espérance d'une occasion à se distinguer aussi, chacun se faisoit justice, et chacun ne cherchoit et ne songeoit qu'à s'appliquer, à apprendre et à bien faire. C'est ainsi qu'on formoit toujours des sujets, et qu'un commandant de bataillon d'alors en savoit plus que nos lieutenants généraux modernes. C'est ce que j'ai ouï souvent raconter et discuter à M. le maréchal de Lorge, déplorer la conduite substituée à celle-là, et prédire les malheurs qui en sont arrivés[3]. M. de Louvois, pour être pleinement le maître, mit dans la tête du Roi l'ordre du tableau[4] et les promotions, ce qui égala tout le monde,

1. Ci-après, p. 618. — 2. *A* surcharge *rie*[*n*].

3. Comparez le chapitre V des *Mémoires de Feuquière.*

4. Tome X, p. 54. L'ordonnance rendue à l'instigation de Louvois, sous la date du 1er août 1675, donnait le commandement des corps d'armée au plus ancien des officiers généraux égaux en grade, et supprimait le roulement, comme nous l'avons vu à propos d'Altenheim. — Dès 1711, Saint-Simon avait inscrit ses critiques de l'ordre du tableau dans les *Projets de gouvernement pour le duc de Bourgogne* (p. 38-40, 210-212); il les développera dans le portrait de Louis XIV, en 1715, et il les a répétées en dernier lieu dans le *Parallèle*, p. 236-239. Camille Rousset (*Histoire de Louvois*, tome II, p. 167-171) a démontré comment elles ont pu venir du maréchal de Lorge porté au commandement suprême par le fait même du roulement et par sa qualité de neveu de Turenne. Un autre historien militaire, feu Mgr le duc d'Aumale, avait

rendit l'application et le travail inutile à tout avancement, qui ne fut dû qu'à l'ancienneté et aux années, avec, toujours, de rares exceptions pour ceux que M. de Louvois eut des raisons particulières de pousser[1]. Il persuada encore au Roi que c'étoit à lui-même à diriger ses armées de son cabinet. Cette flatterie ne servit qu'à le tromper, pour les diriger, lui, Louvois, à son gré, sous le nom du Roi, au détriment des affaires, dont les généraux en brassières[2]

reconnu, dans les *Institutions militaires de la France*, p. 20-21, que l'ordre du tableau favorisait les médiocrités. Voltaire, alternativement, a approuvé ou loué cette innovation.

1. Camille Rousset, et avant lui feu M. Chéruel (*Saint-Simon historien*, p. 463), ont fait remarquer que l'ancienneté n'excluait pas les autres causes d'avancement, et que notre auteur lui-même l'avait éprouvé en 1702, puisque trois colonels plus nouveaux que lui furent alors promus brigadiers. On a cité bien des exemples analogues; bornons-nous à rappeler les instructions de 1700 pour Philippe V, où son grand-père lui recommandait de ne pas trop s'attacher à l'ancienneté, mais plutôt à la capacité, comme jadis Charles-Quint (*Mémoires de Louville*, t, I, p. 44). Plus exclusif, l'ordre du tableau eût été, selon une expression de Napoléon Ier, la « mort du talent; » mais, quoi qu'il en ait été dit ci-dessus à propos du marquis de Praslin, p. 98, la naissance et le mérite n'étaient pas « des exclusions certaines. » Sans remonter plus haut que Calcinato, on voit, dans les *Mémoires de Sourches*, tome X, p. 67, que « le Roi dit qu'il noteroit ceux qui n'étoient point à leurs postes et qui ne s'étoient pas trouvés à cette action, et qu'il avanceroit ceux qui s'y étoient trouvés, quoique moins anciens, préférablement aux autres. » De même l'assertion de notre auteur que l'officier de jour avoit de droit le commandement des détachements se trouve réfutée (Rousset, *Histoire de Louvois*, tome II, p. 167) par une lettre de Louvois au maréchal de Duras. Plus récemment, le 30 juillet 1705, Chamillart (Guerre, vol. 1836, n° 270) recommandait à M. de Villeroy de n'avoir pas égard à l'ancienneté pour ces commandements et de ne se soucier que des talents, point du tout de l'ordre du tableau. Feuquière a d'ailleurs critiqué (ses *Mémoires*, tome I, p. 124-125) les choix et promotions que l'intérêt particulier faisait faire à ce ministre.

2. Ici, *brassières* est au pluriel, et non plus au singulier, comme dans nos tomes VI, p. 9, et VIII, p. 14; mais aussi faut-il observer que nous avons un sujet pluriel : *les généraux*. En reproduisant la présente page dans le *Parallèle* (tome I des *Écrits inédits*, p. 235), Saint-Simon a mis cette manchette : « Généraux d'armée mis en toutes brassières. »

n'eurent[1] plus la disposition[2], ni la liberté de profiter d'aucune conjoncture, qui se trouvoit échappée avant le retour du courrier dépêché pour en rendre compte et recevoir les ordres : tellement que le général, toujours arrêté, toujours en brassière[3], toujours dans la crainte, dans l'incertitude, dans l'attente des ordres de la cour à chaque pas, ne trouvoit encore nul soulagement dans ses officiers généraux, parvenus là par leur ancienneté sans avoir jamais été proprement que des subalternes, ni que rien eût roulé sur eux, et qui aussi, certains de ne monter[4] qu'en leur rang d'ancienneté, ne s'étoient, pour le très grand nombre, jamais donné la peine de chercher à rien apprendre. Aussi l'ignorance étoit telle dans presque tous, que le maréchal de camp venu de l'infanterie n'avoit pas la première notion de l'assiette ni de la disposition[5] d'un fourrage[6], que celui venu de la cavalerie ne savoit ce que c'étoit qu'une tranchée, ni rien qui eût rapport à une attaque de place ni à une défense, que presque aucun ne savoit[7] faire un camp, ni placer les gardes, ni conduire un convoi, ni mener un détachement; et les lieutenants généraux n'en savoient guères davantage, sinon quelque routine forcément apprise pendant qu'ils[8] étoient maréchaux de camp. Le luxe qui avoit inondé les armées, où on vouloit vivre aussi délicatement qu'à Paris[9], empêchoit

1. *N'eurent* surcharge *n'avoient*.

2. Il a écrit : *dispotion*, par mégarde, et corrigé *n'avoit* en *n'eurent*.

3. Voici de nouveau *en brassière*, au singulier, comme dans la suite du *Parallèle*, p. 236 : « Les généraux dans une telle brassière. »

4. *Monter* surcharge un *p*. — 5. Encore ici, *dispotion*.

6. *Fourrage* « se dit aussi de l'action de couper les fourrages.... en présence de l'ennemi, » ou « des troupes commandées pour soutenir les valets qui vont au fourrage » (*Académie*, 1718). Voyez le chapitre LVIII des *Mémoires de Feuquière*, tome II, p. 354-364, et un exemple d'ordre pour aller au fourrage, dans *Guillaume III stathouder et roi*, par M. de Lort de Sérignan, p. 439-440.

7. Il a écrit : *sçavoient*, au pluriel. — 8. *Il*, au singulier.

9. Les vifs reproches de Mme de Sévigné et de son fils au chevalier de Grignan préparant l'équipage du jeune marquis (recueil Capmas,

les officiers généraux de vivre avec les officiers, de les connoître, d'en être connus, par conséquent de savoir choisir et discerner pour des commissions qui demandent de la confiance en la capacité des gens. Nuls propos de guerre comme autrefois, où on s'instruisoit par les récits et les dissertations réciproques, où il eût été

tome I, p. 360, 361 et 363; *le Marquis de Grignan*, par M. Fréd. Masson, p. 267), la véhémente apostrophe des *Caractères* (tome II, p. 195-196 et 408-409) : « Où est-il parlé de la table de Scipion ou de celle de Marius?... », les *Mémoires de Gourville*, qui font remonter l'abus au maréchal d'Humières (tome I, p. 108), et Voltaire enfin (*Siècle*, p. 144), qui a évidemment suivi le texte de Gourville, font connaître à quel point le luxe des équipages, des tables, de la vaisselle et des repas était devenu exorbitant dans les armées, malgré l'ordonnance restrictive de Sublet de Noyers en 1641, et même celle de 1672 (*Histoire de Louvois*, tome I, p. 347). Au dire de Sandras, Montbron se fit une réputation d'avarice en demandant qu'on le dispensât de « tenir table, » et le Roi le trouva fort mauvais. En 1674, lorsque le maréchal de Créquy fut battu, la perte de son bagage personnel fut évaluée à quarante ou cinquante mille livres, à cause de la vaisselle (*Lettres historiques de Pellisson*, tome II, p. 212). Quand Monseigneur se prépara, en 1690, à partir pour la campagne d'Allemagne, le Roi fit encore « défense à tous les officiers, hormis aux officiers généraux jusqu'aux brigadiers inclusivement, de porter de la vaisselle d'argent à l'armée, et à tous, sans aucune exception, de souffrir aucuns ragoûts, entremets, fruits magnifiques, ni confitures, sur leurs tables : ce qui devoit assurément leur épargner une grande dépense, car le luxe des tables à l'armée étoit monté jusqu'à un excès effroyable, et même qui alloit jusqu'au ridicule » (*Mémoires de Sourches*, tome III, p. 214). En 1705, Villars exprimait à Mme de Maintenon le désir qu'il fût mis ordre à ces abus, et que les lieutenants généraux se contentassent d'offrir à leurs officiers une chère un peu meilleure que l'ordinaire, sans entrées, ni entremets, ni fruits délicats (*Villars d'après sa correspondance*, tome I, p. 291). Au milieu de la même année, il écrivait à Chamillart (ses *Mémoires*, tome II, p. 352) : « Pour les équipages, il me semble que l'on suit les ordres du Roi assez exactement; pour les tables, c'est à peu près comme les campagnes précédentes : plusieurs mangent peu pour le public, c'est-à-dire pour que les officiers y puissent venir librement. Il y a longtemps que cela est sur ce pied-là; mais les ordonnances du Roi ont toujours cela de bon, outre la justice, qui en est le fondement : c'est que le Roi fait ce qui dépend de lui pour que l'on n'ait pas à dire : « Je me suis « ruiné, » etc. Ce fut le cas du chevalier de Bonneval, ci-dessus, p. 337,

honteux de parler et de se remplir d'autre chose, où les jeunes écoutoient les anciens, et où ceux-ci s'entretenoient de ce qu'ils avoient vu bien et mal faire, avec des raisons et des réflexions[1]. Ceux d'aujourd'hui, de tout âge, ne pouvant parler de[2] ce qu'ils ignorent, ne parlent que jeu, que femmes, les vieux que fourrages et qu'équipages. Les officiers généraux épargnent, ou vivent ensemble. Le général ne voit que foule, en particulier ne fait qu'écrire : ce[3] qui consume tout son temps en courriers, la plupart très chers, et encore plus inutiles; le soir, il est abandonné à trois ou quatre hommes du détail, qui souvent ne savent pas le faire.

Billet signé du Roi à M. de Vendôme, qui s'engage à faire recevoir l'ordre de lui et obéir par un maréchal de France, en Italie seulement*. [Add. St-S. 672]

Le 11 mars[4], M. de Vendôme eut à Versailles une fort longue audience du Roi dans son cabinet, où il prit congé pour aller passer deux jours dans la maison de Crozat à Clichy, et partir de là pour l'Italie[5]. Il avoit [su] se retourner par degrés. Porté par l'intérêt de M. du Maine et par tout le crédit de Mme de Maintenon, il avoit représenté au Roi l'extrême dégoût qu'il avoit eu en Italie de la présence de Tessé; que, puisqu'il avoit bien voulu lui donner la patente de maréchal général telle que l'avoit eue M. de Turenne pour commander tous les maréchaux de France[6], il lui demandoit au moins la grâce de commander en Italie ceux qu'il y pourroit envoyer[7]. Le Roi, combattu dans son

note 6. Dans cette année 1705, il y eut une nouvelle ordonnance, puis encore une autre en 1707 (Briquet, *Code militaire* de 1761, tome VI, p. 1-4; *Mémoires de Luynes*, tomes III, p. 487-490, et XV, p. 453-454).

1. Chamlay estimait, lui aussi, qu'un général d'armée devait parfois prendre contact avec les officiers généraux, les engager à lui communiquer leurs pensées, etc. (Dépôt de la guerre, vol. 2486).

2. *De* corrige *que*. — 3. *Ce* est en interligne. — 4. *Dangeau*, p. 53.

5. Dangeau ne donne pas ces détails. — 6. Ci-dessus, p. 297.

7. On trouvera ci-après, p. 554 et 561, les lettres que M. de Vendôme écrivit au ministre le 12 mars.

* Avant cette manchette, Saint-Simon a biffé cette autre : « Patente de M^l G^l pareille à celle de M. de Turenne, offerte et refusée par M. de Vendosme, » qu'il avait déjà placée plus haut, p. 296.

plus intérieur, épris comme il l'étoit de M. de Vendôme, voulant qu'il donnât bataille en arrivant, comptant sur lui pour protéger le siège de Turin, qui étoit résolu, ne voulut pas le renvoyer mécontent. Il se tint quitte à bon marché de la restriction que lui-même proposoit à la grâce qu'il demandoit, et mis au large sur ce qu'il ne parloit plus du motif de sa naissance. Chamillart eut donc ordre d'écrire de sa main un simple billet à Vendôme, que le Roi signa de la sienne, par lequel le Roi lui promettoit qu'en cas que le bien de ses affaires l'obligeât d'envoyer un maréchal de France en Italie, il ordonneroit à ce maréchal de France de lui obéir, et de prendre l'ordre de lui, en Italie seulement, en considération des grands services qu'il lui avoit rendus en ce pays-là. Vendôme en fut content, l'emporta avec lui, s'en vanta fort au point précis de son départ, bien résolu de s'en faire un échelon à monter à sa prétention de commander à tous les maréchaux de France, à la fin, sans patente et par naissance[1]. Cette première écorne[2] les mortifia fort, et le maréchal de Villeroy sur tous, qui avoit paré le grand coup[3], dont celui-ci lui

1. *Dangeau*, p. 56, 15 mars : « M. de Vendôme partit de Paris.... Le Roi lui a donné une patente si honorable, qu'il n'y en a point d'exemple, et qui lui donne le commandement sur tous les maréchaux de France. » La lettre de Chamillart, 14 mars, est donnée, d'après la minute autographe, dans le tome VI des *Mémoires militaires*, p. 612-613. Elle annonçait que le Roi assurait à M. de Vendôme « le commandement de ses armées, même au-dessus de MM. les maréchaux de France, » sans mention aucune que cette faveur fût restreinte à la seule armée d'Italie, et finissait par ces mots : « Le Roi est bien aise d'accorder cette distinction à votre naissance et aux services importants que vous lui rendez depuis si longtemps. » L'abbé Esnault a publié dans son recueil (tome II, p. 96-99) une copie de cette lettre du 14, annotée d'observations importantes par le duc du Maine.

2. *Écorne* est un substantif du seizième siècle qu'on ne trouvait pas dans le *Dictionnaire de l'Académie* de 1718, à côté du verbe ESCORNER, quoique nous le rencontrions souvent, soit dans les Additions de Saint-Simon, soit dans les *Mémoires*, et qu'on puisse, en outre, le signaler, plus de cent ans avant, dans les *Journaux de P. de l'Estoile*, tome VII, p. 39.

3. En 1703 : tome XI, p. 308.

fit, avec raison, prévoir et craindre le retour[1]. Le Roi ne recommanda rien davantage à Vendôme que de chercher les ennemis partout en arrivant, et les combattre. M. de Vendôme le lui promit, et on va voir qu'il tint parole[2]. Il s'alla embarquer à Antibes, avec son frère, sur deux galères du Roi, qui les portèrent à Gênes, d'où le Grand Prieur s'en alla à Rome dans le dessein de s'y retirer[3], malgré l'épreuve qu'il en avoit déjà faite une fois, qu'il n'avoit pu supporter, et M. de Vendôme joindre son armée. Il y trouva tout en bon état[4], et ne laissa pas de faire courir le bruit qu'elle étoit si affoiblie et si en désordre, qu'il ne pouvoit rien entreprendre[5]. L'absence du prince Eugène[6] ne le pressoit pas moins que les ordres du

1. La Feuillade conféra avec le duc de Vendôme sur ce qui le concernait, mais refusa de céder, même au prix du bâton, ne voulant point « servir de premier exemple d'une chose honteuse pour la noblesse. » Voyez le recueil Esnault, tome II, p. 88, 89, 99-101 et 103-105.

2. *Dangeau*, p. 53 et 56-57. Les *Mémoires de Sourches*, p. 48-49, racontent que M. de Vendôme reçut encore, en partant, des « honneurs au-dessus de l'imagination, et qui certainement l'embarrassèrent bien, de l'humeur dont il étoit. »

3. Ci-dessus, p. 103. Ils ne se séparèrent qu'à Voghera. Dans le tome XIV, nous retrouverons le Grand Prieur en Italie. Quant à son frère, que les avis de M. de Vaudémont sur le danger du voyage ne retinrent point (ms. Fr. 14178, fol. 56), il reçut l'hospitalité de Monteleon à Gênes, celle de M. de Vaudémont à Belgiojoso, passa à Milan, et arriva à Mantoue le 6 avril (*Gazette*, p. 187-188 et 201; *Mercure*, p. 254-256).

4. *Mémoires militaires*, tome VI, p. 137-143.

5. Dangeau (p. 84) explique cette feinte comme il suit : « M. de Vendôme, en arrivant à son armée, trouva que les ordres qu'il avoit laissés à M. de Médavy et ceux qu'il lui avoit envoyés d'ici avoient été parfaitement bien exécutés, et que tout étoit dans le meilleur état qu'il le pouvoit souhaiter. Cependant, pour couvrir son dessein aux ennemis, il fit courre le bruit qu'il avoit trouvé son armée en si mauvais état qu'il ne pouvoit rien entreprendre. » Comparez les *Mémoires de Saint-Hilaire*, tome III, p. 274, et le *Mercure* d'avril, p. 415-417. Le plan de Vendôme est expliqué dans sa lettre du 12 au Roi : ms. Fr. 14178, fol. 58-61 et 293-295. Tout se passa comme il l'avait promis, et au jour même qu'il avait indiqué en quittant Paris.

6. Le prince était parti pour Vienne au milieu de janvier (*Dangeau*,

Roi. Reventlaw[1], en l'attendant, commandoit son armée. Vendôme assembla diligemment cinquante-huit bataillons et six mille chevaux à son quartier général, qui étoit Castiglione-delle-Stiviere[2], et, le 19 avril, marcha dès le grand matin à Montechiaro[3], où les ennemis s'étoient fortifiés tout l'hiver, qu'ils abandonnèrent pourtant à son approche. Ils se retirèrent à Calcinato[4], où tous leurs quartiers s'étoient rassemblés. Vendôme[5], qui les suivit de fort près, les trouva en bataille sur la hauteur de Calcinato[6], les attaqua vivement et brusquement, et, comme la partie n'étoit pas égale, car les ennemis n'étoient pas

p. 18); il quitta cette capitale le 7 avril (*Sourches*, p. 63), ayant négocié à Londres un emprunt de deux cent cinquante mille livres sterling (*Gazette d'Amsterdam*, 1706, nos xxv-xxvii, de Londres, et Extr. xxxi).

1. Christian, comte de Reventlaw ou Reventlow, né le 21 juin 1671, a amené en 1702 le contingent des troupes danoises, et remplace le comte Schlick, avec un titre de feld-maréchal-lieutenant, depuis le mois de juin 1705. Il a pris part à l'affaire de Cassano, et, en 1706, le prince Eugène lui a donné à commander la portion de l'armée impériale établie dans le Bressan, celle du lac de Garde étant sous les ordres du prince d'Anhalt. Il devint *generalfeldzeugmeister* en 1709, fut plus tard premier ministre du roi Frédéric IV, et mourut le 1er octobre 1738. Notre auteur écrit : *Revenclaw*.

2. Castiglione-delle-Stiviere (ici, *Stevere*), principauté des cadets de Gonzague, est cette ville sur la route de Mantoue à Brescia, au S. O. du lac de Garde, qui valut plus tard un titre ducal au maréchal Augereau.

3. Montechiaro est sur la même route de Mantoue à Brescia.

4. Petite ville sur la Chiese, à dix-huit kil. S. E. de Brescia. MM. de Vendôme avaient livré plusieurs combats dans cet endroit même en 1705, et les Impériaux venaient d'y surprendre nos magasins en mars 1706. Si nous en croyons le duc de Luynes (*Mémoires*, tome X, p. 125-126), encore que le général Pelet raconte les faits différemment, le Grand Prieur avait littéralement perdu la tête dans un des combats de 1705, parce que le duc était absent; celui-ci, revenu en hâte, dut mettre toute son énergie pour reconquérir le terrain perdu (*Gazette* de 1705, p. 617-618; *Mémoires militaires*, tome V, p. 261 et 273-275; Bruzen, *Histoire de Louis XIV*, tome V, p. 382-383). Ce fait est à rapprocher de la conduite du Grand Prieur à Cassano.

5. L'initiale de *Vendosme* surcharge une *M*.

6. Le 19 avril.

là plus de dix ou d'onze[1] mille hommes, il les battit et les défit en fort peu de temps, leur tua trois mille hommes, prit vingt drapeaux, dix pièces de canon, huit mille prisonniers, et, parmi eux, un colonel[2]. Le chevalier de Maulévrier[3] apporta cette nouvelle, avec un billet de huit lignes au Roi de sur le champ de bataille à midi[4]. Deux jours après[5] arriva Conche, aide de camp de M. de Vendôme[6], avec une longue dépêche du 20[7]. L'après-midi

1. Dix ou douze, dans le texte du *Journal*, que notre auteur a mal lu.

2. Tout cela est pris au *Journal de Dangeau*, p. 84-85, sauf quelques mots changés. Comparez les *Mémoires de Sourches*, p. 63-64, où le récit de la première action est beaucoup plus animé, la *Gazette*, p. 213-216, 224-225, 235-236, la *Gazette d'Amsterdam*, n°s XXXVI et XXXVII, la *Gazette de Verdun* de juin, p. 399-406, le *Mercure* d'avril, p. 410-453, 476-482, 490-500, le *Mercure historique et politique*, mai 1706, p. 487-492 et 519-521, l'*Histoire militaire* de Quincy, p. 80-87, les *Mémoires de Saint-Hilaire*, tome III, p. 276-278, et de *Feuquière*, tome IV, p. 3-6, les *Mémoires militaires*, p. 145-152, les *Feldzüge*, tome VIII, p. 111-118, l'*Istoria* d'Ottieri, p. 194-197, et le volume Guerre 1691.

3. Henri Colbert de Maulévrier (tome VII, p. 39), frère cadet du gendre de Tessé, âgé de vingt-neuf ans environ, fait chevalier de Malte en 1688, était en Italie depuis la nouvelle guerre, maréchal de camp et inspecteur général de l'infanterie depuis le 1er septembre 1705. Il assistera au siège de Turin, mais passera à l'armée d'Espagne en 1707, puis sera promu lieutenant général en 1710 et envoyé à l'armée de Flandre, et mourra à Cambray, de la petite vérole, le 25 août 1711.

4. *Dangeau*, p. 85.

5. Trois jours après, le 28 : *Dangeau*, p. 88; *Sourches*, p. 66.

6. Denis Calvin de Conche, âgé de trente-trois ans, capitaine de dragons au régiment de Lautrec, était, depuis dix ans, l'homme de confiance du duc de Vendôme, dont la faveur l'avait fait nommer lieutenant-colonel le 10 mars 1706 : voyez un article de la *Gazette de Verdun*, p. 396-398. Il deviendra mestre de camp de dragons, et sera promu brigadier en mars 1719. Nous le retrouverons. Une correspondance de 1722 (ms. Mazarine 2339, tome VI, p. 32) le représente comme un homme pieux et de beaucoup d'esprit. Il eut plus tard le gouvernement de Queyras, le commandement de Saint-Bertrand-de-Cominges, et mourut vers 1756. On profita de la présence de Conche, du fils Cotron et du chevalier de Maulévrier à Paris, en 1706, pour les faire déposer contre les trois transfuges Elbeuf, Langalerie et Bonneval.

7. Cette dépêche, reproduite dans les *Mémoires de Sourches*, p. 69-

du 19, Vendôme poursuivit sa victoire. De deux mille cinq cents hommes qui se retiroient, onze cents furent tués, et le reste pris, et, avec ce reste, le comte de Falkenstein, officier général[1], trois colonels et plusieurs officiers moindres. Le nombre des prisonniers étoit, selon le rapport de Conche, de plus de deux mille cinq cents, outre cinq cents déserteurs. Il apporta vingt-quatre drapeaux et douze étendards[2]. Nos troupes s'accommodèrent de douze cents habits neufs trouvés dans Calcinato; il ne s'y rencontra rien autre chose. Les ennemis[3] jetèrent six mille fusils, que Vendôme fit rechercher en donnant un écu de la pièce[4]. Le chevalier du Héron y fut tué, et ce fut une perte; il étoit brigadier de dragons[5]. Vendôme

73, a été donnée par Pelet, dans les *Mémoires militaires*, p. 147-152, mais avec la date du 21.

1. Est-ce Jean-Léopold-Donat de Trautson, comte de Falkenstein, né le 21 mai 1659, grand chambellan de l'Empereur, qui fut fait grand maître de la cour le 29 août 1709, et mourut le 18 octobre 1724; ou bien son aîné François-Eugène (1640-1728)?

2. Vendôme écrivait : « Il a paru visiblement que Dieu a protégé la justice des armes de Votre Majesté; car il n'est pas possible d'imaginer de forcer une armée dans un poste aussi avantageux, de lui tuer sur la place trois mille hommes et prendre autant de prisonniers, avec six pièces de canon, beaucoup de bagages, plus de mille chevaux, vingt-quatre drapeaux et douze étendards, et qu'il ne nous en coûte que cinq cents hommes, au plus, hors de combat. » Les *Mémoires de Sourches*, p. 66-67, donnent de curieux détails sur les drapeaux et étendards. Un autre contemporain dit que Conche avait fourré ces trophées, pêle-mêle avec son linge sale, dans une valise, et, qu'à sa grande confusion, la duchesse de Bourgogne voulut en tirer elle-même le paquet.

3. Ces deux mots sont en interligne, au-dessus d'*Ils*, biffé.

4. Ces détails sont donnés par Dangeau, p. 88.

5. Jacques-François de Caradas, frère puîné du marquis que nous avons vu périr dans la campagne de 1703 en Allemagne, avait été reçu chevalier de Malte en 1686 et page de la petite écurie en 1688. Cornette des chevau-légers d'Orléans en 1700, puis major du régiment de dragons du marquis, mais réformé après la paix, il avait acheté le régiment du vidame d'Amiens en février 1702, et était brigadier depuis mars 1706. Il mourut à Castiglione, des suites de ses blessures, le 6 mai (*Gazette d'Amsterdam*, n° XLIV; *Gazette*, p. 215; *Mercure* de juin, p. 106-107).

perdit peu de monde; ce fut une déroute plutôt qu'un combat. Il marcha le 22 pour achever sa victoire; mais les ennemis se retirèrent[1] le soir qu'il arriva sur eux, lui dérobèrent leur marche, et y surent si bien pourvoir, que leur dernière arrière-garde ne put être entamée[2]. Le prince Eugène étoit arrivé le lendemain du combat; il rétablit si promptement les affaires, que nous ne pûmes tirer aucun fruit de ce succès. On ne laissa pas d'abord d'en espérer tout, et d'élever M. de Vendôme aux nues[3].

1. Il a écrit, par mégarde : *se retirent.*

2. Nouvelles apportées par Cotron, fils du capitaine des gardes de Vendôme, le 1er mai : *Dangeau*, p. 91-92; *Sourches*, p. 74-75.

3. *Nouveau siècle de Louis XIV*, tome III, p. 186-189. Selon l'usage, les ennemis contestèrent que ce fût une victoire (*Gazette d'Amsterdam*, Extr. LI; *Journal de Dangeau*, p. 84, note); mais la popularité de M. de Vendôme gagna beaucoup à cette affaire. Mme de Maintenon écrivait à son neveu Mursay, qui, lui aussi, s'était distingué (recueil Geffroy, tome II, p. 81-82) : « M. de Vendôme.... est un digne général en toute façon.... En vérité, on ne peut trouver des termes qui le louent dignement. Il peut juger, par ce qu'il a vu à la cour et à Paris, qu'on l'étoufferoit de caresses, s'il pouvoit y paroître. Il a donné une grande joie au Roi et à toute la France. M. le Dauphin recevoit des compliments sur ce que c'est M. de Vendôme, et je ne l'ai jamais vu si sensible. Achevez votre campagne comme vous la commencez, et nous verrons finir la guerre. » La lettre circulaire de *Te Deum* (*Gazette d'Amsterdam*, n° XXXIX) fut des plus louangeuses pour le vainqueur. Voyez aussi un billet de Louis XIV à Mme de Maintenon et sa lettre de la main à Vendôme, dans ses *Œuvres*, tome VI, p. 186-187. Enfin Chamillart, en envoyant cette dernière lettre, y ajouta ses propres félicitations, avec cet article spécial : « J'ai parlé au Roi du brevet de maréchal général des camps et armées. S. M. m'a assuré qu'elle n'avoit point de connoissance sur ce qu'il en eût été expédié pour M. de Turenne. Elle convient qu'elle l'a ouï dire; mais, la forme n'en étant pas connue, elle est persuadé que la lettre qu'elle m'a commandé de vous écrire vous donne tout ce que vous pouviez espérer par un pareil brevet, et j'ai peine à croire que M. de Turenne ait eu davantage. Si vous pouviez me donner des éclaircissements sur cela, je ferois en sorte d'en profiter. » (Ms. Fr. 14178, fol. 295 v° et 296.) Cela aboutit, le 1er novembre suivant (*Œuvres de Louis XIV*, tome VI, p. 190), à une lettre encore plus formelle et à l'injonction à tous les maréchaux de recevoir partout, et sans difficulté, l'ordre donné par M. de Vendôme.

Ce qui avoit retardé le prince Eugène, c'est qu'il n'avoit jamais voulu partir qu'il n'eût vu ses recrues, ses renforts, et l'argent qu'il avoit demandé fort avancé vers l'Italie. Ces secours le joignirent peu après son arrivée; il s'en sut trop bien servir, et M. de Vendôme, loin d'attaquer, ne fut occupé qu'à parer, le reste du temps qu'il demeura en Italie[1].

Cardinal de Médicis veut se marier de la main du Roi; Mlle d'Armagnac le refuse. [Add. St-S. 673]

Avant que de sortir d'Italie, il faut dire un mot de la démarche que le cardinal de Médicis fit auprès du Roi. On a vu, lors du séjour du roi d'Espagne à Naples[2], combien ce cardinal avoit le cœur françois. Il n'avoit aucun ordre, il avoit été cardinal fort jeune[3], il étoit protecteur des affaires de France et d'Espagne[4]. Il voyoit le Grand-Duc son frère avançant en âge, brouillé avec la Grande-Duchesse, qui, depuis grand nombre d'années, s'étoit retirée en France pour toujours. De ce mariage il n'y avoit eu que deux fils : l'aîné, Ferdinand[5], étoit mort sans avoir laissé d'enfants de la sœur de feu[6] Madame la Dauphine[7]; Gaston, le cadet, étoit brouillé depuis longues années[8] avec sa femme, dont il n'avoit point d'enfants[9]. C'étoit une sœur de la princesse de Baden[10] mère de la feue duchesse d'Orléans[11], les deux seuls restes de la maison de Saxe-Lauenbourg[12]. La princesse de Toscane vivoit chez elle en Allemagne, et il n'étoit plus question de retour avec son mari. Il n'y avoit aucune autre postérité des Grands-Ducs.

1. *Dangeau*, p. 97-98, 116, etc. — 2. Tome X, p. 163-164 et 171.

3. A vingt-six ans, en 1686. — 4. Depuis 1702.

5. *Ferd.*, en abrégé, dans le manuscrit.

6. Il a écrit avec accord : *feue*. — 7. Tome X, p. 164 et 170.

8. *Années* est répété deux fois. — 9. Tome V, p. 73 et 74.

10. Françoise-Sibylle-Auguste, née le 21 janvier 1675, fille de Jean-François, duc de Saxe-Lauenbourg, mariée le 27 mars 1690 au prince Louis de Bade, mourut le 19 juillet 1733. Voyez son éloge dans les *Mémoires de Villars*, tome I, p. 199.

11. Auguste-Marie-Jeanne de Bade (1704-1726), belle-fille du Régent : tome VI, p. 73.

12. C'était la branche aînée des électeurs de Saxe, et sa succession, en 1689, donna lieu à de longues compétitions, que le *Moréri* résume.

La branche de Médicis-Ottajano, établie dans le royaume[1], étoit aînée de celle des Grands-Ducs, laquelle en étoit séparée longtemps avant d'avoir usurpé la souveraineté[2] : éloignement, aversion même de tout temps entre ces deux branches. Il n'en subsistoit[3] plus d'autre des Médicis[4]. Le cardinal, quoique vieux[5], songea à rendre son chapeau, à continuer sa maison, s'il pouvoit, et à se marier. Il le voulut être de la main du Roi, et à une Françoise[6]; il lui en écrivit[7]. Le Roi, comme on l'a souvent vu, aimoit Monsieur le Grand. Il n'avoit pas, sur la Toscane, les mêmes raisons à l'égard de la maison de Lorraine, qu'il avoit eues pour Mantoue à cause du Montferrat[8]. Il se souvenoit toujours qu'il avoit empêché le comte de Toulouse d'épouser Mlle d'Armagnac, chassé Longepierre, qu'il avoit mis auprès de lui, pour avoir brassé cette affaire, et fait longuement sentir son indignation à Mme d'Armagnac pour l'avoir poussée aussi loin qu'elle avoit pu[9]. Il songea donc à dédommager Monsieur le Grand par un mariage qui pouvoit faire sa fille grande-duchesse de Tos-

1. Dans le royaume de Naples. Comparez une redite, en 1709, éd. 1873, tome VII, p. 59.

2. « D'une branche cadette et fort séparée de celle des grands-ducs de Toscane, et cinq générations avant que celle-ci parvînt à la souveraineté » (tome XVIII, p. 60). Cette branche venait d'un frère de Léon XI.

3. *Restoit* corrigé en *subsistoit*.

4. Le chef de cette branche a été fait grand en 1700, et son fils choisi pour lieutenant-colonel du régiment des gardes napolitaines de Philippe V constitué en 1702 (tome X, p. 168-169 et 177).

5. Il n'a que quarante-six ans.

6. Les princes de Toscane avaient été naturalisés en France le 22 juin 1697. En 1703, le cardinal de Médicis, institué protecteur des affaires de France et d'Espagne, a arboré sur son palais de Rome les armes de France, à la grande indignation des Allemands (*Gazette*, p. 211; recueil de Lamberty, tome II, p. 637-638). Louis XIV lui a donné alors l'abbaye de Marchiennes-au-Pont, valant cinquante mille livres, puis, en 1705, celle de Saint-Amand, en valant quatre-vingt mille.

7. Voyez la correspondance du résident Dupré, au Dépôt des affaires étrangères, vol. *Toscane* 40 et 41.

8. Tome XII, p. 226, 230 et 231. — 9. Tome X, p. 5-6.

cane. Il en parla à Monsieur le Grand, qui en fut comblé, mais le supplia de trouver bon qu'il consultât sa fille. Mlle d'Armagnac vivoit à la cour depuis son enfance, adorée de sa mère, qui étoit la maîtresse de la famille et de son mari; elle étoit dans la maison de la plus grande et de la plus brillante représentation de la cour, elle aimoit le jeu passionnément, on y jouoit jour et nuit le plus gros jeu du monde; elle étoit encore belle comme le jour[1], elle étoit en maison libre et du plus grand abord, où on ne le lui avoit pas laissé ignorer[2] : elle ne put consentir à changer une vie si agréable et si aisée contre un pays étranger austère, jaloux, avare, avec un mari vieux qui lui laisseroit peu de liberté dans un pays où elle n'étoit guères en usage, et où elle ne verroit personne que par audiences. Sa mère, qui ne s'en pouvoit passer, n'eut garde de la vouloir contraindre, et, dès qu'elle ne le voulut pas, le père fut du même avis. Il en fit sa cour : il dit au Roi que sa fille préféroit l'honneur d'être sa sujette, et de vivre dans sa cour, aux plus grandes fortunes[3] étrangères. Le Roi lui en sut le meilleur gré du monde[4]. Il ne trouva point d'autres partis françois à proposer au cardinal de Médicis, qui, à la fin, épousa une Guastalle, c'est-à-dire une Gonzague de branche cadette des ducs de Mantoue, qu'il rendit fort heureuse, mais dont il ne laissa point d'enfants[5].

1. « Une des plus belles personnes de la cour, » selon Mme Dunoyer (notre tome II, p. 506, addition à la page 260); comparez les *Mémoires de Sourches*, tome II, p. 17, note 2, et tome III, p. 331, note 2. Elle figure en pied dans les gravures de modes de 1694-95.

2. Je rappellerai de nouveau que Saint-Simon a dit qu'on lui avait proposé de l'épouser. Depuis, d'autres projets de mariage avec le duc de Saint-Pierre ou avec le prince d'Elbeuf ont échoué (notre tome X, p. 5, note 5, et ci-dessus, p. 91), et, à la fin de 1703, il a été question de faire d'elle la seconde femme du duc de Mantoue (notre tome XI, p. 258, note 3; *Mémoires de Tessé*, tome II, p. 107).

3. *Fortunes* est en interligne, au-dessus d'*affaires*, biffé.

4. Comme à la duchesse de Lesdiguières convoitée par le duc de Mantoue : tome XII, p. 238.

5. Tome X, p. 164. Ce mariage sera l'occasion de la redite de 1709.

Villars, maître de la Mutter et de la Lauter, prend Haguenau et délivre le Fort-Louis.

Marcin avoit fait un projet pour forcer les lignes des ennemis avant que les Impériaux eussent assemblé leur armée sur le Rhin[1]. Il fut approuvé ; il partit secrètement de Marly le 18 avril, sans avoir pris congé de personne[2]. En même temps tous les officiers généraux et particuliers destinés sur le Rhin eurent ordre de partir et de n'en rien dire, et, le 21 avril, Villars partit aussi secrètement de Marly[3]. Ces deux maréchaux s'abouchèrent à Phalsbourg[4], et marchèrent chacun de leur côté. A leur approche, les ennemis abandonnèrent leurs lignes de la Mutter[5], qu'on vouloit attaquer, et on ne vit, de leurs troupes, que sept ou huit cents chevaux, que le fils du comte du Bourg[6] poussa vigoureusement, et qui prirent la fuite. Ils y perdirent une centaine d'hommes, et du Bourg fils deux ou trois seulement. Leur gros repassa le Rhin après avoir jeté quelque monde dans Haguenau[7]. Cette expédition si heureuse et si facile délivra le Fort-Louis, dont la garnison fut relevée, et la place renouvelée de tout en munitions de guerre et de bouche, et les postes d'alentour qui le bloquoient, pris[8]. Le comte de Frise, gouverneur de Landau[9], se retira très précipitamment de Bischweiler[10],

1. Le projet venait de Villars : *Mémoires militaires*, p. 400-405 ; *Mémoires de Villars*, tome II, p. 197-198 ; Bruzen, *Histoire*, p. 420-422.

2. *Dangeau*, p. 78, 18 avril : « M. de Marcin partit d'ici jeudi (le 15), et, comme il n'y est point revenu, on ne doute pas qu'il ne soit parti ; mais son départ a été secret. On ne sait point encore où il va, et l'on croit que le maréchal de Villars partira bientôt aussi. Toutes les apparences sont qu'on veut entreprendre quelque chose de considérable. »

3. *Dangeau*, p. 80 ; *Sourches*, p. 60. — 4. *Dangeau*, p. 83 et 89.

5. La Mutter ou Moder descend des hauteurs de Lemberg jusqu'au Rhin, près de Seltz. Les lignes, construites par nous en 1704, mais forcées par les ennemis, n'avaient pas moins de douze lieues d'étendue. Il y en a un plan dans le *Theatrum Europæum* de 1705, p. 18.

6. Éléonor, marquis du Bourg : tome X, p. 302.

7. *Histoire militaire*, tome V, p. 53-58 ; *Feldzüge*, tome VIII, p. 349.

8. *Dangeau*, p. 94-96 ; *Sourches*, p. 75-76 ; *Gazette de Verdun*, p. 422.

9. Il commandait les lignes à la place du prince de Bade, malade.

10. Cette place sur la Moder, à sept kil. S. O. d'Haguenau et vingt-deux N. N. E. de Strasbourg, était à peine fermée.

où il laissa de grands magasins, et même sa vaisselle d'argent, abandonna Lauterbourg, où Villars mit des troupes et fut maître, par là, de la Lauter, comme il venoit de l'être de la Mutter[1]. Peri[2] prit Haguenau et deux mille hommes qui étoient dedans prisonniers de guerre, soixante pièces de canon, cinq cents milliers de poudre, et grande quantité de farine et d'avoine. Tout ce dépôt étoit destiné à faire le siège de Phalsbourg[3]. Villars s'étendit tout à son aise, et n'oublia pas les contributions jusque dans la plaine de Mayence[4].

Le roi d'Espagne et Tessé devant Barcelone.

Le roi d'Espagne étoit parti à la fin de février dans le dessein de réduire le royaume de Valence[5]; mais, sur les ordres du Roi pour ne différer pas le siège de Barcelone[6], il changea sa marche[7], et arriva le 3 devant Barcelone, où

1. « Ainsi nous voilà maîtres de la Lauter comme de la Mouter, » dit Dangeau, p. 97. Comparez les *Mémoires de Sourches*, p. 76 et 79, et les *Mémoires militaires*, p. 414-417. — Ici, Saint-Simon a écrit : *Loutter*.

2. Celui même qui a défendu Haguenau en 1705 : ci-dessus, p. 88-89.

3. *Dangeau*, p. 100 et 102-103; *Sourches*, p. 79-80; *Gazette*, p. 249; *Feldzüge*, p. 344-353.

4. *Dangeau*, p. 103; *Mémoires de Villars*, tome II, p. 202-203; *Mémoires militaires*, p. 415-433.

5. Tessé estimait prudent de reprendre d'abord l'Aragon et le royaume de Valence, parce que, si l'on échouait devant Barcelone, il n'y aurait plus d'autre voie que le territoire français pour rentrer en Castille.

6. Lettre du 13 février, à Tessé, dans les *Œuvres de Louis XIV*, tome VI, p. 184; *Philippe V*, par le P. Baudrillart, tome I, p. 249-253. Tessé et Philippe V obéirent à « Son Infaillibilité; » mais un mois de retard compromit tout. Les originaux de la correspondance des deux souverains sont aux Affaires étrangères, vol. *Espagne* 163; la correspondance militaire est à la Guerre, vol. 1979, et à la Marine, B[4] 30.

7. *Gazette*, p. 173-175, 185, 191-192, 197, 204, 212, 221, etc.; *Mercure* de mars, p. 310-330; *Gazette d'Amsterdam*, n°s XI et XXIII. On était parti le 23 février, et l'on n'arriva devant Barcelone que le 3 avril. La proclamation d'un indult et pardon général pour les Catalans rebelles (*Mercure* de mai, p. 213-224; Affaires étrangères, *France* 448, fol. 1-7) avait fait bon effet; mais les grands montrèrent de la répugnance à suivre leur souverain, et Tessé aussi critiqua la nouvelle combinaison. On trouvera le récit de cette campagne dans les *Feldzüge*, tome VIII, p. 452-484, et deux plans de Barcelone dans le *Theatrum*

il trouva Legall arrivé de la veille avec toutes les troupes françoises, et tous nos bâtiments qui débarquoient tout ce qu'il falloit pour le siège[1]. D'autres bâtiments[2] portèrent toute la garnison de Girone dans Barcelone, avec toutes sortes de rafraîchissements, où plus de dix mille hommes, animés de la présence de l'Archiduc, prirent les armes et se joignirent à la garnison[3]. La tranchée fut ouverte la nuit du 5 au 6 par le marquis d'Ayetone[4]; mais le canon ne tira que le 12, encore fort foiblement[5]. Le duc de Noailles, qui devoit y servir de maréchal de camp,

Europæum de 1706, p. 270 et 272. Eugène Moret a utilisé une minime partie des dépêches du Dépôt de la guerre dans ses *Quinze années du règne de Louis XIV*, tome II, p. 172-179.

1. Ci-dessus, p. 302; *Dangeau*, p. 64, 67 et 70; *Sourches*, p. 55 et 57.

2. De simples barques.

3. Il avait d'abord écrit, au passé indéfini : *ont pris*, *sont joints*, mais a corrigé, en interligne, au passé défini. Il suivait le texte du *Journal de Dangeau*, finissant par cette phrase, p. 76 : « On compte qu'outre les troupes réglées et les miquelets, qui sont en grand nombre dans la place, il y a plus de dix mille habitants qui ont pris les armes. »

4. Guillaume-Raymond de Moncade, IXe du nom et VIe marquis d'Aytona, grand d'Espagne et chef de la maison, commandeur de l'ordre de Calatrava, grand sénéchal d'Aragon et maître rational de la maison et cour du roi en Catalogne, général de la cavalerie de Catalogne en juillet 1700, fait mestre de camp général dans le Milanais le 31 janvier 1702 et gouverneur de Crémone, capitaine de la première compagnie des gardes du corps espagnols en décembre 1703, avait été nommé colonel du régiment des gardes espagnoles en novembre 1705, à la suite de la défense de Barcelone, où il avait été fait prisonnier de guerre. Il fut créé capitaine général des armées en septembre 1710, membre du conseil de guerre en avril 1714, président du même conseil en janvier 1724, et mourut à Valence, le 5 février 1727, âgé de cinquante-six ans. Saint-Simon parlera beaucoup de lui en 1722.

5. *Dangeau*, p. 76 et 81; *Sourches*, p. 60-62; Affaires étrangères, vol. *Espagne* 164, fol. 31 et suivants. C'est l'artillerie, commandée par M. de la Motte-Baracé, qui faisait défaut, et comme nombre, et comme calibre, et comme organisation. Cela est souvent signalé dans la correspondance de Philippe V et dans celle de Tessé, 29 avril, 5 mai, 11 juin, etc., et Chamillart se plaignait que toute la poudre eût été consommée en Piémont : Dépôt de la guerre, vol. 1883, n°s 86, 137 *bis*, 202, 205, 262, 289, etc. Voyez ci-après, p. 397.

tomba malade de la petite vérole[1], qui fut très heureuse, et qui acheva de le guérir de tous ses maux[2]. Lapara, ingénieur principal, et le chef des autres depuis l'élévation de Vauban au bâton[3], étoit chargé de ce siège, et y fut tué le 15 avril en allant reconnoître des ouvrages qu'il vouloit faire attaquer[4]. On prétendit qu'on fit une grande faute d'avoir attaqué par le Mont-Jouy[5], que cette fortification, séparée de celles de la ville, seroit tombée avec la ville, au lieu que sa prise n'influoit point sur celle de la place[6]. Quoi qu'il en soit, ce Mont-Jouy dura le double de ce qu'on avoit cru, consuma beaucoup[7] de nos munitions, et coûta bien d'honnêtes gens, et Lapara même, qui y fut tué, et qui fut mal[8] remplacé[9]. Les troupes qui fai-

1. « M. le duc de Noailles a la petite vérole, et le roi d'Espagne a voulu qu'on lui marquât la maison qui étoit marquée pour S. M. » (*Dangeau*, p. 81).

2. *Ibidem*, p. 86, et *Sourches*, p. 66; ci-après, p. 396. Mme de Maintenon écrivait à ce duc, le 28 avril (recueil Geffroy, tome II, p. 80) : « Ce fut une grande joie, hier, pour tout ce qui s'intéresse à vous, de vous savoir hors de danger, et même rassuré sur votre beauté. »

3. Ci-dessus, p. 14 et 40. Voyez son éloge dans le *Mercure* de mars, p. 290-291.

4. *Dangeau*, p. 80 et 86; *Sourches*, p. 65-66; *Gazette d'Amsterdam*, n° XXXVII; lettre de Philippe V, dans le volume *Espagne* 164, fol. 97. Lapara venait de passer une donation mutuelle avec sa femme, Élisabeth-Louise Ballart (Arch. nat., Y 278, fol. 184), qui se retira chez la maréchale de Créquy pour y passer son veuvage. Le gouvernement de Mont-Dauphin lui avait été donné, au lieu de Niort, en février 1706.

5. Malgré la réputation de Lapara, Tessé, une fois le siège manqué, l'accusa d'avoir tout perdu en croyant connaître le Monjuich et pouvoir l'attaquer par les Capucins (lettre de Perpignan, 12 juin 1706). Chamillart le qualifiait « le meilleur ingénieur et le plus fantasque. »

6. Ci-dessus, p. 162-163.—7. *Beaucoup* corrige *bien d[es]*.—8. Écrit: *nal*.

9. Les *Mémoires de Sourches*, à propos de l'assaut qui eut lieu la semaine suivante, disent (p. 66) qu'il fut conduit par le brigadier Villars-Lugein, « qui avoit pris la place du défunt Lapara, et qu'on disoit être homme de mérite et qui savoit bien son métier, ayant encore quarante ou quarante-deux ingénieurs sous lui, parmi lesquels il y avoit plusieurs habiles gens. » Un autre ingénieur principal, le maréchal de camp Filley, avait été tué devant le château de Nice. Par une lettre

soient le siège étoient peu nombreuses, leur fatigue étoit continuelle[1] : il n'y avoit de repos que de trois[2] nuits l'une, et fort souvent beaucoup moins. Les petits[3] combats y étoient continuels avec les miquelets, qui troubloient les convois, et qui assiégeoient tellement les assiégeants, qu'il n'y avoit pas de sûreté à cent pas du camp, qui étoit exposé à des alarmes continuelles[4]. Nuls rafraîchissements de France ni d'Espagne, tout à l'étroit pour tout. Les sorties étaient très fortes; les habitants y secondoient la garnison, les moines étoient armés, et combattoient comme contre des Turcs et des hérétiques[5]. Pendant ces sorties, le camp étoit attaqué par dehors, et c'étoit tout ce que les assiégeants pouvoient faire que de soutenir ces doubles attaques, à la fois par la vigueur des assiégés, et le nombre et l'importunité des miquelets[6]. Tessé envoya son fils[7] porter la nouvelle que les ennemis avoient, le 25 avril, abandonné le Mont-Jouy, lequel en fut fait maréchal de camp[8]. La garnison sortit ensemble

du 3 mars 1706 (collection de M. le duc de la Trémoïlle), Philippe V avait exprimé le désir de ne confier le siège de Barcelone qu'à Renau, considéré par Vauban comme seul capable de le mener à bien.

1. *Continuelles*, au pluriel, dans le manuscrit.

2. *Trois* est en interligne, au-dessus de *deux*, biffé.

3. *Petits* surcharge *com* [*bats*]. — 4. Voyez ci-après, p. 618.

5. Chamillart écrivait à Torcy, le 22 avril (vol. *Espagne* 164, fol. 69) : « Le siège va son train, pas aussi vite qu'il seroit à desirer. Les Catalans font rage, et les moines et les prêtres se distinguent au-dessus des autres. La présence du roi n'en a fait revenir aucuns. Ils tirent jusque dans le camp, et on ne sauroit avoir aucun secours d'eux. »

6. *Dangeau*, p. 87-88 et 90-91; *Sourches*, p. 61-62, 65, 66, 68, etc. M. de Sandricourt, le parent dont notre auteur a parlé (tome XII, p. 403), fut blessé dangereusement en repoussant une des sorties.

7. Le chevalier, qui a apporté la nouvelle de la prise de Suse : tome XII, p. 127.

8. *Avril* est ajouté en interligne, et, après le mot suivant, *le* corrige *la*, *mont* surcharge un mot illisible, et les derniers sept mots : *lequel*, etc., sont aussi en interligne. — Cette addition est une erreur, puisque le chevalier n'était colonel que depuis trois ans, et qu'il ne fut même promu brigadier que très tardivement, en 1719.

en plein jour, et entra dans Barcelone sans presque aucune perte[1]. Cifuentès[2], qui avoit quantité de barques à la côte, en faisoit toujours entrer quelques-unes dans la place aux dépens de quelques autres qu'il perdoit[3], et les avenues de l'armée du roi d'Espagne furent bientôt si resserrées par les miquelets, qu'on ne vécut plus au siège que par la mer. Le comte de Toulouse, et le maréchal de Cœuvres sous lui, y commandoient une médiocre flotte[4], arrivée assez tard, et mettoient rarement pied à terre sans découcher de dessus leurs bords[5]; et Tessé avoit sous le roi d'Espagne le commandement de tout ce qui regardoit la terre.

Berwick foible contre les Portugais.

Berwick[6] étoit arrivé tout[7] au commencement d'avril en Estrémadure, où il avoit vingt-six bataillons et quarante escadrons[8]. Les Portugais et ce que l'Archiduc leur avoit laissé étoient bien plus nombreux, et firent contenance d'assiéger Badajoz avec quarante-cinq bataillons et cinquante-trois escadrons[9], où le marquis de Richebourg[10]

1. *Dangeau*, p. 95-96; *Sourches*, p. 61-62, 68; *Gazette*, p. 226-227; *Gazette d'Amsterdam*, n^os xxxix et xl; *Gazette de Verdun*, juin, p. 392-394; Guerre, vol. 1979, n°s 269-277 et 283-285.

2. Ferdinand de Silva, XIIIe comte de Cifuentès : tome VIII, p. 204 et 550-551. Suspect depuis longtemps et arrêté à deux reprises, en novembre 1704 et en janvier 1705, il s'était évadé chaque fois, et les Mécontents de Catalogne l'avaient élu pour leur général en octobre 1705; l'Archiduc l'avait même déclaré vice-roi du royaume de Valence (*Gazette d'Amsterdam*, 1706, Extr. xxiv). Ses biens ayant été confisqués en Espagne à la fin de 1706, il quitta le pays quand la guerre fut terminée, alla s'installer en Autriche, parvint, en 1723, au grade de maréchal de camp impérial ou major général, et ne revint en Espagne qu'en 1738 (*Gazette*, p. 279).

3. *Dangeau*, p. 75 et 96; *Quincy*, p. 218-220; *Gazette*, p. 257.

4. Quincy en a donné l'effectif, p. 205-207.

5. Nous verrons ci-après finir cette croisière inutile, p. 395.

6. Ci-dessus, p. 300. — 7. *Tout* surcharge un premier *au*.

8. Il a corrigé *4* en *40*, et eût même dû corriger en *45* pour être exact : *Dangeau*, p. 59, 66 et 71; *Mémoires de Berwick*, tome I, p. 305-309.

9. *Dangeau*, p. 73; *Sourches*, p. 55-56; *Berwick*, p. 307.

10. Guillaume de Melun-Espinoy, marquis de Richebourg ou Risbourg,

commandoit avec douze bataillons. Ils tirèrent du côté d'Alcantara[1], et se présentèrent en chemin au duc de Berwick, qui, avec quarante escadrons qu'il avoit, n'osa leur prêter le collet[2]. Ils continuèrent leur chemin et prirent Alcantara après une courte et molle défense, très mauvaise place à la vérité, et dix bataillons espagnols qui étoient dedans prisonniers de guerre[3].

Chavagnac ravage les Anglois

Chavagnac[4], avec quatre vaisseaux du Roi, ravagea cependant toute l'île de Saint-Christophe en Amérique[5],

chevalier de la Toison d'or depuis 1700, avait été fait grand de première classe le 19 décembre 1704, par la protection du roi de France, et capitaine général des frontières de Castille en mai 1705. Il eut la vice-royauté de Galice depuis 1706 jusqu'en 1722, commanda l'armée d'Espagne après le départ du marquis de Bay, en 1710, fut nommé capitaine de la compagnie flamande des gardes du corps en septembre 1715, colonel des gardes wallonnes en octobre 1716, gouverneur et commandant général de la Catalogne en août 1724, et mourut en 1735. C'était le fils du défenseur de Valenciennes en 1677, et le cousin germain du prince d'Espinoy que nous avons vu mourir en 1704; peut-être le même qui, étant brigadier de dragons dans l'armée de M. de Bedmar en 1702, avait eu une querelle de préséance avec le petit-fils de Mme de Sévigné (Fréd. Masson, *le Marquis de Grignan*, p. 269-271).

1. Alcantara, chef-lieu de l'ordre de ce nom, était une ville forte de l'Estramadure, sur la rive gauche du Tage, importante par sa proximité de la frontière portugaise. Voyez l'*État présent de l'Espagne*, par Vayrac, tome I, p. 267-269.

2. La lettre de Berwick est dans le *Journal de Dangeau*, p. 77-78.

3. Le 14 avril : *Dangeau*, p. 85; *Sourches*, p. 64; *Gazette d'Amsterdam*, n° XL; *Mercure historique et politique* de mai, p. 553-562; *Gazette de Verdun*, juillet, p. 8-11; *Mémoires de Berwick*, p. 309-315; Quincy, *Histoire militaire*, p. 227-228; Geffroy, *Lettres de Mme des Ursins*, p. 236-239; lettre de Berwick, 18 avril, au Dépôt de la guerre, vol. 1976, n° 259; lettres d'Amelot et articles de capitulation, ms. Fr. 6923, fol. 24-26.

4. Henri-Louis de Chavagnac, d'une vieille famille d'Auvergne, neveu du lieutenant général dont on a des mémoires, était capitaine depuis 1701, et commandait les gardes de la marine au département de Rochefort. La terre de son nom fut érigée en marquisat au mois de février 1720. Il fut créé chef d'escadre le 27 mars 1728 et se retira du service en 1741, époque où mourut son fils, marié en 1728 avec une petite-fille de Tessé.

5. Une des îles Antilles, colonisée par les Anglais en 1623, et pos-

aux îles de l'Amérique.

dont les Anglois étoient les maîtres, y ruina tout, en emmena huit cents nègres, puis, avec Iberville[1], qui le joignit au rendez-vous qu'il lui avoit donné, prit aux Anglois toute la petite île de Nièves[2], en détruisit les forts, les habitations, les sucreries, firent le dégât partout, emmenèrent les principaux habitants pour otages, prirent trente vaisseaux marchands, dont quelques-uns percés pour trente-six pièces de canon, emmenèrent sept mille nègres, et firent un grand butin. Le gouverneur et le major de l'île furent tués. Il n'en coûta à nos deux capitaines que quelques soldats et un enseigne de vaisseau. Ils[3] n'avoient, pour cette expédition, que douze cents sol-

sédée en commun par eux et les Français jusqu'en 1702, que les premiers s'en emparèrent (*Gazette d'Amsterdam*, 1702, n° LXXX; recueil de Lamberty, tome II, p. 256-257). Il y en a une description dans la *Gazette* de 1639, p. 592, et dans l'Extraordinaire du 23 juillet 1666, à l'occasion de la victoire remportée à cette époque par les colons français; voyez aussi les *Mémoires de Louis XIV*, tome I, p. 51, 55, 180-181.

1. Pierre le Moyne d'Iberville, d'origine normande, né à Montréal le 20 juillet 1661, avait été fait capitaine de frégate en 1692, chevalier de Saint-Louis en 1699, et capitaine de vaisseau en 1702, au retour d'une belle exploration du Mississipi. En 1705, il avait fait un armement considérable, sur lequel nous avons plusieurs arrêts du Conseil de l'année 1710 (Arch. nat., E 1981, p. 103-114), comme sur son expédition de la baie du Nord en 1695 (E 1895, 26 mai 1696) et sur son plan d'établissement commercial dans la baie d'Hudson (E 1904, 30 avril 1698). Il mourut à la Havane, le 9 juillet 1706, revenant de l'expédition dont il est parlé ici, et plus des deux tiers de ses officiers eurent le même sort. Pierre Margry a publié en 1881 un volume de mémoires et documents sur les expéditions de ce d'Iberville, et une lettre de lui, sur ses projets de la fin de 1703 contre les établissements portugais de la rivière de la Plata, sur leur importance, la possibilité de s'en emparer pour la France et l'Espagne, etc., a passé dans la vente d'autographes faite par M. Étienne Charavay, le 30 mai 1896, n° 72. Voyez aussi l'*Histoire maritime de la France*, par Guérin, tome IV, p. 157-162 et 469-477.

2. Nièves ou Nevis, la principale des petites Antilles, au S. O. de Saint-Christophe, était occupée par les Anglais depuis 1628. Elle resta française de 1706 à 1713, et les Anglais en reprirent possession.

3. *Il* est au singulier.

dats et treize cents flibustiers[1]. Le chevalier de Nangis[2] apporta cette nouvelle.

Électeurs de Cologne et de Bavière au ban de l'Empire.

L'Empereur mit enfin, au commencement de mai[3], les électeurs de Cologne et de Bavière au ban de l'Empire avec autant de solennité que de violence et d'injustice, pour une guerre qui ne regardoit uniquement que la maison d'Autriche, et point du [tout] l'Empire[4]; mais l'Allemagne

1. Tous ces détails sont pris au *Journal de Dangeau*, p. 104-105 et 209. Comparez les *Mémoires de Sourches*, p. 80-82 et 174, la *Gazette*, p. 251-252, la relation complète donnée dans le *Mercure* de mai, p. 239-319, les registres de la Marine B[4] 29, fol. 212-228, et B[4] 31, fol. 104-220, etc. « Il étoit constant qu'après la prise de Carthagène, on n'avoit pas fait d'action qui portât aux ennemis un si grand préjudice que celle-là, puisqu'on mettoit leur perte à plus de quinze millions, » disent les *Mémoires de Sourches*.

2. Pierre-César de Brichanteau de Nangis, frère cadet du marquis, né le 6 novembre 1683, reçu chevalier de Malte en 1698, enseigne de vaisseau en 1702, lieutenant depuis 1705, passa capitaine de frégate en 1706, capitaine de vaisseau en 1707, et nous le verrons prendre part à l'expédition d'Écosse. Il quitta la Religion sous la Régence, et prit le titre de comte de Brichanteau, mais ne se maria point, et mourut à Soliers, en Provence, le 14 juin 1728.

3. *Dangeau*, p. 105-106; *Sourches*, p. 82; *Gazette*, p. 245; *Gazette d'Amsterdam*, n° XLIV; *Mercure historique et politique* de mai, p. 505-506 et 573-574.

4. « L'Empereur, dit Dangeau, a mis de son autorité les électeurs de Bavière et de Cologne au ban de l'Empire. Cela s'est fait à Vienne avec beaucoup de solennité et contre toutes les règles. Ce procédé est violent, et les droits des Électeurs sont fort blessés. » — « On sut, disent les *Mémoires de Sourches*, que l'Empereur avoit mis les électeurs de Bavière et de Cologne au ban de l'Empire, permettant à chacun de les tuer, et que, pour cette belle prononciation, il étoit monté sur un trône impérial et avoit fait la chose avec toutes les cérémonies qui pouvoient la rendre formidable. » Déjà le duc de Mantoue en 1701, l'électeur de Cologne lui-même en 1702, avaient été mis au ban de l'Empire. Les deux décrets impériaux fulminés à Vienne le 29 avril sont imprimés dans le recueil de Lamberty, tome IV, p. 43-52. L'empereur Joseph en fit part à la Diète par un décret commissorial du 10 mai, contre lequel, seuls, protestèrent les députés de la Suède et de six petits États. Louis XIV écrivit à l'électeur de Bavière, le 25 (ms. Nouv. acq. fr. 486, fol. 49) : « Mon frère, j'entre dans tous vos sentiments à l'égard des injustes et violentes procédures qui ont été faites

étoit subjuguée depuis Charles V, et, quoique ses successeurs à l'Empire n'eussent pas la moitié de [ses[1]] États et de la puissance qu'il possédoit, ils surent bien soutenir l'autorité qu'il leur avoit acquise. La[2] proscription du Palatin en fut un exemple éclatant[3]. Cet empereur-ci, soutenu de toute l'Europe et maître de la Bavière, n'eut garde de faire moins[4]. Parmi ces hauteurs, il venoit de voir sa maison de plaisance de Laxenbourg[5], à deux lieues de Vienne, brûlée par les Mécontents[6], et des Alleurs[7], que le Roi tenoit auprès de Ragotzi, l'assuroit de leurs forces et de leur éloignement pour tout accommodement avec l'Empereur[8]. Quoiqu'on eût lieu de s'attendre depuis longtemps à ce ban de l'Empire, il ne laissa pas d'étonner et de porter un grand coup pour l'autorité de l'Empereur, et pour l'embarras de sortir ces princes d'affaires à la paix.

Siège de Turin résolu, et la Feuillade.

Tout ce qui s'étoit fait l'année précédente pour former le siège de Turin, qui, prêt à se faire, n'eut pas lieu[9],

à Vienne contre vous, et on ne peut être plus touché que je le suis de la manière dont vous m'exprimez votre constant attachement. » Voyez ci-après, p. 618, une citation de lettre d'Alberoni.

1. *Ses* a été oublié. — 2. *La* surcharge *l'*, effacé du doigt.

3. C'est en 1621 que Frédéric V de Bavière, roi de Bohême, fut dépouillé et proscrit : tome II, p. 252, note 1, et ci-dessus, p. 36.

4. Voyez les réflexions de Bruzen, *Louis XIV*, tome V, p. 422-423.

5. Résidence d'été, sur la Swecher, à seize kil. S. de Vienne.

6. Les éditeurs du *Journal de Dangeau* ont mal lu le nom de lieu (p. 77, 16 avril) : « Les Mécontents de Hongrie font des courses jusqu'aux portes de Vienne; ils ont pillé *Luxembourg*, maison de l'Empereur qui n'en est qu'à quatre lieues. » Comparez la *Gazette*, p. 53 et 196, l'*Histoire militaire*, par Quincy, p. 71-79, les *Feldzüge*, p. 402-451, etc.

7. Il a écrit : *Dasalleurs*.

8. *Dangeau*, p. 86. Des Alleurs obtint, le mois suivant, une pension de quatre mille livres. Cette année encore, il y eut des négociations pour un accommodement, conduites par les Hollandais; mais elles échouèrent comme les précédentes : recueil de Lamberty, tome IV, p. 99-126. Les Hongrois avaient alors trente mille hommes de troupes réglées, et l'Empereur n'osait plus les qualifier de mécontents ni de rebelles.

9. Ci-dessus, p. 161.

rendit pour cette année tous les préparatifs fort prompts[1]. Le dépit si juste contre le duc de Savoie, le succès de Calcinato tout récent et tout grossi, les espérances qu'on concevoit de ses suites, l'extrême desir de dépouiller M. de Savoie et de le réduire en l'état du feu duc Charles IV de Lorraine[2], affectionnoient le Roi à ce projet. Chamillart, plus sage que le monde ne l'a cru, en sentit le poids, et en fut effrayé pour son gendre, auquel il étoit destiné. Il voulut encore tout bien examiner avec Vauban en présence du Roi[3] : puisqu'il avoit fait la[4] faute autrefois de le prêter à M. de Savoie pour fortifier, ou plutôt pour perfectionner Turin[5], il étoit bien naturel de le choisir pour en faire le siège. Vauban, toujours le même, proposa son projet d'attaque, et les raisons de ce projet. Il détailla ce qu'il croyoit nécessaire pour réussir; il offrit, en lui fournissant ce qu'il demandoit, de se charger du siège, mais du siège uniquement, pourvu qu'il y fût le maître, et de rien au delà, parce qu'il déclara avec franchise qu'il ne s'entendoit point à la guerre de campagne, ni à commander une armée[6]. Ce qu'il demanda se trouva monter, en toutes sortes de choses, à bien plus qu'il ne fut possible de lui fournir. Là-dessus il avertit le Roi bien fermement,

singulièrement confirmé à le faire, arrive devant la place.

1. *Mercure historique et politique* de juin, p. 624-626.

2. Tome IV, p. 332, etc.

3. On a déjà vu, p. 158, Vauban consulté, mais en désaccord avec les généraux, lors de la première tentative de siège en 1705. En 1706, Dangeau ne prononce même pas son nom; mais, dans cette nouvelle occasion comme dans la première, nous avons des mémoires de Vauban et sa correspondance, dont la pièce la plus essentielle a été publiée par le général Pelet (*Mémoires militaires*, tome VI, p. 599-608).

4. Il a écrit, par mégarde : *le*.

5. En 1670, ainsi qu'on le verra ci-après, p. 618-619, par l'extrait d'une lettre de M. le colonel de Rochas.

6. C'était déjà son argumentation de 1703 et de 1705; on la retrouve dans sa lettre du 16 janvier 1706 à Chamillart, et dans les *Réflexions* qui y sont jointes. Voyez notamment (*Mémoires militaires*, p. 606-607) le passage : « Je suis présentement dans la soixante et treizième année de mon âge, etc. »

devant son ministre[1], chez Mme de Maintenon, que Turin ne se prendroit pas à moins, et, ce qui est incroyable avec la juste confiance du Roi en Vauban, fondée sur une si longue expérience, avec le silence et l'embarras de Chamillart, sur ce refus de Vauban comme n'y pouvant réussir, la commission en fut sur-le-champ donnée, ou plutôt confirmée à la Feuillade[2]. Quel parallèle entre ces deux hommes, et quel champ aux réflexions! Et peut-on s'empêcher de reconnoître que, lorsque Dieu veut châtier, il commence par aveugler? C'est ce qui se retrouve sans cesse dans le cours de cette guerre; mais c'est aussi ce qui ne saute nulle part aux yeux si fortement qu'ici. Voilà donc la Feuillade, non plus général par accidents amenés[3], non plus général en peinture, mais général d'une armée sur laquelle toute l'Europe fixa les yeux, et trouva son sort attaché. Troupes d'élite autant que la possibilité les put grossir, officiers choisis, munitions en abondance, artillerie formidable[4], trésors d'argent, desir et exécution, identité[5] de choses: en un mot, le gendre bien-aimé d'un tout-puissant ministre des finances et de la guerre, qui mettoit en lui toutes ses complaisances, toutes ses espérances, l'appui et le salut de sa famille; on peut juger qu'on fut jusqu'à l'impossible de toutes parts pour le mettre en état de faire une conquête si capitale pour l'État, et si importante à leur[6] fortune particulière. Tout[7] fut donc très promptement disposé[8]. La Feuillade arriva[9] devant Turin

1. Est-ce Chamillart qui a raconté ces détails à notre auteur?

2. Voyez le récit de Pelet, p. 139-142, et la correspondance particulière de la Feuillade, dans *Michel Chamillart*, tome II, p. 91-95 et 99-104.

3. Comme les années précédentes. — 4. Comparez ci-dessus, p. 158.

5. *Identité* ne s'employait que dans le dogmatique (*Académie*, 1718).

6. *La* corrigé en *leur*.

7. Cette phrase de six mots a été écrite à la fin du paragraphe qui précède et au commencement du suivant, de façon à supprimer l'alinéa; la lettre initiale de *La Feuillade* a même été corrigée en minuscule.

8. Guerre, vol. 1966, n°s 19, 79, 94, 162, 163 et 170.

9. Ici, il y a un *donc* biffé.

le 13 mai, et se mit à faire ses lignes et ses ponts[1]. Tardif[2], à faute de mieux[3], fut son premier ingénieur. Il n'avoit fait que de petits sièges en Bavière[4] : ainsi cette forte besogne roula toute entière sur deux novices fort ignorants, et, par cela même, fort entêtés[5]. Laissons-les s'établir.

1. *Dangeau*, 18 mai, p. 101-102; *Sourches*, p. 82-83; Guerre, vol. 1966, n° 190. On trouve un plan des attaques dans le *Theatrum Europæum*, p. 234.

2. Remy Tardif, ingénieur depuis 1667, avait dirigé plusieurs sièges en Espagne, dans la guerre précédente. Dans celle-ci, il a commandé une brigade du génie en Espagne et préservé Cadix, puis est allé à l'armée d'Allemagne, et est revenu en Italie, au siège de Verue, où il a gagné le grade de brigadier (octobre 1704). Il sera fait directeur général des fortifications de Dauphiné en 1707, mais ne parviendra qu'en 1719 au grade de maréchal de camp. Il mourut le 1er septembre 1736, à quatre-vingt-quatre ans, et son fils fut anobli le mois suivant.

3. La mort de Lapara, comme on l'a vu, privait du seul ingénieur que l'on pût comparer à Vauban. Voyez, dans les *Mémoires militaires*, p. 630, une lettre de Chamillart à la Feuillade, et, dans le manuscrit Fr. 14178, fol. 281 v°, une lettre de Vendôme au Roi, datée du 8 mai. Tardif ne fit qu'exécuter les desseins très précis de Vauban : ci-après, p. 619. On a, au Dépôt de la guerre, vol. 1979, nos 234-237, son journal, qui fut continué par Villars-Lugein.

4. Voyez la *Chronologie militaire*, tome VII, p. 33. C'est Dangeau qui dit (p. 111) : « .... Tardif.... n'a été en chef qu'aux sièges que nous avons faits en Bavière; mais il est fort estimé. »

5. Chamillart ne cacha pas ses inquiétudes au duc de Vendôme. « Je tremble, lui disait-il, que vous ne soyez pas aussi content de M. de la Feuillade que je le desire.... Vous devez le regarder comme votre enfant et le prendre sous votre protection.... Puisque vous l'avez engagé à faire ce personnage au-dessus de son âge, et difficile pour le général le plus expérimenté, il aura besoin tous les jours de vos conseils. Conduisez-le à regarder comme la décision de la guerre d'Italie la prise de Turin. Vous aimez l'État et la gloire du Roi, qui y sont bien plus intéressés que mon gendre. » Et, quinze jours plus tard : « M. de la Feuillade n'a point à craindre M. de Vauban. Depuis la mort de M. de Lapara, le Roi n'a pas songé à lui, et je vous assure que toute son autorité, quoique grande, n'auroit pas été suffisante pour l'obliger à faire ce siège. S'il y avoit un ingénieur bien habile d'un caractère inférieur au sien, je m'en consolerois; mais je vous avoue que la confiance de M. de la Feuillade, qui prend sur lui le poids d'un aussi grand événement, me fait trembler.... » (Lettres de mai 1706, ms. Fr. 14178, fol. 63 v°,

Villeroy part avec ordre de combattre, non avant, mais dès que Marcin l'auroit joint. [*Add. St-S. 674*]

Le Roi n'avoit rien tant recommandé au maréchal de Villeroy que de [ne] rien oublier pour ouvrir la campagne par une bataille : il commençoit à sentir le poids de la guerre, il avoit dès lors envie de la terminer; mais il vouloit donner la paix, et non la recevoir. Il espéroit tout de ses généraux et de ses troupes. Les succès d'Italie et du Rhin sembloient lui répondre de ceux de ses autres entreprises; il aimoit assez Villeroy pour vouloir qu'il cueillît des lauriers[1]. Il partit à la mi-avril pour retourner en Flandres[2], et, depuis son départ jusqu'à l'assemblée de son armée, le Roi le pressa sans cesse d'exécuter ce qu'il lui avoit si expressément ordonné[3]. Le génie court et superbe[4] de Villeroy se piqua de ces ordres si réitérés : il se figura que le Roi doutoit de son courage puisqu'il jugeoit nécessaire de l'aiguillonner si fort; il résolut de tout hasarder pour le satisfaire, et lui montrer qu'il ne méritoit pas de si durs soupçons. En même temps que le Roi vouloit une bataille en Flandres, il se vouloit mettre en état de la gagner[5]. Dès que les lignes du Rhin furent prises, et le Fort-Louis dégagé[6], le Roi envoya ordre à Marcin de prendre dix-huit bataillons et vingt escadrons de son armée, laissant le reste à Villars, et de venir sur la Moselle, où il trouveroit[7] vingt autres escadrons, et marcher avec le tout en Flandres joindre le

68 v°, 297 et 301.) M. de Vendôme répondit, le 4 juin : « La levée du siège de Barcelone rend la prise de Turin plus importante et plus nécessaire qu'elle ne l'étoit auparavant. M. de la Feuillade.... m'envoie un plan de sa situation, qui est la plus belle que j'y aie jamais vue, et, s'il s'y prend de la manière que je lui ai mandé, il est impossible qu'il ne réussisse. » (*Ibidem*, fol. 282 v°.)

1. Voyez la correspondance au Dépôt de la guerre, vol. 1936.

2. *Dangeau*, p. 77. — 3. *Mémoires militaires*, p. 12 et suivantes.

4. Avant *superbe*, il a biffé le commencement d'un premier *super*[*be*].

5. Saint-Simon dit, dans l'Addition n° 674, que le Roi imposa à Villeroy de donner la bataille pour prendre une revanche de l'échec de Barcelone; mais celui-ci ne fut connu à Versailles que le 28 mai, deux jours après la nouvelle du désastre de Ramillies.

6. Ci-dessus, p. 355. — 7. Avant *trouveroit*, il y a un *en* biffé.

maréchal de Villeroy[1], et à celui-ci[2] dé ne rien entreprendre avant cette jonction faite. Cette défense[3] fut réitérée au maréchal de Villeroy par quatre courriers de suite coup sur coup, sur ce que ses réponses montroient que, piqué de toutes les instances qui lui avoient été redoublées pour donner promptement une bataille, il la vouloit brusquer sans attendre ce secours. J'insiste ici sur ce point, parce qu'il fut celui de la division mortelle d'entre le maréchal et Chamillart, et que ce dernier me montra les lettres originales[4] du Roi et de lui au maréchal, et les réponses de ce dernier depuis l'ouverture de la campagne, et quelques-unes même dès auparavant[5]. Mais il ne s'agit pas encore de cette querelle[6].

Pique de Villeroy, qui n'attend point Marcin et choisit mal son terrain.

Villeroy donc poussa sa pointe, malgré les ordres d'attendre Marcin. Marlborough avoit passé la mer de bonne heure[7]; toutes ses troupes ne l'avoient pas joint, Villeroy en avoit plus que lui[8] : cette raison lui donna de la confiance; il ne douta point du succès, il n'en voulut partager l'honneur avec personne, non seulement avec Marcin et les troupes qu'il lui amenoit[9], mais avec l'Électeur même, qui pourtant commandoit l'armée, et que le maréchal avoit

1. *Dangeau*, p. 95 et 110.

2. La lettre de Chamillart au maréchal de Villeroy est du 26 avril (*Mémoires militaires*, p. 12-13; Guerre, vol. 1936, n° 72).

3. Ici, l'écriture, ou simplement l'encre change.

4. Il a écrit : *orignínales*. — Ce ne pouvait être que des minutes originales : voyez ci-après, p. 387.

5. Il s'est déjà vanté des confidences du ministre : tomes X, p. 410-412, et XI, p. 285, et il en parlera encore dans le prochain volume. Les minutes originales ou copies de minutes de la campagne de Flandre en 1706 sont conservées au Dépôt de la guerre, vol. 1933, et, intercalées avec les lettres originales des généraux et officiers de l'armée, dans le volume 1936. Il en sera donné quelques fragments ci-après, p. 619-620.

6. Nous la verrons se déclarer dans le prochain volume.

7. Marlborough avait voyagé et négocié pendant l'hiver; il n'arriva à la Haye que le 27 avril. A partir de ce moment, la *Gazette d'Amsterdam* donna un journal de ses mouvements.

8. Voyez les *Mémoires militaires*, p. 26-27. — 9. *Dangeau*, p. 110.

laissé à Bruxelles sans lui faire part de son dessein[1]. Il s'avança donc, le 21 mai, vers l'endroit où, l'année précédente, Roquelaure avoit laissé percer nos lignes[2]. Sur l'avis de la marche et de l'approche de Marlborough, il fit un mouvement pour l'attendre, puis, le 24[3] au matin, jour de la Pentecôte, un second pour se poster dans un terrain où feu M. de Luxembourg n'avoit jamais voulu s'exposer à combattre[4]. Lui-même en avoit été témoin; mais son sort, et celui de la France, étoit qu'il l'oubliât. Il le manda par un courrier avant de prendre ce poste[5].

[Add. St-S. 675] M. le duc d'Orléans prédit à qui le voulut entendre qu'il y seroit battu, s'il y tentoit ou y souffroit une action; que M. de Luxembourg n'avoit jamais voulu s'y commettre, et que, sur le lieu même, il lui en avoit expliqué et montré les raisons, que ce prince rendit fort bien. Il ne fut que trop bon prophète[6].

1. Voltaire lui-même, souvent prêt à excuser Villeroy, l'a condamné en cette occasion (*Siècle de Louis XIV*, p. 363) : « Son trop de confiance en ses propres lumières fut plus que jamais funeste à la France. »

2. Ci-dessus, p. 79. — 3. Lisez : 23.

4. C'est après la victoire de Nerwinde que le maréchal de Luxembourg alla camper, le 15 août 1693, près de l'abbaye de Boneffe, sur la Mehaigne; il resta trois jours dans cette région des deux Geetes, où l'on crut que le prince d'Orange voulait prendre sa revanche (*Dangeau*, tome IV, p. 343, 345, 347, etc.; *Gazette* de 1693, p. 436). Un demi-siècle plus tard, le prince de Conti y manœuvra, lui aussi, et à Ramillies même (*Mémoires de Luynes*, tome VII, p. 376 et 393).

5. Le 24 mai, on sut seulement (*Dangeau*, tome XI, p. 110) que le maréchal de Villeroy était campé entre les Geetes, et qu'il pouvait « y avoir une affaire considérable en ce pays-là. » Voyez ci-après, p. 619, un fragment de la lettre.

6. Voici comment, cinq ans environ après avoir écrit la présente rédaction, notre auteur l'a résumée dans le *Parallèle*, p. 274-275 : « Le Roi avoit tiré le maréchal de Villeroy de sa prison de Styrie et mis à la tête de son armée de Flandres. Lassé de se voir consumer par la guerre, il voulut une bataille qui pût décider, sans faire réflexion à qui il la commettoit, au peu de fruit qu'il avoit retiré de celles que ses généraux lui avoient si souvent gagnées, aux suites immenses de celles qu'ils avoient perdues, dont la mémoire d'Hochstedt ne pouvoit être sitôt effacée. Il en donna l'ordre précis à Villeroy, mais, en même temps,

Villeroy[1] mit donc la maison du Roi et deux brigades de cavalerie de suite entre les villages de Taviers et de Ramillies[2]. Taviers couvroit le flanc de la maison du Roi. Sa situation étoit sur un penchant près de la Mehaigne[3], qui formoit un marais derrière, et, dans ce village, il mit

Dispositions de Villeroy; bataille de Ramillies.

d'attendre à la donner que le maréchal de Marcin l'eût joint avec un gros détachement qu'il lui amenoit de l'armée du Rhin. J'en ai vu les lettres, que Chamillart m'a montrées, car cet ordre lui fut répété avec cette même condition. Villeroy, piqué de ces ordres réitérés de combattre, en voulut avoir seul l'honneur, et, sans avertir l'électeur de Bavière, généralissime de l'armée, qui étoit encore à Bruxelles, ni attendre Marcin, qui n'avoit plus que trois jours de marche pour le joindre, sans nul empêchement, alla prendre un poste où M. le duc d'Orléans m'assura qu'il seroit battu, parce que M. de Luxembourg lui en avoit montré et expliqué tous les défauts sur le lieu, et averti de ne s'y jamais mettre, s'il venoit à commander une armée en Flandre. Il en arriva le lendemain ce que ce prince avoit prédit. »

1. Comparez le récit qui va suivre avec celui des ouvrages spéciaux : Quincy, *Histoire militaire*, tome V, p. 3-11; Saint-Hilaire, *Mémoires*, tome III, p. 373-380; Feuquière, *Mémoires*, tome IV, p. 16-30; Ottieri, *Istoria delle guerre*, p. 163-171; Pelet, *Mémoires militaires*, tome VI, p. 31-43; *Feldzüge des prinzen Eugen*, tome VIII, p. 374-381; *Letters of.... Marlborough*, tome II, p. 521-529. La correspondance militaire est au Dépôt de la guerre, vol. 1936. Les rapports étrangers furent publiés immédiatement dans la *Gazette d'Amsterdam*, n°s XLIII et suivants, puis reproduits dans le *Mercure historique et politique* de mai et de juin, p. 583-594 et 683-689, dans la *Gazette de Verdun*, p. 35-44, et dans le recueil de Lamberty, tome IV, p. 67-71. On a des plans ou vues de la bataille dans la collection Hennin, n°s 7032-7039 du catalogue. Un des plans fut publié à la Haye avec l'approbation du général Owerkerque (*Gazette d'Amsterdam*, annonces des n°s LXI et LXIV), un autre encarté dans le *Theatrum Europæum* de 1706, p. 178, d'autres encore joints à la relation imprimée pour les alliés et aux *Mémoires de Feuquière*.

2. Ramillies, en Brabant, est un village à vingt-deux kil. S. O. de Louvain, entre le village de Taviers, à l'E., et celui que notre auteur appelle Neuféglise, mais dont le vrai nom est Autréglise. Non loin de là, à l'Est, se trouve un autre village, Waterloo, qui devait être le théâtre de l'écrasement de Napoléon Ier quelque cent dix ans plus tard; l'armée de l'Électeur y avait livré des combats en août 1705 (*Sourches*, tome IX, p. 336-338; *Gazette*, p. 417-418 et 430).

3. Cette rivière (tome II, p. 326) coule vers l'E., pour se jeter dans la Meuse, rive gauche, près de Huy.

le comte de la Motte[1] avec six bataillons de l'Électeur et] trois régiments de dragons[2]. Il établit dans celui de Ramillies vingt-quatre pièces de canon, soutenues de vingt bataillons, qui le furent ensuite d'un plus grand corps d'infanterie[3]. Il en prit le surplus pour occuper le terrain qui s'étendoit vers le village de Neuféglise, laissa la droite de sa seconde ligne dans son ordre naturel, et porta son aile gauche devant un marais très difficile qui s'étendoit au delà de cette aile, laquelle se trouvoit à peu près en ligne avec la droite[4]. Comme il achevoit ses dispositions, l'Électeur, à peine averti, arriva au grand galop de Bruxelles. Il avoit grand lieu de se plaindre, et peut-être encore de blâmer ce qui se faisoit[5]; mais il n'étoit pas temps : il n'y avoit[6] que celui d'achever ce qui étoit commencé, à quoi il se prêta sans humeur et de bonne grâce en attendant un autre loisir[7]. Il étoit deux heures après

1. Charles de la Motte-Houdancourt, neveu du maréchal : tome IX, p. 279.

2. Feuquière reproche à Villeroy de n'avoir pas occupé Taviers.

3. Selon Feuquière, Ramillies était trop éloigné, on n'y avait pas ménagé de communications, et les régiments qu'on y mit étaient des troupes étrangères, presque toutes composées de déserteurs.

4. « Il appuya sa droite à la Tombe-d'Hottomont, vers Taviers, sur la Mehaigne, et sa gauche à Autréglise. Entre la droite et Taviers, il y avait un petit marais qu'on regardait comme impraticable, et l'on se contenta de mettre cinq bataillons tant dans ce village que derrière le marais. On occupa aussi Ramillies, qui était en avant de la droite de l'infanterie; on y plaça cinq bataillons, et, pour les soutenir, on en mit quatre entre le village et la ligne, qui était un peu plus reculée. On plaça de même plusieurs bataillons tant dans le village d'Offiez, qui était en avant de la gauche de l'infanterie, que dans celui d'Autréglise, qui fermait la gauche. » (*Mémoires militaires*, p. 31.) Selon une lettre du 3 juin suivant (*les Correspondants de la marquise de Balleroy*, tome I, p. 1-2), tous les gens du métier estimèrent que, avec ces dispositions, Villeroy ne pouvait manquer d'être battu à plate couture, et l'on dit que ses lieutenants généraux le prévirent tout de suite.

5. Feuquière estime que ce fut une faute de ne pas rester sur la défensive en attendant l'Électeur. Voyez ci-après, p. 620, une lettre de celui-ci.

6. *Avoit* est en interligne, au-dessus d'un premier *avoit* biffé.

7. Selon Pelet (p. 32), le prince « trouva le champ de bataille fort

midi[1] quand l'armée ennemie, arrivée en bel ordre en présence, commença à essuyer le canon de Ramillies. Il obligea leurs troupes à faire halte pour attendre le leur, qui, fort promptement après, se trouva en batterie. La canonnade dura bien une heure. Ils marchèrent ensuite à Taviers avec du canon. Ils y trouvèrent moins de résistance qu'à leur droite; ils s'en rendirent maîtres. Dès ce moment ils firent marcher leur cavalerie. Ils[2] s'étoient aperçus fort à temps que le marais qui couvroit notre gauche empêcheroit les deux ailes des deux armées de se pouvoir joindre[3] : ils avoient fait couler toute la leur[4] derrière leur centre, en avoient formé plusieurs lignes les unes sur les autres, mais sans confusion, derrière leur gauche, eurent ainsi toute la cavalerie de leur armée vis-à-vis notre droite, et en état de s'en servir, tandis que toute la moitié de la nôtre demeura inutile dans un poste où elle ne pouvoit rien faire. Elle avoit vu toute celle des ennemis disparoître de devant elle entièrement; ce mouvement, qui devoit lui servir d'exemple, ne l'ébranla point[5]. Gassion[6], qui la commandoit comme l'ancien lieu-

avantageux, et acheva, avec M. le maréchal, de mettre l'armée en état de recevoir les ennemis. » Il n'est pas question d'observations, ni de reproches, dans ses lettres du 24 au Roi et à Chamillart.

1. Trois heures, selon Pelet. — 2. *Il*, au singulier, dans le manuscrit.

3. Ce fut une des causes de la défaite, dit Feuquière.

4. Leur droite.

5. L'initiale de *point* surcharge un *b* effacé du doigt.

6. Jean, chevalier puis comte de Gassion, surnommé le petit Gassion, ayant débuté dans la cavalerie en 1667, premier capitaine et major en 1675, mestre de camp la même année, entra dans les gardes du corps, comme premier enseigne de la compagnie de Villeroy, en 1677, y passa lieutenant en 1687, fut fait brigadier en 1688, gouverneur de Dax en 1689, bailli provincial du Soissonnais en 1691, maréchal de camp en 1692 (il fit alors la campagne avec M. de Luxembourg dans le pays même de Ramillies), gouverneur de Mézières en 1693 et lieutenant général en 1696, ne quitta pas la Flandre pendant toute cette guerre, y fut renvoyé encore en 1701, abandonna les gardes du corps en 1705, mais très honorablement (*Sourches*, tome IX, p. 194-195) et sans changer d'armée jusqu'en 1712, tomba malade avant le siège de

tenant général de notre gauche, s'en tourmenta fort, mais sans succès. Il lui étoit ordonné de[1] ne bouger de là sans ordre : il eut beau envoyer des aides de camp; nul ordre ne lui parvint[2]. Guiscard[3], l'ancien lieutenant général de la droite, la fit ébranler au mouvement des ennemis. La maison du Roi et la première ligne de la cavalerie de cette aile fit une charge vigoureuse. Les escadrons rouges[4] de la maison[5] du Roi percèrent trois lignes de cavalerie, qui s'ouvrirent, tandis que leur droite emporta la première ligne. Les rouges gagnèrent plus de cinq cents pas de terrain. Ils chargèrent encore tout de suite avec succès des escadrons qui les vouloient[6] prendre en flanc. Ils se rallièrent après en faisant demi-tour à droit, et en chargèrent encore six autres. Ils trouvèrent après une quatrième ligne devant eux, et furent en même temps pris par derrière[7]. Cette aventure étoit arrivée plus tôt qu'à eux à leur droite, qui ne put ainsi leur donner de secours. Le même malheur étoit arrivé à leur gauche. Les ennemis, qui avoient là ligne sur ligne, ne firent partout que s'ouvrir pour laisser engager la nôtre bien avant, et se refermer ensuite et la prendre par devant et par derrière. Plus de protection du village de Taviers, dont les ennemis, comme

Tournay, et mourut le 26 novembre 1713, âgé de soixante-dix-sept ans (*Chronologie militaire*, tome IV, p. 411-413). Selon l'annotateur des *Mémoires de Sourches* (tome II, p. 213, et tome III, p. 412), c'est une méprise qui l'avait fait faire mestre de camp, et par suite brigadier, avant son frère aîné le comte de Gassion, dont il releva le titre en 1693, cet aîné ayant été tué à Nerwinde (notre tome I, p. 255).

1. *De* est en interligne.

2. C'est ce que raconte Feuquière, p. 24-26, et Voltaire a arrangé l'épisode à sa manière (*Siècle de Louis XIV*, p. 363-364).

3. L'ancien ambassadeur, chevalier des ordres.

4. Les gendarmes et les chevau-légers : tome I, p. 44. On donnait de même aux gardes du corps le sobriquet de *bleus* (*Mémoires de Luynes*, tome I, p. 291).

5. *De la maison* surcharge *percèrent*. — 6. Il a écrit : *vouloïen*.

7. Comparez l'historique des rouges, dans l'*Abrégé de la maison militaire du Roi*, tome I, p. 450 et 543 545, et voyez ci-après, p. 384, note 3.

je l'ai dit, s'étoient rendus maîtres, et se servoient au contraire de notre canon sur nous; et le village de Ramillies trop éloigné. Ce fut donc pour nos troupes à repasser, qui put, un petit marais dont le milieu étoit difficile, et dont aucun ne se seroit tiré sans un peloton d'infanterie qui, de soi-même et sans ordre, se détacha, se posta sur le bord, et protégea de son feu ceux qui purent repasser[1]. Le désordre et l'inégalité de cette charge donna lieu à de grands inconvénients, et à diverses plaintes fâcheuses[2]. Ce qui demeura ensemble ou se rallia de la maison du Roi demeura en bataille derrière le village de Ramillies. Le feu y fut prodigieux. Nos troupes pénétrèrent jusqu'au centre des ennemis; mais leur grand nombre les rechassa bien vite, et, dans ce désordre, ils emportèrent le village de Ramillies, et eurent tout le canon que nous y avions mis. Le duc de Guiche, à la tête du régiment des gardes, s'y défendit quatre heures durant, et y fit des prodiges[3]. La seconde ligne de cavalerie de la droite, presque toute bavaroise ou wallonne, avoit refusé tout net au duc de Villeroy et à Souternon[4], lieutenants généraux, de soutenir la première, et demeura sans rien faire[5]. Toute notre

1. Le souvenir de cet épisode des chevau-légers est rappelé dans les *Mémoires du duc de Luynes*, tome II, p. 157 et 186, avec le beau trait d'un cornette jetant son drapeau à ses camarades avant de disparaître dans la vase du marais. Comparez le rapport du général danois, dans le tome XVII, p. 181, du *Theatrum Europæum*.

2. Guiscard essaya de se justifier le mois suivant (Guerre, vol. 1937, n°s 269-271). Nous le verrons mis de côté à la fin de cette campagne, sous prétexte que la tête lui avait tourné.

3. « Le duc de Guiche, lieutenant général qui a combattu à la tête du régiment des gardes, dont il est colonel, s'est fort distingué, et le régiment aussi, dont il y a eu beaucoup d'officiers tués » (*Dangeau*, p. 112-113). Ce duc était tout à fait rentré en faveur depuis 1705 (*Sourches*, tome IX, p. 223 et 410).

4. Ce neveu du P. de la Chaise (tome II, p. 327), un des lieutenants généraux de la promotion de 1704, était la créature de Villeroy, qui l'envoya en cour pour présenter sa justification (vol. Guerre 1937, n° 132; *Dangeau*, p. 132 et 133; *Sourches*, p. 103).

5. Cette inaction des étrangers permit à l'ennemi de passer la

gauche resta inutile, le nez dans ce marais, et personne vis-à-vis d'elle, sans branler de ce poste; notre droite tout à fait rompue, le centre enfoncé, et l'infanterie, qui avoit presque toute combattu, rebutée. L'Électeur se porta partout avec une grande valeur. Le maréchal de Villeroy couroit éperdu[1], et ne savoit remédier à ce qui, coup sur coup, arrivoit de sinistre. Il montra de la valeur; mais ce fut tout : on n'en doutoit pas, ni qu'il fût en lui d'y mettre autre chose. Il ne fut donc plus question que de se retirer[2]. La retraite commença dans un grand ordre; mais bientôt la nuit survint, qui mit la confusion. La cavalerie de la gauche rompit l'infanterie en pressant trop sa marche, qui dura toute la nuit. Le défilé de Judoigne[3] se trouva tellement engorgé des gros bagages et de quelques menus, et de ce qu'on avoit pu retirer d'artillerie, que tout y fut pris[4]. Enfin l'armée arriva à Louvain[5]; mais on ne se crut en sûreté qu'après avoir passé le canal de Vilvorde[6], sans

Mehaigne. Par suite, le Roi fit dire que les cavaliers wallons étaient libres de quitter son service. La plupart restèrent (*Sourches*, p. 87 et 96); mais on décida de ne plus donner le premier rang et la défense des places fortes qu'à des Français : Guerre, vol. 1937, n° 46, 6 juin.

1. Comme Villars à Friedlingue, s'arrachant les cheveux : tome X, p. 299. Voyez ci-dessus, p. 95, note 4.

2. Voyez les *Mémoires militaires*, p. 37, et la version officielle de notre *Gazette*, p. 263-264 et 274. Voici comment finit la page du *Parallèle* (p. 275) déjà citée plus haut : « La bataille de Ramillies fut perdue. Jamais moins de tués et de prisonniers de notre part, mais jamais tramontane plus entièrement perdue. L'Électeur, qui accourut, et qui se trouva à la fin de la bataille, ne put jamais obtenir du maréchal de Villeroy de se poster sous les places, ni pas un des officiers généraux ne lui put faire entendre la facilité et la sûreté de le faire, et de conserver ainsi les Pays-Bas espagnols et les nôtres. Il abandonna tout d'une tire, et n'en voulut jamais croire que soi. »

3. Ou Jodoigne, à quarante-cinq kilomètres de Bruxelles.

4. Ces faits sont confirmés par Saint-Hilaire, qui commandait l'artillerie : voyez sa lettre (Guerre, vol. 1936, n° 227) et ses *Mémoires*, tome III, p. 379 et 383. Feuquière fait aussi reproche au maréchal de Villeroy d'avoir conservé les bagages dans l'intervalle de ses lignes de bataille.

5. Sur la Dyle, à trente kil. E. de Bruxelles.

6. Ville, avec vieux château, à douze kil. S. E. de Bruxelles.

néanmoins que les ennemis eussent suivi de trop près[1]. Bruxelles, dont Bagnols[2] et Bergeyck[3] étoient sortis à temps avec le trésor et les blessés qu'on avoit pu transporter, fut le premier fruit de la victoire. Plusieurs personnes considérables en sortirent en même temps; beaucoup davantage y demeurèrent[4]. Anvers, Malines[5] et Louvain ne tardèrent pas à prêter, comme Bruxelles, serment à

1. *Mémoires de Saint-Hilaire*, p. 380; *Mémoires militaires*, p. 43-44. Marlborough fit peindre deux toiles représentant la bataille et la poursuite, et il y en a des estampes (collection Hennin, nos 7038-7039). Nombre de « lardons » furent publiés par les Hollandais.

2. Dreux-Louis Dugué de Bagnols, conseiller au Châtelet, puis au Parlement en 1672, maître des requêtes en 1676, était intendant en Flandre depuis 1684, et, comme tel, faisait office d'intendant d'armée pendant la guerre; on l'avait investi des mêmes pouvoirs dans les Pays-Bas espagnols depuis juillet 1701. Conseiller d'État semestre depuis mars 1687, il était passé ordinaire le 8 octobre 1702. Il mourra le 9 octobre 1709, à soixante-quatre ans.

3. Jean de Brouchoven de Bergeyck, né à Anvers le 9 octobre 1644, fils d'un diplomate qui avait épousé la veuve de Rubens, débuta en 1668 comme commis des domaines et finances d'Espagne aux Pays-Bas, fut créé baron en 1679, puis comte, et nommé trésorier général en 1688 (*Gazette* de 1685, p. 155, et de 1692, p. 83). Lorsque l'arrivée de l'électeur de Bavière, qui cependant l'avait pris comme plénipotentiaire en 1696, amena un changement de gouvernement à Bruxelles, Bergeyck, diffamé et calomnié à cause de l'origine de sa mère, dut donner sa démission (*Gazette de Leyde*, avril et août 1699; recueil de Lamberty, tome I, p. 116), et M. de Tirlemont le remplaça comme trésorier général en juillet 1700; mais, le 11 mars 1702, il reçut une commission de surintendant général des finances, police, justice et milice, et celle de contrôleur général des guerres, avec cinquante mille livres d'appointements (*Gazette de Rotterdam*, n° 12; *Gazette d'Amsterdam*, n° XXIII). Nous le verrons fréquemment intervenir dans les affaires, comme financier, administrateur ou plénipotentiaire ayant toute la confiance de l'Électeur, jusqu'à la fin de la guerre; mais Mme des Ursins lui fit perdre son crédit à Madrid. Il mourut le 21 mai 1725, dans sa baronnie de Leefdael.

4. *Dangeau*, p. 117; *Sourches*, p. 92; *Gazette de Verdun*, juillet, p. 45-50; lettre de Marlborough, manifeste et lettre de la reine Anne au roi de Danemark, dans le recueil de Lamberty, tome IV, p. 71-73: lettres d'un bourgeois d'Anvers, vol. Guerre 1937, nos 8-10.

5. *Malines* a été ajouté en interligne.

l'Archiduc[1]. Ce ne fut que le commencement du retour des Pays-Bas espagnols à la maison d'Autriche[2]. Une action qui eut de si grandes et de si rapides suites ne coûta pas quatre mille hommes[3], mais une grande dispersion, qui revint presque toute, et en fort peu de temps, rejoindre chacun son corps[4]. M. de Soubise y perdit un de ses fils cadets[5],

1. *Dangeau*, p. 116 et 117; *Sourches*, p. 92 et 98-99; *Gazette*, p. 286, 287, 298-299, etc.

2. L'Archiduc y fut proclamé roi sous le nom de Charles III, les états l'ayant reconnu comme leur souverain légitime par résolution du 7 juin (*Mercure historique et politique*, p. 689-691), et M. d'Owerkerque y fut installé en octobre, comme maréchal de camp général.

3. A Hochstedt, dit Voltaire, la lutte avait duré huit heures, avec une perte de huit mille hommes pour le vainqueur; à Ramillies, où l'armée vaincue ne résista pas une demi-heure, elle perdit vingt mille hommes, et les vainqueurs à peine deux mille cinq cents. C'est une forte exagération ou une faute d'impression. Le général Pelet dit (p. 38) : « Il paraît que le nombre des morts et des blessés de part et d'autre se monta à six mille hommes, dont *deux mille* seulement des troupes des deux couronnes; mais la retraite coûta environ six mille hommes faits prisonniers, un grand nombre de drapeaux et étendards, et cinquante-quatre pièces de canon, des soixante qui formaient l'équipage d'artillerie. » Voyez *Dangeau*, p. 112-114 et 117-118, *Sourches*, p. 86-93, le volume Guerre 1936, n° 213, la *Gazette*, p. 287 et 299, le *Mercure* de mai, p. 404-425, et de juin, p. 295-360. la *Gazette d'Amsterdam*, Extr. LI, le *Mercure historique* de juin, p. 696-698 (description des drapeaux pris par les alliés), les *Mémoires de Saint-Hilaire*, tome III, p. 379, les *Mémoires de Feuquière*, tome IV, p. 29-30, les *Mémoires militaires*, p. 33-38, 62-65 et 488-489, les *Feldzüge*, tome VIII, p. 381-396.

4. « On ne nomme que quatre lieutenants généraux qui ont paru, qui sont des plus jeunes, comme MM. de Guiche, de Roucy, de Liancourt; les autres ont songé à eux de bonne heure, et se retrouvent peu à peu, avec bien des officiers subalternes qu'on avoit crus perdus » (*les Correspondants de la marquise de Balleroy*, tome I, p. 2, lettre du 3 juin déjà citée).

5. Maximilien-Gaston-Guy-Benjamin de Rohan, dit le prince Maximilien, né le 5 août 1680, enseigne aux gendarmes de la garde en 1697, sous-lieutenant en septembre 1705, promu brigadier depuis le 27 octobre 1704. Son frère aîné fut blessé aussi dans la défaite; quant à lui-même, il reçut le coup de pistolet d'un officier ennemi au moment où il criait à ses soldats : « Voilà des gens qui marchent bien fièrement! Nous verrons bientôt s'ils feront longtemps une aussi bonne contenance. » Lui

qui étoit dans les gendarmes, et Gouffier[1], d'Aubigny, colonel de dragons[2], Bernières[3], major du régiment des gardes et major général de l'armée, Milord Clare[4], maréchal de camp, Bar[5], brigadier de cavalerie, homme d'un singulier mérite et fort de mes amis[6], furent tués; quelques blessés, et beaucoup de prisonniers de[7] marque,

mort, ce fut le premier capitaine-lieutenant qui fit obliquer à gauche dans le marais, d'où les survivants furent tirés par le régiment d'infanterie de Sparre. (*Abrégé de la maison militaire*, tome I, p. 543-545.)

1. *Et Gouffier* a été ajouté en interligne. — Charles-Antoine Gouffier, marquis d'Heilly, âgé de trente-trois ans, mestre de camp en 1693, avait acheté une enseigne aux gendarmes en 1698, et était passé brigadier en 1702, maréchal de camp en 1704. Il avait épousé en 1694 une sœur du duc de Chevreuse.

2. Louis d'Aubigné de la Roche-Ferrière (branche cadette des Tigny), baptisé à Nantes le 6 avril 1666, reçu page de la petite écurie en 1683, avait été pourvu d'un régiment de dragons le 3 octobre 1702.

3. Jacques Maignart de Bernières, fils d'un procureur général au parlement de Rouen, avait acheté une compagnie aux gardes en 1692, était devenu major en janvier 1703, avant treize de ses anciens (*Sourches*, tome VIII, p. 12), brigadier d'infanterie en février 1704, major général de l'armée de Flandre en avril 1705.

4. Charles O'Brien, vicomte Clare et pair d'Irlande, était venu en France après la prise de Limerick, avec le régiment de dragons de la reine femme de Jacques II. Il servit alors en Italie, puis fut fait colonel d'un régiment d'infanterie de son nom en 1696, servit en Allemagne de 1701 à 1704, fut créé brigadier en 1703, maréchal de camp en octobre 1704, et passa à l'armée de la Moselle en 1705. Blessé à Ramillies le 23 mai 1706, il mourut le 26 à Bruxelles (*Dangeau*, p. 117; *Sourches*, p. 91; *Mercure* de juin, p. 333-335), après avoir écrit une lettre qui est au Dépôt de la guerre, vol. 1936, n° 232, et fut inhumé chez les dominicains irlandais de Louvain, laissant d'une Bulkeley, sœur de la maréchale de Berwick, un fils qui devint maréchal de France sous Louis XV, et une fille qui épousa en 1720 le comte de Breteuil.

5. Armand-Jules, marquis de Bar, mestre de camp de cavalerie en 1696, brigadier en 1704, âgé de cinquante ans (*Mercure* de juin 1706, p. 340-341; *Dangeau*, p. 118; *Sourches*, p. 92). De son père le lieutenant général mort en 1695, et bien connu pour avoir eu la garde des princes en 1650-51, il avait hérité le gouvernement d'Amiens et le grand bailliage de Picardie.

6. Ces treize mots, depuis *Bar*, ont été ajoutés en interligne.

7. Ce second *de* surcharge une *m*.

que Marlborough traita avec une politesse infinie, et permit à beaucoup de revenir sur-le-champ, pour trois mois, sur leur parole[1]. Le Roi n'apprit ce désastre que le mercredi 26 mai, à son réveil[2]. On admira la platitude du maréchal de Villeroy, qui, par le même courrier, écrivit à Dangeau merveilles de son fils[3], et que sa blessure à la tête, d'un coup de sabre, ne seroit rien; il oublia tout le reste[4]. J'étois à Versailles. Jamais on ne vit un tel trouble, ni une pareille consternation. Ce qui y mit le comble fut que, ne sachant rien qu'en gros, on fut six jours sans courrier; la poste même fut arrêtée. Les jours sembloient des années dans l'ignorance du détail et des suites d'une si malheureuse bataille, et dans l'inquiétude de chacun pour ses proches et pour ses amis. Le Roi fut réduit à demander des nouvelles aux uns et aux autres, sans que personne lui en pût apprendre[5]. Poussé à bout d'un silence si opiniâtre, il prit le parti d'envoyer Chamillart en Flandres pour avoir par lui au moins sûrement des nouvelles, et pour qu'il lui rapportât l'état de l'armée, des progrès des ennemis, et le résultat des délibérations qui seroient prises entre l'Électeur, le maréchal de Villeroy et lui. Le dimanche 30 mai[6] Chamillart, sortant[7] de travailler avec le Roi sur les cinq heures, qui alloit après se promener à Trianon, monta en[8] chaise de poste, disant qu'il s'en alloit à l'Étang, où j'avois dîné

Course de Chamillart en Flandres. [*Add. St-S. 676*]

1. *Dangeau*, p. 112, 121 et 154; *Sourches*, p. 86. Sa conduite, cette fois encore, fut si courtoise, que Vauban prétendit qu'il se ménageait une retraite à la cour de France pour le cas où il lui surviendrait une disgrâce (*les Correspondants de la marquise de Balleroy*, tome I, p. 3).

2. *Dangeau*, p. 111 et 112; *Sourches*, p. 85-86.

3. Philippe-Égon, dit le marquis de Courcillon, né le 19 juin 1687, mestre de camp depuis 1704, brigadier en 1710, gouverneur de Touraine en 1712, mourut le 20 septembre 1719.

4. Dangeau a reproduit le billet dans son *Journal*, p. 112. Le *Mercure* de mai fit tout de suite l'éloge de Courcillon, p. 417-418.

5. Le même fait, nous l'avons vu, s'était produit après Hochstedt.

6. *Dangeau*, p. 116-117; *Sourches*, p. 92; *Balleroy*, tome I, p. 4.

7. *Sortant* surcharge *mon*[*ta*]. — 8. *En* corrige *à*.

avec sa femme et ses filles, et s'en alla tout de suite à Lille[1]. Ce fut un autre étonnement fort grand à la cour que la disparution d'un homme chargé tout à la fois des finances et de la guerre, et de tous les ordres divers continuels et prompts à donner dans une si fâcheuse conjoncture. Chamillart[2] ne surprit pas moins l'armée[3]. Il la trouva autour de Courtray, où le maréchal de Villeroy l'alla trouver dès qu'il l'y sut arrivé, et, dès lors, on s'aperçut de quelque refroidissement entre eux[4]. Le ministre fut le lendemain voir l'Électeur, qui le reçut en prince malheureux et qui sentoit ses besoins. Villeroy fut peu en tiers. Le tête-à-tête dura trois heures, d'où Chamillart retourna à Courtray. Le lendemain, il revit encore l'Électeur seul, mais moins longtemps. Retournant de là à Courtray, Villeroy fit peu de chemin avec lui, puis tourna bride à son quartier. Chamillart entretint force officiers généraux et particuliers. Chamillart, qui, de Flandres, avoit presque tous les jours dépêché des courriers au Roi, arriva à Versailles sur les huit heures du soir du vendredi 4 juin, et alla tout droit trouver le Roi chez Mme de Maintenon, où il lui rendit compte de son voyage jusqu'à son souper[5]. On sut donc enfin qu'après quelques marches précipitées, l'armée se trouvant sous Gand, l'Électeur avoit insisté à l'y faire demeurer et à garder le grand Escaut[6]; que le ma-

1. *Dangeau*, p. 118. — 2. *Chamillart* corrige *Il ne*.

3. Les douze lignes qui suivent ne sont point prises au *Journal*. Comparez ce que dit le général Pelet, p. 52-55.

4. La lettre de Chamillart au duc de Vendôme, 10 juin, qui sera citée plus loin, p. 389, note 1, commence par ces mots : « M. le maréchal de Villeroy, plein de zèle et de bonnes intentions, n'a pas le talent de se faire aimer des gens de guerre; c'est une des parties les plus essentielles, particulièrement dans la conjoncture présente.... »

5. *Dangeau*, p. 121. Ce qui va suivre n'est pas dans le *Journal*. Le général Pelet n'en a dit que quelques mots.

6. Ci-après, p. 620. Le général Pelet a publié, p. 52-53, une lettre très vive que le Roi écrivit au ministre, le 1er juin, sur la nouvelle qu'on avait abandonné Gand et l'Escaut. Chamlay avait fait, le 29 mai, un mémoire général sur la situation des affaires (Guerre, vol. 1937).

réchal de Villeroy s'y étoit fort opposé; qu'il avoit consenti avec grand peine à un conseil de guerre, où le comte de la Motte avoit librement appuyé l'avis de l'Électeur quoique le maréchal, en proposant d'abord le fait, eût opiné hautement en général qui vouloit[1] contraindre les voix, qui, toutes aussi, par la crainte qu'ils en conçurent, s'étoient rangées à son avis[2]. L'Électeur en fit, en public et en particulier, des plaintes amères, cria contre un si grand découragement, protesta sur un si mauvais parti à prendre et sur ses funestes suites[3]; mais il ne voulut pas user du pouvoir qu'il avoit de s'en faire croire, dans l'appréhension des retours d'une cour dont les malheurs communs le rendoient encore plus dépendant. Gand fut donc abandonné. On revint sous Menin, on abandonna la campagne, on sépara toute l'infanterie et beaucoup de cavalerie dans les places avec des officiers généraux, on distribua le reste dans la châtellenie de Lille et des environs[4]. De cette manière, à l'exception de Namur, Mons et fort peu d'autres places, tous les Pays-Bas espagnols furent perdus, et une partie des nôtres mêmes. Jamais rapidité ne fut comparable à celle-là; les ennemis en furent aussi étonnés que nous[5]. La douleur s'en augmenta chaque jour par le retour de tout ce qui rejoignoit, et qu'on croyoit perdu[6]; mais ce qui le fut entièrement, et qui perdit tout le reste,

1. *Vouloit* surcharge *veut*.

2. Voyez les lettres de M. de la Motte, Guerre 1936, n°s 60, 81 et 106.

3. Dès le lendemain de la défaite, l'Électeur avait écrit (*ibidem*, n° 211) : « J'ai vu le combat gagné pendant plus d'une heure et demie. Dieu en a disposé autrement. Voilà toutes les grandes villes du Brabant à la merci des ennemis ! »

4. *Dangeau*, 3 juin, p. 120 : « Le Roi dit à Monseigneur, à la Paroisse, que nous avions abandonné Gand, que le maréchal de Villeroy revenoit sous Menin, etc. » Sur l'étendue de la châtellenie de Lille, voyez le *Dictionnaire géographique* d'Expilly, tome III, p. 158 et 162.

5. Voyez la *Gazette*, p. 286-287, 298-299, et la *Gazette d'Amsterdam*, n° XLV.

6. *Dangeau*, p. 117 : « Il revient tous les jours dans notre armée beaucoup d'officiers et de soldats qu'on croyoit morts ou prisonniers. »

ce fut la tête du maréchal de Villeroy. Rien ne la put remettre, personne ne le put rassurer : il ne voyoit et n'entendoit plus; il ne voyoit qu'ennemis, que périls, que défaites, de sûreté nulle part. Son fils et Souternon[1], qui avoit fort sa confiance, mais à qui il s'étoit bien gardé de confier son projet, l'avoient pénétré la surveille de la bataille. Ils l'avoient conjuré de ne s'y pas commettre; ils se portèrent jusqu'à se mettre à genoux et embrasser les siens : il demeura inflexible. Outré du sinistre succès d'un projet conçu par lui seul, et qu'il avoit exécuté contre l'avis de ce peu qui l'avoit éventé, désespéré du remords de n'avoir pas attendu Marcin et ses troupes nonobstant les ordres si réitérés qu'il en avoit[2], la tête lui tourna tout à fait. Il fut incapable d'écouter personne, également entêté devant et après, et fit de son autorité, de la crainte de sa faveur, une plaie à l'État, qui, très large et très funeste dès lors, le mit bientôt après à deux doigts de sa perte[3]. Jamais de bataille où la perte ait été plus légère, jamais aucune dont les rapides suites aient été plus prodigieuses. Quelque tranquillement au dehors que le Roi soutînt ce malheur, il le sentit en entier dans toutes ses parties. Il fut sensible à tout le mal qui se débita de ses gardes du corps, et se plaignit d'eux assez aigrement, touché de leur honneur, peut-être encore de sa sûreté. Il manda de l'armée d'Avignon[4],

1. Ci-dessus, p. 375. — 2. Comparez le récit de Pelet, p. 29-30.

3. Voyez ce qu'en disent les *Mémoires de Feuquière*, tome IV, p. 18-27, et l'*Histoire de Louis XIV*, par la Hodde et Bruzen, tome V, p. 398-402. Un mois plus tard, Boileau écrivait à son ami Brossette (recueil Laverdet, p. 219-220) : « Il y a beaucoup de gens ici qui donnent à dos à M. le maréchal de Villeroy sur sa dernière action, et véritablement elle est malheureuse; mais je m'offre pourtant de faire voir, quand on voudra, que la bataille de Ramillies est toute semblable à la bataille de Pharsale, et qu'ainsi, quand M. de Villeroy ne seroit pas un César, il peut pourtant fort bien demeurer un Pompée. » Ce général essaya lui-même de se justifier, le 3 juin : Guerre, vol. 1937, n° 25.

4. Guillaume d'Avignon (telle est la signature, avec apostrophe), issu d'une famille modeste d'Arles qui avait été anoblie en 1587, et neveu

leur aide-major[1], homme de rien et vendu à la fortune[2]. Des guerriers de cour rendirent de bons témoignages d'eux, qui ne persuadèrent personne. Cela ne veut pas dire qu'on eût raison de mal parler des gardes du corps, mais bien que ces témoignages eurent peu d'autorité. Le Roi les saisit avec tant de joie, qu'il fit mander aux gardes, et qu'il envoya par les salles les assurer qu'il étoit éclairci, et fort content d'eux[3]. Le monde le fut peu de cette

du major Brissac, était entré dans les gardes du corps en 1672, et, de degré en degré, était parvenu au poste de premier aide-major du corps en mars 1702, et au grade de brigadier, puis avait été promu maréchal de camp le 26 octobre 1704. Il possédait de plus, depuis 1692, le gouvernement de Pont-de-l'Arche, et, depuis le 18 novembre de la même année, la majorité du gouvernement de Senlis, sous les ordres de notre auteur. Nous le verrons, en 1708, succéder à son oncle comme major des gardes, recevoir, en 1710, le grade de lieutenant général et le gouvernement de Salins, en janvier 1715 le cordon rouge, en juillet 1716 la grand'croix. Il quitta alors le service, mais conserva encore la majorité de Senlis, qui lui était renouvelée de trois en trois ans, et mourut à Versailles le 27 février 1724, âgé de soixante-dix-sept ans. Voyez la *Chronologie militaire*, tome IV, p. 658-659, et l'*Abrégé de la maison militaire*, tome I, p. 341-342.

1. Il y avait deux aides-majors du corps, et, en outre, un dans chaque compagnie, mais ne possédant que le brevet d'exempt.

2. L'annotateur des *Mémoires de Sourches* attribue, au contraire, toutes les qualités d'esprit et de cœur à d'Avignon (tomes IV, p. 280, et XI, p. 317), et les mêmes *Mémoires* rapportent en 1708 (tome XI, p. 89) une scène qui prouve que Louis XIV avait toute confiance en lui. Notre auteur devait bien le connaître, puisqu'il l'avait sous ses ordres à Senlis comme major, c'est-à-dire représentant effectif du gouvernement; de là peut-être est venu son jugement si défavorable[a]. « C'étoit, dit l'annotateur cité, un homme fait à plaisir pour l'emploi qu'il occupoit : il étoit d'une figure belle et agréable, il avoit un esprit délié, souple et engageant, et ce n'étoit pas sans raison que le Roi l'avoit choisi et l'avoit honoré de sa confiance. »

3. *Sourches*, p. 87 : « Le soir (du 26 mai), sur les onze heures et demie, un capitaine du régiment d'Alsace que le secrétaire d'État de Chamillart avoit mandé exprès pour l'envoyer au siège de Turin, dont il connoissoit parfaitement les fortifications, et qui s'étoit trouvé à la

[a] En 1650, un nommé Jean d'Avignon, écuyer, sieur de Savignac, servait Claude de Saint-Simon dans ses affaires de Blaye : Arch. nat., M 536.

espèce de réparation. Quoi qu'il en ait été dans une action si mal conduite[1], ils s'étoient auparavant distingués[2] si fort, et ont toujours depuis si constamment fait des prodiges de valeur dans toutes les actions où ils se sont trouvés[3], qu'ils se sont acquis un nom qui a donné de l'émulation à toutes les troupes, et à celles des ennemis, de leur propre aveu, une jalousie et une crainte qui les a couverts de gloire[4].

Ce triste revers portoit sur le seul maréchal de Villeroy à plomb. Le projet peu sensé et moins digéré, communiqué à personne, et caché même à l'Électeur quoique généralissime[5], l'exécution déplorable et en terrain pros-

Bonté du Roi pour Villeroy excessive; folie plus excessive de Villeroy.

bataille, arriva à Versailles et dit au secrétaire d'État de Chamillart que le régiment d'Alsace avoit fait des merveilles et avoit perdu quinze capitaines, que la maison du Roi avoit aussi fait tout ce qu'on pouvoit attendre d'elle, mais qu'elle avoit été accablée par le nombre. En même temps ce ministre écrivit au Roi, qui étoit déjà retiré, et S. M. eut la bonté d'envoyer porter cette nouvelle à la salle de ses gardes, lesquels ne se consoloient point du bruit désavantageux qui avoit couru de leur corps. » Mme de Maintenon écrivit, le 27, à la princesse des Ursins (recueil de 1826, tome I, p. 2) : « Le Roi porte tout en grand homme; mais il souffre. Il fut d'abord sensiblement touché d'entendre dire que sa maison n'avoit rien fait qui vaille; il est très sensible à l'honneur de la nation. Il est certain qu'il y a eu des corps qui n'ont pas bien fait, et que le désordre a été grand; pour les gardes du corps, ils ont été accablés par le grand nombre. » Selon l'*Abrégé de la maison militaire*, tome I, p. 450, le Roi écrivit au prince de Rohan (ci-dessus, p. 126), comme ayant commandé la maison rouge : « Je suis persuadé que, si j'avois eu vingt escadrons de gendarmes et vingt princes de Rohan à leur tête, les ennemis, malgré leur supériorité, ne seroient pas où ils sont. » Le duc de Luynes rapporte (tome V, p. 75) que les gendarmes reçurent trente-deux mille livres d'indemnité.

1. Les gardes firent courir une lettre et un mémoire à leur apologie. Ces pièces se trouvent dans les Papiers du P. Léonard, Arch. nat., M 645, n°s 33 et 51. Comparez vol. Guerre 1937, n°s 108-110 et 315.

2. La sixième lettre *n* surcharge un *g*.

3. Après *trouvés*, il a biffé une répétition de *depuis*.

4. Le P. Daniel et l'abbé le Pippre de Nœufville ont fait l'éloge historique des gardes du corps.

5. Le général Pelet dit cependant (p. 31) que l'Électeur approuva le

crit en sa présence par M. de Luxembourg[1], les suites immenses uniquement[2] dues au renversement de sa tête[3] et à son opiniâtreté, sa précipitation et sa formelle désobéissance de[4] n'attendre pas la jonction si prochaine des troupes que lui amenoit Marcin[5], le cri public de l'armée, qui avoit perdu tout[6] respect et toute mesure à son égard[7], le juste mécontentement de l'Électeur sur tant de points si capitaux, firent enfin comprendre au Roi qu'il étoit temps que la faveur cédât à la fortune. Un général d'armée de l'Empereur en eût bien sûrement perdu la tête par le conseil aulique de guerre[8]; il ne tint qu'à celui-ci d'être mieux que jamais : le Roi le plaignit, le défendit[9], lui écrivit de sa main qu'il étoit trop malheureux à la guerre; qu'il lui conseilloit et lui demandoit, comme à son ami, de lui mander sa démission du commandement de l'armée; qu'il vouloit qu'il parût que ce n'étoit que sur

choix du point où M. de Villeroy voulait soit barrer le chemin à Marlborough, soit le forcer à combattre, et qu'il se rapprocha même dès le 22 jusqu'à Tirlemont, pour joindre l'armée le lendemain. Une estampe satirique de la collection Hennin, nos 7073 et 7084, représente Louis XIV tenant conseil avec l'Électeur et Villeroy.

1. Ci-dessus, p. 370.

2. *Uniquemt* surcharge un premier *deues* (dues) effacé du doigt.

3. Le *Dictionnaire de l'Académie*, aujourd'hui encore comme en 1718, donne cet emploi de *renversement* au figuré. Nous venons d'avoir, p. 328, *renverser la tête*.

4. *De* a été ajouté en fin de ligne, et *pr* biffé au commencement de la ligne suivante.

5. C'est la troisième fois que ce reproche est adressé à Villeroy.

6. *Tout* corrige *le*.

7. On fit les chansons les plus vives à propos de Ramillies : ms. Fr. 12 693, p. 399-401; *Nouveau siècle de Louis XIV*, tome III, p. 191 et 194-198. Voyez aussi les critiques du *Mercure historique et politique* de juin, p. 631-633, venant après une relation de caractère atténuant, p. 622-623, comme l'article primitif du *Mercure galant*.

8. Le conseil aulique ou impérial *de guerre*, participant à la fois des attributions judiciaires et militaires en dernier appel : voyez Imhof, *Notitia S. R. Imperii*, p. 486 et 487, et le *Moréri*, tome I, p. 390.

9. Comme en 1702, après Crémone : tome X, p. 89-90 et 377, et, plus récemment, après l'affaire des lignes : ci-dessus, p. 80 et 181.

ses instances qu'il l'en déchargeoit; qu'il le verroit auprès de lui avec plus d'amitié que jamais, et qu'il pouvoit s'assurer du gré et du compte qu'il lui tiendroit d'un sacrifice qui lui coûtoit autant ou plus qu'à lui-même, mais que la situation présente rendoit nécessaire, et qui ne seroit connu que de lui, tandis qu'il lui promettoit qu'il n'y auroit personne qui ne demeurât persuadé, à la manière dont cela se passeroit et dont il le traiteroit, que c'étoit lui, maréchal, qui l'avoit forcé de lui mander la permission de quitter le commandement de l'armée et de revenir à sa cour[1]. A qui n'a pas vu ces faits, ils peuvent paroître incroyables; mais, outre les minutes, que Chamillart m'a fait voir[2], des lettres signées du Roi envoyées au maréchal, toutes plus pressantes et plus tendres les unes que les autres, de ce même style, pour vaincre sa résistance[3], c'est que je l'ai su encore de gens à qui le Roi, à la fin outré, s'en est amèrement plaint. Villeroy, par cette première lettre de la main du Roi[4], ne sentit qu'une faveur étonnante dans la situation où il se trouvoit, et cette faveur l'aveugla. Il crut se maintenir en tenant ferme, et qu'avec une amitié si singulière et si particulièrement témoignée, telle que le Roi n'en auroit pu user mieux avec son propre frère, jamais il ne se résoudroit à l'arracher de son emploi malgré lui : il répondit donc au Roi, après force propos de courtisan comblé, qu'il n'étoit[5] point faux, qu'il n'étoit ni blessé ni malade, qu'il étoit malheureux, mais qu'il croyoit n'avoir point failli; qu'il ne pouvoit demander sa démission sous aucun prétexte véritable, ni se déshonorer en se déclarant soi-même, par cette démarche, incapable et indigne du commandement de ses ar-

1. Le Roi tint parole, et continua de dire à tout le monde que le maréchal était malheureux et à plaindre puisqu'il lui avait donné, comme autrefois à Tourville, l'ordre de combattre fort ou faible (*les Correspondants de la marquise de Balleroy*, tome I, p. 3, 3 juin).

2. Ci-dessus, p. 369. — 3. Ci-après, p. 620.

4. Celle dont la substance vient d'être donnée.

5. L'élision *n'* surcharge une lettre illisible.

mées dont il l'avoit honoré, et faire en même temps la plus grande injure à son choix. Cette première réponse fâcha le Roi sans l'irriter. Il condescendit, avec sa première amitié, à l'état douloureux d'un homme à qui on demande la démission d'un si grand emploi dans les circonstances fâcheuses où il se trouvoit. Il redoubla, tripla, quadrupla, toujours en même style, et ne reçut que les mêmes réponses. Par la dernière, toujours comptant sur ce qui l'avoit séduit d'abord, il manda arrogamment au Roi qu'il étoit maître de lui ôter le commandement de l'armée, et de faire de lui tout ce qu'il lui plairoit; qu'il obéiroit avec soumission et sans se plaindre, mais qu'il n'attendît pas de lui qu'il en fût jamais de moitié[1]. La résolution étoit prise, dès la première lettre, de le faire revenir, mais en couvrant ce retour de sa demande instante. A cette dernière, le Roi se piqua, et perdit patience et espérance de ramener un homme si fort égaré[2].

1. Comparez la rédaction de date postérieure, dans le *Parallèle*, p. 276.

2. On suit cette gradation de sentiments dans les lettres de Mme de Maintenon à son ami Noailles et à la princesse des Ursins (recueil Geffroy, tome II, p. 84-91, et recueil Bossange, tome I, p. 6 et suivantes). D'abord, le 15 juin : « Il n'y eut jamais un plus malheureux homme; s'il avoit évité le combat, il eût été déshonoré, et on auroit autant crié contre lui.... Ce déchaînement est à un tel point, dans l'armée et dans Paris, que je ne crois pas que le Roi le puisse soutenir. » Puis, le 20 : « Y eut-il jamais un homme plus malheureux? c'est la seule excuse de ses meilleurs amis; il y en a plusieurs qui lui ont écrit de demander à quitter l'armée; la cour, la ville, les étrangers, tout crie contre lui, et disent que tout est perdu, s'il demeure où il est. » Puis encore, le 27 (p. 7) : « Notre ami le maréchal de Villeroy est désespéré, et avec trop de raison; mais sa douleur est sèche et aigre, et n'entre point dans les adoucissements que le Roi voudroit y apporter. » Tandis que Tessé accueillait avec gratitude les consolations et les témoignages de compassion (ci-après, p. 403, note 1), « *on* a voulu faire de même pour le maréchal de Villeroy, et, si vous saviez, Madame, les marques d'amitié que le Roi lui a données dans cette occasion, vous ne pourriez vous empêcher de blâmer votre ami de les recevoir aussi mal qu'il fait. Pour moi, je n'ai osé lui écrire, quand j'ai vu la manière dont il répondoit aux lettres du Roi, et je n'ai pu croire que les miennes ne fussent pas

Pendant cette espèce de négociation de bonté avec lui, le Roi avoit dépêché à M. de Vendôme pour lui proposer de venir commander l'armée de Flandres[1]. Il lui[2] étoit fatal de réparer[3] les malheurs du maréchal de Villeroy, au moins d'être choisi pour cela; c'est ce qui, après l'affaire de Crémone, l'avoit mis à la tête de l'armée d'Italie[4]. Ven-

reçues avec encore plus de dureté. Le maréchal de Villeroy n'est accusé que d'incapacité et de malheur. Le Roi a vu si sûrement et de si près le peu de confiance que l'armée a en lui, et les clameurs de Paris ont été si grandes, qu'il a été forcé à ce changement, et se seroit toujours repenti, s'il ne l'eût pas fait. J'ai vu de près la violence que le Roi s'est faite, et l'amitié pour ce maréchal est encore plus grande que je ne croyois. Il n'y a eu en tout cela ni cabale, ni intrigue, je vous en réponds. » (Lettre du 4 juillet.) Mme des Ursins, ainsi renseignée, écrivit de son côté au vaincu de Ramillies (éd. 1806, p. 24-26) : « On m'écrit que vous n'avez pu obtenir votre rappel qu'après des instances réitérées et qu'avec une répugnance infinie de la part du Roi...; » et à Mme de Maintenon (éd. 1826, tome III, p. 299, 303, 304, 311 et 315) : « Je ne le reconnois point.... Il devoit être le premier à demander son rappel. C'est l'unique parti qu'il avoit à prendre. Que les hommes sont à plaindre, et qu'ils savent peu ce qui leur convient, quand le désespoir dérange leurs lumières naturelles! Le Roi me paroît plus grand encore dans la pitié qu'il a de lui.... Je suis très fâchée que le public ne sache pas le détail qui prouve sans contredit que S. M. est le meilleur ami et le plus honnête homme du monde. »

1. Une première lettre de Chamillart, 10 juin, est imprimée dans le recueil du général Pelet, p. 62-65; comparez ms. Fr. 14178, fol. 76 v° à 82. Le Roi écrivit lui-même, le 24, une autre lettre (Guerre, vol. 1933, fol. 78; copie dans le ms. Fr. 14178, fol. 85 v° et 86, 305 v° et 306), débutant par ces mots : « La nécessité d'avoir en Flandre un général à la tête de mes armées qui puisse redonner de la confiance à mes troupes et arrêter le cours des progrès de celles de mes ennemis, m'a déterminé à vous tirer d'Italie. Vous y avez mis mes affaires dans un si bon train, que j'ai tout lieu de croire qu'elles se soutiendront, etc. » La même lettre annonçait l'envoi du duc d'Orléans en Italie : ci-après, p. 392. Les patentes pour le commandement en Flandre furent encore plus flatteuses (vol. Guerre 1937, n°s 318-319); elles parurent dans la *Gazette d'Amsterdam* du 16 juillet, n° LVII. Le comte Ottieri (*Istoria*, tome IV, p. 209-212) a attribué ce rappel à l'influence de Mme de Maintenon.

2. Ici, l'écriture change, et l'initiale de *luy* surcharge un *e*.

3. Nous avons déjà eu cet emploi de *fatal*, tome V, p. 206 et 235.

4. Tome X, p. 88-90.

dôme, avec toutes ses thèses étranges, ses entêtements et ses appuis, sentoit alors toute la difficulté de réussir à Turin et de soutenir les affaires en Italie. Le prince Eugène et ses renforts de troupes arrivés aussitôt après le combat de Calcinato y avoient entièrement changé la face et le théâtre de la guerre. Vendôme, de victorieux et d'entreprenant, étoit réduit à la défensive, et, au milieu de tous ses tons avantageux, s'en trouvoit fort embarrassé[1] : il regarda donc comme une délivrance la proposition qui lui étoit faite de quitter l'Italie[2]. Il y laissoit, non pas à l'égard du pays ni des Impériaux, mais à l'égard de la cour et de ce qui s'appelle en France le monde, une réputation non entamée, qui lui avoit fait goûter, presque comme aux héros de l'ancienne Rome, tous les honneurs du triomphe au voyage qu'il venoit de faire à la cour et à Paris[3]. Il fut comblé de joie de n'avoir point à la commettre, et de se tirer de la presse[4] du beau-père et du gendre sur tout ce qu'il prévoyoit de Turin. Il se trouva flatté d'être regardé comme le réparateur, et à son aise, en même temps, sur l'emploi auquel il étoit appelé. Tout étoit regardé comme perdu en Flandres[5] ; ce qu'il n'y pourroit soutenir ni réparer tomberoit sur celui qui y avoit tout perdu, et, pour peu qu'il y pût faire, seroit relevé comme des prodiges. En même temps, il sut donner comme un sacrifice ce qu'il considéroit comme son salut, et, goûté et soutenu comme il l'étoit, ce prétendu sacrifice fut reçu

Villeroy rappelé ; Vendôme choisi en sa place ; M. le duc d'Orléans en Italie.

1. *Mémoires militaires*, p. 158-166 et 174-179. Selon cet ouvrage, les premières inquiétudes du duc de Vendôme avaient à peu près disparu lorsque lui arriva l'ordre de passer en Flandre.

2. Il fit tout d'abord quelques objections (*ibidem*, p. 639-643), mais pour la forme : « C'est tout risquer que de me tirer d'ici avant la prise de Turin et dans le temps qu'il paroît que le prince Eugène se dispose d'entrer en action. Turin pris aplanit presque toutes les difficultés de cette guerre, et il y a apparence qu'il le sera avant que Marlborough ait pris une des places du Roi en Flandre.... »

3. Ci-dessus, p. 293-295.

4. Voyez ci-après, p. 405, cette acception de *presse*.

5. On lui demandait seulement de se tenir sur la défensive.

comme un sacrifice très réel, dont le Roi lui sut le plus grand gré du monde. Tandis que toutes ces résolutions s'acheminoient dans le plus profond secret, il en fallut prendre une, en même temps, sur le choix d'un général en Italie. Chamillart, extrêmement en peine des malheurs accablants qui accompagnoient son ministère[1], sentit ce que pouvoit la présence d'un prince du sang dans une armée de François[2]. Il avoit déjà proposé le prince de Conti pour l'envoyer en Flandres[3] : il se vouloit concilier ces princes, et, avec eux, le public, en lui montrant qu'uniquement touché du bien des affaires, il proposoit lui-même ce que ses prédécesseurs avoient le plus craint et éloigné[4]. Il trouva l'opposition du Roi si grande pour le prince de Conti[5], à qui il avoit peut-être[6] encore moins pardonné son mérite et l'amour et l'estime universelle, par jalousie pour M. du Maine, que son voyage d'Hongrie, que, le choix du Roi fait de M. de Vendôme, il n'osa plus parler du prince de Conti pour l'Italie : il craignit, avec raison, les fougues impétueuses de l'humeur farouche et continuelle de Monsieur le Duc[7]. Il proposa donc M. le duc d'Orléans, comme celui dont le rang et l'aînesse ôtoient aux princes du sang tout sujet de se plaindre [*Add. St-S. 677*]

1. Ce mot commence par une *M* majuscule corrigeant une minuscule.

2. Dès la première nouvelle, M. de Vendôme avait écrit au Roi, et il le répéta au ministre (*Mémoires militaires*, p. 642), qu'il fallait en Italie un nom, un prince du sang, dont la qualité en imposât aux petits souverains, et que même un maréchal de France plus capable et plus habile ne serait pas aussi utile.

3. Dangeau ne parle pas de cette idée de donner un commandement au prince de Conti; mais, lorsque Chamillart était allé dans le Nord, le bruit se répandit que ce prince était parti avec lui pour la Flandre : « Trois ou quatre cents personnes s'assemblèrent hier (2 juin), devant son hôtel, et, le voyant sortir, crièrent : « Ah! le voilà encore! » (*Les Correspondants de la marquise de Balleroy*, tome I, p. 5.)

4. Nous avons vu le prince de Conti constamment éloigné des armées, soit par la répugnance du Roi, soit par la rivalité de M. de Vendôme : tomes II, p. 185-186, 287-288, IV, p. 137, etc.

5. Ci-dessus, p. 291. — 6. Il a écrit, par mégarde : *peutre*.

7. Il avait bien des raisons d'être jaloux : tome IV, p. 138-139.

de la préférence. Le Roi, jusqu'alors si éloigné de donner ses armées à commander à ceux de son sang, pour ne[1] les pas trop agrandir, et plus encore par rapport à M. du Maine, qu'il ne sentoit que trop douloureusement n'y être pas propre, mais pressé par la nécessité et par le poids accablant des conjonctures, se laissa vaincre à son ministre favori, qui avoit eu soin de mettre Mme de Maintenon de son côté. M. le duc d'Orléans, ni aucun des princes du sang, ne songeoit à servir; ils en avoient perdu toute espérance depuis longtemps, et personne même ne pensoit à eux, tant le monde étoit imbu de l'extrême répugnance du Roi là-dessus, lorsque, le mardi 22 juin, à Marly[2], le Roi, ayant donné le bonsoir à tout ce qui étoit dans son cabinet tous les soirs après son souper, rappela M. le duc d'Orléans, qui sortoit avec les autres, et le retint seul un gros quart d'heure[3]. Je m'étois, ce soir-là, amusé dans le salon, où la rumeur fut tout à coup grande de la nouveauté qui se passoit. On ne fut pas longtemps dans l'ignorance : M. le duc d'Orléans, sortant d'avec le Roi, passa dans le salon pour aller chez Madame, y revint un[4] moment après, et y apprit qu'il alloit commander l'armée d'Italie[5], que M. de Vendôme l'y attendroit et reviendroit incontinent après prendre le commandement de celle de Flandres[6], d'où le maréchal de Villeroy

1. *Ne* surcharge un premier *les* effacé du doigt.

2. *Dangeau*, p. 135-136; *Sourches*, p. 106-107. Comparez le *Mercure* de juin, p. 378-381.

3. A la fin d'*heure*, il a biffé une *s*. — 4. *Un* surcharge *ap*[*rès*].

5. Le comte d'Aguilar avait déjà été prévenu par le prince, six mois auparavant, qu'il désirait aller en Espagne (*Baudrillart*, p. 243-244).

6. « Le soir, après souper, quand Monseigneur et les Princesses furent sortis du cabinet du Roi, S. M. rappela M. le duc d'Orléans, qui sortoit, et lui dit qu'il avoit résolu de l'envoyer commander l'armée de Lombardie en la place de M. de Vendôme. M. le duc d'Orléans, qui pressoit fort pour être employé, fut transporté de joie. On envoie avec lui le maréchal de Villars; le maréchal de Marcin ira commander en Alsace, et M. de Vendôme viendra commander en Flandre. » (*Dangeau*.) Deux jours plus tard, le 24, à la lettre de la main pour M. de Vendôme

étoit rappelé. Le même soir[1] le Roi, à son coucher, où, depuis sa longue goutte[2], il n'y avoit plus que les entrées grandes et secondes[3], tout piqué qu'il étoit contre l'inflexibilité du maréchal de Villeroy, eut la bonté de dire qu'il lui avoit si instamment demandé son retour, qu'il n'avoit pu le lui refuser[4]. C'étoit une dernière planche que le reste de son amitié lui tendoit encore après le naufrage : il

citée ci-dessus, p. 389, Chamillart joignit une dépêche (fol. 306 v°) pour expliquer que le duc d'Orléans était choisi conformément au désir que Vendôme lui-même en avait exprimé (ci-dessus, p. 391, note 2), que Villars irait probablement seconder ce nouveau généralissime, et que, arrivant avant le prince, il donnerait à M. de Vendôme la satisfaction de prendre encore l'ordre de lui. La *Gazette* annonça les trois nominations le 26 (p. 312). M. de Vendôme répondit le 1er juillet, par des félicitations sur ce choix (*Mémoires militaires*, p. 642). Les lettres patentes pour le duc d'Orléans (original du 26 : Affaires étrangères, vol. *France* 1145, fol. 143) sont imprimées en partie dans le recueil de Lamberty, tome IV, p. 90.

1. *Dangeau* : « Le Roi nous dit, à son coucher, que le maréchal de Villeroy l'avoit prié instamment, et à plusieurs reprises, d'envoyer quelqu'un commander en sa place, n'étant pas juste que sa malheureuse étoile à la guerre pût nuire aux affaires de l'État. »

2. Tome XII, p. 460, et ci-dessus, p. 44.

3. On a vu dans notre tome V, p. 162, ce que c'était que les grandes entrées. Les secondes entrées, ou entrées tout court, étaient purement personnelles aux courtisans ayant obtenu le brevet d'affaires, plus les quatre secrétaires du cabinet, les deux lecteurs et l'abbé de Dangeau, comme conservant le privilège de cette charge. Puis venaient les entrées de la chambre, celles de toutes les charges de la maison. En somme, voici comment le duc de Luynes (*Mémoires*, tome I, p. 262-264) a établi la gradation : le matin, les entrées *familières* entrant quand le Roi est encore au lit, puis les *grandes* entrées (comme celles des premiers gentilshommes de la chambre) lorsqu'il vient de se lever, les *premières* entrées (comptées ici comme secondes) lorsqu'il est levé et a passé sa robe de chambre, enfin les entrées des simples courtisans lorsqu'il est assis vis-à-vis de sa toilette; le soir, les trois premières catégories demeurant jusqu'à ce qu'il soit au lit, tandis que les courtisans de la dernière sortent dès que l'on avance le fauteuil royal auprès de la toilette. Comparez la suite des *Mémoires*, tome XIX, p. 98-101.

4. Ci-dessus, p. 387. Les *Mémoires de Sourches* rapportent le fait de même que Dangeau. Deux jours après, Madame l'annonçait ainsi à la duchesse de Hanovre : « Le maréchal de Villeroy a écrit à S. M. que,

Disgrâce du maréchal de Villeroy.

eut la folie de la repousser. C'est ce qui enfin fit sa disgrâce, comme je le dirai en un autre temps[1] pour ne pas interrompre des choses plus intéressantes. Il eut ordre de revenir sur-le-champ; puis le Roi changea sa lettre, et lui ordonna d'attendre M. de Vendôme en Flandres[2], où les ennemis prirent Ostende et Nieuport fort promptement[3]: sur quoi, le maréchal de Vauban fut envoyé[4] à Dunkerque commander à tout ce côté-là de la[5] Flandre maritime[6].

voyant bien qu'il était l'homme le plus malheureux du monde, il ne voulait pas exposer les troupes du Roi à supporter les suites de son infortune ; c'est pourquoi il le suppliait humblement de pouvoir quitter l'armée et de venir ici.... » (Recueil Jaeglé, tome II, p. 43.)

1. Dans le prochain volume. — 2. *Dangeau*, p. 138-139, 23 juin.

3. Marlborough projetait de s'emparer des trois places d'Ostende, Nieuport et Dunkerque, pour laisser les deux premières aux Hollandais et garder la dernière; mais Ostende seul fut pris le 6 juillet (*Dangeau*, p. 151; *Sourches*, p. 118-119; *Gazette*, p. 311-312, 323-326, 335-336, 347-348, 359-360; *Theatrum Europæum*, p. 186-189, avec plan; Dépôt de la marine, B[4] 30, fol. 200; *Mémoires militaires*, p. 77; Chansonnier, ms. Fr. 12 693, p. 470), et les ennemis renoncèrent à Nieuport.

4. *Envoyer* corrigé en *envoyé*.

5. *La* en interligne, et *Flandres* au pluriel.

6. La Flandre maritime ou flamingante s'étendait depuis la mer du Nord jusqu'à la Lys, comprenant Gand, Bruges, Ypres, Berghes, Furnes, Ostende, Nieuport, Gravelines, Courtray, etc., tandis que la Flandre française, au S. E. de la précédente, s'étendait jusqu'au Cambrésis, et comprenait les villes de Lille, Douay, Tournay, etc. — Nommé au commandement de la Flandre maritime le 12 juin, Vauban, qui avait déjà fait une tournée sur ces côtes dans l'été de 1705, s'y rendit aussitôt (*Dangeau*, p. 132; *Sourches*, p. 104; *Gazette*, p. 323, 335, 348, 359-360; *Mémoires militaires*, p. 70 et suivantes), avec de pleins pouvoirs pour inonder le pays (Dépôt de la guerre, vol. 1937, n°s 20, 175, 195, 199, etc.), et il ne demanda à en revenir qu'à la fin d'octobre 1706, à cause de l'affection de poitrine qui devait l'emporter l'année suivante. « D'ailleurs, écrivait-il alors au ministre (Jal, *Dictionnaire critique*, p. 1234), je suis sur mes crochets, c'est-à-dire sans appointements, mettant la nappe soir et matin, contraint de fournir au courant par les emprunts que je fais à droit et à gauche, avec assez de peine.... Et cela me parott ridicule, vu qu'il y a cent officiers généraux, dans ces armées-ci et les autres, qui n'y sont plus nécessaires qu'une cinquième roue à un carrosse.... »

Comte de Toulouse de retour à Versailles, et sa flotte à Toulon.

Le soir même du jour que le Roi avoit appris à son réveil la cruelle nouvelle de la bataille de Ramillies[1], M. le comte de Toulouse arriva à Versailles, et fut trouver le Roi chez Mme de Maintenon, où il demeura fort longtemps avec lui, ayant laissé le maréchal de Cœuvres pour quelques jours encore à Toulon[2]. Il s'étoit tenu mouillé devant Barcelone jusqu'au 8 mai. Les frégates d'avis[3] qu'il avoit envoyées[4] aux nouvelles de la flotte ennemie lui rapportèrent qu'elle approchoit forte au moins de quarante-cinq vaisseaux de guerre. Notre amiral, grâces aux bons soins de Pontchartrain, n'en avoit pas une bastante pour les attendre[5]. Lui et le maréchal de Cœuvres eurent, avant partir, une longue conférence avec le maréchal de Tessé et Puységur, et, tout au soir, levèrent les ancres[6]. Ils rentrèrent[7] le 11 mai à Toulon[8]. Le départ de notre flotte, et l'arrivée de celle des ennemis à Barcelone, y changea fort la face de toutes choses[9]. Les assiégés reprirent une vi-

1. Ci-dessus, p. 380. — 2. *Dangeau*, p. 113; *Sourches*, p. 88.

3. Ou de découverte : voyez la *Correspondance des Contrôleurs généraux*, tome III, n°s 524, 725 *n* et 982 *n*. La frégate était un petit vaisseau, mais bon voilier, et portant de seize à vingt-cinq canons.

4. *Envoyé* corrigé en *envoyées*.

5. Ci-dessus, p. 301 et 360. Les lettres de Valincour (Dépôt de la guerre, vol. 1979) expliquent les hésitations de l'amiral et les motifs de sa retraite. On avait cru que la flotte anglaise commandée par Leake ne pourrait mettre à la voile avant la fin de mai (*Dangeau*, p. 60, 65, 66, 70, 99 et 101).

6. *Sourches*, p. 77-80; *Gazette d'Amsterdam*, n°s XXXV et XLII-XLIV; lettre de Mme des Ursins à Chamillart, dans le recueil Geffroy, p. 241-242; compte rendu de l'amiral, au Dépôt de la marine, B⁴ 30, fol. 26-29.

7. *Rentrèrent* corrige *arriv[èrent]*.

8. Tout cela est pris à Dangeau, p. 104 du *Journal*.

9. Voyez, dans la *Gazette d'Amsterdam*, n° XLVII, une lettre du prince de Liechtenstein attaché à l'Archiduc. A Versailles, comme à Madrid d'ailleurs, on voyait déjà la ville enlevée d'assaut, l'Archiduc pris et amené en France, etc. Il est vrai que, le 15 (*Dangeau*, p. 104; *Sourches*, p. 80), on sut la rentrée de la flotte à Toulon; mais l'amiral avait fait assurer que, malgré ce départ, Tessé et Puységur gardaient un ferme espoir de donner l'assaut et de prendre la ville avant que les renforts anglais ne pussent y débarquer.

Levée du siège de Barcelone.

gueur nouvelle, les assiégeants rencontrèrent toutes sortes de nouveaux obstacles[1]. Tessé[2], voyant l'impossibilité de continuer le siège et toute la difficulté de la retraite en le levant[3], persuada au roi d'Espagne de faire entrer le duc de Noailles dans toutes les délibérations qu'il avoit à prendre là-dessus. Noailles étoit tout nouveau maréchal de camp[4], il n'avoit jamais fait quatre campagnes[5], sa longue maladie l'avoit retenu les étés à la cour[6], et la petite vérole dont il avoit été attaqué en arrivant devant Barcelone, et de laquelle il ne faisoit que sortir[7], l'avoit empêché de servir de maréchal de camp à ce siège, et assez longtemps même de savoir ce qu'il s'y passoit[8]; mais

1. *Dangeau*, p. 110-111.

2. Ce qui suit n'est point pris à Dangeau, mais, comme on le verra plus loin, doit venir du duc de Noailles, quoique ne se retrouvant ni dans les *Mémoires* rédigés plus tard par l'abbé Millot, ni dans les *Mémoires de Tessé*, qui en sont la reproduction abrégée pour 1706. Aux documents que fournit le Dépôt de la guerre, vol. 1979 et 1980, il est bon de comparer le journal de l'Archiduc, publié dans le *Mercure historique et politique* d'avril et mai 1706, p. 436-452, 544-552, 580-581, et l'histoire de ce prince par le docteur Marcus Landau (1889), p. 320-335.

3. Philippe V lui avait promis la Toison, s'il réussissait; du moins, Tessé le rappela plus tard à d'Aubigny, dans une lettre du 30 septembre 1714.

4. Depuis le 26 octobre 1704.

5. Cela est inexact : le duc, n'étant encore que comte d'Ayen et débutant à quinze ans, avait fait les campagnes de 1693, 1694 et 1695 en Espagne, sous son père, celles de 1696 et 1697 sur la Meuse, dans l'armée de Boufflers, celles de 1702 et 1704 en Allemagne, sous Catinat, Villars et Tallard. En dernier lieu, il avait pris part à la première bataille d'Hochstedt, à la prise de Brisach et à celle de Landau (*Chronologie militaire*, tome III, p. 260-263). Mais il faut se rappeler que sa promotion au grade de brigadier en 1702 a été une profonde humiliation pour notre auteur, plus ancien comme mestre de camp, et incapable d'oublier cet acte de « népotisme » (tome X, p. 56). Quand le jeune comte a apporté les drapeaux de Friedlingue (*ibidem*, p. 302-303), Saint-Simon a eu soin de dire qu'un tel honneur parut ridicule pour quelqu'un qui « ne s'étoit point trouvé à l'action. »

6. En 1703 : tome XI, p. 115.

7. Ci-dessus, p. 358.

8. Cette maladie dura à peine quelques jours. Le 25 avril (Guerre,

il étoit neveu de Mme de Maintenon, et, comme tel, bon garant pour Tessé : tous les embarras où l'on étoit furent donc discutés en sa présence[1]. Il se trouva que les ingénieurs étoient si lents et si ignorants, qu'il n'y avoit aucun fonds à faire sur eux[2], et que, par la vénalité que le Roi avoit mise dans l'artillerie depuis quelque temps comme je l'ai dit en son lieu[3], non seulement ces officiers vénaux n'y entendoient rien du tout[4], mais avoient perdu sans cesse, en ce siège, et perdoient encore tout leur temps à remuer inutilement leur artillerie et à placer mal leurs batteries pour se mettre dans la nécessité de les changer, parce[5] que de ces mouvements de canon résultoit un droit pécuniaire qu'ils étoient bien aises de multiplier[6].

vol. 1979, n° 287), il demanda à commander sous les ordres du roi et de Tessé dès que la ville serait prise.

1. Le 30 juillet suivant, Boileau écrivait au jeune duc : « Tout le monde ici vous rend justice sur l'affaire de Barcelone, où l'on prétend que tout auroit bien été, si on avoit aussi bien fini que vous aviez bien commencé. Il n'y a personne qui ne loue le Roi de vous avoir fait lieutenant général, et des gens sensés même croient que, pour le bien des affaires, il n'eût pas été mauvais de vous élever encore à un plus haut rang. » Le père du duc avait eu, en 1694, la douleur de ne pouvoir faire le même siège, alors bien facile, et cela par la faute de Barbezieux, si ce n'est par son « horrible trahison, » comme l'a dit notre auteur (tome II, p. 217-222).

2. Ci-dessus, p. 367.

3. Tome XI, p. 168. Voyez l'*Histoire de l'Artillerie*, par le général Susane, p. 155 et suivantes, et les *Mémoires de L.-A. le Pelletier de Glatigny*, publiés en 1896, p. XI-XIII et 17-18.

4. Le duc d'Havré écrivait, de Madrid, le 30 mai 1706 (Affaires étrangères, vol. *Espagne* 159, fol. 129), que Barcelone aurait pu être pris avant l'arrivée de la flotte ennemie, « si l'artillerie avoit été bien servie et de meilleure qualité, et si les ingénieurs n'avoient pas fait des fautes remarquées de toute l'armée. » Le volume 1979 du Dépôt de la guerre est rempli de lettres navrantes, particulièrement celles de Tessé et de M. de la Motte-Baracé, nommé commandant en chef du corps de l'artillerie, sur l'état des pièces, sur les fournitures, ou sur l'incapacité des ouvriers envoyés de France.

5. *Parce* corrige *p^r*.

6. Voyez ci-dessus, p. 357, note 5. On trouve des états de ce qui se

L'armée, assiégée par dehors, et depuis longtemps uniquement nourrie par la mer, n'avoit plus cette ressource depuis la retraite de notre flotte et l'arrivée de celle des Anglois, et nulle autre d'ailleurs pour la subsistance journalière. Toutes ces raisons persuadèrent enfin le roi d'Espagne de la nécessité de lever le siège quelque résistance qu'il y eût apportée jusqu'alors[1]. Après cela, il fallut délibérer de la manière de l'exécuter, et du lieu où l'armée se tourneroit[2]. On convint encore qu'il n'y avoit nul moyen de se retirer par la Catalogne pleine de révoltés qui te-

payait pour chaque pièce en batterie dans les *Mémoires d'artillerie* de Surirey de Saint-Remy, tome I, p. 33-36, 305-322, et dans l'Appendice de l'*Histoire militaire* de Quincy, tome VIII, p. 365-366. Voyez aussi, au Dépôt de la marine, B³ 71, fol. 168, une lettre de Seignelay sur le droit abusif de percevoir une pistole pour chaque coup de canon qui se tirait d'une place sur les navires non arraisonnés, et, au Dépôt de la guerre, vol. 1977, n° 20, une lettre d'Orry, 9 mai 1706, sur les prétentions des officiers. Ceux-ci ne se recrutaient que dans l'aristocratie secondaire ou dans la haute bourgeoisie, grâce à la vénalité des offices. De plus, n'ayant que des canonniers, et point de pionniers réguliers, ils étaient obligés d'employer moyennant salaire des travailleurs ou des servants pris dans les autres corps de troupes; par conséquent, chaque déplacement leur faisait des frais supplémentaires.

1. Fatigué des hésitations et des lenteurs, il venait d'ordonner l'assaut pour le 6 mai, quand l'amiral le prévint que l'approche de l'énorme flotte anglaise le forçait de s'aller mettre en sûreté à Toulon. A Madrid, on était déjà très inquiet, et Tessé lui-même, dès le 20 avril, avait exposé la probabilité d'une retraite embarrassante. « Je me mets, sur les événements, la tête dans un sac, disait-il. J'espère dans la Providence; les conjonctures feront le reste. »

2. Voyez la *Gazette*, p. 276, 293 et 294, le volume *Espagne* 159, au Dépôt des affaires étrangères, fol. 95 et suivants, les volumes du Dépôt de la guerre 1977, n°ˢ 58-75 et 115-117, et 1979, n°ˢ 326-329 et 343, le *Mercure* de mai, p. 386-395, le *Mercure historique* de mai et juin, p. 580-582, 620-622, 655-666 (relation anglaise), 670-679 (relation espagnole), 666-668 (lettres de l'Archiduc à Marlborough) et 669-670 (lettre de Tessé à Peterborough), la *Gazette d'Amsterdam*, n°ˢ XLVI-XLVIII, le recueil de Lamberty, p. 146-153, les *Mémoires de Tessé*, tome II, p. 223-228, ceux de *Saint-Hilaire*, tome III, p. 242, ceux de *Berwick*, tome I, p. 323-325, ceux de *Noailles*, p. 193-194, et ceux de *Feuquière*, tome IV, p. 151-153, l'*Histoire militaire*, par Quincy, tome V, p. 204-222, l'*Istoria* d'Ottieri, p. 91-

noient la campagne, soutenus de tous ceux du royaume de Valence qui tenoient les places[1], et à travers cette cruelle multitude de miquelets qui les assiégeoient[2]. Il fut donc résolu qu'on prendroit le chemin de la frontière de France, et que, là, on délibéreroit de nouveau, quand on seroit en sûreté vers le Roussillon, de ce qu'on deviendroit[3]. On leva donc le siège la nuit du dix à l'onze mai[4], après quatorze jours de tranchée ouverte, et on abandonna cent pièces d'artillerie, cent cinquante milliers de poudre, trente mille sacs de farine, vingt mille de cevade[5], quinze mille de grain, et un grand nombre de bombes, de boulets et d'outils. L'armée fut, huit jours durant, harcelée par les miquelets en queue et en flanc, de montagne en montagne[6]. Le duc de Noailles, dont l'équipage

104, etc., les *Mémoires du marquis D****, publiés en 1712, tome II, p. 219-223, et les estampes de la collection Hennin, n°s 7022-7027 du catalogue. — Barcelone restera au pouvoir des alliés jusqu'à la fin de la guerre.

1. Sur la conquête de ce royaume par lord Peterborough, voyez le recueil Lamberty, tome XIV, p. 286-298.

2. Ci-dessus, p. 359.

3. L'ambassadeur Amelot était opposé à ce trajet par la France, comme faisant croire aux peuples que Philippe V renonçait absolument à la succession de Charles II (vol. *Espagne* 159, fol. 129 v°) ; ce fut Tessé, suivant son propre journal, qui décida le jeune roi à rentrer en Espagne par le détour de Perpignan et Pampelune : voyez ci-après, p. 404. Ce fut lui aussi qui avança vingt mille écus et donna deux régiments d'escorte. De tous les officiers français, Legall fut seul à persister dans l'avis contraire, et il fit quelque scandale. Tessé écrivit, le 13 juin (Guerre, vol. 1977, n° 148) : « Je sais qu'il a couru une lettre de M. Legall à sa femme, avec ordre de la montrer. Si elle est de lui, c'est le plus malhonnête homme de France, le plus faux et le plus digne d'être déshonoré ; si elle est de sa femme, elle mériteroit d'être renfermée. »

4. Il a écrit : *du 10 à l'11 may*. Lisez : *du 11 au 12 mai*.

5. Orge ; *cebada* en espagnol, *civade* en français du Midi.

6. Il n'y a aucun détail dans le *Journal de Dangeau ;* voici celui que donnent les *Mémoires de Sourches*, p. 89, d'après les récits de Brancas : « On disoit que le siège de Barcelone avait été levé faute de vivres, de poudre et de canon, et que les soixante pièces qu'on ramenoit étoient toutes crevées ; que la cavalerie y avoit pensé périr faute de fourrages, et qu'il n'étoit resté que cinq cents malades ou blessés ; que d'ailleurs les

avoit été constamment respecté par eux pendant le siège et dans cette retraite parce qu'ils aimoient son père pour les avoir bien traités et avoir sauvé la vie à un de leurs principaux chefs[1], s'avisa de les appeler pour leur parler. A son nom, les principaux descendirent des montagnes et vinrent à lui. Il en obtint qu'ils n'inquiéteroient plus l'armée, qu'ils ne tireroient plus sur les troupes, à condition qu'on ne les[2] brûleroit point[3]. Cela fut exécuté fidèlement de part et d'autre, et, de ce moment, l'armée acheva sa marche en tranquillité, qui fut encore de trois jours, où elle auroit beaucoup souffert de ces cruelles guêpes[4]. L'armée n'en pouvoit plus; elle perdit presque tous ses traîneurs et tous les maraudeurs dans cette retraite, en sorte qu'avec le siège, il en coûta bien quatre mille hommes[5]. Sa volonté néanmoins fut toujours si grande, que, malgré tant d'obstacles, elle auroit pris Barcelone, sans ceux de notre artillerie et de nos ingénieurs. Arrivés à la tour de Montgris[6], il fut question de ce que

troupes étoient encore en bon état; que la cavalerie s'étoit remise dans la marche, parce qu'elle avoit trouvé du fourrage autant qu'elle avoit voulu; que les hommes avoient vécu de biscuit, de bouillie et de fèves, qu'on trouvoit abondamment à la campagne. » La première journée de marche fut troublée aussi par une éclipse de soleil survenue au moment où l'on perdait la ville de vue (*Mercure historique* de juin, p. 676). Le Dépôt de la marine possède (B[4] 30, fol. 63-66), un compte rendu de la retraite par M. de Montclus, et des observations du même (fol. 67-82). L'ordre de marche, daté du 11 mai, est dans le journal de Tessé.

1. Sans doute quand il avait été vice-roi de Catalogne en 1694.

2. *Ne nes b* surchargé en *ne les*.

3. Qu'on n'incendierait pas leur pays. — Voyez ci-après, p. 621.

4. La *Gazette* parle (p. 293) d'un succès heureux de M. de Noailles, mais non de cet épisode.

5. Selon une lettre de M. de Vendôme au Roi, en date du 4 juin (ms. Fr. 14 178, fol. 282), l'effet de ces nouvelles fut déplorable en Italie.

6. Toreil de Mongrie dans *Dangeau*, Torrelle de Mongry dans *Sourches*. C'est Torroella-de-Montgri, près de l'embouchure du Ter, vers Figuières. L'armée en retraite y campa le 17, et, le 20, Philippe V écrivit de là à son grand-père qu'il eût préféré périr plutôt que de lever le siège, mais que Tessé et les Français, sauf Legall, l'en avaient em-

deviendroit le roi d'Espagne. Quelques-uns vouloient qu'il attendît en France le dénouement d'une si fâcheuse affaire, et d'autres que, se trouvant dans cette nécessité, il poussât jusqu'à Versailles. Le duc de Noailles, à ce qu'il m'a dit, et que je ne garantis pas, ouvrit un avis tout contraire, et qui fut le salut du roi d'Espagne : il soutint que cette retraite en France, ou ce voyage à la cour, perdroit un temps précieux, et seroit sinistrement interprété; que les ennemis des deux couronnes le prendroient pour une abdication, et ce qui, en Espagne, restoit affectionné, pour un manque de courage et pour un abandon d'eux et de soi-même[1]; que, quelque peu de suite, de moyens, de ressources qu'il restât au roi d'Espagne, il devoit percer par les montagnes du pays de Foix droit à Fontarabie, de là joindre à toutes risques[2] la reine et son parti, se présenter à ses peuples, tenter cette voie unique pour réchauffer leur courage, leur fidélité, leur zèle, faire des troupes de tout, pénétrer en Espagne, et jusque[3] dans Madrid : sans quoi il n'y avoit plus d'espérance par les efforts que les ennemis alloient faire pour s'établir par toute l'Espagne et dans la capitale même. La résolution en fut heureusement prise. L'armée s'arrêta en Roussillon, et, tandis que le roi d'Espagne s'en alla à Toulouse, et, par le pays de Foix, gagner Pau, puis Fontarabie, avec deux régiments de dragons pour son escorte, quelques grands d'Espagne qu'il avoit avec lui, et le duc de Noailles, qui voulut l'accompagner jusqu'à Fontarabie[4], le marquis de Brancas fut

Le roi d'Espagne gagne Pampelune par le pays de Foix, puis Madrid[*].

pêché (Guerre, vol. 1980, fol. 58; *Mémoires de Noailles*, p. 193-194). La réponse de Louis XIV est dans ce dernier ouvrage.

1. Ci-dessus, p. 399, note 3.

2. Locution déjà relevée dans notre tome III, p. 227.

3. *Jusque* a été ajouté en interligne.

4. *Dangeau*, p. 125 : « Le roi d'Espagne est parti de Pau sans y attendre les deux régiments de dragons qui devoient l'escorter. Il va à Pampelune en poste à cheval, et continuera de là son voyage à Madrid de la même façon. Il n'a que sept ou huit personnes avec lui : le conné-

* La manchette a été placée trop bas, et *puis Madrid* ajouté après coup.

dépêché au Roi pour lui rendre compte de tout, recevoir ses ordres, et les porter à Pau au roi d'Espagne. Brancas arriva le 28 mai à Versailles, sur le soir, et vit, en arrivant, le Roi chez Mme de Maintenon, où Chamillart le mena[1]. Il y avoit longtemps que le Roi s'attendoit à cette triste nouvelle[2]. Il approuva le parti qui avoit été pris, donna au roi d'Espagne trente bataillons et vingt escadrons qu'il avoit ramenés du siège en Roussillon[3], et tous les officiers généraux qui y servoient, donna permission à Tessé de revenir, fit le duc de Noailles lieutenant général seul, et le destina à commander en chef en Roussillon, à son retour d'avec le roi d'Espagne[4]. C'est ainsi que le duc de Noailles, au quart de sa troisième ou quatrième campagne pour le plus[5], escalada rapidement tous les grades en neveu favori de Mme de Maintenon[6]. On en avoit bien fait autant pour le gendre bien-aimé de Chamillart[7]; mais la Feuillade étoit l'ancien du duc de Noailles de près de vingt ans[8]. Tessé eut l'honneur d'avoir prêté l'épaule[9] à tous les deux. On a vu en son temps ce

Tessé revient à la cour; duc de Noailles fait lieutenant général seul, et commande en chef en Roussillon.

table, le duc de Medina-Sidonia, qui a soixante ans passés, le duc d'Ossone, et peu de valets. Il a voulu que le duc de Noailles le suivît aussi. On ne laisse pas de craindre ici qu'il n'y ait quelque petit péril à son voyage; mais il l'a voulu absolument, et, s'il peut arriver à Madrid sans qu'il lui arrive d'inconvénient, le peuple sera ravi de le voir. » Le P. Baudrillart a publié (p. 262-263) les lettres adressées par Philippe V, dans le trajet, à son grand-père; comparez la copie du Dépôt de la guerre, vol. 1980, fol. 58-67, et une lettre de Préchac, vol. 1977, n° 95.

1. *Dangeau*, p. 114-115; *Sourches*, p. 88-90.

2. Il l'avoua aux courtisans dès le premier jour (*Dangeau*, p. 114).

3. Affaires étrangères, vol. *Espagne* 164, fol. 194.

4. On sut tout cela dès le lendemain des premières nouvelles : *Dangeau*, p. 115. Les *Mémoires de Sourches* ne parlent (p. 91) que de la promotion du duc de Noailles. Comparez la *Gazette*, p. 275, le *Mercure* de juin, p. 242-246, et les *Mémoires de Noailles*, p. 194.

5. Ci-dessus, p. 396.

6. Il avait demandé ce commandement le 19 mai : Dépôt de la guerre, vol. 1982, n° 140.

7. En 1704 : tome XII, p. 25-26. — 8. Cinq ans seulement.

9. Au figuré, aider à soutenir quelqu'un (*Académie*, 1718).

qu'il fit pour la Feuillade. Ici, il ne vouloit point retourner en Espagne, où il voyoit tout perdu[1]; il aimoit mieux en laisser tout le poids à Berwick, qui étoit sur les lieux, et il en savoit trop pour ne pas faire place au duc de Noailles en Roussillon. Il fit le malade comme il l'avoit su faire en Savoie et en Italie[2], s'amusa, prit quelques jours des eaux à Balaruc[3], et regagna la cour[4].

1. Il prit congé de Philippe V par deux longues lettres du 6 et du 7 juin, où il disait : « Dans quelque lieu que ma destinée me conduira, mon cœur restera toujours pénétré d'un profond respect pour Votre Majesté, d'un attachement pour son service et pour sa personne dont la vivacité ne s'éteindra qu'avec moi, et d'une reconnoissance proportionnée à tout ce que je vous dois. » A Torcy, il écrivait, vingt jours plus tard (Affaires étrangères, vol. *Espagne* 164, fol. 221) : « Peut-être aurez-vous, Monsieur, la curiosité d'accrocher un moment le marquis de Brancas parti sans nulle instruction de moi que la prière que je lui ai faite de dire ce qu'il a vu. Après cela, je ne veux ni raisons ni éclaircissements. Il faut être heureux. Je croyois que le pauvre maréchal de Tallard étoit le plus malheureux homme du temps ; je lui tiens fidèle compagnie. Je n'ai écrit, ni n'écrirai à personne. Ma santé est dans un état dont je cache plus de la moitié, car le désordre ne sert à rien, et ce n'est pas au public ni au monde qu'il faut demander pitié. Je ne la demande pas, non plus que justice. L'on m'a cruellement reproché que j'avois fait des représentations vives et des difficultés sur l'entreprise de Barcelone. J'avois tort alors, je l'ai bien davantage aujourd'hui. Voilà, Monsieur, tout ce que peut exiger de moi la reconnoissance que je dois aux bontés dont vous m'avez honoré.... » Louis XIV lui avait adressé une lettre de consolation le 29 mai : vol. Guerre 1933, fol. 136.

2. Tome XII, p. 125 et 225.

3. *Dangeau*, p. 115. — C'est Balaruc-les-Bains, sur l'étang de Thau, au S. O. de Montpellier, dont les eaux thermales passaient pour être très efficaces contre les rhumatismes, paralysies, blessures, etc.

4. Il arriva à Versailles le jeudi 8 juillet, et le Roi remit au samedi de l'entretenir à loisir (*Dangeau*, p. 150). Il « fut très agréablement reçu malgré les préjugés de la cour et de Paris, » disent les *Mémoires de Sourches* et leur annotateur (p. 117). Voyez, dans ses propres *Mémoires*, tome II, p. 229-233, les accusations, chansons, pasquils et satires qui couraient contre lui ; il circula même une lettre très dure du duc de Bourgogne. Mme de Maintenon écrivait à Mme des Ursins : « On s'est déchaîné à Paris et à la cour contre lui, et je sais parfaitement qu'il n'a aucun tort dans l'affaire de Barcelone. Le Roi l'a fort bien traité. » A quoi la princesse répondit : « Je plains M. le maréchal de Tessé, et il

En même temps que Brancas, longtemps depuis maréchal de France, fut dépêché à Versailles, le roi[1] d'Espagne envoya le duc d'Havré à la reine d'Espagne, que ce seigneur trouva encore à Madrid[2], où elle avoit été laissée régente[3], et, de Pau, le roi d'Espagne s'en alla en poste à cheval à Pampelune, et non à Fontarabie[4], suivi du connétable de Castille, son majordome-major, du duc de Medina-Sidonia, âgé lors de plus de soixante ans, son grand écuyer, du duc d'Ossone, capitaine de ses gardes, et de peu de valets, et y arriva le 1er juin, aux acclamations du peuple[5]. Il en partit le 2 vers Madrid. Le Roi apprit le 14 juin, par un courrier du duc de Noailles, que le roi d'Espagne y étoit arrivé aux plus grandes acclamations de joie[6], et le duc de Noailles à sa suite, qui s'en revint aussitôt après droit en Roussillon[7].

mérite vos bontés. Ce n'est point par sa faute que l'on a commencé le siège de Barcelone, et on ne sauroit lui attribuer les autres inconvénients qui ont fait échouer cette entreprise. On lui reproche de nous avoir fait sortir de Madrid en ramenant les troupes par la France; mais il pouvoit arriver pis, s'il avoit trouvé les rivières débordées en revenant par l'Aragon. » (Recueil de 1826, tomes I, p. 21, et III, p. 315.)

1. L'*o* de *roy* surcharge une *y*.

2. *Dangeau*, p. 116 et 125 : « L'arrivée du duc d'Havré à Madrid a fait cesser beaucoup de mauvais bruits qu'on y faisoit courre. On y parloit, avant son arrivée, de rappeler une partie des troupes du duc de Berwick pour escorter la reine jusqu'à Pampelune; tout y est assez tranquille présentement. » Mme des Ursins, amie de ce seigneur, lui avait fait donner (tome X, p. 387) la compagnie des gardes wallonnes.

3. Le P. Baudrillart, *Philippe V*, tome I, p. 246-247 et 256-257. La *Gazette d'Amsterdam* publia, n° XLV, un discours que la reine, dont l'attitude fut toujours fort digne, adressa, le 1er mai, aux magistrats de Madrid, et qui fit très bon effet.

4. Voyez, dans le livre du P. Baudrillart, p. 262-263, les motifs du changement de l'itinéraire primitif.

5. La correspondance de ce voyage est dans les volumes *Espagne* 159, fol. 122-124, 150, et *Espagne* 164, fol. 228-248.

6. Le 6 juin : Affaires étrangères, vol. *Espagne* 164, fol. 282-289.

7. Tous ces détails sont pris au *Journal de Dangeau*, p. 124 et 129; mais le dernier membre de phrase semble avoir été ajouté après coup. Comparez les *Mémoires de Sourches*, p. 95-125, la *Gazette*, p. 305, la

Berwick étoit cependant dans une étrange presse[1], à la tête d'une poignée de troupes mal en ordre, vis-à-vis l'armée portugaise, devant laquelle il ne pouvoit se présenter, qui prenoit tout ce qu'il lui plaisoit, alloit librement où elle vouloit, et le faisoit reculer et se retirer partout. Il se tenoit néanmoins toujours à portée d'elle, faisant mine de lui disputer les gorges et les rivières, et ralentissant ses mouvements et ses progrès autant que la capacité pouvoit suppléer aux forces[2]. Tout[3] son art et ses chicanes ne purent empêcher les Portugais de tourner sur Madrid, et de s'en approcher[4]. La reine en sortit avec ses enfants[5] et sa suite, le 18 juin, pour aller à Burgos[6], sur le chemin de Pampelune[7]. Le roi en partit le 21, pour s'aller mettre

La reine d'Espagne, etc., à Burgos; le roi

Gazette d'Amsterdam, Extr. LIII, l'*Istoria* d'Ottieri, p. 117, et les *Mémoires de Noailles*, p. 195 et 197. M. de Noailles, qui n'avait accepté que par obéissance, et pour un temps, que Tessé l'envoyât à Madrid (vol. Guerre 1977, nos 97, 114, 126-129, et vol. 1982, nos 154, 179 et 221), en repartit le 14, ayant été très apprécié de la reine, grâce à Mme des Ursins (recueil de 1826, tome III, p. 299 et 300).

1. Ci-dessus, p. 390. « On dit figurément, d'un homme qui, se trouvant engagé dans quelque mauvaise société, dans quelque parti dangereux, vient à s'en retirer prudemment, qu'*il s'est tiré de la presse*. — On dit figurément qu'un homme *est en presse* pour dire qu'il est dans un état fâcheux et dont il ne sait comment se retirer. » (*Académie*, 1718.) Voyez *mis en presse*, dans *le Joueur*, de Regnard, acte V, sc. VI, et *faire la presse à quelqu'un*, dans les *Mémoires d'Arnauld d'Andilly*, p. 448.

2. *Dangeau*, p. 106-145, *passim; Sourches*, p. 83 et 98; *Mémoires de Berwick*, tome I, p. 317-322; *Ottieri*, p. 109 et suivantes.

3. Avant *tout*, il a biffé *tout son*, surchargeant des mots illisibles.

4. Cette nouvelle arriva le 27 juin, à Marly, par un courrier d'Orry envoyé à l'insu de M. Amelot : *Dangeau*, p. 143; *Sourches*, p. 108-110.

5. Cette addition des enfants au texte de Dangeau est une bévue : la reine n'eut son premier né qu'en 1707.

6. Cette capitale, l'archevêché de la Vieille-Castille, à trente-cinq lieues N. de Madrid, ne possédait cependant aucune des ressources les plus indispensables pour loger la cour. On en trouve la description, par le comte d'Ayen, en 1701, dans la *Correspondance générale de Mme de Maintenon*, tome IV, p. 397-400, et, par l'abbé de Vayrac, dans son *État présent de l'Espagne*, tome I, p. 318-323.

7. *Dangeau*, p. 145; *Sourches*, p. 77; *Gazette*, p. 354-355; Dépôt des

d'Espagne joint Berwick de sa personne; dispersion de sa cour; ses ennemis maîtres de Madrid. Tessé* salue le Roi. Vazet remet au Roi les pierreries du roi et de la reine d'Espagne.

à la tête de la petite armée de Berwick; Amelot le suivit, et les conseils suivirent la reine[1]. Quantité de grands s'en allèrent sur leurs terres, le cardinal Portocarrero à Tolède, laissant la plus grande consternation dans Madrid[2], dont, incontinent après, les Portugais se rendirent les maîtres; ils n'y trouvèrent aucun grand, ni aucun membre des conseils. Le roi d'Espagne et Berwick tournèrent vers Burgos, où les vingt escadrons et les trente bataillons françois du siège de Barcelone les devoient joindre[3]. Quelques grands le[4] joignirent[5], d'autres allèrent trouver la reine à Burgos[6]. Six semaines et plus se passèrent dans ces

affaires étrangères, vol. *Espagne* 159, fol. 132-175, et vol. 164, fol. 273-278; lettre de la reine à Louis XIV, dans la collection Morrison, tome IV du catalogue, p. 211. C'est pour ne pas décourager les Castillans que l'on préféra leur capitale à Pampelune, qui eût été plus sûre.

1. Ces nouvelles arrivèrent le 30 juin et le 2 juillet : *Dangeau*, p. 145-147; *Sourches*, p. 113; *Berwick*, p. 331; lettres d'Amelot, au Dépôt de la guerre, vol. 1977, n°s 156-158, 172, 184 et 185; lettres de Mme des Ursins à Mme de Maintenon, dans le recueil Bossange, 1826, tome III, p. 302 et suivantes; lettre de la reine, 6 juillet, dans les *Mémoires de Noailles*, p. 195, et dans *Philippe V*, p. 265-266. Le 7 juillet, Philippe V adressa à ses peuples une déclaration (Affaires étrangères, vol. *Espagne* 165, fol. 24) qui est dans le *Mercure*, p. 355-363, et dans le recueil de Lamberty, tome IV, p. 158-159.

2. *Dangeau*, p. 146-147 : « Le cardinal Portocarrero est allé à son archevêché de Tolède; la plupart des grands sont allés dans leurs terres; le désordre et la désolation sont grands à Madrid. » Voyez ci-après, p. 409, note 2, et l'*Istoria* d'Ottieri, p. 127.

3. Ces trois derniers mots sont ajoutés en interligne.

4. *Le* corrige *l'*. — 5. La liste est au volume *Espagne* 160, fol. 76.

6. Ces six lignes sont prises au *Journal de Dangeau*, p. 148. L'Archiduc n'ayant pas osé s'aventurer lui-même dans Madrid, ce furent Galway et le marquis das Minas qui occupèrent cette capitale le 24 juin, mais pour bien peu de temps, comme on le verra plus loin, et dans de piteuses conditions : *Gazette d'Amsterdam*, Extr. LX et LXI, et n° LXIII; *Mercure* de juillet, p. 292-331, et d'août, p. 348-360; lettre de Galway à lord Portmore, vol. *Espagne* 165, fol. 42-43; *Mémoires de Saint-Philippe*, tome II, p. 48-49; recueil de Lamberty, tome XIV, p. 271-281; Ottieri, *Istoria delle guerre*, p. 124-129, etc. L'Archiduc ne fit d'entrée solen-

* *Tessé* surchage *Vazet*.

extrémités, pendant lesquelles la reine confia toutes les[1] pierreries du roi son mari et les siennes à Vazet, ce valet françois dont j'ai parlé[2], et l'envoya les porter en France[3]. Il arriva à Versailles en même temps que le maréchal de Tessé[4]. Vazet les remit au Roi, et, parmi elles, cette fameuse perle en poire appelée la *Pérégrine*[5], qui, pour sa forme, son poids, son eau parfaite et sa grosseur, est sans prix et sans comparaison avec aucune qu'on ait jamais vue[6]. Enfin les troupes françoises arrivèrent en Espagne, et joignirent

nelle qu'à Saragosse, sous le nom de roi Charles III (Du Mont, *Corps diplomatique*, Supplément, tome V, p. 344). Il publia alors un manifeste qui est dans le recueil de Lamberty, tome IV, p. 155-157.

1. *Les* est en interligne. — 2. Tome XII, p. 59.

3. Lettres de Mmes de Maintenon et des Ursins, dans le recueil Bossange, tomes I, p. 15-16, et III, p. 307-308, et dans le recueil Geffroy, p. 249; Guerre, vol. 1977, n°s 186 et 202.

4. Le 8 juillet : *Dangeau*, p. 150 ; *Sourches*, p. 117.

5. *Peregrino*, en espagnol, se prend, par extension, au sens d'extraordinaire.

6. « Vazet a apporté ici une cassette pleine de pierreries, parmi lesquelles est la fameuse perle que les Espagnols appellent la *Peregrina*, ou la *Sola*, parce qu'il n'y en a point dans l'Europe de cette grosseur-là. Les autres pierreries ne sont pas fort considérables. » (*Dangeau*.) Il est parlé de cette *Pérégrine* ou *Pèlerine*, achetée cent mille écus pour la revendre au roi Philippe IV, dans les *Mémoires de Mademoiselle*, tome III, p. 459, dans les *Mémoires de Mme d'Aulnoy*, tomes I, p. 373, et II, p. 156, dans la *Gazette* de 1702, p. 294 (cavalcade de Philippe V à Naples), etc. Notre auteur la décrira plus longuement en 1722, pour l'avoir vue de près, et même maniée, au retroussis du chapeau de Philippe V. Elle semble avoir disparu en 1811. Une autre perle de grosseur extraordinaire avait été apportée par les galions de 1698 : *Gazette d'Amsterdam*, n° LV. — Le reste des pierreries présentait si peu de valeur, que le duc de Gramont et l'intendant de Bordeaux, mis les premiers en réquisition par Mme des Ursins, ne purent trouver à emprunter sur ce gage, et le duc s'en montra navré au point d'offrir sa vaisselle à la reine, qui cependant l'avait si mal traité (Guerre, vol. 1982, n°s 333-336). Quand elles arrivèrent à la cour, le Roi, ne pouvant se résoudre à les laisser mettre en vente pour le peu qu'elles valaient, donna ordre de fournir à son petit-fils deux millions de billets de monnaie négociables (vol. 1977, n° 273); on verra ci-après, p. 441, note 2, ce qu'il en advint. Quant aux pierreries, il semble que le duc d'Orléans les reporta en Espagne en 1708.

le roi et Berwick tout à la fin de juillet. L'Archiduc se tenoit cependant à Saragosse[1], et laissoit faire ses armées[2]. Les évêques d'Espagne s'étoient signalés entre tous à lever des troupes à leurs dépens, et à donner au roi des sommes très considérables[3]. L'évêque de Murcie[4] fit plus qu'aucun[5], qui avoit été simple curé de village avec tant de réputation et de vertu, que le roi d'Espagne l'avoit élevé à cet épiscopat, d'où il donna l'exemple à tous les autres[6]. Le cardinal Portocarrero, quoique si justement

Zèle des évêques d'Espagne et des peuples; évêque de Murcie.

1. Occupé par M. de Noyelles le 5 juin.

2. *Dangeau*, p. 154-155, 159, 165, 167, 168, etc. Les Anglais désapprouvaient cette attitude trop peu résolue de leur allié. Voyez son histoire par le docteur Marcus Landau, p. 335-343.

3. *Gazette*, p. 43-450, *passim*; *Mercure* de février, p. 305-310 et 320-322.

4. L'ancienne capitale du royaume de ce nom, sur la Segura, avec un évêché transféré de Carthagène en 1292.

5. *Dangeau*, p. 223 et 237; *Sourches*, p. 15 et 38; *Ottieri*, p. 144-145.

6. Louis-Antoine Belluga, de la vieille maison de Moncada, né à Motril le 30 novembre 1662, débuta, après de brillantes études théologiques, non par une cure de village, comme le dit notre auteur, mais par un canonicat à Zamore, puis à Cordoue, où il fonda la congrégation de Saint-Philippe-de-Neri. C'est malgré lui, et sur l'ordre exprès de ses supérieurs, qu'il avait consenti, en 1705, à accepter l'évêché de Murcie. A l'approche des Anglo-Portugais, il se mit à la tête des troupes et des milices pour repousser l'invasion (*Gazette*, p. 67-68, 79-80, 115, 126, 139, 162, etc.; Dépôt de la guerre, vol. 1976, n°s 1 et 237), et, en récompense, le roi lui attribua les titres de vice-roi du royaume de Valence et de capitaine général des troupes de Murcie, avec l'évêché de Cordoue (11 juillet 1706). Il rendit tout cela le plus tôt possible, pour vaquer uniquement à ses études et à ses œuvres pieuses du diocèse de Murcie. Quinze ans plus tard, il ne fallut pas moins que l'injonction expresse du Pape pour qu'il restât évêque et acceptât le chapeau de cardinal (1720). Il se démit de Murcie en 1724, passa à Rome, et y finit ses jours le 22 février 1743. Voyez sa notice dans le *Moréri*, art. MURCIE, et les pages que notre auteur lui consacrera dans la promotion de 1719 (éd. 1873, tome XVI, p. 374-377). En 1706, il fit paraître, en forme de lettre pastorale, une *Défense des droits incontestables de Philippe V*, qui fit grand bruit; mais d'Argenson s'opposa à ce qu'elle circulât en France (Affaires étrangères, vol. *Espagne* 164, fol. 307-308, et vol. 165, fol. 16-23 et 121-126; *Mercure* de mars, p. 180-215).

mécontent[1], donna beaucoup, et continua toujours de signaler son attachement[2]. Celui des prélats fut très important au roi. Ils[3] s'appliquèrent à envoyer des prédicateurs choisis dans tous les lieux de leurs diocèses, affermir les peuples dans leur fidélité et leur zèle[4], qui aussi en donnèrent les plus grandes marques et les plus utiles[5]. Berwick, renforcé de vingt escadrons et de trente bataillons françois, changea toute la face de cette guerre. Il se présenta à l'armée ennemie avec le roi d'Espagne, il chercha partout à la combattre. A son tour, elle se tint sur la défensive, et recula partout[6]; partout elle fut poussée, et

1. Tome XII, p. 58.

2. *Gazette*, p. 174 et 414. Selon les *Mémoires du marquis de Saint-Philippe*, tome II, p. 65-68, le cardinal, dont nous avons déjà vu le dévouement chanceler, n'hésita pas à faire le plus chaud accueil aux partisans du prétendu Charles III, lorsqu'ils s'emparèrent de sa ville épiscopale, d'abord restée très fidèle, et il entraîna à des démonstrations de même genre la reine douairière, que jadis il avait lui-même fait reléguer à Tolède. Voyez, aux Affaires étrangères, le volume *Espagne* 159, fol. 229-230 et 243 v°, et, dans le livre du P. Baudrillart, p. 267-269, ce que Louis XIV pensa de cette conduite. Mme des Ursins l'attribua aux effets de la défaite de Ramillies. Auparavant, il avait adressé une lettre pastorale à son diocèse pour l'exciter à la résistance (*Mercure* de mai, p. 8-28); mais il refusa, en juin, d'autoriser la vente des dépôts des églises (Guerre, vol. 1977, n° 185).

3. *Il*, au singulier, dans le manuscrit.

4. L'Inquisition prit des mesures rigoureuses contre les prêtres suspects et contre la propagande anglaise (*Gazette*, p. 524).

5. Voyez, dans le *Mercure* de juillet 1706, p. 403-415, la protestation de Séville contre les alliés, et, dans le recueil Bossange, tome III, p. 310, 313-314, 318, 321, etc., les lettres de Mme des Ursins. On trouve dans le volume *Espagne* 159, fol. 66, une liste des contributions volontaires versées par les grands et autres. Voltaire a signalé ce merveilleux élan de patriotisme dans le *Siècle de Louis XIV*, p. 377.

6. Ce fut, pour les deux cours, un grand désappointement que le maréchal ne pût prendre l'offensive. Philippe V lui-même était plein d'ardeur. « Il me paroît avoir encore plus de goût pour les batailles, qu'il dit être la plus belle chose du monde, qu'il n'en a pour la reine, quoique ce soit beaucoup dire, » écrivait Mme des Ursins (recueil Bossange, tome III, p. 340-341). Amelot fait également son éloge dans une lettre au maréchal de Noailles : vol. *Espagne* 159, fol. 202-206.

perdit les lieux qu'elle avoit pris ou occupés. Les peuples, armés par toute la Castille[1], reprirent vigueur, et, sans troupes avec eux, firent rebrousser l'Archiduc, qui venoit joindre son armée. Ils reprirent Ségovie[2], où les Portugais avoient laissé cinq cents hommes en garnison, qui sortit du château à condition de se retirer en Portugal par le chemin qui lui fut prescrit, et de ne servir de six mois contre le roi d'Espagne. Ce prince, alors au large, envoya Mejorada[3], avec cinq cents chevaux, à Madrid, d'où les Portugais s'étoient éloignés. Il y fut reçu avec les plus grandes acclamations[4], et, peu à peu, les ennemis se trouvèrent chassés de toute la Castille[5]. Le roi d'Espagne rentra dans Madrid à la fin de septembre[6], la reine incontinent après, avec les plus grandes marques de joie[7]. Pendant ce temps-là

Madrid au pouvoir du roi d'Espagne, qui y rentre, et la reine; les ennemis chassés des Castilles. Comte d'Oropesa passe

1. *Armée*, au féminin singulier, a été corrigé en *armés*. — Ce revirement des Castillans étonna le chevalier du Bourk en regard de l'inertie des grands et de la nullité de leur crédit (Guerre, vol. 1978, n° 19).

2. La fameuse ville de Vieille-Castille, à onze lieues de Madrid, fort bien fortifiée, avec un Alcazar célèbre.

3. Le secrétaire du *despacho* et capitaine général : tome XII, p. 432.

4. *Gazette*, p. 395-396, 401-404, 413-414, 438, 476; Ottieri, *Istoria*, p. 133-137; Dépôt de la guerre, vol. 1978, n°s 2, 3 et 23. Le populaire alla aussitôt piller les maisons des partisans de l'Archiduc, mais brûla le butin en place publique. « Il n'y a pas un meilleur peuple que celui de Castille, et, si ceux qui devoient donner l'exemple n'y manquoient, les ennemis n'auroient aucune chance, » écrivait Mme des Ursins à Mme de Maintenon (recueil Bossange, tome III, p. 326).

5. *Dangeau*, p. 172 et 176-178; *Sourches*, p. 138, 145-146 et 155; *Mémoires de Noailles*, p. 196; *Mémoires de Berwick*, tome I, p. 339-350; *Mercure* d'août, p. 317-347 et 396-400.

6. Le 4 octobre : *Dangeau*, p. 226 et 230; *Sourches*, p. 197; *Gazette*, p. 487, 510, 521 et 522; *Mercure* du mois, p. 306-310; Guerre, vol. 1980, fol. 105. Philippe V attendit que les conseils eussent été débarrassés de tous les gens suspects. Le mois suivant, il publia deux déclarations qui sont dans le recueil de Lamberty, p. 163-165.

7. Le 27 : *Gazette*, p. 559; Dépôt de la guerre, vol. 1980, fol. 113; Dépôt des affaires étrangères, vol. *Espagne* 165; ci-après, p. 621, lettre de Mme des Ursins, datée du jour même de l'entrée. La jeune reine écrivit à Mme de Maintenon : « On a bien vu, en cette occasion, qu'après Dieu c'est les peuples à qui nous devons la couronne.... Nous

Berwick poursuivoit l'armée de l'Archiduc, qui se retiroit devant lui de lieu en lieu[1]. Il prit Cuenca[2]; mais Malaga et l'île de Majorque[3] demeurèrent encore à l'Archiduc, à qui ils s'étoient donnés dans cette prospérité de ses affaires[4]. Le comte d'Oropesa, président du conseil de Castille, que le roi d'Espagne avoit trouvé exilé depuis deux ans à son arrivée en Espagne[5], et qu'il y avoit toujours[6] laissé, alla, en ce même temps de prospérité, trouver l'Archiduc avec

à l'Archiduc. Patriarche des Indes arrêté y passant, avec le comte et la comtesse de Lemos. Soulagement du palais.

ne pouvons compter que sur eux; mais, grâce à Dieu, ils font le tout. » Sa vaillance, sa présence d'esprit, son énergie avaient fait l'admiration de tout le monde à Versailles; le Roi ne lui avait pas épargné les applaudissements, et Mme de Maintenon écrivait à Mme des Ursins : « Quel spectacle de voir cette reine éprouver à dix-huit ans le renversement d'un royaume, et se voir errante, chercher quelque lieu où l'on veuille la recevoir! Mais il est encore plus étonnant qu'elle soutienne l'état où elle est avec tant de soumission et de courage. » (*Baudrillart*, p. 256-258 et 266.) C'est ce que témoigne effectivement une lettre d'elle à Mme de Maintenon, en date du 6 juillet, insérée dans les *Mémoires de Noailles*, p. 195. Quatre mois plus tard, le 17 novembre, elle écrivait à Tessé : « Quoi! est-il possible que l'on m'ait seulement soupçonnée d'avoir commerce avec mon père et de lui donner des avis, et de lui passer de l'argent, car je sais qu'on l'a dit? Quoi! je voudrois détrôner mon mari et moi-même pour secourir mon père!... » Par une coïncidence émouvante, elle avait été forcée de quitter sa capitale au moment même où sa mère était chassée de Turin par l'approche de l'armée française. Les lettres de Mme des Ursins sont dans le recueil Bossange, p. 342-370.

1. *Dangeau*, p. 228 et 230; *Sourches*, p. 197-198; *Mémoires de Berwick*, tome I, p. 341-365.

2. Tome VIII, p. 139. Cuenca est sur le Xucar; sa prise achevait de dégager les deux Castilles : *Gazette*, p. 523, 527-528 et 534-535; *Mercure* d'octobre, p. 311-322.

3. On écrivait souvent, en France: *Maillorque* (*Gazette* de 1659, p. 393). Voyez la description de l'île, à propos de cette occupation, dans le livre du comte Ottieri, *Istoria delle guerre avvenute in Europa*, tome IV, p. 148-151.

4. *Dangeau*, p. 231-232; *Gazette d'Amsterdam*, Extr. XCI; *Mémoires de Noailles*, p. 197; *Quincy*, p. 256; Guerre, vol. 1978, n° 183. Les Anglais s'étaient installés dans l'île le 25 septembre.

5. Tome VII, p. 252-253.

6. Le premier *u* surcharge un *j*.

toute sa famille[1]. Le patriarche des Indes[2] fut arrêté avec le comte et la comtesse de Lemos[3], qui y alloient aussi ensemble[4]. Mme des Ursins, retournée avec la reine à Madrid, profita de l'occasion de soulager le palais de trois cents femmes qui avoient ou refusé de la suivre, ou dont les parents avoient montré leur attachement pour l'Archiduc[5]. Tel[6] fut l'étrange succès du siège mal entrepris de

1. « Le comte d'Oropesa, que le roi d'Espagne n'a jamais voulu voir, et qui étoit banni quand ce prince entra en Espagne, soupçonné de crimes odieux, a pris le parti d'aller trouver l'Archiduc avec toute sa famille » (*Dangeau*, p. 196). Ses biens furent immédiatement mis sous séquestre (*Gazette d'Amsterdam*, n° XCI; *Correspondance de Louis XIV avec Amelot*, tome I, p. 148-149, 155-156 et 158); mais l'Archiduc le fit son premier ministre, et il mourut auprès de ce prince, à Barcelone, le 23 décembre 1707.

2. Pierre Portocarrero : tome VIII, p. 214.

3. Ginez Fernandez, comte de Lemos, mari d'une sœur du duc de l'Infantado. Un an auparavant, on avait été obligé de lui enlever sa compagnie des gardes du corps.

4. *Dangeau*, p. 185 et 223, *Sourches*, p. 156; *Gazette*, p. 426-427. Cette défection des Lemos a été annoncée par avance dans notre tome VIII, p. 116-117. Le comte fut condamné aussitôt à la prison perpétuelle, avec confiscation (*Gazette d'Amsterdam*, n° LXXXII, de Paris); mais on le gracia au bout de moins d'un an. Le patriarche fut déporté à Angoulême, pour le faire passer à Avignon entre les mains du gouvernement pontifical. Des personnages moins importants furent punis de la prison, et l'un d'eux pendu.

5. Voyez notre tome VIII, p. 174-176 et 520-522. — « La reine d'Espagne est arrivée à Madrid, où elle a été reçue avec de grandes acclamations. En y arrivant, elle a renvoyé toutes les dames du palais dans leurs familles. Il n'y en a pas trente; mais, avec toute leur suite, cela faisoit trois cents femmes ou filles qui sont venues. » (*Dangeau*, p. 248.) C'est une des mesures d'économie dont le roi Louis XIV, quelques jours plus tard, félicita publiquement son petit-fils, en promettant même de l'imiter (*ibidem*, p. 249-250)[a]. Voyez la lettre de Mme des Ursins à Mme de Maintenon, du 6 décembre suivant (recueil Geffroy, p. 261-262), la *Correspondance de Louis XIV avec Amelot*, tome I, p. 166, et les *Mémoires du marquis de Saint-Philippe*, tome II, p. 78. Mme des Ursins se défendit d'avoir poussé à cette rigoureuse exécution.

6. *Tel* corrige *ce*.

[a] Il retrancha du moins toutes les tables de Marly, ne voulant plus y nourrir les femmes des dames invitées (*Sourches*, p. 216).

Barcelone, et la rapidité avec laquelle il pensa renverser Philippe V de son trône, qui, avec la même célérité, y fut reporté par son courage, l'affection de la Castille, la sagesse et la capacité de Berwick, et les secours si prompts du Roi son grand-père[1]. Il ne falloit pas couper ce grand événement par des choses moins intéressantes, auxquelles il faut retourner présentement.

Contades fait major du régiment* des gardes; son extraction, son caractère.

Le Roi disposa assez promptement des emplois que la bataille de Ramillies avoit fait vaquer. Contades[2], dont il sera mention dans la suite, fut fait[3] major du régiment des gardes[4]. C'étoit un gentilhomme d'Anjou[5] dont le

1. Louis XIV l'avait soutenu par les lettres les plus réconfortantes, dont deux sont imprimées dans ses *Œuvres,* tome VI, p. 187-189; cependant, le 10 octobre, il lui écrivait ceci (vol. *Espagne* 165, fol. 246) : « Je souhaite que votre arrivée achève de rétablir à Madrid le bon ordre et la tranquillité; mais il est impossible de l'espérer tant que la guerre durera. Le poids en devient bien pesant, et il est à desirer que Dieu veuille bientôt rendre la paix à l'Europe. »

2. Georges-Gaspard de Contades, baptisé à Angers le 17 juin 1666, page du Roi en 1683, mousquetaire en 1686, entra aux gardes en 1687, et y passa sa vie entière en montant de grade en grade. Il y avait une compagnie depuis 1697, et venait de se distinguer à Ramillies. Devenu major par brevet du 16 juin, il fit depuis lors les fonctions de major général à l'armée de Flandre jusqu'en 1712, puis à l'armée du Rhin, s'étant attaché particulièrement au maréchal de Villars. Brigadier en 1708, maréchal de camp en 1713, grand-croix surnuméraire de Saint-Louis par expectative en 1714, pour avoir aidé à la conclusion du traité de Rastadt, gouverneur de Schelestadt en 1715, lieutenant général en 1720, gouverneur de Beaufort en 1721 et de Guise (en place de Schelestadt) en 1727, lieutenant-colonel des gardes en 1730, il fit encore les campagnes de 1733 et 1734 en Italie, mais se retira en 1735, et mourut à Bourbon, le 3 octobre de la même année (*Chronologie militaire,* tome V, p. 100-102). Son fils devint maréchal de France en 1758.

3. *Fait* est en interligne.

4. A la place de Bernières, ci-dessus, p. 379. Selon le duc de Luynes (tome I, p. 251), le Roi lui donna les entrées du débotter en plus de celles de la chambre.

5. Voyez le Supplément du tome IX de l'*Histoire généalogique,* 2e partie, p. 638, et le *Dictionnaire véridique* de Lainé, tome I, p. 218. La

* *Du Rég*t surcharge *des g[ardes].*

père[1] étoit connu du Roi par plusieurs présents de chiennes couchantes fort belles et fort bien dressées[2]. Le fils, assez bien fait, d'un visage agréable, eut le langage de la cour, et celui des dames, auxquelles il plut beaucoup. Il fut galant, mais souvent pour sa[3] fortune. Il s'attacha extrêmement au duc de Guiche, qui lui valut cet emploi[4], qu'il fit très bien et fort noblement[5]. Il sut se tenir en sa place avec tout le monde, plaire aux courtisans, aux généraux, ne se mettre mal avec personne, cultiver les maris dont il l'étoit[6] par leurs femmes, et toutefois cheminer honnêtement et vivre recherché à Paris, à la cour, aux armées, de la meilleure, de la plus utile et de la plus brillante compagnie, se soutenir encore en toutes sortes de temps et de changements dans la même situation, être dans la confiance de ceux qui gouvernoient et qui commandoient[7]; et le miracle de tout cela, c'est qu'il avoit fort peu d'esprit et qu'il ne sut jamais faire une lettre.

150000 # à M. de Soubise, M. de Soubise eut cinquante mille écus pour lui sur ce qui vaqua dans les gendarmes[8], y compris la charge du

famille était originaire de Narbonne. Le grand-père vint à la cour sous les auspices du comte du Lude, comme sous-gouverneur de Monsieur Gaston, en 1618. Tallemant (tome I, p. 398) prétend à tort que ce fut ce Contades qui introduisit à la cour le jeune Luynes.

1. Érasme de Contades, lieutenant aux gardes en 1660, né le 25 novembre 1633, mort en octobre 1713.

2. Le Roi aimait beaucoup ses chiens et ses chiennes d'arrêt (*Luynes*, tome I, p. 245-246; notre tome V, p. 505), et Desportes a peint plusieurs de ces animaux à Versailles. En retour de son présent, Contades père reçut, au mois de juin 1690, le gouvernement de Beaufort, qui ne valait que cent livres, mais avec une pension de mille écus, et pareille somme pour son voyage à Paris (ms. Clairambault 290, p. 484). — Nous avons déjà vu (tome VIII, p. 633) que d'Effiat faisait sa cour de la même façon.

3. *Pr sa* surcharge *par*.

4. On a vu qu'il était aux gardes depuis près de vingt ans.

5. Ces trois derniers mots sont en interligne — 6. Dont il était l'ami?

7. L'éloge de Contades sera répété plusieurs fois.

8. En dédommagement de pareille somme que lui avait coûté jadis la sous-lieutenance du prince Maximilien : *Dangeau*, p. 124 et 285; *Sourches*, p. 98 et 248.

fils qu'il y avoit perdu[1], et déclara à Marly, le 12 juin[2], sa[3] nomination de son fils[4] au cardinalat, dont les beaux yeux de Mme de Soubise avoient tiré parole du Roi[5] il y avoit déjà quelque temps[6].

et la nomination de son fils au cardinalat déclarée.

Plusieurs personnes moururent en ce même temps :

Mort du chevalier de Courcelles, et sa parenté. [Add. St-S. 678, 679 et 680]

Le chevalier de Courcelles, lieutenant général, qui servoit à Luxembourg, et qui s'étoit distingué à la guerre[7]. Il s'appeloit Champlais, d'une noblesse fort commune[8]. Sa grand mère[9] étoit sœur du premier maréchal de Villeroy. Elle avoit épousé en premières noces le vicomte de Tallard, du nom de Bonne, du feu connétable de Lesdiguières[10] ; la[11] fille unique de ce mariage[12] fut mère du maréchal de Tallard. En secondes noces, elle épousa Courcelles, lieutenant

1. Ci-dessus, p. 378.

2. *Dangeau*, p. 128; *Sourches*, p. 101; *Gazette*, p. 300; *Mercure* de juin, p. 240-242.

3. Le manuscrit porte bien : *sa*. — 4. L'évêque de Strasbourg.

5. *Du Roy* est en interligne, au dessus de *de luy*, biffé.

6. « Il étoit assuré de l'avoir il y avoit plus de trois ans, » dit l'annotateur des *Mémoires de Sourches*. Le cardinal de la Trémoïlle fut avisé, le 14 juin, de l'intention du Roi, et la lettre pour le Pape fut expédiée le 11 juillet : Affaires étrangères, vol. *Rome* 465, fol. 83 et 196.

7. *Dangeau*, p. 108. — Camille de Champlais de Courcelles, baptisé à Courcelles, dans le Maine, le 7 mai 1653, reçu chevalier de Malte le 27 avril 1658, servit au régiment Royal des cuirassiers à partir de 1667, en devint major en 1688, eut une commission de mestre de camp, puis un régiment de cavalerie, en 1691, une brigade de carabiniers en 1693, le grade de brigadier en 1696, celui de maréchal de camp en 1702, et celui de lieutenant général en 1704, avec le commandement de Luxembourg, où il mourut en février 1706 (*Chronologie militaire*, tome IV, p. 584-585). Il avait une des plus belles commanderies de Malte, celle de Vaillantpont, en Flandre.

8. Voyez le *Mercure* de juin 1706, p. 53-56. Ces Courcelles devaient descendre d'un François de Champlais, secrétaire du Roi de 1556 à 1576, remplacé successivement par ses deux fils Philippe et Charles.

9. Lisez *mère*.

10. C'est-à-dire de même maison que le connétable de Lesdiguières.

11. Avant *la*, il a biffé *dont*.

12. Catherine de Bonne d'Auriac et de Tallard : tome XI, p. 53. Grignon a gravé d'elle un très beau portrait.

général d'artillerie, et fit fort parler d'elle par des galanteries[1] éclatantes, auxquelles on n'étoit pas accoutumé en ce temps-là, et qui la brouillèrent avec toute sa famille[2]. Elle mourut en 1688, dans une grande vieillesse[3], et avoit beaucoup d'esprit.

Mort de Montchevreuil.

Montchevreuil, dont j'ai parlé si souvent[4] qu'il ne me

1. *Galenteries* est en interligne, au-dessus de *galeries*, biffé.

2. A propos d'une première mention de ces personnages, dans notre tome XI, p. 53, j'ai fait observer que Saint-Simon confondait la mère de Tallard, remariée à Louis de Champlais, baron de Courcelles, lequel avait obtenu la dissolution d'un premier mariage (*Tallemant*, tome V, p. 423 et 428), et la belle-fille de celui-ci, la trop célèbre Marie-Sidonie de Lenoncourt (ci-après, p. 622), mariée par contrat du 17 février 1666 (Arch. nat., Y 232, fol. 339) à Charles de Champlais, marquis de Courcelles, mestre de camp pourvu par Louvois, en 1665, de la charge de lieutenant d'artillerie dans l'Ile-de-France. Devenue veuve en 1678 (*Mercure* de septembre, p. 178-179), Sidonie se remaria, après de longs désordres, le 19 janvier 1685, avec Jacques de Vaultier, marquis du Thilleul, capitaine de dragons (*Gazette de Leyde*, 6 février 1685; substitution aux le Bascle d'Argenteuil publiée le 17 mars suivant : Arch. nat., Y 30, fol. 64 v°), et mourut à Paris, en décembre suivant, n'étant âgée que de trente-quatre ans et laissant deux cent mille livres à son second mari (*Dangeau*, tome I, p. 269; Gazettes du P. Léonard, ms. Fr. 10 265, fol. 96 v°). Cette Manon Lescaut du dix-septième siècle, comme l'a qualifiée Sainte-Beuve, a laissé des Mémoires qui, publiés d'abord par Chardon de la Rochette en 1808, puis, en 1855, par Paul Pougin, avec la correspondance et les pièces justificatives, ont eu encore une édition en 1869. Une partie de la correspondance de Sidonie est à la bibliothèque de l'Arsenal, ms. 3204, et les mémoires de son procès (1669-1680) sont à la Bibliothèque nationale, ms. Clairambault 1197, fol. 4-15, et dans la collection des Factums. On peut voir d'ailleurs les *Mémoires sur Mme de Sévigné*, par Walckenaer, tome IV, p. 146-187, l'*Histoire de Louvois*, par Rousset, tome IV, p. 554-564, et un roman d'Eugène de Mirecourt.

3. C'est la belle-mère qui mourut en 1688 : *Dangeau*, tome II, p. 153.

4. Particulièrement dans nos tomes I, p. 109-110, et VI, p. 370-372 et appendice XXI, où l'on a vu à quel degré de faveur le mari et la femme avaient été portés par Mme de Maintenon. L'époque de l'apogée de cette faveur fut précisément l'été de 1685, où se place assez généralement le mariage secret de Louis XIV. Le duc du Lude étant venu alors à mourir, Montchevreuil eut gratis la capitainerie de Saint-Germain-en-Laye, dont Bussy-Rabutin évaluait le produit annuel à vingt

reste plus rien à en dire; il mourut à Saint-Germain[1]. Mornay, son fils[2], avoit la survivance de ce gouvernement et de la capitainerie[3].

Mort de Bourlémont.

Bourlémont, du nom d'Anglure[4]. Il étoit lieutenant général, avoit fort servi autrefois[5], et s'étoit brouillé avec M. de Louvois, qui lui rasa, de pique, Stenay[6], dont il étoit gouverneur[7]. C'étoit un très galand homme, ami de mon père, qui avoit, je ne sais comment tonnelé, marié sa fille unique à Chamarande, qui étoit, à la vérité, très laide, mais avec beaucoup de mérite et de vertu[8]. Il étoit fort vieux[9]. Son[10] frère étoit mort archevêque de Bordeaux[11].

mille livres, les coches du Pecq, qui en rapportaient quatre mille, la survivance de la capitainerie, une pension de douze mille livres pour que son fils pût épouser l'héritière de la Marzelière, et environ cinquante mille écus pour payer les dettes des parents (*Sourches*, tome I, p. 301). Quelques pages de biographie, avec des lettres tirées des archives de la famille, ont été données par Constant Moisand dans le *Bulletin de l'Athénée du Beauvaisis*, années 1846-47, p. 408-416, et années 1851-53, p. 346-350. Les mêmes archives ont permis à feu M. Geffroy de rectifier et compléter la correspondance de Mme de Maintenon avec ces amis.

1. Le 2 juin : *Dangeau*, p. 120; *Sourches*, p. 93; *Gazette*, p. 276; *Mercure* de juin, p. 110-117.

2. Léonor, comte de Mornay : tome III, p. 57.

3. Il avait cette survivance depuis la mort de son frère aîné, en novembre 1688, mais point celle de la maîtrise particulière des eaux et forêts, donnée au père en février de la même année.

4. Nicolas d'Anglure, comte de Bourlémont, mort le 24 mai (tome II, p. 213) : *Dangeau*, p. 123; *Sourches*, p. 87; *Gazette*, p. 275. Il avait obtenu l'érection de sa baronnie de Buzancy en marquisat au mois de septembre 1658. Notre auteur expliquera en 1717 ce qu'était cette maison.

5. *Chonologie militaire*, tome IV, p. 227-228.

6. Avant ce nom, il a biffé *son G' de*.

7. Il avait ce gouvernement (tome V, p. 31) depuis le siège de 1654, et la place fut rasée en 1688, comme celles de Ham, Dôle et la Fère (*Dangeau*, tome II, p. 201). L'annotateur des *Mémoires de Sourches* dit alors (tome II, p. 298, note 5) que M. de Bourlémont, qui était de « très grande qualité » et comptait trente-trois ans de grade de lieutenant général, eût bien mérité, en compensation, d'être compris dans la promotion de l'Ordre, ne l'ayant pas eu à la précédente.

8. Déjà dit en 1694, tome II, p. 213. — 9. Quatre-vingt-six ans.

10. Phrase ajoutée après coup. — 11. Louis d'Anglure : tome V, p. 36.

Mort de Mlle de Foix.

Une vieille Mlle de Foix[1], tante paternelle du duc de Foix[2], fort riche et de beaucoup d'esprit à ce que j'ai ouï dire à M. de Lauzun, qui en hérita en partie[3]; elle n'avoit jamais voulu sortir de ses terres[4], où elle vivoit en grand dame et avec[5] des hauteurs qu'on passoit à l'âge et à la coutume, et qui ne seroient de mise aujourd'hui[6].

Mort de Brou, évêque d'Amiens;

L'évêque d'Amiens, qui étoit Brou[7], d'une famille de Paris[8], et fort distingué dans le clergé par ses mœurs, sa

1. Suzanne-Henriette, dame de Monpont, en Périgord, née à Gurçon le 7 mars 1618, morte le 1er juin 1706 : *Dangeau*, p. 130; *Sourches*, p. 98.

2. Henri-François de Foix-Candalle : tome XI, p. 290.

3. La mère de Mlle de Foix, qui restait la dernière d'une très nombreuse famille, était tante maternelle de Lauzun.

4. A Monpont, distant de trente-trois kil. de Ribérac.

5. *Et avec* corrige *en*.

6. Elle « étoit si vieille, disent les *Mémoires de Sourches*, que presque personne ne savoit si elle étoit au monde, ni même si elle y avoit jamais été. » Cependant, au mois de janvier précédent, le *Mercure* avait fait (p. 205-206) l'éloge de sa science, et son neveu l'abbé de Belsunce, grand vicaire d'Agen, ensuite évêque de Marseille, publia en 1707 un *Abrégé de la vie de Mlle Suzanne-Henriette de Foix de Candalle, princesse de la Teste-de-Buch, dame de Monpont*, suivi d'un recueil de ses lettres, dont une (p. 167) adressée à son « très honoré germain » Lauzun. Un portrait est joint à ce petit livre.

7. Henri Feydeau de Brou (tome IV, p. 93-94), né le 13 juin 1653, mourut le 14 juin 1706, fort regretté de tous : *Dangeau*, p. 134; *Sourches*, p. 103; *Gazette*, p. 300; *Gallia christiana*, tome X, col. 1213-1214. Le *Mercure* de juin (p. 218-222) donna un article sur lui et sa famille. C'est ce prélat qui avait prononcé à Notre-Dame, le 30 mai 1689, le panégyrique de la reine d'Espagne première femme de Charles II. Trouvain avait publié son portrait en 1689, et il a un article dans le *Moréri*.

8. La généalogie la plus récente est celle que P. de Courcy a publiée dans le Supplément de l'*Histoire généalogique*, 2e partie, p. 469-477. Le *Mercure* de mai 1695 en avait donné (p. 282-297) une tellement fabuleuse, que l'on eût pu croire, comme l'écrivait Mme de Coulanges (*Lettres de Mme de Sévigné*, tome X, p. 283), qu'il n'y avait « que cette maison-là de noble et d'illustre dans le monde. » En réalité, c'était une famille de magistrats du Bourbonnais, dont l'un, châtelain et juge ordinaire de Moulins au temps de Charles IX, établit le texte de la coutume de cette province. La ferme des aides avait enrichi le grand-père de l'évêque d'Amiens, sous Henri IV.

piété, le gouvernement de son diocèse, sa science, sa capacité en affaires du clergé, son attachement aux maximes du Royaume et à la bonne morale, avec beaucoup de sagesse et de discernement[1]. Il avoit été aumônier du Roi, et avoit toujours conservé les grâces du monde; il étoit fort considéré de la[2] bonne compagnie et recherché de ce qu'il y avoit de meilleur; ami intime du grand évêque de Meaux[3] et de ce qu'il y avoit de plus réglé et de plus éclairé dans l'épiscopat. Il étoit oncle paternel de la femme du président de Mesmes depuis premier président[4]. Son évêché y perdit tout, et fut donné à une barbe sale de Saint-Sulpice[5].

son caractère[*].

L'abbé Testu[6], qui étoit un homme fort singulier, mêlé

Mort de

1. C'est lui qui avait achevé la création d'un petit séminaire à Montreuil-sur-Mer.

2. *La* est en interligne.

3. Il fut un des quatre prélats, sur cent dix-huit qu'il y avait en France, qui, seuls avec Bossuet, demandèrent au Pape, en 1697, de condamner le *Nodus prædestinationis* de Sfondrate (*Mémoires de l'abbé le Gendre*, p. 235-236; *Correspondance de Fénelon*, tome VIII, p. 41).

4. Jean-Antoine de Mesmes (tome XI, p. 43) épousa, le 23 mai 1695, Marie-Thérèse Feydeau de Brou, née le 21 août 1674, et dont le père était président au Grand Conseil. Elle mourut le 29 janvier 1705.

5. L'évêché d'Amiens, qui, avec huit cents paroisses, rapportait environ vingt-deux mille livres, fut donné le 15 août 1706 à Pierre Sabatier, grand vicaire d'Autun, que nous verrons, en 1715, recueillir chez lui le P. le Tellier, et sur qui Fénelon faisait bien des réserves.

6. Jacques Testu, de même famille que les marquis de Balincourt, ancien aumônier et prédicateur ordinaire du Roi, abbé de Belval depuis 1662, prieur de Saint-Denis-de-la-Chartre, à Paris, depuis 1681, membre de l'Académie française depuis 1665, mourut à Paris, le 21 juin 1706, âgé de quatre-vingts ans environ (*Dangeau*, p. 142; *Gazette*, p. 312; *Mercure* de juillet, p. 120-124). Il avait une pension du Roi, de deux mille quatre cents livres, depuis 1688, et une pension du duc du Maine. On ne doit pas le confondre avec l'autre académicien de même qualité, de même nom et de même âge, l'abbé Jean Testu, dit de Mauroy, mort deux mois et demi auparavant, et catalogué, lui aussi, dans le *Dictionnaire des Précieuses*. L'abbé dont il

* *Son caractère* a été ajouté après coup à cette manchette, comme aux trois suivantes, et comme ci-dessus, p. 150.

l'abbé Testu; son caractère; personnage singulier. [*Add. St-S. 681 et 682*]

toute sa vie dans la meilleure compagnie de la ville et de la cour, et de fort bonne compagnie lui-même[1]. Il ne bougeoit autrefois de l'hôtel d'Albret[2], où il s'étoit lié intimement avec Mme de Montespan, qu'il voyoit tant qu'il vouloit dans sa plus grande faveur, et à qui il disoit tout ce qu'il lui plaisoit[3]. Il s'y lia de même[4] avec Mme Scarron : il la voyoit dans ses ténèbres avec les enfants du Roi et de Mme de Montespan, qu'elle élevoit[5]; il la vit toujours, et toutes les fois qu'il voulut depuis le[6] prodige de sa fortune; ils s'écrivirent toute leur vie souvent[7], et il avoit un vrai

s'agit ici était surnommé, pour la raison qui se verra p. 422, le Grand Testu, et, comme on ne prononçait pas l's du nom, cela prêtait à équivoque. On l'appelait aussi, en raison de la couleur de ses cheveux, Testu *le roux*, tandis que son homonyme était Testu *le noir* : voyez la lettre de Tréville donnée dans notre tome XII, p. 597.

1. Voyez sa notice dans le *Moréri*, son éloge par d'Alembert (*Histoire des membres de l'Académie françoise*, tome II, p. 335-346) et par son successeur le marquis de Saint-Aulaire (discours de réception du 23 septembre 1706), son article, sous le nom de Tiridate III, dans le *Dictionnaire des Précieuses*, tomes I, p. 233-234, et II, p. 382-384, et, sous celui du « tendre Hylas, » dans la *Carte de la cour*, p. 36, etc.

2. Tome III, p. 217 et appendice XX, p. 483-484. Notre auteur parlera encore de cet hôtel en 1714. Voyez aussi la notice Richelieu publiée dans le tome VIII des *Écrits inédits*, p. 397-399, et mon étude sur *Paul Scarron et Françoise d'Aubigné*, p. 133 et suivantes.

3. Par la même occasion, il se lia avec l'abbesse de Fontevrault, non sans quelques apparences de galanterie, et l'évêque de Luçon adressa, à ce propos, vers 1665, à son frère Colbert, un curieux portrait de l'abbé, que P. Clément a reproduit dans son livre sur *Madame de Fontevrault*, p. xxi-xxii, 17 et suivantes. Mme de Caylus cite, dans ses *Souvenirs*, p. 62, ce mot de l'abbé sur les trois sœurs : « Mme de Montespan parle comme une personne qui lit, Mme de Thiange comme une personne qui rêve, et Mme de Fontevrault comme une personne qui parle. »

4. *Mesme* surcharge le premier jambage d'une *M* majuscule.

5. *Paul Scarron et Françoise d'Aubigné*, p. 143-145; *Lettres de Mme de Sévigné*, tome III, p. 298.

6. *Le* surcharge *sa*.

7. Selon Lavallée et Geffroy, ce commerce épistolaire ne commença qu'en 1675, et les lettres de Mme Scarron à l'abbé données par la Beaumelle sont fausses. Les lettres authentiques témoignent de relations presque quotidiennes, soit directes, soit par l'intermédiaire de

crédit auprès d'elle. Il étoit ami de tout ce qui l'approchoit le plus, et en grand commerce surtout avec M. de Richelieu et sa femme, dame d'honneur, et avec Mme d'Heudicourt et Mme de Montchevreuil[1]. Il avoit une infinité d'amis considérables dans tous les états, ne se contraignoit pour pas un, pas même pour Mme de Maintenon[2]. Ne l'avoit pas qui vouloit. C'est un des premiers hommes qui ait fait connoître ce qu'on appelle des vapeurs[3]; il en étoit désolé,

l'abbé Gobelin, qui dirigeait alors Mme Scarron, et, plus tard, de M. de Noailles, archevêque de Paris.

1. Les portraits ou articles déjà cités, les chansons du temps, les *Souvenirs de Mme de Caylus* et la correspondance de Mme de Sévigné abondent en allusions aux conquêtes, peut-être galantes, et aux liaisons de l'abbé dans cette société élégante ; elles citent encore les noms de Mme de Brancas, de la duchesse d'Aumont, de Mme de Coulanges. Pour Mme de Richelieu, on peut noter, d'après Dangeau (tome I, p. 40, avec l'Addition n° 681), que le duc de Richelieu chassa l'abbé de chez lui en 1684; mais Testu avait alors près de la soixantaine. De temps en temps, disent les contemporains, il faisait quelque retraite, en vue soit de s'amender, soit de désarmer le Roi, qui ne le trouvait pas assez « homme de bien » pour lui donner un évêché. Santeul fit des vers latins (*Œuvres*, édition de 1698, p. 339) sur une de ces retraites à Saint-Victor. C'est alors que, par les relations de ses amies avec la Reine et avec la Dauphine, Testu crut obtenir un évêché.

2. En 1695-96, Mme de Maintenon recommanda l'abbé Testu à M. de Noailles, archevêque de Paris, pour négocier la paix entre celui-ci et les jésuites. « Pourquoi refusez-vous de l'employer? écrivait-elle; ... il est plein de bonnes maximes, et je lui dois ce témoignage que, dans les temps de sa vie où il étoit le plus dissipé et noyé dans le commerce des dames, je l'ai toujours vu droit, sincère, et même sévère sur la religion. » L'abbé remplit jusqu'à ses derniers jours le rôle d'intermédiaire entre les deux partis, puisque Mme de Maintenon écrivait encore à l'archevêque, le 5 janvier 1706 : « Je suis en grand commerce avec le négociateur; mais, quoique d'âge l'un et l'autre à parler sérieusement, nous avons bien de la peine à prendre un autre ton que celui de l'hôtel de Richelieu et d'Albret. » (*Correspondance générale*, tome IV, p. 29; recueil Geffroy, tome II, p. 70-71.)

3. Comme Mme de Cavoye avant son mariage (tome III, p. 53), comme Philippe V en 1702 et comme Louville lui-même (tome X, p. 438), comme Chamillart et comme le duc de Bouillon (*Sourches*, tome XI, p. 21-22, 30-31). Bussy-Rabutin dit, vers 1675 (*Correspondance*, tome III,

avec un tic[1] qui, à tous les moments, lui démontoit tout le visage. Il primoit[2] partout : on en rioit ; mais on le laissoit faire. Il étoit très bon ami et serviable ; il a fait sous la cheminée[3] beaucoup de grands plaisirs, et avancé et fait même des fortunes. Avec cela, simple, sans ambition, sans intérêt, bon homme et honnête homme, mais fort vif, fort dangereux, et fort difficile à pardonner, et même à ne pas poursuivre quiconque l'avoit heurté[4]. Il étoit grand, maigre

p. 224), que le terme de *vapeurs* est nouveau ; cependant Olivier d'Ormesson en parle en 1665 (*Journal*, tome II, p. 341-387). Le médecin Lange en fit un traité en 1689. Voyez la lettre de Mme de Maintenon à son frère en date du 7 août 1683, les *Lettres de Mme de Sévigné*, tomes IV, p. 182, 200, 211, et IX, p. 29, 48, 107, etc., *la Marquise d'Huxelles*, p. 195-196, *Madame de la Fayette*, par M. le comte d'Haussonville, p. 109-110, le portrait du *Fantasque* composé pour le duc de Bourgogne par Fénelon, les *Mémoires de Choisy*, tome I, p. 205, ceux de *Luynes*, tomes VII, p. 363, et VIII, p. 148, etc. Le *Dictionnaire de l'Académie* donnait cette double définition en 1694 et 1718 : « On appelle *vapeurs*, dans le corps humain, les fumées qu'on dit qui s'élèvent de l'estomac ou du bas-ventre vers le cerveau.... Maladie dont l'effet ordinaire est de rendre mélancolique, quelquefois même de faire pleurer, et qui resserre le cœur et embarrasse la tête. »

1. *Tic*, « maladie de cheval,... se dit aussi d'une sorte de mouvement convulsif auquel quelques personnes sont sujettes » (*Académie*, 1718). Nous avons eu déjà ce terme dans l'Addition n° 126.

2. *Primer* « se prend figurément pour devancer, surpasser, se distinguer, avoir de l'avantage sur les autres » (*Académie*, 1718). Voyez notre tome II, p. 340, sur Fénelon.

3. Cette locution a passé dans nos tomes II, p. 68, et X, p. 98.

4. Comparez son portrait par l'évêque de Luçon indiqué p. 420, note 3. Mme de Caylus, beaucoup moins favorable à l'abbé, le « Voiture de l'hôtel de Richelieu, » que Mme de Sévigné et que notre auteur, dit (p. 83-84) : « C'étoit un homme plein de son propre mérite, d'un savoir médiocre, et d'un caractère à ne pas aimer la contradiction ; aussi ne goûtoit-il pas le commerce des hommes : il aimoit mieux briller seul au milieu d'un cercle de dames auxquelles il imposoit, ou qu'il flattoit plus ou moins selon qu'elles lui plaisoient. Il faisoit des vers médiocres, et son style étoit plein d'antithèses et de pointes. » Comparez le commentaire du Chansonnier, mss. Fr. 12 690, p. 237-238 et 297-300, et 12 692, p. 99 et 229. Les prédications de Testu avaient eu du succès un demi-siècle auparavant (*Muse historique*, tome I, p. 121 et 482, et

et blond[1], et, à quatre-vingts ans, il se faisoit verser peu à peu une aiguière d'eau à la glace sur sa tête pelée, sans qu'il en tombât goutte à terre[2]; et cela lui arrivoit souvent depuis beaucoup d'années[3]. Il a fort servi l'archevêque d'Arles, depuis cardinal de Mailly, et grand nombre d'autres, rompu le col aussi à quelques-uns. Ce fut une perte pour ses amis, et une encore pour la société. C'étoit en tout un homme fort considéré et recherché jusqu'au bout.

M. de Rhodes[4], le dernier de ce nom de Pot si ancien, si distingué[5], et qui eut un collier de la Toison d'or en la pre-

Mort de Rhodes; son

tome II, p. 303 et 422; *Gazette* de 1655, p. 1463), et il fut un des seize candidats proposés en 1665 pour le poste de précepteur du Dauphin; mais ses poésies, ses lettres morales, ses *Stances chrétiennes sur divers passages de l'Écriture sainte et des Pères*, etc., justifient le jugement de Mme de Caylus.

1. Rousseau de cheveux, avec un nez pointu, et faisant des grimaces épouvantables, toujours inquiet, touche-à-tout, etc., dit le Chansonnier. Mme Deshoulières l'appelait le doyen des abbés blondins. Sa maigreur était juste l'opposé de son esprit. Mme de Coulanges, serrée de près par lui, s'écria un jour : « Vraiment, abbé, je vous donnerois un soufflet, si vous aviez des joues! » — « Elle disoit encore d'un jardin qu'il avoit à Bercy, qui étoit fort étroit et fort long, qu'il l'avoit fait faire sur le modèle de son visage, et que, quand il s'y promenoit, il prenoit des fruits d'une main à un espalier, et de l'autre main à l'autre. » (Recueil de Gaignières, ms. Nouv. acq. fr. 4529, p. 13 et 56.) Il perfectionna les « chaises de commodité » (Havard, *Dictionnaire de l'ameublement*, tomes I, col. 649-650, et II, col. 951).

2. Ceci sera redit à propos de la même habitude du comte de Priego. Tessé raconte (recueil Rambuteau, p. 102-103) que M. de Vivonne était toujours tenté de mettre son doigt sur la tête de l'abbé, comme à une bouteille d'eau de la reine de Hongrie, pour empêcher le contenu de s'évaporer. Selon le *Moréri*, il avait ruiné sa santé en faisant une retraite trop austère avec l'abbé de Rancé; ce fut l'origine de ses vapeurs, des misères de ses dernières années, dont parlait tant la société Sévigné (*Lettres*, tome X, p. 152, 468, 473, 503, 506 et 507).

3. Les quatre derniers mots sont ajoutés en interligne.

4. Charles Pot, marquis de Rhodes : tomes V, p. 19, et XI, p. 475. Il mourut le 29 ou le 30 juin : *Dangeau*, p. 147; *Sourches*, p. 110; *Gazette*, p. 336; *Mercure* de juillet, p. 133-141. Il avait environ cinquante-huit ans, et avait été baptisé le 27 avril 1650.

5. Tome XI, p. 185 et 202. Voyez, outre la notice déjà imprimée

caractère. [Add. St-S. 683, 684 et 685]

mière promotion que Philippe le Bon fit à l'institution[1] de cet ordre[2]. Il avoit été grand maître des cérémonies comme ses pères, pour qui Henri III fit cette charge[3], fort de la cour et du grand monde, extrêmement galant, et avec grand bruit, qui fit chasser Mlle de Tonnerre[4] de la chambre des filles de Madame la Dauphine[5]. Il avoit bien servi, et eut toujours beaucoup d'amis. C'étoit un grand homme fort bien fait, avec beaucoup d'esprit, et fort orné, mais un esprit trop libre, qui n'étoit pas fait pour la cour de Louis XIV. Aussi s'en dégoûta-t-il, et se retira-t-il[6] à Paris, en espèce de philosophe, où il épousa une Simiane,

dans l'Appendice de notre tome XI, p. 475, et celle que l'on trouvera ci-après, appendice XIX, la généalogie donnée par le *Mercure* de juillet 1706, p. 133-141.

1. *En inst*[*ituant*] corrigé en *à l'institution*.

2. Tome XI, p. 185. — 3. *Ibidem*, p. 186.

4. Louise-Madeleine, sœur du comte de Tonnerre que nous avons vu mourir en 1705, et nièce de l'évêque de Noyon.

5. Cela se passa en 1682, soit que le marquis, furieux de se voir repoussé par Mlle de Tonnerre, eût follement provoqué le maréchal de Luxembourg, son cousin, en pleine cour, soit qu'il eût donné de mauvais conseils au prince de Conti : *Sourches*, tome I, p. 101 et 136 ; *Souvenirs de Mme de Caylus*, p. 99 ; Gazettes du P. Léonard, ms. Fr. 10 265, fol. 17 v°. Cette fois, grâce à la générosité de M. de Luxembourg, M. de Rhodes évita la Bastille, et il fut simplement tenu en disgrâce jusqu'en mai 1683 ; mais, en mars 1684, s'étant permis de souffleter, chez la Dauphine même, un huissier qu'il prétendait regarder trop tendrement Mlle de Tonnerre, il fut envoyé à la Bastille, quoi que pût dire cette demoiselle, qui, de son côté, fut cassée et mise aux Filles de Sainte-Marie, puis à Port-Royal, et il resta prisonnier un mois environ (*Dangeau*, tome I, p. 6-7 et 33 ; *Gazette de Leyde*, 25 mai 1683 et 30 mars 1684 ; *Archives de la Bastille*, tome VII, p. 272-273). Sous le coup de ces deux disgrâces, il vendit sa charge de grand maître, qui ne rapportait que deux mille écus environ, mais dont Blainville lui donna à peu près trois cent cinquante mille livres (*Dangeau*, tome I, p. 115, 30 janvier 1685 ; *Lettres de Mme de Sévigné*, tome VIII, p. 353-354). Il eut encore un démêlé grave, en avril 1685, avec M. de Tonnerre (*Dangeau*, tome I, p. 141, 149 et 151), et la demoiselle finit par épouser, l'année suivante, un Clermont-Musy, de Dauphiné, son cousin ; mais le Roi refusa, malgré les instances de Monsieur, de signer au contrat (*ibidem*, p. 289).

6. Il a ajouté en interligne *t'il*.

veuve d'un autre Simiane[1], dont il ne laissa qu'une fille, qui n'eut point d'enfants du prince d'Isenghien, de laquelle on a vu la mort il n'y a pas longtemps[2]. Rhodes mourut avant la vieillesse, mais rongé de la goutte depuis fort longtemps[3]. C'est[4] de lui et des Gesvres qu'on a dit que l'ouvrage valoit mieux que l'ouvrier[5].

Mort de la mère du maréchal de Villars; son caractère. [*Add St-S. 686*]

Le[6] maréchal de Villars perdit en ce même temps[7] sa mère[8], tante paternelle du feu maréchal de Bellefonds. C'étoit une petite vieille ratatinée[9], tout[10] esprit et sans corps, qui avoit passé sa vie dans la meilleure compagnie, et qui y vécut avec toute sa tête et sa santé jusqu'à sa mort à quatre-vingt-cinq ou six ans[11]. Elle étoit salée, plaisante, méchante. Elle s'émerveilloit plus que personne de l'énorme fortune de son fils; elle le connoissoit, et lui recommandoit toujours de beaucoup parler de lui au Roi,

1. Tome II, p. 365. Le contrat est du 9 avril 1692 (Arch. nat., Y 260, fol. 370), et le mariage du 21.

2. Marie-Louise-Charlotte Pot de Rhodes, seconde femme de Louis de Gand, prince d'Isenghien (tome III, p. 38), mariée le 19 mars 1713, sans le consentement de sa mere, et morte en couche le 8 janvier 1715, dans sa vingt et unième année. Ce n'est donc pas sa mort qu'on « a vue il n'y a pas longtemps, » mais bien celle de la première femme du prince, née Fürstenberg : ci-dessus, p. 229.

3. Cette goutte, depuis quinze ans, lui avait enlevé l'usage de ses jambes, et elle l'étouffa tout d'un coup (*Mémoires de Coulanges*, p. 172; *Sourches*, tome X, p. 110).

4. Cette phrase a été ajoutée après coup à la fin du paragraphe.

5. Allusion à leurs noms patronymiques de Pot et de Potier. Comparez notre tome XI, p. 475.

6. *Le* surcharge *I*[*l*].

7. Le 24 juin : *Dangeau*, p. 140; *Gazette*, p. 324; *Mercure* de juillet, p. 130-133; *la Marquise d'Huxelles*, p. 92-93.

8. Marie Gigault de Bellefonds : tomes I, p. 80-86, et V, p. 91-92.

9. Une des plus maigres femmes du monde, disent les *Mémoires de Sourches* (tomes VI, p. 237, et VIII, p. 382), mais cependant sujette à ce qu'on appelait des apoplexies.

10. Il y a bien *tout*, sans accord.

11. Quatre-vingt-deux ans selon la *Gazette*, quatre-vingt-quatre selon le *Dangeau*. Elle avait une pension de trois mille livres depuis la mort de son mari.

et jamais à personne[1]. Elle avoit beau se contraindre, le peu de cas qu'elle faisoit de lui perçoit. Elle avoit des apophthegmes incomparables, et ne sembloit pas y toucher[2].

Mort de Mme de Gacé.

Gacé, depuis le maréchal de Matignon, perdit sa femme[3], qui passoit sa vie fort renfermée chez elle; elle étoit fort vertueuse, horriblement laide, riche[4], et Berthelot, sœur de Pléneuf, de qui j'aurai lieu de parler[5]. Qui auroit cru

1. « Apophtegme » déjà rapporté dans notre tome X, p. 321.

2. La marquise de Villars a été l'objet de bonnes études, d'abord dans les *Mémoires sur Mme de Sévigné*, par Walckenaer, puis dans l'édition des *Lettres de Mme de Villars à Mme de Coulanges* (1679-1681) publiée en 1868, et enfin dans la nouvelle édition des *Mémoires de la cour d'Espagne de 1679 à 1681, par le marquis de Villars*, donnée en 1893 par M. A. Morel-Fatio, avec une introduction par M. le marquis de Vogüé. Ces divers écrivains contestent la « méchanceté » attribuée par Saint-Simon à Mme de Villars en plus de son esprit salé et plaisant. En effet on peut dire que, si Mme de Coulanges, sa meilleure amie et sa correspondante attitrée, plaisantait sur « ses mines et les petits discours qu'elle commence, et qui ne sont entendus que par les personnes qui la connoissent » (*Sévigné*, tome X, p. 490-491), elle s'est portée d'autre part garante que la marquise savait aimer et se faire aimer.

3. Marie-Élisabeth Berthelot, demoiselle de Saint-Mars, mariée le 8 avril 1681 (*Mercure* du mois, p. 258-263), était morte le 26 juin 1702, à trente-sept ans. Ce n'est donc pas celle dont notre auteur trouve la mort, en juillet 1706, dans le *Journal de Dangeau*, p. 151 (comparez *Sourches*, p. 118), mais sa belle-fille, Catherine-Élisabeth-Thérèse de Matignon-Torigny, mariée le 14 avril 1701 à son cousin Louis-Jean-Baptiste, comte de Gacé, fils aîné de la précédente, et morte le 8 juillet, sans postérité, à vingt-sept ans, « dans la fleur de son âge et de la beauté. »

4. Elle avait eu cinq cent mille livres de dot (*Sourches*, tome VII, p. 301). C'est cette Berthelot qui serait montée dans les carrosses du Roi moyennant dix mille écus donnés à la duchesse de Richelieu : voyez nos tomes V, p. 138, note 2, et XII, p. 285, note 3.

5. Jean-Étienne Berthelot de Pléneuf, fils cadet, né en 1663, trésorier général de l'extraordinaire des guerres de 1696 à 1704, commissaire général des poudres et salpêtres depuis 1693, directeur général de l'artillerie depuis 1704, fut pris par Chamillart, en 1707, comme premier commis de la guerre, poste qu'il conserva sous le ministre Voysin ; mais, quand vint la Régence, il fut poursuivi, taxé, et obligé de se réfugier à Turin. Il mourut le 9 janvier 1727. Notre auteur parlera souvent de lui et des siens,

qu'un nom si vil[1] eût fait, dans la suite, la fortune des deux fils qu'elle laissa[2]?

La vieille Tingry[3] les suivit de près, à Versailles, où elle ne sortoit presque plus de sa chambre[4]. J'ai expliqué qui elle étoit, et sa singulière histoire, à propos du procès de M. de Luxembourg. Elle vécut longtemps fort délaissée, et dans de grands scrupules sur ses vœux, et d'avoir changé son voile contre un tabouret[5]. — Mort de la princesse de Tingry.

La veuve sans enfants du duc Max. de Bavière, sœur de M. de Bouillon, ne[6] survécut presque pas son mari, de la mort duquel j'ai parlé il n'y a pas longtemps[7], et sans enfants comme je l'ai dit[8]. — Mort de la duchesse Max. de Bavière.

Congis[9], ancien capitaine aux gardes, espèce d'officier — Mort de Congis,

surtout de sa fille Mme de Prye, et toujours avec mépris, quoique ce fussent des alliés des Frémont par un double mariage avec des Rioult.

1. Voyez ci-après, p. 622-623, une notice sur ces financiers.

2. Le comte de Gacé, Louis-Jean-Baptiste, cité ci-contre, p. 426, note 3, et le marquis de Matignon, son frère cadet, furent tous deux, grâce à leur parenté avec Mme de Prye, compris dans la promotion de 1724 pour laquelle notre auteur affiche un si profond mépris.

3. Marie-Louise-Charlotte-Claire-Antoinette d'Albert de Luxembourg.

4. Elle mourut dans son logement du château, le 16 juillet, à soixante-dix-neuf ans, étant depuis longtemps en enfance : *Dangeau*, p. 155; *Sourches*, p. 124; *Gazette*, p. 360; *Mercure* de juillet, p. 363-368; *Écrits inédits*, tome V, p. 397. Depuis 1676, elle touchait des Luxembourg une pension de dix mille livres (Y 231, fol. 187), et six mille livres du Roi, depuis 1683, comme ancienne dame du palais. En 1678, sa mère lui avait abandonné son douaire de quatre mille livres (Y 234, fol. 317).

5. Tome II, p. 32 et 40-41. — 6. *Ne* surcharge un premier *sur*[*vescut*].

7. Tome XII, p. 458-459. L'abréviation *Max.* était d'usage courant.

8. Elle mourut le 20 juin : *Dangeau*, p. 150, 152, 173 et 179; *Sourches*, p. 140; *Gazette*, p. 360 et 392; *Gazette d'Amsterdam*, n° LXV; *Mercure* de juillet, p. 212-215; *Histoire de la maison d'Auvergne*, par Baluze, tome II, p. 826. Le cardinal de Bouillon demanda un service solennel pour elle. Sa succession se partagea entre les d'Auvergne et les d'Elbeuf : *Gazette d'Amsterdam*, 1707, n° XXXVII. C'est le Roi qui avait fait son mariage malgré la résistance de l'Électrice mère.

9. Louis-Henri le Boulanger de Montigny, marquis de Congis, mort en Poitou, le 24 juillet, à quatre-vingt-trois ans, était entré dans les gardes en 1652 et y avait fait toute sa carrière jusqu'en 1693 : briga-

et sa dépouille.

général[1] hébété, et en qui il n'y avoit jamais eu grand chose, mourut employé à la Rochelle sous le maréchal de Chamilly[2]. Il avoit le gouvernement et capitainerie des Tuileries[3], et son fils la survivance; il valoit encore moins que son père[4]. Le Roi voulut qu'il en accommodât Catelan pour peu de chose, qu'il voulut dédommager de la Muette et du bois de Boulogne donnés à Armenonville et à son fils, comme je l'ai dit, lorsque le comte de Toulouse acheta Rambouillet[5].

dier en 1679, maréchal de camp en 1688, gouverneur de Bapaume depuis 1692, commandant des côtes d'Aunis depuis 1696, lieutenant général depuis le 26 octobre 1704 (*Chronologie militaire*, tome IV, p. 534-535). Il descendait d'un célèbre premier président du Parlement au temps de Louis XI, et d'un chevalier du guet du temps de la Ligue. Congis avait été érigé en marquisat en avril 1652.

1. Il a écrit, en abrégé, au pluriel : *g*[x].

2. *Dangeau*, p. 162-163; *Sourches*, p. 116 et 134; *Gazette*, p. 383; *Mercure* d'août, p. 150-151.

3. Le « capitaine-concierge et charge principale du palais, château et jardin royal des Tuileries, grand pavillon et galerie y attenant, » n'était plus un personnage important depuis l'abandon de cette résidence, et il n'en tirait que mille livres, avec une maison qui en donnait deux mille en location (*État de la France*, 1698, tome I, p. 323; *Dangeau*, tome XV, p. 299; *Luynes*, tome VIII, p. 138). Congis en avait hérité, le 6 mai 1688, de son oncle ou de son père, le second pourvu (Arch. nat., O[1] 32, fol. 148, et O[1]366, fol. 209 v° et 224 v°).

4. Ce fils s'appelait Henri comme son père. Celui-ci obtint, le 1er décembre 1705 (O[1] 49, fol. 157), des provisions nouvelles qui annulaient la survivance. C'est l'explication de l'article de Dangeau qu'on va lire ci-dessous. La grand'mère, une Creil qui figure avec sa fille dans le *Dictionnaire des Précieuses*, tomes I, p. 50, et II, p. 210-212, et dont les *Mémoires de Luynes*, tome X, p. 166, rappellent les prétentions déplacées, avait jadis donné à jouer pour en tirer profit, puis s'était faite dévote (Chansonnier, ms. Fr. 12 692, p. 211).

5. Ci-dessus, p. 129-130. Voici comment Dangeau raconte le fait (p. 163): « Le Roi, au sortir de la messe, donna la capitainerie des Tuileries à Catelan, capitaine des chasses de la Varenne du Louvre; cela s'appellera présentement la Varenne des Tuileries. Le fils de M. de Congis avoit une manière de survivance de la charge de son père; mais, comme le Roi n'est point content de lui, il lui fait donner un dédommagement par Catelan, et M. de Pontchartrain réglera la somme qu'il lui doit

Mort de Laubanie, et sa dépouille.

Laubanie ne jouit pas longtemps de la gloire d'avoir si bien défendu Landau, et de la récompense qu'il en avoit eue[1]. Sa grand croix de Saint-Louis fut donnée à Maupertuis, lieutenant général et capitaine des mousquetaires gris[2]. Comme il n'étoit pas commandeur, cette grâce passa pour une distinction très particulière[3]. Les capitaines des mousquetaires étoient bien éloignés alors de penser à être chevaliers de l'Ordre[4].

Mort de la duchesse de Montbazon; son extraction, son caractère. [*Add. St-S. 687*]

La duchesse de Montbazon[5], mère du prince de Guémené, femme du duc de Montbazon mort fou enfermé à Liège[6], belle-sœur du chevalier de Rohan qui eut la tête coupée devant la Bastille à la fin de 1674[7], belle-fille de la belle et célèbre Montbazon qu'on a vue avoir commencé par son obscur tabouret d'abord la princerie des Rohans, et du frère de la fameuse[8] duchesse de Chevreuse, de la seconde duchesse de Luynes et de M. de Soubise[9]. La duchesse de Montbazon étoit fille posthume, unique du second mariage du premier maréchal de Schonberg[10] et

donner. » Catelan ne paya que douze mille livres aux créanciers : Arch nat., O¹ 50, fol. 100 et 104 v°, et O¹ 367, fol. 204, 208, 212 et 233 v°.

1. Tome XII, p. 313-314. Il mourut à Paris, le 25 juillet, à soixante-cinq ans, selon l'acte d'inhumation : ms. Nouv. acq. fr. 3620, n° 5897; *Dangeau*, p. 163; *Sourches*, p. 134, etc. Voyez des anecdotes dans *la Galerie de l'ancienne cour* (1788), tome III, p. 86-87.

2. Tome I, p. 30.

3. C'est Dangeau qui a fait cette observation (p. 164-165); comparez *Sourches*, p. 136. La grand'croix valait six mille livres de pension.

4. C'est encore dans la promotion de 1724 que furent compris d'Artagnan, capitaine de la première compagnie, et Canillac, capitaine de l'autre. On voit dans les *Mémoires de Luynes*, tome IX, p. 172-173, pourquoi leurs successeurs Montboissier et Jumilhac n'eurent pas la même décoration en 1748.

5. Jeanne-Armande de Schonberg, baptisée le 4 mars 1633, filleule du cardinal de Richelieu, mariée le 10 janvier 1653 à Charles II de Rohan, duc de Montbazon, mourut à Paris le 30 juillet 1706 : *Dangeau*, p. 166; *Sourches*, p. 144; *Gazette*, p. 394.

6. Tomes V, p. 261, et VI, p. 233. — 7. Tome V, p. 297.

8. *Fameuse* corrige *célèbre*, effacé du doigt. — 9. Tome V, p. 228, etc.

10. Henri de Schonberg, comte de Nanteuil, né en juillet 1575, fils

de la seconde fille de M. de la Guiche, grand maître de l'artillerie, ainsi nièce de la duchesse d'Angoulême[1]; elle étoit sœur de père du second maréchal de Schonberg qui fut duc et pair d'Halluin par son mariage[2], et de cette sainte et illustre duchesse de Liancourt[3], à laquelle elle ressembla si peu[4]. La[5] vie de cette duchesse de Montbazon fut obscure, et ses mœurs et sa tête fort mal timbrée[6] avoient beaucoup fait parler d'elle[7]. Elle avoit soixante-seize[8] ans. Elle s'avisa de faire exécuteur de son testament le duc de la Rochefoucauld[9], avec qui elle n'avoit jamais eu grand commerce, et qui se mêloit fort à peine de ses propres affaires; il avoit épousé la petite-fille héritière de la duchesse de Liancourt, sa sœur[10].

du comte Gaspard, et son successeur comme général des troupes allemandes au service de la France, en 1616, fut successivement ambassadeur en Angleterre et en Allemagne, surintendant des finances, grand maître par commission de l'artillerie, enfin maréchal de France en 1625, et gouverneur du Languedoc en 1632, après avoir triomphé de la révolte de Montmorency, et mourut à Bordeaux le 17 novembre de la même année. Voyez les *Écrits inédits*, tome VI, p. 33-36.

1. Tome I, p. 24 et 211-212. Philibert de la Guiche, grand maître de l'artillerie de 1578 à 1596, chevalier des ordres en 1578, gouverneur de Lyon en 1595, mort dans cette ville le 14 juin 1607, eut de sa seconde femme, Antoinette de Daillon du Lude : 1° la duchesse d'Angoulême; 2° Anne de la Guiche, mariée le 26 février 1631 à Henri de Schonberg, et morte le 20 avril 1663. La fille unique issue de ce mariage porta aux Montbazon les terres de la Guiche et de Chaumont, mais avec obligation de relever le nom de la Guiche; ce fut l'occasion d'un long procès entre les héritiers (Gazettes du P. Léonard, ms. Fr. 10 265, fol. 151 v°; Arch. nat., Y 268, fol. 225).

2. Voyez, en dernier lieu, notre tome XII, p. 379.

3. Jeanne de Schonberg : tome V, p. 22. Un premier mariage de celle-ci avec François, comte de Brissac (avril 1618), avait été cassé.

4. Comparez la notice Rohan, dans l'Appendice de notre tome V, p. 529.

5. *La* corrige *sa*. — 6. Il écrit : *tymbrée*. Voyez tome VI, p. 304.

7. Elle ne venait jamais à la cour, dit Dangeau.

8. Lisez : *soixante-treize*.

9. C'est Dangeau qui donne ce détail.

10. Jeanne-Charlotte du Plessis-Liancourt : tome IV, p. 339.

Mme de Polignac[1], seul reste de la maison de Rambures[2] avec Mme de Caderousse, sa sœur[3]. Elle avoit été fille d'honneur de Madame la Dauphine, et, depuis son mariage[4], chassée de la cour, pour avoir été trop bien avec Monseigneur, et le[5] marquis de Créquy hors du Royaume, pour avoir été trop bien avec elle dans le temps qu'il étoit leur confident[6]. Elle s'en consola à Paris, où, avec un mari qui eut toujours pour elle des égards jusqu'au ridicule, et pour qui elle n'en eut jamais le plus léger, elle mena une vie fort libre, et joua tant qu'elle put le plus

Mort de Mme de Polignac; son caractère, ses aventures. Trait étrange du Bordage. [*Add. St-S. 688 et 689*]

1. Marie-Armande de Rambures, nommée fille d'honneur de la Dauphine en décembre 1679, mariée le 24 avril 1686 au marquis de Polignac (tome X, p. 301), et dite Mme de Polignac la jeune, mourut en juillet 1706 : *Dangeau*, p. 169; *Mercure* de septembre, p. 71-77. Elle était fille d'une sœur de la princesse de Montauban. Nous verrons son mari prendre une Mailly pour seconde femme.

2. Une notice historique sur cette maison de Picardie a été publiée à Amiens en 1864. Le grand-père des deux dernières descendantes directes dont il s'agit ici avait eu l'Ordre en 1591. Le nom fut relevé par les la Roche-Fontenilles, originaires de Languedoc.

3. Marie-Renée de Rambures épousa, le 2 août 1679, Just-Joseph-François d'Ancezune, duc de Caderousse (tome V, p. 178), veuf d'une Guénegaud depuis 1675, et elle mourra, en avril 1710, dans sa terre de Courtenay. Voyez le *Mercure* de janvier 1703, p. 109-112.

4. Il avait été question de la marier avec Mursay, le neveu de Mme de Maintenon, en mars 1686 (Gazettes du P. Léonard, ms. Fr. 10 265, fol. 121 v°) ; le mois suivant, elle épousa le marquis de Polignac, riche de vingt mille écus de rente et fils aîné de la vicomtesse si gravement compromise dans l'affaire des Poisons. Ce motif fit que le Roi, qui était très prévenant pour Mlle de Rambures, refusa d'abord son agrément; ce n'est que sur l'intervention pressante du Dauphin et de la demoiselle qu'il finit par consentir au mariage et par signer au contrat, en promettant une dot de cinquante mille écus, mais en écartant pour M. de Polignac tout espoir d'être nommé menin. (*Dangeau*, tome I, p. 63, 294, 314, 322 et 324; *Sourches*, tome I, p. 376, et tome VIII, p. 367; *Lettres de Mme de Sévigné*, tome VII, p. 306-457, *passim*, et p. 490-491; Gazettes du P. Léonard, ms. Fr. 10 265, fol. 129 v°; *Mémoires de Choisy*, tome I, p. 196; *Souvenirs de Mme de Caylus*, p. 112-113; *Correspondance de Bussy*, tome V, p. 528, etc.)

5. *Et le* surcharge *elle*, effacé du doigt et reporté plus loin.

6. On aura plus loin, p. 623-624, une note sur cette double intrigue.

gros jeu du monde[1]. Elle eut, à la fin, permission de se montrer à la cour, où elle ne parut que très rarement et des instants[2]. Le Bordage[3], à qui la paresse et la passion du jeu avoient fait quitter promptement le service[4], étoit de toutes ses parties chez elle, et partout où elle alloit. Il en devint passionné, quoique fort accusé de n'avoir pas de quoi l'être[5]. C'étoit une créature d'esprit et de boutades, qui ne se mettoit en peine de rien que de se divertir, de ne se contraindre sur quoi que ce fût[6], et de suivre toutes ses fantaisies. Elle joua tant et si bien, qu'elle se ruina sans ressource[7], et que, ne pouvant plus vivre, ni peut-être se montrer à Paris, elle s'en alla au Puy dans les terres de son mari[8]. La tristesse et l'ennui, quelques-uns l'ont accusée d'un peu d'aide[9], l'y firent tomber bientôt fort malade. Dès que le Bordage l'apprit, il y courut, et, presque aussitôt après son arrivée, il fut témoin de sa triste mort. Il en fut si outré de douleur, qu'il avala tout ce qu'il fallut d'opium pour le tuer[10], se jeta dans sa voiture, et ordonna qu'on le menât droit chez lui en Bretagne[11]. Il n'eut pas fait grand chemin que l'opium opéra. Ses valets, sur le soir, s'en aperçurent, qu'il étoit comme

1. Voyez aussi ci-après, p. 624.

2. *Dangeau*, tome V, p. 270, sans autre mention. Elle a un portrait en pied dans la collection de modes de Bonnart, 1694.

3. René-Amaury de Montbourcher, dernier marquis du Bordage : tome VI, p. 430.

4. En 1702 : *Dangeau*, tome IX, p. 33 ; *Sourches*, tome VII, p. 177. Voyez notre tome X, appendice III, p. 463.

5. C'est-à-dire d'être impuissant.

6. Ces quatre derniers mots sont en interligne, au-dessus de *rien*, biffé.

7. Étant parvenue, non sans peine, à se faire payer de la dot promise par le Roi, et n'ayant d'ailleurs pas d'enfants, elle plaça l'argent en rentes viagères sur la Ville : *Dangeau*, tomes V, p. 475, et X, p. 21.

8. Polignac n'est qu'à six kil. du Puy.

9. D'avoir aidé le mal.

10. Nous avons vu ci-dessus, p. 308, note 6, Saint-Adon en mourir.

11. Le Bordage, érigé en marquisat pour son grand-père en 1656, est du diocèse de Rennes, sur la commune d'Ercé, ainsi que Montbourcher.

mort et tout près de passer. Leur surprise, et quelque manège qu'ils avoient vu, leur fit deviner ce que ce pouvoit être. Dans l'incertitude, ils le secouèrent, et lui firent avaler du vinaigre tant qu'ils purent, puis tout ce qu'ils purent trouver de spiritueux, et, avec beaucoup de peine et de temps, le réchappèrent[1]. Il le trouva si mauvais, dès qu'il put être revenu à soi, qu'ils le veillèrent de bien près, de peur de récidive, et, malgré lui, le ramenèrent à Paris, où ils avertirent ses amis et des médecins. Cette aventure fit grand bruit, et plut extrêmement aux dames. Il fut longtemps sans se pouvoir consoler, et les médecins sans le pouvoir guérir. Il languit ainsi plus d'une année, et reprit après son jeu et sa vie accoutumée. Le singulier est qu'à plus de[2] soixante-dix ans, il la mène encore sans avoir été un moment incommodé depuis[3].

Baguettes du Parlement baissées à Dijon, chez Monsieur le Prince.

Le Roi jugea au conseil de dépêches deux affaires assez singulières : la première[4], qui tenoit fort au cœur à Monsieur le Prince, entre lui et le parlement de Dijon, qui, venant le saluer à son arrivée pour tenir les états de Bourgogne[5], faisoit marcher ses huissiers avec leurs ba-

1. Cet emploi de *réchapper*, au sens actif avec un régime direct, que nous avons déjà eu dans la notice Verue, tome VII, p. 595, n'est pas relevé dans les dictionnaires.

2. *Plus de* a été ajouté en interligne.

3. En effet, il ne mourut que le 19 mars 1744, à soixante-treize ans. Deux jours auparavant, le duc de Luynes écrivait, dans ses *Mémoires* (tome V, p. 364) : « M. du Bordage est tombé dans un état qui fait beaucoup craindre pour sa vie. Il n'est point malade, et cependant il paroît en grand danger. On regarde son état comme défaillance de nature. Il sort cependant encore : il va chez Mme de Montbazon, à laquelle il est attaché depuis un grand nombre d'années ; il demeure au coin du feu, ne parlant à personne, et sans vouloir qu'on lui parle de sa santé. Il aimoit extrêmement le jeu, et toutes sortes de jeux, et les jouoit très bien : il ne veut plus jouer à rien. Il n'est âgé que d'environ soixante-dix ou douze ans. »

4. Le 12 juillet : *Dangeau*, p. 152.

5. On a vu (tome IV, p. 247) que le prince de Condé, ou, à son défaut, Monsieur le Duc, en qualité de gouverneurs de la province, allaient présider les sessions triennales des états. La bibliothèque de la

guettes hautes dans le logis de Monsieur le Prince, qui, de son côté, prétendoit que, représentant le Roi dans la province dont il étoit gouverneur, les baguettes des huissiers du parlement ne pouvoient entrer chez lui que baissées. Cela fut ordonné ainsi, dont ce parlement fut fort mortifié[1].

Baronnies de Languedoc réelles, non personnelles.

L'autre paroissoit tout à fait sans fondement[2]. Mérinville[3], dont le père étoit seul lieutenant général de Provence, et qui fut chevalier de l'Ordre en 1661[4], avoit été forcé par la ruine de ses affaires[5] de vendre à Samuel Bernard, le plus fameux et plus riche banquier de l'Eu-

ville d'Aix possède (ms. 641) un mémoire sur ces tenues d'états fait en 1683, par Rigoley, pour le grand Condé, et (mss. 642-644) une relation des sessions de 1671 à 1721, par Philippe Dancourt. Le cérémonial est décrit dans le tome II du *Moréri*, dans la *Gazette* de 1679, p. 383, dans le *Mercure* d'août 1709, p. 219-242, de novembre, p. 94-102, etc.

1. Lacuisine, *Histoire du parlement de Bourgogne*, tome II, p. 355-356. En 1531, le parlement de Paris avait fait interdire aux huissiers de la Cour des aides de porter leurs verges dans la grand'salle du Palais, se réservant ce privilège pour lui-même (Arch. nat., X 1A 1534, fol. 149).

2. *Dangeau*, p. 175, 9 août.

3. Gaspard des Monstiers, comte de Mérinville, d'abord chevalier de Malte comme cadet, et cornette des chevau-légers du Dauphin (1676), hérita de son frère aîné, en 1689, le gouvernement de Narbonne. Il était déjà mestre de camp, passa brigadier en 1693, se maria avec une Cambout en 1695, vendit alors son régiment, et mourut le 29 décembre 1724, âgé de soixante-seize ans, deux jours après sa femme.

4. François III des Monstiers, comte de Mérinville, capitaine de chevau-légers en 1635, mestre de camp en 1638, maréchal de camp en 1643, lieutenant général en 1650, gouverneur de Roses en 1656 et de Narbonne en 1660, lieutenant général au gouvernement de Provence, sur la démission du marquis de Gordes, du 24 mars 1662 au mois de novembre 1669, gouverneur d'Avignon de 1663 à 1665, mourut en janvier 1672. Toute sa carrière militaire s'était faite en Espagne (*Chronologie* de Pinard, tome IV, p. 73-75). Cette famille était originaire du Poitou : voyez le *Moréri*, tome VII, p. 732, et le *Dictionnaire de la Noblesse*. A Paris, ils habitaient rue Saint-Dominique, proche l'hôtel de Saint-Simon. Nous verrons un petit-fils de François III succéder à son oncle Godet des Marais sur le siège épiscopal de Chartres.

5. Leurs biens furent mis en décret en 1681 : Arch. nat., Y 240, fol. 85 v° à 96 ; Cabinet des titres, dossier bleu BERNARD, vol. 87, fol. 69.

rope[1], sa terre de Rieux, qui est une des baronnies des états de Languedoc[2]. Ces états ne voulurent pas souffrir que Bernard prît aucune séance dans leur assemblée, comme n'étant pas noble par lui-même[3], et incapable par conséquent de jouir du droit de la terre qu'il avoit acquise[4]. Sur cela, Mérinville prétendit demeurer baron des états de Languedoc sans terre, comme étant une dignité personnelle. Il fut jugé qu'elle étoit réelle,

1. Tome IV, p. 190.

2. Rieux (Haute-Garonne), qu'il ne faut pas confondre avec la terre bretonne de même nom, était alors le siège d'un évêché. La baronnie, supprimée en raison de la participation du comte de Rieux à la révolte de 1632, avait été rétablie en 1642, pour François III des Monstiers, qui en avait épousé l'héritière deux ans auparavant, et celle-ci, restée veuve et s'étant engagée pour acquitter les dettes de la maison, « était réduite à une étrange extrémité, lorsque le Roi eut la bonté de lui donner mille écus de pension » (*Sourches*, tome I, p. 291, août 1685). Elle mourut à Paris, le 14 février 1694, âgée de quatre-vingts ans. Elle s'appelait Marguerite de la Jugie.

3. Anobli depuis 1699, il fut fait comte de Coubert en 1720.

4. Ces états (tome X, p. 317, note 5) étaient composés : pour l'Église, de trois archevêques et vingt évêques; pour la noblesse, d'un comte (Alais), d'un vicomte (Polignac), et de vingt et un barons, dont un du Vivarais, un du Gévaudan, et les seigneurs des baronnies de Clermont-Lodève, Mirepoix, Florensac, Arques, Rouairoux, Lanta, Ganges, la Gardiole, Saint-Félix, Villeneuve, Barjac, Castries, Rieux, Calvisson, Murviel, Castelnau-d'Estrètefonds, Castelnau-de-Bonnefoux, Ambres et Tornac; pour le tiers état, des députés des chefs-lieux diocésains et de quelques autres villes, au nombre de soixante-six, mais ne votant que pour quarante-six voix, nombre égal à celui des deux premiers ordres. Voyez la 4e partie du deuxième chapitre des ***Mémoires pour servir à l'histoire de Languedoc, par feu M. de Bâville***, imprimés en 1734. Chaque baron avait droit à une rémunération de deux mille livres par session annuelle. Avant de prendre place dans l'assemblée pour la première fois, ils devaient, aux termes d'une délibération du 5 mars 1654, faire preuve de quatre générations de noblesse paternelle et maternelle; mais cette obligation n'était pas toujours appliquée rigoureusement, et même Louis XIV avait déclaré qu'elle ne concernait que les acheteurs de baronnies, et non les héritiers (*Gazette de Leyde*, 25 janvier 1685). Le plus souvent, les titulaires se faisaient représenter par un gentilhomme porteur de leur procuration, mais tenu aux mêmes preuves de noblesse, et ne touchant qu'une indemnité de huit cents livres.

attachée à la terre, et Mérinville évincé avec elle de la qualité de baron et de tout droit de séance, et d'en exercer aucune fonction, sans que, pour cela, l'incapacité personnelle de l'acquéreur fût relevée[1]. Son fils[2] vient enfin de la racheter malgré les enfants de Bernard, qui ont été condamnés par arrêt de la lui rendre pour le prix consigné[3].

200000 [#] de brevet de retenue à Bullion.]

Bullion[4] eut, en même temps, deux cent mille [livres] sur son gouvernement du Maine et du Perche[5]. Il étoit déjà assez étrange que son frère[6] eût eu l'agrément de l'acheter, et que celui-ci l'eût eu après sa mort, sans donner à un

1. C'est le 9 août que cet arrêt fut rendu en conseil des dépêches : Arch. nat., E 1938, fol. 112; *Dangeau*, p. 175. Rieux n'était pas encore vendu, mais seulement « mis en décret. »

2. François-Armand, marquis de Mérinville et comte de Rieux, né au commencement de 1706, gouverneur de Narbonne après son père, mestre de camp de cavalerie et enseigne des gendarmes de Bretagne en 1734, sous-lieutenant des chevau-légers et maréchal de camp en 1740, mourut à Mérinville, en Languedoc, le 13 février 1786. En 1740, un an environ avant le temps où la présente partie de nos *Mémoires* fut rédigée, il a épousé la fille du président des comptes Larcher.

3. Rieux était saisi depuis plus de trente ans. Bernard se le fit adjuger par décret du parlement de Paris du 21 juin 1707, pour cent quatre-vingt-une mille livres, et il prit possession le 31 mars 1708; mais, comme le comte de Mérinville avait dix ans pour racheter son domaine patrimonial, les états lui continuèrent la séance, en la refusant au procureur de Samuel Bernard, au delà même de ce délai, jusqu'en 1722 (*Histoire du Languedoc*, éd. Roschach, tome XIII, col. 873-874), et c'est évidemment sur le président Bernard, dit de Rieux, second fils de Samuel, lequel avait eu Rieux en dot (12 août 1717), et qui ne mourut qu'en 1745, après avoir mangé presque tous ses millions en folies de tout genre, que M. de Mérinville parvint à reprendre la terre de Rieux, grâce aux richesses que lui avait apportées Mlle Larcher : voyez, à la Bibliothèque nationale, les factums F^m 1279-1281 et le dossier bleu BERNARD, fol. 69-81. Il obtint, en novembre 1740, des lettres patentes pour reporter sur cette terre le nom de son marquisat de Mérinville, que le financier Delpech lui avait acheté.

4. Charles-Denis de Bullion, marquis de Gallardon, etc. : tome V, p. 133-139. Il vient d'être fait brigadier pour sa belle conduite à l'armée d'Italie (*Mercure* de juin 1705, p. 264-266).

5. *Dangeau*, p. 166.

6. Fervacques, mort en 1698 : tome V, p. 132-134.

homme si riche un brevet de retenue, qui assuroit presque ce gouvernement à sa famille après lui[1].

Cardinal de Janson arrivé de Rome.

Le cardinal de Janson arriva de Rome[2]. Le Roi lui fit mille amitiés, qu'il méritoit bien, et lui fit prêter, le lendemain 14 juillet, le serment de grand aumônier de France[3].

Mariage de des Forts avec la fille de Bâville.

Des Forts, que nous verrons plus d'une fois figurer en premier en finance[4], fils unique de Peletier qui avoit les fortifications, et qui lui avoit donné sa place d'intendant des finances[5], épousa à Montpellier la fille de Bâville[6]. Les Lamoignons crurent faire un grand honneur à la fortune des Peletiers par cette alliance, qui parurent les croire sur leur parole[7]. On a vu, il n'y a pas longtemps, sur le premier président Lamoignon, père de Bâville et du président à mortier, combien il y avoit peu qu'ils avoient quitté la plaidoirie et le barreau, où ils n'étoient pas même anciens, pour entrer dans la magistrature[8].

Foucault cède

Foucault, conseiller d'État[9], obtint la rare permission

1. On a déjà vu cet effet des brevets, tome I, p. 135-136.

2. Ci-dessus, p. 256. Les lettres qu'il écrivit dans son voyage sont aux Affaires étrangères, vol. *Rome* 469, fol. 169 et suivants.

3. *Dangeau*, p. 154 : « M. le cardinal de Janson arriva hier de Rome. Il a été parfaitement bien reçu du Roi, et il a prêté ce matin, dans le cabinet du Roi, le serment pour la charge de grand aumônier de France. » Comparez p. 158 et 172, et voyez les *Mémoires de Sourches*, p. 123. Le P. Binet, de la Sorbonne, fit alors un panégyrique de la vie passée du cardinal (*Mercure*, décembre 1706, p. 102-105).

4. Michel le Peletier des Forts : tomes VI, p. 266, et IX, p. 25.

5. En 1701 : tome IX, p. 24-25.

6. Marie-Madeleine de Lamoignon de Bâville, née à Montpellier en 1687, mariée le 14 septembre 1706, et morte le 8 août 1744.

7. Mlle de Bâville avait cent mille écus en mariage; mais il ne lui devait plus revenir que cent mille livres. Le Roi signa le contrat le 21 août, et annonça à M. de Lamoignon qu'il donnait à son fils la survivance de président à mortier (*Dangeau*, p. 179 et 184; *Sourches*, p. 147 et 153-154; *Mercure* d'octobre, p. 138-155).

8. Voyez ci-dessus, p. 132-135, et ci-après, p. 605-606.

9. Nicolas-Joseph Foucault, né le 8 janvier 1643, reçu avocat le 26 novembre 1664, secrétaire de la commission de réformation de la

à son fils l'intendance de Caen.

du Roi de quitter à son fils[1] l'intendance de Caen[2], auquel on verra faire en son temps des personnages dangereux et extravagants en France et en Espagne. Sans une raison de cette nature, je ne m'amuserois pas à gâter mon papier de ces bagatelles[3]. Foucault[4], grand médailliste[5], étoit fort protégé du P. de la Chaise, qui l'étoit aussi[6].

justice en 1665, procureur général aux requêtes de l'hôtel et à la commission de la recherche de la noblesse en 1666, maître ès arts en 1667, avocat général au Grand Conseil en 1671, maître des requêtes et intendant à Montauban en février 1674, intendant à Pau en 1684, à Poitiers en 1685, et à Caen en 1689, était conseiller d'État semestre depuis le 2 avril 1704 (notre tome XII, p. 46, note; *Mercure* de juin 1704, p. 200-203, et d'octobre, p. 99-105). Après avoir donné la démission de son intendance, il vint remplir ses fonctions au Conseil, mais ne passa conseiller ordinaire que le 26 novembre 1716. Il était chef du Conseil de Madame depuis le 10 octobre 1712. Mort à Paris, le 8 février 1721.

1. Autre Nicolas-Joseph, connu sous le titre de marquis de Magny après avoir porté celui de M. de Carcassonne, né le 21 février 1677 à Montauban, nommé avocat du Roi au Châtelet le 28 mai 1699, maître des requêtes le 24 janvier 1704, intendant à Caen d'août 1706 à août 1709, révoqué à cette dernière époque, pourvu de la charge d'introducteur des ambassadeurs, à la place du baron de Breteuil, en octobre 1715, sera forcé, en 1718, de se réfugier à la cour d'Espagne, qui lui donnera un grade de brigadier et un titre de majordome de la reine. Il devint même lieutenant général des armées espagnoles, gentilhomme de la chambre, etc., et ne mourut qu'à la fin de juillet 1772, étant revenu habiter le château de basse Normandie dont il portait le nom, et possédant encore une lieutenance de la grande vénerie du Roi.

2. *Dangeau*, p. 179. Le père était depuis longtemps lié intimement avec Chamillart, qui ne put toutefois lui donner une intendance des finances. Voyez ses *Mémoires* publiés en 1862 par F. Baudry, avec une ample introduction, et deux études sur son administration en Normandie, dans les *Mémoires de l'Académie de Caen*, années 1875 et 1876.

3. *Mémoires de Foucault*, p. 370, et Introduction, p. XXVIII-XXXVI.

4. Cette dernière phrase ayant été ajoutée par mégarde à la fin du paragraphe suivant et sur la marge, un renvoi indique sa place ici.

5. *Médailliste*, « celui qui est curieux de médailles et qui s'y connoît » (*Dictionnaire de l'Académie*, 1718).

6. Ce goût du P. de la Chaise pour les médailles aurait été, selon l'abbé de Choisy (*Mémoires*, tome I, p. 185), l'origine de son crédit auprès de Louis XIV, qui avait aussi la même passion. Comparez Oroux,

On sut[1] que les Anglois avoient fait l'abbé de la Bourlie[2] lieutenant général dans leurs troupes, avec six mille livres de pension et vingt-quatre mille livres pour son équipage, et qu'ils l'avoient sur leur flotte avec Cavalier, qui, à la fin, après avoir rôdé en France depuis sa soumission et son accommodement[3], s'étoit donné à eux[4]. J'ai avancé, quoique de fort peu, quelques-unes de ces petites choses pour ne les pas oublier, et pour n'en pas interrompre de plus intéressantes, qu'il faut maintenant raconter après avoir achevé encore quelques bagatelles.

Fortune de l'abbé de la Bourlie en Angleterre.

Le Roi fut si content du procédé du duc de Marlborough à l'égard de tous nos prisonniers[5], qu'il permit, à sa prière, que Vaubonne[6], qui avoit Reims pour prison[7], allât pour

Galanterie du Roi à Marlborough. Verboom

Histoire ecclésiastique de la cour de France, tome II, p. 529-530, et l'*Histoire de l'Académie des belles-lettres*, tome I, p. 378. Le cabinet du Père comprenait des médailles, des médaillons et des agates, qu'il légua à la maison de Saint-Louis après avoir choisi les pièces les plus rares pour le Dauphin — Foucault, antiquaire, archéologue et numismatiste, ayant fait des fouilles importantes et fructueuses en Normandie, fut compris, en 1701, dans les membres honoraires de l'Académie des inscriptions et belles-lettres. Son éloge est dans l'*Histoire de l'Académie*, par Boze, tome V, p. 395-403, dans les *Mémoires du président Hénault*, p. 5, et dans l'Introduction du *Catalogue des bronzes antiques de la Bibliothèque nationale*, par M. Babelon, p. XIII-XIV. Il avait une belle bibliothèque et des manuscrits, qui passèrent à l'abbé de Rothelin.

1. *Dangeau*, p. 186-187; *Sourches*, p. 129. — 2. Tome XII, p. 145-147.

3. On a vu (tome XII, p. 120) que Cavalier n'était point resté en France après son évasion de 1704. Il s'occupait activement, comme la Bourlie et le marquis de Miremont, d'organiser des régiments de religionnaires émigrés (*Sourches*, p. 35 et 37; *Gazette*, p. 203 et 227; *Mercure historique et politique* de mars et avril, p. 288-290 et 423; Dépôt de la guerre, vol. 1935, nos 114, 132, 133, 148 et 172); mais Chamillart redoutait surtout la Bourlie et le faisait suivre partout (n° 196). Sur celui-ci, on peut voir le *Journal de Verdun*, années 1705, 2e partie, p. 109 et 381-386, et 1706, 1re partie, p. 283-284, 2e partie, p. 196-197, et la *Galerie de l'ancienne cour*, éd. 1788, tome III, p. 95-98.

4. Les Hollandais étaient bien aises de se débarrasser de Cavalier en l'envoyant en Portugal : recueil de Lamberty, tome IV, p. 6.

5. Ci-dessus, p. 380.

6. Jusqu'ici, on lisait *Vanbauze*. — 7. Tome XII, p. 123.

arrêté allant aux ennemis. Faux-sauniers.

trois mois chez lui à Orange. On a vu en son lieu que ce lieutenant général, et grand et bon partisan, avoit été pris en Italie[1]. On étoit fort mécontent de sa conduite et de ses discours, et le Roi, qui eut peine à consentir à ce congé, le fit valoir à Marlborough[2]. En même temps Verboom[3], premier ingénieur du roi d'Espagne, fut mis dans la citadelle de Valenciennes comme il alloit se rendre au camp des ennemis[4]. On prit aussi quantité de faux-sauniers en divers endroits du Royaume, qui marchoient armés par troupes[5], et trouvoient partout protection pour cette contrebande. On en envoya quantité aux îles de l'Amérique[6].

Orry à Paris;

Orry étoit arrivé à Versailles[7], et y avoit suivi Vazet et

1. C'est sur les instances de M. de Vendôme que, en 1705, on l'avait fait passer en France, et il avait donné sa parole de ne point s'évader (Guerre, vol. 1873, n° 387, vol. 1874, n°s 134 et 352, et vol. 1899, n° 32).

2. Ces détails viennent du *Journal de Dangeau*, p. 154. Selon les *Mémoires de Sourches*, p. 124, le Roi ne se détermina à agir ainsi que sur la menace faite par Marlborough de rappeler les prisonniers français à qui il avait accordé de passer quelques mois chez eux. Vaubonne profita de cet arrangement pour aller à Vienne (*Gazette d'Amsterdam*, 1706, n° LXXXIII, 2 octobre).

3. Prosper-Joseph de Verboom, quartier-maître général de l'électeur de Bavière à Bruxelles, avait été fait ingénieur général de l'armée d'Espagne aux Pays-Bas en mars 1702, et il y avait travaillé avec Vauban (*Mémoires militaires*, tome II, p. 567).

4. *Dangeau*, p. 152; *Sourches*, p. 119; *Gazette d'Amsterdam*, n°s LVI et LX. On l'accusait d'avoir manqué à battre les ennemis, d'avoir livré les plans des places, etc. (Guerre, vol. 1937, n°s 262-263, et vol. 1938, n°s 53, 54, 60, 81, 82 et 113). Il rentra en grâce, fut fait lieutenant général, gouverneur d'Urgel, Castel-Ciudad, etc. (1715), et de la citadelle de Barcelone (avril 1718), reçut un titre de Castille en 1727, passa à son fils en survivance ses charges de quartier-maître général et d'ingénieur général, en septembre 1730, et mourut le 19 janvier 1744, à soixante-dix-neuf ans (*Gazette*, p. 102).

5. *Trouppes* est en interligne, au-dessus de *bandes*, biffé.

6. *Dangeau*, p. 153 et 164. Presque tous « ces malheureux, » comme les qualifie Dangeau, étaient originaires de la Lorraine ou des pays frontières. Une déclaration du mois d'août 1704 édictait la peine de mort contre eux. Quant à la déportation aux îles, voyez ci-après, p. 624-625, une note.

7. *Dangeau*, p. 154, 15 juillet.

les pierreries d'Espagne de fort près[1]. C'étoit pour solliciter des secours d'argent dans cette extrémité des affaires. Il vit longtemps le Roi dans son cabinet le 15 juillet; mais, dans les six semaines qu'il demeura ici sur le pied de retourner en Espagne[2], Amelot et le duc de Berwick mandèrent que la commotion y étoit si générale et si grande contre lui, qu'il seroit fort nuisible de l'y renvoyer[3]. En

ne retourne plus en Espagne, frise la corde de près, puis président à mortier au parlement de Metz.

1. Ci-dessus, p. 407. Pour se débarrasser d'Orry, comme on va le voir, M. de Berwick l'avait adjoint à Vazet sous prétexte de négocier la vente des pierreries et un emprunt sur l'*assiento* (Affaires étrangères, vol. *Espagne* 164, fol. 328, et vol. 165, fol. 30; Guerre, vol. 1977, n° 202).

2. Dans les premiers jours, le bruit courut (*Dangeau*, p. 157) qu'il allait repartir sous peu, avec une somme d'argent considérable, et le Roi l'annonça à Amelot le 18 juillet; il s'agissait des deux millions de billets de monnaie offerts par le Roi (ci-dessus, p. 407, note 6).

3. *Dangeau*, p. 200, 5 septembre. Amelot eût préféré garder Mesnager, qui était à Madrid depuis le 7 janvier 1705 (Guerre, vol. 1883, n°s 46 et 175) : voyez la correspondance diplomatique, vol. *Espagne* 156, fol. 118 et suivants. Berwick s'exprime ainsi, dans ses *Mémoires* (tome I, p. 334-335): « Le manque d'argent nous détermina à faire partir Orry en poste pour Paris, afin d'y représenter nos besoins et de tâcher en même temps d'emprunter quelque argent sur les pierreries de la reine, qu'il porta avec lui. Ce fut M. Amelot qui m'en fit premièrement la proposition, et d'abord je m'y opposai, par la raison que je ne savois à qui m'adresser pour tous les détails, outre qu'il étoit le seul au fait des finances d'Espagne, dont il avoit toujours caché avec soin la connoissance à qui que ce fût; mais enfin la nécessité où nous étions, et l'impossibilité de trouver des ressources ailleurs, me fit consentir à son voyage à condition qu'il reviendroit au plus tôt. Dès que les Espagnols le virent parti, ils se mirent à se déchaîner si publiquement contre lui, que je me crus obligé de m'opposer à son retour autant que j'avois été contre son départ. En effet, il étoit de la justice et de la bonté de S. M. Cath. d'avoir quelque complaisance pour le goût d'une nation qui venoit de lui donner des preuves si éclatantes de son attachement pour sa personne.... M. Amelot avoit eu de la peine à se rendre à mes raisons, craignant de déplaire à la reine et à Mme des Ursins; mais enfin son bon sens et les discours qu'il entendoit tenir devant lui le déterminèrent, et nous écrivîmes conjointement en France pour qu'on y gardât Orry. J'envoyai à ce dernier et à la princesse des Ursins copie de ma dépêche au Roi, afin qu'ils vissent que je n'agissois point par des souterrains. La cour de France goûta nos raisons, et Orry eut ordre de rester à Paris. » Cette décision, disent les *Mémoires de Sourches* (p. 163), surprit d'au-

effet ses hauteurs, sa dureté, sa brutalité, sa grossièreté[1], le mensonge continuel dont, en toutes sortes d'affaires, il faisoit une profession ouverte, l'avoient rendu si odieux, que personne ne vouloit plus traiter avec lui[2]. Il en avoit usé avec Amelot comme il avoit fait avec Puységur, et son effronterie avoit si peu de bornes, que le duc de Berwick m'a conté que ce qu'il lui promettoit pour le lendemain, et quelquefois pour deux heures après, ne s'exécutoit point, et qu'il nioit de l'avoir promis : tellement que Berwick, qui ne le voyoit jamais que pour affaires indispensables, prit enfin le parti de lui porter chaque demande sur du papier, et de lui faire écrire et signer au bas sa réponse. Avec cela encore, il manquoit de parole : on lui rapportoit le papier ; il ne pouvoit plus nier, mais faisoit la gambade[3], et répondoit qu'il n'avoit pu résister au maréchal sachant bien qu'il ne pouvoit exécuter ce qu'il promettoit[4]. Avec cette conduite tout périssoit, ex-

tant plus que le Roi venait de faire recevoir Orry chevalier de Saint-Michel par M. de Tessé ; mais il survint en outre une lettre de Philippe V notifiant qu'un munitionnaire espagnol lui avait fait des offres pour ses armées à la condition absolue que Orry ne revînt point, et enfin, dans le courant du mois d'août, le chevalier des Pennes, alors renfermé à la Bastille, dénonça en détail toute une série de faits qui impliquaient, non seulement la négligence d'Orry, mais même sa trahison (*Archives de la Bastille*, tome XI, p. 307-311). Des dénonciations semblables venaient en foule d'Espagne : voyez, entre autres, au 1er janvier 1706 (Guerre, vol. 1976, n° 3), celle de l'ingénieur de Rosmain.

1. Ces quatre derniers mots sont ajoutés en interligne.

2. Tessé écrivait à M. Chamillart, le 12 mars 1706 : « J'aime Orry et je l'estime. Il a beaucoup d'esprit et de bonnes choses, il doit même être secouru et consolé, car il fait ce qu'il peut ; mais il n'est pas en lui de n'être pas menteur. Au demeurant, galant homme. »

3. Comme le singe que son bateleur fait gambader pour séduire les spectateurs, ou comme le ménestrel du moyen âge dont parlent les fabliaux (*Romania*, tome II, p. 315-325). On disait surtout : « Payer en monnaie de singe, en gambades. »

4. Voici comment Berwick lui-même l'a dépeint (*Mémoires*, p. 336-337) : « Orry étoit homme de beaucoup d'esprit, très éloquent, et d'un travail infini ; mais il vouloit trop entreprendre, ce qui faisoit qu'il ne

cepté sa bourse. Quand il fut résolu qu'il ne retourneroit point, il fut question de lui faire rendre compte de deux millions comptants qu'il avoit touchés ici, dans ces six semaines, pour le payement des troupes en Espagne[1]. Ce compte fut tel, que le Roi le voulut faire pendre; il en fut à deux doigts[2]. Mme de Maintenon, qui sentit combien cette catastrophe porteroit sur la protection que Mme des Ursins ne cessoit de lui donner, et sur l'intime liaison toujours subsistante entre eux, détourna le coup par Chamillart[3], et fit si bien dans la suite, toujours pour couvrir et soutenir Mme des Ursins, qu'on lui donna, pour le décrasser et le réhabiliter, une charge de président à mor-

pouvoit trouver assez de temps pour finir aucune affaire. Son imagination étoit si vive, qu'elle lui fournissoit des expédients pour tout; mais aussi, dès qu'il avoit projeté quelque chose, il s'imaginoit et assuroit hardiment qu'elle étoit faite. Il excelloit principalement dans la connoissance et le maniement des finances, et je doute que personne y eût mieux réussi, s'il avoit travaillé sous un homme habile et posé, qui lui eût fait tenir pied à boule, et l'eût empêché de se mêler d'autre chose. Ses vues pour la politique et pour la guerre étoient presque toujours fausses; mais la bonne opinion qu'il avoit de lui-même les lui faisoit soutenir comme bonnes. Ses manières dures, et le changement total qu'il avoit fait dans les coutumes d'Espagne, lui attirèrent la haine de toute la nation. Ses ennemis l'accusoient d'avoir beaucoup volé; mais je lui dois cette justice d'assurer que, quoique je l'aie souvent ouï dire, personne ne m'a jamais pu citer un fait. S'il a pris, il l'a fait avec adresse. » Comparez son éloge dans de nombreuses lettres de Mme des Ursins à Mme de Maintenon (éd. Bossange, tomes III, p. 193, 208, 222, 253, et IV, p. 186-187) et dans une lettre de la princesse à Chamillart (Guerre, vol. 1885, n° 275). Philippe V lui avait donné, le 22 février 1706, un titre de surintendant général de ses troupes et armées.

1. *Dangeau*, 5 septembre, p. 200 : « M. de Chamillart va travailler avec lui pour lui faire rendre compte des deux millions qu'on lui avoit donnés en dernier lieu pour porter en Espagne. » Voyez ci-dessus, p. 441, note 2.

2. Ceci n'est plus pris à Dangeau, mais sera répété par notre auteur à la mort d'Orry. On a (ms. Clairambault 1175, fol. 84-102) les réponses que celui-ci fit plus tard à toutes les accusations de prévarication, de concussion, etc.

3. Voyez ci-après, p. 625-626, des fragments de la correspondance de Chamillart.

tier au parlement de Metz[1], qu'il garda pour ces mêmes raisons, mais qu'il n'exerça point, par[ce] qu'il ne savoit mot de lois ni de jurisprudence[2]. Il a laissé deux fils, qui sont sa vive image[3]. Qui croiroit qu'en titre et en effet on les ait rendus les arbitres et les maîtres des finances du Roi, et de la fortune de tous ses sujets[4]? Ce fut un coup hardi à

1. C'est pendant son séjour à Madrid que Orry avait traité avec le président Vallier et obtenu les dispenses de temps de service (Guerre, vol. 1976, n° 142, 28 février 1706, et n° 185, 21 mars): il fut pourvu le 27 juin, avant de revenir. Sa femme était déjà en pourparlers pour acheter au prix de cent dix mille livres l'hôtel de Mme de Beauvais, dans la rue Saint-Antoine; il consomma cette acquisition en prenant les devants pour l'expliquer à Chamillart (vol. 1977, n° 301), et s'occupa de rendre les dedans de l'hôtel plus commodes et plus agréables.

2. J'ai déjà eu l'occasion de dire (tome V, p. 135, note 3) que ce parlement de Metz ne semblait fait que pour « décrasser » les financiers ou donner une apparence de service aux jeunes gens qui voulaient passer à une magistrature plus élevée et plus effective. Aussi était-il rempli de gens, incapables et indignes, sans éducation ni naissance, sans désir de travailler (*Correspondance administrative*, tome II, p. 366). Voyez d'ailleurs l'*Histoire du parlement de Metz*, par le conseiller Emm. Michel, p. 267 et suivantes. Mais Orry, pour son compte, avait étudié le droit à Paris et pris ses licences et le titre d'avocat.

3. D'un premier lit : Philibert Orry, comte de Vignory, né à Troyes e 22 janvier 1689, d'abord mousquetaire et capitaine de cavalerie (son père essaya, en 1706, de lui faire donner un régiment en Espagne : Guerre, vol. 1976, n° 143), puis conseiller au parlement de Metz (1713), maître des requêtes (22 mai 1715), intendant à Soissons (23 juin 1722), intendant en Roussillon (1727) et à Lille (1730), contrôleur général des finances (20 mars 1730), ministre d'État (11 novembre 1736), directeur général des bâtiments (31 mars 1737), grand trésorier des ordres du Roi (février 1743), démissionnaire des finances et des bâtiments en décembre 1745, mort dans son château de la Chapelle, le 9 novembre 1747; d'un second lit : Jean-Henri-Louis Orry de Fulvy, né le 24 janvier 1703, conseiller au Parlement (1723), maître des requêtes et intendant des finances (1731), conseiller d'État (mars 1737), mort à Paris le 3 mai 1751. — Par une pièce de la correspondance de Pontchartrain (Arch. nat., O¹ 54, fol. 170), on voit que, en novembre 1707, Orry cherchait une justification de sa noblesse jusque dans le Trésor des chartes.

4. Ceci doit être écrit dans la seconde partie de l'année 1741, et, à la même date, on lit dans les *Mémoires du marquis d'Argenson*

Amelot[1], avec qui Orry étoit fort brouillé, d'avoir empêché son retour; mais la conduite, la capacité et la réputation de ces deux hommes étoient si diamétralement opposées, l'un en vénération et en amour à toute l'Espagne et aux troupes, l'autre en dernière horreur[2], que Mme des Ursins n'osa se fâcher pour cette fois, n'en vécut pas moins bien avec Amelot et avec Berwick[3], alors tous deux si néces-

(tome III, p. 371) : « M. Orry (le fils) prépare la levée du dixième pour le 1er octobre prochain, et ne fait que menacer le Royaume d'une ruine assurée. Sa lettre circulaire aux intendants n'est qu'un tissu de duretés inouïes. Ce sera une espèce de taxe d'aisés; on présumera ce que vous avez et devez avoir de revenus, on vous l'estimera, et vous en payerez le revenu. On ne cherche que les gens les plus durs pour les placer directeurs du dixième dans les provinces. On prétend tirer cinquante millions de ce dixième, tandis que le dernier dixième de 1734 et 35 n'a été qu'à trente millions.... Comment feront les provinces? On n'y comprend rien en vérité. Tout sera ruine, épuisement, banqueroute, misère. » Le portrait de Philibert Orry, dans une série qui date de quelques années plus tard (*ibidem*, tome IV, p. 196-199), est moins dur et moins passionnément violent que tous les passages des *Mémoires* proprement dits écrits par d'Argenson du vivant de ce ministre.

1. Au-dessus d'*Amelot*, il a ajouté, puis biffé *Berwick*, *surtout à*.

2. Le duc d'Albe, de Paris, appuyait les manœuvres contre Orry, et menaçait de quitter son poste tant que l'on conserverait aux finances un homme dont la présence suffisait pour qu'il ne lui vînt plus un sol des cinquante mille écus de rente qu'il possédait aux Indes (lettre de la marquise d'Huxelles, 17 décembre 1705).

3. La princesse, qui commençait à trouver dans Amelot l' « homme le plus appliqué, le plus estimé et le plus sage, » écrivit à Mme de Maintenon, le 9 septembre (recueil Bossange, 1826, tome III, p. 344-345) : « M. Amelot ayant jugé qu'il ne falloit pas que M. Orry revînt présentement, son retour en ce pays ne doit plus être sur mon compte. Je l'ai demandé lorsque j'étois en France, parce que j'étois seule en état de parler. Aujourd'hui, M. l'ambassadeur est encore mieux instruit que moi des affaires d'Espagne : il doit décider si M. Orry y est nécessaire ou non.... Après ces précautions, on aura grand tort, si on me charge davantage des désordres dont M. Orry pourroit être cause, s'il est vra que sa présence ou ses manières déplaisent également.... » Le 7 octobre, elle répète encore (p. 357-358) qu'elle laisse M. Amelot seul juge de l'opportunité d'un rappel nouveau. De son côté, Mme de Maintenon répondait (*ibidem*, tome I, p. 35, 39 et 42) : « Le parti qu'on a pris nous surprend; mais il faut toujours se rapporter à ceux qui sont sur

saires, ne put pas même[1] leur en savoir un trop mauvais gré, et se rabattit à sauver son ami de la corde pour sauver sa propre réputation à elle-même.

La reine douairière d'Espagne conduite de Tolède à Bayonne.

Avant[2] de rentrer à Madrid, et dès que le roi d'Espagne s'en revit le maître, il jugea à propos de se délivrer de la reine douairière d'Espagne, dont la conduite avoit été plus que suspecte dans tous les temps[3]. Le roi, par la considération de la mémoire de Charles II, qui l'avoit appelé à sa couronne par son testament, et duquel elle étoit veuve, n'avoit pas voulu lui faire éprouver les rigueurs de la retraite dans un monastère sans y voir personne et sans en sortir, qui est la destinée que l'usage d'Espagne impose aux reines veuves, lorsqu'un fils sur le trône ne les en dispense pas par son autorité[4]. Celle-ci n'avoit point d'enfants; elle étoit sœur de l'Impératrice veuve de l'empereur Léopold et mère de l'empereur Joseph et de l'Archiduc. On a vu[5] combien, du vivant, et

les lieux.... Nous sommes rassurés quand nous voyons que cela s'est fait de concert avec vous. » Orry resta en correspondance avec Mme des Ursins, qui disait encore, à la fin de l'année (*ibidem*, tome III, p. 375) : « Je n'ai guère connu d'homme avoir autant d'esprit, ni plus de hardiesse et d'intrépidité. Ces sortes de gens-là sont assez rares. » Nous la verrons enfin faire rappeler le financier par Philippe V, en 1713, et le maintenir aux affaires jusqu'à sa propre chute.

1. Avant *mesme*, il a biffé *trop*. Il avait écrit : *pust*.

2. Ce paragraphe se trouve beaucoup plus loin dans le manuscrit, à la suite des sièges de Menin et d'Ath ; mais, ici, l'auteur a écrit en marge : « N. P. 552 (*sic*) cy après, l'art. de la Reine D. d'Esp., le mettre à la suitte de celuy cy d'Orry ; » et, à la page 553, et non 552, on trouve cette autre note en regard du texte : « N[a]. Mettre cet article de la Reine D. d'Esp. cy dev. p. 546, immédiatement après celuy d'Orry. »

3. Voyez nos tomes VI, VII et VIII.

4. Comparez le second chapitre du tome II de l'ouvrage de M. Legrelle : *la Diplomatie française et la succession d'Espagne* (1889). Voyez aussi l'article de la reine dans Florez, *Memorias de las reynas catholicas* (1761), tome II, p. 969-979. C'est au couvent des *Descalceadas reales* qu'il était d'usage de reléguer les reines veuves sans fils.

5. Dans notre tome VI.

dans les fins de Charles II, cette princesse étoit active pour les intérêts de l'Empereur, et intimement unie avec tous les seigneurs espagnols attachés particulièrement à la maison d'Autriche[1]. Philippe V, qui avoit raison de ne la pas laisser à Madrid, lui donna le choix d'une autre demeure[2]: elle desira d'aller à Tolède dans le beau palais que Charles V y avoit rétabli[3], et dont les superbes restes font déplorer l'incendie qui le détruisit à la retraite des troupes de l'Archiduc de cette ville, un peu après ce temps-ci[4]. La conduite de la reine douairière n'avoit pas démenti son inclination pendant cette dernière prospérité de l'Archiduc son neveu[5]: tellement qu'une des premières choses que le roi d'Espagne[6] jugea à propos de faire aussitôt son espèce de rétablissement fut de l'éloigner tout à fait[7]. Il chargea donc le duc d'Ossone, l'un de ses capi-

1. Particulièrement l'Amirante et Aguilar, sans parler de ses cousins les princes de Darmstadt, ni de l'ambassadeur autrichien Harrach.

2. Voyez notre tome VIII, p. 66-67. Cela se passait dès l'entrée de Philippe V en Espagne. Peu après, M. de Torcy (lettre à Louville, 29 juillet 1701), redoutant et les tendances naturelles de la reine et les machinations de son entourage, insista pour qu'on l'amenât en France, à Paris, où le palais de Luxembourg lui eût été assigné comme résidence. Il fallut aussi faire partir le capucin allemand qu'elle avait comme confesseur, et sur les menées duquel l'ambassadeur vénitien Alvise Mocenigo s'est longuement étendu.

3. Il a corrigé *restablir* en *restably*. — Voyez les *Mémoires de Mme d'Aulnoy*, tome I, p. 470-483, l'*État présent*, par Vayrac, tome I, p. 377-384, les *Voyages de Gourville* (1699), p. 166-167. Charles II avait fait un long séjour, en 1698, dans le palais archiépiscopal, à défaut de l'Alcazar (*Gazette*, du 24 avril au 19 juin 1698).

4. C'est seulement en 1710 que nous verrons arriver ce malheur par le fait de Stahremberg.

5. Une tentative inopportune pour faire proclamer ce neveu à Tolède fut vivement réprimée par les habitants eux-mêmes : *Mémoires de Berwick*, tome I, p. 340 ; *Mémoires de Saint-Philippe*, tome II, p. 66-67 ; Combes, *Madame des Ursins*, p. 257 ; Ottieri, *Istoria*, p. 129-132.

6. Ce nom commence par un *E* corrigeant un *e* minuscule.

7. Le premier projet remontait à janvier ; la résolution fut prise le 6 septembre (Affaires étrangères, vol. *Espagne* 155, fol. 223 v°, vol. 156, fol. 121, et vol. 157, fol. 202 v° ; Dépôt de la guerre, vol. 1978, n° 40).

taines des gardes, qui l'avoit toujours suivi, de prendre cinq cents chevaux, d'aller à Tolède, de voir en arrivant la reine douairière, de lui dire que le roi d'Espagne la trouvoit là trop proche des armées pour y demeurer tranquillement, et qu'il souhaitoit que, sans aucun délai, elle allât trouver la reine à Burgos. La reine douairière parut fort affligée et fort interdite de ce compliment, chercha des excuses et des délais; mais le duc d'Ossone mêla si bien la fermeté avec le respect, qu'il ne lui donna que vingt-quatre heures, au[1] bout desquelles il la fit partir avec tout ce qu'elle avoit là autour d'elle, et, au lieu de Burgos, la fit conduire à Vitoria[2]. Pendant ce voyage, on avoit dépêché au Roi pour avoir ses ordres sur le lieu de la frontière et de France où on la mèneroit. Pau fut choisi pour la commodité et l'agrément du château et des jardins[3]; mais la reine douairière, informée enfin du lieu où elle alloit, demanda Bayonne par préférence, et l'obtint[4]. Le duc de Gramont, qui y étoit[5], lui céda sa maison, et la reçut avec toutes sortes d'honneurs[6]. Elle y a passé plus

1. *Aux* corrigé en *au*.

2. Tout cela est pris textuellement du *Journal de Dangeau*, p. 199; comparez les *Mémoires de Sourches*, p, 163 et 167, la copie de la correspondance de Philippe V avec Louis XIV, au Dépôt de la guerre, vol. 1980, p. 97, 98 et 104, la *Correspondance de Louis XIV avec M. Amelot*, tome I, p. 149-151, les *Lettres de Mme des Ursins à Mme de Maintenon*, tome III, p. 336-337 et 341, etc. — Vitoria, en Biscaye, est au N. E. de Burgos et à peu près à mi-chemin entre cette ville et la frontière de France.

3. Pris textuellement au *Journal de Dangeau*, p. 200. — Le château de Pau, rebâti au quatorzième siècle, avait été embelli par Henri d'Albret, roi de Navarre, et par Marguerite de Valois.

4. C'est là que la reine douairière d'Angleterre que nous venons de voir mourir avait primitivement fixé sa résidence en 1692; mais Amelot eût préféré Pau pour le cas présent.

5. Depuis son retour de Madrid, il affectait de se confiner dans son gouvernement.

6. *Dangeau*, p. 222. Comparez la *Correspondance avec M. Amelot*, tome I, p. 157-158, 160, 163 et 168, les *Lettres de Mme des Ursins à Mme de Maintenon*, tome III, p. 348 et 364-365, les *Mémoires de Ber-*

de trente ans[1]. J'aurai occasion de parler d'elle dans la suite[2].

Mort de Fontaine-Martel, et sa dépouille. Caractère*, conduite, extraction et dégoût de Saint-Pierre. [*Add. St-S.* 690]

Fontaine-Martel[3] étoit mort mangé de gouttes, ne laissant qu'une fille encore enfant[4]. Il étoit frère d'Arcy, dont j'ai parlé, qui avoit été gouverneur de M. le duc d'Orléans, et qui avoit valu à Fontaine-Martel la place de premier écuyer de Mme la duchesse d'Orléans[5]. Elle étoit obsédée des Saint-Pierre, et, par eux, toujours aigrie sur celle des Suisses qu'avoit eue Nancré[6]. Ils firent tant auprès d'elle, qu'elle se fit une véritable affaire d'obtenir cette place de son[7] premier écuyer pour Saint-Pierre, et M. le duc d'Orléans la lui donna pour avoir repos, à condition que Saint-Pierre ne se présenteroit pas devant lui. Quelque déshonorante que fût cette condition, Saint-Pierre et sa femme

wick, tome I, p. 356-357, le volume *Espagne* 165, fol. 195-319, *passim*, etc. Le duc de Gramont rendit compte à la princesse des Ursins du bon ménage que sa femme et lui faisaient avec la reine.

1. Bayonne avait deux châteaux, un vieux, du douzième siècle, où Mme des Ursins avait logé en juin et juillet 1704 (Jal, *Dictionnaire critique*, p. 1215-1216), l'autre terminé en 1489; la reine s'installa dans une très petite maison aux portes de la ville, comme on le verra en 1707. De grands honneurs lui furent rendus à son arrivée : Dépôt de la marine B[4] 30, fol. 163-165; *Gazette d'Amsterdam*, n° LXXXII, de Paris. Beaucoup de prisonniers d'État espagnols étaient internés à Bayonne.

2. Dès l'année prochaine.

3. Henri Martel, comte de Fontaine-Martel : tome I, p. 91, et tome X, p. 209. Il mourut le 28 avril (*Dangeau*, p. 87; *Sourches*, p. 68; *Mercure* de mai, p. 72-76), et fut inhumé à Brétigny-sur-Oise. Nous avons vu qu'il ne paraissait guère à la cour.

4. Henriette-Madeleine-Julie de Fontaine-Martel, mariée le 29 décembre 1716 à Charles-François-Marie, marquis d'Estaing, et morte le 19 mai 1733, à trente-sept ans, sans enfants. C'était, selon Dangeau, une « assez grande héritière. »

5. Tome I, p. 91. Les deux frères s'étaient fait une donation mutuelle le 11 mai 1675, et la succession du marquis d'Arcy avait été partagée entre les Fontaine-Martel et les Clères (Arch. nat., Y 230, fol. 192 v°; E 1919, arrêt du 7 juin 1702).

6. Tome XII, p. 425-428 et Addition n° 606, p. 511.

7. L'initiale de *son* surcharge un *p*.

* *Caractère* est en interligne.

n'étoient pas gens à lâcher prise. La place étoit utile et pleine de commodités, elle honoroit fort Saint-Pierre, elle lui donnoit un état de consistance qu'il n'avoit pas : il la reçut donc avec avidité, et tint des propos et une conduite, à l'égard de M. le duc d'Orléans, plus qu'indécents[1]. C'étoit un petit noble tout au plus, de basse Normandie[2], qui ne s'étoit jamais assis[3] devant la vieille duchesse de Ventadour[4] mère de la maréchale de Duras, quand il alloit lui faire sa cour à Sainte-Marie, dont il étoit voisin[5].

1. *Dangeau*, p. 93 ; *Sourches*, p. 75, 1er et 2 mai. « Mme la duchesse d'Orléans, dit Dangeau, a souhaité si vivement que M. de Saint-Pierre eût la charge de son premier écuyer, que le Roi et M. le duc d'Orléans y ont consenti ; mais M. le duc d'Orléans, à qui le choix ne plaisoit point, déclara à Mme la duchesse d'Orléans que, si Saint-Pierre acceptoit la charge, il lui retrancheroit treize mille francs de pension qu'il lui donnoit à lui ou à sa femme, et lui ôteroit le logement qu'il avoit à Paris au Palais-Royal. » — « Et cela, ajoutent les *Mémoires de Sourches*, avec des discours très désavantageux pour sa femme et pour lui. (*En note :* Le duc d'Orléans le traita avec cette dureté, qui ne lui étoit pas ordinaire, parce qu'il s'étoit aheurté à avoir cette charge sachant bien que le duc d'Orléans l'avoit destinée au comte de Clères, neveu du défunt comte de Fontaine-Martel.) »

2. Leur noblesse se trouvant fort contestée, surtout depuis les obsèques de Monsieur, ils avaient répondu par l'organe du *Mercure* (*Dangeau*, tome VIII, p. 175 ; *Mercure* d'avril 1695, p. 247-250, de novembre 1701, p. 351-355, de janvier 1702, p. 83-92, de janvier 1703, p. 150-151 ; ms. Clairambault 1069, fol. 197 ; Quartiers de Malte, au Cabinet des titres, ms. Fr. 32 402, p. 1547). A la prière de Saint-Pierre, le Roi chargea M. Daguesseau père de voir ses titres, et, leur valeur ayant été reconnue jusqu'en 1453, des commissaires du Conseil rendirent un jugement conforme le 21 février 1704. En 1725, le fils de M. de Saint-Pierre et l'abbé de Saint-Pierre eurent encore à subir de pareilles contestations (*Lettres de Mathieu Marais*, tome III, p. 292).

3. *Assis* a été ajouté en interligne.

4. Marie-Françoise de la Guiche, que nous avons vue mourir en 1701, retirée dans sa terre de Normandie : tome IX, p. 16.

5. Notre auteur avait rappelé ce fait dès 1722, dans son *Mémoire des prérogatives que les ducs ont perdues depuis la Régence* (éd. 1873, tome XIX, p. 370), mais en le plaçant à l'Isle-Marie. Sainte-Marie-du-Mont (notre tome IX, p. 17) est au centre du Cotentin, tandis que Saint-Pierre-Église, dont les Castel portaient le nom, est à l'extrémité N. de

Pour achever, il n'y eut[1] manèges qu'il ne fît, et chose qu'il ne mît en œuvre pour faire aller sa femme à Marly, et, par conséquent, pour la faire manger et entrer dans les carrosses. Mme la duchesse d'Orléans le voulut prendre au point d'honneur, à cause de la charge; on allégua l'exemple de Mme de Fontaine-Martel qui y avoit été admise sans difficulté[2]. Le Roi tint bon toute sa vie, car ils ne se lassèrent point d'y prétendre : il répondit que, quand le premier écuyer de Mme la duchesse d'Orléans seroit un homme[3] de qualité comme l'étoit Fontaine-Martel, il savoit la différence des domestiques des petits-fils de France[4] d'avec ceux des princes du sang[5], mais que, pour un premier écuyer tel que Saint-Pierre, il étoit étonné que cela se pût imaginer, moins encore proposer. Il n'y eut peut-être que les deux dernières années de la vie du Roi, tout au plus, que, rebutés cent et cent fois, ils se le tinrent pour dit. La Saint-Pierre se fourroit partout, divertissoit le monde et soi-même tant qu'elle pouvoit, avec un air étourdi; mais point du tout méchante ni glorieuse[6]. Le mari étoit un faux Caton[7], bien glorieux, bien présomptueux, bien insolent, jusqu'à ne prendre pas la peine de voir le Roi de dépit de Marly[8], quoique ne bougeant de Versailles, méchant et dangereux avec force souterrains, et un froid silencieux et indifférent copié sur d'O, mais avec beaucoup d'esprit[9]. Son nom étoit Castel. Les trois tantes pa-

la presqu'île, et l'Isle-Marie, la terre des Bellefonds, est dans le même canton. Voyez les *Mémoires de la Société des Antiquaires de Normandie*, tome XIV (1844), p. 190-232.

1. Il a écrit, par mégarde, *eust*. — 2. Tomes I, p. 92, et X, p. 209-210.

3. L'abréviation *ho^e* surcharge la voyelle finale d'*une*.

4. Comme le duc d'Orléans, fils de Monsieur. — 5. Comme les Condés.

6. Il y a beaucoup de vers, d'Heudicourt entre autres, sur les débordements de Mme de Saint-Pierre, dans le *Recueil dit de Maurepas*, publié en 1865, tomes II, p. 227 et 339, et III, p. 27-31.

7. Comme Reneville et Harlay : tome VI, p. 448 et 451.

8. De ce que sa femme n'allait pas à Marly.

9. Comparez notre tome XII, p. 425-426, et une redite sur les mêmes Saint-Pierre, dans la suite des *Mémoires*, éd. 1873, tome XI, p. 191-192.

ternelles du maréchal de Bellefonds avoient épousé : 1642, un Castel[1]; la seconde, un Cadot, qui sont les Sébevilles[2]; la troisième fut mère du maréchal de Villars[3]. Voilà une parenté médiocre : on sait en Normandie quels sont les Gigaults[4]; mais le surprenant est que la mère de ces trois femmes étoit Aux-Épaules[5], bonne et ancienne maison éteinte[6] dont étoit aussi la mère de la duchesse de Ventadour[7] mère de la maréchale de Duras, qui n'en rabattoit rien pour cela avec les Saint-Pierre[8].

1. Madeleine Gigault de Bellefonds, mariée le 2 mars 1642 à Charles Castel, pour qui Saint-Pierre fut érigé en baronnie en février 1644.

2. Jeanne-Françoise Gigault de Bellefonds épousa, le 19 avril 1640, François II Kadot, marquis de Sébeville, qui fut envoyé à Vienne de 1681 à 1684; elle mourut le 31 octobre 1703, à quatre-vingt-quatre ans, et son mari quatre mois plus tard, à quatre-vingt-six ans et six se-semaines. Ces Kadot (et non *Cadot*) de Sébeville ont une généalogie, qui semble suspecte pour les origines, dans le *Dictionnaire de la Noblesse*. Comparez les articles nécrologiques des deux époux dont il s'agit ici, dans le *Mercure* de décembre 1703, tome I, p. 43-54, et de mars 1704, p. 26-62, et le dossier bleu du Cabinet des titres, vol. 147, n° 3680. Sébeville, en Cotentin, avait été érigé en marquisat en avril 1680.

3. Nous venons de la voir mourir, p. 425.

4. On a la filiation du maréchal dans le tome VII de l'*Histoire généalogique*, p. 594-596. Origines et alliances peu brillantes.

5. Jeanne, dame de l'Isle-Marie et de Chef-du-Pont, fille puînée d'Henri-Robert Aux-Épaules, baron de Sainte-Marie-du-Mont, mariée le 28 février 1607 à Bernardin Gigault, marquis de Bellefonds, gentilhomme ordinaire et gouverneur de Valognes, grand-père du maréchal.

6. Maison de bannerets normands, dont le dernier mâle, chevalier des ordres en 1633, et de qui le marquisat de Nesle vint aux Montcavrel et aux Mailly, mourut le 29 mai 1650; ils descendaient, dit-on, de Madeleine de Dreux d'Esneval, arrière-petite-fille de Robert de France, comte de Dreux. Il y en a une histoire dans l'article sur Sainte-Marie indiqué plus haut, et une généalogie manuscrite aux Archives nationales, R[4] 68. On les appelait aussi, par latinisation, *ad Humeros* et *des Humères*. La signature était : Aux Espaulles.

7. Suzanne Aux-Épaules, veuve de Jean de Longaunay, puis seconde femme du maréchal de Saint-Géran, mère de Marie de la Guiche, ci-dessus, p. 450.

8. Ces dix lignes, depuis *Son nom étoit Castel*, ont été ajoutées dans le blanc qui restait à la fin du paragraphe et sur la marge.

Ma façon d'être avec M. le duc d'Orléans*.

S'il n'est pas temps encore de parler du personnel[1] de M. le duc d'Orléans, je ne puis différer de dire de quelle façon j'étois avec lui depuis que j'étois rentré dans son[2] commerce de la façon dont je l'ai raconté en son lieu[3]. L'amitié et la confiance pour moi étoit entière; j'y répondis toujours avec le plus sincère attachement. Je le voyois presque toutes les après-dînées à Versailles, seul dans son entre-sol. Il me faisoit des reproches, quand le hasard rendoit mes visites plus rares, et il me permettoit de lui parler en toute liberté. Aucun chapitre ne nous échappoit; il se répandoit sur tous avec moi, et il trouvoit bon que je ne lui cachasse rien sur lui-même. Je ne le voyois qu'à Versailles et à Marly, c'est-à-dire à la cour, et jamais à Paris. Outre que je n'y étois presque point, et, quand j'y allois pour y coucher une nuit, et rarement deux, c'étoit pour des devoirs ou des affaires, ses compagnies, ses parties, la vie qu'il menoit à Paris ne me convenoit point. Je m'étois mis tout d'abord sur le pied de n'avoir aucun commerce avec personne du Palais-Royal, ni de ses compagnies de plaisir, ni avec ses maîtresses. Je n'en voulus pas avoir davantage avec Mme la duchesse d'Orléans, que je ne voyois jamais qu'aux occasions de cérémonies et de devoirs indispensables fort rares, et une minute, et je ne me mêlai jamais de quoi que ce fût de leurs maisons. Je crus toujours qu'une autre conduite là-dessus me seroit fort importune et ne me mèneroit qu'à des tracasseries : de sorte que je n'en voulus jamais entendre parler. Le soir même qu'il fut déclaré général pour l'Italie, je le suivis du salon chez lui[4], où nous causâmes longtemps tous deux. Il m'apprit[5] qu'on avoit dépêché à

1. L'ensemble des qualités ou des défauts. Voyez notre tome XI, p. 229, et, avec une autre acception, le tome II, p. 323.

2. *Dans son* est en interligne, au-dessus d'*avec luy en*, biffé.

3. En 1702, tome X, p. 206-212. — 4. Ci-dessus, p. 392.

5. En face du présent passage, il avait placé par mégarde cette man-

* Par suite de l'addition qui précède, cette manchette se trouve trois lignes trop bas dans le manuscrit.

Marcin, en Flandres, où il étoit encore avec ce qu'il avoit amené au maréchal de Villeroy, qui ne l'avoit pas attendu pour sa bataille[1], ordre de se porter sur-le-champ de sa personne sur le Rhin y prendre le commandement de l'armée, et, en même temps, à Villars, d'en partir, et, de sa personne, aller par la Suisse à l'armée d'Italie, qu'il commanderoit sous lui, d'où[2] M. de Vendôme ne devoit point partir qu'ils ne fussent arrivés l'un et l'autre et n'eussent conféré avec lui, et qu'il n'étoit général qu'à condition, pour ce commandement, de[3] ne faire rien que de l'avis du maréchal, et quoi que ce soit au contraire, dont le Roi, en le nommant, venoit d'exiger sa parole[4]. Il en sentit moins le poids que la joie de se voir arrivé à ce qu'il avoit tant desiré toute sa vie, et[5] sans l'avoir demandé, et lorsque, depuis si longtemps, il ne l'espéroit plus et n'y songeoit plus. M. le prince de Conti se contraignit[6], et fit fort bien le soir dans le salon. Madame la Duchesse[7], qui y jouoit, ne prit pas la peine de quitter, ni d'aller à M. le duc d'Orléans : elle lui cria, comme il passoit à portée, qu'elle lui faisoit son compliment, d'un air piqué. Il passa sans répondre. Monsieur le Duc n'étoit pas encore de retour des états de Bourgogne[8]. Les jours suivants, M. le duc d'Orléans voulut que j'entrasse avec lui en beaucoup de choses. Je crus ne pouvoir lui rendre un meilleur service, à Chamillart, et aux affaires, que de lui bien et nettement dire l'obligation qu'il avoit à Chamillart de le faire servir, de lui bien faire entendre que, quelle que fût sa disproportion d'avec lui, un ministre demeuroit

chette : « Marchin en Italie sous M. le D. d'Orléans au refus de Villars, » puis l'a biffée pour en reporter la substance plus loin (notre tome XIV).

1. Pages 368 et 383. — 2. *Et* surchargé en *d'*. — 3. *De* est en interligne.

4. Ces décisions sont portées à la date du 23 dans le *Journal de Dangeau*, p. 139. L'ordre était du 21, les lettres du 22 : Guerre, vol. 1933, fol. 61 et 69, et vol. 1937, n° 217.

5. *Et* est en interligne.

6. De chagrin d'avoir été écarté : ci-dessus, p. 391.

7. L'amie du prince de Conti. — 8. Ci-dessus, p. 433, note 5.

toujours le maître, et faisoit enrager les plus grands princes quand il vouloit[1]; que l'honneur, la reconnoissance, l'intérêt de sa gloire et de ce qu'il alloit manier, exigeoient entre eux un concert, une union, une franchise entière, surtout une exclusion de tout genre de fripons qui, pour pêcher en eau trouble et pour leurs intérêts particuliers, voudroient semer de la défiance et les éloigner l'un de l'autre. Je lui représentai qu'il ne pouvoit douter de Chamillart, du caractère droit et vrai dont il étoit[2], qui, l'ayant mis à la tête d'une puissante armée, ne tenant qu'à lui de le laisser oisif comme il étoit, n'oublieroit rien pour se maintenir dans la bienveillance qu'il devoit se promettre de ce service; qu'une réflexion si naturelle le devoit continuellement tenir en garde contre ceux qui, sûrement, ou jaloux ou ennemis de l'un et de l'autre, voudroient lui grossir les soupçons, les mécontentements, le chagrin qui pouvoient naître avec le temps par le manquement involontaire de beaucoup de choses qui ne se faisoit que trop sentir en beaucoup d'occasions partout. Il reçut avec amitié et avec plaisir ces considérations, m'expliqua fort au long ses instructions et ses ordres, et m'ordonna de lui écrire souvent et librement sur lui-même.

Mlle de Séry. Fait légitimer le fils qu'elle avoit de M. le duc d'Orléans, et se fait appeler Mme la

Il étoit depuis longtemps amoureux de Mlle de Séry[3]. C'étoit une jeune fille de condition sans aucun bien, jolie, piquante, d'un air vif, mutin, capricieux, et plaisant[4]. Cet air ne tenoit que trop ce qu'il promettoit. Mme de Ventadour, dont elle étoit parente, l'avoit mise fille d'honneur auprès de Madame[5]; là, elle devint grosse, et eut un

1. *Ils le vouloient* corrigé en *il vouloit*. — 2. *Estoit* surcharge une *l'*.

3. Il en a déjà été dit un mot en 1701 : tome VIII, p. 315. Voyez *les Maîtresses du Régent*, par M. de Lescure (1860), p. 64-140.

4. Le duc de Luynes s'exprime de même, dans ses *Mémoires*, tome VIII, p. 467. La Hode, dans sa *Vie de Philippe d'Orléans*, tome I, p. 22, vante en outre sa douceur d'esprit et sa tendresse sincère, mais dit d'ailleurs que ce n'était pas une beauté parfaite.

5. *Dangeau*, tome V, p. 408, 10 mai 1696 : « Madame a donné à

comtesse d'Argenton par lettres patentes. [*Add. St-S. 691, 692 et 693*]

fils de M. d'Orléans. Cet éclat la fit sortir de chez Madame[1]. M. le duc d'Orléans s'attacha à elle de plus en plus. Elle étoit impérieuse et le lui fit sentir; il n'en étoit que plus amoureux et plus soumis. Elle disposoit de beaucoup de choses au Palais-Royal[2]; cela lui fit une petite cour et des amis, et Mme de Ventadour, avec toute sa dévotion de repentie et ses vues[3], ne cessa point d'être en commerce étroit avec elle, et ne s'en cachoit pas. Elle fut bien conseillée : elle saisit ce moment brillant de M. le duc d'Orléans pour faire reconnoître et légitimer le fils qu'elle en avoit, aujourd'hui, par la régence de son père, devenu grand prieur de France, général des galères, et grand d'Espagne, avec des abbayes[4]. Mais Mlle de Séry ne se

Mlle de Céry (*sic*), parente de Mme de Ventadour, la place de fille d'honneur qui vaque chez elle par le mariage de Mlle de Clisson. » Ce n'est pas la même duchesse de Ventadour que ci-dessus, mais sa belle-fille, la dame d'honneur et confidente de Madame. Le grand-père paternel de Mlle de Séry, maréchal de camp mort en 1684, avait épousé une sœur du maréchal de la Motte-Houdancourt, tante de Mme de Ventadour; le père existait encore, et une sœur avait épousé le comte de Tilly (Cabinet des titres, dossier bleu LE BEL).

1. Mlle de Séry était vers le quatrième mois de sa grossesse quand, en février 1702 (notre tome X, p. 99-100), Madame cassa la chambre de ses filles, qui eurent alors une pension de deux mille cinq cents livres chacune.

2. Voyez ci après, p. 626.

3. Tome XI, p. 99-100.

4. C'est à propos de la grandesse qu'il a déjà été parlé de ce bâtard : tome IX, p. 280. — *Dangeau*, p. 144, 29 juin 1706 : « M. le duc d'Orléans fait reconnoître le fils qu'il a eu de Mlle de Séry, et lui donne cinq cent mille livres, dont la mère aura la jouissance. » Comparez les *Mémoires de Sourches*, p. 112. Nous avons, dans le registre des Insinuations coté Y 278, fol. 397 v°, le texte d'un acte du 30 par lequel le duc d'Orléans constitua à « haute et puissante demoiselle Mlle de Séry, demeurant rue des Victoires, » une rente de vingt-cinq mille livres, au capital de cinq cent mille livres, avec substitution au fils naturel qu'il avait eu d'elle, et qui n'était pas encore nommé. Le baptême eut lieu le 8 juillet suivant, à Chilly. Les lettres de légitimation, qui attribuaient au jeune Jean-Philippe le titre de chevalier d'Orléans, furent expédiées au commencement de juillet, et enregistrées au Parlement le 27 : Arch.

contenta pas de cette légitimation; elle trouva indécent d'être publiquement mère et de s'appeler *Mademoiselle*. Nul exemple pour lui donner le nom de *Madame* : c'étoit un honneur réservé aux filles de France, aux filles duchesses femelles[1], et, depuis l'invention de Louis XIII que j'ai rapportée en son lieu pour Mlle d'Hautefort, aux filles dames d'atour[2]. Ces obstacles n'arrêtèrent ni la maîtresse ni son amant : il lui fit don de la terre d'Argenton[3], et força la complaisance du Roi, quoique avec beaucoup de peine, d'accorder des lettres patentes portant permission à Mlle de Séry de porter le nom de *Madame* et de comtesse d'Argenton[4]. Cela étoit inouï. On

nat., X[1A]-8701, fol. 608 v° à 610. L'enregistrement à la Chambre des comptes donna lieu à quelques difficultés, que la volonté du Roi trancha (registre de la Secrétairerie O[1] 367, fol. 246 v° et 260). Pour la suite, voyez l'article ORLÉANS, dans le *Moréri*, tome VIII, 1re partie, p. 111.

1. Comme la duchesse d'Épernon (tome II, p. 98), ou la duchesse d'Aiguillon que nous venons de voir mourir.

2. Tome I, p. 163-165. Comparez les *Écrits inédits*, tome VI, p. 39, et les *Mémoires de Mlle de Montpensier*, tome I, p. 231. Lorsque le Roi appelait ainsi *Madame* une personne non mariée, il la *damait*, selon l'expression du temps (*Dictionnaire des étiquettes*, par Mme de Genlis, tome I, p. 115-116). Feu Pierre Bonnassieux a fait paraître en 1878 un article sur les *Dames damées* du dix-huitième siècle, qu'il ne faut pas confondre avec les filles damées dont parlent la Fontaine et Molière.

3. Argenton, en Berry, sur la Creuse, tout aux confins de la Marche, avec un château démoli dans le temps de la Fronde, venait de Mlle de Montpensier.

4. C'est seulement deux ans et demi plus tard, en février 1709, que le prince parvint à régulariser cette situation : « M. le duc d'Orléans a acheté la baronnie d'Argenton, en Berry, près de Bourges, et l'a fait ériger en comté. Il donne cette terre à Mlle de Séry, qui s'appellera la comtesse d'Argenton. Cette terre est d'un médiocre revenu, mais assez noble; elle est enclavée dans les terres que ce prince a données au chevalier d'Orléans son fils, et dont sa mère a la jouissance sa vie durant. » (*Dangeau*, tome XII, p. 334.) Selon la lettre de Mme d'Huxelles au marquis de la Garde datée du 12 du même mois, le Roi s'était, jusque-là, refusé à donner des lettres patentes, disant que c'était « pour faire entrer Mlle de Séry dans le carrosse de Madame. » Mme de Maintenon écrivit à Mme des Ursins, qui, par gratitude, avait poussé l'af-

craignit les difficultés de l'enregistrement : M. le duc d'Orléans, prêt à partir et accablé d'affaires, alla lui-même chez le premier président et chez le procureur général, et l'enregistrement fut fait[1]. Son choix pour l'Italie avoit été reçu avec le plus grand applaudissement de la ville et de la cour : cette nouveauté ralentit cette joie et fit fort crier; mais un homme bien amoureux ne pense qu'à satisfaire sa maîtresse et à lui tout sacrifier. Tout se[2] conçut, se fit, et se consomma à cet égard sans que lui et moi nous nous en dissions un seul mot. Je fus[3] fâché de la chose, et qu'il eût terni un départ si brillant par une singularité si bruyante et si déplacée[4]; mais ce fut tout, et je me fus fidèle à ce que je m'étois proposé dès le moment que je rentrai en commerce avec lui, de ne lui parler jamais de sa maison, de son domestique[5], ni de ses maîtresses. Il se doutoit bien que je n'approuverois pas ce qu'il faisoit pour celle-là : il se garda bien de m'en ouvrir la bouche en aucun temps.

Curiosités sur l'avenir très singulières.

Mais voici une chose qu'il me raconta dans le salon de Marly, dans un coin où nous causions tête à tête un jour que, sur le point de son départ pour l'Italie, il arrivoit de Paris, dont la singularité, vérifiée par des événements qui ne se pouvoient prévoir alors, m'engage à ne la pas omettre. Il étoit curieux de toutes sortes d'arts et de sciences, et, avec infiniment d'esprit, avoit eu toute sa vie la foiblesse si commune à la cour des enfants d'Henri II

faire : « Je suis bien aise qu'on l'appelle *Madame* sans que cela coûte rien à personne » (recueil Bossange, tomes I, p. 378 et 390, et IV, p. 195 et 217-218).

1. On a vu plus haut que l'enregistrement de la légitimation ne fut fait que le 27 juillet, et le duc d'Orléans était parti de Paris le 1er.

2. Le manuscrit porte : *ce*. — 3. *Je fus* surcharge *J'en*.

4. Il est étonnant que, à défaut de sa propre mémoire, le *Journal* qui sert de guide à notre auteur ne l'ait pas empêché de faire une faute de chronologie aussi considérable pour l'importance qu'il attache à ces faits. En juillet 1706, on ne sut pas autre chose que la légitimation du chevalier d'Orléans et sa dotation.

5. Même emploi que ci-dessus, p. 136 et 262.

que Catherine de Médicis avoit, entre autres maux, apportée d'Italie : il avoit, tant qu'il avoit pu, cherché à voir le diable, sans y avoir pu parvenir, à ce qu'il m'a souvent dit, et à voir des choses extraordinaires et savoir l'avenir[1]. La Séry avoit une petite fille chez elle, de huit ou neuf ans, qui y étoit née et n'en étoit jamais sortie, et qui avoit l'ignorance et la simplicité de cet âge et de cette éducation. Entre autres fripons de curiosités cachées dont M. le duc d'Orléans avoit beaucoup vu en sa vie, on lui en produisit un chez sa maîtresse[2], qui prétendit faire voir dans un verre rempli d'eau tout ce qu'on voudroit savoir[3]. Il demanda quelqu'un de jeune et d'innocent pour y regarder, et cette petite fille s'y trouva propre. Ils s'amusèrent donc à vouloir savoir ce qui se passoit alors même dans des lieux éloignés, et la petite fille voyoit, et rendoit ce qu'elle voyoit à mesure. Cet homme prononçoit tout bas quelque chose sur ce verre rempli d'eau, et aussitôt on y regardoit avec succès. Les duperies que M. le duc d'Orléans avoit souvent essuyées l'engagèrent à une épreuve qui pût le rassurer. Il ordonna tout bas à un de ses gens, à l'oreille, d'aller sur-le-champ à quatre pas de là chez Mme de Nancré[4], de bien examiner qui y étoit, ce

1. Comparez la suite des *Mémoires*, éd. 1873, tome XI, p. 185. On voit dans les *Mémoires de Retz*, tome I, p. 129-131, qu'en 1639, la princesse de Guémené, Arnauld d'Andilly et d'autres évoquaient souvent le diable.

2. En effet, Madame écrivait, six ou huit mois plus tard (recueil Jaeglé, tome II, p. 52) : « Il y a un fou à Paris qui s'imagine pouvoir évoquer des esprits dans sa chambre. Mon fils a voulu se divertir avec lui, et immédiatement on a dit par la ville qu'il cherchait des devins qui lui dissent quand le Roi mourra, et cent autres impertinences de ce genre. »

3. C'était un procédé de divination fort commun alors, et qui, peut-être, n'est pas tombé en entière désuétude : voyez des exemples du temps cités dans les *Lettres de Madame*, recueil Jaeglé, tome II, p. 29 et 30, dans les *Mémoires de l'abbé de Choisy*, tome I, p. 221-223, dans les *Archives de la Bastille*, tomes V, p. 348, 440-441, et VI, p. 286, dans la pièce de *la Devineresse* de Donneau de Visé, etc.

4. Marie-Anne de la Bazinière, belle-mère du familier du Palais-Royal : tome XII, p. 427. Nous voyons dans la *Gazette d'Amsterdam*

qui s'y faisoit, la position et l'ameublement de la chambre, et la situation de tout ce qui s'y passoit, et, sans perdre un moment ni parler à personne, de le lui venir dire à l'oreille. En un tournemain la commission fut exécutée sans que personne s'aperçût de ce que c'étoit, et la petite fille toujours dans la chambre. Dès que M. le duc d'Orléans fut instruit, il dit à la petite fille de regarder dans le verre qui étoit chez Mme de Nancré et ce qu'il s'y passoit. Aussitôt elle leur raconta, mot pour mot, tout ce qu'y avoit vu celui que M. le duc d'Orléans y avoit envoyé, la description des visages, des figures, des vêtements, des gens qui y étoient, leur situation dans la chambre, les gens qui jouoient à deux tables différentes, ceux qui regardoient ou qui causoient assis ou debout, la disposition des meubles : en un mot, tout. Dans l'instant M. le duc d'Orléans y envoya Nancré, qui rapporta avoir tout trouvé comme la petite fille l'avoit dit, et comme le valet qui y avoit été d'abord l'avoit rapporté à l'oreille de M. le duc d'Orléans. Il ne me parloit guères de ces choses-là, parce que je prenois la liberté de lui en faire honte[1]; je pris celle de le pouiller[2] à ce récit, et de lui dire ce que je crus le pouvoir détourner d'ajouter foi et de s'amuser à ces prestiges, dans un temps surtout où il devoit avoir[3] l'esprit occupé de tant de grandes choses. « Ce n'est pas tout, me dit-il, et je ne

de janvier 1706, n° XII, que le duc d'Orléans lui donna à cette époque un des logements du palais, et il le lui confirma à vie quand Nancré mourut (*Dangeau*, tome XVIII, p. 76).

1. Voilà une réprobation formelle, qui sera plusieurs fois répétée par la suite; et cependant on ne peut s'empêcher de saisir des traces de crédulité dans tous les récits de divination, de sorcellerie, de prophétie, etc., qui nous ont été faits jusqu'ici : tomes I, p. 57, IV, p. 223-226, VI, p. 222-231 et 582-583, XII, p. 559, etc. Voyez la conclusion de l'appendice de la Béate, tome VIII, p. 510.

2. *Pouiller* a déjà été employé dans notre tome VI, p. 278, mais avec un sens plus voisin de *poulier*, exciter, élever, entraîner. Ici, c'est bien chercher noise et querelle, chanter pouille.

3. *Avoir* a été ajouté en interligne.

vous ai conté cela que pour venir au reste. » Et tout de suite me conta qu'encouragé par l'exactitude de ce que la petite fille avoit vu de la chambre de Mme de Nancré, il avoit voulu voir quelque chose de plus important, et ce qui se passeroit à la mort du Roi[1], mais sans en rechercher le temps, qui ne se pouvoit voir dans ce verre. Il le demanda donc tout de suite à la petite fille, qui n'avoit jamais ouï parler de Versailles, ni vu personne que lui de la cour. Elle regarda, et leur expliqua longuement tout ce qu'elle voyoit. Elle fit avec justesse la description de la chambre du Roi à Versailles, et de l'ameublement qui s'y trouva en effet à sa mort; elle le dépeignit parfaitement dans son lit, et ce qui étoit[2] debout auprès du lit ou dans la chambre, un petit enfant avec l'Ordre[3], tenu par Mme de Ventadour, sur laquelle elle s'écria parce qu'elle l'avoit vue chez Mlle de Séry[4]; elle leur fit connoître Mme [de][5] Maintenon, la figure singulière de Fagon, Madame, Mme la duchesse d'Orléans, Madame la Duchesse, Mme la princesse de Conti; elle s'écria sur M. le duc d'Orléans : en un mot, elle leur fit connoître ce qu'elle voyoit là de princes et de[6] domestiques, seigneurs ou valets. Quand elle eut tout dit, M. le duc d'Orléans, surpris qu'elle ne leur eût point fait connoître Monseigneur, Mgr le duc de Bourgogne, Mme la duchesse de Bourgogne, ni M. le duc de Berry, lui demanda si elle ne voyoit point des figures de telle et telle façon. Elle répondit constamment que non, et répéta celles qu'elle voyoit. C'est ce que M. le duc d'Orléans ne pouvoit comprendre, et dont il s'étonna fort avec moi, et en rechercha vainement la raison. L'événement l'expliqua : on étoit

1. Ci-dessus, p. 459, note 2.

2. *Et ce qui estoit* est en interligne, au-dessus d'un *et* qu'il a oublié de biffer, et, plus loin, *du lit* est également en interligne.

3. L'héritier de la couronne : voyez le récit de la mort du Roi dans le tome XI, éd. 1873, p. 448.

4. Ci-dessus, p. 455. — 5. Préposition oubliée en fin de ligne.

6. *Princes et de* est ajouté en interligne.

lors en 1706, tous quatre étoient alors pleins de vie et de santé, et tous quatre étoient morts avant le Roi. Ce fut la même chose de Monsieur le Prince, de Monsieur le Duc et de M. le prince de Conti, qu'elle ne vit point, et vit les enfants des deux derniers, M. du Maine, les siens, et M. le comte de Toulouse. Mais, jusqu'à l'événement, cela demeura dans l'obscurité[1]. Cette curiosité achevée, M. le duc d'Orléans voulut savoir ce qu'il deviendroit. Alors ce ne fut plus dans le verre. L'homme qui étoit là lui offrit de le lui montrer comme peint sur la muraille de la chambre, pourvu qu'il n'eût point de peur de s'y voir, et, au bout d'un quart d'heure de quelques simagrées, devant eux tous, la figure de M. le duc d'Orléans, vêtu comme il l'étoit alors, et dans sa grandeur naturelle, parut tout à coup sur la muraille, comme en peinture, avec une couronne fermée sur la tête. Elle n'étoit ni de France, ni d'Espagne, ni d'Angleterre, ni impériale. M. le duc d'Orléans, qui la considéra de tous ses yeux, ne put jamais la deviner; il n'en avoit jamais vu de semblable : elle n'avoit que quatre cercles, et rien au sommet[2]. Cette

1. Il est parlé de cette devineresse et du duc d'Orléans, mais non de la scène de la mort du Roi, dans les *Mémoires du duc de Luynes* (tome X, p. 161), sous l'année 1749, c'est-à-dire du vivant de notre auteur, à propos de prédictions faites au roi Stanislas : « On sait ce qui arriva, dans un genre tout différent, à M. le duc d'Orléans régent. Ce prince, à force de raisonner, étoit parvenu au point de n'avoir point de religion. Il étoit chez Mme d'Argenton, à laquelle il étoit fort attaché. Mme d'Argenton avoit une femme de chambre fort jeune, laquelle, à ce que l'on disoit, voyoit toutes sortes de choses dans un verre d'eau. M. le duc d'Orléans voulut qu'elle y regardât ; il étoit seul avec Mme d'Argenton. La petite femme de chambre dit qu'elle voyoit un petit homme rouge ; aussitôt M. le duc d'Orléans, tournant le dos, se met à réciter l'évangile saint Jean : la femme de chambre dit avec étonnement que le petit homme se mettoit à genoux. Cette femme de chambre étoit accablée de fatigue quand on l'avoit fait regarder longtemps dans le verre d'eau. »

2. C'est depuis Charles VII et François Ier que nos rois, à l'imitation des empereurs, portaient la couronne fermée (*Histoire de la Pairie*, par J. le Laboureur, éd. 1740, p. 285-286, et ms. Clairambault 721, p. 185; Gélyot, *la Vraie et parfaite science des armoiries*, p. 205-

couronne lui tournoit la tête. De l'obscurité précédente et de celle-ci, je pris occasion de lui remontrer la vanité de ces sortes de curiosités, les justes tromperies du diable que Dieu permet pour punir des curiosités qu'il défend, le néant et les ténèbres qui en résultent au lieu de la lumière et de la[1] satisfaction qu'on y recherche[2]. Il étoit assurément alors bien éloigné d'être régent du Royaume, et de l'imaginer : c'étoit peut-être ce que cette couronne singulière[3] lui annonçoit[4]. Tout cela s'étoit passé[5] à Paris, chez sa maîtresse, en présence de leur plus étroit intrinsèque, la veille du jour qu'il me le raconta, et je l'ai trouvé si extraordinaire, que je lui ai donné place ici, non pour l'approuver, mais pour le rendre[6].

206). Notre auteur a expliqué plus clairement son allusion à la quasi-royauté du Régent dans sa notice SAINT-SIMON (éd. 1873, tome XXI et supplémentaire, p. 168-169).

1. Ces quatre derniers mots sont ajoutés en interligne.

2. Comparez la démonstration de l'absurdité de ces croyances donnée par le P. Griffet, en 1769, dans le deuxième chapitre de son *Traité des preuves*.

3. *Singulière* est ajouté en interligne.

4. Aucun traité héraldique, à ma connaissance, ne décrit de couronne particulière aux régents.

5. *Passé* est en interligne.

6. Comme on vient de le voir, il y a une première rédaction de ces deux anecdotes dans la notice SAINT-SIMON, p. 168-169. Notre auteur y disait en commençant, et en parlant de lui-même : « Quelque éloigné que le duc de Saint-Simon fût de ces sortes de curiosités, et quelques choses qu'il ne se soit contraint en aucun temps de lui dire sur sa vie, il (le Régent) ne pouvoit s'empêcher de lui confier ses aventures, et il lui en conta deux, entre sa nomination au commandement de l'armée d'Italie et son départ, qui la suivit de près, qui, toutes les deux, méritent de trouver place ici.... »

APPENDICE

PREMIÈRE PARTIE

ADDITIONS DE SAINT-SIMON

AU *JOURNAL DE DANGEAU*

619. *Le fils du prince d'Harcourt marié à Mlle de Montjeu.*

(Page 1.)

30 avril 1705. — Ce mariage du fils du prince d'Harcourt ne fut pas illustre. Nicolas Castille, de la lie du peuple, étoit, par les degrés de fortune, parvenu à devenir trésorier de l'Épargne, et son père, qui subtilement avoit épousé une Jeannin, lui en fit joindre le nom au sien, et en avoit été recrépi du vain et subalterne nom de contrôleur général des finances sous les intendants. Ce Nicolas eut sa charge de trésorier de l'Épargne d'un Fieubet, dont il épousa la fille, et, à force d'argent, se décora en 1657 de la charge de greffier de l'Ordre, qui lui fut ôtée avec le cordon bleu, et donnée en 1671 à Phélypeaux-Châteauneuf, fils et père des deux la Vrillière, tous trois secrétaires d'État. Le fils de ce Nicolas Castille, soi-disant Jeannin de sa grand mère, se fit conseiller à Metz, fut rudement taxé pour les biens de son père, et pourrit dans l'exil. Il ne laissa pas de demeurer fort riche, et, comme il mourut dans l'embarras avec le Roi, la princesse d'Harcourt en obtint tout ce qu'elle voulut par Mme de Maintenon, pour faire le mariage de son fils, qui, dans la suite, quadrupla ses biens au fameux Mississipi et à toutes sortes de métiers infâmes. Il tira tout ce qu'il put encore de M. de Lorraine, et une terre, entre autres, en Lorraine, à qui il fit donner le nom de Guise, qu'il prit, et qui ne fit en rien souvenir ni du vaste duché de Guise, ni des fameux ducs de ce nom. Aussi se contenta-t-il du titre de comte, puis de prince de Guise; car, pour duc, il ne l'étoit point. Il avoit été trépané trois fois pour des chutes et des coups de tête, dont il étoit resté sourd. C'étoit pour cela que sa pieuse mère le forçoit d'être d'Église; mais, faute d'autres enfants, elle le maria.

620. *La confession dans la famille royale.*

(Pages 8-9.)

28 mars 1705. — La gêne de la confession étoit grande dans la famille royale. Monseigneur n'a jamais eu d'autre confesseur que celui du Roi. Il en donnoit à ses petits-fils, et Mme la duchesse de Bourgogne, élevée à Turin dans l'éloignement des jésuites, en eut un pour confesseur en arrivant, qui lui ayant été ôté, comme on l'a vu[1], pour les affaires de la Chine, le Roi lui en nomma d'autres, dont elle ne s'accommoda pas; et celui-ci enfin, qu'il lui fallut bien accepter, a demeuré; on ne verra que trop tôt et trop tristement combien à contre-cœur, et l'énormité de cette gêne[2]. Sa belle-mère ne s'en étoit sauvée qu'à la faveur du langage, et de ce qu'ayant amené de Bavière un jésuite allemand, les jésuites la laissèrent faire; celui-là mourut, et ce ne fut pas peu d'affaires de garder son compagnon, allemand aussi, sous prétexte de l'habitude de se confesser en cette langue.

621. *Retour de Maulévrier; sa fin.*

(Page 21.)

2 avril 1706. — Maulévrier en avoit usé en Espagne comme en France, et son beau-père, qui lui avoit procuré toutes sortes d'accès auprès du roi et de la reine d'Espagne, fut si effrayé de ses nouvelles amours, qu'il n'eut point de repos qu'il ne l'eût renvoyé en France. Ses insolences si dangereuses n'y avoient pas servi le trop haut amour[3] qu'il y avoit laissé, et qui avoit obligé Tessé de l'emmener en Espagne, et il trouva, à son retour, une frayeur et des fuites qu'il ne méritoit que trop, et qui, avec le désespoir de ses vastes espérances d'Espagne perdues, lui fit voir celles de France en même état, et achevèrent sa cervelle. De frénésie, il n'en eut point d'autre que celle de son ambition, et de la pousser par de telles routes. Ce fut une grande délivrance pour qui avoit tant lieu de redouter ses furieuses et folles passions, et pour Nangis encore, qu'il vouloit attaquer partout, et dont la valeur, quoique bien décidée, ne l'auroit pas mis à l'abri de l'éclat le plus terrible, et peut-être le plus funeste à sa fortune, si Maulévrier l'eût rencontré[4]. Il laissa une veuve fort consolée, qui avoit de la beauté et quelque esprit, et assez pour troubler toutes les femmes de la cour pour sa méchanceté et ses tracasseries, et qui l'y perdirent à la fin. Elle a mené depuis une longue vie, obscure et honteuse.

1. Ces cinq mots ont été biffés par le correcteur.
2. Cette phrase a été biffée.
3. Le correcteur a biffé à tort ce mot, pour le remplacer, en interligne, par *renom*.
4. Ci-dessus, p. 324-331.

622. *Le petit Renau.*

(Pages 27-28.)

3 septembre 1692. — Le petit Renau, Basque de lieu obscur et courant fort jeune le pays, entra chez Colbert du Terron, intendant de marine, porta la queue à sa femme avec un petit habit bizarre répondant à sa taille, et y montra tant d'esprit et d'ouverture, que du Terron crut devoir essayer d'en faire quelque chose, et y réussit si bien, qu'on n'a point eu de son temps un plus fort homme dans les connoissances les plus importantes à la navigation; joignit à ces talents beaucoup de valeur, de probité et de modestie, qu'il a décorées par des actions éclatantes en tous ces genres, qui lui ont acquis des amis et beaucoup de réputation. On s'en voulut servir pour une école de marine qu'on établit, et qui en révolta beaucoup d'officiers. Ces deux-ci[1] se mirent à la tête de cette petite révolte, et la payèrent chèrement. Saint-Pierre se raccrocha mal depuis, par sa femme, chez Mme la duchesse d'Orléans, et passa sa vie dans les extérieurs de la cour, à faire l'homme important et de qualité sans que personne l'en ait jamais voulu croire. Il étoit d'après M. d'O, et sa femme d'après Mme d'O, en beaucoup de choses; et cela étoit assez plaisant.

623. *Claire-Clémence de Maillé-Brezé, princesse de Condé.*

(Pages 31-32.)

19 avril 1694. — Madame la Princesse étoit fille unique du maréchal de Brezé et de la sœur aînée du cardinal de Richelieu et du cardinal de Lyon. L'année qu'il fut conclu[2], Monsieur le Duc, qui commandoit en Catalogne, eut ordre de Monsieur son père de voir en passant, à son retour à Paris, le cardinal de Lyon, sur le pied de l'oncle de celle qu'il alloit épouser. Le cardinal le reçut de son mieux, et, en bon chartreux, ne songea point aux folies du cardinalat. Monsieur le Duc arrive à Paris, et est bien étonné qu'il reçoit un ordre exprès de Monsieur son père de retourner tout court à Lyon pour expier la faute qu'il avoit commise de s'y être laissé donner la main dans le logis du cardinal, et plus indigné encore quand, arrivé à Lyon, il trouva que le cardinal étoit allé à Aix sous prétexte que, ne venant que d'être transféré de ce siège, il y avoit encore des affaires; et ordre à Monsieur le Duc de l'y aller chercher, qu'il fallut exécuter. Le mariage fait, le duc de Brezé, amiral tout jeune, non marié, et de grande espérance, et frère unique de la nouvelle mariée, fut tué à Porto-Longone, et lui laissa un grand héritage. Elle fit l'admiration de la cour et de la famille où elle avoit eu l'honneur d'entrer, et on ne peut s'empêcher de s'intéresser en elle en lisant les *Mémoires de Lenet*. Son malheur fit la fortune de Rabutin, un de ses pages, qui s'enfuit hors du Royaume et s'éleva aux premiers emplois des armées de l'Empereur en Hongrie.

1. Saint-Pierre et le chevalier des Adrets. — 2. Son mariage.

On a prétendu qu'elle n'avoit pas mérité cette disgrâce, ni le bruit qu'on répandit après, qu'elle avoit l'esprit aliéné. Quoi qu'il en soit, elle fut menée à Châteauroux, étroitement gardée, sans recevoir ni lettres ni visites, avec le château et la promenade des environs pour prison. On crut que son veuvage lui procureroit plus de liberté; mais Monsieur son fils se montra encore plus dur que son père, dont on lui laissa toujours ignorer la mort. Au reste, nulle mention de mantes, ni de manteaux pour personne, aux visites à cette occasion[1], qui furent pleinement reçues.

624. *La marquise de Florensac.*

(Page 47.)

2 juillet 1705. — Mme de Florensac étoit belle comme le jour, et n'avoit pas été cruelle; elle avoit été exilée à cause de Monseigneur, dont l'amour commençoit à faire du bruit. Son mari, menin de Monseigneur, et frère du duc d'Uzès, et l'un des plus sots hommes de France, ne s'en aperçut point, ou guères. Leur fille unique est devenue duchesse d'Aiguillon, comme on l'a vu dans la dernière Addition du précédent volume[2].

625. *Mme des Ursins et ses deux frères.*

(Pages 62-63.)

16 juin 1705. — Non seulement Mme des Ursins se justifia, retourna, se fit prier et presser, fit ses conditions et imposa toutes les lois qu'elle voulut pour régner désormais, absolument et sans contrainte, en Espagne; mais elle voulut triompher ici, où rien ne lui fut refusé. On l'a vue mal avec M. de Noirmoutier, son frère, pour ses deux mésalliances, qu'elle ne pouvoit pardonner à un aveugle peu riche, parce qu'il étoit son frère. Ses conseils, ses amis, son esprit, et, tout aveugle qu'il étoit, ses cabales la servirent en plusieurs choses, mais qui ne l'eussent menée à rien sans l'opinion où elle avoit su mettre Mme de Maintenon que son règne étoit le sien et son triomphe sa gloire; elle se seroit peu souciée de son frère aveugle et sans enfants, sans cet orgueil de triomphe, et elle ne voulut point partir qu'il ne fût duc. Elle fit plus. Elle étoit brouillée à mort avec son frère l'abbé de la Trémoïlle, auditeur de rote, au point de l'avoir voulu faire mettre à l'Inquisition pour ses mœurs, et réduit à s'absenter longuement à Naples. Le pourquoi seroit un trop long épisode. Ils n'étoient que replâtrés en se séparant, et toutefois elle voulut le faire cardinal, après avoir porté un si rude coup à sa réputation et à sa fortune: aussi y trouva-t-elle à Rome les plus violents obstacles, qui eurent besoin de toute la force et de toute

1. A l'accasion de sa mort.
2. L'Addition du 25 décembre 1704, placée dans notre tome XII, p. 504-506, n° 596.

la persévérance des deux couronnes pour être forcées, et dont elle emporta d'ici les paroles les plus positives.

626. *Le cardinal de la Trémoïlle.*

(Page 68.)

20 janvier 1720. — Le cardinal de la Trémoïlle étoit un petit homme fort bossu et laid, avec beaucoup de physionomie ; il avoit de l'esprit, mais un esprit plaisant et libertin, comme ses mœurs, qu'il ne prit jamais la peine de contraindre, ni son esprit d'apprendre rien. Ce n'étoit pas le chemin de parvenir dans l'état ecclésiastique : aussi prit-il de bonne heure le parti de profiter du grand mariage que sa sœur avoit fait à Rome en y épousant le duc de Bracciano, aîné de la maison des Ursins, prince du *soglio* et chevalier du Saint-Esprit, pour aller se transplanter dans un pays où ces défauts ne sont pas un obstacle à la fortune. Il s'y contraignit aussi peu qu'il avoit fait en France : ce qui ne l'empêcha pas d'être nommé par le Roi auditeur de rote, par la considération de M. et de Mme de Bracciano et les services des cardinaux de Bouillon et d'Estrées, alors amis intimes de sa sœur. Son union avec elle ne laissa pas d'être toujours fort médiocre ; elle le vouloit porter au cardinalat, et le reprenoit de ses vices, auxquels il avoit lâché la main, et de ses bouffonneries, qui, mêlées d'escroqueries pour subvenir à des besoins que ses passions multiplioient, le faisoient fort mépriser. Il la voyoit peu et se moquoit volontiers d'elle ; les basses compagnies où il se plaisoit le plus n'aidoient pas à les rapprocher. A la mort du duc de Bracciano, Mme de Bracciano étoit à Rome, après de longs séjours en France. Elle n'avoit jamais eu d'enfants, et elle trouva de grandes dettes qui lui donnèrent beaucoup d'affaires, et qui l'obligèrent à laisser vendre à don Livio Odescalchi, neveu du feu pape Innocent XI, le duché de Bracciano, avec la condition qu'elle cesseroit d'en porter le nom : ce qui lui fit prendre celui de princesse des Ursins, que la suite de sa vie a rendu célèbre. L'abbé de la Trémoïlle, avec le caractère d'auditeur de rote, ne put s'empêcher, par honneur, d'entrer dans ces affaires de sa sœur. Elles se trouvèrent fort embrouillées, et pleines de prétentions réciproques. L'abbé de la Trémoïlle trouva souvent que Madame sa sœur avoit tort, le lui dit aussi souvent ; elle le trouva fort mauvais, et au point qu'ils se brouillèrent ouvertement. Elle prétendit après qu'il servoit contre elle ceux à qui elle avoit affaire, et s'en persuada si bien, qu'elle crut capital pour elle de l'éloigner de Rome. Cela étoit difficile à pratiquer contre un auditeur de rote, dont la place est considérable, et la fonction continuelle. Elle imagina de s'adresser à visage découvert à l'Inquisition, et de s'y plaindre de l'affront qu'elle recevoit de la conduite de son frère, qu'elle accusa nettement de sodomie. Vrai ou faux, l'accusation intentée ne se put rétracter, ni l'Inquisition s'empêcher d'instrumenter. On peut juger du fraças et du scandale. L'abbé de la Trémoïlle en eut si grand peur, qu'il se

sauva à Naples, où il étoit encore lorsque la princesse des Ursins fut choisie pour être camerera-mayor de la reine d'Espagne, et il n'accommoda son affaire avec l'Inquisition qu'après le départ de sa sœur pour aller joindre la princesse sur sa route et l'accompagner en Espagne. Quoique les procédures tombassent et qu'il demeurât auditeur de rote, cette éclatante aventure, entée sur toute la vie et le maintien de l'abbé de la Trémoïlle, mit un si fâcheux vernis sur sa personne, que, lorsque Mme des Ursins pensa être renvoyée en Italie sur ses démêlés avec l'abbé d'Estrées et l'ouverture qu'elle fit de sa dépêche au Roi, qu'après un exil à Toulouse elle eut permission de venir se justifier à la cour, et qu'elle eut eu l'art de tourner cette justification en éclatant triomphe, elle fit M. de Noirmoutier duc vérifié, et voulut, uniquement pour sa propre vanité, faire son autre frère, l'abbé de la Trémoïlle, cardinal. Le Pape tint bon pendant six mois contre tous les efforts du Roi et du roi d'Espagne, protestant tout haut qu'il ne déshonoreroit pas le sacré collège au point de faire cardinal un bouffon débauché et pis encore; mais [1] l'abbé de la Trémoïlle le fut enfin par les instances infatigables des deux couronnes. Sa vie, depuis son cardinalat, fut un peu moins scandaleuse du côté des mœurs publiques; mais il ne put contenir ses bouffonneries, ni voiler son ignorance. Au fond, bon homme, sociable, aimable à qui n'y prenoit point de part, mais emportant partout où il pouvoit, et ne rendant guères : ce qui fit un cardinal chargé des affaires du Roi qui n'eut que la considération de son emploi, et qui, personnellement, n'en eut jamais aucune [2]....

627. *Prétention des cardinaux de draper en violet.*

(Pages 69-70.)

21 février 1696. — Jamais les cardinaux de Richelieu, Mazarin, ni ceux de leur temps, n'ont donné chez eux la main à aucun prince du sang, ce qui a duré du temps depuis eux : sur quoi le voyage de Monsieur le Prince le héros, lors de son mariage, à Lyon, puis à Aix, est célèbre. Ils ne la donnent à aucun prince d'Italie, ni d'Allemagne. Depuis longtemps les Électeurs évitent de les voir, et, sur cet exemple, M. de Savoie ne le[s] voyoit plus jusqu'à ce que la qualité de roi de Sicile, puis de Sardaigne, en a levé la difficulté. M. le cardinal de Bouillon prétendit draper de violet comme le Roi, et, à son exemple, les autres cardinaux en usèrent de même. Cela passa. A la fin, Monsieur, qui, comme fils de France, et ses enfants comme petits-enfants de France, et ceux de même rang, comme les filles de Gaston, n'avoient et n'ont encore que la distinction des clous bronzés en violet, mais qui drapent de noir, fut choqué de cette nouveauté des cardinaux, et s'en plaignit au Roi. Le cardinal de Bouillon soutint sa prétention. On s'informa de

1. *Mais* est en interligne, au-dessus de *que*, biffé.
2. La fin de cette Addition trouvera place à la mort du cardinal, en 1720.

leur manière de draper à Rome, et il se trouva que c'étoit en noir. Là-dessus, le Roi leur ordonna de s'y conformer, et, depuis ce temps, ils ont continué d'habiller leur livrée; mais ils ne drapent plus leurs carrosses, chaises à porteurs, ni harnois. *Æquiparantur regibus* étoit leur unique raison de cette prétention nouvelle, puisqu'ils ne l'avoient jamais eue, et que le Roi seul drape en violet.

628. *Voyage du duc de Lauzun à Aix-la-Chapelle.*

(Page 83.)

12 septembre 1705. — M. de Lauzun est un nom sur lequel il faut enrayer tout court, si on ne veut faire un juste volume, et même plus. Il suffira donc de dire ici en passant qu'ayant inutilement, depuis son retour, tenté toutes sortes de voies, pris toutes les diverses formes, et frappé à toutes portes pour être de quelque chose, il feignit, dans une santé parfaite, ce besoin des eaux d'Aix-la-Chapelle pour y voir des étrangers considérables, lier commerce avec eux, et essayer, par ce moyen, de se fourrer dans quelque chose, dans un temps où l'on desiroit beaucoup la paix, et où l'on étoit encore délicat sur les premières démarches. Cette ressource lui manqua comme les autres, sans se lasser toujours d'en chercher.

629. *Le Grand Prieur à Cassano.*

(Page 93.)

23 août 1705. — La retenue des *Mémoires*[1] va jusqu'à supprimer des faits. Le Grand Prieur, peu d'accord avec son frère pour des valets et des affaires domestiques, après la plus étroite et la plus constante amitié et union, lui avoit causé beaucoup de peine pendant toute cette campagne. La valeur de l'aîné étoit des plus nettes, celle du cadet plus que douteuse. Ce combat de Cassan, qui ne bâta pas bien d'abord, et que la valeur et le coup d'œil de Praslin rétablit, à qui il en coûta depuis la vie, déplut tellement au Grand Prieur, que, le comptant perdu dès le commencement, il en alla attendre l'événement dans une cassine fort éloignée, avec quelques troupes pour se garder. Ce trait, qui fut vu et su de toute l'armée, acheva de le déshonorer. M. de Vendôme ne put ni le voiler ni le dissimuler, et le Grand Prieur, n'osant paroître, repassa les monts, et eut ordre de s'arrêter à Lyon, qu'il fit adoucir, par son frère, par la liberté de venir à Paris. La faveur de sa naissance et l'expérience de tout ce qui lui avoit été pardonné à tant de reprises lui fit espérer quelque chose de ce qu'il venoit de voir en Mme des Ursins; mais, pour le coup, il fut trompé, et il n'a revu le Roi de sa vie.

1. C'est ainsi qu'il qualifie le journal de Dangeau.

630. *Le marquis de Praslin; sa mort.*

(Page 98.)

29 octobre 1705. — On a vu, sur l'affaire de Crémone et le combat de Cassan, ce qui a été dit du marquis de Praslin. C'étoit un homme d'une grande ambition, d'infiniment d'esprit, de beaucoup et de toutes sortes de lectures, et singulièrement plein d'honneur et de valeur, et d'une haute naissance, et très capable d'amitié; avec cela, haut à la main, n'estimant qu'avec poids et connoissance, paresseux et particulier quand il n'avoit que faire, et d'ailleurs le premier à tout et de tout, civil et accueillant l'officier, avec les plus grandes parties de guerre. Il étoit magnifique et voluptueux, et comptoit pour peu ce qui étoit au delà de ce monde. Étant blessé à mort de façon à durer, mais avec peu d'espérance, il rentra en lui-même et pria l'abbé de Châteauneuf, qu'on a vu dans ces *Mémoires* avoir été envoyé[1] en Pologne redresser les torts de l'abbé, depuis cardinal de Polignac, de le venir trouver; et cet abbé, homme de beaucoup d'esprit et de savoir, et ami intime de Praslin, partit à l'instant de Paris pour l'aller trouver. On crut qu'il voulut s'éclaircir avec lui sur la religion; ce qui est de certain, c'est qu'il se tourna si entièrement et si parfaitement à la piété, au détachement, à la pénitence, qu'il fut un exemple mémorable pendant ce qui lui resta à vivre, et dans les plus cruelles douleurs, dont il ne pouvoit se rassasier. Il étoit le dernier de la branche de Choiseul-Hostel, et on lui avoit fait épouser la dernière de la branche de Choiseul-Praslin. Sa seule fille se maria quelques années après, de son choix, à M. de Rennepont. Praslin n'avoit que quarante-six ans.

631. *M. de Senneterre.*

(Page 99.)

19 février 1692. — Ce Senneterre est celui qui fut chevalier de l'Ordre en 1724.

632. *Marie Mancini, femme du connétable Colonna.*

(Page 104.)

10 septembre 1705. — C'est cette fameuse nièce du cardinal Mazarin que le Roi voulut si sérieusement épouser, dont cette volonté fut cause de l'éloignement des nièces et du mariage de celle-là en Italie, et qui dit si bien au Roi : « Vous m'aimez, vous êtes roi, et je pars! » Elle partit toutefois, et courut bien le monde depuis. C'étoit la plus folle et la meilleure de ces Mancines; pour la plus galante, on auroit peine à le décider, excepté la duchesse de Mercœur, qui mourut dans la première jeunesse et dans l'innocence des mœurs.

1. On a corrigé ce membre de phrase en *qui avoit été envoyé*.

633. *Surville et la Barre.*

(Page 118.)

31 août 1705. — Surville étoit cadet du marquis d'Hautefort, et tous deux lieutenants généraux, mais de réputation fort différente. On a vu comment ce cadet épousa la fille du maréchal d'Humières veuve de Vassé. C'étoit le génie du monde le plus court, et, soit vérité, soit jalousie, on n'étoit pas persuadé d'une valeur bien nette de sa part ; on l'étoit davantage d'une étrange liberté de mœurs, et, malgré tout cela, le Roi lui donna son régiment d'infanterie, qu'il régloit immédiatement par lui-même et qui donnoit au colonel un rapport continuel à lui, en sorte que cet emploi étoit fort distingué. La Barre étoit le capitaine de la colonelle du régiment des gardes, homme d'esprit, de manège, fort mal voulu dans son corps, où il étoit accusé de rapporter au Roi, dont il étoit fort bien traité, et, par cette aversion, on lui disputoit la valeur, qu'il montra pourtant depuis n'être pas équivoque. Surville, un peu ivre, le maltraita cruellement de paroles. La compagnie se mit entre deux, chose fort ordinaire, et dont, ordinairement aussi, elle se repent après. Malgré cela, ils s'approchèrent; la Barre crut avoir essuyé quelque main-mise dans ces moments si peu mesurés, et où tout est pêle-mêle. Surville, ayant cuvé son vin, mit en usage tout ce qu'il put honnêtement pour pallier l'affaire et satisfaire la Barre. Ils n'avoient pu depuis être à portée de se battre, et, comme c'étoient deux hommes pour qui le Roi avoit de la bonté, il ne dédaigna pas de s'en mêler lui-même par la gravité du cas et la difficulté, même aux maréchaux de France, de les satisfaire. Dans la suite de l'affaire, qui fut longue, Surville et sa famille s'impatientèrent, et, fort supérieurs en tout à la Barre, tinrent des propos offensants, qui gâtèrent tout et donnèrent encore meilleur jeu à la Barre et à ses souterrains près du Roi. Cette affaire se retrouvera encore ; mais, en attendant, il faut dire ici que la Barre en sortit avec tout l'avantage, et que Surville y laissa du sien, en perdit le régiment du Roi et sa fortune, que nous lui verrons perdre une autre fois après avoir été remis à flot par le généreux crédit du maréchal de Boufflers.

634. *Le prince de Bournonville et ses enfants.*

(Page 125.)

29 septembre 1705. — Ce prince de Bournonville étoit fils et petit-fils de gens qui avoient figuré par la maison d'Autriche ; lui et la maréchale de Noailles étoient enfants des deux frères, et fort en liaison. Ses biens de Flandre l'avoient attaché à la France, y ayant son oncle et ayant perdu son père fort jeune. Il avoit épousé une sœur du second lit du duc de Chevreuse. Il avoit de l'esprit, de l'honneur et de la valeur ; mais tout cela étoit tourné en petit et à gauche : aussi ne fit-il aucune fortune. Il n'avoit aucun rang ni honneurs, et n'étoit point grand d'Espagne.

Il laissa un fils et deux filles, et leur mère étoit déjà morte. La fille aînée fut nourrie par la maréchale de Noailles, qui la maria au duc de Duras; la seconde, fort différente de sa sœur en figure, en monde et en biens, épousa l'aîné de la maison de Mailly, homme fort obscur, et le fils la seconde fille du duc de Guiche, depuis maréchal de Gramont. Il étoit déjà attaqué d'une maladie bizarre de nerfs, qui lui fit longtemps courir toutes les eaux du Royaume, qui le rendit paralytique, et qui le tua à la fin sans avoir jamais été le mari de sa femme, qui, aussitôt après sa mort, se remaria au duc de Ruffec fils aîné du duc de Saint-Simon.

635. *Mort du marquis d'Usson.*

(Page 128.)

30 septembre 1705. — Ce d'Usson avoit une figure de Sancho Pança, beaucoup d'esprit et de valeur, avoit de bonnes parties de guerre, que ses vanteries gâtoient quelquefois; mais, à tout prendre, il avoit souvent très utilement servi, et ce fut une perte.

636. *Ninon de l'Enclos.*

(Pages 140-141.)

19 octobre 1705. — Cette fameuse courtisane, si connue sous le nom de Ninon, et, depuis que l'âge lui eut fait quitter le métier, sous celui de l'Enclos, est un exemple étonnant du triomphe du vice spirituellement conduit et réparé de quelque vertu. Le bruit qu'elle fit, et plus encore le désordre qu'elle causa dans la plus haute et la plus brillante jeunesse, obligea la Reine mère, tout indulgente qu'elle étoit aux personnes galantes et plus que galantes, de lui envoyer une lettre de cachet pour se retirer dans un couvent. Un exempt la lui porta, et, comme elle la lut, elle remarqua qu'il n'y avoit point de couvent désigné. « Monsieur, dit-elle à l'exempt sans se déconcerter, puisque la Reine a tant de bonté que de me laisser le choix du couvent où elle veut que je me retire, je vous supplie de lui dire que je choisis celui des Grands Cordeliers de Paris; » et rendit la lettre de cachet avec une belle révérence. L'exempt, stupéfait de cette effronterie sans pareille, n'eut pas un mot à répliquer, et la Reine la trouva si plaisante, qu'elle la laissa en repos. Elle n'avoit jamais qu'un tenant à la fois, mais des adorateurs en foule, et, quand elle se lassoit du tenant, elle lui disoit franchement, et en prenoit un autre. Celui qu'elle quittoit avoit beau gémir et parler : c'étoit un arrêt, et cette créature avoit usurpé une telle autorité, que le délaissé n'osoit se prendre à celui qui le supplantoit, trop heureux encore d'être admis sur le pied d'ami de la maison. Elle en eut d'illustres, et de toutes conditions, de la sorte, et elle eut tant d'esprit, qu'elle se les conserva tous, et les maintint unis, ou, pour le moins, sans le moindre bruit. Tout se passoit chez elle avec un respect et une décence extérieure que les plus hautes princesses soutiennent rarement avec des foiblesses, et eut de la

sorte pour amis tout ce qu'il y avoit de plus trayé et de plus élevé à la cour : en sorte qu'il devint à la mode d'être reçu chez elle, et qu'on avoit raison de le desirer par les liaisons qui s'y formoient. Jamais ni jeu, ni ris, ni disputes, ni propos de religion ou de gouvernement; beaucoup d'esprit, et fort orné, des nouvelles anciennes et modernes, des nouvelles de galanteries, et toutefois sans ouvrir la porte aux médisances, formoient les entretiens, qu'elle sut soutenir par l'esprit, la considération, le nombre et la marque des amis et des connoissances, quand les charmes cessèrent de lui attirer du monde et quand la bienséance à la mode lui défendit de mêler le corps avec l'esprit. Elle savoit toutes les intrigues de l'ancienne et de l'actuelle cour, et sa conversation étoit charmante. Désintéressée, fidèle, secrète et sûre au dernier point, et, à la foiblesse près, vertueuse et pleine de la plus fine probité. Elle a gardé des dépôts d'argent et d'autres de secrets considérables, et elle est entrée en des choses importantes pour ses amis; et tout cela lui acquit de la réputation et une considération singulière. Elle avoit été amie intime de Mme de Maintenon tant qu'elle avoit été à Paris, qui n'aimoit pas qu'on lui parlât d'elle, mais qui n'osoit la désavouer. Elle lui a écrit quelquefois, jusqu'à sa mort, avec amitié. L'autre y étoit moins réservée avec ses amis intimes, et, quand il lui est arrivé de s'intéresser fortement pour quelqu'un ou pour quelque chose, ce qu'elle savoit bien ménager et rendre rare, elle en écrivoit à Mme de Maintenon, qui la servoit efficacement et avec promptitude; mais elles ne se sont vues que deux ou trois fois, bien en secret, depuis la fortune. Elle avoit des reparties admirables, et il y en a deux, entre autres, au dernier maréchal de Choiseul, qu'on ne peut oublier : l'une est une correction admirable, l'autre un tableau vif d'après nature. Le maréchal, qui avoit été galant et bien fait, étoit de ses anciens amis. Mal avec M. de Louvois, il déploroit sa fortune, lorsque, malgré le ministre, le Roi le mit de la promotion de 1688. Il ne s'y attendoit en façon du monde, quoique de la première naissance et des plus anciens et des meilleurs lieutenants généraux. Il fut donc ravi de joie, et se regardoit avec volupté avec son cordon bleu. Lenclos l'y surprit chez elle deux ou trois fois; à la fin, impatientée : « Monsieur le comte, lui dit-elle, si je vous y prends encore, je vous nommerai vos camarades. » Il y en avoit en effet plusieurs à faire pleurer[1]; mais quels et combien en comparaison de ceux de 1724 ! L'autre mot fut d'ennui. Le bon maréchal étoit toutes les vertus mêmes, mais peu réjouissantes, avec peu d'esprit. Après une longue visite, Lenclos bâille, le regarde, et s'écrie : « Que de vertus vous me faites haïr ! » On peut juger de la risée et du scandale; cela pourtant ne les brouilla point. Lenclos vécut, saine de corps et d'esprit, fort au delà de quatre-vingts ans, toujours considérée et visitée; elle donna ses dernières années à Dieu, et sa mort fit une nouvelle.

1. Une main qui ressemble tant soit peu à celle de Saint-Simon a d'abord surchagé *pamer* en *pasmer*, puis biffé ce verbe, et substitué *pleurer* en interligne.

637. *Aventure fâcheuse de Courtenvaux.*

(Pages 150-151.)

10 octobre 1705. — Courtenvaux, fils aîné de Louvois, qui lui avoit fait donner, puis ôter la survivance de sa charge de secrétaire d'État, comme très incapable, en avoit été consolé par la charge de capitaine des cent-suisses comme on l'a vu en son temps, p. [1], et avoit épousé la fille aînée du maréchal d'Estrées, sœur du maréchal de Cœuvres. C'étoit un petit homme de mauvaise mine, que personne ne fréquentoit, avec une voix ridicule, et un des sots personnages du monde, colère pourtant, et têtu quand il se capriçoit. Le Roi, plus curieux de rapports et de savoir tout ce qui se passoit qu'on ne le pouvoit croire, quoiqu'on le crût beaucoup, avoit autorisé Bontemps, puis Blouin, comme gouverneurs de Versailles, d'avoir quantité de Suisses, qui, avec la livrée du Roi, ne dépendoient que d'eux, outre ceux des portes du dedans et du dehors, où ils en avoient pu mettre; et ces Suisses étoient instruits à rôder, surtout les soirs, les matins et les nuits, dans les degrés, les galeries et les corridors, les privés et les passages, à se tenir dans ceux qui étoient obscurs et peu passants, à s'y cacher, et même dans les cours et dans les jardins, quand le temps le pouvoit permettre. Ils ne disoient mot à personne; mais ils tâchoient d'écouter, de suivre et d'attendre les gens pour voir combien ils demeuroient où ils étoient entrés. Les nouveaux étoient dressés par les anciens à connoître leurs lieux et leur monde, et, tous les matins, ils rendoient compte de leurs rencontres et de leurs découvertes. Ce manège, dont d'autres subalternes ou valets se mêloient aussi, se faisoit à Versailles, à Marly, à Fontainebleau, et partout où la cour alloit. Ces Suisses déploisoient fort à Courtenvaux, parce qu'ils ne le reconnoissoient en rien, et qu'ils enlevoient à ses cent-suisses des postes et des récompenses qu'il leur auroit bien vendues: tellement qu'il les tracassoit souvent. Entre la grand pièce des Suisses et la salle des gardes du Roi à Fontainebleau, il y a un passage étroit entre le degré et le logement occupé lors par Mme de Maintenon, puis une pièce carrée, où est la porte de ce logement, et qui, en la traversant droit, donne dans la salle des gardes. Ce passage, qui a une porte sur le balcon qui environne la cour en Ovale, et qui communique aux degrés et en beaucoup d'endroits, est un passage public et indispensable de communication de tout le château à qui ne va point par les cours, et, par conséquent, fort propre à observer les allants et venants. Il y couchoit quelques gardes du corps et quelques-uns des cent-suisses. Le Roi aima mieux, cette année-là, y faire coucher de ces Suisses de Blouin, et Courtenvaux, qui prit cela pour une nouvelle entreprise de leur part, se mit tellement en colère, qu'il n'y eut pouille qu'il ne leur dit, avec force menaces. Les bons Suisses laissèrent aboyer le petit Courtenvaux, et en firent avertir le Roi,

1. Le correcteur a biffé depuis *comme on l'a vu.*

qui entra dans une colère si extraordinaire pour lui, mais si terrible, qu'elle fit trembler toutes les princesses et leurs dames d'honneur, et tout ce qui se trouva le soir dans le cabinet, où il le fit venir. Il fut au moment de perdre sa charge, et, sans Mme la duchesse de Bourgogne, qui aimoit fort la duchesse de Villeroy, sa sœur, et la maréchale de Cœuvres, sa belle-sœur, et les Noailles, on ne sait ce qui en seroit arrivé.

638. *Le duc de la Feuillade est chargé du siège de Turin.*

(Page 157.)

16 septembre 1705. — Qui l'auroit cru après ce qui a été mis en Addition à côté du mariage de la Feuillade[1]? Le Roi, qui en détourna Chamillart, et qui lui déclara si nettement qu'il ne feroit jamais rien pour lui, se laissa aller à y consentir, et, presque en même temps, à tous les rapides degrés par lesquels ce ministre, alors si accrédité, porta ce nouveau gendre, en moins de deux ans, de l'état de colonel réformé à celui de général en chef d'une petite armée. Non content de cette complaisance pour Chamillart, lui-même lui proposa ce que le ministre n'eût jamais osé : ce fut de faire faire le siège de Turin par la Feuillade. La modestie de Chamillart s'y opposa. Peut-être avoit-il conservé un reste de jugement sur ce gendre si bien aimé, qu'il craignit de le commettre à une expédition si importante; mais le Roi, qui lui vouloit faire sa cour, y persista si résolument, qu'il lui fallut bien obéir, pour le malheur du Roi et du Royaume. Le Roi dit qu'il se trouvoit si mal ou si médiocrement des généraux arrivés tard à ce comble, qu'il vouloit essayer des jeunes gens ; mais, s'il jugea de tous par celui-ci, il tomba dans une erreur bien étrange. La Feuillade, enivré de soi-même, ne voulut croire personne, se fit haïr de son armée, quoiqu'il fût le dispensateur des grâces et qu'il y abondât de tout, et se méprit de confiance et d'opiniâtreté de bout en bout. Vauban, qui l'avoit prévu et qui fut consulté, fit un acte de grande vertu : il sentit l'importance du succès, et l'impossibilité de réduire la Feuillade à une autre manière d'attaque, par dépêche, que celle qu'il faisoit, et qui entraînoit nécessairement le blâme et ne pouvoit avancer l'affaire, proposa au Roi d'y aller remédier et de laisser son bâton derrière la porte, ce furent ses paroles, qu'il n'étoit pas juste qu'il eût reçu pour qu'il le rendît inutile. Il en pressa vivement le Roi, qu'il n'y put jamais résoudre, jaloux à la fin de son choix, qu'il vouloit soutenir, et embarrassé de faire cette peine à son ministre, à qui il avoit voulu plaire par cet endroit si sensible, et encore plus de montrer sa foiblesse à toute l'Europe en acceptant l'offre de Vauban de ne l'employer que d'ingénieur étant maréchal de France. Il falloit que la Feuillade se trouvât bien à bout pour envoyer ici à la consultation ; et il falloit être bien enivré de lui pour

1. Addition n° 410, dans notre tome IX, p. 312.

ne l'en croire pas au moins à ce trait et continuer à se livrer à son ignorance et à sa présomption, qui perdirent l'Italie.

639 et 640. *Le comte d'Aguilar.*

(Page 172.)

23 novembre 1705. — Le comte d'Aguilar fut dépêché pour persuader au Roi de reprendre Barcelone, et y réussit au malheur de l'État et du roi d'Espagne, dont la couronne en fut à deux doigts de sa perte. C'étoit un grand, qui étoit Manriquez y Lara[1], jeune, plein d'ambition, de fausseté, de noirceur et de ruse, et le premier homme d'Espagne en esprit et en capacité, et le plus dangereux dans une cour. Les plus grands emplois lui passèrent par les mains, dont aucun ne lui demeura. Il étoit grand poltron et grand pillard, et ne put s'enrichir; il fut successivement capitaine des gardes, colonel des gardes, chef des finances, et plus longtemps de la guerre, capitaine général et commandant en chef, gentilhomme de la chambre et favori, conseiller d'État, c'est-à-dire ministre, et tout cela avec rapidité; jamais content de rien, craint et haï de tous; et a passé les vingt dernières années de sa vie, qui n'a pas été longue, toujours en disgrâce, et presque toujours exilé en une commanderie de Saint-Jacques, de trente mille livres de rente, pour laquelle il quitta la Toison, dont le duc de Frias, connétable de Castille, fut si indigné, qu'il demanda le collier qu'il quittoit, et remit, pour l'avoir, une commanderie qu'il avoit, de vingt mille livres de rente. Alors la Toison et le Saint-Esprit étoient incompatibles avec les autres ordres d'Espagne, dont l'appât des riches et nombreuses commanderies faisoit mépriser la Toison aux Espagnols, qu'ils laissoient aux Italiens et aux Flamands, qui en étoient avides; mais, depuis une vingtaine d'années, ils ont trouvé moyen de s'accommoder avec Rome, qui les a rendus compatibles moyennant une annate de tous les cinq ans, dont ils obtiennent encore de fortes remises, et, depuis ce temps-là, les plus grands seigneurs d'Espagne sont devenus fort empressés pour la Toison, et peut-être encore plus pour le Saint-Esprit. Le comte de Frigilliana, son père, disoit de soi-même qu'il seroit le plus méchant homme d'Espagne, s'il n'avoit pas son fils. Il y auroit bien à en dire sur ce rare et vieux seigneur.

23 décembre 1711. — .... Ce[2] comte de Frigilliana étoit peut-être l'homme d'Espagne le plus laid, qui avoit le plus d'esprit, et qui étoit le plus adroit des ministres et des courtisans, très bien avec Charles II, et mieux encore avec Philippe V, qu'il réjouissoit avec ses plaisanteries et ses disparades toujours salées, et qui en tiroit assez d'argent. Il étoit fort peu accommodé. C'est lui qui, au sortir du conseil de l'ouverture du testament de Charles II, aussitôt après sa mort, qui tenoit tous les esprits en mouvements sur la succession, sauta au col de l'ambassadeur

1. Manrique *de* Lara, dans le texte des *Mémoires*.

2. Le commencement et la fin de cette Addition se placeront au tome XVIII de 1873, p. 83 et 85.

de l'Empereur, qui attendoit avec une grande inquiétude, et qui lui dit d'un visage riant, qui lui fit d'abord concevoir les plus certaines espérances, qu'il lui faisoit ses compliments de tout son cœur sur la décision du Conseil, et qu'il prenoit pour jamais congé de la très auguste maison d'Autriche. C'est encore lui qui disoit que son fils portoit dans l'âme toute la laideur qu'on lui voyoit à lui sur le visage, et qu'il avoueroit peut-être qu'il étoit le plus méchant homme du monde, si son fils n'y étoit pas. Pour venir à son fils, il ne cédoit guères à son père en esprit et en capacité ; mais la perfidie, la profondeur d'ambition et l'avarice les surpassoient. Il quitta la Toison, alors incompatible avec les ordres lucratifs d'Espagne, pour la place de chancelier de l'ordre de Saint-Jacques, de dix mille écus de rente, et sur-le-champ le connétable de Castille la demanda, et l'obtint en remettant pour davantage de commanderies. Le comte d'Aguilar eut un temps les finances, puis la guerre ; il eut aussi le régiment des gardes espagnoles, qu'il quitta pour une compagnie des gardes du corps ; il devint capitaine général des armées, et passa pour manquer de courage....

641. *La fortune du duc de Roquelaure.*

(Page 182.)

10 décembre 1705. — Roquelaure avoit besoin de toute la puissance de l'orviétan pour se tirer de l'état où sa fuite des lignes, et le désordre qui s'en étoit suivi, l'avoit précipité. Il y trempa longtemps, et y trempe encore aux yeux du monde, et n'a pas servi depuis ; mais le Roi, anciennement épris des charmes de Mlle de Laval, qui entra fille d'honneur de Mme la dauphine de Bavière sans avoir de chausses, la maria à Biran, fils de Roquelaure, duc à brevet, et lui donna un brevet de duc en mariage. On n'oubliera guères le mot qu'il dit en pleine et nombreuse compagnie à la couche de sa femme, qui ne se fit rien moins qu'attendre, et dont est venue la princesse de Léon : «Soyez la bienvenue, Mademoiselle, lui dit Roquelaure ; je ne vous attendois pas si tôt. » C'étoit un plaisant de profession, et, comme l'on voit ici, jusque sur soi-même, qui, à travers de beaucoup de bas comique, en disoit quelquefois d'assez bonnes. Le Roi eut toujours de la considération et de la distinction pour Mme de Roquelaure, née aussi plus que personne pour cheminer dans une cour, et ne put enfin résister à ses peines sur la situation de son mari. Nous le verrons bientôt récompensé du commandement de Languedoc, pour le tirer moins honteusement du service, et il y demeura bien au delà de la vie du Roi. Il est immense les biens que le crédit et l'art de cette femme sut acquérir, qui fit de sa maison une des plus riches de France, elle qui n'y avoit rien apporté et qui l'avoit trouvée fort obérée ; mais la beauté heureuse étoit, sous le feu Roi, la dot des dots, dont Mme de Soubise est bien un autre exemple. Celle-ci pourtant fit si bien avec son Languedoc et son industrie, que, longtemps après la mort du Roi, et en 1724, elle fit encore son mari maré-

chal de France, dans cette rare promotion qu'en fit Monsieur le Duc, alors premier ministre.

642. *Conduite indépendante de la duchesse du Maine.*

(Page 186.)

21 décembre 1705. — Mme du Maine avoit depuis longtemps secoué le joug de la contrainte, et ne s'embarrassoit pas plus du Roi, ni de Monsieur le Prince, son père, que de M. du Maine, qu'elle avoit subjugué. Elle s'étoit fait craindre à lui par beaucoup de hauteur, qui lui faisoit sentir l'inégalité de son mariage, et par une humeur qui l'inquiéta sur sa tête, et qui le détermina, pour avoir plus tôt fait, de la laisser entièrement sa maîtresse; et le Roi, complaisant pour M. du Maine, ferma les yeux à tout: au moyen de quoi Monsieur le Prince n'eût pas été bien reçu à contrarier. Elle se lâcha donc à tout ce qui lui plut, en fêtes, en bals, en feux d'artifices, et s'adonna tellement à jouer des comédies en public à Clagny, maison bâtie superbement, presque dans Versailles, pour Mme de Montespan, et qui étoit venue d'elle à M. du Maine, que, pendant bien des années, elle ne fit presque plus autre chose.

643. *Aventure fâcheuse de M. de Coislin, évêque de Metz.*

(Pages 187-188.)

22 décembre 1705. — Jamais aventure si éclatante, si ridicule, ni avec un si léger fondement. Un enfant de chœur de la cathédrale de Metz, fils d'un chevau-léger de la garde, sortit pleurant et s'enfuyant de l'appartement de Monsieur de Metz, tandis que tout le domestique dînoit, et s'alla plaindre à sa mère que Monsieur de Metz l'avoit cruellement fouetté. De ce fouet, fort indiscret, s'il fut vrai, et fort peu du métier et de la dignité d'un évêque, des gens charitables voulurent faire entendre pis. La plainte du fouet seulement fut portée au Roi, et le reste lui fut jeté en soupçon : tellement que cela fit un vacarme épouvantable, qui s'en alla tôt après en fumée. Le rare est que Monsieur de Metz s'étoit fait prêtre de concert avec son oncle, malgré son père, qui le vouloit marier voyant le marquis de Coislin impuissant plus que reconnu depuis son mariage; que l'abbé de Coislin dit, pour ses raisons, qu'en quittant sa survivance de premier aumônier, son abbaye et ses espérances ecclésiastiques, il mourroit de faim tant que son aîné, qui ne l'étoit de guères, vivroit, et on crut que, se sentant impuissant lui-même, il ne voulut pas s'exposer au mariage comme avoit fait son frère. La vérité est qu'il n'avoit ni peu ni point de barbe, et, quoique sa vie n'eût jamais été ni dévote ni bien mesurée, on n'avoit jamais pu attaquer ses mœurs. La suite de sa vie, qui a duré jusqu'en 1733, et qui a été infiniment réglée, appliquée à son diocèse, et toute éclatante des plus grandes et des meilleures œuvres en tout genre, a magnifiquement démenti ou l'imprudence, ou le guet-apens dont son oncle et lui pensèrent mourir de dou-

leur, et dont la santé du cardinal, qui étoit la vertu, la pureté et l'honneur même, ne s'est jamais bien rétablie.

644. *Le comte de las Torrès.*

(Page 223.)

7 janvier 1706. — Le comte de las Torrès prétendoit être Ossorio y Moscoso, dont les comtes d'Altamire, anciens grands d'Espagne, ne convenoient pas trop. C'étoit un grand homme, fort bien fait, très galant, encore plus romanesque, et qui s'acheva de ruiner, longtemps après, par un opéra de sa façon, dont il fit toute la dépense; très brave homme, médiocre capitaine, qui écumoit toujours en parlant du cardinal Alberoni, et qui, longtemps délaissé, se chargea à quatre-vingts ans de l'entreprise de Gibraltar, dont il répondit. Il réussit pour lui, parce qu'il se fit payer pendant le cours du siège et faire grand d'Espagne; mais l'entreprise échoua après une grande dépense. Il avoit un fils fort poltron, fort savant, fort spirituel et fort méchant, qui, lors du mariage de Portugal, s'attacha fort au prince des Asturies. On l'y craignit, on le chassa : il étoit fort pauvre, et il en mourut après, de déplaisir, avant son père.

645. *Projet de donner à Saint-Simon l'ambassade de Rome.*

(Page 232.)

14 février 1706. — On a déjà remarqué que, sur les faits mêmes, les *Mémoires* ne disoient pas tout. On avoit persuadé au Roi la nécessité d'avoir un ambassadeur à Rome, et, de plus, qu'il n'y avoit plus moyen de s'en passer maintenant que le départ du cardinal de Janson laissoit les affaires sans aucun ministre. La difficulté du choix, que la dépense excessive rendoit encore plus embarrassant, avoit retenu. Deux hommes s'y présentoient de grand cœur : Dangeau, qui, de longue main, entretenoit commerce à Rome dans cette vue et s'étoit lié au cardinal Ottobon, et d'Antin, porté par une grande brigue; et tous deux dans l'espérance de se faire faire ducs. Le Roi, qui ne les vouloit point faire, que Mme de Maintenon éloignoit du fils de Mme de Montespan, et l'un et l'autre remplis des ridicules de Dangeau, ne vouloit ni de l'un ni de l'autre; mais, entre les deux, la naissance et les talents de d'Antin l'auroient emporté, et même balancèrent d'abord le choix. Mais cela même détermina le Roi à un duc, et, entre ceux qui l'étoient, à celui de tous qui s'en doutoit le moins par son âge et par sa situation avec le Roi, et qui étoit le plus éloigné de le desirer. Ce fut le duc de Saint-Simon, qui n'avoit que trente et un ans, et qui ne fut proposé par personne. Il y avoit six semaines que le Roi, raisonnant de cette ambassade au Conseil, l'y nomma, et défendit d'en parler. Torcy, qui avoit alors de l'éloignement pour lui sans le connoître, voulut voir ce qu'en diroit le nonce Gualterio, qui en fut si transporté de joie, qu'il accourut

à l'instant dans la chambre du duc de Saint-Simon, en ferma les portes, et le lui apprit. Il avoit lié une amitié étroite avec l'archevêque d'Arles, depuis cardinal de Mailly, étant vice-légat d'Avignon, et, à son occasion, le Nonce et le duc, fort ami et parent de l'archevêque, avoient eu à traiter ensemble et étoient devenus amis particuliers. M. de Saint-Simon, ami intime du duc de Beauvillier, du Chancelier et de Chamillart, eut toutes les peines du monde à croire le Nonce, parce qu'aucun d'eux ne lui en avoit rien dit. Il les fut trouver, et le lui avouèrent, mais que le secret leur en avoit été imposé. Il voulut refuser; tous trois l'en empêchèrent, et Mgr le duc de Bourgogne avec eux, qui tous lui dirent qu'il se perdroit d'autant plus que le choix n'avoit été suggéré par personne. Ce choix, à la fin, transpira et devint public, en sorte que, quand lui ou la duchesse sa femme dansoient aux bals de Marly, on se disoit : « C'est Monsieur l'ambassadeur ou Madame l'ambassadrice. » Ce qui retint de nommer fut l'effort qui se faisoit à Rome pour surmonter le dégoût du Pape et de sa cour intime en faveur de l'abbé de la Trémoïlle pour un chapeau par la France et l'Espagne unies. Ses mœurs, sa vie de saltimbanque, toute sa conduite, surtout le souvenir de son voyage de Naples pour se soustraire à l'Inquisition, étoient des obstacles, qui furent longtemps invincibles. Sa promotion, qui réussit enfin, délivra M. de Saint-Simon d'une ambassade si ruineuse : on continua de se contenter d'un cardinal chargé des affaires, sans envoyer un ambassadeur, et, comme il n'y avoit que le cardinal de la Trémoïlle, il en fut chargé dès qu'il fut promu, et l'on déclara qu'il n'y auroit point d'ambassadeur. Mais le rare de la cour d'alors fut que le duc de Saint-Simon se trouva perdu pour une ambassade dont il ne se douta jamais, pour laquelle personne ne parla pour lui, dont il ne vouloit point, et qui finit par ne point être. D'Antin, outré de la préférence, et les envieux, dont personne ne manqua jamais, craignirent les suites de ce choix, et y pourvurent d'une façon également sûre et nouvelle : ils firent vanter au Roi le discernement de son choix, l'esprit, la lecture, l'application du duc de Saint-Simon, dont ils firent un portrait admirable. Le Roi ne craignoit rien tant que l'esprit et l'application, et ne haïssoit rien plus que ceux en qui il en croyoit beaucoup; il les regardoit comme des censeurs secrets et les prenoit en aversion. Ces bons amis de cour le persuadèrent donc si bien de tous ces talents du duc de Saint-Simon, que son affaire fut bientôt faite avec lui, et tellement faite, qu'après s'en être fort tard aperçu, il eut toutes les peines du monde à en revenir, et encore après une disgrâce assez marquée. Cette anecdote, qui a caractérisé si fort la cour d'alors, a paru mériter de n'être pas oubliée.

646. *Le deuil ne dispense personne des fêtes de la cour.*

(Page 242.)

13 février 1706. — Perte de parents, ni d'amis, ni aucunes bienséances, ne dispensoient de quoi que ce fût à la cour, et le Roi prenoit ces choses de façon que, la mort dans le cœur et au scandale public, il falloit être non seulement des fêtes et des bals, mais aller même aux comédies.

647. *L'abbé de Polignac nommé auditeur de rote.*

(Page 249.)

27 mai 1706. — L'abbé de Polignac fut, à l'instant de la promotion du cardinal de la Trémoïlle, nommé auditeur de rote en sa place, par les mêmes raisons qui avoient fait aller Maulévrier en Espagne. Il étoit ami intime de Torcy et revenu dans la fleur de la cour, qui l'avoit trop parfumé, et qui le pensa perdre plus profondément qu'il ne l'avoit été encore.

648. *Le cardinal de Coislin.*

(Page 250.)

5 février 1706. — Le cardinal de Coislin n'étoit à la cour que le moins qu'il pouvoit, et toujours en dispute avec le Roi là-dessus, qui en étoit même piqué quelquefois; tout le reste du temps en son diocèse, qu'il administroit avec une grande vigilance, et par des gens bien choisis. Il y donnoit tout le revenu de l'évêché, et faisoit d'ailleurs de grandes aumônes, quoiqu'il vécût partout fort honorablement. On sut, depuis sa mort, qu'il étoit dans de grandes pratiques de pénitence depuis bien des années, et qu'il se relevoit seul toutes les nuits, à la dérobée de ses gens, pour prier; et c'est à quoi sa dernière maladie fut attribuée. Les missionnaires de la paroisse de Versailles s'emparèrent de lui à son extrémité, et, avec une barbarie étrange, n'en voulurent plus laisser approcher son confesseur. Telle est la domination de ces gens. Le Roi voulut que le curé de Versailles accompagnât le corps à Orléans, qui est un honneur qui n'avoit encore été rendu à personne, et dont sa vertu fut jugée digne. Tout le diocèse fut aux hauts cris; mais ces regrets ne furent que le commencement de ses douleurs.

649 et 650. *M. de Villeroy archevêque de Lyon; sa toute-puissance dans cette ville.*

(Page 258.)

29 août 1686. — L'archevêque de Lyon, oncle des deux maréchaux de Villeroy, commandoit à Lyon et dans tout ce gouvernement avec une autorité d'autrefois. Les intendants souffroient impatiemment de n'y être rien, ou fort peu de chose, et l'archevêque étoit en attention continuelle sur eux, pour les contenir et ne leur rien passer. Ces dis-

positions réciproques en avoient fait rappeler beaucoup, à mesure qu'ils se brouilloient avec l'archevêque. Le Roi, las enfin d'en changer sans voir cesser ces démêlés, envoya le duc de Villeroy, gouverneur de la province, à Lyon, avec tout pouvoir, et, en même temps, le chargea d'une liste entière du Conseil, pour la montrer à son oncle, afin qu'il y choisît pour intendant qui bon lui sembleroit, et qu'après cela au moins, il vécût en repos. Le duc, depuis maréchal de Villeroy, partit tout bouffi d'une distinction si extraordinaire, et ne douta pas que son oncle ne s'en trouvât comblé; mais le petit bonhomme lui dit d'abordée qu'il n'étoit qu'un sot, qu'il n'avoit qu'à rempocher sa liste, et dire au Roi qu'il estimoit tant tous ceux de son Conseil qu'il n'y pouvoit choisir personne, et que tous lui seroient également bons; puis ajouta qu'il ne seroit pas la dupe d'en demander aucun pour qu'on lui fermât la bouche sur ce choix dès qu'il s'en voudroit plaindre, qu'il se plaindroit de tous quand et comme bon lui sembleroit, et toutes les fois qu'il voudroit, que c'étoit une porte qu'il ne se fermeroit jamais et le moyen de les tenir de court ou de les faire ôter, et lui cependant de demeurer le maître. Il tint parole et le demeura si bien, qu'en aucun temps personne n'a été si maître, ni si universellement, que lui, jusqu'à sa mort, et sous un gouvernement où qui que ce soit n'avoit pu conserver l'ombre de l'autorité de sa charge.

1er juin 1693. — L'archevêque de Lyon, frère et oncle des deux maréchaux de Villeroy, peut être considéré comme le dernier seigneur qui ait été en France. Il commandoit dans Lyon et dans tout le gouvernement avec une pleine autorité, sans inspection de personne, et rien ne s'y faisoit que par lui. Il avoit un grand équipage de chasse, et devenu aveugle à la fin de sa vie, il alloit encore à la chasse à cheval entre deux écuyers. Il vivoit magnifiquement; tout trembloit sous lui, la ville, les troupes, jusqu'à l'intendant. Le Roi, fatigué de ce qu'il s'en plaignoit souvent, et avec peu de raison, quoiqu'on la lui donnât toujours, envoya le duc de Villeroy, depuis maréchal, à Lyon, avec une liste du Conseil et le choix à l'archevêque d'y prendre tel intendant qu'il voudroit, et le duc de Villeroy s'acquitta de cette commission comme de la chose du monde la plus agréable pour son oncle. « Vous êtes un sot, lui répondit l'oncle; je ne le suis pas assez pour choisir et donner dans cette baie, pour que M. l'intendant que j'aurai choisi fasse après des siennes, et qu'on me dise après : « Mais c'est vous-même qui l'avez « pris! » Mon neveu, puisqu'il faut avoir des intendants, il faut aussi avoir la liberté de s'en plaindre et la ressource de les faire chasser : c'est ce dont je ne me départirai pas. » Aussi ne fit-il, et nul intendant n'y subsista qu'à titre de son valet à l'aveugle[1]. C'étoit un petit prestolet, à mine de curé de village, aussi haut que son frère étoit bas, qui le menoit à la baguette, et son neveu au bâton, qui avoit plus d'esprit et de sens encore que son frère, fut peu archevêque, et moins com-

1. Cette historiette répétée deux fois ne se retrouve pas dans les *Mémoires*.

mandant que roi de ces provinces, qu'il ne quittoit presque jamais. Il avoit eu l'Ordre en 1662.

651. *Le marquis d'Heudicourt et la chanson des Montsoreau.*

(Pages 260-261.)

24 septembre 1710. — .... Il (le marquis d'Heudicourt)[1] fit un jour une chanson sur le grand prévôt[2] et sur toute sa famille, si folle, si plaisante, si ravissante par son naturel, que le maréchal de Boufflers, qui étoit l'homme du monde le plus sérieux, en éclata de rire derrière le Roi, à sa messe, en le voyant[3]. Ce rire en gagna d'autres : tellement que le Roi se tourna de surprise, qui fut au comble quand il vit le maréchal rire à l'excès. Au sortir de la messe, il lui demanda à qui il en avoit eu, et dans un lieu si peu convenable ; le maréchal, riant de nouveau, répondit qu'il ne lui pouvoit dire que dans son cabinet. Il lui dit la chanson en rentrant, et voilà le Roi aux larmes. Mais ce ne fut pas tout : c'est qu'il fut deux jours à ne pouvoir regarder aucun Montsoreau sans tomber au même état, et toute la cour encore plus à son exemple. Cette espèce de huée dura longtemps, et on s'en souvient encore[4].

652. *M. du Charmel.*

(Page 263.)

11 février 1706. — L'exil du Charmel est un exemple si singulier de la foiblesse des rois, et même des plus gens de bien, qu'il sera curieux de s'y étendre. On a parlé ailleurs de ce gentilhomme[5], assez pour qu'on se souvienne ici quel il étoit dans le monde, et comment, touché tout à coup, il se retira sans regarder derrière soi. Sa vie fut constante, toute de prières, de bonnes œuvres, et d'une pénitence souvent terrible, et d'autant plus qu'elle étoit de tous les moments, sans pouvoir être aperçue, sinon par les jeûnes et la frugalité en tout temps. C'étoit un homme à cilice, à pointes de fer et à toutes sortes d'inventions pareilles, qui étoit grand mangeur, plus grand jeûneur, et dont la prière étoit telle, qu'on l'a vu à genoux, sans appui, sans livre et en même posture, un vendredi saint, depuis quatre heures du matin jusqu'à près de dix heures, à plate terre, dans une chapelle derrière le chœur de la Trappe, où il passoit d'ordinaire les carêmes au réfectoire matin et soir, et le premier et le dernier au chœur à tous les offices du jour et de la nuit. Il avoit un grand zèle, beaucoup d'usage du monde, qu'une longue et sainte retraite avoit rouillé, et fort peu d'esprit, une grande dureté

1. Le commencement de cette Addition contient le récit de l'affaire que Heudicourt eut avec Villars, et trouvera place en 1710 (tome VIII de 1873, p. 49 et suivantes).
2. Ici, le correcteur a ajouté *de Sourches de Montsoreau.*
3. En voyant le grand prévôt.
4. Comparez ci-après l'appendice XII.
5. Addition n° 268, dans notre tome V, p. 381.

sur lui-même en tout, et une fidélité à tout ce qu'il se proposoit, presque inflexible, pour ne pas dire qu'elle l'étoit; et tout cela avec une grande gaieté et liberté d'esprit. Il étoit devenu, depuis sa retraite, ami intime de M. Nicole et de toutes personnes suspectes de jansénisme, sur lequel il ne se contenoit pas assez. Il étoit ami intime d'un M. Boileau qui avoit élevé le comte d'Albert et le chevalier de Luynes, qui ne retinrent pas longtemps ses instructions, et qui logeoit alors depuis longtemps à l'Archevêché, avec toute la confiance du cardinal de Noailles. Le fameux *Cas de conscience* qui brouilla ce cardinal avec les jansénistes tomba fort sur ce M. Boileau, qui fut si fortement accusé d'y avoir eu part, que le cardinal, outré contre lui, s'en défit sans bruit par un canonicat de Saint-Honoré qui vaqua tout à propos, et que Boileau fut trop heureux de prendre, et dans lequel il a passé le reste d'une très longue vie, fort retiré dans son cloître Saint-Honoré. Le Charmel, qui étoit fort bien avec le cardinal de Noailles, s'avisa d'éclater contre lui, et de cesser de le voir, sans que le charitable prélat pût doucement le ramener. A son tour, il fut piqué : les plus saints ne sont pas impeccables, et l'on va voir qu'il se vengea. On a vu en d'autres endroits de ces Additions[1] la délicatesse du Roi pour être vu de ceux dont il se soucioit le moins, et surtout de ceux qui avoient rompu avec le monde. Peu après cette brouillerie, Cavoye, qui avoit été fort des amis du Charmel, et qui de temps en temps le voyoit encore, lui manda que le Roi, se promenant à Marly, avoit fort parlé des gens retirés, et dit que, ceux qui l'étoient au loin et à la campagne, comme Saint-Louis à la Trappe, et ne se mêloient que de prier Dieu, il admiroit leur vertu et ne trouvoit point mauvais qu'ils ne le vinssent point voir, mais qu'il y en avoit de retirés dans Paris et aux environs, qui se mêloient de tout, qui, sous prétexte de piété et de bonnes œuvres, entroient en plus de choses et voyoient plus de gens qu'ils n'avoient jamais fait dans le monde, et que, dans la vérité, toute leur dévotion ne consistoit que dans un seul point, qui étoit de ne le point voir et d'en faire profession; que M. de Fieubet, M. Peletier, le chevalier de Gesvres, et d'autres qu'il cita, les valoient bien pour le moins en tout, qu'ils avoient rompu avec tout, et ne prétendoient à rien qu'à leur salut, et que toutefois leur retraite, quoique entière, ne les empêchoit pas de le venir voir une fois au moins l'année; et qu'après tous ces propos tenus avec quelque chaleur, il s'étoit tourné à Cavoye, et lui avoit demandé que faisoit le Charmel, et s'il en avoit encore quelquefois des nouvelles. Quinze jours ou trois semaines après, le Roi, au même lieu, se remit sur le même chapitre, mais avec plus d'aigreur contre ces solitaires qui ne le vouloient point voir, parmi lesquels il nomma le Charmel à Cavoye, qui lui dit qu'il avoit eu de ses nouvelles, et qu'il s'étoit même fort informé à lui de la santé de S. M. : à quoi le Roi ne

1. Le correcteur a biffé les neuf derniers mots, pour les remplacer par *savoit*, en interligne.

répondit rien. Cavoye le manda au Charmel, et l'exhorta fort à ne pas tarder de voir le Roi, ou du moins, puisqu'il n'étoit point exilé, de le charger de lui dire qu'il iroit se présenter devant lui, s'il l'osoit après tant d'années; qu'il avoit craint de s'exposer à le voir, et quelques moments de l'air de la cour, depuis qu'il l'avoit quittée. Le Charmel en parla à un ami distingué de la cour[1], qui, quoique jeune et qui y a figuré depuis, qui appuya de toutes ses forces l'avis de Cavoye, persuadé même que le Roi n'avoit parlé que pour lui; il ajouta que sa réputation, et quelquefois ses volontaires imprudences de jansénisme avoient besoin de cette complaisance pour prévenir des orages qu'on ne calmoit pas aisément quand ils avoient éclaté; que c'étoit un respect qui, dans un sujet, devenoit un devoir, quand il étoit desiré encore plus, ainsi qu'une précaution sage et nécessaire quand le Roi se montroit piqué, et qu'il en coûtoit si peu pour changer cette pique en bonne volonté. Mais le Charmel fut inflexible, sans en avoir jamais pu donner de raison. Il le paya tôt et cher. Le P. Quesnel[2] étoit alors pourchassé en Flandre; il alla et vint des gens de sa part à Paris. Le cardinal de Noailles, piqué comme on l'a vu contre le Charmel, fut averti qu'il étoit en commerce avec ces allants et venants, qu'il croyoit occupés à travailler contre lui par le décrier et par des ouvrages. Il fut encore excité contre le Charmel par gens qui s'aperçurent que cela étoit facile, et qui en espérèrent du mal pour l'un et de l'obscurcissement pour la réputation de l'autre. Ils le persuadèrent que le Charmel cachoit et recéloit des lettres et de ces messagers. On mit en campagne des espions, qui le certifièrent; on échauffa de plus en plus le cardinal, qui, à la fin, se plaignit au Roi de la conduite du Charmel, qui le troubloit dans Paris. Il n'en fallut pas tant au Roi sur un homme contre qui il étoit de plus en plus animé depuis qu'il avoit daigné parler à Cavoye, et qu'il avoit parlé en vain, à quoi il étoit si peu accoutumé. La lettre de cachet fut donc expédiée à l'instant, et ne laissa pas vingt-quatre heures au Charmel pour partir. Elle l'exiloit, à la vérité, en sa maison du Charmel près Château-Thierry, qu'il avoit fort raccommodée; mais elle l'y tint cloué avec tant de sévérité, qu'il ne lui fut jamais permis d'en découcher. Il y passa le reste de sa vie, qui fut encore de plusieurs années, mais dans une solitude bien plus profonde qu'à Paris, et dans la privation de tout ce qui y soutient. La pénitence sans relâche, la prière et les bonnes œuvres l'y occupèrent tout entier. Plus que jamais les infirmités l'y éprouvèrent, sans le pouvoir faire relâcher sur rien. La pierre se déclara; mais la rancune du Roi fut plus dure qu'elle : il fit demander permission de se venir faire tailler à Paris, et il exposa tout l'abandon d'une campagne dans une opération aussi dangereuse, et il en fut opiniâtrément refusé. Il le fut donc au Charmel, et il en mourut presque aussitôt après.

1. Saint-Simon lui-même.
2. Ce nom est en interligne, remplaçant *M. Arnault*, biffé.

653. *Le chevalier de Gesvres.*

(Page 267.)

13 janvier 1696. — Le chevalier de Gesvres[1] étoit un cadet[2] du duc de Gesvres qui se mit de très bonne heure dans le bien, et d'une santé très délicate. La piété le lia fort avec M. de Beauvillier, et, dès qu'il eut quitté le service, [il] se retira peu à peu du monde. Il logeoit chez son père, qui ne lui donnoit rien et le tourmentoit à l'excès sur sa dévotion et sa retraite, sans altérer en rien sa piété et sa patience. La mort de sa mère lui ayant, après quelques années, procuré un très petit revenu, il s'alla loger au faubourg Saint-Jacques, où il fut encore plus retiré que chez son père. Il alloit dans sa famille par nécessité, très rarement à Versailles, et ne voyoit d'amis que très peu, et gens de bien, sans se mêler de quoi que ce soit. La mort de son père, qui le vexoit toujours sur sa retraite et le forçoit à remplir plus de devoirs du monde qu'il ne vouloit, l'affranchit de cette servitude, et il ne pensoit plus qu'à Dieu dans sa solitude, lorsque le duc de Tresmes, son frère, l'avertit que le Roi s'apercevoit qu'il ne le voyoit plus, et le trouvoit mauvais jusqu'à lui en avoir parlé à plusieurs reprises. Le Roi étoit fort choqué de ne point voir les gens, même qu'il vouloit traiter avec le plus d'indifférence, et même le plus mal; mais il étoit surtout offensé que les gens retirés pour tout le monde le fussent aussi pour lui. C'est ainsi qu'il voulut voir M. Fieubet depuis sa retraite, et tous ceux qu'il a vus se retirer, et a su montrer à ceux qui n'ont pas eu cette complaisance qu'il savoit s'en ressentir. Le chevalier de Gesvres obéit donc, et alla depuis, deux ou trois fois l'année, paroître à un lever du Roi, où S. M. ne manquoit guères à lui parler, ou à lui témoigner d'ailleurs qu'elle prenoit plaisir à cette complaisance. M. de Beauvilier étoit le seul, outre le Roi, que le chevalier de Gesvres vît à Versailles; et, ce tribut payé, se renfermoit dans sa solitude. Depuis la mort du Roi, il n'en sortit plus, et ne voyoit que le duc de Tresmes de sa famille, priant tous les autres de le laisser dans son obscurité, et n'alloit chez pas un que dans des cas de maladies sérieuses; d'amis et de société, point; de campagne, nulle; sa maison et sa paroisse de Saint-Jacques-du-Haut-Pas, et son confesseur au confessionnal, sans jamais aller ailleurs ni sortir de sa maison; sans jansénisme, sans molinisme, sans parti sur rien dans l'Église, dans une ignorance entière de tout temporel, et n'entrant en rien de spirituel qu'en ce qui lui étoit personnellement propre pour s'avancer dans la vertu, sans voir qui que ce soit et sans se dissiper par rien hors sa chambre, sous prétexte de bonnes œuvres. Du reste, la vie commune, sans austérité, dont sa santé n'étoit pas capable, et avec deux ou trois domestiques. C'est bien là une vie cachée en Dieu et ensevelie avec Jésus-Christ. Monsieur de Bourges, son frère, étant sur le point de recevoir le chapeau de cardinal, pour lequel il avoit gémi et travaillé

1. Cette Addition n'est pas rentrée dans les *Mémoires*. — 2. Un fils cadet.

toute sa vie, le duc de Tresmes, leur frère aîné, alla voir le chevalier et le lui apprit : « Ho! mon frère, lui répondit-il, que je le plains! Mais, je vous prie, laissons cela, et ne me parlez ni de monde ni de famille, si ce n'est de leur santé, comme je vous en ai prié. » Ce fut toute sa réponse, et en effet, ce n'est que sur ce pied-là qu'il se laisse voir au duc de Tresmes[1].

654. *Le duc de Vendôme et son frère le Grand Prieur.*

(Page 279.)

20 juin 1712. — M. de Vendôme a fait à si bon marché une si grande et si singulière figure, qu'on ne peut s'empêcher de s'arrêter un peu sur lui. Né avec beaucoup d'esprit et de valeur, il fut longtemps dans une situation ordinaire. Sa jeunesse ne le détourna point de faire sa cour au Roi et de le suivre volontaire à la guerre de Hollande; il s'attacha ensuite à Monseigneur, et s'initia fort dans ses bonnes grâces. Une des choses par lesquelles il plut davantage au Roi fut son assiduité auprès de lui, et son éloignement pour la vie de Paris, où il ne demeura presque jamais. Devenu rival de M. le prince de Conti, moins âgé que lui de dix ans, dans la cour de Monseigneur, et M. le prince de Conti ayant bientôt donné de l'inquiétude au Roi par son mérite naissant et par ses charmes, cette concurrence plut encore au Roi, et, depuis que le prince de Conti fut tombé en disgrâce par son voyage de Hongrie, et que M. de Vendôme eut commencé à devenir plus homme, il parut au Roi celui qu'il lui falloit pour opposer au prince de Conti. M. du Maine, et Mme de Maintenon pour lui, craignoient les qualités aimables de ce prince, jointes à celles de sa naissance si propre à offusquer les bâtards, et regardèrent Vendôme comme leur appui naturel pour écarter les princes du sang. Cet appui fit passer au Roi ce qui lui eût été insupportable en tout autre, et Vendôme eut toutes sortes de débauches sans prendre la peine de cacher les plus abominables. Anet, qu'il accommoda fort et où il faisoit souvent des tours courts et des parties de chasse, fut pour lui un autre soutien par la conformité du goût du Roi pour les maisons de campagne, et par politique pour ceux qui aimoient et qui ornoient les leurs et qui se plaisoient à la chasse parce que ces futilités les[2] dissipoient de toute application à choses meilleures et plus importantes; les éloignements de Paris et de rien suivre nulle part, et en incommodant leurs affaires, les tenoient plus souples et plus dépendants de ses bienfaits. Il attira Monseigneur à Anet par des parties de chasse, et le Roi, si attentif alors à ne point perdre de vue son fils, trouvoit tout bon de M. de Vendôme. Mais ce qui l'établit le plus dans une faveur assurée, ce fut sa naissance et l'amour toujours croissant du Roi pour ses bâtards. Devenu lieutenant

1. Le chevalier ne mourut que le 15 avril 1741.
2. *Le*, au singulier, dans le manuscrit.

général par tous les degrés comme les autres, et servant en cette qualité, sa jalousie pour M. le prince de Conti le brouilla avec M. de Luxembourg, qui devoit tout à Monsieur le Prince le héros et qui, respect à part, amoureux des grandes qualités qu'il voyoit jointes avec les plus aimables dans le prince de Conti, le traitoit comme son fils, et le formoit par l'expérience aux leçons qu'il avoit apprises de cet oncle fameux, dont il avoit toujours été le mieux aimé de toute sa famille. Vendôme ne put supporter les préférences d'un prince que le brillant, l'amour des troupes, et la haute supériorité de naissance distinguoient si fort de lui, et le Grand Prieur son frère encore moins, qui avoit eu avec lui des prises fort humiliantes. Tout cela fit enfin un éclat qui conduisit MM. de Vendôme dans l'armée du maréchal de Catinat, où ils n'eurent personne ni au-dessus ni à côté d'eux, et un général qui ne songea qu'à leur plaire. Ils y servirent ainsi deux campagnes, tandis que le Roi, poussé et par lui-même et par Mme de Maintenon, qui l'étoit elle-même par M. du Maine, songea à le distinguer et à le mettre en chef. Jaloux donc du mérite militaire de Monsieur le Duc et de M. le prince de Conti, en peine encore plus de celui de son neveu le duc d'Orléans[1], et piqué de n'avoir pas trouvé dans M. du Maine de quoi y faire contre, il s'étoit défait d'eux avec adresse, mais en maître. Il avoit fait entendre à Monsieur qu'il n'étoit pas convenable que son fils continuât à servir sous des généraux d'armée, et qu'il l'étoit aussi peu, pour lors, à ses affaires, de lui en donner une à commander. Il fit ensuite le même compliment à Monsieur le Prince pour Monsieur le Duc et M. le prince de Conti, et le chargea de leur faire comprendre qu'ils lui feroient plaisir de ne plus demander à servir. L'obéissance fut entière, mais peu volontaire; pas un pourtant n'osa le témoigner qu'à ses plus intimes amis ou serviteurs. Défait d'eux de la sorte, il fit faire encore une campagne à M. du Maine, et puis plus; et pour M. le comte de Toulouse, qui étoit amiral, et qui n'avoit jamais songé qu'à commander des flottes, c'étoit une chose à part sans embarras. Délivré de ceux-ci, pour pousser M. de Vendôme, il le fit commander comme naturellement en Provence, en 1695, dont il étoit gouverneur; mais il y joignit le comté de Nice et les environs de ces pays, avec quelques troupes, sous l'autorité toutefois de Catinat, qui commandoit l'armée de Piémont. Une brouillerie du maréchal de Noailles, qui commandoit l'armée de Roussillon, et que Barbezieux perdit pour quelques mois auprès du Roi, fit l'affaire de M. de Vendôme. Le maréchal, grand courtisan, et qui sentoit, il y avoit longtemps, de quoi il s'agissoit pour le duc, et les embarras qui traversoient les desirs de M. du Maine, de Mme de Maintenon et du Roi même, saisit la conjoncture pour se raccommoder avec le Roi par un endroit si sensible, se procurer pour l'avenir de si solides appuis, et se tirer honorablement d'affaires, comme on l'a vu en son temps sur ce maréchal[2]. En un mot, il fut convenu que le duc de Vendôme

1. Ces quatre mots ont été ajoutés en interligne par le correcteur.
2. Membre de phrase biffé par le correcteur.

retourneroit le printemps prochain de 1696 commander en Provence et aux mêmes pays où il avoit passé la dernière campagne; que M. le maréchal de Noailles retourneroit à l'ordinaire commander l'armée du Roussillon; qu'aussitôt après son arrivée, il seroit malade et demanderoit son congé; qu'en l'obtenant pour revenir à la cour, M. de Vendôme passeroit en Roussillon, où il recevroit du maréchal une patente de général d'armée; enfin, que le Grand Prieur reviendroit de l'armée du maréchal Catinat prendre le commandement de Provence et des pays que son frère quitteroit. La chose s'exécuta ainsi; elle parut une transition de proximité et de convenance. C'étoit une petite armée que celle de Roussillon; mais la patente de général, que M. de Vendôme trouva toute prête entre les mains du maréchal de Noailles, et dont la date étoit antérieure à leur départ de la cour, fut bien une preuve de ce jeu, qui ne fut su alors que de très peu de personnes[1]. Bientôt après, cette armée de Roussillon en devint une principale; on voulut mettre son général en état de rouler avec les grands généraux. Il fit des expéditions les années suivantes, qui retentirent fort à la cour, et, en 1697, il prit Barcelone. Ce fut dans ces dernières années que M. de Vendôme commença à prendre le grand vol qui l'a porté si haut depuis[2]. On a vu dans ces *Mémoires*[3] le nouveau rang que le Roi donna à MM. du Maine et de Toulouse, auquel il associa M. de Vendôme pour la préséance sur les pairs au Parlement. Les airs de commodité et de familiarité qu'il accoutuma le monde à lui voir prendre sous le masque de simplicité et d'aversion pour la contrainte se tournèrent peu à peu en distinction, et, de l'un à l'autre, approchèrent, avec le commun des gens, des manières des princes du sang. Sa malpropreté, pour ne pas dire son insupportable saleté, devint en lui une singularité, qui peu à peu se tourna en grandeur, quoiqu'elle n'y eût aucune aptitude, et sa façon d'être mal servi, point suivi, et d'aller souvent par pays avec le seul postillon de la poste, en sorte de mérite et de modestie. Le Roi, qui en plaisantoit avec complaisance, mit toutes ces choses en honneur pour lui tout seul. Son tabac, qui fut un autre sujet de plaisanterie, et dont il étoit barbouillé et souvent tout couvert, dégoûtoit tout le monde excepté le Roi, qui ne le pouvoit souffrir en nul autre, non pas même pris sobrement et proprement, et pour lequel Monseigneur, qui en prenoit assez, s'en contraignit encore plusieurs années après. Mais ce qui fut, tout à la fin, énormité sans pareille et prodige, c'est l'audace avec laquelle il prit un congé public du Roi, et même de toutes les princesses, pour s'aller faire traiter à Anet de ce mal qui déshonoroit naguères, et qui se cache encore avec les plus grands soins, et les nouvelles que le Roi avoit de lui pendant cette opération, et l'at-

1. Voyez le récit dans notre tome II, p. 285-291.
2. Tome IV, p. 326.
3. Le *Journal de Dangeau*, année 1694, dans le tome V, p. 5 et suivantes; comparez notre tome II, p. 101 et suivantes.

tention qu'il affecta d'y donner; le retour aussi triomphant[1] des mœurs que l'avoit été le départ, et, s'il fût arrivé d'une victoire, il n'auroit pas été reçu avec plus d'applaudissements. Le malheur fut que les chirurgiens le manquèrent et qu'il y laissa beaucoup de dents et assez de son nez, ce qui lui changea fort la physionomie malgré l'air haut et superbe auquel il s'étoit depuis peu formé. Le Roi fut sensible à ce triste succès, et entra dans des détails là-dessus qu'il auroit abhorrés à l'égard de ses enfants légitimes, et qui eussent à peine été permis sur une blessure reçue dans une bataille. A son exemple, les courtisans parurent y prendre la même part. Les accidents de ce beau mal et de la cure devinrent les entretiens publics; mais le Roi eut soin de bien recommander qu'on se gardât de laisser apercevoir à M. de Vendôme qu'on le trouvât changé et qu'on se défiât de sa guérison[2]. A qui a connu le Roi, cette conduite si singulièrement éloignée de ses mœurs surprendra plus que quelque chose qu'il ait faite, et marquera plus à plein la puissance qu'il laissa usurper sur soi à la naissance de M. de Vendôme et à ses appuis. De là se peut fixer l'époque du vol entier de grandeur que prit le duc, le plus près qu'il put de celui des princes du sang en toutes choses, et qu'il cessa de voiler comme auparavant, sinon au petit nombre de ceux dont il n'osa encore tenter de subjuguer la dignité ou la naissance. Pour tout le reste, c'en fut fait. C'étoit plaire au Roi d'être bien avec lui : Anet devint un petit Marly, les ministres même le courtisoient, et nul des princes du sang, même des deux bâtards, ne prit rien d'approchant du ton et des manières dans lesquelles il s'établit avec le Roi, avec Monseigneur, avec la maison royale, avec les ministres. Ce fut dans cette posture qu'il reçut le commandement de l'armée d'Italie en 1702, aussitôt après l'enlèvement du maréchal de Villeroy à Crémone. Sur ce théâtre, il fit admirer ce que peut la fortune, et la ferme résolution d'applaudir à tout, puisqu'il le fut sans cesse; et outre toute mesure, de ce qu'il fit de bien et de ce qu'il fit de mal, et de ce qui eût été imperceptible en tout autre, et de ce qui auroit perdu qui que c'eût été. Il y devint fanfaron, présomptueux, opiniâtre sans ressource, hasardeux par paresse, par mépris, par audace, et ne songea qu'à insulter les plus distingués par l'insolence de ses façons, et à se faire aimer et applaudir de la multitude par la licence qu'il laissa monter au comble en tout genre de pillage, de débauche, et de mépris de toute discipline et de toute subordination. Avec cela, et des combats hardis qui ne servoient qu'à répandre beaucoup de sang sans aucun autre fruit, et à l'exalter sans cause, un siège d'hiver que son opiniâtreté prolongea de cinq mois pour n'avoir pas voulu fermer Verue de tous côtés, qui ruina l'armée avec des inconvénients pernicieux qui suivirent, et dont il ne fut que mieux à la cour, une

1. La liaison de ce membre de phrase échappant au correcteur, il a cru devoir corriger *triomphant* en *triompha*.

2. Nous avons vu ce scandale se répéter jusqu'à trois fois, en 1697, 1699 et 1700.

course vers le Tyrol, qui, par l'événement, coûta l'Italie et couvrit de gloire Stahremberg, qui passa dix rivières devant lui, le ramena battant, s'il faut ainsi dire, et le gagna essentiellement de la main, tout lui tourna à profit, et les plus grands capitaines ne lui étoient pas comparables. Il pensa être enlevé dans son lit. Il ne pouvoit quitter les camps où il étoit à son aise. Les gens de détail et d'indignes favoris commandoient l'armée plus que lui. Peu de ses favoris, et nul autre, le voyoient à ses soupers dissolus de tous les soirs, et il avoit accoutumé tout le monde à sa chaise percée, sur laquelle il passoit ses matinées à recevoir et la foule et les gens en tout genre les plus distingués, devant lesquels, à mesure que cela lui venoit, il faisoit sans façon ce pour quoi on est en pareille posture. Devant eux, on ôtoit le bassin, s'il étoit trop plein, qui, lavé, lui servoit tout de suite de bassin à barbe, et, sur cette même chaise percée, il mangeoit un déjeuner chaud, avec cinq ou six familiers, devant tout le monde, parce qu'il ne dînoit jamais et qu'il soupoit toujours. Devant la compagnie, il se torchoit le cul, et c'est ce qui commença la fortune du célèbre Alberoni, depuis premier ministre d'Espagne et cardinal. L'évêque de Parme, venu traiter d'affaires de la part du duc son maître avec lui, en fut reçu avec la même familiarité ou la même indécence, et se trouva si indigné de l'avoir vu sur cette chaise percée, et si offensé de lui avoir vu se torcher le cul sans aucune façon, qu'il se retira, bien résolu de ne s'exposer de sa vie à une réception si peu attendue. Il s'en retourna donc à Parme, d'où son maître, n'ayant pu le vaincre là-dessus, dépêcha en sa place Alberoni, que son esprit avoit fait percer, sans toutefois l'avoir encore élevé qu'à être admis en quelques affaires par les ministres de Parme ; mais M. de Parme, sûr de son adresse, le crut encore de trop bon lieu pour aller négocier à la fumée des ordures qui avoient chassé son évêque. Celui-ci, qui ne devoit pas être si délicat, s'insinua dans l'esprit de M. de Vendôme par les plus basses flatteries, et en même temps auprès de ses principaux domestiques, presque tous gens de sac et de corde, grands pillards et grands débauchés. Il n'oublia rien pour leur plaire, et il admiroit M. de Vendôme se torchant le derrière, et s'écrioit avec transport : *Culo del angelo!*[1] et le ravissoit par ses saillies et par des soupes au fromage et d'autres ragoûts bizarres qu'il lui faisoit de sa main. Tant fut procédé, qu'après avoir fait les affaires de son maître, il en changea, entra chez M. de Vendôme, devint enfin un de ses plus confidents, le suivit en Espagne, et y fit la fortune que chacun sait après la mort de son maître, et qui passe le temps de ces Additions[2]. Il accompagna M. de Vendôme dans ce tour qu'il vint faire à la cour, et qu'on a vu ici, en son temps, avoir été plus qu'un triomphe. Gâté de la sorte, l'événement de Ramillies l'acheva ; il fut regardé comme le seul homme qui, en Flandres comme en Italie, pût réparer les malheurs du maréchal de Villeroy. On a vu encore en son temps par quels rapides

1. Ou plutôt : *Culo di angelo!* comme ci-dessus, p. 289.
2. Ce dernier membre de phrase a été biffé par le correcteur.

degrés, de soumis aux maréchaux de France, il devint leur égal, et puis leur supérieur : ce qui fut cause de bien des contretemps qui eurent de tristes suites. On a tiré un sage rideau sur sa dernière campagne de Flandre et sur la disgrâce qui la suivit. On a vu en son temps l'union d'intérêts et de rang de ce général avec Mme des Ursins, l'audace et les désordres qui suivirent leur nouvelle *Altesse;* on s'accoutuma à celle de M. de Vendôme, moins encore s'il se peut qu'à sa chaise percée, et sa déclaration de prince du sang d'Espagne mit le comble au désespoir et à l'aliénation des esprits; il fut déserté, même à l'armée, de presque tous les grands, et détesté des autres autant que d'eux. Ses premiers succès reçurent des retardements et des atteintes qui furent les fruits de cette rage. Sa solitude et son abandon augmentèrent; il ne put ni le digérer ni le dissimuler, et il fut tel enfin, qu'il demeura tout seul avec deux ou trois officiers généraux françois à Vinaroz[1], où l'on prétend qu'il fut empoisonné en partant pour s'y rendre, ou en y arrivant. Sa maladie fut également courte, rapide et singulière, et l'on crut que cette déclaration de prince du sang d'Espagne en combla la résolution et en précipita l'effet. Plusieurs furent soupçonnés, et un plus que tous les autres, mort longtemps depuis, et presque toujours depuis en disgrâce et en exil. M. de Vendôme n'entendit parler d'aucun prêtre, et demeura livré à quatre ou cinq valets, tandis que les autres partagèrent ce qu'ils purent, et n'approchèrent plus de lui. Ainsi, sans secours que d'un chirurgien, il passa les derniers jours de sa vie, et, comme ils le virent à l'extrémité, ils se saisirent de tout ce qui restoit de choses à prendre autour de lui. Enfin, sentant qu'ils tiroient ses matelas de dessous lui et sa couverture, il leur dit pitoyablement de ne le laisser pas mourir sur sa paillasse, et je ne sais s'il l'obtint. Telle fut la fin d'un homme dont l'aveuglement voulut faire un héros, et qui, dans la vérité, ne fut jamais un homme. Le Roi en parut soulagé, et la princesse qu'il avoit tristement épousée ne le fut pas moins, quoique hors de portée de se revoir; mais, malgré l'étrange désordre des affaires de M. de Vendôme, elle ne laissa pas d'y profiter beaucoup. Mme des Ursins, et par conséquent le roi et la reine d'Espagne, en furent affligés, et nul autre qu'eux, si ce n'est quelques valets dont les rapines étoient par là finies, et Alberoni, qui demeuroit fort en l'air; mais il sut bientôt se procurer la gaine[2] de son maître, puis arriver où il parvint. Mme des Ursins, qui vouloit soutenir jusqu'au bout son ouvrage, et plus encore flatter le Roi par son endroit le plus sensible, fit ordonner par le roi d'Espagne que M. de Vendôme seroit porté à l'Escurial. Cela se fit sans pompe. Ce fut un nouveau dépit à l'Espagne; mais il faut expliquer où il fut enterré[3]. Le superbe caveau de l'Escurial qu'on appelle le Panthéon ne reçoit que les corps des rois, et ceux des

1. Le manuscrit porte : *Viñerez.*
2. *Gesne* corrigé en interligne en *guaisne.*
3. La description qui suit se retrouvera dans les *Mémoires*, à l'année 1722.

reines qui ont eu des enfants. Vers la moitié du degré par lequel on y descend, se trouve une porte qui entre dans une pièce comme en contre-sol, un peu longue mais étroite. C'est dans l'épaisse muraille de ce lieu, qui est nue tout autour et sans aucun ornement, qu'on fait des niches, où l'on met les corps qui arrivent dans l'Escurial; on referme ces niches avec de la pierre, en sorte qu'il n'y paroît point, et on laisse ainsi les corps jusqu'à ce qu'on juge qu'ils soient à peu près consommés : c'est ce qui donne le nom à ce lieu ou à cette pièce, qu'on appelle le *Pourrissoir*. Après donc un certain nombre de mois, on tire le corps qu'on y a mis de la sorte, et on le porte dans le Panthéon, s'il y doit être, sinon dans une autre pièce qui est de plain pied au delà du pourrissoir, duquel on y entre uniquement. Cette pièce est plus grande, mais de même forme et hauteur; on n'en peut mieux comparer les murailles qu'à celles d'une bibliothèque dont les tablettes seroient toutes pour des in-folios, mais dont la profondeur passe la hauteur d'un homme. Sur ces tablettes, qui vont l'une sur l'autre jusqu'au haut, sont rangés des cercueils à nu, c'est-à-dire sans aucun poêle dessus, et tous côte à côte, avec une courte inscription du nom, de l'état, de l'âge et du jour de la mort sur chacun : ce sont toutes reines qui n'ont point eu d'enfants, et infants ou infantes. Pour M. de Vendôme, il a été mis au Pourrissoir pour y demeurer enfermé dans la muraille, au dehors de laquelle il n'y paroît quoi que ce soit et nulle inscription : en sorte que, si on ne montroit où il est, on ne l'imagineroit pas, parce qu'il ne paroît qu'une suite de mur nu et de blanc à l'ordinaire. C'est donc là où il attend la résurrection universelle, comme n'ayant pas dû être mis parmi les infants. Mais, puisque la mort du Grand Prieur, son frère, dépasse le temps de nos *Mémoires*, achevons tout d'un coup cette curiosité.

Aussi débauché, mais moins infâmement pour le goût et le genre de débauche que son aîné, mais aussi bien plus crapuleux, il servit la plupart de sa vie, et eut le malheur de ne pas acquérir de réputation en ce métier; la valeur fort équivoque et la capacité nulle, mais récompensée d'une audace à front d'airain et des propos les plus hasardés. Plus glorieux dès les premiers temps que son frère, beaucoup mieux fait et bien avec les dames, adroit et galant, soutenu de beaucoup d'esprit, et même de quelques lettres, il vécut avec son frère dans la plus intime union. Il étoit le maître de son domestique et de ses affaires, que l'abbé de Chaulieu faisoit sous lui, à qui l'esprit et la débauche l'avoient uni. Moins assidu à la cour que M. de Vendôme et fort adonné à la liberté de la vie de Paris, il ne fut bien avec le Roi que par le reflet[1] de sa bâtardise et par celui de son frère : aussi essuya-t-il des exils et des disgrâces qui le firent plusieurs fois passer en pays étranger. On a vu dans ces *Mémoires*[2] l'humiliation qu'il essuya, quand,

1. Ou *reflu*.
2. En 1698 : *Journal de Dangeau*, tome VI, p. 387-393. Comparez notre tome V, p. 313-316.

à Meudon, il osa quereller M. le prince de Conti, et il en reçut de plus d'une espèce en sa vie. Aussi plein de tabac et aussi sale que son frère, il en faut rapporter un trait qui suffira en ce genre pour tous deux. Ils servoient de lieutenants généraux en Flandre, fort peu avant que leur brouillerie avec M. de Luxembourg les fit passer en Italie sous M. Catinat; ils vivoient et étoient toujours logés ensemble. A un camp de passade, on tendit leurs deux lits dans une petite chambre haute, fort étroite, en sorte qu'on avoit peine à passer entre deux; ils se couchèrent. Un moment après, l'aîné soulève la couverture; à l'instant, le cadet s'écrie médiocrement. M. de Vendôme se tourne, et vit le Grand Prieur qui s'essuie le visage à ses draps; c'est qu'il lui avoit lâché un jet de foire tout plein sur le visage. « Oh! mon frère, lui dit-il, je vous demande pardon. — Ce n'est rien, mon frère, répondit l'autre. » Et tous deux se rendormirent. M. de Vendôme soutenoit bien sérieusement à Mme la princesse de Conti, qui étoit la personne du monde la plus propre, que tout le monde, et elle la première, faisoit au lit tous les jours, que lui aussi y faisoit toujours, mais avec cette différence qu'on le nioit[1] sans savoir pourquoi, et que lui l'avouoit de bonne foi. Leurs chiennes faisoient leurs petits dans leurs draps sans qu'ils en changeassent. On peut juger, par ces échantillons, de leur propreté. Quelques années avant la disgrâce de M. de Vendôme, les deux frères se brouillèrent. L'aîné s'aperçut enfin que l'autre le pilloit : il chassa l'abbé de Chaulieu, et le Roi lui aida à faire que Crozat, un des plus riches hommes de Paris, et dont le comte d'Évreux épousa la fille, se mit à la tête de ses affaires. Le Grand Prieur s'étoit aussi ruiné avec un grand prieuré et ses six abbayes, avec quelques-unes desquelles il fit d'étranges marchés. Depuis cette brouillerie des deux frères, il n'y eut plus que du replâtrage entre eux. Ils servirent néanmoins ensemble, et l'aîné, par orgueil, vouloit faire de l'autre un général d'armée, sans l'aimer et sans l'estimer. A la fin, ils se brouillèrent ouvertement, et, soit que le Grand Prieur s'en prît à son frère, qui lui avoit fait donner une armée séparée de lui à commander, où il s'étoit fort mal conduit, de ce que ce commandement en chef lui fut doucement ôté et qu'il fut obligé d'aller rejoindre M. de Vendôme, soit quelque autre raison plus honteuse à laquelle il donna grand lieu, jamais il ne voulut demeurer au combat que son frère donna à Calcinato le 17 avril 1706[2], où il y eut beaucoup de sang répandu sans qu'il nous en demeurât autre avantage. Le Grand Prieur, le voyant sur le point de s'engager, s'en alla, quoi qu'on lui pût représenter, dans une cassine voisine hors de toute portée, avec quelques soldats qu'il prit pour l'y garder, où il demeura pendant tout le combat; honteux ensuite de rejoindre l'armée, il n'y parut plus, et il repassa les Alpes. Ces *Mémoires*

1. On lit *crioit*, et non *cachoit*, comme il a été imprimé; mais c'est sans doute une mauvaise transcription du copiste. Voyez ci-après, p. 498.
2. Lisez : *Cassano le 10 août 1705.*

nous disent la vie errante et exilée qu'il mena depuis, et les aventures qui lui arrivèrent. Lors de la mort du Roi, il étoit à Lyon, où il lui avoit été permis de fixer sa demeure; bientôt après, le Régent lui permit de revenir à Paris, où il ne tint pas à lui qu'il ne prît un grand vol. Depuis les dreniers[1] où les bâtards s'étoient élevés après la disgrâce de M. de Vendôme, ils n'avoient plus rien de commun avec le Grand Prieur, qui reçut à cet égard plusieurs mortifications sur ce qu'il prétendit et sur ce qu'il tenta; mais il se consola par de l'argent dont le Régent lui fut libéral, et le fameux Law encore davantage. Toutefois, ses vaines tentatives, également odieuses à ceux qu'il vouloit égaler et à ceux qu'il vouloit surpasser, l'éloignèrent de tout le monde, qui déjà s'en étoit peu approché par le mépris de sa personne, qu'il acheva de combler par l'infâme procès qu'il intenta à Matignon ancien évêque de Condom, sur l'abbaye de Saint-Victor de Marseille, dont il s'étoit démis sous le feu Roi, et que ce prélat avoit acceptée en en remettant une autre, à condition de payer pour le revenu de cette dernière aux créanciers du Grand Prieur pendant nombre d'années, et en jouir après paisiblement[2]. A peine l'évêque en fut-il à ce terme, que le Grand Prieur prétendit rentrer dans la possession de cette abbaye malgré sa démission, et disputa cette affaire avec autant de hauteur et d'emportement qu'avec peu d'apparence du plus léger fondement, et fut piqué de la perdre comme de la plus atroce injustice. Il vendit, en 1719, son grand prieuré de France au bâtard du Régent presque encore enfant, dont il eut un gros argent et quantité d'actions sur la compagnie des Indes, si connue et si courue alors sous le nom de *Mississipi*, et dont l'agiotage a fait une si mortelle plaie à l'État. Tout l'ordre de Malte cria, quoique accoutumé à voir cette place, due à l'ancienneté, en proie aux bâtards depuis longtemps, et le public encore plus de la vente publique d'un bénéfice comme d'une charge et d'une terre. Vendôme voulut après se dépêtrer de ses vœux, dans le dessein de se marier et de perpétuer sa bâtardise. Le Régent l'y servit, et il obtint à Rome tout ce qu'il lui falloit pour cela; mais il chercha vainement un parti qui pût satisfaire sa vanité et sa bourse : tellement qu'il laissa ses bulles et ses dispenses à Rome, sans les payer, garda ses abbayes, et acheva une vie honteuse dans la crapule et dans l'obscurité dont il ne s'étoit pu tirer, et dans laquelle il s'enfonça de plus en plus[3]. Il ne fut que peu de jours malade. Le prince de Conti, avec qui la débauche l'avoit lié depuis un an malgré la disproportion étrange des âges et des tempéraments, devint son apôtre et lui fit recevoir ses sacrements; il y avoit peut-être quarante-cinq ou cinquante ans qu'il n'en avoit approché, et il y en avoit plus de quarante qu'il ne s'étoit couché qu'ivre. Ainsi finit cette race bâtarde de Vendôme qui, de façon ou d'autre, a fait de grands maux à l'État dans toutes ses trois générations.

1. Les derniers temps, ou degrés ?
2. Cette anecdote ne se retrouvera pas dans les *Mémoires*.
3. Comparez la suite des *Mémoires*, éd. 1873, tome XVI, p. 314-316.

655. *Alberoni et le duc de Vendôme.*

(Page 287.)

10 janvier 1708. — Il se trouvera bien quelqu'un qui publiera la Vie d'Alberoni, qui a fait tant de bruit dans le monde et qui est parvenu à être premier ministre d'Espagne, et à faire son pis-aller du cardinalat et des trésors qu'il y a pris. Il suffira ici de parler des vils commencements de sa fortune. C'étoit le fils d'un jardinier d'autour de Parme, qui, à force de fruits, d'esprit et d'adresse, s'étoit introduit parmi les valets de M. de Parme, et s'étoit glissé jusqu'à lui, qui lui avoit trouvé de l'esprit et de l'entregent. M. de Parme s'en servit en des bagatelles intérieures. La guerre d'Italie l'obligea de traiter quelquefois avec M. de Vendôme; il lui envoya l'évêque de Parme en son camp. Mais, avant de parler de l'indignation du prélat, il en faut toucher la cause, et cette cause auroit dû trouver place ici il y a longtemps. M. de Vendôme étoit le plus sale et le plus débauché de tous les hommes, et débauché à toutes mains; c'étoit en outre le plus vain, le plus glorieux et le plus superbe des humains, et qui se piquoit en même temps d'être le plus simple, parce que cette simplicité, qui convenoit à son ordure, lui servit de degré d'abord, et de comble après à son orgueil. Sa maison étoit une maison de Bohêmes, gentilshommes et valets, dont pas un, pour l'ordinaire, ne le servoit, et, général d'armée, il s'en alloit fort bien dans sa chaise, tout seul avec son postillon, de Paris en Italie. Ses chiens couchoient en foule dans son lit, ses chiennes y faisoient leurs petits, ce qu'il mangeoit étoit horrible, et lui donnoit des indigestions continuelles. Il disputoit les choses du monde les plus absurdes, et maintint une fois à Mme la princesse de Conti fille du Roi, la personne du monde la plus propre, que tout le monde faisoit au lit, et elle toute la première, et que toute la différence qu'il y avoit de lui à tout le monde, c'est que la mode étoit de s'en cacher, tandis que pour lui, simple et vrai, il l'avouoit de bonne foi. La vérité étoit qu'il ne s'en contraignoit pas, et que, couchant un jour à l'armée en même chambre que son frère le Grand Prieur, en deux lits de camp fort proches, il arriva que M. de Vendôme leva sa couverture, tourna le cul, et entendit son frère s'écrier. Le fait étoit qu'il lui avoit couvert le visage. « Mon frère, s'écria-t-il, je vous demande pardon. — Oh! ce n'est rien, mon frère, répondit l'autre en se torchant avec ses draps. » Tout cela n'étoit que gentillesses, qu'il sut après tourner en dignité, quand il eut escaladé ducs et maréchaux de France. Il se levoit le plus tard qu'il pouvoit à l'armée, où il recevoit le monde au lit, en sortoit presque nu, et se mettoit sur sa chaise percée devant quiconque, et ne s'y contraignoit en rien. D'abord les gens d'un certain état de grade ou de naissance se sentirent choqués d'une telle réception; mais tout est mode, et le crédit et l'autorité font tout recevoir : très peu s'abstinrent de ces puantes heures, et M. de Vendôme les savoit bien remarquer. Ce fut donc par hauteur et par insolence qu'il se mit ainsi à chier

devant tout le monde, et à y accoutumer tout ce qu'il y avoit de plus grand; et l'électeur de Bavière, après qu'il fut avec lui en Flandres, y étant arrivé une fois ou deux pour lui parler, fut le seul à qui il en ait jamais fait excuse, mais de ces excuses qui n'ont que les mots. Là il donnoit ses ordres, écoutoit les requêtes et discussions de chacun, et soutenoit la conversation. Les jours de barbe, on tiroit le bassin de sous lui, on le lavoit, puis on le lui mettoit sous le menton, et, la barbe faite, on le remettoit sous lui. On apportoit après un déjeuner sur une petite table, qu'on approchoit de lui; il mangeoit et rendoit en même temps, et on déjeunoit avec lui. Après déjeuner, il y causoit encore, puis se torchoit le cul devant la compagnie, s'habilloit, et commençoit sa journée. Ses audiences, ses signatures se passoient sur cette chaise percée, et l'évêque de Parme l'essuya comme les autres. Il en fut étrangement scandalisé; mais ce fut bien pis le lendemain matin, qu'étant arrivé bien plus tard que la veille dans l'espérance de trouver l'opération faite, non seulement il l'y trouva encore, mais, comme il vouloit s'habiller, il se torcha le cul devant lui, qu'il lui présenta dans toute sa dimension. L'évêque, outré, partit le jour même, protestant qu'il ne reverroit de sa vie un homme qui lui avoit fait une telle insulte, et jamais M. de Parme ne put l'apaiser. Cela le réduisit à lui substituer Alberoni, qui n'en étoit pas à ces bagatelles près. C'étoit un drôle qui avoit tout l'esprit et toute la ruse et la délicatesse possible, qui connoissoit son monde par ses informations avant que de l'avoir vu, et qui n'aborda M. de Vendôme que l'encensoir à la main et par le nez. Il lui parla d'ordures, et le mit si à son aise, qu'il en obtint tout, et se mit dans sa familiarité. Dès la première fois, s'étant trouvé à la cérémonie du torche-cul fort peu modeste : *Oh! culo del angelo!* s'écria-t-il; et fit sa cour à merveilles. Il se procura plusieurs envois d'autant plus aisément que M. de Parme réussissoit toujours par lui, et finalement il entra si avant dans les soupers et dans les autres débauches de M. de Vendôme, et, par là, dans sa confidence, qu'il crut trouver mieux son compte avec lui, et quitta M. de Parme pour être un des secrétaires de M. de Vendôme, qu'il acheva de se dévouer par lui faire des potages au fromage et d'autres ragoûts italiens; car M. de Vendôme étoit bien plus gourmand qu'ivrogne, et surtout de rogatons extraordinaires. Son goût et son discernement alloient de compagnie : le poisson puant étoit celui qu'il aimoit le mieux. Alberoni ne fut pas longtemps dans la maison, qu'il en reconnut tous les autres[1], et qu'il y devint le favori; cela fâcha les autres valets, qui, tout publiquement, et en pleine marche d'armée, lui donnèrent cent coups de bâton. Il se sauva demi-éreinté à toutes jambes, se plaignit amèrement à M. de Vendôme, qui s'en fâcha; tout le reste en rit, et lui, à la fin, avec les autres, et il n'en fut rien. Il s'ancra de plus en plus auprès de lui jus-

1. Le manuscrit porte bien : *autres*; mais ce doit être une mauvaise lecture du mot *aîtres*, au sens d'êtres, ou du mot *antres*.

qu'à la fin de sa vie, où, se trouvant en Espagne, en grand commerce entre M. de Vendôme et Mme des Ursins, M. de Parme l'y chargea de ses affaires, quand, par la mort de M. de Vendôme, il fut valet à louer. En voilà assez pour maintenant; le reste se retrouvera en son temps.

656. *Voyage triomphal du duc de Vendôme.*

(Page 291.)

12 février 1706. — Jamais triomphe n'approcha de tous ceux de M. de Vendôme en ce voyage. Chaque pas qu'il faisoit, et le plus indifférent, lui en procuroit un nouveau, et ce n'est point trop dire que tout disparut devant lui, princes du sang, grands, ministres, ou ne parut que pour le faire éclater bien loin au-dessus d'eux, et que le Roi ne sembla le[1] demeurer que pour la seule fonction de l'élever davantage. Le peuple s'y joignit, et M. de Guise, plus puissant après les Barricades de Paris, ne pouvoit pas paroître alors plus superbement que fit M. de Vendôme en ce voyage.

657 et 658. *Le fils de Tessé fait grand d'Espagne par surprise.*

(Page 302.)

19 février 1706. — Les rois sont dupes autant que les autres hommes, et d'ordinaire beaucoup plus. Le Roi, qui ne lut jamais, et qui n'entretint jamais personne sinon de ses affaires et par nécessité étroite, ne savoit rien, et ne s'en cachoit pas. Il ne douta point que les grandesses ne se cédassent en Espagne comme il voyoit céder tous les jours les duchés en France, et ignoroit que cela étoit jusqu'alors sans exemple en Espagne, où les fils aînés des grands en sont dédommagés par une sorte de rang et des honneurs plus étendus en leurs femmes, et qui les approchent fort du rang et des honneurs des femmes des grands. Tessé fit ainsi son affaire, et fit en France grand son fils, qui, de son vivant, ne l'eût jamais été en Espagne, du moins sans une grandesse nouvelle accordée à ce fils. Ceux des ducs de Berwick et de Saint-Simon le furent, dans la suite, de la grandesse même de leur père. On verra ces premiers et uniques exemples en leurs temps; on verra incontinent aussi comment la tromperie faite au Roi servit à Tessé pour consolider son affaire en Espagne, en achevant de tromper les deux rois l'un par l'autre.

26 mars 1706. — Tessé, après avoir surpris le Roi, acheva son affaire en surprenant le roi d'Espagne, qui comprit que le Roi son grand-père s'étoit engagé, et à qui Mme des Ursins, que ce maréchal avoit cultivée et servie dans sa disgrâce, et avec qui il s'étoit achevé de lier à Toulouse, où il obtint permission de la voir allant en Espagne,

1. Ce *le* a été biffé mal à propos par un correcteur qui n'a pas compris la phrase.

arracha du roi d'Espagne, contre toutes les règles et les usages, qui jusqu'alors n'avoient jamais été enfreintes sur ces démissions[1].

659. *Lord Feversham.*

(Page 304.)

21 janvier 1692. — Milord Feversham étoit le premier officier de la maison de cette reine portugaise, et le maître de tout chez elle. Personne ne doutoit qu'elle ne l'eût épousé, et l'un et l'autre trouvoient fort bon qu'on en fût persuadé. Il étoit frère des maréchaux-ducs de Duras et de Lorge.

660 et 661. *Mme de Brégy et Estoublon.*

(Page 305.)

29 avril 1688 — Estoublon[2] étoit de condition et Provençal, un fort honnête homme, mais plaisant au dernier point, et un grand homme noir, olivâtre, qui ne rioit jamais, avec je ne sais quel air niais et naturel dont il attrapoit les nouveaux venus. Il avoit usurpé une telle liberté avec la Reine mère, qu'il lui demanda un de ses carrosses pour remener sa femme de Saint-Germain. Ce carrosse ne revenoit point ; la Reine le sut et demanda à Estoublon ce qu'il en avoit fait : « Ce que « vous m'avez permis, Madame ; vous m'avez fait la grâce de me le « prêter pour remener ma femme, et il la remène en Provence. Je ne « sais pas bien le temps qu'il faut pour aller et venir. Voilà ce qu'est « devenu votre carrosse. » On en rit, et ce fut tout. Une autre fois, passant devant la chambre de Mme de Brégy, qui donnoit sur une galerie, à Saint-Germain, il en trouva la porte entr'ouverte, et la vit sur son lit, le derrière à l'air, et une seringue appuyée au lit ; il se glisse doucement, insinue le lavement, remet la seringue, et se retire. La femme de chambre, qui étoit allée dans la garde-robe chercher je ne sais quoi, revient, et propose à sa maîtresse de se remettre en posture ; elle demande ce qu'elle veut dire, et ajoute enfin qu'elle rêve apparemment. Grande cacophonie entre elles. Enfin la femme de chambre regarde à la seringue, et la trouve vuide, et proteste tant et si bien qu'elle n'y a pas touché, que la Brégy croit que c'est le diable qui lui a donné son lavement. C'étoit une antique beauté et un esprit, grande intrigante, et à qui, de la Régence et de la jeunesse du Roi et de Monsieur, il étoit resté grande familiarité avec eux et avec la Reine mère. Dès qu'elle parut chez elle, voilà le Roi et Monsieur à lui parler de son lavement ; et elle, étonnée et furieuse tout ce qu'on peut l'être, apprit la dernière de la cour ce qu'elle devoit à Estoublon.

Cet Estoublon, à la fin de sa vie, homme de bien dès longtemps, le devint de plus en plus. Il se mit à Paris, à un quatrième étage, dans la

1. Il manque un régime direct au verbe *arracha*.
2. Son nom n'est même pas prononcé dans les *Mémoires*.

paroisse de Saint-Sulpice, occupé uniquement de son salut et de bonnes œuvres, donnant tout aux pauvres, et il avoit du bien ; sa dévotion étoit d'en ramener tous les jours quelques-uns dîner avec lui, et de manger avec eux. Dans ces temps-là, Messieurs de Saint-Sulpice s'étoient mis dévotement dans la tête de tirer par le for de la conscience la connoissance de tout ce qui se passoit, sous prétexte de ce qu'ils appeloient la correction fraternelle, et obligeoient tous ceux qui se confessoient à eux de leur rendre un compte exact de toutes choses. Ils surent donc par le valet d'Estoublon qu'il voyoit tous les jours des gens de fort mauvaise mine, et qu'il leur donnoit à dîner. Les inquisiteurs comptent toujours sur le mal : je ne sais ce qu'ils soupçonnèrent ; mais ils eurent un ordre de la police, et mirent Estoublon au Châtelet. Voilà un homme bien étonné, à quatre-vingts ans qu'il avoit. Cependant, lui comme il put, et ses voisins, qui étoient édifiés de lui, firent tant qu'il en sortit ; mais il eut beau demander justice : on ne songea qu'à l'apaiser, et il se retira chez lui en Provence. C'étoit la pauvre faveur de Saint-Sulpice. Toutefois, cela fit assez de bruit pour réveiller d'autres choses et pour mettre au net tout le pot aux roses de la correction fraternelle, qui fit un furieux vacarme. Le curé la Barmondière fut obligé de chasser plusieurs prêtres, de détester en pleine chaire ses informations, et d'en écrire une apologie en forme d'instruction. Toutefois, on fut longtemps à se rapprivoiser avec eux à confesse.

13 avril 1693[1]. — Mme de Brégy si connue par sa beauté, son esprit et sa familiarité avec le Roi, la Reine sa mère et Monsieur, et par le lavement qu'Estoublon lui donna si subtilement.

662, 663 et 664. *La marquise de la Fayette et sa fille la duchesse de la Trémoïlle.*

(Pages 312-313.)

29 mai 1693. — Mme de la Fayette étoit mère du marquis de la Fayette qui, de la fille de Marillac, ne laissa qu'une fille unique, qui a été mère du duc de la Trémoïlle. Mme de la Fayette étoit la plus intime amie et confidente de M. de la Rochefoucauld qui figura tant, avec Mme de Longueville, pendant la minorité de Louis XIV, et qui, tant qu'il a vécu, alloit tous les jours chez elle, où il y avoit, les soirs, un rendez-vous de ce qu'il y avoit de meilleur à Paris pour les lettres galantes, et, outre cela, fort bonne compagnie. C'étoit un tribunal pour les ouvrages d'esprit. Elle retira la Fontaine, si connu par ses *Contes* et ses *Fables*, qui seroit mort de faim sans elle, et qui vécut plusieurs années et mourut chez elle[2].

11 août 1694. — Avec ce M. de la Fayette, sa maison s'éteignit, ancienne et bonne. Il s'appeloit Mottier. Il étoit fils de cette Mme de la

1. Ces trois lignes ne se trouvent pas en regard de l'article du 13 avril 1693, mais au sommaire analytique qui termine le volume.

2. Singulière confusion avec Mme de la Sablière !

Fayette si connue par son esprit et sa liaison si longue et si intime avec M. de la Rochefoucauld, celui de la minorité de Louis XIV. Il étoit gendre de Marillac, conseiller d'État, et ne laissa qu'une fille unique, qui hérita de tout le bien de son grand-père, et qui fut mère du duc de la Trémoïlle d'aujourd'hui. La Fayette laissa un frère, homme d'esprit, de lettres, de campagne, cynique et singulier, qui avoit de l'honneur et des amis. Il avoit des abbayes, et nul ordre. Il est mort bien des années après, sans avoir été tenté de se marier.

14 décembre 1706. — Le mariage du fils aîné de M. de Beauvillier étoit fait quand il mourut, et son frère huit jours après lui, avec la fille unique de la Fayette, qui épousa depuis M. de la Trémoïlle, dont le duc de la Trémoïlle d'aujourd'hui est fils unique[1]....

665. *Origine des distinctions de MM. de la Trémoïlle.*

(Page 313.)

27 avril 1706. — Lors de ce[2] désordre des tabourets donnés, puis ôtés, après rendus, lors de la régence de la Reine mère de Louis XIV, et depuis peu à peu étendus, M. de la Trémoïlle, beau-frère de M. de Bouillon, et desireux de devenir prince comme lui, en obtint. Dès le commencement, il eut le tabouret pour sa belle-fille sans s'être démis de son duché. Elle étoit Hesse, sœur de l'électrice palatine mère de Madame, et fille de cette belliqueuse landgrave qui servit si constamment et si utilement la France. C'est ce qui valut et ce tabouret et celui d'une vieille Mlle de la Trémoïlle, sa belle-sœur. Depuis cela, il est demeuré à la fille aînée et à la femme du fils aîné des ducs de la Trémoïlle, privativement aux cadets et aux cadettes. On verra en son temps ce qu'a obtenu le prince de Talmond, frère de M. de la Trémoïlle. Ce duc son grand-père obtint en même temps le *pour*, qui est une distinction des princes qui voyagent avec la cour, sur le logis desquels les fourriers écrivent avec leur craie : *Pour Monsieur un tel*, et, sur tous les autres logis, seulement : *Monsieur un tel;* et c'est ce qui s'appelle *marquer*. Cette distinction du *pour* est tout à fait idéale, et n'emporte aucune sorte de préférence de logis. Les ambassadeurs en firent tant de bruit au voyage du sacre du Roi[3], que M. le duc d'Orléans, à la fin, le leur accorda.

666. *Raccommodement des ducs de Bouillon et d'Albret.*

(Page 316.)

13 avril 1706. — Le duc d'Albret, fils aîné de M. de Bouillon, n'avoit jamais servi que quelques campagnes volontaire[4], parce qu'il avoit

1. La fin de cette Addition sera placée en regard de la p. 55 du tome V de l'édition de 1873.

2. Le correcteur, à tort, a changé *de ce* en *du*.

3. Louis XV, en 1722.

4. Le copiste, à tort sans doute, a écrit au pluriel : *volontaires*.

porté le petit collet jusqu'en 1692, qu'il devint l'aîné par la mort du prince de Turenne sans enfants, tué à Steinkerque. Il avoit épousé ensuite la fille du duc de la Trémoïlle; il avoit fait un voyage à Turenne, où il avoit trouvé une substitution, portée par un testament de son grand-père, qui lioit entièrement les mains à M. de Bouillon, le mettoit, lui, en état de n'en point payer les dettes, et réduisoit ses cadets fort à l'étroit. Cette découverte produisit une demande en justice qui fit un prodigieux éclat. M. de Bouillon mit aisément le Roi de son côté, qui étoit volontiers pour les pères contre les enfants, qui aimoit M. de Bouillon, et qui n'avoit jamais guères été content de la conduite de pas un de ses enfants : de sorte que cette affaire perdit le duc d'Albret si entièrement avec le Roi, que son père même, après leur raccommodement, ne put pas redresser ce qu'il avoit gâté. L'éclat fait et les procédures introduites en justice, le duc d'Albret ne se soucia pas d'aller plus loin. Elles affichoient l'état de son père et le mirent hors d'état d'emprunter et de disposer : c'étoit là tout ce qu'il en vouloit, et, dès qu'il l'eut solidement obtenu par la chose même, il ne songea plus qu'à apaiser le bruit et à se raccommoder avec M. de Bouillon.

667. *Joyeux.*

(Pages 319-320.)

22 avril 1706. — Ce Joyeux étoit une espèce tout à fait singulière : un habit brun fort ample, grande perruque et grand rabat, le dos plat par le haut, rompu par en bas, et marchant presque plié en deux; et au demeurant très propre. Il avoit une bonne abbaye, et d'autre bien, qu'il avoit assuré aux enfants du bonhomme Bontemps, dont il étoit camarade et ami intime. Il avoit été à la Reine mère, puis au Roi dans les intrigues serviles de ses amours, et avoit dansé mieux qu'homme de France avant d'être devenu comme il étoit, et avoit été des ballets du Roi avec les meilleurs danseurs. Le Roi l'avoit mis auprès de Monseigneur comme un homme de confiance. Il avoit beaucoup d'esprit, de l'emportement et de la malignité souvent, parfois aussi serviable et bon homme; mais il ne lui falloit pas marcher sur le pied. Monseigneur le traitoit fort bien, et s'en consola encore mieux[1]....

668. *Du Mont.*

(Page 321.)

22 avril 1706. — .... Pour[2] du Mont, c'étoit tout autre chose. Son père étoit un gentilhomme de bon lieu, à qui M. de Saint-Simon, étant premier gentilhomme de la chambre et premier écuyer de Louis XIII, fit la petite fortune, et qui lui-même l'acheva étant devenu sous-gouverneur

1. La fin de cette Addition forme l'Addition suivante.
2. Le commencement de cette Addition, relatif à Joyeux, vient d'être donné sous le n° 667.

de Louis XIV. C'étoit un fort homme d'honneur, et propre à cet emploi, dans lequel il mourut, et à qui la Bourlie succéda. Le Roi prit soin de son fils, qui étoit tout enfant, et en chargea Beringhen père, premier écuyer; et, dans la suite, il l'attacha à Monseigneur, duquel il devint particulièrement et principalement l'écuyer en chef sous le premier écuyer. C'étoit un homme de fort peu d'esprit, mais né et élevé à la cour, et qui en savoit la routine et le manège, qui le conservèrent bien auprès du Roi quoiqu'il eût seul la dernière confiance de Monseigneur, dont il gouvernoit la bourse particulière, et quelquefois les plaisirs. Il ne laissoit pas d'être fort honnête homme, et, quoique sa faveur l'enflât un peu quelquefois, il ne s'est jamais oublié avec les ducs de Saint-Simon père et fils en rien, et toujours se présentant à tout à leur égard. Sa faveur fut toujours la même jusqu'à la mort de Monseigneur, avec qui il perdit tout ce qu'on peut perdre, et toutefois conserva de la considération par estime et fut toujours bien traité du Roi. Il ne fut pas heureux en femme ni en neveux, et mourut longtemps après le Roi, sans enfants.

669. *Le procès du prince Emmanuel de Lorraine.*

(Page 333.)

19 février 1707. — Le procès fut fait et parfait au prince Emmanuel de Lorraine comme à Langalerie et à Bonneval, sans aucune différence, et sans que M. d'Elbeuf ni aucun autre de la maison de Lorraine ait rien tenté là-dessus, comme avoit, en cas pareil, vainement tâché la maison de Bouillon sur le prince d'Auvergne.

670. *Désertion de Langalerie.*

(Pages 334-335.)

25 mars 1706. — Langalerie étoit fils d'un ancien lieutenant général estimé, tué à la bataille de Fleurus; lui-même étoit bon officier et brave, et étoit parvenu assez vite. Il avoit même paru un homme assez sage et réglé, de fort peu d'esprit pourtant, mais ne promettant rien moins qu'une telle folie. L'ambition lui tourna la tête et le perdit chez l'Empereur, qu'il fut convaincu d'avoir voulu trahir, gagné par les Turcs, et fit une fin tragique.

671. *Le chevalier de Bonneval passe aux ennemis.*

(Page 336.)

11 avril 1706. — Bonneval étoit un cadet de qualité, gueux, brave, de beaucoup d'esprit et orné de lecture, avec beaucoup de talents pour la guerre et pour beaucoup de choses, outrément débauché et grandement pillard. Il s'étoit engraissé aux dépens de ces petits princes d'Italie que nous ménagions assez mal à propos, comme il n'y a que trop paru depuis; on lui vouloit faire rendre gorge et lui retenir beau-

coup sur ce qu'il avoit pris du plat pays : piqué et ruiné, il fit son marché avec l'Empereur, et le servit contre nous avec un succès qui le conduisit à une fortune où nous le laisserons en attendant que nous le retrouvions en son temps, où ce sera celui d'en achever l'horrible catastrophe. Ce fut en peu de temps le troisième déserteur de marque, à l'exemple de MM. de Savoie et de Lorraine, que des François de naissance ou de grade n'avoient pas encore suivi, excepté le prince d'Auvergne, qui en avoit mené le branle en ces derniers temps.

672. *M. de Vendôme commande aux maréchaux de France.*

(Page 345.)

15 mars 1706. — Après ce qu'on a vu que le Roi avoit dit à Tessé sur M. de Vendôme par rapport aux maréchaux de France, et ce que le maréchal de Villeroy lui rompit après qu'il fut parvenu plus loin et presque obtenu de commander les maréchaux de France arrivés au bâton depuis qu'il étoit lui-même général d'armée, on a lieu de s'étonner beaucoup d'une patente si extraordinaire pour les commander tous. Avec du temps, rien n'étoit impossible à Mme de Maintenon, et en chose qui élevoit les bâtards, et rien encore d'impossible à M. du Maine là-dessus, particulièrement auprès d'elle, qui l'avoit élevé, qu'elle avoit toujours tendrement aimé, qui le regardoit comme son ouvrage, et son élévation comme sa création. On en verra bien d'autres effets dans les suites. Les maréchaux de France furent outrés, et, comme les ducs, sans oser dire une parole.

673. *Le cardinal de Médicis cherche à se marier.*

(Page 352.)

19 avril 1706. — Le Grand-Duc n'avoit que deux fils et un frère, qui étoit depuis longues années cardinal sans s'être engagé dans les ordres. Son fils aîné, qui avoit été d'une grande espérance, étoit sans enfants de la sœur de Mme la Dauphine et de l'électeur de Bavière, et sans espérance d'en avoir par l'état déplorable où la débauche et les remèdes l'avoient réduit. Le puîné, Gaston[1], aujourd'hui grand-duc, n'avoit point d'enfants non plus d'une Saxe-Lauenbourg, sœur de la princesse de Bade mère de la feue duchesse d'Orléans; elle étoit chez elle en Allemagne, et lui à Florence, brouillés ensemble à ne se jamais revoir. Nul autre Médicis au monde qu'une branche infiniment éloignée, aînée, qui ne sortoit ni des souverains, ni des premiers Médicis dominateurs de Florence, qui étoient restés depuis des siècles à Naples, dont l'aîné étoit grand d'Espagne sous le nom de prince d'Ottajano, et desquels les Médicis de Florence n'avoient jamais voulu ouïr parler. Dans cette situation de famille, qui s'en alloit éteinte, le Grand-Duc exigea de son frère de quitter le chapeau pour se marier. Un vieux car-

1. Ce nom a été ajouté en interligne par le correcteur.

dinal italien, hors d'espérance, par son âge, de succéder à son neveu et de devenir souverain, ne tenta pas Mlle d'Armagnac de quitter les agréments et la liberté de la cour de France pour s'aller confiner avec lui. Il épousa une Guastalle, d'une branche cadette de Gonzague, dont il n'eut point de postérité.

674. *Fautes et disgrâce du maréchal de Villeroy.*

(Page 368.)

22 juin 1706. — Voici l'histoire de la disgrâce du maréchal de Villeroy, qui fut profonde et longue. Le Roi, outré des mauvais succès de ses armes, et qui avoit mis son honneur à n'écouter rien sur la paix, dont toutefois il commençoit à sentir tout le besoin à moins qu'il n'eût la totalité de la monarchie d'Espagne pour le roi son petit-fils, avoit fait les plus grands efforts pour avoir de belles et nombreuses armées et pour se procurer des victoires qui, malgré les suites de la bataille d'Hochstedt, forçassent ses ennemis à terminer la guerre à son gré. Il avoit excité le maréchal de Villeroy, en partant, à donner une bataille; il l'avoit piqué par le succès que le maréchal de Villars avoit eu de bonne heure en Alsace. La levée du siège de Barcelone, et l'ébranlement qu'il causa à toute l'Espagne, alluma de plus en plus le dépit du Roi et la passion d'avoir incessamment une puissante revanche, et il ne cessa de redoubler ses ordres là-dessus au maréchal de Villeroy, et par Chamillart, et par des billets même de sa main. Marcin lui menoit d'Alsace un puissant renfort de troupes; Villeroy avoit ordre d'en attendre la jonction avant de rien entreprendre, mais, aussitôt après, de ne rien marchander. Ces mêmes ordres, et d'attendre Marcin, et de chercher aussitôt après à combattre, lui avoient été réitérés plusieurs fois. Villeroy se sentit piqué d'être si souvent et si pressamment excité à donner une bataille : il crut qu'il y alloit du sien de différer, il se flatta de vaincre, et se promit tout d'une victoire si passionnément desirée du Roi, s'il n'en partageoit la gloire avec personne. C'est ce qui le précipita à donner celle de Ramillies de telle sorte que l'électeur de Bavière eut à peine le temps d'arriver à l'armée le matin même, sur le point du combat. Plusieurs officiers principaux n'étoient arrivés que la veille, plusieurs autres n'avoient pas encore joint, et Marcin étoit encore à deux journées de lui, dont il avoit des nouvelles, et dont la jonction étoit instante et sûre. En l'attendant suivant ses ordres, il auroit été de plus d'un quart plus fort, et, comme il étoit, sans lui, supérieur aux ennemis, et qu'il les eût combattus sur un autre terrain que celui où il donna son combat, et où M. de Luxembourg n'avoit pas cru qu'on le pût hasarder sans y être battu, la victoire auroit été sûre et complète, et pouvoit, en ce commencement de campagne, avoir les plus grandes et les plus heureuses suites. Toute la gauche du maréchal ne put combattre, étant séparée des ennemis par un marais et par des rebords de ces marais, qui ne se pouvoient passer devant eux. Ce même marais séparoit ses

deux lignes dans leur centre : la droite y fut repoussée par les ennemis, qui, de là, leur tirèrent toujours des troupes fraîches, et qui, après avoir défait notre droite, qui se perdit dans ce marais, retourna par derrière une ligne restée devant notre gauche, la prit en flanc et la mit en fuite, déjà ébranlée par le triste succès de l'autre aile. Le maréchal de Villeroy perdit la tramontane, et plusieurs officiers généraux avec lui, Guiscard surtout, qui en fut perdu. Ainsi, ayant perdu très peu de monde, mais beaucoup étant restés longtemps ou engagés dans le marais, ou dispersés en le traversant, la fuite fut grande, et ce qu'il y eut de plus honteux, c'est qu'on ne put jamais persuader le maréchal de tenir ferme sous ses[1] places, et que, son armée rassemblée et augmentée sans cesse par le retour des gens dispersés, il la fit marcher, sans s'arrêter, toujours en arrière, malgré tout ce que l'Électeur lui put dire et lui faire représenter par plusieurs officiers généraux, et malgré tout ce qu'il pouvoit faire encore avec Marcin, qui tournoit et forçoit ses marches pour le joindre. Une conduite si étrange mit le Roi au désespoir, et l'engagea à envoyer Chamillart en Flandre pour être bien informé par lui, et par les gens à qui il parleroit, de tous les états de l'armée, comme tout s'y étoit passé, de la perte, du désordre, et des remèdes qui s'y pourroient apporter. Quelque amitié et quelque habitude qui protégeât le maréchal auprès du Roi, il ne put ne pas voir clair à son incapacité et à sa conduite, et ne put sentir à quoi il s'exposeroit, s'il laissoit son armée et sa frontière entre les mains d'un homme à qui la tête avoit tourné si absolument, et qui étoit encore fort loin d'être remise ; mais cette même amitié fut assez forte pour se prêter à tous les moyens honorables de l'en tirer : il lui fit insinuer de demander son retour, il lui fit dire qu'il étoit résolu, et que, ce parti étant indispensable, il seroit, sans comparaison, plus honnête pour lui qu'il parût qu'il le demandoit, et en le faisant assurer qu'il le recevroit et le traiteroit de manière qu'il paroîtroit à tout le monde que c'étoit à regret qu'il lui auroit accordé son retour. Rien ne prit sur le maréchal : ni les lettres de la main du Roi, qui l'assuroit qu'il seroit de moitié avec lui pour couvrir et les fautes et le retour, et lui marquer plus d'amitié que jamais, et les remontrances de ses amis, tout fut inutile. Plus le Roi en faisoit, jusqu'à lui demander cette complaisance comme une marque de sa déférence et de son amitié pour son maître, plus le maréchal s'obstina à répondre durement qu'il n'étoit point un fourbe, et que rien ne lui feroit demander ce qu'il ne desiroit pas et ce qu'il regardoit comme le plus grand affront qu'il pût recevoir. Il se flattoit sans doute, à tant de ménagements pour tant de si grandes fautes, que l'amitié du Roi et la protection de Mme de Maintenon ne se pourroient jamais résoudre à l'arracher de son armée, avec laquelle il se flattoit sans doute de réparer ses malheurs ; mais, à la fin, le Roi, outré de cette opiniâtreté invincible et des bontés si extrêmes et si peu méritées, se sentit plus

1. Le copiste a écrit : *ces*.

outré contre l'inflexibilité du maréchal que contre ses fautes, et lui envoya ordre de revenir sur-le-champ, puis changea sa lettre, et lui manda d'attendre M. de Vendôme, et qu'il vouloit bien encore, malgré lui, dire et laisser croire qu'il ne le rappeloit qu'à sa prière. Cela fut exécuté de la sorte, et le maréchal ne sut pas profiter de ce dernier effort de bonté[1]....

675. *Le duc d'Orléans prévoit la défaite de Ramillies.*

(Page 370.)

31 mai 1706. — M. le duc d'Orléans dit à qui le voulut entendre que le maréchal de Villeroy seroit battu, s'il tentoit ou souffroit une action dans ce poste de Ramillies. Il y avoit été avec le feu maréchal de Luxembourg, qui n'en avoit pas voulu courir le hasard, et qui, sur le lieu, en avoit montré les raisons à M. le duc d'Orléans, qui les avoit bien retenues. Il en arriva comme il l'avoit annoncé, et pis encore, parce que la tête y tourna, et qu'avec une très médiocre perte, cette défaite se tourna en fuite, qui nous fit perdre une très grande partie de la Flandre[2]....

676. *Voyage de Chamillart en Flandre.*

(Page 380.)

31 mai 1706. — .... La[3] consternation de la frontière et de la cour fut telle, que le Roi envoya Chamillart sur les lieux pour y avoir un homme d'autorité et de confiance qui pût se bien faire rendre compte de tout par diverses personnes, et l'informer après comment tout s'étoit passé, et voir et lui dire au juste à quoi en étoient les affaires. On verra en son lieu les suites de ce voyage par la cour, que les *Mémoires* feront voir par les événements de la guerre.

677. *Répugnance du Roi à employer les princes du sang à la tête des armées.*

(Page 391.)

22 juin 1706. — .... Il[4] y avoit longtemps que M. le duc d'Orléans et les princes du sang desiroient de se voir à la tête des armées. Le malheur d'Hochstedt le leur avoit fait espérer comme un moyen de ranimer tout par leur exemple; mais le Roi n'avoit pu s'y résoudre, et avoit rebuté Chamillart plus d'une fois là-dessus. Il n'avoit jamais eu de vrai retour pour M. le prince de Conti, l'amour des troupes et de la cour; son mérite lui étoit odieux, et le secret dépit de ne pouvoir donner d'armée à M. du Maine, qu'il avoit égalé aux princes du sang, les en éloignoit plus que tout. Forcé enfin par Chamillart en ce dernier malheur de Ramillies, il ne put toutefois gagner sur soi d'envoyer le

1. Voyez la fin de cette Addition plus loin, n° 677.
2. La fin de cette Addition forme le numéro suivant.
3. Le commencement de cette Addition forme le numéro précédent.
4. Voyez le commencement de cette Addition ci-dessus, n° 674.

prince de Conti sur-le-champ en Flandre, comme le ministre l'en pressa, et il se résolut à ce changement de généraux d'armée pour mettre en Flandre celui dont il espéroit le plus d'entre eux, d'envoyer en sa place un prince qui, au-dessus des princes du sang, piquoit moins son dépit par rapport à M. du Maine. C'étoit perdre bien du temps par l'éloignement de l'Italie; mais il en fallut passer par là.

678, 679 et 680. *La marquise de Courcelles et son petit-fils le chevalier.*

(Page 415.)

25 décembre 1685. — Cette Mme de Courcelles n'étoit que trop fameuse et par ses galanteries, son esprit et ses aventures. Elle étoit sœur de père et de mère du premier maréchal de Villeroy; son premier mari, le vicomte de Tallard, étoit Bonne, sieur d'Auriac, de même nom que le connétable de Lesdiguières, dont son grand-père étoit cousin au cinquième degré. Elle n'eut de lui qu'une fille unique, fort connue sous le nom de Mme de la Baume, fort du monde, fort galante aussi et de beaucoup d'esprit, dont le mari n'a point ou peu paru et a vécu dans sa province. Leur fils a été le maréchal de Tallard, qui a fait une grande fortune, à laquelle les Villeroy ont fort contribué. Pour revenir à Mme de Courcelles, elle se remaria à M. de Courcelles par amour. Il s'appeloit Champlais, et il étoit lieutenant général de l'artillerie; elle en eut un fils qui, par les carabiniers[1], est devenu officier général et n'étoit pas sans mérite, mais dont les Villeroy et les Tallard n'ont jamais pris grand soin. Mme de Courcelles continua de porter ce nom jusqu'à sa mort, quoique remariée encore, et toujours de moins en moins; elle mourut extrêmement vieille, avec l'esprit toujours du monde, aimable et galant.

18 juillet 1688. — Cette Mme de Courcelles, médiocrement mariée, avoit fait en son temps grand bruit dans le monde, par ses galanteries, et même par son esprit; ce second mariage fut un effet de son goût. Elle étoit veuve d'Alexandre de Bonne, vicomte de Tallard, de même maison que le connétable de Lesdiguières, dont elle eut une fille, qui fut mère du comte de Tallard, depuis duc et maréchal de France, laquelle ne fit guères moins parler d'elle.

21 mai 1706. — Ce chevalier de Courcelles étoit petit-fils de cette Mme de Courcelles fameuse par ses plus que galanteries, sœur du maréchal de Villeroy le père.

681 et 682. *L'abbé Testu.*

(Pages 419-420.)

24 juillet 1684. — L'abbé Testu étoit un fort honnête homme, de bonne famille du Parlement, plein d'esprit, de lettres, autrefois très

1. Le copiste a lu et transcrit très lisiblement : *cavaldaiers*.

galant, singulier et vif à l'excès, qui a passé sa vie jusqu'à la dernière vieillesse dans le grand monde et dans les meilleures compagnies. Il étoit fort de celles de l'hôtel d'Albret, et avoit conservé un commerce continuel avec Mme de Maintenon, souvent utile à ses amis, et qu'il n'a pas voulu se le rendre à lui-même. Il avoit conservé un ascendant sur elle jusqu'à la gronder et à lui parler de toutes choses, et elle à lui.

26 juin 1706. — Cet abbé Testu étoit plein d'esprit, et d'un esprit fort orné, un répertoire d'anecdotes de la cour, et des meilleures et plus illustres compagnies du grand monde, où il avoit toujours été recherché, un très honnête homme, et même bon homme, d'une bonne famille du parlement de Paris. Il avoit passé sa jeunesse à la cour, et avoit fort connu Mme de Maintenon chez le maréchal d'Albret, et depuis chez Mme de Montespan, et il conserva avec toutes les deux considération, amitié, liberté et commerce jusques à la fin de sa vie, et a utilement servi des gens auprès d'elles. C'est peut-être le premier homme connu qui se soit plaint de ce mal si malheureusement devenu commun depuis, ignoré de ceux qui l'ont et de ceux qui le traitent, et qui, sous mille formes différentes, est appelé *vapeurs*.

683, 684 et 685. *Les Pot de Rhodes.*

(Pages 423-424.)

15 avril 1684. — M. de Rhodes Pot, grand maître des cérémonies, et le dernier de cette ancienne et illustre maison, étoit amoureux de Mlle de Tonnerre, et fit enfin tant de fracas, qu'il fut mis à la Bastille, et la fille chassée.

27 janvier 1695. — Cette Mme de Rhodes étoit mère de Rhodes, le dernier de cette bonne et illustre maison de Pot, qui vendit à Blainville, fils de M. Colbert, la charge de grand maître des cérémonies de France, qu'ils avoient eue de père en fils depuis que Henri III l'avoit créée pour eux[1]....

2 juillet 1606. — On a parlé de M. de Rhodes ailleurs; il fut le dernier de sa maison. Cette fille unique qu'il laissa épousa le prince d'Isenghien, déjà veuf, et mourut sans enfants.

686. *La marquise de Villars.*

(Page 425.)

25 juin 1706. — Cette marquise de Villars étoit sœur du père du maréchal de Bellefonds : une petite bonne femme sèche, vive, méchante comme un serpent, de l'esprit comme un démon, qui étoit d'excellente compagnie, qui avoit passé sa vie jusqu'au dernier bout dans les meilleures et les plus choisies de la cour et du grand monde, et qui con-

1. La fin de cette Addition concerne M. de Rouville, frère de Mme de Rhodes, et ne se retrouvera pas dans les *Mémoires*.

seilloit toujours à son fils de ne point donner de scènes au monde sur sa femme, de se vanter au Roi tant qu'il pourroit, mais de ne jamais parler de soi à personne.

687. *La princesse de Montbazon.*

(Page 429.)

30 juillet 1706. — Cette princesse de Montbazon étoit femme de celui qui est mort fou et enfermé à Liège pendant si longtemps. C'étoit une femme d'une vie galante, obscure et fort extraordinaire, sœur de père de la célèbre duchesse de Liancourt, laquelle étoit[1] grand mère de la femme du duc de la Rochefoucauld.

688 et 689. *Mme de Polignac et Monseigneur; aventure du marquis du Bordage.*

(Page 431.)

13 décembre 1686. — Monseigneur étoit amoureux de Mme de Polignac, et cela avoit hâté son mariage. Elle étoit Mlle de Rambures, fille de Madame la Dauphine, robine plaisante, bien de l'esprit, et point du tout bonne. Cela dura toujours avec Monseigneur, jusqu'à ce qu'il découvrit que le marquis de Créquy, qui étoit dans cette intrigue, étoit pour le moins aussi bien traité que lui; c'est ce qui fit l'éclat : ils furent chassés, et Mme de Polignac n'est pas revenue à la cour depuis, seulement, à la fin de sa vie, des moments, se montrer une fois ou deux l'année. Elle n'en fut pas moins galante, sans que son mari le trouvât mauvais. Elle joua tant qu'elle se ruina, et s'en alla en Auvergne, où elle mourut assez étrangement, ce dit-on, et fort lasse de vivre. Le Bordage, fort du grand monde et du grand jeu, bien qu'accusé de ne pouvoir devenir père, étoit, depuis plusieurs années, le grand tenant de la maison; il[2] la fut voir en Auvergne, et se trouva à sa mort. Sa douleur fut telle, que, revenu à Paris, il prit une tapée d'opium en cachette, qui l'auroit mis en l'autre monde, si ses valets, surpris de son long sommeil, et bien plus de ne le pouvoir réveiller, ne fussent courus au secours et le sauvèrent. Mme de Coligny, la grande amie commune, eut grand peine après à lui remettre la cervelle, et il fut du temps sans se remettre dans le monde. Polignac n'en eut point d'enfants. Un second mariage avec une fille de Mme de Mailly, dame d'atour de Mme la Dauphine dernière, puis de la Reine, et fort belle, lui en procura plusieurs, dont on croit fort peu être à lui; et fut aussi bon mari avec celle-là qu'avec l'autre. Son frère, devenu cardinal, ne le portoit pas si patiemment.

2 août 1706. — Mme de Polignac avoit été chassée de la cour pour

1. *Laquelle estoit*, en interligne, paraît être de la main de Saint-Simon.
2. *Il* a été ajouté par un correcteur, et la virgule qui suivait *maison* transformée en point-virgule.

avoir été trop bien avec Monseigneur, ce qui a été dit en son temps[1], et n'y reparut depuis que des moments; elle ne s'en soucia guères, et se consola à Paris à se divertir, sans ménagement pour son mari, qui en avoit de rare[s] pour elle. Elle y joua longtemps, et à la fin se ruina, de sorte qu'elle s'en alla aux terres de son mari, où l'ennui et la tristesse la tuèrent bientôt après. Le Bordage, qui en étoit passionné, quoiqu'on lui disputât d'avoir de quoi l'être, la fut trouver dès qu'il la sut bien malade, et fut témoin de sa triste mort, qui l'outra de telle sorte qu'il ne la voulut pas survivre, et qu'il seroit mort sans ses valets[2], qui le crevèrent de vinaigre et de choses spiritueuses, et le réveillèrent ainsi, qu'il n'en étoit presque plus temps. Il en fut malade des temps infinis, et plus encore à s'en consoler. Ce trait lui acquit grandement la faveur des dames.

690. *Saint-Pierre fait premier écuyer de la duchesse d'Orléans.*

(Page 449.)

1er mai 1706. — .... Fontaine-Martel[3], qui étoit frère de M. d'Arcy chevalier de l'Ordre et mort auprès de M. le duc d'Orléans, dont il avoit été le dernier et le plus digne gouverneur, étant mort et laissant vacante la charge de premier écuyer de Mme la duchesse d'Orléans, elle y voulut avoir M. de Saint-Pierre, et prétendit que, pour une charge chez elle, on ne le lui pouvoit pas refuser. Cela fit une forte brouillerie entre elle et M. le duc d'Orléans, qui, de sa vie, n'a pu souffrir les Saint-Pierre.

691, 692 et 693. *Mademoiselle de Séry, depuis comtesse d'Argenton, et son fils le Grand Prieur.*

(Pages 455-456.)

14 novembre 1694. — Elle[4] prit bientôt après le nom de Mlle de Séry, et finit par être maîtresse de M. de Chartres puis d'Orléans, être mère du Grand Prieur, et s'appeler Mme d'Argenton.

10 mai 1696. — Cette Mlle de Séry devint depuis maîtresse déclarée de M. de Chartres, lors duc d'Orléans, s'appela Mme d'Argenton par

1. Ce membre de phrase a été effacé.

2. Le correcteur a modifié la tournure primitive, qui était : *que, sans ses valets, il seroit mort.*

3. Le commencement de cette Addition a été placé dans notre tome XII, Addition n° 606.

4. Un correcteur a remplacé *Elle* par *Cette Mlle de Chaumont.* En effet, dans le passage du *Journal*, il s'agit d'une parente de la duchesse de Ventadour, nouvelle venue en cour, laquelle s'appelait Mlle de Chaumont et fut nommée fille d'honneur de Madame en place de Mlle de Rouvroy, au milieu de novembre 1694. Saint-Simon l'identifie à tort avec Mlle de Séry, qui était aussi parente de la même duchesse, mais qui ne fut nommée que dix-huit mois plus tard, à la place de Mlle de Clisson.

concession du Roi, et fut mère du chevalier d'Orléans qui devint grand prieur, grand d'Espagne et général des galères, et abbé d'Hautvillers pendant la régence de son père.

29 juin 1706. — Mlle de Séry étoit une jeune fille de condition sans bien, fort jolie, une brune piquante, d'un air mutin et capricieux, vif et plaisant, qui étoit parente de Mme de Ventadour, et qui fut mise par elle fille d'honneur de Madame. M. d'Orléans en devint amoureux et en eut ce fils, qu'il prit ce temps de faveur du Roi pour reconnoître et le faire légitimer. Mlle de Séry n'avoit pu demeurer chez Madame avec cet éclat; elle possédoit M. d'Orléans avec empire, et voulut absolument être appelée *Madame*. Du comment, il n'y en avoit point d'exemple; mais M. le duc d'Orléans força le Roi, en partant pour l'Italie, d'en faire un, et il permit à Mlle de Séry de prendre le nom de comtesse d'Argenton, terre à M. le duc d'Orléans, qu'il lui donna. Nous le verrons, dans sa régence, acheter pour ce fils le grand prieuré de France du chevalier de Vendôme, bien étrangement, puis la charge de général des galères du maréchal de Tessé, lui donner l'abbaye d'Hautvillers, enfin profiter des conjonctures d'Espagne pour l'y envoyer à l'occasion du voyage de Mlle de Beaujolois, sa fille, qui alloit pour épouser don Carlos, et faire faire le chevalier d'Orléans grand d'Espagne à vie. Au moins a-t-il été heureux en lui.

APPENDICE

SECONDE PARTIE

I

PROCÉDURE EN CASSATION DE L'ARRÊT CONCERNANT CLUNY[1].

« A Versailles, le 25 mai 1705.

« Le Roi étant informé qu'il auroit été présenté requête au Grand Conseil par le sieur cardinal de Bouillon, abbé, chef et supérieur général de tout l'ordre de Cluny, et Jean Marin, prêtre, procureur général dudit ordre, contenant que le procès pendant audit Grand Conseil entre ledit sieur cardinal de Bouillon et quelques religieux et communautés de l'étroite observance de Cluny y auroit été jugé par arrêt du 30e mars dernier; que ce procès n'avoit que quatre chefs : le premier, la juridiction; le second, la présidence aux chapitres généraux et définitoires; le troisième, l'influence de l'abbé aux élections des supérieurs et officiers de la réforme, et le quatrième, les diètes ou assemblées intermédiaires aux chapitres généraux; que tous les juges se seroient expliqués, le jour que l'arrêt a été rendu, et encore depuis, d'une manière uniforme sur ces quatre chefs, savoir : que ledit sieur cardinal de Bouillon étoit maintenu, en qualité d'abbé-chef d'ordre, dans toute la juridiction sur tout l'ordre de Cluny, dans le droit et possession de présider aux chapitres généraux et aux définitoires, et que les deux chefs accordés aux réformés, par exception à cette juridiction générale, étoient accompagnés de modifications qui conservoient l'autorité et la juridiction entière des abbés de Cluny, et l'unité du régime dans ledit ordre; que vingt-cinq jours se seroient écoulés sans qu'on ait travaillé à la rédaction de cet arrêt, et enfin que, le sieur premier président dudit Grand Conseil et le rapporteur l'ayant rédigé, signé et mis au greffe, par la communication que l'on a prise de cet arrêt rédigé on a trouvé plusieurs dispositions essentielles changées, ajoutées et

1. Ci-dessus, p. 45. — On donne ici l'arrêt d'évocation rendu le 25 mai, plutôt que l'arrêt de jugement du 9 juin, parce que les faits sont bien plus explicitement exposés dans le premier que dans le second.

contraires à ce que les juges avoient dit avoir été décidé, et que ces changements sont si extraordinaires et si importants, qu'outre qu'ils laissent une semence perpétuelle de procès dans ledit ordre, et qu'ils établissent un double régime entre les deux observances, ils semblent anéantir toute la juridiction des abbés de Cluny; et que, comme l'on doit croire que ces changements si essentiels dans l'arrêt ont été causés ou par l'intervalle qui s'est écoulé entre le jugement et la rédaction, ou parce que ledit sieur premier président, ni le rapporteur, n'ont pas prévu les conséquences infinies qui résultent, contre les abbés et tout l'ordre de Cluny, des chefs qu'ils ont changés ou augmentés en formant leur dispositif; d'autant plus que, contre l'usage et la pratique ordinaire de la Compagnie, on ne fit point d'arrêté lors du jugement du procès.

« Ledit sieur cardinal de Bouillon et ledit procureur général de l'ordre auroient cru, dans ces circonstances, devoir représenter, par ladite requête au Grand Conseil, qu'il étoit de la justice d'ordonner que les juges du semestre d'hiver, qui ont assisté au jugement de ce procès, seroient assemblés pour entendre la lecture de l'arrêt et connoître si le dispositif rédigé est conforme à leurs décisions; que c'étoit même l'usage de la Compagnie dans toutes les affaires de rapport un peu importantes, et qu'il y a des épices de petits commissaires de tous les grands arrêts qui ne sont établies que pour cette lecture avant l'expédition; que cet usage est nécessaire et équitable, et ne va qu'au bien de la justice. Et auroient lesdits sieurs cardinal de Bouillon et procureur général dudit ordre conclu à ce que lesdits juges du semestre d'hiver, qui ont opiné au jugement dudit procès, seroient assemblés pour entendre la lecture dudit arrêt et le rendre conforme à leurs décisions. Et S. M., touchée de l'importance de cette requête et des prières réitérées que lui auroient réciproquement faites le sieur abbé d'Auvergne, coadjuteur dudit sieur cardinal de Bouillon en la dignité d'abbé, chef et supérieur général de l'ordre de Cluny, et le sieur premier président dudit Grand Conseil, d'évoquer à soi et de se retenir la connoissance d'une affaire de cette conséquence en elle-même, et dont les suites ne le sont pas moins pour le cours ordinaire de la justice;

« Le Roi, étant en son Conseil, a évoqué et évoque à soi et à son Conseil ladite requête et tout ce qui s'en est ensuivi; ordonne qu'elle sera incessamment remise entre les mains de M. le Chancelier, avec toutes les pièces et mémoires qui y étoient joints et tout ce qui a été fait en conséquence, pour, sur le compte qu'il en rendra à S. M., être par elle ordonné ce que de raison.

« Phélypeaux. »

II

LE DUC DE VENDÔME ET LE GRAND PRIEUR A CASSANO[1].

La journée de Cassano est trop bien racontée dans les documents du temps indiqués ci-dessus, p. 93, note 4, pour qu'il soit besoin d'y revenir. Je me contente de réunir ici quelques témoignages authentiques qui montreront à quel point notre auteur a dénaturé les faits de parti pris, par haine du vainqueur, et pour faire valoir sa prétendue créature le brigadier le Guerchoys.

Et tout d'abord, les *Mémoires* (inédits) *du chevalier de Quincy*[2] prouvent que l'épisode de Vendôme mangeant un morceau dans une cassine au milieu de l'affaire, lorsque Chemerault vint lui annoncer le rétablissement du combat par le régiment de la Vieille-Marine, était antérieur de quarante-huit heures. C'est le 14, au Paradiso, maison de plaisance des jésuites de Bergame placée sur les bords de l'Adda supérieure, que la scène se passa. Les ennemis cherchaient à jeter un pont en face du passage que M. de Broglie avait négligé de garnir de retranchements suffisants, et, malgré la vaillance de nos soldats, il avait été impossible de tenir contre un feu plongeant de flanc.

« Ce fut alors, dit le chevalier, que M. de Vendôme se trouvoit dans la situation du monde la plus triste, ne sachant quel parti prendre. Enfin, comme il mangeait un petit morceau de pain bien noir et du fromage pourri, sans vin (nous étions partis de notre quartier sans domestiques ; ainsi nous ne pouvions rien lui offrir), M. de Chemerault arriva, qui lui dit : « Monseigneur, tranquillisez-vous. Il est vrai, nous ne « pouvons point empêcher le prince Eugène de faire son pont et de « passer la rivière ; mais nous l'empêcherons de déboucher.... » Chemerault démontra alors son projet de défense. A mesure que M. de Chemerault parloit, le visage de notre général prenoit un air riant, et, lorsqu'il eut fini son discours, il lui dit : « Mon ami, je vous ai bien « de l'obligation. Que l'on me donne un cheval, et allons encore exa- « miner. » J'ai été témoin de ce discours. Ainsi il faut rendre justice à M. de Chemerault, car, sans lui, nous aurions été bien embarrassés ; mais, dans la suite, il voulut trop faire valoir, et à l'armée et à la cour, le service qu'il avoit rendu dans cette occasion à M. de Vendôme : il gâta tout, et il perdit l'amitié de ce prince. Il échappe bien des choses à un général d'armée ; c'est aux autres officiers généraux d'exécuter non seulement ses ordres, mais aussi de l'aider de leurs lumières, et ne point faire trophée des bons conseils qu'ils donnent. »

1. Ci-dessus, p. 93-96 et 100-102, et Addition n° 629, p. 471.
2. Dont M. Lecestre prépare la publication, comme je l'ai dit, pour la Société de l'Histoire de France.

On voit que Saint-Simon a, tout à la fois, transposé de date et travesti cette scène au détriment du duc de Vendôme[1]. Il a surtout ignoré absolument ce qui se passa avant la bataille, quelle était la situation respective des deux frères sur l'Adda, comment le prince Eugène se transporta habilement d'un point à l'autre, et comment M. de Vendôme, par son adresse naturelle à parer les coups imprévus, put arriver à temps du Paradiso à Cassano.

Quant au fort de la bataille, voici comment le marquis du Quincy, qui s'est servi des notes du chevalier son frère et qui a eu les documents les plus sûrs pour écrire son grand ouvrage, raconte les faits[2] :

« Sitôt que les huit compagnies de grenadiers eurent rejoint la brigade de la Marine, les ennemis se saisirent du pont, et s'avancèrent jusqu'à une cassine près de l'Adda, dont ils s'emparèrent. Cela jeta beaucoup de désordre parmi nos troupes. M. de Vendôme ramena plusieurs fois les bataillons à la charge pour s'opposer au débouché des ennemis; mais il fut enfin obligé de se rapprocher de la colonne. Le prince Eugène crut, dans ce moment, avoir la victoire; mais M. de Vendôme, qui avoit été joint par les quinze bataillons qui venoient du Paradiso, rallia ses troupes, et, les ayant ramenées lui-même à la charge l'épée à la main, rétablit l'affaire, qui commençoit à aller mal.... »

Le prince Eugène essaya alors de percer le centre par trois endroits à la fois : « M. de Vendôme se mit lui-même à la tête des troupes attaquées[3]. Il y eut un cheval tué sous lui, et reçut un coup dans sa botte. Il combattit à pied, en attendant qu'on lui eût amené un autre cheval, à la tête des grenadiers et des brigades de Grancey et de Bourk, qui, ayant la baïonnette au bout du fusil, repoussèrent les ennemis. Un de leurs soldats, ayant reconnu M. de Vendôme au milieu du feu, se détacha de sa troupe, et le coucha en joue pour le tuer. M. Cotron, capitaine de ses gardes, l'ayant aperçu, se mit au-devant de lui, reçut le coup dans le corps, et sauva la vie de son maître[4]. Action remarquable et digne d'une éternelle mémoire, qui marquoit bien le fort attachement qu'il avoit pour un prince si utile à sa patrie, si aimé des troupes, et si digne de l'être. Ce capitaine ne fut pas le seul de la maison du prince qui le suivit dans le péril, puisqu'il eut plusieurs de ses officiers tués auprès de lui[5]. »

1. Ci-dessus, p. 94 et 95.

2. *Histoire militaire du règne de Louis le Grand*, tome IV, p. 609-610.

3. Dans son propre rapport (p. 331), M. de Vendôme tait son intervention personnelle.

4. Saint-Hilaire, autre témoin oculaire, a rapporté cet acte d'héroïsme dans ses *Mémoires*, tome III, p. 196. Cotron survécut.

5. Relation du prince Eugène : « Le duc de Vendôme fut légèrement blessé à la jambe. Il eut un cheval tué sous lui, et deux de ses valets et son secrétaire et son capitaine des gardes furent emportés à ses côtés d'un coup de canon. » (*Mémoires militaires*, p. 735.) Cette relation allemande officielle, que le général Pelet a prise dans l'*Histoire du prince Eugène*, est celle que la *Gazette d'Amsterdam* publia dès le 1er septembre, Extr. LXX. —

Le chevalier de Quincy, arrivé en toute hâte du haut de l'Adda, trouva M. de Vendôme en train de préparer une nouvelle attaque : « Il étoit à pied, l'épée à la main, son cheval ayant été tué sous lui. Il étoit couvert de poussière et de tabac. Les Impériaux étoient à demi-portée de fusil, le feu ne discontinuoit pas. » Et, à la fin de l'affaire : « M. de Vendôme passa à cheval. L'on portoit devant lui les drapeaux que l'on avoit pris aux ennemis; ils étoient tous ensanglantés. Il avoit son habit et sa veste déboutonnés, le visage tout en sueur, sa chemise remplie de tabac et de poussière. Il avoit l'air du dieu Mars. L'on peut dire que, par sa fermeté, son coup d'œil juste et sa grande valeur, il fit changer la victoire, et qu'il conserva l'armée du Roi, et par conséquent l'Italie. » Plus loin encore : « Qui n'auroit pas cru que tout étoit perdu? Mais M. de Vendôme ne se rebutoit jamais; au contraire, sa valeur et sa fermeté ne paroissoient jamais avec plus d'éclat que lorsque les affaires paroissoient désespérées. Il se montre à nos bataillons fugitifs : sa présence les arrête; il les rallie, il les fait mettre en bataille.... » Et ce dernier tableau : « La nuit venue, je fus chez M. de Vendôme. Je le trouvai à table, avec le Grand Prieur son frère. Ils n'avoient pour tout régal que du pain de munition, avec un petit morceau de fromage[1]. Leur table étoit un billot sur lequel étoit fichée une baïonnette, dans laquelle il y avoit une chandelle qui leur servoit de flambeau. Je remarquai beaucoup d'aigreur entre les deux frères. Cette conversation fut le commencement de leur désunion, qui fut cause que le Grand Prieur fut rappelé un mois après.... »

Saint-Frémond, dont le rôle fut si brillant dans cette journée, apporte aussi son témoignage personnel[2] : « Il ne falloit pas moins que la personne de M. de Vendôme pour les rallier et les reconduire lui-même, l'épée à la main, deux fois, à la charge.... Notre général avoit une belle panache blanche (*sic*) pareille à celle d'Henri IV auprès de laquelle la brave noblesse normande se rallioit le jour de la bataille d'Ivry. M. de Senneterre vous racontera combien de gens ont été tués ou blessés auprès de M. de Vendôme. »

Mme de Maintenon eut soin que ce rapport de Saint-Frémond fût

Dans une lettre du marquis de Villette à son père (catalogue de la vente faite par Eugène Charavay le 3 avril 1890, n° 148), nous lisons : « Il a eu un cheval blessé sous lui, et a eu lui-même une blessure, que son grand cœur lui fait compter pour rien. » Selon le chevalier de Quincy, ce fut dans le même temps que le prince Eugène reçut une balle au col, ce qui l'obligea de se retirer. Cette blessure ayant d'abord été représentée comme grave, la *Gazette d'Amsterdam*, n° LXXII, correspondance de Paris, rapporte que le roi de France eut une exclamation généreuse : « Je ne voudrais pas qu'il fût mort; ce serait dommage, quoique j'y gagnasse. »

1. Saint-Frémond dit, dans son rapport (p. 732) : « Il y a huit jours que M. de Vendôme et ceux qui avoient l'honneur d'être avec lui vers le haut de l'Adda n'ont pas vu de lit, et ont toujours mangé quelques morceaux de viande froide au coin d'une haie. »

2. Pelet, *Mémoires militaires*, p. 731.

envoyé à Madrid, et la princesse des Ursins lui répondit[1] : « Je prends part à la satisfaction que vous avez de revoir à Versailles M. le Grand Prieur ; il est là dans son centre, et il y auroit de la cruauté de ne pas l'y laisser. Pour Monsieur son frère, je trouve que M. de Saint-Frémond a raison de croire qu'il voyoit Henri IV ralliant ses troupes, en parlant comme il faisoit aux soldats, et en leur montrant l'exemple de la valeur qu'ils suivoient si bien. Cependant il me reste un doute pour que la ressemblance soit parfaite : c'est de savoir si le rabat ou cravate de ce grand roi étoit aussi plein de tabac que l'est celle de M. le duc de Vendôme son petit-fils. Je vous avoue que cette circonstance me paroît nécessaire à savoir. »

De cette lettre de la princesse, je puis rapprocher celle que le Dauphin écrivit au vainqueur de Cassano, et dont l'original est dans une collection d'autographes[2] :

« A Marly, ce 23 août 1705.

« Vous savez que je suis fort paresseux à écrire, et que je ne le fais que pour de bonnes occasions. Celle-ci a été [assez] importante pour que je vous en témoigne ma joie. Vous ne doutez pas, à ce que je crois, que je ne sois sensible à ce qui vous regarde, et que tous les avantages que vous remportez sur les ennemis me font encore plus de plaisir que d'un autre. J'espère que vous finirez bientôt et glorieusement la guerre d'Italie, et que j'aurai bientôt le plaisir de vous revoir et de vous mener à Meudon, où vous trouverez bien des choses nouvelles, et qui seront, je crois, de votre goût. On pourra vous en avoir parlé, car il y a eu plusieurs officiers d'Italie qui y ont été. J'espère aussi, à mon tour, que nous ferons quelques voyages d'Anet, quand vous serez en ce pays ici, et que je pourrai vous assurer moi-même de l'estime et de l'amitié que j'ai pour vous.

« Louis.

« La princesse du Boisdoré est plus charmante que jamais, et vous fait mille compliments. »

Quant au Grand Prieur, les correspondances de l'armée furent aussi unanimes à présenter son rôle et son attitude sous un jour vraiment pitoyable, qu'elles l'étaient à glorifier la bravoure de son frère aîné. Avant même la bataille, les principaux lieutenants du duc de Vendôme, par exemple Saint-Frémond et Médavy, demandaient instamment qu'on les débarrassât d'un chef encore plus dangereux que nul, qui s'entêtait à ne jamais obéir et à laisser tout aller en désordre[3]. Médavy écrivait, le 4 juillet : « Tous les officiers généraux et particuliers de l'armée sont si affligés et abattus de ses mauvaises manœuvres, qu'on peut

1. Lavallée, *Correspondance générale*, tome V, p. 401-402.

2. Vente faite par M. Étienne Charavay, le 18 décembre 1880, n° 151 du catalogue.

3. *Mémoires militaires*, p. 714-717, et ci-dessus, p. 102, note 2.

dire que ce n'est plus la même armée que commandoit M. de Vendôme, et ces mêmes soldats qu'il a menés planter leurs drapeaux à la portée du pistolet de l'armée de M. le prince Eugène retranchée, sont si étonnés et abattus de nous voir fuir et retrancher partout, que les soldats crient tout haut qu'avec leur père Vendôme ils n'avoient d'autres retranchements que leurs épées et leurs fusils, et qu'avec cela ils alloient tête levée partout. Au nom de Dieu, Monseigneur, apportez remède à tous ces malheurs; il y va de l'intérêt du Roi et de la gloire de la France. J'ai déjà eu l'honneur de vous le mander plusieurs fois : le mal est pressant, il y faut un prompt et violent remède. »

A Cassano, la mesure fut comble. Le rapport du prince de Vaudémont[1] suffirait pour nous édifier. On y voit M. de Vendôme arrivant à toute bride dans la bagarre du pont, cherchant son frère à grands cris, apprenant qu'il dormait encore dans une maison quoiqu'on eût essayé plusieurs fois, au cours de la nuit, de l'aviser de l'approche des ennemis, et le faisant appeler sur le seuil de la porte. Là, une scène si violente, si scandaleuse, si écœurante pour les témoins, qu'il fallut que Saint-Frémond séparât les deux princes, et l'aîné, toujours indulgent, se retira par prudence, en criant seulement au Grand Prieur de s'étendre sur la droite vers Rivolta pour dégager le terrain. Ce détail de l'ordre de s'éloigner est positif; il n'y a donc eu ni « désobéissance formelle, » ni « poltronnerie publique par la fuite, » ni « licence d'emmener des troupes pour s'en faire garder dans la cassine si éloignée où il s'étoit retiré[2]. » Le chevalier de Quincy faisait partie du corps emmené par le Grand Prieur; dans les *Mémoires* cités tout à l'heure, il confirme les dires de M. de Vaudémont : « Le Grand Prieur, à cause de la grande chaleur, avoit gagné notre avant-garde pour arriver au plus tôt à Rivolta. Il y resta pendant tout le combat. Chose des plus surprenantes : il a assuré qu'il ne savoit point ce qui se passoit à Cassano, quoiqu'il n'y eût que six milles[3] de l'un à l'autre bourg. Il est très certain que le vent étoit contraire. » C'est cette dernière circonstance que le duc fit valoir par pitié, en ajoutant que c'était lui-même qui avait renvoyé le corps d'armée à Rivolta[4]; mais, là encore, le témoignage du prince de Vaudémont est accablant[5] : « Savez-vous, Monsieur, ce qu'il y fit pendant toute l'action? Il mit pied à terre et se fit jeter un porte-manteau au pied d'un arbre, et s'y coucha au grand scandale de tous, en disant de temps en temps d'un air moqueur, entendant le grand feu,

1. *Mémoires militaires*, p. 727-728.
2. Ci-dessus, p. 102.
3. Trois milles seulement selon le duc de Vendôme.
4. Cette excuse fut insérée dans la *Gazette*, p. 420; mais Quincy dit, en un autre endroit : « Que qui que ce soit ne soit venu l'avertir que son infanterie étoit attaquée, cela me surprendra toujours, le combat ayant duré au moins trois bonnes heures : il commença à deux heures après midi, et il ne finit qu'à cinq heures et demie. »
5. *Mémoires militaires*, p. 728.

qu'il lui sembloit que Monsieur son frère avoit là de la besogne! Enfin, Monsieur, l'on admire la souffrance et l'excès de bonté de M. de Vendôme, l'on est scandalisé de l'indigne conduite et de tout le mauvais de Monsieur son frère. Jugez, après cela, si M. de Vendôme desire ardemment qu'on le débarrasse de ce frère qu'il a sur les épaules, et qui le fait souffrir mort et passion; et, par-dessus cela, réfléchissez sur l'extrémité et l'état horrible où cet homme a mis les affaires du Roi. J'oubliois de vous dire que M. de Vendôme, en le quittant pour aller au pont, lui dit : « Vous m'avez mis là les affaires dans un étrange « état; Dieu sait ce qui va nous arriver!... » C'est, je vous assure, un abominable homme. Le pauvre M. de Vendôme, en m'embrassant tendrement les larmes aux yeux, me fit comprendre ce qu'il n'osoit me dire. »

III

DONATION DE NINON DE LANCLOS A SON FILS[1].

« 10 juillet 1655[2].

« Par-devant les notaires gardes-notes du Roi au Châtelet de Paris soussignés, fut présente damoiselle Anne de Lanclos, fille majeure usante et jouissante de ses droits, demeurant à Paris, rue et près la porte Richelieu; laquelle, pour l'amitié et affection particulières qu'elle porte à Louis de Mornay, son fils naturel, âgé de trois ans ou environ[3], volontairement a reconnu et confessé avoir donné, cédé, quitté et transporté par donation irrévocable faite entre vifs, en la meilleure forme que faire se peut, sans espérance de la pouvoir révoquer ci-après pour quelque cause que ce soit, audit Louis de Mornay, ce acceptant pour lui par Jean de Bellengreville, bourgeois de Paris, y demeurant rue de la Verrerie, paroisse Saint-Gervais, pour ce présent, au nom et comme son tuteur onéraire à cette fin seulement, par acte du Châtelet de Paris du jourd'hui, la somme de six mille livres tournois, à icelle avoir et prendre par ledit sieur Louis de Mornay sur tous et chacuns les biens meubles et immeubles présents et à venir de ladite damoiselle de Lanclos, aussitôt après son décès arrivé, et non plus tôt; lesquels biens elle a dès à présent affectés et obligés et hypothéqués au payement de ladite somme, de laquelle ledit Louis de Mornay disposera comme il voudra. Cette donation ainsi faite pour la bonne amitié que ladite damoiselle porte à sondit fils, et parce que ainsi est sa volonté, etc.

« Fait et passé en l'étude de Desnotz, l'un des notaires soussignés, l'an 1655, le 10e juillet. Et ont signé la minute des présentes, etc. »

1. Ci-dessus, p. 143, note 2.

2. Enregistrements au Châtelet, reg. Y 192, fol. 224 v°. La copie est du nombre de celles que m'a obligeamment remises M. Campardon.

3. C'est celui pour qui Villarceaux obtint en 1690 les lettres de légitimation qui ont été publiées par Guessard dans *la Correspondance littéraire*, et dont l'acte se trouve dans les enregistrements du Parlement X1A 8685, fol. 185 v°, ainsi que dans les registres de la Secrétairerie : voyez notre tome I, p. 108, fin de note. — On croit aussi que Ninon eut du comte de Moret, frère cadet de Vardes qui mourut en 1658, un autre fils, nommé Antoine et qualifié chevalier de Moret, qui fut tué au siège de Lille en 1667. Un troisième, nommé le chevalier de Villiers, et qu'on croyait du fait de Jarzé, se serait tué d'amour pour sa propre mère, comme le raconte le duc de Luynes. Quant à Louis de Mornay, dit de la Boissière, entré dans la marine en 1671, avec l'appui des d'Estrées, il mourut en 1730, capitaine de vaisseau depuis 1687.

IV

LETTRE DE NINON DE LANCLOS A LA MARQUISE DE VILLETTE[1].

« Ce premier septembre.

« Je dois aux charmes de vostre esprit et de vostre politesse madame les choses trop flateuses qui sont dans la lettre que vous me faites lhonneur de m'ecrire mais il y a une verité dont ie ne veux pas m'oster le plaisir. Vous aves connu la diference que ie fesois de vous a toute les autres femmes et n'aves pas dédegné d'estre un peu sensible a mon gout vous le donnes a tout ce qui vous voit ma vanité va iusques a croire que ie vas plus loin que les autres dans ce santiment et que par la ie mérite quelque chose de vous. Accordes le a ma veritable tendresse et a tout ce que ie sens pour tout ce qui vous touche les peines vous vont chercher iusques a marcilly Mademoiselle vostre fille en a esté une bien grande voir souffrir est egal a souffrir soy méme M labbé de chateauneuf qui vous ayme et vous estime plus que personne a plaint avec moy cet accident vous alles avoir des visites a le faire oublier M Raimont ira a trante lieux de paris quel plus grand effort peut on atendre dans un sciecle (?) ou lamitie nest pas lunique vertu ie douterois du proiet pour tout autre que pour vous il ce propose des chasses avec Monsieur vostre fils dont Mōn le comte de fiesque ne parleroit pas avec plus dardeur depuis que vous aves donné a ce comte la qualité de follet il a tout a fait perdu celle de fou que ses amis luy donnoient souvent si les princes y trouvoient le même avantage il n'auroient pas à ce plainde de vous madame nest ce point trop discourir mais il me semble que vous me le permetes et que vous voules bien savoir que ie suis au monde pour vous honorer ie suis ravie que Monsieur de villete soit en bonne senté ie le souhaite pour luy et pour sa maison a quoy vous estes la plus interessée par latachement que vous aves pour luy. »

1. Ci-dessus, p. 143, note 3. Cette lettre, qui a passé dans la vente de la collection Bovet faite par M. Étienne Charavay le 21 janvier 1888, peut être des environs de 1672. Elle ne porte ni souscription ni suscription; mais, au bas de la quatrième page, une main du temps a écrit : « Lettres de Mlle de Lanclos. » On la peut comparer : 1° avec une autre lettre, à Bonrepaus, signée et munie de cachets, publiée en fac-similé dans le même *Catalogue de la collection Bovet*, p. 778, n° 2051, et avec un reçu signé ANNE DE LANCLOS, *ibidem*, n° 2053 ; 2° avec la trop fameuse lettre « de la chambre jaune, » publiée par Feuillet de Conches, dans le tome II de ses *Causeries d'un curieux*, p. 588; 3° avec une lettre au maréchal d'Albret, sur sa nomination au gouvernement de Guyenne (septembre 1671), publiée dans les *Archives historiques de la Saintonge*, tome IX, p. 421. Nous reproduisons la présente lettre aussi conforme que possible à l'original autographe.

V

LE PRÉSIDENT ROSSIGNOL ET SON PÈRE[1].

Le P. Léonard de Sainte-Catherine a enregistré en 1694 les quelques notes qui suivent dans un portefeuille de *Familles de Paris* aujourd'hui conservé aux Archives nationales, MM 827, fol. 109 :

« M. ROSSIGNOL. — Il est de Lyon; homme de fortune, fort laid, qui a gagné de grands biens à déchiffrer des lettres. Il fut d'abord à M. le cardinal de Richelieu. Il a épousé une Quantin-Richebourg, fermier dans les gabelles (ce qui fait qu'il est parent de Mme de Pontchartrain, dont le père avait épousé une Quantin de Richebourg[2]), dont il a eu des enfants, entre autres deux garçons et une fille.

« L'aîné des garçons fut tué malheureusement par un accident. Il revenoit des environs de Paris; il demanda ses pistolets à son laquais, qui, lui présentant par le canon, et le chien d'un de ces pistolets, qui étoient chargés, venant à se lâcher, le blessa en sorte qu'il mourut peu après.

« Le second fils, qui était destiné pour être d'Église, quitta la cléricature, se mit dans la robe. Il est président à la Chambre des comptes. Il s'est mis dans la dévotion sous la direction du P. de la Tour, de l'Oratoire. Il n'est pas marié; il a aussi le talent de déchiffrer, pour quoi il a pension.

« La fille a épousé M. Croiset, président aux enquêtes.

« Lundi 21 juin, le président de la Chambre des comptes, qui a été auparavant conseiller du Parlement, épousa Mlle de Pommereuil[3] fille du conseiller d'État. Ce mariage afflige Mme la présidente Croiset, sa sœur, qui comptoit sur la succession de ce frère. »

1. Ci-dessus, p. 149-150.

2. C'est la femme du Chancelier, Marie de Maupeou, qui avait pour mère Catherine Quantin de Richebourg, sœur de Mme Rossignol. Ces deux dames étaient filles d'un maître des requêtes de la reine Marguerite et d'une Pavillon sœur de l'évêque d'Alet. Les Richebourg sont ceux par qui M. de Caumartin eut la terre de Saint-Ange.

3. Michelle de Pomereu, fille du conseiller au Conseil royal, mariée en juillet 1694 (*Mercure* du mois, p. 94), et morte le 11 novembre 1727, à soixante-deux ans.

VI

COURTENVAUX ET LES CENT-SUISSES[1].

(Fragment inédit de Saint-Simon[2].)

« M. de Courtenvaux, fils aîné de M. de Louvois, eut un moment la survivance de sa charge de secrétaire d'État. Il y fut si inepte, et y fit tant de sottises, que son père la lui fit ôter et la fit donner à Barbezieux, son troisième fils, et envoya celui-ci[3] voyager, pour le dépayser, assez longtemps. Il ne réussit ni en ses voyages, ni à la tête du régiment de la Reine-infanterie, qu'il eut quelque temps, où il ne montra ni courage ni ouverture; avare[4] et obscur, sot à l'excès, d'ailleurs respectueux, mais[5] embarrassé avec la bonne compagnie, qu'il ne voyoit jamais que chez le Roi, et, bien qu'avare, libéral en table pour lui tout seul, et en grisettes, et ruinant ses affaires par incapacité et par opiniâtreté à les gouverner. C'étoit un petit homme chafouin, à voix enrouée et ridicule, compté pour rien à la cour et dans le monde, dont il étoit comme ignoré, quoique toujours à la cour. C'est peut-être le seul homme de quelque chose que le Roi ait jamais maltraité. Il ne l'aimoit point, et s'importunoit fort de lui, quand il avoit quelque compte à lui rendre des cent-suisses, qu'il avoit trouvé moyen de lui valoir beaucoup. M. de Vardes les avoit mis sur un grand pied; Tilladet, avec sa faveur, ne les avoit pas laissés déchoir, et celui-ci[6] mettoit tout à profit. Le Roi, qui vouloit être informé de tout, avoit partout des espions et des rapporteurs de toutes espèces. Outre les Suisses des portes des parcs, et ceux des portes des appartements de Versailles et[7] de Marly, qui étoient sous Bontemps, puis sous Blouin, premiers valets de chambre et gouverneurs de Versailles et de Marly, il avoit ajouté une vingtaine de Suisses, sous la même charge, pour les besoins du château, mais beaucoup plus pour y rôder, surtout la nuit, dans les galeries, les corridors, les cours et les jardins, écouter aux portes, suivre les gens, en un mot espionner, puis rapporter à Blouin leurs découvertes, qui les rendoit au Roi. Courtenvaux portoit impatiemment ces Suisses, qui ne le reconnoissoient en rien. Il avoit voulu plusieurs fois leur donner des

1. Ci-dessus, p. 150-156, et Addition n° 637, p. 476.
2. Dépôt des affaires étrangères, vol. 45 des Papiers de Saint-Simon (aujourd'hui vol. *France* 200, fol. 184 v°).
3. *Cy* est en interligne.
4. Avant ce mot, il a biffé *d'ailleurs*, reporté plus loin.
5. Après *mais*, il a biffé un second *obscur*.
6. *Cy* en interligne.
7. *Et* est en interligne, et, plus loin, *qui estoient* surcharge *et de Fo[ntainebleau]*.

atteintes, et toujours rudement repoussé par le Roi. A un des derniers[1] voyages du Roi à Fontainebleau, huit ou dix de ces Suisses couchèrent dans ce qu'on appeloit l'antichambre de Mme de Maintenon, aujourd'hui de Madame la Duchesse, qui est la pièce de communication de la salle des Suisses et du degré du Roi à sa salle des Gardes, et qui a une porte sur le balcon qui tourne la cour en Ovale. Courtenvaux, comme un sot qui ne voyoit pas l'usage de ces Suisses, ne put les digérer si proche des siens et comme ayant une salle à part, indépendante de lui et de la sienne, et prétendit les chasser de là avec hauteur et leur substituer des cent-suisses, si, par plus de sûreté, on en vouloit faire coucher là. Les Suisses ne dirent mot, et continuèrent. Voilà Courtenvaux en furie, et qui se met en devoir de les faire sortir. Peu de moments après, le Roi en fut informé, qui fit dire aux Suisses de ne désemparer point, et qu'avant l'heure du coucher il y mettroit ordre. En effet, dès qu'après son souper il fut entré dans son cabinet avec sa famille, comme à Versailles, mais où les dames des princesses étoient avec lui, parce qu'à Fontainebleau il n'y en avoit qu'un, les duchesses sur leurs tabourets, la maréchale de Rochefort et les autres dames debout ou assises à cru sur le parquet, il ordonna qu'on lui fît venir Courtenvaux, qui se préparoit à son expédition militaire. Un huissier courut le chercher. Dès qu'il parut : « Je vous trouve bien hardi, « lui dit le Roi, de prétendre l'emporter sur mes ordres et de chasser « des Suisses d'où je leur ai ordonné de coucher! » Au premier mot que Courtenvaux voulut dire : « Taisez-vous, lui dit le Roi; vous ne « savez que dire et faire des sottises, et je ne sais ce qui me tient « que je ne vous chasse tout à l'heure. » Et la colère montant toujours : « Vous êtes un impertinent, ajouta-t-il en le menaçant de sa « canne; sortez d'ici! » Le pauvre diable en eut à peine la force, et tout ce qui étoit dans le cabinet pâlit. Jamais le Roi ne s'étoit emporté de la sorte, et il l'étoit tellement, que, Courtenvaux sorti, il en dit encore mille choses désagréables, et si fâcheuses, qu'on crut qu'il auroit donné ordre de se défaire de sa charge. Le lendemain il n'osa paroître, ni de quelques jours. La duchesse de Villeroy, sa sœur, la maréchale d'Estrées, sa belle-sœur, tout ce qui tenoit aux Estrées et aux Louvois, et les Noailles et leurs amis à cause du maréchal d'Estrées et de sa sœur Mme de Courtenvaux, tout se mit en pièces, et Mme la Dauphine[2] avec eux, par amitié pour la maréchale d'Estrées et la duchesse de Villeroy. La crainte dura plusieurs jours. A la fin, le Roi lui pardonna, et lui permit de paroître à l'ordinaire, pourvu qu'il n'entendît plus parler de nouvelles sottises de sa part. Il végéta de la sorte jusqu'à la mort du Roi, et mourut en 17[21][3], ayant obtenu, comme tant d'autres, la survivance de sa charge pour son fils, qui avoit épousé une Noailles. Mais l'inouï fut que, ce fils étant mort deux ans

1. *A un des d^rs* corrige *au d^r*.
2. La duchesse de Bourgogne.
3. En blanc.

après, et ne laissant qu'un fils en nourrice, le maréchal d'Estrées obtint la charge pour lui, que Courtenvaux, son oncle, a faite, et très bien faite, jusqu'à ce qu'il ait été en âge de l'exercer. C'est donc lui qui la possède actuellement, et qui ne promet pas mieux nulle part que son grand-père[1]. Il a aussi un régiment, et[2] est veuf, avec des enfants, d'une fille du feu duc de Gontaut fils aîné du maréchal-duc de Biron[3]. »

1. Suite des *Mémoires*, éd. 1873, tome XVIII, p. 449.
2. Toute cette fin de phrase depuis *et* a été ajoutée après coup.
3. Le duc de Gontaut est mort le 28 janvier 1736, et sa fille le 11 juin 1737.

VII

LETTRES DU DUC DE BEAUVILLIER A L'ÉVÊQUE D'ALET[1].

« A Fontainebleau, ce 26 septembre 1704.

« Monsieur,

« J'ai reçu avec bien de la reconnoissance la lettre que vous m'avez fait l'honneur de m'écrire sur la mort de M. de Blainville. Depuis ce temps-là, j'ai appris celle de M. le duc de Montfort, à laquelle j'ai été extrêmement sensible, et parce que je l'aimois, et par l'extrême affliction qu'elle cause à M. et à Mme de Chevreuse[2]. Je suis bien persuadé, Monsieur, que vous ne prendrez pas moins de part à ce dernier accident qu'aux autres qui l'ont précédé, et je vous en fais d'avance mon remerciement. Dieu, par d'autres endroits, me console infiniment, car M. Amette[3] a fait deux voyages à Montargis, où il me mande avoir trouvé toutes mes filles dans d'excellentes dispostions. Il ne doute pas que la vocation de la cadette ne soit aussi vraie que celle de ses sœurs. J'ai eu ma fille de Mortemart qui, depuis quatre jours, est accouchée d'une

1. Ci-dessus, p. 178. Ces lettres proviennent du dossier vendu par M. Étienne Charavay le 18 février 1888, et que j'ai déjà indiqué et employé dans nos tomes XI, p. 333, note 5, et XII, p. 210, note 2. — L'évêque d'Alet, nommé Charles-Nicolas Taffoureau de Fontaine, docteur de Sorbonne, appartenait depuis vingt-cinq ans au chapitre de l'église métropolitaine de Sens, où figuraient, dit le *Mercure* de 1698, « beaucoup de gens de mérite, de capacité et de vertu, » et il en était doyen depuis quatre ans, en même temps que vicaire général et official de l'archevêque, lorsque le Roi le choisit pour remplacer à Alet M. Méliand, démissionnaire. Voici dans quelles conditions ce choix fut fait selon Dangeau (tome VI, p. 453, 2 novembre 1698) : « Le Roi ne le connoît que par réputation, et personne ne le lui avoit recommandé. S. M. ordonna au P. de la Chaise, le matin, de savoir de l'archevêque de Sens si tout le bien qu'on lui avoit dit de cet homme-là étoit véritable. L'archevêque confirma le Roi; mais il sollicitoit pour un autre homme de ses amis. Ce grand vicaire est de l'église de Sens. Il s'appelle Tafforeau (*sic*). Il ne songeoit point à être évêque. » L'annotateur des *Mémoires de Sourches* (tome VI, p. 87) ajoute, sur ce « certain Taffoureau » : « Les courtisans ne s'épargnèrent sur un nom si extraordinaire; mais la personne pouvoit avoir plus de mérite que le fils d'un duc et pair. » On le trouva fort éloquent lorsque, les années suivantes, il vint haranguer au nom des états de Languedoc (*Dangeau*, tome VIII, p. 484; *Sourches*, tome VII, p. 351). C'est sans doute comme vicaire général de Sens qu'il s'était lié d'abord avec Mlles de Beauvillier, lorsqu'il venait visiter le couvent de Montargis, puis avec leur père, qui lui donna toute sa confiance. Il mourut en 1708.

2. On a vu ces deux morts dans notre tome XII, p. 183 et 206-210. J'ai même donné, à l'occasion de la seconde, une lettre de M. de Chevreuse au même évêque d'Alet.

3. Julien Amette, chanoine de Sens et archidiacre du Gâtinais.

fille. Elle eut un accident, qui ne dura que demi-quart [d'heure], mais qui lui fit voir la mort de très près; elle la recevoit avec une grande tranquillité, en s'abandonnant à la miséricorde infinie de Dieu, et avec une résignation peu commune à une personne aussi jeune. Voilà, Monsieur, de vrais bonheurs pour un père qui desire d'aimer Dieu de tout son cœur. Souvenez-vous toujours, je vous en supplie, que j'ai recommandé mon second fils à vos prières. Il me semble, et à ceux qui sont auprès de lui, que son trop de vivacité naturelle se modère, et que les impétuosités qu'elle lui causoit en certaines occasions deviennent plus rares, et bien moins fortes que par le passé[1]. Ce sera le 23 octobre que ma fille de Montrésor, autrefois Mortain, prendra l'habit, et le 24 que ma fille de Buzançois, autrefois d'Ambligny, fera sa profession. Je ne vous dis rien de plus, étant certain que vous ne les oublierez pas. Je suis, avec ma cordialité et mon dévouement ordinaire,

« Monsieur, votre très humble et très obéissant serviteur.

« Le duc de Beauvillier.

« Mme de Beauvillier est à Paris, auprès de Mme de Chevreuse. »

II

« A Marly, ce 12 décembre 1704.

« Monsieur,

« J'ai reçu avec bien de la reconnoissance les deux dernières lettres dont vous m'avez honoré, l'une au retour de vos visites, et l'autre depuis. J'ai fait chercher chez les libraires le petit livre du P. Lallemant suivant le titre que vous m'en avez envoyé; mais on ne le trouve plus, tous les exemplaires ayant été vendus. Un jésuite m'a fait espérer qu'il m'en prêteroit un, et j'en suis fort aise, car, suivant le jugement que vous en faites, il me sera utile à lire[2]. Nos pauvres religieuses font toujours merveilles; la novice est ravie de l'être, et ma fille d'Argis (dont la santé est moins mauvaise) ne respire que pour l'imiter. J'ai présenté mon fils au Roi, il y a dix ou douze jours; je l'ai mené à toute la maison royale (suivant l'usage), et même aux vieux seigneurs et à mes amis et amies particulières. Il n'a été ni dissipé, ni dérangé par ces choses bien nouvelles pour lui, et je crois qu'aux grâces que Dieu lui a faites, il a joint une solidité qui me fait espérer la persévérance dans ses bons sentiments[3]. Je suis content de son frère; mais continuez, Monsieur, je

1. Dès 1699, il se plaignait que ce cadet fût prompt et opiniâtre.

2. C'est le livre très antijanséniste du jésuite Jacques-Philippe Lallemant (1660-1748), qui venait de paraître sous ce titre: *Le Père Quesnel séditieux dans ses* Réflexions sur le Nouveau Testament. Saint-Simon le qualifiera « un des principaux boute-feu des jésuites. »

3. Dans une lettre du 10 octobre précédent, il annonçait à l'évêque qu'on pressentait un mariage pour ce fils, quoique trop jeune encore. Il s'agissait de Mlle de la Fayette, ci-dessus, p. 178, note 4, et p. 312.

vous en supplie, à prier spécialement pour lui, car les mondains qui le voient sont charmés de lui, et cela me fait peur. Je vous rends compte du détail de ma famille parce que je suis convaincu de la bonté que vous avez d'y prendre intérêt. Soyez aussi convaincu de la parfaite reconnoissance avec laquelle je suis, etc. »

III

« A Marly, ce 27 août 1705.

« Monsieur,

« Si je réponds tard à la lettre que vous m'avez fait l'honneur de m'écrire le 22 du mois passé, je vous supplie d'être persuadé que je n'en suis pas moins sensible aux marques obligeantes de votre souvenir. C'est avec mes meilleurs amis comme vous, Monsieur, que j'agis le plus librement et que je diffère sans scrupule à donner de petites marques d'attention qui ne sont pas essentielles, quand je suis trop entraîné par une multiplicité de devoirs indispensables dans mon état. J'éprouve journellement, Monsieur, la difficulté de rompre tant de liens qui nous garrottent de toutes parts. Par la sainte grâce de Dieu, je sens quelque chose de cette confiance en sa miséricorde que vous reconnoissez un fort moyen pour les rompre; mais, à vous parler simplement, ce courage, qui en est un autre, me manque beaucoup, et je vous conjure avec instance de m'aider de vos prières pour l'obtenir, et la fidélité à en faire usage. Je verrai avec plaisir l'ami dont vous me parlez à la fin de votre lettre. J'espère qu'un jour vous lui serez utile. S'il me met bien naturellement à portée de lui parler, je le ferai avec cordialité et sans oublier combien je suis peu propre à le faire avec utilité. Je crois que vous recevez souvent, et peut-être trop de nouvelles de Montargis. Si cela n'étoit pas, je peux vous assurer que tout y est dans une fort bonne situation. La cadette de mes filles sera religieuse comme six de ses aînées. Elle [le] desire ardemment, et ce sera cet automne, si sa santé ne se dément point, et qu'elle continue à être mieux des petites incommodités auxquelles elle étoit sujette. La mère prieure s'affaiblit pour le corps, et je crains que nous ne la conservions pas aussi longtemps qu'il seroit à desirer pour sa communauté. Permettez-moi, Monsieur, de vous recommander toujours mes deux fils. Le cadet se corrige des impétuosités où son tempérament l'entraînoit, et le fait par le secours de Dieu et en vue de le contenter.

« Je suis, avec mon dévouement ordinaire, etc. »

IV

« A Fontainebleau, le 25 septembre 1705.

« Monsieur,

« Je vous envoie des lettres de nos sept bénédictines, dont les dispositions, grâces à Dieu, sont très édifiantes, et je ne saurois assez le remercier de ses infinies miséricordes pour elles.

« Pour ma fille de Mortemart, ce n'est pas la plus heureuse de la famille selon que je l'avois prévu, non qu'elle ne soit aussi bien mariée et mieux qu'elle n'auroit dû espérer, mais parce que sa bonne volonté la fait beaucoup souffrir, quand elle n'est pas pleinement fidèle à ce que Dieu demande d'elle. Je suis fort content de mes fils. L'aîné se soutient non seulement dans l'innocence, mais encore dans la piété et la pratique des devoirs chrétiens. Le cadet, chaque jour, s'adoucit et devient raisonnable ; il me paroît que Dieu l'éclaire sur ses défauts, et qu'il travaille à les combattre avec plus de suite que son âge (sans beaucoup de grâces) ne comporteroit. Je me répands dans ce détail par confiance en votre charité. Continuez-la-nous à tous, en ne nous oubliant pas au saint autel et dans vos prières. Je le mérite un peu par le dévouement cordial avec lequel je suis, etc.

« Mme de Beauvillier est à Paris ; sans cela, je serois chargé de vous faire un compliment pour elle. »

V

« Ce 26 décembre 1705[1].

« Monsieur, c'est des consolations comme celles que vous nous donnez que nous goûtons, Mme de Beauvillier et moi. Vous avez grande raison de les puiser dans la volonté de Dieu ; elle doit être respectée et adorée au-dessus de tous les sentiments de la nature, et faire reconnoître comme des grâces réelles ce qui paroît affliction aux sens et à la raison. Je vous remercie très humblement de votre amitié chrétienne, et Mme de Beauvillier aussi, et de vos prières, et vous assure que je suis, avec une parfaite reconnoissance, etc. »

VI

« Ce 8 janvier 1706, à Vaucresson.

« Monsieur,

« La lettre que vous m'avez fait l'honneur de m'écrire sur la mort de mes fils m'a été d'une grande consolation. Par la miséricorde de Dieu, j'avois quelque chose des sentiments de foi qui y sont exprimés ; mais ce que vous m'en marquez en détail est bien propre à me convaincre de plus en plus de ces grandes vérités. J'espère, si je suis fidèle, que cette privation servira fort à diminuer dans mon cœur le trop d'attache qui y restoit encore pour les créatures. Je vous supplie de demander pour moi que Dieu ait pitié de ma foiblesse, et que ses desseins s'accomplissent dans toute leur étendue, sans que, de ma part, j'y mette de nouveaux obstacles.

« Je joins à cette lettre un paquet cacheté que je crois de la mère prieure, car il est venu avec des lettres ouvertes que mes sept filles m'ont adressées pour vous. En vérité, leurs dispositions sont touchantes,

1. Cette lettre est simplement signée de M. de Beauvillier, et non autographe comme les autres.

et Dieu leur fait bien des grâces. Elles me parlent et m'écrivent très ouvertement de ce qui les regarde, et sur les défauts qui leur restent comme sur ce qui est à leur propre avantage. Ainsi c'est, je crois, par une simple confiance, et non par amour-propre, qu'elles m'ont envoyé leurs lettres sans les fermer. Je vous supplie cependant (comme je me pourrois tromper) de m'en mander votre avis et si, pour le plus sûr, je devrois leur conseiller de fermer leurs paquets à l'avenir.

« Je vous supplie encore une fois de redoubler pour moi vos prières et d'être persuadé du respect et de la reconnoissance avec laquelle je suis, etc. »

VIII

LETTRE DU MARÉCHAL DE TESSÉ AU ROI[1].

« Au camp de Gandesa, ce 4 février 1706.

« Le public, Sire, marie mon fils depuis six semaines. La meilleure partie a voulu traverser de simples propositions par donner au monde comme fait ce qui n'étoit qu'à peine crayonné, et mon éloignement a occasionné le ridicule qu'il soit seulement possible que j'écoute aucune chose sans vos ordres, votre agrément et vos grâces[2]. Je reçois, par un courrier que l'on m'a dépêché, des articles que je mande au marquis de Maulévrier de jeter au feu, si cet établissement pour mon fils n'est pas du goût de Votre Majesté. Je n'en ai jamais eu d'autre que celui de vous plaire, de vous servir aveuglément et de vous être attaché. J'ai même compté que mon fils ne se marieroit jamais qu'il n'en coûtât à Votre Majesté quelques agréments, et, si cette prétendue proposition de ce prétendu mariage vous est agréable, je suis dans le même esprit, quelque avantageux qu'il pût être pour ma famille, de n'y point penser sans recevoir quelque témoignage essentiel de la bonté de Votre Majesté.

« Je sais, Sire, la répugnance insurmontable que vous avez pour les survivances. Je lèverois de tout mon cœur cette loi que vous vous êtes faite par une démission de la charge de premier écuyer de la maîtresse à laquelle vous m'avez donné ; mais mon fils est peut-être trop jeune, et n'a pas encore assez mérité pour avoir un tel agrément.

« J'ai eu, Sire, le bonheur d'avoir une femme qui, n'ayant point été élevée à la cour, a eu assez bon esprit pour ne desirer jamais de s'y présenter. Mon fils ne jouira peut-être pas du même repos : de sorte, Sire, que l'honneur que Votre Majesté m'a accordé en me faisant grand d'Espagne ne sera jamais d'aucune utilité pour ma femme. Je vous en réponds, j'obtiendrai, si vous me le permettez, du roi votre petit-fils la permission de me démettre en faveur de mon fils de cette grâce, comme, en France, font les ducs qui remettent par vos bontés ce titre à leurs enfants, quand Votre Majesté le permet[3].

« Je parle, dans la lettre que j'écris à M. Chamillart, d'une autre

1. Sur le mariage de son fils : ci-dessus, p. 184, note 4. L'original de cette lettre est au Dépôt de la guerre, vol. 1979, n° 47.

2. Le volume 1888 renferme (n° 209) une autre lettre du 8 décembre précédent, où il disait au ministre que tous ces bruits étaient prématurés, rien ne se pouvant faire qu'avec l'agrément du Roi, et qu'il n'y avait eu autre chose que des propos échangés avec M. Bouchu.

3. Ci-dessus, p. 302-303.

grâce dont, pour vous abréger la lecture, je n'ose importuner Votre Majesté.

« En un mot, Sire, je serai content, si Votre Majesté l'est. Mes dépêches d'affaires vous sont souvent assez désagréables à entendre lire, sans multiplier par de nouvelles importunités ce que Votre Majesté me permet de lui écrire.

« TESSÉ. »

IX

LE PROCÈS CONTRE LES HÉRITIERS BRISSAC[1].

De toutes les pièces produites à l'occasion de cette affaire depuis la minorité de notre auteur jusqu'à l'arrêt définitif du 8 août 1705, il suffira de donner deux ou trois textes, et d'en indiquer quelques autres qui ont été imprimés dans le temps pour les besoins du procès.

Ainsi, en dehors des dossiers du Cabinet des titres, la collection de Factums formée à la Bibliothèque nationale, et cataloguée par M. Corda, renferme (Fm 4095, 4096 et 4097) le contrat de mariage de la duchesse de Brissac (1663), son testament (11 juillet 1683) et l'homologation de la séparation prononcée par le Parlement (31 juillet 1683). C'est par ce testament de 1683 que Mme de Brissac léguait tous ses biens à son frère, alors vidame de Chartres, pour en jouir à partir de sa vingt et unième année, mais avec clause de substitution perpétuelle[2]. La succession et le règlement des dettes furent l'objet d'un premier arrêt du Conseil qui se trouve en original aux Archives nationales, registre E 1830, 10 juillet 1685. Nous avons ensuite, dans le recueil Thoisy[3], à la Bibliothèque nationale, un factum pour le légataire universel, les créanciers et légataires particuliers, demandant l'exécution de l'arrêt du 2 août 1689, et un autre factum antérieur à 1692, l'un et l'autre dirigés contre les directeurs des créanciers, suivis de l'arrêt rendu au parlement de Rouen le 31 juillet 1694; dans le ms. Clairambault 1140, fol. 113-117, le factum imprimé pour Saint-Simon contre les d'Aumont opposants aux arrêts de 1683, 1685 et 1694, d'une part, et, d'autre part, contre la duchesse douairière de Brissac et le nouveau duc de ce nom.

Mais, avant d'arriver à la conclusion de l'affaire, il faut préciser quelques-uns des détails de son historique qui n'ont été qu'insuffisamment indiqués ci-dessus, p. 196.

Le parlement de Rouen, où elle avait été évoquée par arrêt du 2 septembre 1688, rendit, le 2 août 1689 et le 31 juillet 1694, deux arrêts confirmatifs de ceux du parlement de Paris, 31 juillet 1683 et 11 janvier 1685,

1. Ci-dessus, p. 191-209.

2. Des exemplaires imprimés du testament se trouvent aussi aux Archives nationales, dans les titres de l'église de Saint-Maximin, carton S 6163 et 6170. Il y avait, de net et liquide, plus de cinq cent mille livres. L'usufruit était légué au marquis et à la marquise de Saint-Simon. Une assez grande quantité de legs pieux formait un total de vingt-deux mille livres; l'un d'eux était affecté à la création de deux sœurs de charité à Saint-Maximin.

3. Recueil Thoisy, vol. 196, fol. 38-56.

qui avaient homologué la séparation du 4 août 1666, et délégué en premier rang le légataire universel de Mme de Brissac pour se faire rembourser les quatre-vingt-douze mille livres qu'il réclamait à M. de Brissac, avec les intérêts (ci-dessus, p. 192, note 7). C'est au moment où Saint-Simon allait être payé sur les deniers consignés depuis la mort de son beau-frère, que M. et Mme d'Aumont firent opposition comme créanciers du défunt. Sur le règlement de juges obtenu le 11 septembre 1701, le conseil privé prononça le renvoi à Rouen par un arrêt du 29 janvier 1703 (Arch. nat., V⁶ 791).

L'affaire fut introduite; mais, les magistrats de Rouen ayant accordé à M. et Mme d'Aumont, le 27 juillet 1703, un délai de huitaine, ce duc en profita pour user des lettres d'état qu'il avait obtenues depuis trois jours, et les faire signifier le 2 août. Saint-Simon introduisit immédiatement une instance au Conseil, et, par l'arrêt du 19 novembre qu'on va lire, il fit casser la surséance, sauf aux parties à faire juger par le conseil privé si des lettres d'état subséquentes pourraient produire une nouvelle surséance. La mort du duc d'Aumont, survenue le 19 mars suivant, trancha cette question.

« Du 19e novembre 1703, à Versailles[1].

« SUR LES REQUÊTES respectivement présentées au Roi étant en son Conseil, l'une par le sieur duc de Saint-Simon, pair de France, légataire universel de la feue dame duchesse de Brissac, sa sœur, et l'autre par le sieur duc d'Aumont, aussi pair de France, chevalier des ordres de S. M.; celle dudit sieur duc de Saint-Simon contenant qu'en cette qualité il est créancier de la succession du feu sieur duc de Brissac de la somme de quatre-vingt-douze mille livres, pour reste de la restitution de la dot de ladite dame sa sœur, et de près de vingt années d'intérêts qui en sont échus; que le payement de cette somme a été ordonné du vivant dudit feu sieur duc de Brissac par trois arrêts contradictoires, le premier du 31 juillet 1683, rendu au profit de ladite dame duchesse de Brissac, le second du 11 janvier 1685, rendu au profit des sieurs de Fieubet et de la Reynie, exécuteurs de son testament, le troisième du 31 juillet 1694, rendu au profit du suppliant, par lequel l'exécution des deux premiers a été ordonnée et que, conformément à iceux, le suppliant seroit le premier délégué sur le prix du duché de Brissac pour ladite somme de quatre-vingt-douze mille livres et intérêts d'icelle. Le prix de ce duché et des autres terres de la succession dudit feu sieur duc de Brissac ayant été consigné, le suppliant a produit ses titres pour être payé; mais le sieur duc et la dame duchesse d'Aumont, qui en poursuivent la distribution, ont encore formé de nouvelles oppositions à l'exécution de ces trois arrêts, dont les deux premiers ont été rendus avant qu'ils fussent créanciers du

1. Arch. nat., E 1922.

feu sieur duc de Brissac, auquel ils n'ont prêté leurs deniers que depuis son second mariage, et plus de vingt-trois ans après le contrat du premier, qui est le titre du suppliant. Il les a soutenus non recevables, et il a demandé le renvoi de ces nouvelles oppositions au parlement de Rouen, où le dernier arrêt contradictoire a été rendu. Cela a encore formé un procès en règlement de juges, sur lequel, par arrêt contradictoire du Conseil du 29 janvier dernier, les parties ont été renvoyées audit parlement de Rouen pour y procéder tant sur ces nouvelles oppositions que sur les fins de non-recevoir proposées par ledit suppliant. Les sieur duc et dame duchesse d'Aumont ont été condamnés en tous les dépens de l'instance, et, après avoir pratiqué tous les délais imaginables, la cause a enfin été retenue au parlement de Rouen par arrêt du 13 juillet dernier; mais ensuite, lors de la plaidoirie, le procureur des sieur et dame d'Aumont a demandé une remise à la huitaine. Elle lui a été accordée par arrêt du 27 dudit mois. Pendant ce délai, le sieur duc d'Aumont a obtenu des lettres d'état, sous prétexte qu'il étoit en son gouvernement de Boulogne, qu'il a fait signifier au suppliant le 2e août ensuivant, lequel a été obligé de cesser ses poursuites pour venir représenter à S. M. que les sieur duc et dame duchesse d'Aumont n'ont formé ces nouvelles oppositions et n'agissent en cette instance qu'en qualité de poursuivant l'ordre et distribution du prix du duché de Brissac; que, sur ce fondement, il leur a été permis, par l'arrêt du Conseil du 29 janvier dernier, d'employer les dépens auxquels ils sont condamnés, ensemble ceux par eux faits en faits extraordinaires de criées et de distribution; que si, par l'article 16 de la déclaration du 23 décembre 1702, les opposants aux saisies réelles ne peuvent se servir de lettres d'état pour suspendre les poursuites d'un décret, à plus forte raison un poursuivant ne peut arrêter la distribution du prix, ni l'ordre des deniers consignés. D'ailleurs, il s'agit de la restitution d'une partie de la dot de ladite feue dame duchesse de Brissac, qui ne peut être encore arrêtée, suivant l'article 22 de ladite déclaration, par des lettres d'état, d'autant plus que la cause pour laquelle elles ont été accordées au sieur duc d'Aumont ne subsiste plus puisqu'il est actuellement à Paris et de retour de son gouvernement de Boulogne. Il faut d'ailleurs considérer qu'il y a plus de deux ans qu'il a formé ces oppositions dont il s'agit; que, dans les règles, tout opposant à l'exécution des arrêts doit être prêt d'en expliquer les moyens; que, depuis le 16 mars 1703, que les sieur et dame d'Aumont ont été assignés, ils ont eu tout le temps d'envoyer leurs instructions et leurs pièces à Rouen; qu'il reste même encore assez de temps pour cela avant l'ouverture du parlement, et qu'enfin cette signification de lettres d'état n'est qu'une chicane imaginée par les gens d'affaires dudit sieur duc d'Aumont pour perpétuer le procès et retarder la restitution d'une dot due depuis près de quarante ans : sur quoi le suppliant étoit obligé de réclamer la justice de S. M. A ces causes, requéroit qu'il lui plût, sans s'arrêter aux lettres d'état obtenues par le sieur duc d'Aumont, tant à cause de son retour à Paris, que de la qualité en laquelle il s'agit et de la matière dont est question, ni à celles qu'il pourroit ci-après obtenir, il sera passé outre au jugement de l'instance pendante entre les parties au parlement de Rouen;

« Et celle dudit sieur duc d'Aumont, qu'il avoit lieu d'espérer que, s'étant, par acte qu'il a fait dénoncer au sieur duc de Saint-Simon le 15e octobre dernier 1703, désisté des lettres d'état qu'il a plu à S. M. lui accorder le 31 juillet 1703 pendant qu'il obéissoit à ses ordres dans la province du Boulonnois, le sieur duc de Saint-Simon auroit fait cesser toute contestation sur la signification qu'il lui en avoit fait faire; mais ses gens d'affaires, qui ne pensent qu'à en faire naître de nouvelles, lui ont fait présenter à S. M. une seconde requête, par laquelle il demande non seulement la mainlevée desdites lettres d'état dont le sieur duc d'Aumont s'est désisté, mais encore de celles qu'il pourroit ci-après obtenir, sous prétexte des articles 16 et 22 de la déclaration touchant les lettres d'état du 23 décembre 1702. Le sieur duc d'Aumont, qui a un très grand intérêt dans le procès qui est pendant entre les parties et autres au parlement de Rouen, le sieur duc de Saint-Simon prétendant, par le moyen de ce procès, enlever aux légitimes créanciers du feu sieur duc de Brissac plus de deux cent mille livres sous prétexte d'une prétendue séparation de biens d'entre le feu sieur duc de Brissac et la dame de Saint-Simon, sa première femme, quoique entièrement opposée à la disposition précise de la coutume de Paris et faite entre le mari et la femme en fraude des créanciers du mari, et d'arrêts qui ont été collusoirement rendus pour tâcher de donner quelque force à cette prétendue séparation de biens nulle, à l'exécution desquels arrêts ledit sieur duc d'Aumont a formé opposition, pourroit soutenir que cette question ne se trouve point dans la disposition des articles 16 et 22 de la déclaration pour les lettres d'état, parce que l'article 16 ne dispose qu'à l'égard des opposants en particulier aux saisies réelles, et non à l'égard du poursuivant, comme l'est ledit sieur duc d'Aumont de la distribution du prix du duché de Brissac, représentant et soutenant dans cette qualité de poursuivant les intérêts de tous les créanciers en général; que l'article 22 ne peut s'entendre que lorsqu'il s'agit de la restitution d'une dot, et non lorsqu'il y a contestation pour savoir si elle est due, et que les titres sur lesquels elle est prétendue sont attaqués par la voie de nullité et autres moyens de droit, comme ils le sont en l'espèce présente; que d'ailleurs le sieur duc de Saint-Simon n'a la voie de faire sa demande qu'au parlement de Rouen, où l'instance principale est pendante, ne la faisant qu'en exécution de ladite déclaration du 13 décembre 1702, et que, par icelle, l'exécution en est attribuée aux juges par-devant lesquels le procès principal est pendant. Cependant, comme S. M. a trouvé bon de lui accorder la permission de venir pour donner ses soins à cette affaire, qui lui est très importante, et qu'il desire, autant et plus que ledit sieur duc de Saint-Simon, qu'elle finisse, espérant que, par l'arrêt qui sera rendu, bien loin que ledit sieur duc de Saint-Simon soit jugé créancier du feu sieur duc de Brissac d'une somme aussi considérable qu'il prétend l'être, il sera condamné de rapporter des sommes considérables que lui ou ses auteurs ont reçues avec intérêt, se rapportant entièrement à la justice ordinaire de S. M. de prononcer sur les fins de la requête dudit sieur duc de Saint-Simon ce qu'elle estimera juste et raisonnable.

« Vu lesdites requêtes, ouï le rapport, et tout considéré;

« Le Roi, étant en son Conseil, a levé et ôté la surséance portée par lesdites lettres d'état du 24 juillet dernier pour ce qui en reste à expirer; ce faisant, permet audit sieur duc de Saint-Simon de continuer ses procédures au parlement de Rouen sur les contestations qui y sont pendantes entre lui et ledit sieur duc d'Aumont. Et, sur le surplus de la demande dudit sieur duc de Saint-Simon, S. M. a renvoyé et renvoie les parties au conseil d'État privé pour connoître et juger si lesdites contestations sont de nature que les poursuites puissent en être sursises à l'avenir par les lettres d'état que ledit sieur duc d'Aumont pourra obtenir.

« Phélypeaux. »

Voici maintenant l'arrêt obtenu habilement par Saint-Simon[1] :

« Du 5e août 1705, à Marly.

« Sur la requête présentée au Roi étant en son Conseil par le sieur duc de Saint-Simon, contenant que, le feu sieur duc d'Aumont ayant, en qualité de poursuivant l'ordre du prix des biens du feu sieur duc de Brissac, formé opposition, dès l'année 1701, à trois arrêts contradictoires rendus en faveur du suppliant au sujet de la restitution de la dot de la feue dame duchesse de Brissac, et ayant été renvoyé par arrêt contradictoire du Conseil au parlement de Rouen, pour y procéder tant sur lesdites oppositions que sur les fins de non-recevoir proposées par ledit suppliant, ledit sieur duc d'Aumont fit signifier, il y a deux ans, des lettres d'état pour en retarder le jugement, et S. M., par arrêt contradictoire de son conseil d'État du 19 novembre 1703, leva la surséance portée par icelles; mais, le décès dudit sieur duc d'Aumont étant arrivé peu de temps après, cela a arrêté la décision de cette contestation, et, la dame duchesse d'Aumont, sa veuve et ses héritiers ayant repris l'instance, elle a été entièrement et contradictoirement instruite, mise sur le bureau et rapportée pendant cinq séances entières, et les sieurs ducs de Brissac et d'Humières étoient en la ville de Rouen pour solliciter et soutenir leurs intérêts : de manière qu'il ne restoit plus qu'à opiner pour terminer les contestations, et cela seroit fait à présent, si on n'avoit fait signifier, le 4e du présent mois d'août, de nouvelles lettres d'état obtenues par le sieur duc d'Aumont, qui est à

1. Arch. nat., E 1931, fol. 270.

Boulogne. Et d'autant qu'il s'agit d'oppositions formées il y a cinq ans à l'exécution de trois arrêts contradictoires, et qu'elles n'ont été formées par le feu sieur duc d'Aumont, et reprises par la dame sa veuve et par ses enfants, qu'en qualité de poursuivant l'ordre et distribution du prix des biens du feu sieur duc de Brissac, ce qui ne peut être retardé par des opposants, et à plus forte raison par un poursuivant sous prétexte de lettres d'état qu'il peut obtenir suivant la déclaration de S. M. du 23 décembre 1702, le suppliant est obligé d'y avoir recours pour lui en donner mainlevée.

« A ces causes, requéroit qu'il plût à S. M. ordonner que, sans avoir égard auxdites lettres d'état, il sera passé outre au jugement de ladite instance.

« Vu ladite requête, ouï le rapport et tout considéré;

« Le Roi, étant en son Conseil, ayant égard à ladite requête, a fait et fait pleine et entière mainlevée au suppliant des lettres d'état obtenues par ledit sieur duc d'Aumont, et, sans s'y arrêter, a ordonné et ordonne qu'il sera passé outre par le parlement de Rouen au jugement de ladite instance, comme il auroit pu faire auparavant la signification desdites lettres.

« Phélypeaux. »

Quant à l'arrêt du parlement de Rouen, 8 août 1705, il se trouve dans les registres originaux de cette cour, à Rouen même; mais sa trop grande étendue, dix-huit feuillets, ne permet pas de l'insérer ici. On a vu que la question avait été laissée indécise de savoir en quel cas les lettres d'état pouvaient produire leur effet. M. de Pontchartrain écrivit, sur un cas de ce genre, au procureur général, le 14 août 1706[1] :

« .... S. M. a précisément marqué, par l'article 25 de cette déclaration du 28 décembre 1702, que les juges pourront, nonobstant la signification des lettres d'état, passer outre aux jugements des procès où il sera question des cas expliqués par cette déclaration. Cependant, à la moindre occasion, soit que les particuliers déguisent le fait, soit qu'effectivement on leur refuse justice au Parlement sur l'exécution littérale de cette déclaration, ils ne laissent pas de présenter des requêtes, et en voici une qui récemment vient de m'être envoyée par M. Pasquier, lieutenant particulier du Châtelet, qui se plaint, ainsi que vous le verrez par sa lettre, de ce qu'on ne veut pas le juger au Parlement, et qu'on le renvoie à se pourvoir par-devers le Roi. Je vous prie de voir si on lui a fait ce refus, qui pourroit être fondé, ou s'il y a quelque autre raison qu'il ne dit pas, afin que, quand j'en rendrai compte à S. M., je puisse me servir des éclaircissements que vous m'aurez donnés sur ce sujet. »

1. Arch. nat., O[1] 367, fol. 225.

X

LE CARDINAL DE POLIGNAC[1].

(Fragment inédit de Saint-Simon[2].)

« Le cardinal DE POLIGNAC étant encore en vie à soixante-dix-huit ans, on sera sobre sur son article[3]. Il étoit fils et petit-fils des vicomtes de Polignac chevaliers de l'Ordre, et sa mère étoit fille du comte du Roure, aussi chevalier de l'Ordre et un des lieutenants généraux de Languedoc; son fils a eu sa charge après lui. Ce sont des seigneurs d'ancienne et illustre maison de part et d'autre[4]. Le vicomte de Polignac, gouverneur et seigneur du Puy comme ses pères, et, comme eux, seul vicomte des états de Languedoc, y précédant tous les barons, est lieutenant général, veuf sans enfants de la dernière de la maison de Rambures, remarié à une Mailly sœur de la duchesse Mazarin, dont il a des enfants, qui ont l'un un régiment, l'autre est dans la gendarmerie. Peu heureux en ses mariages, et séparé depuis longtemps de sa femme, il loge et vit avec ses enfants chez le cardinal son frère. Il y est mort[5].

« Ce prélat apporta au monde le corps le mieux fait, le visage le plus engageant, l'esprit le plus doux, le plus fin, le plus agréable, et beaucoup, et en même temps toutes les grâces naturelles qui rendent l'un et l'autre propres à charmer. Il cultiva l'un avec un grand succès, ne négligea pas l'autre, et tira de tous deux les plus avantageux partis. Une voix touchante, une éloquence libre, choisie, mais naturelle, un ordre merveilleux en tout ce qu'il dit, une conversation intarissable et charmante qui se proportionne à tous, et qui élève sans peine jusqu'à lui, une expression heureuse et coulante, en un mot tout ce qu'il faut pour persuader; et le miracle est qu'il ne persuade pas : les savants l'accusent de moins de fonds que d'universalité qu'une grande justesse orne infiniment, et les gens d'État et d'affaires surprennent le commun du monde en lui refusant une grande capacité. Il est vrai qu'il est bien rare de se trouver également fait pour les amours, pour les amuse-

1. Ci-dessus, p. 211-220.

2. Dépôt des affaires étrangères, vol. Saint-Simon 45 (*France* 200), CARDINAUX DE LOUIS XIV, fol. 164 v°.

3. Melchior de Polignac était né le 11 octobre 1661, et ne mourut que le 20 novembre 1741, à quatre-vingts ans : ce qui met la rédaction de la présente notice aux environs de 1739.

4. Les cinq derniers mots ont été ajoutés en interligne.

5. Cette dernière phrase a été ajoutée après coup dans le blanc resté à la fin du paragraphe et en interligne. Le vicomte de Polignac étant mort le 4 avril 1739, on peut supposer que la notice avait été rédigée dans les premiers mois de l'année.

ments, pour les sciences, pour les affaires, et, avec cela, pour la fortune, et de réussir en toutes ces choses également.

« La naissance et la figure firent percer l'abbé de Polignac de bonne heure, et lui acquirent des connoissances, puis des amis, et peut-être plus d'amies. Le cardinal de Bouillon, dans l'éclat de sa faveur, se l'attacha comme son parent, et il eut part à sa première disgrâce. Le savoir lui donna d'autres amis; sa profession lui en fournit moins. Il entreprit trois fois une licence, et trois fois il l'abandonna. Ce n'étoit pas assurément faute d'esprit, ni d'aptitude. Il voulut plusieurs fois courir la lice de son métier, le séminaire et ses suites, sans avoir même à peine commencé. Il vit la cour de Rome avec le cardinal de Bouillon, et, dès qu'il commença à vivre à la nôtre, il y fit les délices de la meilleure compagnie. Mais tout cela ne conduisoit à rien, pas même à la subsistance, et il étoit cadet, et cadet fort mal aisé : il ne vit de porte que celle des négociations. Il s'attacha fort à Torcy, qui en étoit le ministre sous son père et son beau-père, qui tous le goûtèrent, et lui procurèrent l'ambassade de Pologne, pendant laquelle le roi Jean Sobieski mourut. Ce fut donc sur lui que roula toute la négociation de l'élection de M. le prince de Conti : il l'imagina, l'avança, et se crut tellement sûr du succès, qu'il pressa le voyage de ce prince. L'ambassadeur ne fut pas heureux. Les Polonois ne cherchoient qu'à gagner de l'argent de tous côtés; le prince, fort amoureux dans sa famille, couvroit de modestie et de sage retenue son invincible répugnance à un adieu éternel, et son ambition n'en étoit pas blessée à l'âge de Louis XIV, au point où il étoit avec le Dauphin; ses mœurs douces enfin étoient trop éloignées de celles des Sarmates. D'ailleurs, le Roi, qui fournissoit l'argent, n'y étoit ni prompt ni prodigue. Il ne vouloit pas que rien lui fût entièrement reproché; mais il n'avoit jamais pu oublier le voyage de Hongrie et cette fatale découverte des lettres que les amis de ce prince lui écrivoient de la cour. Soit que l'abbé de Polignac eût mal pris ses mesures, soit qu'on lui manquât vilainement de parole, soit que les lenteurs d'argent et de départ du prince eussent tout gâté, il en résulta un triste et dangereux voyage, tel que personne ne l'ignore, et que le Roi, fort en colère contre son ambassadeur, le rappela, et, sans le laisser approcher de la cour, l'exila en son abbaye de Bonport, où il demeura ruiné plusieurs années, et mal, de plus, avec M. le prince de Conti [1].

« Tiré enfin de cet exil, et peu à peu rapproché du monde et de la cour, il s'y servit de tous ses avantages, et il n'en oublia aucun. Ils devinrent tels, qu'ils alarmèrent assez pour déterminer à un éloignement prompt, et en même temps honnête : tellement que, le cardinal de la Trémoïlle ayant heureusement passé de la rote dans le sacré collège, on fit pont d'or à l'abbé de Polignac, et on le fit partir promptement pour aller remplir à Rome la place d'auditeur de rote pour la

1. Voyez nos tomes III et IV.

France. Elle entra pour cela dans ses vues de la nomination du roi Jacques II[1] d'Angleterre au cardinalat. Il partit donc dans l'automne de 1707. Torcy ne l'y laissa pas longtemps, et le fit revenir à la fin de 1709, dès qu'il vit jour à une négociation en Hollande. En effet, on le joignit au maréchal d'Huxelles pour aller à Gertruydenberg, voir ce qu'il se pouvoit espérer de la paix, et, lorsqu'il en fut question sous de meilleurs auspices, il retourna, avec le même maréchal, la traiter à Utrecht. Cependant le Pape fit la promotion des couronnes; mais, comme Utrecht et le chapeau ne s'accordoient pas, il demeura *in petto* jusque vers la fin de la négociation, et, lorsqu'elle fut en état de ne pouvoir plus être accrochée, et d'être promptement achevée, il fut expectoré, et revint aussitôt recevoir à Marly sa calotte de la main du Roi, comme il sortoit de chez Mme de Maintenon pour son souper. Alors les abbayes plurent sur lui. Outre Bonport, Bégard et le prieuré de la Voulte, il eut Corbie, Anchin et Mouzon. Depuis lontemps intimement lié avec M. et Mme du Maine, il brilla fort à la cour, et le Roi s'accoutuma si bien à lui, qu'il le chargea de négociations, dans l'affaire de la Constitution, où son cœur et son esprit parurent être d'un côté, encore plus sa crainte et ses ménagements de l'autre : en sorte qu'il ne réussit au gré de personne. La mort du Roi ne l'avança pas. Les sciences l'avoient approché de M. le duc d'Orléans; mais, du vivant du Roi, ce n'était par le bon nid. Son dévouement à M. et Mme du Maine le rendirent suspect au Régent. Il n'eut auprès de lui que des amis de cour; il se trouva à l'écart, puis conduit et gardé en son abbaye de Corbie, puis d'Anchin, par un gentilhomme ordinaire du Roi, lorsque M. et Mme du Maine furent arrêtés. Il ne fut pleinement délivré de tous ces contrastes que par la mort du Pape, et le conclave où il fallut aller : après lequel il resta à Rome chargé des affaires du Roi, que le cardinal de Rohan avoit faites dans le court intervalle de la mort du cardinal de la Trémoïlle, 10 janvier 1720, jusqu'à celle du Pape. Il s'y fit diacre et prêtre, et y eut bientôt après le riche archevêché d'Auch.

« Les longues absences ne se passent point sans révolutions, et le gouvernement de France étoit dans la troisième, que le cardinal de Polignac étoit encore à Rome. Le Régent, le cardinal Dubois et les restes de la Régence étoient disparus. Monsieur le Duc, qui avoit succédé, et qui avoit aussi eu ses directeurs, et singulièrement sa directrice, avoit fait place au précepteur du Roi, aussitôt après le cardinal Fleury. Un nouvel astre pointoit sur l'horizon, auquel personne ne pouvoit s'attendre. Le cardinal de Polignac, quoique très bien avec le Pape, avoit ses dégoûts. Rien de sa part ne plaisoit au tout-puissant ministre. Les jésuites abusoient de sa douceur et de sa politique. L'abbé de Gamaches, qui lui avoit succédé dans la place d'auditeur de rote, s'étoit élevé contre lui jusqu'à ne garder plus ni mesure ni bienséance, et il étoit soutenu. L'ennui et le dégoût avoient donc pris au cardinal, mais beau-

1. Ainsi dans le manuscrit.

coup plus encore l'aiguillon du premier ministère. Son expérience dans les affaires, qu'aucun cardinal ne lui pouvoit disputer, les talents qu'il se sentoit, une dignité qui, depuis si longtemps, s'est approprié le droit exclusif de suppléer aux rois qui ne veulent pas tout faire, l'âge si avancé de celui qui s'en trouvoit en possession actuelle, la nécessité de se trouver à la vacance qu'un absent ne recueilleroit pas, toutes ces choses pressoient le cardinal de Polignac de revenir en France. Il le demanda donc, et longtemps, avec ardeur et persévérance. A la fin il l'obtint; mais il falloit un ambassadeur, puisqu'il n'y avoit point de cardinal qu'on pût envoyer à Rome. Ce fut encore un délai à le choisir, et, quand le duc de Saint-Aignan fut nommé, c'en fut un autre pour se préparer au voyage. Cependant Polignac jetoit les haut cris : sa santé périssoit, ses domestiques étoient congédiés, son palais remercié; il ne savoit plus, disoit-il, que devenir à Rome. C'étoit de quoi on s'embarrassoit peu ici. A la fin pourtant, M. et Mme de Saint-Aignan partirent pour s'aller embarquer à Marseille; une tortue auroit fait plus de diligence. La nouveauté d'une si singulière lenteur faisoit la surprise et l'entretien de tout le monde. Ils furent près de trois mois de Paris à Livourne. Ils y séjournoient, et se préparoient à aller saluer l'infant Don Carlos, lorsqu'un courrier leur apporta la nouvelle de l'association du garde des sceaux Chauvelin au premier ministre, et l'ordre, en même temps, de se hâter d'arriver à Rome. Ce fut alors que le mystère fut développé. Ils arrivèrent à Rome le quatrième jour. Chauvelin, qui ménageoit cette grande affaire, n'osoit presser ce qu'il ne falloit que recevoir à peine, et pour le seul soulagement de Son Éminence. Il ne savoit donc si ni quand il[1] pourroit éclore; et cependant il ne vouloit point, vis-à-vis de lui, d'un personnage tel que le cardinal de Polignac. Ce fut pour celui-ci[2] un coup de foudre, et d'autant plus sensible que, pour courir après ce qui lui étoit échappé, il perdoit en même temps le seul reste de figure qu'il pût faire, pour aller grossir oisivement la cour d'un champignon qui l'avoit renversé, et que ces[3] délais sans cesse prolongés jusqu'à l'indécence, et coupés tout court dans l'instant de l'association, lui disoient clairement que le nouveau César l'avoit en butte. Aussi ne put-il se résoudre à partir. Il manda qu'il falloit qu'il mît le nouveau venu au fait des affaires et des personnes; après, sa santé; puis, il voulut voir Naples; il ne put convenablement ne pas s'arrêter à Rome au retour. Il partit enfin; mais il se promena par l'Italie, et s'en alla à peu près comme M. de Saint-Aignan étoit venu. Avec tout son esprit, ce n'étoit pas moins marquer le but qu'il avoit eu de revenir en France, par ce contraste d'impatience et de lenteur, que celle de M. de Saint-Aignan, terminée tout à coup par l'association, en avoit dévoilé le motif. Polignac arriva donc

1. *Il* est en interligne, au-dessus d'*elle*, biffé.
2. *Celuy-cy* est en interligne, au-dessus de *luy*, biffé.
3. Avant *ces*, Saint-Simon a biffé *cette*.

comme un homme qui craint d'arriver. La réception qu'il eut ne le trompa pas; mais il espéra tout vaincre par ses charmes. Il dissimula, il s'établit à la cour, il chercha des points d'appui. Il eut beau faire; cette belle cour, où il avoit brillé, s'étoit changée en un désert : plus d'amis, plus de connoissances, plus même de visages de connoissance. Tout avoit péri ou étoit dispersé, tout étoit concentré dans le premier ministre et dans son vicaire. Du reste, chasses, soupers, jeux; et trente ans, c'étoit vieillesse. Toutes les manières changées : en un mot, un peuple étranger, une terre nouvelle. Le cardinal de Polignac n'y put tenir. Ni société, ni considération, ni espérance; cette terre le dévoroit, et il y renonça. Mais Paris ne le mit guères plus à son aise. A deux ou trois maisons près, tout le reste lui fut inconnu, et la morgue de la pourpre arrivant de son centre attendit vainement des empressements. L'ennui le tourna vers les Académies. Heureusement il se trouvoit de toutes, et ce jargon l'amusoit. Il y trouvoit de l'encens, et sa dignité n'étoit point blessée; mais ce vuide étoit vu, et n'étoit pas applaudi. Il espéra vainement Roüen ou Metz, il tenta inutilement l'Ordre pour son frère; on ne lui fut pas avare de dégoûts. Auch eût été un devoir pressant, s'il y en avoit encore pour les cardinaux; il eût été au moins un asile de bienséance. Mais deux cents lieues pour ne trouver qu'un village et des Gascons campagnards, et n'ouïr[1] parler que de curés, de grands vicaires, de fonctions épiscopales[2], quelle chute des conclaves, des consistoires, des congrégations, des négociations, des espérances du premier ministère! Il s'amusa donc à plaider pour ses réparations, et il perdit cruellement son procès. Il plaide encore, et va, les étés et les automnes, passer quelques semaines en quelqu'une de ses abbayes. Il admire chez lui, avec goût, mille excellentes choses qu'il a rapportées de Rome, où on peut peut-être penser, sans jugement trop téméraire, qu'il soupire autant de retourner qu'il a desiré de revenir, et que la mort du Pape ne l'affligera point pour se rétablir en quelque figure, du moins en quelques occupations, et y fixer ses tabernacles pour le reste de ses jours[3]. »

1. L'élision *n'* est en interligne, ainsi que *que*, plus loin.
2. Ce mot est en interligne.
3. Cependant, l'année suivante, en février 1740, il prétexta de son âge pour ne pas se rendre au conclave qui venait de s'ouvrir, et il mourut vingt mois après, dans la nuit du 20 novembre 1741, sans être jamais allé à Auch, où il y avait des « réparations immenses » (*Mémoires de Luynes*, tome IV, p. 25-26).

XI

LETTRE DU ROI AU CARDINAL DE JANSON[1].

« Je crois ne pouvoir mieux réparer la perte que j'ai faite du cardinal de Coislin, que j'aimois [et] estimois, qu'en vous mettant à sa place et en vous approchant de moi. Je suis assuré que vous ferez aussi bien dans la charge de grand aumônier que vous avez fait dans les emplois de confiance que je vous ai donnés. Je ne me[2] suis pas encore déterminé sur le choix de[3] celui que[4] j'envoierai à Rome pour que vous puissez[5] en partir dans la belle saison. J'attends ce temps avec autant d'impatience que vous; j'espère que votre santé[6] sera assez bonne pour qu'il n'y ait aucun retardement à votre[7] voyage, et que j'aurai bientôt le plaisir de vous voir et de vous assurer moi-même de mon amitié[8]. »

1. Ci-dessus, p. 256. La minute autographe de cette lettre annonçant au cardinal qu'il est appelé à la succession du cardinal de Coislin a passé à deux reprises dans les ventes faites par M. Étienne Charavay le 21 janvier 1884 et le 15 mars 1887.

2. *Ne me* est en interligne, au-dessus d'un premier *ne me*, qui surchargeait *suis*.

3. Ces quatre mots sont en interligne.

4. *Que* corrige *qui*, et, ensuite, *qui vous sera* et un mot illisible sont biffés.

5. Ainsi au manuscrit.

6. Après *santé*, il y a un premier *sera* biffé.

7. *Vostre* est en interligne.

8. Au dos, en écriture du siècle dernier : « Je croy que cette letre du roy louis 14 estoit pour Mr le cardinal de jenson. » L'expédition paraît être en déficit au Dépôt des affaires étrangères. Deux lettres de remerciement du cardinal à Chamillart se trouvent au Dépôt de la guerre, vol. 1961, nos 21 et 148.

XII

LES SOURCHES ET LEUR FAMILLE[1].

(Fragment inédit de Saint-Simon[2].)

« M. de Sourches du Bouchet, chevalier de l'Ordre 1661. Ce sont des gentilshommes de bon lieu, mais fort ordinaires, du pays du Maine. Il n'y en a rien à remarquer. Celui-ci s'étoit mis sur le pied de considération et de distinction à la cour. Il y étoit volontiers pris pour arbitre. C'étoit un fort honnête homme, et fort sage. On disoit de lui que personne n'entendoit mieux les affaires des autres, et plus mal les siennes. En effet, il se ruina on ne sait à quoi.

« M. de Sourches, fils du précédent. Il épousa l'héritière de Chambes-Montsoreau, grande et riche alliance, et la meilleure femme du monde, qui savoit bien qui elle étoit. La gueuserie, la misérable compagnie, la façon basse empressée de faire sa cour, la dévotion affichée et mal associée, en un mot un tas de choses plates et mal conduite[s], avec une figure qui annonçoit la faim, mirent à la mode de les mépriser, en sorte qu'on eût été honteux d'être trouvé en quelque commerce avec eux. L'augmentation de leur famille fit encore pis. On n'en vit jamais une si pleine de toutes sortes de ridicules; et, avec cela, tous honnêtes gens, bonnes gens, et fort braves gens, lieutenants généraux peu capables, mais estimés pour leur volonté et leur assiduité, des sobriquets, des aventures, des ingénuités : en un mot, un tissu de conduite à se faire moquer de soi et à s'ôter toute sorte de considération et d'égards. Sourches pourtant raccommoda enfin ses affaires, et faisoit très bien sa charge, dont il tiroit très gros. Il fut fort touché de n'être point chevalier de l'Ordre en 1688, avec raison à ceux qu'on fit et son père l'ayant été. On crut que le Roi, qui aimoit Cavoye, voulut, en ne le faisant pas, lui fermer la bouche par le grand prévôt. Il mourut, lui et sa femme, la même année que le Roi[3], et avoit obtenu, l'année précédente, sa charge pour son fils, en s'en démettant tout à fait.

« M. de Montsoreau, richement marié à une femme de peu, qui réussit fort bien à la cour, et dont tout le monde avoit pitié. Elle est morte à petit feu des jalousies de son mari et de ses caprices, dont il faisoit toute la cour témoin, et souvent confidente. Ses frères et sœurs étoient des Argus qui l'épioient partout, à quoi sa conduite n'a jamais donné le moindre lieu, et qui la faisoient encore plus souffrir que le mari; et

1. Ci-dessus, p. 260-262.

2. Dépôt des affaires étrangères, vol. Saint-Simon 45 (*France* 200), fol. 191, Prévôts de l'hôtel du Roi mal dits Grands Prévôts de France.

3. Mme de Sourches mourut plus de deux mois après Louis XIV, le 25 novembre; mais son mari lui survécut jusqu'au 4 mars 1716.

tout cela publiquement. On peut juger quelles sources de ridicule. Aussi n'en sont-ils revenus pas un, et les ridicules à la cour sont pis que les vices, les fautes et les disgrâces. Son frère l'évêque de Dol, étant aumônier du Roi, n'étoit pas même souffert des clercs de chapelle; il étoit incrusté de Saint-Sulpice, et c'étoit tout. Il se promenoit à Marly, son chapeau tout sur le derrière de la tête, devant le pavillon du Roi, sur les terrasses. Cela ennuya le Roi et Mme de Maintenon, qui, à la fin, lui firent dire de se promener ailleurs. Il s'en alla infester les fenêtres de Madame la Duchesse, qui s'en ennuya à son tour, et le fit prier de se promener ailleurs. Il s'étoit mis à attendre, les soirs, le coucher du Roi, rangé entre le balustre et la table de toilette, à Versailles, et à peu près de même à Marly, le dos à la muraille; et là, de lire devant tout le monde une bible grecque que personne ne lui passoit d'entendre. Ce manège dura assez longtemps. Enfin on lui fit dire d'étudier chez lui, et de ne plus prendre la chambre du Roi pour son cabinet. Il y en a mille. Il n'étoit convié nulle part; mais, à la table des maîtres d'hôtel, où les aumôniers du Roi mangent, quand ils n'ont pas mieux, et à celle du P. de la Chaise, où il alloit quelquefois, il portoit dans un étui un hanap de cristal qui tenoit pinte, et l'avaloit tout d'un trait trois ou quatre fois. Ce n'est pas qu'il y mît beaucoup de vin; mais il n'aimoit pas à boire de petits coups, ni à s'en contraindre. Enfin on le fit évêque de Dol. Il fut bien aise, et on en fut délivré. C'est un très homme de bien, grand pied plat, et qui a passé et passe encore sa vie à plaider. Il s'est brouillé avec toute la Bretagne, et n'y paroît nulle part[1].

« Avec tout cela, M. de Montsoreau obtint, pendant la Régence, sa survivance pour son fils tout enfant, et ce fils, à son âge, a eu une conduite si bonne et si heureuse, qu'il s'est fait aimer et considérer de tous les jeunes gens, et s'est entièrement tiré du ridicule et du discrédit de sa famille. Il s'est fait estimer aussi au peu de guerre qu'il a pu voir dans les chevau-légers de la garde, où il est, et il a épousé une fille du maréchal-duc de Biron, qui est très vertueuse, et se fait aussi fort aimer et considérer. »

Parmi les chansons sur les Montsoreau que contient le recueil Gaignières-Clairambault, ms. Fr. 12 694, il en est deux que le compilateur n'attribue point à Heudicourt comme celle qui les précède (ci-dessus, p. 262, note 5), mais qui sont plus plaisantes et purent faire rire la cour. L'une, en huit couplets, que le chevalier de Quincy, dans ses Mémoires inédits, attribue à Heudicourt, quoique le Chansonnier n'en dise rien, et qui a été publiée en 1865 dans le *Recueil dit de Maurepas* (Leyde), tome III, p. 98-101, commence ainsi (p. 513) :

Messieurs, voici des couteaux;
Messieurs, voici des couteaux
Pour châtrer les Montsoreaux

1. Il ne mourut qu'en 1748.

Et les empêcher de faire
Tic tic tic tac, et lon lon la,
Et les empêcher de faire
Ce qu'on appelle *cela*.

Plus loin, une complainte, datée de mars 1710, et comptant aussi huit couplets, fait parler ainsi le grand prévôt (p. 517-518) :

Or, écoutez, petits et grands,
Le malheur de mes trois enfants
Châtrés à la fleur de leurs ans
Par des envieux courtisans, etc.

Ensuite on trouve une chanson contre Heudicourt lui-même.

XIII

MÉMOIRE CONCERNANT LA PRÉSÉANCE DU DUC DE VENDÔME SUR LES MARÉCHAUX DE FRANCE[1].

« Dépôt de la guerre, juillet 1747[2].

« Il est constant que les maréchaux de France ont pris l'ordre de feu M. le duc de Vendôme; mais ce que le Roi fit à cet égard, en faveur de ses services, avoit pour base le rang qu'il tenoit en France comme petit-fils de César de Vendôme, fils naturel d'Henri IV et de Gabrielle d'Estrées, duchesse de Beaufort.

« César de Vendôme, né en 1594 et légitimé en 1595, obtint, le 25 avril 1610, des lettres patentes, enregistrées au Parlement, qui, sans lui donner le titre de prince, paroissent lui en avoir donné le rang. C'est ainsi que s'explique Henri IV : « Et bien qu'en cette considération, comme pour avoir l'honneur d'être sorti de nous, tels « droits de préséance ne lui pussent être légitimement débattus et « contestés par aucuns princes ni autres personnes,... après les princes « de notre sang, voulons et nous plaît que dorénavant notredit fils et « sesdits enfants qui naîtront en loyal mariage tiennent et possèdent « le premier rang et la préséance après les princes de notre sang, « devant tous autres princes et seigneurs de notre royaume, en tous « lieux, actes et endroits, tant militaires qu'autres cérémonies publiques et privées auxquelles on a accoutumé et sera requis de tenir « rang, nonobstant toutes autres déclarations, etc.... »

« La mort prématurée de ce grand roi ne changea rien au sort de César de Vendôme et de ses descendants. César de Vendôme jouit de ce rang à plusieurs lits de justice. MM. le duc de Vendôme et le Grand Prieur, en 1678, précédèrent les ducs et pairs à la cérémonie du mariage de la reine d'Espagne à Fontainebleau, et M. le duc de Vendôme, en 1689, précéda les princes lorrains à celle des chevaliers de l'Ordre. Ces faits sont rapportés dans un mémoire qui parut lors de l'affaire des princes légitimés.

« L'arrêt du Parlement du 26 mai 1694 ordonna que le duc de Vendôme y seroit reçu comme duc et pair de France, pour avoir séance en la Cour et ailleurs conformément aux lettres patentes du mois d'avril 1610; et, qui plus est, le Parlement, suivant les ordres du Roi, en usa à son égard, lors de sa réception, comme il en avoit usé à l'égard de M. du Maine.

1. Ci-dessus, p. 296, note 3.

2. Archives nationales, M 645, n° 73. Ce travail dut être fait par le garde du Dépôt de la guerre à l'occasion de la nomination du maréchal de Saxe. Comparez les n°s 7 et 57-61, de même origine.

« Il est à remarquer que ces termes des lettres patentes de 1610 : *en tous endroits, tant militaires qu'autres cérémonies publiques*, etc., sembloient étendre jusque sur la guerre la préséance de la maison de Vendôme et préparer au duc de Vendôme la distinction que lui accorda le feu Roi.

« Charles de Valois, duc d'Angoulême, fils naturel de Charles IX, mort en 1650, et dont la veuve n'est décédée que le 10 août 1713, ne paroît pas avoir obtenu de titre particulier pour prendre rang immédiatement après les princes du sang. Cependant la relation du différend survenu entre lui et les maréchaux de Schonberg et de Bassompierre en 1627, à l'occasion du siège de la Rochelle, rapportée par Bassompierre dans ses *Mémoires*, donne à entendre que les enfants bâtards des rois étoient considérés comme princes et au-dessus des maréchaux de France. MM. de Schonberg et de Bassompierre ne refusoient pas de servir sous lui, car il n'en étoit pas question ; ils refusoient de le laisser servir, comme eux, de lieutenant général sous le Roi, disant qu'il n'y avoit que les maréchaux de France qui pussent faire cette fonction dans l'armée où le Roi étoit en personne : ce qui paroissoit fondé sur l'usage de ce temps. Louis XIII entendit d'abord le duc d'Angoulême dans son Conseil. Il y dit que le maréchal de Bassompierre « ne feroit « pas difficulté d'être lieutenant général en une armée où M. de Guise « commanderoit, et que lui (duc d'Angoulême), il ne le voudroit pas « souffrir pour compagnon. » Le duc d'Angoulême s'estimoit donc plus que le duc de Guise, sous qui les maréchaux de France n'eussent pas fait difficulté de servir. Il ajouta que d'autres maréchaux de France avoient bien obéi à des princes, et il en cita des exemples. Le duc d'Angoulême, en s'appliquant ces exemples, se plaçoit donc dans la classe des princes pour commander comme eux aux maréchaux de France.

« M. de Bassompierre fut ensuite entendu avec M. de Schonberg. Il convint qu'il ne feroit pas de difficulté de servir de lieutenant général sous M. de Guise ; il ajouta : « Aussi ne ferois-je pas peut-être dans une « armée où il seroit général. » Le sens de ces paroles paroît être qu'il n'eût peut-être pas fait difficulté de servir de lieutenant général sous le duc d'Angoulême. Il dit d'ailleurs qu'il ne fait point difficulté d' « hono« rer les princes, » mais sans avilir sa charge, et il insista sur l'usage en faveur des maréchaux de France pour servir sous le Roi à l'exclusion des princes, « et non pas seulement des princes étrangers ou « bâtards, mais les princes du sang. » Le duc d'Angoulême trouvoit ici sa place entre les princes bâtards : il est donc sensible que le duc d'Angoulême, tenu pour prince chez le militaire, eût cru, dans l'occasion, devoir commander les maréchaux de France commandés par des princes étrangers habitués en France, qui étoient au-dessous de lui. Tel est en effet le rang qu'il tient dans un ancien *État de la France* de 1648, où se trouvent César de Vendôme, Charles de Valois, duc d'Angoulême, et ses trois enfants, immédiatement après les princes du sang, et avant les princes étrangers des maisons de Lorraine et de Savoie habitués en France.

« Le feu Roi reconnut le rang de M. de Vendôme, lorsqu'il refusa de le nommer maréchal de France en lui disant que « cette dignité étoit « au-dessous de lui. » C'est un fait que M. de Vendôme rappelle dans une lettre à M. de Chamillart, du 12 mars 1706, qui sera rapportée ci-après.

« M. de Vendôme se vit à la tête des armées, avec le titre de lieutenant général, sans autre ambition jusqu'en 1703, où, commandant alors en Italie, il apprit que le maréchal de Tessé devoit venir sur la Secchia, et espéra de le voir à ses ordres. Voici les termes de sa lettre au Roi du 17 décembre, datée de San-Benedetto : « A l'égard du com-« mandement, je ne crois pas qu'il y apporte aucune difficulté, puisque « je suis son ancien de plus de dix ans, et que je n'en ferai jamais « aucune d'obéir à M. de Villeroy et à M. de Boufflers, qui sont mes « anciens; et il me semble même que cela convient au bien du service, et « pour lever toute sorte de difficulté pour toujours. J'attendrai les ordres « qu'il plaira à Votre Majesté de me donner par le retour de ce cour-« rier, et je les suivrai aveuglément et avec ma soumission ordinaire. »

« Mais sa douleur égala sa surprise, lorsqu'il lut dans une lettre du Roi du 14 décembre, concernant sa correspondance avec M. de Tessé : « Vous trouverez avec lui les mêmes facilités, pour les secours dont « vous pourrez avoir besoin, que si l'armée qu'il commande étoit à vos « ordres. » Il regarda cette disposition du Roi comme une espèce d'affront. « Je vois par là, dit-il dans une lettre à M. de Chamillart du « 23 décembre, que le Roi a plus d'égards pour M. de Tessé que pour « moi. Il y a longtemps que je vois venir cela, et j'en suis, depuis plus « d'un mois, dans un chagrin mortel. Jugez vous-même.... ce que le « public va dire de moi, de voir venir ici un maréchal de deux jours « partager le commandement avec moi, qui ai eu l'honneur de com-« mander les armées depuis dix ans. Je ne me serois jamais douté que « pareille chose fût arrivée, quoique cela ne soit pas sans exemple, « puisque la même chose arriva au maréchal de Brissac en ce même « pays, lequel, après avoir servi très utilement pendant cinq ans, se « trouva disgracié quand il revint à la cour. »

« P. S. Il ajoute qu'il sait que M. de Tessé pense très différemment de lui, qu'ainsi S. M. seroit mal servie : « S. M. a fait une règle que l'an-« cienneté commanderoit partout, et je n'imagine pas qu'elle la veuille « rompre pour moi seul. Si elle croit M. le maréchal de Tessé plus « capable que moi de la bien servir, j'ai tant de zèle pour ses intérêts, « que je lui obéirai avec plaisir, si elle le souhaite. »

« L'offre d'obéir à qui il eût dû commander pouvoit paroître sincère de la part de M. de Vendôme, à cause de la vérité de son caractère. D'ailleurs, sa modestie éclatoit ici aux dépens des prérogatives de sa naissance, puisqu'il ne demandoit qu'à jouir de l'avantage de l'ancienneté; mais l'appui qu'il trouva dans la suite de la part de M. le duc du Maine le fit ressouvenir de ce qu'il pouvoit se devoir à lui-même.

« Quoi qu'il en soit, le Roi, qui l'estimoit, tâcha d'adoucir sa peine par une lettre du 27 décembre, en lui répondant de la docilité de M. de Tessé. Voici les termes : « Sans rien décider sur le commandement « général qu'il ne convient pas de vous laisser par l'éloignement dans « lequel les deux armées seront obligées d'agir, vous trouverez de sa « part (de la part de M. de Tessé) tant de volonté pour ce qui ira au « bien de mon service, de soumission à tout ce que vous lui mande- « rez, que j'ai lieu de croire que vous en serez content. » Le Roi laissa d'ailleurs à son choix de commander l'armée de Piémont ou celle de la Secchia, laissant celle qu'il jugeroit à propos à M. de Tessé; mais l'honneur de terminer la guerre avec le duc de Savoie paroissoit bien préférable, sans comparaison, au parti de soutenir une guerre défensive sur la Secchia.

« Au mois de février 1704, M. de Vendôme fut obligé de partir pour se rendre à la cour par rapport aux affaires d'Italie, et la conjoncture fut favorable pour faire valoir ses prérogatives. Il dit, dans une de ses lettres, que M. le duc du Maine a présenté un mémoire au Roi sur ce sujet[1], et il ajoute : « Comme ma cause est commune avec les enfants « de M. le duc du Maine, j'ai tout lieu d'espérer que Votre Majesté ne « laissera pas cette affaire indécise, étant devenue aussi publique « qu'elle l'est, et qu'elle n'aura pas moins de considération pour les « gens de notre rang que les rois ses prédécesseurs. »

« Voici la lettre qu'il écrivit à M. de Chamillart, de Paris, le 12 mars, sur ce sujet[2]. Il la lui envoya dans une autre lettre qui laisse deviner qu'ils en étoient auparavant convenus ensemble, à l'effet que M. de Chamillart la montrât au Roi; mais, comme l'on sait d'ailleurs que M. de Chamillart rendoit compte au Roi de toutes ses actions et lui montroit tout ce qu'il faisoit, il y a lieu de croire que le Roi avoit arrangé la forme de cette manière avec le ministre. « J'ai suivi vos conseils, « Monsieur, et j'ai pris sur moi de ne point parler au Roi de la chose « qui m'intéresse davantage, étant trop assuré de votre amitié pour « douter que vous ne fassiez mieux valoir que je n'aurois pu faire moi- « même les raisons que j'ai de supplier S. M. de me donner une déci- « sion favorable sur la prétention que j'ai de commander ceux de « Messieurs les maréchaux de France qui pourroient se trouver dans « mon armée, ou à portée de la joindre. Je vous avouerai que je n'ai « de ma vie été plus touché que lorsque le Roi rappela M. de Tessé de « Lombardie pour qu'il ne fût pas à mes ordres. *Ma naissance et le « rang* qu'il a plu à S. M. de me conserver au Parlement et dans les

1. C'est le mémoire donné dans notre tome XII, appendice I.

2. En 1706 : ci-dessus, p. 297. Outre l'original du Dépôt de la guerre qu'emploie l'auteur du mémoire, lequel devait être montré au Roi, et le billet particulier pour Chamillart, M. de Vendôme avait fait un mémoire plus détaillé, qui sera donné plus loin, p. 561, d'après la copie faite par le chevalier de Bellerive, mais qui ne se retrouve pas au Dépôt.

« cérémonies publiques me mettent au-dessus des ducs et pairs et de « tous les princes étrangers. Le refus que S. M. fit, il y a plusieurs « années, de me nommer maréchal de France, me disant que *cette « dignité étoit au-dessous de moi*, tous les exemples des princes étran- « gers qui ont commandé des maréchaux de France, les services que « j'ai rendus au Roi depuis plusieurs années, ceux que j'ai l'honneur « de rendre depuis quatre ans, l'amitié dont S. M. m'a toujours honoré, « toutes ces raisons, appuyées de vos bons offices, me font attendre de « sa justice une décision favorable. Je vous avoue que je partirois de « ce pays-ci bien mortifié, si S. M. ne me donnoit pas cette satisfac- « tion. »

« La satisfaction fut prompte. Voici la réponse de M. de Chamillart, du 14 mars : « J'ai lu au Roi la lettre que vous m'avez fait l'honneur « de m'écrire, Monseigneur, de Paris, le 12 de ce mois, par laquelle « vous suppliez S. M. de s'expliquer sur votre prétention de comman- « der Messieurs les maréchaux de France, s'ils se trouvoient dans une « même armée que vous, ou à portée de vous joindre. Je n'ai rien « oublié pour faire connoître à S. M. la peine que vous aviez de lui « demander comme une grâce ce que vous croyez *être en droit de pré- « tendre incontestablement par votre naissance*. Je ne me suis point « servi de tous les exemples que vous avez des princes qui ont commandé « des maréchaux de France, parce que j'ai cru que la seule volonté du « Roi devoit décider S. M., et que, lui rappelant les services considé- « rables que vous lui rendez depuis quatre ans, l'amitié que S. M. a « toujours eue pour vous, votre zèle et votre attachement, qui lui sont « parfaitement connus, devoient déterminer S. M. en votre faveur. J'ai « pris même la liberté de lui dire que je ne pouvois me persuader que « ce qu'elle décideroit pour vous pût tirer à conséquence pour tout « autre qui l'auroit moins mérité que vous. » (NOTA : cela pouvoit regarder M. le Grand Prieur.) Le ministre rapporte tout ce qu'il a dit à S. M. à cette occasion sur « une marque d'honneur qu'elle ne peut, « dit-il, vous refuser, si S. M. veut bien faire réflexion qu'en vous la « refusant, elle vous mettroit au-dessous de Messieurs les maréchaux « de France, qui pourroient commander ceux qui auroient une nais- « sance égale à la vôtre.... C'est par ordre de S. M. que je vous mande « qu'elle veut bien vous assurer dès à présent le commandement de « ses armées, même au-dessus de Messieurs les maréchaux de France, « au cas que, dans la suite, il s'en trouve à portée de vous joindre ou « qu'elle croie du bien de son service d'en envoyer dans les armées où « vous commanderez, et qu'elle est bien aise d'accorder cette distinc- « tion à votre naissance et aux services importants que vous lui rendez « depuis si longtemps. »

« M. de Vendôme s'en retourna content en Italie, où il se distingua encore par de nouveaux mérites. Après la bataille de Calcinate, il fut tenté de demander au Roi un titre accrédité par l'opinion publique, mais plus chimérique que réel. Il en écrivit en ces termes à M. de Chamillart: « Le Roi m'a assez récompensé par la lettre que vous m'avez « fait obtenir de S. M. Je n'ai plus rien à espérer à présent que d'obte- « nir un brevet de maréchal général des camps et armées de S. M., « comme l'avoit M. de Turenne. Il me semble que cela est personnel, et « que cela ne tire à aucune conséquence pour cette décision que le Roi « appréhende tant, puisque M. de Turenne en a joui, et que la lettre « que j'ai emporte les mêmes prérogatives; et il n'est question que de « la convertir en un brevet. Je vous dirai tout: je veux encore vous « devoir ceci; mais, quand vous ne l'obtiendriez pas, je n'en serai pas « moins votre très humble serviteur. »

« Il traitoit ainsi de brevet les provisions données à M. de Turenne en 1660, et il attribuoit sans doute à ce prétendu brevet une prérogative très indépendante, et dont il n'a été question que douze ans après leur date: celle d'obliger les maréchaux de France à prendre l'ordre de lui. C'étoit peut-être là cette décision qu'il dit que le Roi appréhendoit tant; mais cela n'est pas clair.

« M. de Chamillart en rendit compte au Roi, qui ne se ressouvenoit plus de la forme de l'expédition. « J'ai parlé au Roi, dit-il en réponse, « du brevet de maréchal général de ses camps et armées. S. M. m'a « assuré qu'elle n'avoit point de connoissance qu'il en eût été expédié « pour M. de Turenne. Elle convient qu'elle l'a ouï dire: mais la forme « n'en est pas connue. Elle est persuadée que la lettre qu'elle m'a « commandé de vous écrire vous donne tout ce que vous pouvez espé- « rer par un pareil brevet, et j'ai peine à croire que M. de Turenne en « ait eu davantage. » Voilà tout ce que M. de Vendôme put tirer du ministère.

« La nécessité de ranimer en Flandre la confiance des troupes après la malheureuse affaire de Ramillies obligeant ensuite le Roi de tirer M. de Vendôme d'Italie pour remplacer le maréchal de Villeroy qui se désistoit du commandement, S. M. destina d'abord le maréchal de Villars pour l'Italie, et lui ordonna de *prendre l'ordre une fois* de M. de Vendôme avant que M. de Vendôme lui en remît le commandement. Mais, le maréchal de Villars s'étant excusé d'aller en Italie, le Roi lui substitua le maréchal de Marcin, à qui il ordonna, par une lettre du 1er juillet, de se rendre en toute diligence à l'armée de Lombardie. « Vous y trouverez encore le duc de Vendôme, dit le Roi Je lui ai « promis que, lorsqu'il se trouveroit avec quelqu'un des maréchaux de « France, il leur donneroit l'ordre. Vous le prendrez de lui une fois « seulement. Je ne doute point que vous ne soyez bien aise d'être à « portée de lui procurer cet agrément. » M. de Chamillart dit en conformité, dans une lettre du 2 juillet, à M. de Vendôme: « J'ai fait « connoître à M. de Marcin les intentions du Roi pour qu'il reçoive « l'ordre de vous une fois seulement avant votre départ. »

« M. de Marcin, voué à l'obéissance, répondit au Roi en ces termes, le 5 juillet: « Je ne manquerai pas, étant à l'armée, de prendre l'ordre « de M. de Vendôme comme Votre Majesté me l'ordonne, heureux

« d'avoir eu l'avantage d'exécuter un ordre qu'elle témoigne souhaiter « qu'il soit suivi, et de trouver cette occasion de procurer cet agrément « à M. de Vendôme, que j'honore infiniment. » Il effectua sa promesse. Le fait a été cité plus d'une fois comme constant; mais je ne trouve point qu'il en parle dans ses lettres suivantes. Ayant obéi par devoir, il crut peut-être, par respect pour sa charge, pouvoir se dispenser de l'écrire.

« C'est un fait également constant, et cité depuis à titre d'exemple, que le maréchal de Vauban, envoyé alors en Flandre pour veiller à la sûreté des places, prit l'ordre de M. de Vendôme à Lille, S. M. le lui ayant prescrit. Aussi dit-il dans une lettre au ministre : « M. de Vendôme, de l'heure qu'il est, a bien lieu d'être content de moi; mais je « ne sais si mes confrères le seront de même. »

« Quelle différence dans les événements! Le 19 avril, M. de Vendôme avoit défait les ennemis à Calcinato; il quitte le Piémont au commencement d'août, et, le 7 de septembre, l'affaire de Turin nous fait perdre toute l'Italie! Ce contraste étoit frappant. Le Roi crut devoir achever ce qu'il avoit commencé en faveur de M. de Vendôme, et lui adressa cette lettre, le 1er novembre : « Mon cousin, bien que la lettre que Cha- « millart vous écrivit par mon ordre le 14 mars dernier, puisse assez « faire connoître que la satisfaction que j'avois des services que vous « m'avez rendus, *jointe à votre naissance*, m'avoit déterminé à vous « accorder le commandement sur tous les maréchaux de France, s'ils « se trouvoient dans une même armée que vous, ou dans un lieu où « vous auriez le commandement, et que le maréchal de Marcin, en Ita- « lie, et le maréchal de Vauban, à Lille, vous aient déféré cet honneur en « recevant l'ordre de vous, en exécution de ceux que je leur avois « donnés, j'ai cru néanmoins que les nouveaux services que vous « m'avez rendus par la bataille de Calcinato devoient être reconnus par « un titre encore plus authentique, et en vous écrivant cette lettre « afin qu'à l'avenir ma signature ne laisse pas douter de ma volonté, « et que tous les maréchaux de France reçoivent sans difficulté l'ordre « de vous, dans tous les lieux où vous aurez le commandement, lors- « qu'ils s'y trouveront avec vous. »

« Voilà les titres de la préséance de M. de Vendôme sur les maréchaux de France.

« M. de Vendôme fut chargé de commander encore en Flandre en 1708, sous M. le duc de Bourgogne. Le maréchal de Matignon étoit à la même armée. Apparemment qu'il prit l'ordre de M. de Vendôme; car M. de Chamillart, en exhortant M. de Berwick à s'y conformer, comme on le va voir, dit dans une de ses lettres : « Ce n'est point le « maréchal de Matignon seul qui a donné l'exemple: vous avez vu ceux « qui, avant lui, se sont conformés aux volontés du Roi. »

« L'on sait que M. de Gacé ou de Matignon avoit été fait maréchal de France à l'occasion de l'entreprise sur l'Écosse, dont le non-succès ne nuisit point à la promotion résolue par le Roi. Il reçut la patente en mer, par les mains du roi d'Angleterre, et l'on a dit dans le public que M. d'Andrezel, chargé des paquets contenant les brevets de la promotion, les avoit délivrés avant le temps qui lui avoit été prescrit. Quoi qu'il en soit, et quoique l'on n'eût pu débarquer, le Roi le fit ou le confirma maréchal de France à son retour. Une pareille grâce étoit trop récente à son égard pour commencer par résister aux volontés du Roi par rapport à M. de Vendôme : ainsi l'on conçoit qu'il a pu s'y soumettre sans peine.

« Le maréchal de Berwick, qui eut ordre de joindre l'armée de Mgr le duc de Bourgogne, avoit été créé maréchal de France en 1706, par distinction. Le roi d'Espagne, très content de sa conduite précédente, l'avoit demandé pour lui donner le commandement général sur les frontières de Castille et d'Estramadoure, et, pour éviter tout sujet de discussion avec les capitaines généraux, le Roi l'avoit fait maréchal de France. Ce ne fut pas sans peine et sans négociation qu'il se soumit à recevoir l'ordre de M. de Vendôme ; et peut-être qu'étant fils naturel de Jacques II, roi d'Angleterre, il se croyoit intérieurement au niveau de l'arrière-petit-fils d'Henri IV.

« Avant son départ pour l'armée, M. de Chamillart l'avoit disposé à se soumettre aux volontés du Roi. Voici les termes de sa lettre du 3 juillet : « Permettez-moi de vous rappeler notre dernière conversation « à Saint-Germain, où la question de M. de Matignon fut traitée amplement. Je n'ai pas oublié les vives et pressantes instances de « Messieurs vos confrères pour suspendre l'effet de la soumission aux « volontés du Roi ; mais je connois, en même temps, que vous étiez « dans des principes qui ne peuvent être qu'agréables à un maître qui, « seul, par sa bonne volonté, règle les rangs dans son royaume, et qui « d'ailleurs vous a donné des marques suffisantes de son estime et de « la satisfaction qu'il a de vos services pour que vous regardiez comme « un effet du hasard tout ce qui pourra vous mettre en état de vous « soumettre à une loi nouvelle et qui ne pourroit tirer à conséquence ; « peut-être même ne vous trouverez-vous pas dans ce cas.... Je vous « demande, pour le Roi,... de me mettre en état, par une réponse « digne de vous, d'assurer S. M. que, dans tous les cas, vous n'aurez « d'autre volonté que la sienne. »

« Dans une autre lettre, M. de Chamillart dit : « S. M. a vu avec « peine que vous balanciez à suivre une décision qu'elle a voulu qui « servît de règle pour Messieurs les maréchaux de France dans les « armées où M. de Vendôme sera commandant en chef ou en second, « comme il l'est dans celle de Mgr le duc de Bourgogne ;... que le bien « du service aille devant tout.... Le rang de M. de Vendôme n'en est « point un, que parce que le Roi le lui a donné. Il se trouve dans un « cas singulier ; il ne peut tirer à conséquence. Ce n'est point le maré- « chal de Matignon seul qui a donné l'exemple ; vous avez vu ceux qui, « avant lui, se sont soumis aux volontés du Roi. »

M. de Berwick se rendit à ces instances, et écrivit à M. de Chamillart en ces termes, le 7 juillet : « Vous connoissez ma soumission aux ordres « du Roi.... Ainsi, quoique ce me soit une mortification très sensible « de me trouver sous M. de Vendôme, ou sous qui que ce soit que « mes maîtres ou mon souverain, je ne balance pas à partir. »

Cependant, quand le moment s'approcha de joindre l'armée de Mgr le duc de Bourgogne, il témoigna à M. de Bernières, intendant de l'armée, qu'il ne prendroit point l'ordre de M. de Vendôme sans un ordre du Roi, se réduisant volontiers à n'être à l'armée qu'en simple particulier, et comme un homme de confiance auprès de Mgr le duc de Bourgogne. M. de Chamillart, qui en fut informé par M. de Bernières, lui répondit en ces termes : « Je n'ai rien oublié.... pour procurer à M. le maréchal « de Berwick de servir ainsi qu'il le desiroit auprès de Mgr le duc de « Bourgogne, au cas que l'armée qu'il commande se joigne à la grande « armée. Le Roi, qui a donné depuis deux ans à M. de Vendôme un « caractère dont il est en possession avant de quitter l'Italie et de- « puis qu'il est venu en Flandre, n'a pas voulu donner atteinte à son « rang, et S. M., par une distinction singulière pour M. le maréchal de « Berwick, veut bien qu'après qu'il aura pris l'ordre de M. de Vendôme, « le premier jour, il ne fasse plus aucun service dans l'armée. S. M. « l'attachera, dans tout le reste de la campagne, auprès de la personne « de Mgr le duc de Bourgogne.... Si[1] M. de Vendôme étoit maréchal « de France, qu'il commandât l'armée en cette qualité, sans que Mgr le « duc de Bourgogne y fût, par son ancienneté de lieutenant général il « n'y a pas à douter qu'il ne l'eût été (maréchal de France) avant « M. de Berwick, et qu'à ce titre seul il eût eu le commandement sur « lui, comme Messieurs les maréchaux de France, quand ils sont en- « semble, ne roulent point ; c'est le plus ancien qui commande. »

La douleur du maréchal de Berwick est peinte dans une lettre du 13 août, du camp de Château-l'Abbaye. Il y dit, comptant joindre dans quelques jours, qu'il a tâché d'éviter une mortification qui lui mettroit « le poignard dans le cœur. » Il offroit de faire tout ce que l'on voudroit. « Il ne s'agit, disoit-il, que de me dispenser d'une chose que je « ferai, si le Roi l'ordonne, mais qui m'outrera de douleur à jamais. »

M. de Chamillart ne cherchoit qu'à le fortifier par de sages conseils : « Prenez sur vous tout ce qu'un homme vertueux peut sacrifier, dans « une pareille conjoncture, au bien public, à son souverain et à son « bienfaiteur, et, si vous pouvez vous vaincre sur la première démarche « pour ne point donner atteinte à la possession de M. de Vendôme, le « reste se conduira avec tant de ménagement, d'agrément et de distinc- « tion pour vous, que vous pourrez en être flatté ; car l'un vous sera « personnel, et l'autre regarde tout le corps de Messieurs les maréchaux « de France, qui ont une loi commune avec vous. »

Il ne manqua pas d'ailleurs d'exhorter M. de Vendôme à faire de son

1. Ici il y a un renvoi, et en marge cette note : « *Nota*. La clarté manque ici ; mais retourner aux Invalides pour vérifier la minute : cela me retarderoit trop. » Le Dépôt était alors aux Invalides.

mieux pour adoucir à l'égard de M. de Berwick l'amertume d'un pareil cérémonial. Il lui dit, dans une lettre du 14 août : « Quoique le Roi lui « ait déclaré qu'il prendroit l'ordre de vous, qu'il y ait répondu avec « soumission,... ce sacrifice qu'il fera sera forcé. Je vois bien que vous « avez un grand intérêt, de votre côté, de ne vous point relâcher d'une « prérogative que S. M. a bien voulu accorder à vos services, joints *à* « *votre naissance*; mais permettez-moi..., de vous proposer d'adoucir, « en tout ce qui dépend de vous, le chagrin que le maréchal de Ber- « wick pourroit avoir de servir sous vos ordres comme un simple lieu- « tenant général. Il offre de rester auprès de la personne de Mgr le duc « de Bourgogne un jour d'action : il y seroit très utile; mais vous « pouvez, sans le fixer et lui faire faire le personnage de volontaire, « exiger de lui de prendre une seule fois l'ordre de vous. »

Enfin le Roi, par une lettre à Mgr le duc de Bourgogne, du 22 août, réduisit ainsi ce qu'il exigeoit du maréchal de Berwick : « Je desire « que le maréchal de Berwick, le jour qu'il joindra l'armée que vous « commandez, après que vous aurez donné l'ordre au duc de Vendôme, « le reçoive de lui; qu'il le donne ensuite au lieutenant général de jour, « pour le faire passer à toute l'armée, et qu'après cette journée, il ne « fasse plus aucun service que celui dont vous le chargerez, ou qu'il « voudra auprès de vous, ou dans les conseils où il se trouvera avec « vous, le duc de Vendôme, le maréchal de Matignon, et ceux que vous « jugerez à propos d'y appeler. »

« Le maréchal de Berwick se soumit à la fin, s'étant rendu de sa personne le 29 août au camp de Ninove. Mgr le duc de Bourgogne, écrivant au Roi, dit : « Il a pris l'ordre ce soir selon vos intentions, et va devenir « inséparable de moi. »

« Puisque le Roi eut tant de difficulté à se faire obéir à l'égard de M. de Vendôme, il n'est point étonnant que S. M. eût trouvé précédemment tant de répugnance de la part des maréchaux de France à se soumettre de même à l'égard de M. de Turenne. M. de Vendôme, indépendamment de ses services, étoit d'une maison qui ne cédoit en France qu'aux princes du sang, et à qui cédoient toutes les autres. M. de Turenne n'avoit que le rang que lui donnoient les brevets accordés à sa maison, de longs services et l'occasion unique de la bataille du faubourg Saint-Antoine du 2 juillet 1652, ineffaçable de la mémoire du Roi, et suivie de près de la cessation des troubles de Paris. L'on peut juger par là de l'extrême difficulté qu'eût rencontrée l'exécution des ordres du Roi, si S. M. eût voulu communiquer la même prérogative à quelque général moins titré et qui n'eût pas tenu le rang de prince en France, par exemple si elle eût voulu honorer d'une pareille distinction le maréchal de Berwick, qui, quoique fils naturel de Jacques II, n'a eu en France que le rang que lui donnoit la duché-pairie de Fitz-James, érigée seulement en 1710.

« Au surplus, la distinction accordée à M. de Vendôme surpassoit beaucoup celle qui fut accordée à M. de Turenne; car le commandement sur les maréchaux de France fut accordé pour toujours à M. de Vendôme. A l'égard de l'ordonnance du 21 avril 1672, elle faisoit tomber par dévolution la direction des armées au vicomte de Turenne en cas d'absence du Roi et des princes, et régloit que la parole passeroit du Roi aux princes, et d'eux à M. de Turenne, pour la rendre aux maréchaux de France, qui la donneroient aux lieutenants généraux; mais on lit à la fin : « La présente ordonnance ne pouvant avoir lieu « que pour la campagne prochaine seulement, ni être tirée à consé-« quence.... »

« DELAFAYE. »

La lettre citée ci-dessus, p. 554, par le commis du Dépôt, d'après l'original autographe, dont Chamillart jugea bon de faire lui-même une transcription (Bibl. nat., ms. Fr. 11 247, fol. 88), semble être la réduction d'une autre lettre qu'on trouve dans le recueil de la correspondance du duc de Vendôme transcrit par le chevalier de Bellerive. Ce second texte, qui est daté à tort d'Anet, puisque Vendôme, après avoir pris congé le 11 et avant de se mettre en route le 15, séjourna à Clichy et à Paris, comprend une paraphrase abrégée du mémoire que le duc du Maine avait fait deux ans auparavant pour son cousin, et qui a été donné dans notre tome XII. Une phrase de la réponse de Chamillart (ci-dessus, p. 555) y fait évidemment allusion.

« D'Anet, le 12 mars 1706[1].

« J'ai suivi vos conseils, Monsieur, et j'ai pris sur moi de ne point parler au Roi de la chose qui m'intéresse davantage, étant trop assuré de votre amitié pour douter que vous ne fassiez mieux valoir que je n'aurois pu faire moi-même les raisons que j'ai de supplier S. M. de me donner une décision favorable sur la prétention que j'ai de commander ceux de MM. les maréchaux de France qui pourroient se trouver dans mon armée ou à portée de la joindre. Le Roi doit se souvenir du refus qu'il me fit en 1693 de me nommer maréchal de France, en me disant, en présence de M. le comte de Pontchartrain, depuis chancelier, et de M. de Barbezieux, votre prédécesseur, que le sang d'Henri IV, son grand-père, qui couloit dans mes veines, mettoit cette dignité au-dessous de moi.

« Le rang qu'il a plu à S. M. de me conserver et de me fixer, par ses lettres patentes au Parlement, immédiatement après les princes légitimes de son sang, au-dessus de tous les princes étrangers, à la cour, au sacre des Rois, en toute assemblée publique et particulière, cette préséance, [qui] me met au-dessus de Messieurs les ducs, est sans comparaison plus marquée que ce que je demande. Messieurs les maréchaux de France savent que le Roi regarde leur prétention comme une vision, et, n'ayant pour eux ni le droit ni l'usage constant, n'ont garde de presser le Roi sur la décision que je lui demande. Il est décidé et avoué

1. Ms. Fr. 14 178, fol. 54 v°.

par un consentement de tous les temps que les princes lorrains généraux d'armée sont en possession, depuis plus de deux cents ans, de commander les maréchaux de France; il faut n'avoir jamais rien lu pour l'ignorer, et dans un temps où cette dignité n'étoit pas, à beaucoup près, si multipliée qu'aujourd'hui.

« Le maréchal de Strozzi, qui fut tué au siège de Thionville, y commandoit sous le duc François de Guise. Le maréchal de Matignon servit en différentes occasions sous le duc de Mayenne. Le feu Roi, de glorieuse mémoire, faisant le siège de Montauban, en 1621, le connétable de Luynes commandoit un quartier et avoit sous lui deux maréchaux de France, et M. le duc de Mayenne, qui vint joindre l'armée royale avec celle qu'il commandoit en Guyenne, eut son attaque séparée au quartier de Ville-Bourbon. En 1623 ou 1624, le maréchal de Thémines servit aussi [sous] le duc d'Elbeuf et sous le même duc de Mayenne. Le maréchal de Bassompierre, de la maison souveraine de Clèves, si jaloux de son autorité et des prérogatives de son rang, suivit Louis XIII au siège de la Rochelle. M. le duc d'Angoulême, fils naturel de Charles IX, commandoit l'armée avant l'arrivée de S. M. Il est nécessaire de faire remarquer au Roi que M. d'Angoulême n'a jamais eu les honneurs que j'ai. Le maréchal de Bassompierre fit difficulté d'obéir à M. le duc d'Angoulême: mais il conclut par avouer que lui, maréchal de Bassompierre, ne feroit point de difficulté d'obéir à M. le duc d'Angoulême comme auroient fait les autres maréchaux de France; mais il soutint en même temps que, le Roi commandant son armée en personne, non seulement M. d'Angoulême, mais tous les princes du sang même, devoient recevoir l'ordre des maréchaux de France, qui étoient faits, disoit-il, pour donner à tout le monde les ordres du Roi, lorsqu'il étoit lui-même à la tête de ses armées. Ainsi, du propre aveu du maréchal de Bassompierre, M. d'Angoulême, général d'armée, devoit commander les maréchaux de France en l'absence du Roi, et il ne lui contestoit précisément que ce qu'il se croyoit en droit de contester à Messieurs les princes du sang.

« Enfin, Monsieur, tous les exemples des princes qui ont commandé des maréchaux de France, les services que j'ai rendus au Roi et à l'État depuis plusieurs années, ceux que j'ai l'honneur de lui rendre depuis quatre ans à la tête de ses armées d'Italie, l'amitié dont S. M. m'a toujours honoré, toutes ces raisons, appuyées de vos bons offices, me font attendre une décision favorable. Je vous avoue que je partirois de ce pays-ci bien mortifié, si S. M. ne me donnoit pas cette satisfaction. Je l'attends par votre réponse, avec une impatience que je ne puis vous exprimer. Faites bien connoître à S. M., en lui lisant ma lettre, que c'est uniquement par discrétion, et par la crainte que j'ai eue de lui faire de la peine en lui demandant sur-le-champ une décision, que je n'ai point pris la liberté de lui parler.

« Adieu, Monsieur; ma cause est juste, et mes intérêts sont bien entre vos mains. Je suis, plus que personne du monde,

« Votre sincère serviteur. « Louis de Vendôme. »

Le ministre ne donna que sept semaines plus tard la décision définitive, non par une lettre spéciale, mais à propos de la victoire de Calcinato et dans une dépêche ordinaire, dont il suffira de donner ce début :

« Versailles, le 3 mai 1706[1].

« Monseigneur,

« Je ne sais ce que le Roi vous mande par la lettre de sa main que vous trouverez ci-jointe. Ce que tout le monde a vu, et dont vous pouvez être assuré, c'est que S. M. n'a jamais eu de joie plus parfaite que celle que vous lui avez donnée, et qu'il ne s'est rien passé de plus grand, de mieux conduit, de plus heureux, ni de plus glorieux pour ses armes, que ce que vous venez de faire.

« J'ai parlé au Roi du brevet de maréchal général de ses camps et armées. S. M. m'a assuré qu'elle n'avoit point de connoissance qu'il en eût été expédié pour M. le vicomte de Turenne. Elle convient qu'elle l'a ouï dire; mais, la forme ne m'étant pas connue, elle est persuadée que la lettre qu'elle m'a commandé de vous écrire vous donne tout ce que vous pouvez espérer par un pareil brevet, et j'ai peine à croire que M. de Turenne ait eu davantage. Si vous pouviez me donner des éclaircissements sur cela, je ferois en sorte d'en profiter.... »

Ce second paragraphe est reproduit ci-dessus, p. 556, dans le mémoire de Delafaye.

1. Copie du chevalier de Bellerive : ms. Fr. 14178, fol. 62.

XIV

PORTRAITS DU DUC DE VENDÔME[1].

I

« M. de Vendôme, qui a plus de vivacité et d'ardeur que d'atten tion au total des affaires, ne peut souffrir la supériorité des ennemis sur lui; c'est une honte et un dépit personnel.... M. de Vendôme est paresseux, inappliqué à tous les détails, croyant toujours tout possible sans discuter les moyens, et consultant peu. Il a de grandes ressources par sa valeur et par son coup d'œil, qu'on dit être très bon pour gagner une bataille; mais il est très capable d'en perdre une par un excès de confiance. »

II

« Le duc de Vendôme porte ses propres cheveux, qui sont blonds et peu frisés. Il est d'une assez grande taille, bien fournie partout. C'est un héros de la nouvelle impression, qui n'a commencé à commander en chef qu'au siège de Barcelone, où il fut bien heureux de n'avoir affaire qu'à des Espagnols, et très peu d'Allemands. Il seroit à plaindre dans le poste où il est, s'il n'avoit pas plus de troupes que son antagoniste. Au reste, c'est un bon cœur d'homme, libéral, généreux, qui fait plaisir quand il le peut. Son esprit ne surprend point. Aussi ne s'applique-t-il guère qu'aux plaisirs, qui lui ont souvent coûté bien cher. Mais il a l'estime du souverain, et c'est assez. »

III

« C'est une chose étrange que la prévention. A croire le bruit commun, ce prince est un héros; mais écoutez ce qui se dit à l'oreille entre les officiers judicieux et qui l'ont vu dans l'action : « S. A. n'est qu'un « fantôme de héros. Il n'a ni tête ni bras, un peu de bonheur fait tout « son mérite; encore semble-t-il que les Alpes doivent être la barrière « de sa fortune. » Les ennemis même du bigotisme prétendent que ce

1. Ci-dessus, p. 279, note 4. — Le premier article est extrait d'une lettre écrite par Fénelon au duc de Chevreuse le 12 novembre 1706 (*Correspondance de Fénelon*, tome I, page 175-176); le deuxième, des *Portraits et caractères de 1703* du Musée britannique (éd. 1897, p. 28-29); le troisième, des *Nouveaux portraits de la cour de France* publiés en 1703 et 1706 (édition Éd. de Barthélemy, 1863, p. 19); le quatrième, des *Loisirs ou Essais du marquis d'Argenson* (éd. originale de 1785, p. 150-162), et le cinquième, du *Siècle de Louis XIV* (éd. Bourgeois, p. 331-333).

duc a le privilège d'être bien récompensé quoique fort vicieux. D'ailleurs, une bonne pâte d'homme, libéral, d'un abord un peu trop facile et se mêlant indifféremment; d'un discernement épais, ayant assez de vanité pour vouloir aimer beaucoup les gens d'esprit, et trop peu de bon goût pour les connoître. La bienséance ne permet pas qu'on parle de sa manière de vivre que lorsqu'il ne vivra plus. Ses campagnes d'Italie ont détrompé beaucoup de gens, et en détrompent tous les jours; mais il en a la principale obligation à la foiblesse de son redoutable ennemi. »

IV

« M. le duc de Vendôme étoit né, comme le grand Condé, avec la science de la guerre, pour ainsi dire, infuse : il avoit le même courage, le même sang-froid au milieu des plus grands dangers, le même coup d'œil juste et rapide; mais ces avantages étoient balancés par de grands défauts. Je ne l'ai point connu personnellement; mais j'ai eu occasion de parler de lui avec tant de militaires qui avoient fait la guerre sous ses ordres, que je ne peux pas me tromper.... M. de Vendôme ne mettoit pas tant de profondeur dans ses desseins (que le prince Eugène), ne faisoit pas tant de réflexions et de combinaisons pour préparer ses opérations. Il négligeoit même trop les détails; mais, quand les moments critiques et décisifs étoient venus, il se relevoit, pour ainsi dire, sembloit appeler à lui tout son génie, prenoit des partis également sages et vigoureux, et montroit plus d'héroïsme et d'intelligence que le prince Eugène même n'en eût eu peut-être en pareille circonstance. Les soldats françois, qu'il n'assujettissoit pas à une discipline trop sévère, l'aimoient, et avoient pris une telle confiance en lui, qu'ils eussent tout risqué pour le tirer d'un mauvais pas....

« Son caractère étoit doux et bienfaisant. Il ne connoissoit ni la haine, ni l'envie, ni la vengeance; il se piquoit de ressembler en cela à son grand-père Henri IV. Il n'étoit ni haut, ni vain, ni fastueux, persuadé qu'on ne pouvoit ni ne vouloit lui manquer. Effectivement, il n'a jamais été forcé à croire le contraire; il n'y avoit que les princes du sang qui pussent lui disputer en France....

« Voyons-le à présent d'après d'autres mémoires, peut-être aussi fidèles, sous un jour moins avantageux. Il étoit d'une taille ordinaire, d'un tempérament vigoureux. Sa figure et son air étoient nobles, et il avoit de la grâce dans la parole et dans le maintien, beaucoup d'esprit naturel, mais peu cultivé. Il étoit d'une ignorance profonde, même dans le métier de la guerre, qu'il n'avoit point étudié, et sur lequel il n'avoit jamais réfléchi. Brave jusqu'à l'intrépidité, hasardeux même quand il pouvoit surmonter sa paresse, il réussissoit presque toujours par ce que l'on pouvoit appeler un effet de son étoile. Il possédoit la science du monde et celle de la cour au même degré que celle de la guerre, c'est-à-dire par routine et sans aucuns principes. Malgré cela il plaisoit assez généralement, quoiqu'il ne fût courtisan que du Roi seul et fît sentir à tout le reste qu'il étoit petit-fils d'Henri IV, et qu'il ne devoit céder qu'aux descendants légitimes de ce monarque. Ce genre de vanité plaisoit à Louis XIV, qui, ayant comme son grand-père des enfants naturels, vouloit les égaler aux princes mêmes de son sang. Le duc de Vendôme n'étoit poli qu'avec mesure, et réservé avec ceux qu'il croyoit pouvoir lui tenir tête; mais il affectoit d'être familier et populaire avec les officiers du dernier rang, les soldats et ceux de ses domestiques qu'il croyoit incapables d'abuser de ses bontés. Opiniâtre et inaccessible aux conseils et aux représentations de ceux qui auroient attiré l'attention de tout autre, il ne se laissoit gouverner que par ceux qui lui prodiguoient des louanges, l'admiration et le respect. Dès qu'on s'aperçut, dans les armées qu'il commandoit, que c'étoit le moyen d'obtenir sa confiance, il trouva dans le militaire du rang le plus distingué, et même dans les officiers généraux, des gens assez bas pour le prendre par son foible dans l'espérance qu'il les mettroit à portée de faire leur fortune. Il portoit, surtout à la fin de ses jours, le libertinage, la malpropreté et la paresse à un excès si prodigieux, qu'il est inconcevable que ces défauts ne lui aient pas fait plus de tort. Au milieu de la cour de Louis XIV, tantôt galante, tantôt dévote, il ne se cachoit pas de se livrer aux plaisirs les plus sales et les plus coupables; et Louis XIV n'osoit pas lui reprocher un genre de débauche qui, dans tous les temps de son règne, auroit perdu tout autre. On bravoit hautement dans la petite cour d'Anet ce dont tout le monde eût rougi à Versailles. Ceux qui ont servi sous lui dans ses campagnes d'Italie m'ont assuré qu'il avoit manqué plus de vingt fois les plus belles occasions de battre l'ennemi par pure paresse, et qu'il s'étoit mis autant de fois dans le risque de faire écraser son armée, par sa négligence; mais, heureusement, ceux qui commandoient sur les ailes et sur les derrières étoient plus attentifs et plus vigilants. Il n'y a personne qui n'ait entendu parler de *la fraîcheur de M. de Vendôme*, expression dont on se sert encore pour désigner une marche faite dans la plus grande chaleur du jour : elle ne vient que de ce que M. de Vendôme annonçoit toujours le soir qu'il partiroit le lendemain de très bonne heure, mais que, le moment indiqué étant arrivé, il restoit si longtemps dans son lit, qu'il ne se mettoit jamais en marche qu'aux environs de midi, même dans les temps et les pays les plus chauds.

« Le plus grand avantage qu'il eût sur le prince Eugène, c'étoit de dérouter tous les calculs de celui-ci, parce que lui-même n'en faisoit aucun. Comme il ne partoit jamais à jour ni à point nommés, aucun espion ne pouvoit avertir du moment où il se mettoit en mouvement. Comme il ne tenoit point de conseil avec ses officiers généraux, on ne savoit jamais ce qu'il vouloit faire. Il entroit en campagne sans plan fixe, et s'embarrassoit fort peu de ceux que la cour lui indiquoit. Ainsi l'on pouvoit bien dire que ses desseins étoient impénétrables. Son audace et son coup d'œil dans les grandes opérations réparoient tout.... »

V

« Le duc de Vendôme, petit-fils de Henri IV, était intrépide comme lui, doux, bienfaisant, sans faste, ne connaissant ni l'envie ni la vengeance. Il n'était fier qu'avec des princes ; il se rendait l'égal de tout le reste. C'était le seul général sous lequel le devoir du service, et cet instinct de fureur purement animal et mécanique qui obéit à la voix des officiers, ne menassent point des soldats au combat : ils combattaient pour le duc de Vendôme, ils auraient donné leur vie pour le tirer d'un mauvais pas, où la précipitation de son génie l'engageait quelquefois. Il ne passait pas pour méditer ses desseins avec la même profondeur que le prince Eugène, et pour entendre comme lui l'art de faire subsister les armées. Il négligeait trop les détails, il laissait périr la discipline militaire ; la table et le sommeil lui dérobaient trop de temps, aussi bien qu'à son frère. Cette mollesse le mit plus d'une fois en danger d'être enlevé ; mais, un jour d'action, il réparait tout par une présence d'esprit et par des lumières que le péril rendait plus vives, et, ces jours d'action, il les cherchait toujours. Moins fait, à ce qu'on disait, pour une guerre défensive, et aussi propre à l'offensive que le prince Eugène.

« Ce désordre et cette négligence qu'il portait dans les armées, il l'avait à un excès surprenant dans sa maison, et même sur sa personne ; à force de haïr le faste, il en vint à une malpropreté cynique dont il n'y a point d'exemple, et son désintéressement, la plus noble des vertus, devint en lui un défaut qui lui fit perdre, par son dérangement, beaucoup plus qu'il n'eût dépensé en bienfaits. On l'a vu souvent manquer du nécessaire. Son frère le Grand Prieur, qui commanda sous lui en Italie, avait tous ces mêmes défauts, qu'il poussait encore plus loin, et qu'il ne rachetait que par la même valeur. Il était étonnant de voir deux généraux ne sortir souvent de leur lit qu'à quatre heures après midi, et deux princes, petits-fils de Henri IV, plongés dans une négligence de leurs personnes dont les plus vils des hommes auraient eu honte.

« Ce qui est surprenant encore, c'est ce mélange d'activité et d'indolence avec lequel Vendôme fit contre Eugène une guerre vive d'artifices, de surprises, de marches, de passages de rivières, de petits combats aussi inutiles que meurtriers, de batailles sanglantes où les deux partis s'attribuaient la victoire.... Vendôme était vainqueur toutes les fois qu'il n'avait pas affaire au prince Eugène en personne ; mais, dès qu'il le retrouvait en tête, la France n'avait plus aucun avantage. »

XV

PORTRAITS DU GRAND PRIEUR[1].

I

« M. le chevalier de Vendôme, grand prieur de France, a à peu près la même couleur de cheveux que son frère, mais pas tant d'embonpoint. Il est assez beau de visage. Il passe pour plus brave que son aîné ; mais il n'a pas tant de bonheur. On peut dire qu'il l'égale aussi en esprit et en divertissements, quelquefois trop amers. »

II

« Digne frère du prince dont on vient de donner le portrait, auquel il ne cède ni en courage ni en débauche, si ce n'est que celui-ci prend ses plaisirs un peu plus régulièrement, bornant toute sa bonne fortune à une chanteuse célèbre, pour laquelle il n'épargnoit point les revenus de la Sainte Église. Ce seigneur s'en fut en Italie, peut-être plus pour se consoler de sa maîtresse qui s'étoit retirée dans un cloître par un dégoût d'amour, que pour aller partager les foibles lauriers du prince son frère. »

III

« Je suis assez vieux pour avoir connu M. le grand prieur de Vendôme, frère cadet du célèbre duc de Vendôme, dont il possédoit toutes les bonnes qualités, ainsi que tous les défauts, mais dans une moindre proportion. Il en est résulté qu'il s'est acquis moins de gloire que son aîné, et que sa mémoire sera moins vénérée de la postérité. Mais, dans le monde et dans la société, M. le Grand Prieur a mieux réussi que son frère. J'ai souvent entendu conter, par des témoins oculaires, des anecdotes sur la malpropreté vraiment cynique de M. le duc de Vendôme, si singulières, que je les écrirois, si elles n'étoient encore plus dégoûtantes et révoltantes qu'elles ne sont plaisantes et risibles. C'est en applaudissant à ces *saloperies* que le cardinal Alberoni fit sa fortune : tant il est vrai que l'on y parvient par toutes sortes de moyens ; et les prêtres et les moines italiens ne sont rebutés par aucuns.

« Le duc de Vendôme avoit un cadet qui possédoit toutes les bonnes qualités et tous les défauts de son frère, mais dans de moindres pro-

1. Ci-dessus, p. 299, note 1. Le premier article est extrait des *Portraits et caractères* du Musée britannique (éd. 1897, p. 29) ; le deuxième, des *Nouveaux portraits de la cour de France*, publiés en 1703 et 1706 (p. 19-20 de l'édition Éd. de Barthélemy) ; le dernier, des *Loisirs ou Essais du marquis d'Argenson*, éd. originale de 1785, p. 161-167.

portions. Il en est résulté qu'il a acquis moins de gloire, et que sa mémoire sera moins révérée par la postérité; mais, dans le monde et dans la société, on a supporté M. le grand prieur de Vendôme; il a même été regardé, sur la fin, comme un aimable voluptueux, et est mort, à l'âge de soixante-douze ans, entouré de gens d'esprit, qui s'amusoient chez lui et avec lui, et l'ont regretté. Je l'ai souvent vu au Temple, j'ai eu pour amis des gens de sa société, et j'en connois encore quelques-uns qui passent pour être de bonne compagnie. Au lieu que, si M. le duc de Vendôme eût vécu plus longtemps, et que, la paix étant faite, ses talents, ou plutôt son bonheur à la guerre, fussent devenus inutiles à l'État, son genre de vie et sa crapule révoltante auroient fini par le rendre méprisable à tous les honnêtes gens, et, quelque grand seigneur et grand général qu'il fût, personne n'eût voulu vivre avec lui[1].... Il montroit la même bravoure que son aîné, les mêmes talents pour la guerre; peut-être même en avoit-il davantage, car il étoit moins opiniâtre et moins paresseux. Mais il ne commandoit pas en chef; par conséquent, les succès de son frère ne contribuèrent point à sa gloire. Mais qui sait à quel point il y eut part, et, si ses conseils eussent été suivis, si le duc de Vendôme n'en eût pas obtenu davantage? Le libertinage du Grand Prieur n'étoit pas moins grand que celui de son frère, quoique, à certains égards, ses goûts fussent un peu plus honnêtes. Ses plaisirs le firent manquer à son devoir, et à se trouver à la bataille de Cassano, en 1705[2]....

« Le Grand Prieur fut longtemps amoureux de Mlle Rochois, fameuse actrice de l'Opéra, et cet amour lui fit honneur par comparaison avec le genre de débauche qu'avoit adopté son frère. De même, il paroissoit propre en comparaison de son aîné; cependant il y avoit, surtout à la fin de ses jours, bien de la négligence dans son ajustement. Il prenoit beaucoup de tabac d'Espagne, et en avoit d'excellent. Sa seule tabatière étoit une poche doublée de peau et destinée à cet usage; il y fouilloit à pleine main, et se barbouilloit le nez du tabac qu'il en tiroit. Une bonne partie tomboit sur son habit, qui en étoit toujours horriblement chargé, et on prétend que ses valets de chambre faisoient d'assez gros profits à râcler ce tabac de dessus ses vêtements; ils le mettoient dans des boîtes de plomb, et le vendoient comme fraîchement arrivé d'Espagne. »

1. Ici, quelques lignes sur la carrière militaire du prince.

2. Ici, une page sur la disgrâce du prince, sur sa vie au Temple, et sur la société qu'il y réunissait.

XVI

TRANSMISSION DE LA GRANDESSE DE TESSÉ A SON FILS[1].

(Fragment inédit de Saint-Simon[2].)

« Le maréchal de Tessé, mort[3].

« Le comte de Tessé.

« Le père, qui s'est démis à son fils en conservant le rang sans permission d'Espagne, où le fils ne seroit pas traité de grand durant la vie du père. Cela est sans exemple. Le mien n'en est pas un, parce que, outre l'unicité du cas du futur mariage du Roi, la grandesse m'a été donnée avec cette permission même, et, comme les ducs ont en Espagne le rang entier de grands, cela n'a rien fait au mien en France ni en Espagne, où j'ai fait faire à mon fils la[4] cérémonie de sa couverture; au lieu que M. le maréchal de Tessé, qui n'est point duc, l'a faite, et que son rang n'a d'existence en Espagne, ni en France, que comme grand d'Espagne. Comme ces Messieurs sont François et ici, il n'y a rien à en apprendre. »

1. Ci-dessus, p. 302-303 et 534.
2. Dépôt des affaires étrangères, vol. *Espagne* (mémoires et documents) 92, fol. 172.
3. *Mort* a été ajouté après coup.
4. *La* corrige *sa*.

XVII

MÉMOIRES D'ÉCONOMIE POLITIQUE ET DE PHILOSOPHIE DE M. DE BÉLÉBAT[1].

Le manuscrit Fr. 1205, à la Bibliothèque nationale, qui est le recueil indiqué par le P. Lelong, n° 27 203, comme ayant fait partie de la collection de M. le Blanc, renferme les mémoires suivants de M. de Bélébat :

1re partie. Épître au Roi, fol. 1 ; Relations commerciales avec la Hollande, fol. 4; Origine de la vénalité des charges, fol. 11; Origine et usage des biens d'Église, fol. 17; Droits et prétentions de la cour de Rome, fol. 33; Union inséparable des intérêts du Roi avec ceux de ses sujets, fol. 43; Intérêts du Roi à l'égard de l'Europe, fol. 48; Conclusion, fol. 57.

2e partie. Projet pour soutenir la guerre à l'aide des revenus ordinaires du Royaume, fol. 61; État présent des affaires en août 1699, fol. 78; Vues et intentions de Guillaume d'Orange, fol. 88; Intérêts de la France et de l'Espagne, fol. 93 v°.

3e partie. Gouvernement des États par la connaissance de l'esprit humain suivant les intérêts de leurs princes, fol. 96; Projet de conseils particuliers, présenté au Roi en avril 1699, fol. 148; Mémoire pour assister les pauvres, présenté en 1698, fol. 151; Existence de Dieu, fol. 157; Immortalité de l'âme, fol. 158 v°; Justice puissante de Dieu, fol. 163; Preuves de la religion chrétienne, fol. 164 v°; Mémoire sur la conduite des armées, présenté au Roi en octobre 1702, fol. 168.

4e partie. Origine des Parlements, fol. 170; Observation des ordonnances, fol. 181; Conservateurs des hypothèques pour tous les immeubles, fol. 185; Mémoire sur la capitation, présenté au Roi lors de l'établissement, pour la faire lever par huit députés des quatre ordres, fol. 188.

Ces mémoires, dictés par un patriotisme intelligent, sont écrits avec autant de franchise et de hardiesse que de fermeté. La thèse de leur auteur était que la France ne devait se sauver que par le commerce, et le commerce se soutenir que par la liberté ; que le Roi ne pouvait être riche qu'à condition d'aider ses sujets à s'enrichir; qu'il n'y a d'utile que ce qui est juste. Il voulait substituer aux ministres quatre conseils, composés chacun d'un président, un vice-président, cinq conseillers du premier ordre, dix du second, un contrôleur général, huit intendants ou consulteurs, et un secrétaire. Les attributions de chaque conseil étaient : 1° Affaires ecclé-

1. Ci-dessus, p. 306, note 6.

siastiques; 2° Finances, commerce, bâtiments; 3° Guerre de terre et de mer; 4° Police[1].

En économie politique, l'auteur établissait, comme principes fondamentaux, que la France devait envoyer à l'étranger au moins un tiers de ses produits, et mettre tout en usage pour augmenter sa population, surtout en négociants et en trafiquants; que la puissance d'un État ne consiste ni dans l'étendue des terres, ni dans les richesses métalliques, mais dans le nombre des habitants, comme le prouve bien la situation de l'Espagne : plus il y a d'hommes et plus il y a de contribuables, plus il y a de consommateurs.

Un point remarquable est qu'il soutient, très habilement, que la pluralité des religions dans un même État est plutôt utile à celui-ci que nuisible, les persécutions ayant pour résultat positif de redoubler l'ardeur des hérésies.

1. Ce projet, daté d'avril 1699, a été indiqué dans notre tome VII, p. 644.

XVIII

LES BALLETS DE LOUIS XIV[1].

Les ballets avaient été fort à la mode pendant tout le règne de Louis XIII[2], et celui de *la Félicité* fut exécuté à l'occasion de la naissance de son héritier[3]. Suivant l'exemple de son père, Louis XIV, pendant quelque vingt-cinq ans, fit une large place à la danse dans ses exercices corporels. A l'origine, quelques scrupules inquiétèrent sa mère; mais l'abbé de Beaumont se munit de consultations pour les calmer[4]. Le jeune roi se distingua dès lors dans toutes les occasions, et les contemporains ne tarissaient pas en éloges, en flatteries : « Il dansoit la courante mieux que personne du monde, et il dansoit soi-même aux entrées de ballets, dont il s'acquittoit encore de si bonne grâce et de si bon air, qu'il y en avoit peu qui le surpassassent. Monsieur le Grand et le marquis de Villeroy y faisoient merveilles de leur côté, et qui ne savoit pas danser alors faisoit fort mal sa cour à S. M.…[5] » Ailleurs, dans un autre ouvrage apocryphe de même provenance[6] : « Quoique ce spectacle ne fût fait que pour lui donner du plaisir, et qu'on ne dût pas s'attendre qu'un grand prince comme il étoit voulût se rabaisser si bas que de vouloir lui-même en donner aux autres, mais soit qu'il crût plaire par là à sa maîtresse, ou qu'il se plût à lui-même, comme cela arrive souvent à ceux qui dansent bien, il n'en manquoit pas un où il ne fît son personnage. » Un ambassadeur vénitien le représente infatigable, quittant le Conseil tout frais et dispos, alerte au plaisir, pour aller fatiguer les meilleures danseuses dans le palais d'Hercule, puis, au sortir de la danse, courant s'exercer au jeu de la lance et à la course des têtes[7].

Sous les somptueux costumes mythologiques[8], la « majesté inséparable de toutes ses actions[9] » ajoutait aux charmes de sa personne, sans que jamais le respect cessât de régler l'admiration. Mme de Sévigné, pendant le procès de Foucquet, écrit à Pomponne[10] : « Toutes les fois qu'à nos ballets je regarde notre maître, ces deux vers du Tasse me reviennent à la tête :

Goffredo ascoltà, e in rigida sembianza
Porge più di timor che di speranza.

1. Ci-dessus, p. 320. — 2. Ci-dessus, p. 38, note 7. Le 24 février 1626, Louis XIII alla danser son ballet à l'hôtel de ville. On trouvera quelques détails dans *le Louvre*, par M. Albert Babeau, p. 112, 113, 124-125 et 131-132.
3. *Gazette* de 1639, p. 137-147.
4. Émile Bourgeois, *le Grand Siècle*, p. 15-16.
5. *Histoire de M. de la Feuillade* (par Courtilz de Sandras), p. 14.
6. *Mémoires de M. de Bordeaux*, par le même, 1re édition, tome IV, p. 431.
7. Cité par M. Lair dans *Louise de la Vallière*, p. 102.
8. M. Émile Bourgeois a reproduit le costume du Roi-Soleil.
9. *Gazette* du 13 janvier 1663, p. 47. — 10. *Lettres*, tome I, p. 482-483.

Ses premiers succès comme danseur remontaient à février 1645[1]; ils se continuèrent jusqu'au delà de sa trentième année, en 1669, sans autre interruption que les temps de discordes et de guerres civiles. La *Gazette* ne manquait pas, chaque fois, d'en entretenir ses sujets. Benserade, chargé de composer les vers des livrets, fit sa réputation et sa fortune par son habileté à y introduire des allusions flatteuses pour tous. De lui sont la mascarade de *Cassandre*, le premier ballet que Louis dansa au Palais-Royal, pendant le carnaval de 1651, et dont la *Gazette* publia le texte[2], puis *les Fêtes de Bacchus*. Voici le compte rendu d'une des représentations de l'été de cette année-là[3] :

« L'activité du Roi et le plaisir que S. M. prend à entretenir la merveilleuse disposition de son corps lui faisant agréer le divertissement de la danse, l'un des plus conformes à son âge, S. M. dansa devant la Reine, le même jour 12 [juin], un petit ballet fait en vingt-quatre heures, dans le jardin du palais Cardinal, sur un haut d'ais[4] élevé dans une salle dressée à l'instant, à la façon de ces palais enchantés des romans, tapissée de feuillages courbés en berceau et ornée de tous les autres parements naturels de la saison; laquelle salle étoit encore couverte d'une grande toile cirée pour défendre du vent le nombre extraordinaire de lumières appuyées sur des chandeliers de cristal. Dans le fond duquel appartement champêtre le palais Brion, éclairé d'une infinité de lanternes de toutes couleurs aux armes du Roi, formoit une très agréable perspective; laquelle, jointe à l'adresse de S. M., qu'on ne se lasse point d'admirer, causa un si grand contentement, qu'elle fut priée de le redanser, comme elle fit, le 15 ensuivant, en présence de la Reine, de Mademoiselle, de la princesse de Carignan, de la princesse Louise, et presque de toute la cour. »

Pour 1653, la fête des Rois fut l'occasion de huit entrées improvisées chez le duc d'Anville, « ce qui n'empêcha pas que S. M., qui voulut, pour rendre ce spectacle royal, en être l'un des personnages, n'y fît remarquer la grâce et l'adresse qui lui sont familières dans toutes ses actions. » Le 14 janvier, petit ballet chez le maréchal de Gramont; le 23 février enfin, ce ballet fameux, avec décorations et costumes magnifiques, que Mme de Sévigné vit représenter, et où Monsieur, frère du Roi, et le jeune Villeroy étaient habillés en femmes[5] :

« Ce jour-là, 23, fut dansé dans le Petit-Bourbon, pour la première fois, en présence de la Reine, de Son Éminence et de toute la cour, le grand ballet royal de *la Nuit*, divisé en quatre parties ou quatre veilles,

1. *Gazette* de 1645, p. 180.
2. *Gazette* de 1651, p. 221-232, 247, 480, etc.; *Journal du valet de chambre Dubois*, publié dans la *Bibliothèque de l'École des chartes*, 2e série, tome IV, p. 22.
3. *Gazette* de 1651, p. 624. — 4. Telle est l'orthographe de la *Gazette*
5. *Gazette* de 1653, p. 47, 72, 176, 222-224, 236 et 283. On le donna encore le 2 mars et le 16.

dont la première est ouverte par cette Nuit qui en fait le sujet, et composé de quarante-trois entrées, toutes si riches, tant par la nouveauté de ce qui s'y représente que par la beauté des récits, la magnificence des machines, la pompe superbe des habits et la grâce de tous les danseurs, que les spectateurs auroient difficilement discerné la plus charmante, si celles où notre jeune monarque ne se faisoit pas moins connoître sous ses vêtements que le soleil se fait voir au travers des nuages qui voilent quelquefois sa lumière, n'en eussent reçu un caractère particulier d'éclatante majesté, qui en marquoit la différence et faisoit dire, par un sentiment très juste, que, si toutes les parties de ce rare divertissement ne se rapportoient qu'à la gloire de ce prince, ce n'étoit que par une nécessaire réflexion de celle qu'il leur communiquoit. Mais, comme, sans contredit, il y surpassoit en grâce tous ceux qui à l'envi y faisoient paroître la leur, Monsieur, son frère unique, étoit aussi sans pareil en la sienne, et cet astre naissant ôtoit si aisément la peine de le découvrir, par les gentillesses et les charmes qui lui sont naturels, qu'on ne pouvoit douter de son rang. Je laisse donc à juger à tous ceux qui n'apprendront les particularités de ce grand ballet que par le récit qui leur en sera fait, le contentement que put avoir l'assemblée qui en étoit spectatrice, nonobstant la disgrâce qui sembla le vouloir troubler par le feu qui prit à une toile, dès la première entrée et à la première heure de cette belle Nuit, qui étoit représentée par le Roi, mais ne servit néanmoins qu'à faire admirer la prudence et le courage de S. M., laquelle, pour empêcher le désordre qui seroit arrivé par la terreur que chacun auroit eue à son exemple, si elle se fût effrayée, ne rassura pas moins l'assistance par sa fermeté qu'autrefois César fit le nautonier qui le conduisoit et pâlissoit dans l'effort d'une tempête qui les menaçoit du naufrage. Tellement que ce feu, s'étant heureusement éteint, laissa les esprits dans leur première tranquillité, et fut même interprété favorablement, ainsi qu'il l'a toujours été des anciens, notamment par les Assyriens, qui l'ont adoré, et par les Perses, qui le faisoient porter par honneur devant leurs souverains et, en augure de leur victoire, à la tête de leurs armées. »

Pendant tout le carnaval de 1654, on dansa au Louvre les *Proverbes*, puis, durant la seconde quinzaine d'avril, au Petit-Bourbon, un autre ballet qui s'intercalait dans les entr'actes des *Noces de Thétis et Pélée*[1]. De même en 1655[2]; cette année-là, en octobre, Dangeau composa les vers d'un ballet royal, et Fromenteau en écrivit les airs. Louis XIV y représentait un débauché : ce qui a justement scandalisé Walckenaer[3]. Il dansa encore en 1656, dans *Psyché ou la Puissance de l'amour*, et, en 1657, dans la première des dix entrées de *l'Amour malade*, où il

1. *Gazette* de 1654, p. 200, 380, 404, 428.

2. *Gazette* de 1655, p. 35, 36, 152, 175 et 579; Babeau, le *Louvre*, p. 141-144. A partir de 1653, Lully fit aussi la musique de beaucoup de ballets.

3. *Mémoires sur Mme de Sévigné*, tome IV, p. 357-359.

« représenta le Divertissement même, avec tant de grâce et de majesté, que l'on peut dire qu'il n'eut jamais tant de douceurs et de charmes qu'en la personne de ce grand prince, qui, se délassant des travaux de ses campagnes laborieuses par ces plaisirs tout à fait innocents, y parut en effet à ses peuples, qu'il a la bonté d'en rendre participants, la plus auguste et la plus solide cause de leur contentement, aussi bien que de leur prospérité[1]. » En février 1658, dans *Alcidiane*, il représentait « les passions d'un prince des plus belliqueux et des plus conquérants[2]. » Deux étrangers que M. de Beringhen fit entrer au Louvre ne goûtèrent pas un divertissement payé par trois heures d'attente : « C'en est un assez maigre pour qui en a vu de pareils, écrivaient-ils dans leur journal[3]; aussi est-il assez surprenant que le Roi y en trouve un si grand à le danser si souvent, car il semble qu'il s'en devroit lasser. » Suit la description des entrées. Une représentation fut donnée spécialement pour la reine Christine pendant le séjour qu'elle fit au Louvre. « Chaque fois que le Roi dansoit, elle faisoit des exclamations, et disoit tout haut qu'il ne se pouvoit rien de mieux[4]. » En 1659, ballet de *la Raillerie*[5]; en février 1661, ballet de l'*Impatience*, au cours de la préparation duquel la galerie du Louvre fut brûlée; en 1662, ballet sur la Grandeur de la maison royale, où la jeune reine Marie-Thérèse figura, avec son époux, « au milieu de leur belle troupe[6]. » Philidor l'aîné, garde de la bibliothèque de musique de Versailles, nous a transmis, dans un recueil spécial de ces divertissements de son maître, le livret du ballet des *Arts* dansé le 8 janvier 1663[7]. « En la première entrée, le Roi, par cette majesté qui est inséparable de toutes ses actions, découvrit aisément ce qu'il étoit dans cette charmante troupe composée de Madame et de quatre demoiselles de qualité. » Louise de la Vallière était une de celles-ci[8].

Les Amants déguisés défrayèrent le carnaval suivant; la Reine était en Proserpine, le comte d'Armagnac en Pluton, Saint-Aignan en gouverneur d'Égypte, les ducs d'Enghien et de Sully, les marquis de Villequier et de Villeroy en jardiniers[9]. En 1665, le Roi et Madame Henriette figurèrent Alexandre et Roxane dans la dernière entrée de *la*

1. *Gazette* de 1656, p. 83, 191 et 216, et de 1657, p. 72 et 95; *Voyage de deux jeunes Hollandais*, p. 63-64. Le livret de *Psyché* était de Benserade.
2. *Gazette* de 1658, p. 144, 163-164 et 199.
3. *Journal d'un voyage à Paris en 1657-1658*, par deux jeunes Hollandais, p. 417-418.
4. *Ibidem*, p. 423-424.
5. *Gazette* de 1659, p. 192 et 216, et *Muse historique*, tome III, p. 24-25.
6. *Gazette* de 1662, p. 147 et 170-171; Babeau, *le Louvre*, p. 161-164.
7. Bibliothèque de la ville de Versailles, mss. 1070-73 et 1075.
8. *Gazette* de 1663, p. 47-48, 72, 96, 120 et 168; *Muse historique*, tome IV, p. 8-9; Jules Lair, *Louise de la Vallière*, p. 101.
9. *Gazette* de 1664, p. 166-168, avec livret, et p. 204. Walckenaer a fait une note sur les rôles remplis par Villeroy de 1655 à 1668.

Naissance de Vénus, au Palais-Royal[1]. Le 2 décembre 1666, à Saint-Germain, on dansa *les Muses*, où la quatrième entrée, pour Euterpe, était figurée par le Roi et M. de Villeroy en bergers, par Madame, Mme de Montespan, Mlles de la Vallière et de Toussy en bergères[2]. En 1667, le divertissement du *Sicilien* :

> L'on y voit aussi notre sire,
> Et cela, je crois, est tout dire;
> Mais, de plus, Madame y paroît[3]....

En 1668, *le Carnaval*[4]; en 1669, *Flore*, ballet composé en l'honneur de la paix, et où Louis figura le Soleil accompagné des Éléments[5]. En 1670, il devait encore paraître en Neptune, puis en Apollon, dans le ballet qui fut dansé le 4 et le 17 février; mais MM. d'Armagnac et de Villeroy le suppléèrent[6] : il renonçait dorénavant à la scène. La tradition[7] veut qu'il ait été sensible aux vers de *Britannicus*, sur Néron, débités devant lui au commencement de l'année. Il avait trente-deux ans. Depuis lors, il ne figura plus qu'en simple danseur, dans quelques bals[8]; en 1677, un Anglais le vit encore « se donner le mouvement d'un maître de ballet, faire reculer les spectateurs, et prendre la peine de tout disposer par lui-même. »

La meilleure étude sur les ballets dansés par Louis XIV paraît être celle de feu Victor Fournel, dans le tome II de ses *Contemporains de Molière*, p. 184-618. Elle ajoute un grand nombre de livrets à ceux de *la Nuit* et des *Fêtes de Bacchus* que Paul Lacroix avait reproduits dans les *Ballets et mascarades de cour de Henri III à Louis XIV*. Il y en a d'ailleurs une collection, faite jadis par Philidor, à la bibliothèque de la ville de Versailles, mss. 1070-1073. On peut encore signaler l'*Histoire de la musique dramatique*, par Chouquet, p. 83-108, et *les Origines de l'opéra français*, par M. Nuitter, p. XLI-LXV.

Je n'ai point trouvé mention de Joyeux dans les relations du temps qui viennent d'être citées; mais le jeune Brienne rapporte cette anecdote, où figure le nom d'un autre valet de chambre favori : « Un jour, S. M. dansoit avec Bontemps et quelques autres une entrée de ballet, avec de certaines castagnettes aux mains et des plaques aux pieds. Un de ces danseurs lui donna un coup de plaque dans le gras de la jambe, et lui fit fort mal : c'est qu'il n'adressa pas bien et manqua son coup contre la plaque, parce que le Roi étoit sorti de cadence. S. M. se retira sans dire un seul mot[9]. »

1. *Gazette* de 1665, 31 janvier et 14 février, p. 111-112 et 160.
2. *Gazette*, p. 1239-1240; *Gazettes en vers*, tome II, p. 602, 675, 1054-1055.
3. *Gazettes en vers*, tome II, p. 655, 878 et 1055.
4. *Gazette* de 1668, p. 72 et 99.
5. *Gazette* de 1669, p. 167, 191, 216 et 239. C'est de ce ballet que Saint-Simon parlera à propos de Lauzun et Mme de Montespan.
6. *Gazette* de 1670, p. 143, 169-180 et 192. — 7. *Siècle de Louis XIV*, p. 484.
8. *Lettres de Mme de Sévigné*, tome III, p. 358 et 396.
9. *Mémoires de Louis-Henri de Brienne*, tome II, p. 328.

XIX

LES POT DE RHODES[1].

(Fragment inédit de Saint-Simon[2].)

« M. DE RHODES, François Pot, grand maître des cérémonies de France, premier écuyer tranchant, porte-cornette blanche, et prévôt et grand maître des cérémonies de l'Ordre en survivance de son frère, qu'on a vu, p. 69[3], qui n'eut point d'enfants. Celui-ci eut ces survivances dès 1612 ; mais il n'exerça qu'en 1616, après la mort de son frère, et fut tué au siège de Montpellier en 1622. Il étoit frère de Mme de Verderonne l'Aubespine, dont le mari fut greffier de l'Ordre à l'institution et eut un moment la survivance de la charge de secrétaire d'État de M. de Villeroy, en 1588, deux mois avant qu'il fut congédié, et de la mère du duc de Puylaurens, favori de Gaston. Il épousa la fille de Claude d'Aubray, dont il eut Claude Pot, seigneur de Rhodes, qui eut ses charges, hors celle de l'Ordre, dont il s'étoit défait[4]. La grand mère[5] et la femme de ce M. de Rhodes-ci étoient tante et nièce, filles des deux maréchaux de la Chastre père et fils. Celle-ci avoit déjà eu deux maris. Elle avoit épousé en 1622 le comte d'Alais, colonel général de la cavalerie, fils et frère des deux ducs d'Angoulême, qui mourut à Pezénas quatre ou cinq mois après son mariage. Elle se remaria en 1625 au troisième duc d'Uzès, qui ne l'étoit pas encore. Ils se brouillèrent, se démarièrent, et se remarièrent chacun de leur côté. Elle épousa enfin M. de Rhodes, dont elle eut une fille unique, qui épousa M. de Vitry, duc à brevet, fils du maréchal de Vitry. Cette Mme de Rhodes étoit fort intrigante, fort du grand monde, et fort avant dans tous les troubles de son temps, et fort attachée au garde des sceaux de Châteauneuf, son oncle, et dont la mère étoit sœur du premier maréchal de la Chastre.

« M. de Rhodes, pour un homme de sa naissance, se remaria bien étrangement : il épousa une bâtarde du cardinal de Guise et de Charlotte des Essarts, dont Henri IV avoit eu l'abbesse de Fontevrault. C'est ce cardinal de Guise, qui n'en avoit que l'habit, qui, avec l'archevêque de Reims, ne fut jamais que sous-diacre, et qui mourut de maladie à la suite de Louis XIII, devant Saint-Jean-d'Angely, où il endossoit

1. Ci-dessus, p. 423-425.

2. Dépôt des affaires étrangères, vol. 34 des Papiers de Saint-Simon (aujourd'hui *France* 189), fol. 117. Comparez l'article de l'*Histoire généalogique*, tome IX, p. 310-312.

3. Vol. *France* 189, fol. 68.

4. Cette phrase a été ajoutée en interligne.

5. *La grd mère* corrige *sa mère*.

bravement le harnois, et laissa une bande de bâtards. Il en eut plusieurs enfants, dont un seul fils a paru et eu postérité : Henri Pot, seigneur de Rhodes, qui, de Gabrielle de Rouville de Clinchamp, ne laissa qu'un fils qui ait paru ; Charles Pot, premier marquis de Rhodes, bien fait et avec beaucoup de valeur et d'esprit, mais qui se crut tout permis et fit quantité d'incartades de toutes sortes, et de telles à Mlle de Tonnerre, fille d'honneur de Mme la Dauphine de Bavière, sœur du comte de Tonnerre et de l'évêque-duc de Langres, qu'il se fit chasser de la cour après l'avoir mérité bien d'autres [fois], et chasser aussi Mlle de Tonnerre, qu'on maria après comme on put, dans un fond de province. Il vendit donc sa charge de grand maître des cérémonies de France, en 1684, à M. de Blainville, frère puîné de M. Seignelay et fils de M. Colbert, puis se maria à une Simiane, veuve d'un autre[1] Simiane, comte de Montcha, et elle nièce de l'évêque-duc de Langres premier aumônier de la Reine, et fille du marquis de Gordes que nous verrons chevalier de l'Ordre en 1661. Elle vit encore[2]. Il en eut une fille unique, mariée au prince d'Isenghien, que nous verrons chevalier de l'Ordre en 1714[3], et morte à vingt-un [ans], sans enfants, en janvier 1715. M. de Rhodes mourut, depuis longtemps accablé de goutte, quoique jeune encore, 1er juillet 1705; et en lui s'éteignit cette ancienne et illustre maison. »

1. Ces quatre derniers mots surchargent d'autres mots illisibles.
2. Elle ne mourut que le 2 février 1740, à quatre-vingt-cinq ans.
3. Le manuscrit porte : *1614*.

XX

ARRÊTS ET PIÈCES CONCERNANT SAINT-SIMON.

Années 1705 et 1706.

Arrêts relatifs au gouvernement de Blaye.

« A Versailles, le 2 juin 1705[1].

« SUR LA REQUÊTE présentée au Roi en son Conseil par Messire Louis, duc de Saint-Simon, pair de France, gouverneur des ville, citadelle et comté de Blaye, contenant que, le sieur Meusnier, trésorier-payeur des assignations sur la ferme du convoi et comptablie de Bordeaux, ayant, en l'année 1700, fait refus de payer au suppliant des quartiers échus de la somme de six mille livres par chacun an qu'il a droit de prendre sur la ferme et comptablie de Bordeaux, sous prétexte de prétendues saisies qui avoient été faites entre ses mains par quelques créanciers du suppliant, il fut obligé d'avoir recours à S. M., et de lui remontrer que cette somme, étant de même nature que les appointements qu'il plaît à S. M. lui donner en la susdite qualité de gouverneur de Blaye, n'est point sujette à être saisie. Sur quoi, S. M. eut la bonté de lui accorder, le 16 janvier 1700, un arrêt de son conseil d'État, qui ordonna, conformément à plusieurs autres arrêts précédents, que ladite somme de six mille livres seroit payée au suppliant par les sieurs de Loubert et ledit Meusnier, nonobstant lesdites saisies et toutes autres faites ou à faire, à ce faire contraints comme pour les propres deniers et affaires de S. M., et que, moyennant ledit payement, ils en seroient bien et valablement déchargés en vertu dudit arrêt. Et quoique cet arrêt, qui a été bien et dûment signifié audit Meusnier dès le 4 février de ladite année 1700, lui ait fait connoître que ladite somme de six mille livres par an n'est point susceptible de saisies, il n'a pas laissé de faire refus de lui payer le quartier de janvier dernier sous prétexte de deux prétendues saisies qu'il dit avoir été faites en ses mains, et d'un arrêt du Conseil du 30 juin 1704, par lequel S. M. a accordé au suppliant un délai de deux années pour payer ses créanciers, et lui a fait mainlevée des saisies et arrêts qui pourroient être faits sur lui, à la charge de payer par lui, à la fin de chacune desdites années, une année d'arrérages ou intérêts à ses créanciers. Et, le suppliant l'ayant voulu faire contraindre en vertu dudit arrêt du Conseil du 16 janvier 1700, ledit Meusnier, pour éviter la vente de ses meubles, a payé la somme de quinze cents livres entre les mains de la Ruelle, huissier au Conseil, et s'est opposé à la délivrance de cette somme jusqu'à ce que le sup-

1. Arch. nat. E 757, n° 30.

pliant lui ait apporté mainlevée des saisies et arrêts faits en ses mains, et encore jusqu'à ce qu'il ait satisfait à l'arrêt du 30 juin 1704.

« Et d'autant que cette opposition est une contravention manifeste à l'arrêt du conseil d'État du 16 janvier 1700, qui a jugé, conformément à plusieurs autres arrêts précédents, que cette somme de six mille livres par an accordée par S. M. au suppliant, en qualité de gouverneur de Blaye, n'est point susceptible de saisies, que l'arrêt du Conseil du 30 juin 1704 ne regarde point ledit Meusnier, et que le commandement et l'exécution sur lui faite ne l'ont point été en vertu dudit arrêt du 30 juin dernier, mais en vertu de celui du 16 janvier 1700;

« A ces causes, requéroit le suppliant qu'il plût à S. M. ordonner que ledit arrêt du Conseil du 16 janvier 1700 sera exécuté selon sa forme et teneur, et, conformément à icelui, que, sans avoir égard aux saisies faites ou à faire ès mains dudit Meusnier et à l'opposition dudit Meusnier, le suppliant sera payé de la somme de quinze cents livres qui lui est due pour le quartier échu le 1er avril dernier de la somme de six mille livres par chacun an à lui accordée sur la ferme du convoi et comptablie de Bordeaux suivant l'état de S. M., et, à cet effet, que de la Ruelle, huissier du Conseil, sera tenu d'en vuider ses mains en celles du suppliant en vertu de l'arrêt qui interviendra, à ce faire contraint par toutes voies dues et raisonnables, même comme pour les propres deniers et affaires de S. M. : quoi faisant, il en demeurera bien et valablement déchargé ; et qu'à l'avenir ledit Meusnier et autres trésoriers seront tenus de payer le suppliant nonobstant toutes saisies faites ou à faire à l'échéance de chaque quartier, desquelles saisies il plaira à S. M. de faire dès à présent mainlevée ; à ce faire contraints par corps en vertu dudit arrêt, et sans qu'il en soit besoin d'autre ;

« Vu ladite requête, lesdits arrêts et autres pièces ; ouï le rapport du sieur Chamillart, conseiller ordinaire au Conseil royal, contrôleur général des finances ; »

« Le Roi en son Conseil, ayant égard à ladite requête, a ordonné et ordonne que ledit arrêt du Conseil du 16 janvier 1700, et autres précédents rendus en faveur du suppliant, seront exécutés ; ce faisant, qu'il sera payé par chacun an, et dans les termes ordinaires, de ladite somme de six mille livres, suivant le fonds qui en a été et sera fait à l'avenir dans les états de S. M., par les receveurs-payeurs des charges assignées sur le convoi et comptablie de Bordeaux en exercice, nonobstant toutes saisies et oppositions faites et à faire pour quelque cause et occasion que ce soit.

« Et en conséquence, veut S. M. que la somme de quinze cents livres consignée par ledit Meusnier ès mains de la Ruelle, huissier du Conseil, pour le quartier échu au 1er avril dernier, soit délivrée par ledit de la Ruelle ès mains du suppliant, nonobstant l'opposition dudit Meusnier, dont S. M. lui a fait pleine et entière mainlevée, et qu'en remettant audit Meusnier la quittance du suppliant de ladite somme de quinze cents livres, ledit la Ruelle en demeure bien et valablement déchargé[1].

« Phélypeaux. de Beauvillier. Chamillart. »

« A Marly, le 19e jour de septembre 1705[2].

« Sur la requête présentée au Roi, en son Conseil, par le sieur duc de Saint-Simon, contenant que, par le traité fait pour le dessèchement des palus et comtau de Blaye en l'année 1647, les commissaires députés par S. M. ayant cédé, en son nom, au feu sieur duc de Saint-Simon tout le droit qu'elle y pouvoit avoir, et consenti qu'il en jouît à titre de propriété incommutable sans en rien excepter ni réserver, si ce n'est la foi et hommage qu'il a été chargé d'en faire à S. M. : ce qui a été confirmé par des lettres patentes enregistrées partout où besoin a été, et par un arrêt contradictoire du conseil d'État, du 19 mars 1672, rendu contre les fermiers du domaine, ledit feu sieur duc de Saint-Simon auroit fait faire les canaux nécessaires pour ce dessèchement, et, entre autres, un grand canal qui sépare le marais de Saint-Simon de celui de Blaye, et qui, se joignant à un ancien canal appelé de Fresneau, porte les eaux desdits marais dans la rivière de Gironde. Mais, comme ce canal qui sépare les deux marais auroit empêché la communication de l'un à l'autre, et même du grand marais de Saint-Simon à la ville de Blaye, si on n'y avoit pourvu, ledit feu sieur duc de Saint-Simon fut obligé de faire faire un bateau ou bac pour servir au passage de ce canal, fait à ses dépens, et de laisser dans sa propre terre, au milieu des deux marais, les chemins nécessaires pour conduire à ce passage; et, pour l'entretien de ce bateau et d'un homme pour en avoir soin, les habitants de ces marais et ceux qui y ont affaire ont toujours volontairement payé une modique redevance, qui n'a jamais passé six deniers par chaque personne, neuf deniers par chaque tête de gros bétail et un denier pour chaque mouton : ce qui suffit à peine pour les frais nécessaires à l'entretien de ce passage, dont le fermier de la métairie la plus proche, qui appartient au suppliant, a toujours été chargé. Le suppliant ayant fait l'hommage de ce fief à S. M. et présenté son aveu et dénombrement à la Chambre des comptes, qui l'a renvoyé au bureau des finances de Bordeaux, le fermier du domaine et

1. L'*Encyclopédie méthodique des finances*, tome I, p. 354, rapportant que les habitants de Blaye, en vertu d'un privilège particulier, ne payaient qu'une partie des droits sur leur approvisionnement de sel, et que, en outre, depuis 1689, l'état-major n'acquittait plus aucun droit sur les neuf pipes de sel destinées à sa consommation particulière, ajoute que, dans l'année 1705, le contrôleur général Chamillart prescrivit d'en laisser passer, franches et quittes de toute perception des droits de comptablie et convoi, cinq pipes destinées au gouverneur.

2. Arch. nat., E 760, n° 230.

le procureur de S. M. ont fait difficulté de consentir à la vérification de ce droit de passage, que le suppliant y a employé pour ne rien omettre, sous prétexte que, dans la cession générale qui a été faite par les commissaires de S. M. au feu sieur duc de Saint-Simon de tout le droit et intérêt que S. M. pouvoit avoir auxdits palus et comtau de Blaye, on n'a pas nommément exprimé ce droit de passage, qui n'étoit pas lors établi, parce que les marais étoient remplis d'eau et inaccessibles, et que le canal duquel il s'agit n'étoit pas fait : ce qui oblige le suppliant d'avoir recours à S. M. et de la supplier de considérer que ce canal, ayant été fait aux dépens du père du suppliant, lui appartient suivant le traité fait avec les commissaires de S. M.; que les chemins qui y conduisent ont pareillement été faits dans sa terre; que S. M. lui a cédé tous ses droits sans en rien excepter ni réserver; que ce passage est absolument nécessaire aux habitants de ce marais; que ce qu'ils payent au batelier suffit à peine pour son entretien et pour celui du bateau; que personne ne s'en est jamais plaint.

« A ces causes, requéroit le suppliant qu'il plût à S. M., pour faire cesser cette difficulté, le maintenir en possession de ce bac et lui accorder des lettres patentes pour autoriser, en tant que besoin seroit, tant pour l'avenir que pour le passé, cette petite rétribution qui se paye pour l'entretien de ce passage, laquelle ne pourra excéder lesdites sommes de six deniers pour chaque personne, neuf deniers pour chaque tête de gros bétail et un denier pour chaque mouton, suivant l'usage qui s'observe depuis cinquante ans.

« Vu ladite requête et pièces y jointes, ensemble l'avis du sieur de la Bourdonnaye, commissaire départi en la généralité de Bordeaux, auquel ladite requête auroit été renvoyée, contenant que le produit desdits droits ne peut produire que pour payer les salaires des gens employés audit passage, en sorte qu'il estimoit qu'il seroit juste de les accorder audit sieur duc de Saint-Simon ;

« Ouï le rapport du sieur Fleuriau d'Armenonville, conseiller ordinaire au conseil royal, directeur des finances;

« Le Roi en son Conseil, conformément à l'avis dudit sieur de la Bourdonnaye, a maintenu et gardé, maintient et garde le suppliant en possession et jouissance dudit bac par lui établi sur ledit canal qui sépare le marais de Saint-Simon de celui de Blaye, lui permet de continuer de percevoir sur ledit bac six deniers pour chaque personne, neuf deniers pour chaque tête de gros bétail et un denier pour chaque mouton. Et seront toutes lettres à ce nécessaires expédiées.

« Phélypeaux. Chamillart. Fleuriau. »

Correspondance et arrêt concernant les dettes de Saint-Simon.

En 1704, Saint-Simon, pour obtenir une nouvelle surséance contre ses créanciers, avait prouvé que, sur ses revenus, et même sur la dot de sa femme, il avait amorti des principaux de rentes constituées par son père, soldé les arrérages et intérêts, payé les domestiques, marchands, artisans et créanciers privilégiés, mais qu'il lui restait à rembourser 225,833tt de principaux de rentes, 16,902tt d'obligations, et à acquitter 61,000tt d'arrérages. En conséquence, la surséance avait été renouvelée pour deux ans[1]. Cependant les héritiers de M. de Bretonvilliers, poursuivant le recouvrement d'une rente de six cents livres constituée en 1654, entamèrent une procédure dans laquelle Saint-Simon essaya de faire intervenir l'autorité de M. de Pontchartrain fils, comme le prouve la lettre suivante de ce secrétaire d'État à M. de Bretonvilliers :

« 13 janvier 1706[2].

« M. le duc de Saint-Simon ayant présenté au Roi sa requête pour demander la cassation d'une sentence que vous avez obtenue aux requêtes du Palais au préjudice de l'arrêt de surséance qui lui a été accordé, S. M. m'a ordonné de vous la communiquer, afin de savoir les raisons que vous pouvez avoir pour soutenir cette sentence. »

On ne sait si la lettre suivante de Saint-Simon au directeur général Desmaretz se rapporte à la même affaire :

« Ce samedi 29 avril [1706], à Versailles[3].

« Je serai demain au soir, à sept heures, à Paris, Monsieur, et je reviendrai nécessairement coucher ici après-demain. Si donc vous vouliez bien faire avertir le sieur de Praly de se trouver chez vous, à quelque heure que ce soit de ce peu de temps que je serai à Paris, tout me sera bon pourvu que vous ayez agréable de me le mander, et nous expédierions cette petite, mais très commode affaire.

« Personne au monde ne vous honore, Monsieur, et ne vous est plus assurément dévoué que

« LE DUC DE SAINT-SIMON. »

Le 6 juin, il prouva que, conformément à l'arrêt de surséance, il avait payé tous les arrérages dus par lui, et même liquidé certaines dettes dont le payement eût pu être retardé, à savoir les dépenses de sa maison et les arrérages des dettes hypothécaires qui suivent :

Au président de Bosmelet.	3000 tt
A Mme des Marchais.	622
Au président de Bretonvilliers.	600
A M. de Maulévrier.	2222
A M. Dorieu.	2715
A Mme Voysin.	740
A Mme de Vaubrun.	200

1. Arch. nat., E 1928, arrêt du 30 juin 1704.
2. Arch. nat., O[1] 367, fol. 9 v°.
3. Arch. nat., G[7] 543[a]. J'ai publié cette lettre en 1886, dans le tome XXI et supplémentaire de l'édition des *Mémoires*, p. 391-392.

A la veuve du procureur Guy	138
A la succession Bonneau	308
A Cadeau	100
A Mathieu	123
Au procureur Thirou	150
A Mme la duchesse de Chevreuse	150

En outre, ses fermiers hors Paris avaient payé 1050#, etc.[1].

En conséquence, le Conseil lui accorda cette nouvelle surséance de deux ans, fondée principalement sur ce que la somme de deux cent mille livres due par la succession Brissac était encore à toucher :

« 26 juin 1706[2].

« Sur la requête présentée au Roi, étant en son Conseil, par le sieur duc de Saint-Simon, pair de France, contenant qu'ayant trouvé la succession du feu sieur duc de Saint-Simon, son père, chargée de plusieurs dettes qu'il avoit contractées pour signaler sa fidélité au service de S. M. pendant les guerres civiles de Guyenne, il auroit fait tous ses efforts pour les acquitter, en y employant même la dot de la dame son épouse, et, comme il étoit pressé par quelques-uns de ses créanciers qui vouloient être payés tous à la fois, ce qui étoit impossible, et qu'ils le menaçoient de faire saisir ses biens, il remontra à S. M., au mois de juin 1704, qu'il avoit déjà acquitté pour trois cent soixante-huit mille cent soixante dix-neuf livres de principaux de rentes constituées ou obligations portant intérêts, qu'il en avoit payé plus de cent quarante-deux mille livres d'arrérages et intérêts, et qu'il avoit payé, outre cela, plus de quatre-vingt mille livres dues par la succession de son père à plusieurs domestiques, marchands et autres créanciers privilégiés : au moyen de quoi il ne devoit plus, de reste, que deux cent vingt-cinq mille huit cent trente-trois livres de principaux de rentes, et seize mille neuf cent deux livres dues par des obligations ; de toutes lesquelles dettes subsistantes il n'étoit dû de reste que soixante et une mille livres d'arrérages et intérêts, et il justifia le tout par des états, qu'il certifia véritables, et qui sont demeurés attachés à sa requête. Sur quoi, S. M. eut la bonté de lui accorder, par arrêt de son conseil d'État du 30 juin 1704, un délai de deux années, pendant lequel temps elle fit défenses à ses créanciers de le poursuivre, à la charge néanmoins de payer auxdits créanciers, à la fin de chacune desdites deux années, une année des arrérages et intérêts qui leur étoient dus, et sans que ladite surséance pût empêcher le payement des dettes privilégiées exprimées dans cet arrêt. Le suppliant espéroit que cette surséance le mettroit en état de satisfaire tous ses créanciers par le recouvrement qu'il croyoit pouvoir faire de plus de trois cent mille livres qui lui sont dues ; mais, n'ayant pu se faire

1. Mémoire et état certifié véritable par lui-même, et conservé dans le ms. Clairambault 1218, fol. 37-48.

2. Arch. nat., E 1935, fol. 349-352.

payer d'environ deux cent mille livres à lui dues par la succession de feu M. le duc de Brissac, duquel il est le premier créancier, parce que la discussion des biens dudit feu sieur duc de Brissac, qui se poursuit continuellement, n'a encore pu être achevée, ne pouvant d'ailleurs se faire payer de ce qui lui est dû par d'autres personnes qui, étant dans le service, obtiennent des lettres d'état qui l'empêchent de les poursuivre, et la difficulté du commerce et le peu de valeur des biens de la terre ayant mis les fermiers du suppliant hors d'état de lui payer exactement le prix de leurs baux comme ils avoient coutume, il seroit encore exposé à voir ses biens saisis quoiqu'il n'ait contracté aucunes dettes de son chef, et qu'au contraire il ait déjà acquitté la plus grande partie de celles que son père lui a laissées, si S. M. n'avoit la bonté de lui continuer la même surséance pendant trois années, pendant lesquelles il fera son possible pour satisfaire ses créanciers. C'est ce qui l'oblige de supplier très humblement S. M. de lui accorder encore cette nouvelle grâce, qu'il espère d'autant plus que non seulement il a satisfait exactement aux conditions de la première, mais qu'il a même payé, pendant les deux années portées par l'arrêt du Conseil, plusieurs sommes à ses créanciers au delà de celles qu'il étoit obligé de leur payer suivant cet arrêt, et qu'il a amorti une rente dont il a payé le principal, comme il paroît par l'état, par lui certifié, attaché à la présente requête : ce qui fait voir sa bonne volonté, et qu'il en auroit acquitté davantage, s'il lui avoit été possible.

« Requéroit à ces causes le suppliant qu'il plût à S. M. lui accorder encore un délai de trois années à compter du jour de l'expiration de celui porté par l'arrêt du Conseil du 30 juin 1704, et faire défenses à ses créanciers d'exercer pendant ledit temps aucunes contraintes, ni faire aucunes poursuites contre sa personne et biens.

« Vu ladite requête, l'état signé et certifié par le suppliant, tant des dettes hypothécaires par lui acquittées en principaux, arrérages et intérêts depuis le décès de son père, que de celles qu'il a payées depuis l'arrêt du Conseil du 30 juin 1704, et de celles qui restent encore dues, et tout considéré ;

« Le Roi, étant en son Conseil, a accordé et accorde audit sieur duc de Saint-Simon un nouveau délai de deux années, pendant lequel temps S. M. fait défenses à ses créanciers d'exercer aucunes contraintes, ni faire aucunes poursuites contre sa personne et biens, lui faisant S. M. mainlevée des fruits et revenus de sesdits biens nonobstant les baux judiciaires qui pourroient en avoir été faits, même des meubles servant à son usage, sans préjudice néanmoins des saisies réelles des fonds appartenant audit sieur duc de Saint-Simon et des saisies des principaux à lui dus, qui subsisteront, comme aussi sans préjudice des criées commencées, qui pourront être continuées jusques à la certification inclusivement, à la charge par ledit sieur duc de Saint-Simon de payer, si fait n'a été, les arrérages échus pendant les deux années portées par ledit arrêt du 30 juin 1704, comme aussi de payer, à la fin de chacune des deux années de la présente surséance, une année d'arrérages ou intérêts aux créanciers; autrement et à faute de ce faire, il sera déchu du surplus du temps porté par ladite surséance, et permis, en vertu du présent arrêt, aux créanciers qui n'en auront pas été payés, de faire et continuer leurs poursuites par-devant les juges qui en doivent connoître, auxquels S. M. enjoint de n'avoir, audit cas, aucun égard à la surséance, sans qu'il soit besoin de se pourvoir au Conseil pour en avoir la mainlevée, et sans que ladite clause puisse être réputée comminatoire, n'entendant S. M. que ladite surséance ait lieu contre les créanciers dudit sieur duc de Saint-Simon pour poursuivre la reconnoissance des promesses et écritures privées, pour condamnations d'intérêts, et généralement pour poursuivre les condamnations qui vont à établir le titre de la dette ou l'hypothèque, ni que ladite surséance puisse empêcher les saisies entre les mains des débiteurs dudit sieur duc de Saint-Simon, pour la sûreté des principaux seulement, et sans que ladite surséance puisse empêcher le payement des aliments, médicaments, nourritures, pensions viagères, arrérages de douaires, gages de domestiques, parties des marchands, ouvriers, et journées d'artisans et mercenaires, des loyers des maisons pour une année et les réintégrandes, ni empêcher de poursuivre les actions pour occuper et vuider les maisons, ni retarder le payement des reliquats de comptes de tutelle, la restitution des dépôts, le payement des dommages et intérêts en matière criminelle, les lettres et billets de change, les arrérages de rentes foncières et redevances de baux emphythéotiques, les frais funéraires, ni pour les poursuites de ses cautions, qui pourront, nonobstant ladite surséance, agir contre lui par les mêmes voies par lesquelles ils seront poursuivis : dans tous lesquels cas, S. M. permet aux créanciers dudit sieur duc de Saint-Simon de faire et continuer leurs poursuites par-devant les juges auxquels la connoissance en appartient.

« Phélypeaux. »

On verra renouveler cette surséance en 1708.

Le placet qui suit, adressé par Saint-Simon au contrôleur général Chamillart, se place encore en 1706[1] :

« M. le duc de Saint-Simon a besoin de faire tenir trois mille livres en sa terre de la Ferté pour payer des ouvriers et autres choses pressantes. Il n'a que des billets de la Monnoie. Il supplie M. Chamillart de lui faire donner par l'un des receveurs généraux des finances d'Alençon, ou par les fermiers des aides, une rescription de cette somme de trois mille livres sur le receveur des tailles de Verneuil au Perche, ou sur le receveur des aides du même lieu, qui n'est qu'à trois lieues de la Ferté, et de les engager à recevoir en payement des billets de la Monnoie de la même somme, qui leur seront donnés à Paris. »

1. Arch. nat., G^7 543^2.

La lettre suivante n'a plus trait à des affaires d'intérêts :

« De la Ferté, ce 15 juillet 1706[1].

« C'est seulement pour vous dire, Monsieur, que notre poste de Brésoles[2] ne va rien moins que comme nous l'avions projeté, et que si, de Paris ou d'ici, le moment que vous y serez, vous n'avez la bonté d'y mettre ordre, cela ira fort mal. C'est tout ce que j'aurai l'honneur de vous dire, et que je vous honore, Monsieur, très cordialement.

« Le duc de Saint-Simon.

« Il n'y a point de faute des gens de Brésoles. »

Enfin, le 26 août, le secrétaire d'État Pontchartrain écrivait à Saint-Simon[3] :

« Je vois, par une lettre que m'a écrite M. l'évêque de Chartres, que vous ne vous occupez pas à votre campagne des seuls plaisirs que les gens de votre âge et de votre condition ont accoutumé d'y chercher et d'y trouver. Votre sagesse et votre piété paroissent en tous lieux. Vous vous intéressez au salut de deux filles nommées Bordeau et Cajet, et le Roi, suivant votre desir, donne ses ordres à M. de Bouville pour les faire conduire dans la maison des Filles de Boisville. C'est de quoi j'ai cru devoir vous avertir[4]. »

1. Arch. nat., G^7 543^2. Lettre publiée en 1875, dans le tome XIX des *Mémoires*, p. 248. Elle est adressée à Desmaretz, directeur des finances.

2. Brezolles, aujourd'hui chef-lieu de canton de l'arrondissement de Dreux, sur la route de Chartres à Verneuil, est à huit ou dix kil. N. E. de la Ferté-Vidame, et à peu près à la même distance de Maillebois, la terre de Desmaretz. J'ai donné, dans le tome II de la *Correspondance des Contrôleurs généraux*, n° 1292, l'analyse d'une lettre de 1707 par laquelle le directeur recommandait à l'intendant de la généralité d'Alençon (c'était alors ce le Guerchoys dont notre auteur a parlé ci-dessus, p. 202) de favoriser son bailliage de Châteauneuf, la châtellenie de la Ferté-Vidame et celle de Brezolles dans la répartition d'une diminution de taille accordée à la généralité.

3. Arch. nat., O^1 367, fol. 240. Cette lettre a été publiée par Depping, dans la *Correspondance administrative*, tome IV, p. 521, et reproduite, en 1886, dans le tome XXI et supplémentaire des *Mémoires*, p. 221.

4 Cette lettre est précédée de deux lettres à Monsieur de Chartres et à l'intendant Bouville. L'ordre de prendre au bourg de la Ferté Marie Bordeau et Jeanne Cajet, et de les conduire aux Filles de Boisville jusqu'à nouvel ordre, est dans le registre de la Maison du Roi O^1 50. C'étaient deux nouvelles catholiques ; elles restèrent au couvent, car on trouve encore entre 1730 et 1740, dans les registres des dépêches de la même secrétairerie, plusieurs lettres à la duchesse de Saint-Simon ayant trait à la Cajet ou Cayet et à son internement.

ADDITIONS ET CORRECTIONS

Pages 22-24. Aucun des documents conservés au Dépôt des affaires étrangères et au Dépôt de la guerre, fonds *Espagne*, ne dit rien ni des brigues de M. de Maulévrier pour obtenir la grandesse, ni de la défense que son beau-père lui aurait faite de l'accepter, ni enfin de l'ordre qui lui aurait été donné de rentrer en France. On y voit en outre que Tessé ne l'avait pas fait venir au siège de Gibraltar pour l'éloigner de la cour : le maréchal n'y arriva lui-même que le 5 février, tandis que Maulévrier s'y était établi spontanément dès le mois précédent, à l'insu de sa femme et de son beau-père[1], comme volontaire, pour rendre compte de l'état des choses à Philippe V en revenant tout aussitôt à Madrid, et retourner de là en France[2]. Il réussit très bien auprès de M. de Villadarias[3]. Quant à son ingérence dans l'intimité du ménage royal et aux conséquences qui faillirent en résulter, la correspondance de Tessé avec les ministres permet de deviner certaines choses, et, tout au moins, de croire que l'on redouta en Espagne, comme en France, une exaltation dangereuse. Ainsi le duc de Gramont ajoutait de sa main à une lettre au ministre, sous la date du 27 janvier : « Si l'on ne m'a pas gardé le secret sur les lettres secrètes que je vous ai envoyées, et qu'on en ait fait part à la personne que vous savez[4] dans les fréquentes et longues audiences qu'on a eues avec elle, comptez que cela ne manquera pas de revenir ici, et que l'homme que vous connoissez en mourra de douleur, et que ni lui ni la dame ne me le pardonneront de la vie[5]. » Et Torcy, de son côté, écrivait à l'ambassadeur, le 1er février[6] : « J'ai reçu le billet que vous m'avez écrit de votre main[7] au sujet de M. de Maulévrier. Je suis très fâché que vous n'ayez pas eu sujet d'être content de sa conduite. Il m'avoit promis, avant de partir, qu'il feroit en sorte que vous en seriez satisfait. » A en juger par une lettre de Tessé

1. Voyez d'ailleurs le *Journal de Dangeau*, p. 262, et les *Mémoires de Sourches*, p. 178-179.

2. Guerre, vol. 1883, nos 141 et 159 (rapports de Maulévrier à Chamillart).

3. *Ibidem*, n° 204, lettre de Tessé à Chamillart, 10 février.

4. Est-ce la jeune reine ? Dans une lettre du même temps au maréchal de Noailles (*Mémoires de Saint-Simon*, éd. Chéruel de 1856, tome IV, p. 448), le duc de Gramont demande en grâce que ses lettres restent entre le Roi et Mme de Maintenon, car tout ce qu'il dit de Marie-Louise revient immédiatement à celle-ci.

5. Affaires étrangères, vol. *Espagne* 145, fol. 241. — 6. *Ibidem*, fol. 236 v°.

7. Ce billet manque malheureusement, Torcy ayant sans doute jugé à propos de le supprimer.

au ministre, 22 mars[1], c'est le duc de Gramont qui aurait dit et écrit à ses amis que Maulévrier, dans un séjour de douze jours en tout à Madrid, était devenu amoureux de la jeune reine; et cette lettre de Tessé est bien connue : c'est celle où il accuse l'ambassadeur de s'être exprimé en termes grossièrement outrageants sur ce qui se passait dans l'intérieur du palais.

Le 25 mars, Tessé écrivit à M. Chamillart[2] : « M. de Maulévrier a certainement trouvé le moyen de se faire de la réputation et de l'estime dans la nation espagnole. Comme il est colonel du régiment de Navarre, il paroît que, si ce régiment est en état de servir, il doit naturellement le joindre, d'autant plus que je ne vois pas qu'il y ait apparence, en Espagne, de faire présentement une belle campagne. Il a souhaité de venir en Espagne parce qu'alors il n'y avoit d'action de guerre qu'en Espagne. Par l'expérience que j'ai faite de lui, je sens bien qu'il me seroit utile pour mille choses, et bon même pour le service. Dans ce dernier cas, je ne laisserois pas de craindre pour sa mauvaise santé les chaleurs excessives. » C'était demander son rappel sous la formule la plus honorable. Maulévrier supplia le ministre de suspendre ce rappel[3]; mais Tessé persista à annoncer un départ imminent[4], et, le 8 avril, il écrivait à Chamillart[5] : « Il y a quelques semaines que je pris la liberté de vous demander vos ordres et vos conseils; mais le commencement des chaleurs a fait une si subite et visible impression sur l'extinction de la voix de M. de Maulévrier, que c'est une loi pour son retour en France, qui ne laisse pas la liberté d'attendre qu'elle s'augmente.... » Le 21 avril, le ministre répondit[6] que, les trois bataillons de Navarre étant prêts à entrer en campagne, le Roi approuvait que Maulévrier revînt, si cela lui convenait ainsi qu'à son beau-père. Maulévrier avait déjà quitté le siège, emportant une lettre où le maréchal disait à M. de Torcy, 9 avril[7] : « Les premières chaleurs ont fait une telle impression sur son extinction de voix, qu'il n'a pas été possible d'espérer qu'il soutînt les secondes. Il vous dira lui-même les autres raisons. J'ai grand regret en lui; je m'y étois tout à fait accommodé, il m'étoit bon à mille choses. » Maulévrier fit un séjour à Madrid, et en partit le 27, emportant ce certificat de bonne conduite de la main de Philippe V[8] : « Le marquis de Maulévrier partant pour s'en retourner en France, je ne puis m'empêcher de lui rendre auprès de Votre Majesté la justice qu'il mérite, et de lui dire que c'est un fort honnête homme, qui, étant allé volontaire au siège de Gibraltar, y est demeuré jusqu'à la fin malgré sa mauvaise santé,

1. Vol. *Espagne* 150, fol. 144.
2. Guerre, vol. 1884, n° 156. — 3. *Ibidem*, n° 179.
4. Affaires étrangères, vol. *Espagne* 152, fol. 224.
5. Guerre, vol. 1884, n° 245.
6. *Ibidem*, n° 319.
7. Affaires étrangères, vol. *Espagne* 150, fol. 164.
8. Vol. *Espagne* 151, fol. 298.

qu'il a même risquée par un excès de zèle et de bonne volonté, qu'il y a parfaitement servi, et que le marquis de Villadarias m'en a écrit tous les biens du monde. » Lassé par le voyage si dur de Madrid à la frontière[1], Maulévrier fit un arrêt à Bayonne et envoya au ministre les paquets dont il était chargé, avec de vives instances pour que l'on fît partir sans retard Mme des Ursins, Amelot et Orry[2].

Page 26, note 2. La lettre suivante, de Tessé à M. de Torcy, sur le siège de Gibraltar, distraite de la correspondance du Dépôt des affaires étrangères, a passé dans une vente d'autographes faite par M. Étienne Charavay le 20 mai 1890, n° 139 du catalogue :

« Du camp devant Gibraltar, ce 7 mars (1705).

« Je prends la liberté, Monsieur, de vous adresser une lettre pour M. l'abbé de Pomponne. J'ai cru que vous me le pardonneriez, car je ne sais sous quel lieu de notre hémisphère il habite présentement. Pour moi, je sais bien que je suis au pied d'une des colonnes d'Hercule, sur laquelle il n'y a guère d'apparence que nous montions, si l'on ne prend d'autres mesures. Je crois avoir proposé, sur cela, ce qu'il y avoit de raisonnable ; il faut bien que l'on ne le croie pas à Madrid, puisque l'on ne l'exécute pas.

« Au surplus, mon gendre m'a communiqué un article d'une de vos lettres où l'on me reproche le manquement de concert. Je voudrois donc que l'on me dît ce que c'est que ce manquement, car, à Madrid, il n'a été question que de m'en faire partir pour venir ici, où je devois certainement trouver poudre, boulets, canons, secours. Au diable si j'y ai trouvé que de la pluie et cinq mille hommes lassés, qui ne peuvent, et peut-être ne veulent pas en prendre trois mille bien retranchés et qui ne manquent de quasi rien ! Mais, qu'il me soit reproché, suivant ce que vous mandez au marquis de Maulévrier, un manque de concert, quand l'on n'a parlé ni de fonds pour la guerre, ni de projets de campagne, ni de rien, que de l'inutilité dont j'étois audit Madrid, il n'y a qu'à dire si l'on pouvoit. Voilà laconiquement ce que je puis avoir l'honneur de vous mander, et que j'aurai toujours celui d'être à vous, Monsieur, au delà des expressions. »

Le 22 avril, Chamillart annonça comme il suit, à M. de Villeroy, que l'on renonçait au siège, quoi qu'en eût le roi d'Espagne (Dépôt de la guerre, vol. 1834, n° 259) : « S. M. a envoyé ses ordres à M. de Tessé pour retirer ses troupes et ses canons et mortiers, s'il est possible. Le roi d'Espagne veut absolument que l'on prenne cette place, dans laquelle il [y] a beaucoup de troupes pour la défendre et toutes sortes de munitions, avec la liberté de la mer pour y apporter toutes sortes de secours. S. M. Cath. se met peu en peine, pour l'exécution de ses ordres, que ses généraux n'aient point d'armée de terre ni de

1. Le duc de Gramont rendit compte de son départ le 29 : vol. *Espagne* 146, fol. 328 et 335.

2. Guerre, vol. 1885, n° 6, lettre du 2 mai. Ci-dessus, p. 24.

mer, ni poudres, ni autres munitions. Il n'y a que Dieu qui a le pouvoir de faire ce qu'il lui plaît en disant : « Je veux ! »

Page 28, note 1. Colbert de Terron avait réuni un certain nombre de correspondances d'anciens ambassadeurs, qui passèrent dans la collection de l'abbé de Rothelin, et sont arrivées de là au Dépôt des affaires étrangères. Sa correspondance de Saintonge remplit presque à elle seule bien des volumes des manuscrits Colbert, à la Bibliothèque nationale.

Ibidem, note 4. L'engagiste du domaine de Rochefort reçut ordre, par arrêt du Conseil du 1er décembre 1665 (Arch. nat., E 1728, n° 258), de remettre ses titres à M. de Terron, pour qu'il procédât au retrait.

Page 36, note 1. Saint-Simon a déjà fait allusion aux « ressources accoutumées du conseil impérial » (tome VI, p. 114-115), et nous avons vu (tome X, p. 167-169, 490-491, 506-511) qu'on attribua à ce même conseil, en 1702, le projet de se débarrasser de Philippe V, pendant son séjour en Italie, par le fer ou par le poison, si bien que le prince Eugène crut devoir protester contre le bruit public et pour lui-même et pour son maître (*ibidem*, p. 176, note 5). En 1705, Chamillart dénonça à Torcy un autre projet d'attentat préparé par ou pour le roi des Romains (Affaires étrangères, vol. *Espagne* 153, fol. 332), et notre auteur répétera (éd. 1873, tomes VII, p. 93, et IX, p. 269) que, pour supprimer des adversaires redoutables, la cour de Vienne, — elle suivait donc sur ce point les traditions de la république de Venise, — n'avait pas scrupule de recourir à des moyens réprouvés par les nations civilisées. Les témoignages de cette croyance générale se trouvent partout. Ainsi Louville, pendant ce même voyage de Naples, exprime au duc de Beauvillier (lettre du 15 juin 1701) la crainte que le gouvernement autrichien ne fasse attenter à la vie du jeune roi au moyen de poison glissé dans des lettres, des fleurs ou du tabac. Villars aussi, bien au courant des choses de Vienne, fait deux allusions, discrètes il est vrai (ses *Mémoires*, tome I, p. 277 et 289), à ce qu'on appelait « le miracle de la maison d'Autriche. » En 1721, Madame, quoique Allemande, écrit tout crûment (recueil Brunet, tome II, p. 357-358) : « On n'est pas scrupuleux à l'égard du poison dans le conseil impérial, et, sans que l'Empereur le sache, on expédie les gens dans l'autre monde. » En 1744, le duc de Luynes (tome V de ses *Mémoires*, p. 323, note 1) s'exprime absolument comme notre auteur, et cite les mêmes cas que celui-ci vient d'énumérer. Nous avions déjà constaté, dans notre tome VIII, p. 654, que M. de Luynes n'était pas moins crédule que Saint-Simon, ou que Madame, à l'endroit de ces prétendus empoisonnements politiques ; mais le lecteur aussi a pu remarquer, avec nous, que tous les trois rapportent volontiers les mêmes légendes avec une telle identité qu'ils semblent les avoir puisées à la même source. — Voltaire rejetait ces légendes, fondées, disait-il (*Siècle de Louis XIV*, p. 301), sur le vieux dicton que ceux-là commettent le crime à qui le crime peut servir. Il n'y a plus, ajoutait-il, que des écrivains vils, sans pudeur (comme la Beaumelle), pour répéter que la cour de Vienne eut de tout temps des empoisonneurs en titre d'office, comme un souverain a des huissiers et des trabans.

Page 37, note 2. Il ne s'agit pas ici du conseil aulique, qui traitait les affaires de l'Empire (*Moréri*, tome I, p. 390), mais du conseil privé de l'Empereur ou *Staats-conferenz*, de ce conseil dont les procès-verbaux intimes ont été utilisés de nos jours par l'historien Gœdeke, puis par M. le marquis de Vogüé (*Mémoires de Villars*, tome I, p. 203, note 3; *Villars d'après sa correspondance*, tome I, p. 107-108, etc.). Imhof a donné la liste des membres qui y siégaient en 1693, dans l'Appendice de sa *Notitia S. R. Imperii*, p. 480 : Dietrichstein, Waldstein, Salms, Harrach, Strattmann, Königsegg et Kinsky. C'est sans doute de ce conseil qu'il est question dans le curieux article des *Mémoires de Sourches*, en 1705, sur la mort de Léopold (tome IX, p. 239) : « Le même matin, 15 mai, le Roi, qui venoit de recevoir un paquet du secrétaire d'État de Chamillart, lequel étoit à sa maison de l'Étang, dit aux courtisans qui avoient l'honneur de le suivre à la promenade que le maréchal de Marcin lui mandoit que toutes les lettres qu'on recevoit de toutes parts à Strasbourg portoient que l'Empereur étoit mort le 2 du courant, et cette nouvelle fit faire beaucoup de raisonnements, dans lesquels le Roi voulut bien entrer, disant que l'Empereur étoit la meilleure tête de l'Europe, mais qu'il faisoit une chose qu'il ne pouvoit approuver, qui étoit que, dans les plus grandes affaires de l'État, il en passoit toujours à la pluralité des voix dans son Conseil; que, pour lui, il étoit persuadé qu'un grand monarque devoit prendre les voix de tous ceux qui composoient son Conseil, mais qu'il étoit à propos qu'il digérât leurs sentiments, et qu'il choisît lui-même le meilleur. » Le volume 3 du fonds *Autriche* (mémoires et documents), au Dépôt des affaires étrangères, renferme un mémoire (fol. 267-272) sur le conseil aulique proprement dit, et les listes sont dans Imhof, p. 479-489.

Page 37, note 3. Villars, dans ses *Mémoires*, tome I, p. 201, dit, comme les *Mémoires de Sourches* et comme notre auteur : « Ce prince, avec un extérieur très désagréable, avoit de très grandes qualités, beaucoup d'esprit, un sens droit, de la probité, de la religion, et une continuelle application aux affaires. On ne pouvoit lui reprocher que de n'être pas assez décidé; car, quoiqu'il pensât assez souvent plus juste que ses ministres, il se défioit un peu trop de ses lumières, et ne manquoit jamais, par cette raison, de déférer à la pluralité des suffrages. »

Page 38, note 1. La Hode et Bruzen de la Martinière, dans leur histoire de Louis XIV, se sont exprimés ainsi sur Léopold (tome V, p. 372) : « Sans avoir les qualités brillantes qui font les grands princes, il sut se rendre plus maître du corps germanique qu'aucun de ses prédécesseurs ne l'avoit jamais été. Il étoit maître des diètes, il en prescrivoit les délibérations, il en déterminoit les résolutions : en un mot, il y agissoit en maître, sans que personne osât élever la voix pour se plaindre, ou se mettre en posture de se faire écouter. On le vit créer un neuvième électeur, en menacer d'autres du ban de l'Empire, faire un roi *en vertu de sa toute-puissance* (c'est ainsi qu'il s'exprimoit), sans le consentement, et même contre le sentiment des trois collèges. L'Allemagne, toujours si jalouse de la grandeur de la maison d'Autriche, ne s'arma et ne combattit, pendant tout son règne, que pour l'agrandir. Sous lui, la Hongrie et la Transylvanie devinrent, pour sa maison, comme des provinces héréditaires. Actuellement, toute l'Europe avoit les armes à la main et s'épuisoit pour le rendre, du moins, aussi puissant que l'avoit été Charles-Quint.... »

Page 45, notes 1 et 3. Malgré l'obligeance de l'archiviste municipal de la ville de Lyon, il n'a pas été possible de retrouver l'acte d'inhumation de M. de Manville dans les registres paroissiaux; mais les recherches ont fait connaître qu'il y eut conflit d'autorité entre les divers pouvoirs lorsqu'il s'agit d'instruire contre les assassins contumaces, et que, à l'exemple des auteurs de la lettre publiée par le *Mercure historique et politique*, les consuls de Lyon, dans la correspondance échangée en cette occasion, cherchèrent, sinon à justifier l'assassinat, du moins à en rejeter la responsabilité sur la victime elle-même.

Page 50, note 4. C'est le 13 août que Mme de Grignan mourut selon cette lettre de M. Testu de Ménonville, lieutenant de la citadelle de Marseille, au ministre Chamillart, datée du 14 (Dépôt de la guerre, vol. 1898, n° 358) : « Hier[1], sur le midi, la pauvre Mme la comtesse de Grignan mourut partie de la petite vérole et d'une apoplexie de sang. On ne l'a point saignée; on croit que, si elle l'avoit été, elle auroit pu échapper. Elle est généralement regrettée de tout le monde[2]. M. de Grignan en est très affligé, et il a raison. » Le ministre répondit (vol. 1819, n° 441) : « Je regrette fort Mme de Grignan, qui étoit de mes amies. M. le comte de Grignan m'en avoit fait part lui-même. » La lettre de M. de Grignan ne se retrouve ni dans les papiers de la Guerre, ni dans ceux du Contrôle général. La comtesse fut soignée par le médecin Chambon, qui avait également traité Mme de Sévigné dans sa dernière maladie, improprement qualifiée jusqu'ici de petite vérole[3]. Mme de Grignan, dit Chambon[4], « s'étoit épuisée par la charge et le fardeau des affaires qui regardoient sa maison, dont elle soutenoit tout le poids,

1. Ainsi la date de mort est le 13, comme on le disait autrefois, non pas le 16, comme on le dit maintenant, et comme je l'avais admis moi-même jusqu'à la découverte de ce document précis.

2. Chambon refusa de saigner en raison d'un épuisement qui datait déjà de bien des années; mais un médecin nommé Raymond s'y risqua, assisté de deux confrères, et la mort s'ensuivit aussitôt (Saporta, *la Famille de Mme de Sévigné*, p. 123-124).

3. Dans une brochure publiée l'année dernière sous ce titre : *A propos du deuxième centenaire de Mme de Sévigné*, M. E. le Mire, de Rouen, a démontré que celle-ci ne mourut pas de la petite vérole, mais d'une fièvre continue gagnée en soignant sa fille. Ensuite il a rapporté les circonstances de la maladie de Mme de Grignan d'après ce que Chambon en a dit dans son *Traité des métaux et des minéraux*.

4. *Lettres de Mme de Sévigné*, tome I, p. 305, note 1.

et qui avoit le même sort que bien d'autres grandes maisons. » Le *Journal de Verdun* d'octobre 1705, p. 301-302, ajoute que les « causes secondes » de cette mort furent « la petite vérole et les fatigues qu'elle se donna pour recevoir le comte de Toulouse à Marseille[1]. »

A l'occasion de la mort du jeune marquis de Grignan (tome XII, p. 288, note 1), nous avons vu que la situation de fortune de ses parents était singulièrement compromise; c'est à quoi fait aussi allusion, mais en termes peu intelligibles, cette lettre que Mme d'Huxelles adressa le 21 septembre 1705 au marquis de la Garde[2] : « Mme de Grignan avoit de l'esprit plus que les autres; mais, quelquefois, elle se portoit aussi à ce que les autres ne pensoient pas. Son zèle pour la conservation du nom de Grignan est néanmoins un bel endroit, hors qu'il en doit coûter beaucoup à la victime, quelque mérite que puisse avoir votre nouvelle cousine. Un bon accommodement dans les affaires de la maison sera utile aux parties différentes, et je voudrois que la cassette se fût trouvée meilleure; mais le ménage, ni le caractère de cette illustre morte, ne m'a jamais paru intéressé. » Mme des Ursins, en réponse à une lettre de Mme de Maintenon qu'on ne possède pas, fit cette oraison funèbre[3] : « Voilà donc la pauvre Mme de Grignan morte par les mains d'un charlatan! Elle qui avoit beaucoup d'esprit, et qui ne se piquoit pas moins de savoir la médecine que la philosophie de Descartes, comment a-t-elle pu se mettre en telles mains?... Le mariage que l'on croit que fera M. de Grignan me paroît, avec votre permission, risible. A son âge, et cassé autant qu'il me le parut lorsque la reine passa à Marseille, prétend-il laisser des héritiers[4]? »

D'après le petit nombre de lettres que l'on connaît de Mme de Grignan[5], elle paraît avoir eu de l'esprit et de la facilité; mais son caractère était peu aimable, comme le fait entendre notre auteur : très infatuée de la noblesse et de la haute situation de son mari, elle ne perdait pas une occasion de blesser les Provençaux, et même les plus grands personnages du pays[6]; à la cour également, les excès de sa fran-

1. Ci-dessus, p. 129.

2. Lettre tirée du manuscrit d'Avignon.

3. *Lettres à Mme de Maintenon*, éd. 1826, tome III, p. 218.

4. Il ne semble pas que cette singulière idée de remariage ait été signalée ailleurs.

5. Entre autres, la lettre assez jolie à M. de Pontchartrain, en 1691, qui est exposée au musée des Archives nationales, n° 893, et le petit écrit sur les *Maximes des Saints* imprimé dans le tome XI des *Lettres de Mme de Sévigné*, 2e partie, p. 291-294 : voyez notre tome IV, p. 70. En somme, on ne connaît le talent épistolaire de Mme de Grignan que par les éloges hyperboliques que sa tendre mère faisait incessamment de son style, de ses narrations, de ses idées spirituelles, de son ton plaisant et plein de sel, etc. Il en est donc de cela comme de sa beauté « meilleure à lire dans les lettres de sa mère qu'elle n'étoit à voir. »

6. Walckenaer, *Mémoires sur Mme de Sévigné*, tome IV, p. 19-20 et 238-240.

chise avaient été mal accueillis[1]. On a beaucoup disserté sur les portraits qui passent pour représenter la comtesse[2]; à ceux qui ont été décrits en dernier lieu par feu M. de Saporta, nous en pouvons ajouter encore un qui est au musée de Versailles, n° 4264, un autre qui fait partie des collections du château de Mouchy, une miniature que feu Henri Bordier fit figurer à l'exposition du Trocadéro, n° 281, et une toile attribuée à Mignard dans le catalogue de la vente Wyss-Menusier (1891). La description de cette dernière toile la rend singulièrement suspecte : sous un baldaquin de brocart, Mme de Grignan, qui présente un plan du château de Grignan peint par elle-même, a pour siège un tabouret à colonnes surmontées de pommes de pin d'or; les bijoux et la toilette bleue rappellent d'autres portraits bien connus. La ville de Paris a acquis récemment, pour le musée Carnavalet, une peinture attribuée à Mignard, 1675, et venant de la vente Rougemont. Enfin on a signalé récemment, aux *Uffizi* de Florence, une toile attribuée encore à Mignard et où Mme de Sévigné est peinte avec sa fille. Cette peinture rappellerait donc le tableau de famille retracé par l'abbé Arnauld (ses *Mémoires*, p. 540) : la mère entre son fils et sa fille, « tous trois tels que les poètes représentent Latone au milieu du jeune Apollon et de la petite Diane. » Avec l'âge, Diane avait rougi du visage et épaissi de la taille. On croit aussi qu'elle loucha pendant un temps.

Je dois, ici, rectifier une erreur que j'ai commise, après d'autres auteurs, dans la note 6 de la page 287 de notre tome XII, et que Saint-Simon répétera en 1715. Les Grignan avaient, outre Mme de Simiane, une autre fille, cette Marie-Blanche que Mme de Sévigné appelait tendrement ses *Petites entrailles*. Née le 15 novembre 1670, elle était entrée à la Visitation d'Aix dès sa seizième année, et, depuis lors, personne de la famille ne parlait plus d'elle; cependant elle survécut trente ans à sa mère, et ne mourut qu'en 1735.

De même, Saint-Simon a dit, dans l'Addition n° 584 (notre tome XII, p. 498), que Mme de Simiane « se confina à la fin en Provence, *sans enfants*. » C'est moins une erreur qu'un *lapsus*, car notre auteur ne pouvait ignorer, non plus que nous, qu'il existait des représentantes féminines de la descendance de Mme de Sévigné et de Mme de Grignan issues du mariage de Mlle de Simiane avec le marquis de Villeneuve-Vence. Leur postérité subsiste encore aujourd'hui, et est très nombreuse.

Le *Mercure* d'août 1705 publia (p. 298-304) un article nécrologique dont voici les principaux passages : « Mme la comtesse de Grignan, si

1. Voyez les *Portraits de la cour en contre-vérités*, en 1668, ms. la Rochelle 673, fol. 142. Les *Annales de la cour pour 1697 et 1698* rapportent (tome II, p. 248-249) que Madame, avec sa brusquerie accoutumée, lui fit une scène fort vive parce qu'elle était venue la féliciter de ce qu'un accident qui venait de lui arriver au bras « n'était rien. »

2. Walckenaer, *ibidem*, tomes IV, p. 60, note 1, et V, p. 453-454; *Iconographie bretonne*, par M. de Surgères, tome II, p. 232-233; le feu marquis de Saporta, *la Famille de Mme de Sévigné*, p. 36-52.

renommée par son esprit et par sa beauté, et si honorée par toutes les plus rares qualités de son sexe et de sa naissance, mourut le 13 de ce mois, à une lieue de Marseille. Son nom étoit Françoise-Marguerite de Montmoron de Sévigné. Elle étoit fille de feu Mre Henry de Montmoron, marquis de Sévigné, maréchal des camps et armées du Roi, et gouverneur de la ville et château de Fougères en Bretagne, où cette maison est reconnue pour grande et ancienne, et de feu dame Marie de Rabutin, si connue et si estimée à cause de son esprit et de tant d'autres avantages. M. le marquis de Sévigné, si distingué dans le monde, et qui a servi avec tant d'approbation dans la gendarmerie, dont il a commandé une compagnie, n'avoit point de frère, et n'avoit de sœur que celle qui vient de mourir. Elle épousa en 1669, etc.... Elle a passé pour une des plus belles et des plus parfaites personnes de son temps. Elle aimoit la vertu et le mérite ; elle avoit un goût acquis et naturel pour les arts et pour les sciences, et elle tenoit lieu d'un Mécène à tous les gens de lettres et à tous les gens de quelque mérite qui avoient besoin de sa protection. Elle avoit toujours eu de grands sentiments de religion, et on écrit de Provence que, par un pressentiment d'une mort prochaine, ses sentiments pour Dieu se redoubloient tous les jours et se fortifioient davantage. Elle ne laisse qu'une fille. qui n'est pas indigne d'elle : c'est Mme la marquise de Simiane. M. le comte de Grignan a aussi deux filles du premier lit, cousines germaines de feu Mme la duchesse d'Uzès fille de feu M. le duc de Montausier : l'une est Mme la marquise de Vibraye, et l'autre, qui est l'aînée, Mlle de Grignan[1], qui mène depuis sa première jeunesse une vie sainte et retirée.... »

Page 50, note 6. Castaignet est le camisard André Castanet, qui fut supplicié le 26 mars 1705.

Page 54, note 2. Le duc de Gramont, en revenant d'Espagne, après s'être arrêté dans son gouvernement de Bayonne, eut soin de passer par Saintes pour ne pas rencontrer Mme des Ursins, qui faisait le même trajet en sens inverse, et il ne se gêna point pour répandre partout le bruit que les conspirations espagnoles avaient été provoquées par l'annonce du retour de la camarera-mayor ; mais, à peine rentré à la cour, il se remit en relations épistolaires avec celle-ci, et, entre autres lettres, lui écrivit les deux qui suivent, que j'emprunte aux registres de correspondance conservés dans les archives de sa maison :

« A Versailles, ce 30 août 1705.

« J'ai reçu, Madame, la lettre que vous m'avez fait l'honneur de m'écrire de Madrid, le 14 de ce mois. J'ai, toute ma vie, trop abhorré le faux pour ajouter aucune foi aux gens que je sais qui le pratiquent. Je ne suis point susceptible de prétentions injustes avec personne, mais moins encore avec mes amis qu'avec les autres. Ainsi permettez-

1. Louise-Catherine.

moi de vous dire, Madame, que, sur quoi que ce puisse être, il ne m'est point arrivé de prendre l'apparent pour le réel, ni de tomber dans l'inconvénient de ne pas rendre justice à qui je la devois; et vous savez bien, dans le fond de votre cœur (entre nous autres, coupeurs de bourses du temps jadis), que je vous accuse vrai. J'ai de bons témoins ici qui savent ce que je leur ai écrit mainte fois sur votre sujet, lorsqu'il a été question de le faire, et dans des temps même moins heureux pour vous que d'autres. En un mot, Madame, je n'ai jamais eu, et n'aurai jamais rien à me reprocher sur votre compte. Si j'étois resté à Madrid, vous auriez peut-être trouvé en moi un manque d'intelligence pour les grandes affaires qui s'y traitent, n'y étant pas versé de mon bas âge autant qu'il seroit à desirer, mais au moins une union parfaite avec vous et une droiture sur laquelle peu de gens eussent pu me devancer. Voilà, Madame, ce que je ne puis encore m'empêcher de vous dire. Après cela, comme il n'y a rien de meilleur, ni de plus capable, que tout ce qui est auprès de vous, il y a lieu de se persuader que les affaires se tourneront à bien et à la gloire de LL. MM. Cath. et à la vôtre : ce que je souhaite, je vous le jure en homme d'honneur, avec plus de passion que personne, bien que la manière dont j'ai été congédié de la capitale d'Espagne, entre vous et moi, ait été un peu durette, et peu méritée, car, si j'avois servi Dieu avec le même zèle, l'ardeur et le désintéressement que j'ai servi le roi et la reine d'Espagne, je serois le plus grand saint de paradis; et vous savez quelle en a été la gratitude, et si le triste envoyé de la chétive république de Lucques eût été congédié différemment de ce que le duc de Gramont l'a été. Je vous mentirois aussi, Madame, si je vous cachois que je ne l'ai pas ressenti vivement, car, comme j'ai eu l'honneur de vous le mander une fois de Madrid, que, quoique les Basques fussent pauvres, ils ne laissoient pas d'être glorieux, mais glorieux d'une belle gloire.... »

La seconde lettre ne porte pas de date :

« J'ai reçu, Madame, la lettre que vous m'avez fait l'honneur de m'écrire le 4 de ce mois. Vous en auriez eu des miennes plus fréquemment depuis votre arrivée à Madrid, si j'avois pu imaginer que la lecture vous en eût fait quelque plaisir; mais la crainte du contraire m'a contenu, je vous l'avoue, et fait garder le silence plus souvent que mon inclination ne me portoit à le faire. Si je puis jamais, Madame, me retrouver en quelque endroit à portée d'avoir l'honneur de vous entretenir une demi-heure, je ne serois pas en peine de vous faire convenir qu'on vous a fortement abusée sur mon compte, et que vous ne m'avez jamais rendu la justice que je méritois de vous; et souvenez-vous (car le caractère de Ganelon et d'*embustero* ne m'alla jamais) qu'il s'en faut tout que je n'aie pas agi, pendant le cours de mon ambassade, en galant homme sur votre chapitre, et que vos véritables intérêts ne me tinssent pas fortement à cœur; Dieu, le Roi, S. M. Cath. et le P. Daubenton m'en sont témoins fidèles. Vous n'aurez, de mes jours, autre chose de moi sur le fait en question, jusques à ce que le hasard me rapproche de vous en quelque endroit. J'ai été traité indignement de qui, certainement, je ne devois pas l'être. Je n'ai jamais sorti des règles du respect, et n'en sortirai de ma vie. J'ose vous assurer seulement, Madame, qu'un homme tel que moi, et d'intentions aussi droites et aussi pures, méritoit un sort plus heureux que le mien.

« Je pars dans huit jours pour m'en aller à Bayonne, où le Roi m'envoie. J'y aurai une attention continuelle pour tout ce qui aura relation au bien du service du roi et de la reine d'Espagne. Ce sont sentiments desquels je ne me départirai de mes jours. Je souhaite plus que vous, Madame, qui est beaucoup dire, que les affaires d'Espagne aient en tout un succès favorable; mais, quoi qu'il puisse arriver, LL. MM. Cath. et vous, Madame, pouvez compter sur ma fidélité et mon zèle à vendre et à dépendre. Il n'est si petit compagnon que ce soit qui, peut-être dans la vie, ne trouve une occasion de rendre un service essentiel.

« Continuez-moi toujours, Madame, l'honneur de votre amitié, que j'ai chérie en tout temps, et soyez persuadée du respect et de la sincérité avec laquelle je suis votre très humble, etc. »

C'est évidemment au reçu de cette seconde lettre que la princesse écrivit à Mme de Noailles, le 9 mai 1706 (recueil Geffroy, p. 241) : « Il m'écrit souvent; je n'ai pas de meilleur ami que lui, et je l'en puis croire sur sa parole, puisqu'il n'est ni Ganelon ni *embustero*. » *Embustero* signifie menteur, et Ganelon est ce traître dont le nom était devenu en quelque sorte proverbial pour son rôle dans la légende de la mort de Roland à Roncevaux.

Page 60, note 2. Mme des Ursins manifesta, sincèrement ou non, son intention de partir dès le commencement de mai, comme le prouve cette lettre au contrôleur général Chamillart (Arch. nat., G^7 1003) :

« A Paris, le 6 mai 1705.

« Je suis forcée, Monsieur, à vous supplier de donner vos ordres pour que ma pension de 1704 me soit payée au plus tôt. Ce secours m'est absolument nécessaire dans les dépenses excessives auxquelles je me trouve engagée; car je n'ai plus assez de bien en fond (*sic*) pour assurer ce que je voudrois emprunter. Je vous supplie très humblement aussi, Monsieur, de vouloir bien demander l'ordre du Roi pour le passeport dont j'ai besoin. J'espère que vous voudrez bien y comprendre les vingt ballots que j'avois laissés à Marseille et qui arrivèrent au mois de février dernier. Les gens de la douane ont estimé beaucoup trop quelques bagatelles, et m'inquiètent pour l'acquit des droits qu'ils prétendent. Je suis plus enrhumée que jamais; cependant je compte toujours de partir jeudi prochain[1], après que j'aurai eu l'honneur de vous assurer à Versailles, Monsieur, que vous n'avez point de très humble servante qui vous honore aussi parfaitement que je fais.

« La Princesse des Ursins. »

1. Le 6 mai étant un mercredi, elle parle sans doute du jeudi de la semaine suivante, 14 mai.

A cette lettre est jointe la pièce suivante : « État de la visite faite par Jacquin, visiteur au bureau général de la douane de Paris, de vingt ballots arrivés pour Mme la princesse des Ursins, le 27 février dernier, par le coche d'eau de Lyon : la valeur de trois mille livres, en bronze, porcelaine, et autres petites curiosités ; le surplus, vieilles hardes et papiers. »

Le mémoire des hardes qu'elle emporta ou expédia est conservé au Dépôt des affaires étrangères, vol. *Espagne* 147, fol. 28, 20 mai 1705.

Page 74, note 4. La combinaison imaginée sur cette promotion du duc de Saxe-Zeitz, que le feu pape avait repoussé jusque-là pour cause d'alliance avec les hérétiques de Brandebourg et d'hostilité déclarée contre l'archevêque de Cologne, son supérieur, fut proposée dès 1704, et M. de Torcy la remit sans cesse sur le tapis pendant les années 1705 et 1706 : Affaires étrangères, vol. *Rome* 451, fol. 174 et 179, vol. 452, fol. 229 v°, vol. 462, fol. 50, 255, 293, vol. 464, fol. 244 v°, 245, 246, 262, 263, etc.

Page 75, note 6. Le voyage de la princesse est raconté dans le livre de Geffroy, p. 186-195, et dans celui de Combes, p. 214-222. Marchant à toutes petites journées comme une malade, elle ne put partir de Bordeaux que le 7 juillet, après avoir adressé à Mme de Maintenon une longue dépêche de politique (recueil Lavallée, t. V, p. 355-359) et avoir chargé Mme de Noailles mère de remercier la duchesse de Bourgogne, qui l'avait fort bien traitée et venait même de lui écrire une lettre fort aimable[1]. En passant à Bayonne, le lieutenant de Roi Gibaudière, suppléant le duc de Gramont, lui rendit les plus grands honneurs[2]. Les lettres de la princesse à Torcy, datées de Saint-Jean-de-Luz, Burgos, etc., sont au Dépôt des affaires étrangères, vol. *Espagne* 151, et ses lettres à Mme de Maintenon dans le recueil Lavallée. Elle-même rendit compte de sa rentrée triomphale dans Madrid (*ibidem*, t. V, p. 377 et suivantes). On en trouvera en outre le détail dans la *Gazette d'Amsterdam*, n° LXIX, dans les lettres du chevalier du Bourk et de Tessé (Affaires étrangères, vol. *Espagne* 148 et 151 ; Guerre, vol. 1886, n° 188 ; *Lettres du maréchal de Tessé à la duchesse de Bourgogne*, p. 229, 249, 259 et 261-262). Tessé disait à M. de Torcy : « La grande affaire du jour est le retour heureux de votre amie Mme la princesse des Ursins, fraîche, gracieuse, et telle qu'elle étoit à Rome de votre temps. Je ne sais, de vous deux, qui doit avoir pardonné à l'autre, car il faudroit savoir qui a offensé, ou qui a été offensé. Passons, comme on dit, l'éponge sur le passé. » Le chevalier du Bourk, mis en rapport avec la maréchale de Noailles par le nonce Gualterio, lui écrivait le 19 août : « Cette femme est belle....

1. « J'en suis charmée de même que de la personne.... Toutes les fois que je la voyois et qu'elle vouloit bien me faire la grâce de me parler, je m'apercevois que je la trouvois toujours plus aimable et plus digne d'être aimée. » (Recueil Geffroy, p. 190.)

2. Dépôt de la guerre, vol. 1886, n°s 49 et 109 ; Jal, *Dictionnaire critique*, p. 1216 ; recueil Combes, p. 218-219.

Je ne crains pour elle que la crainte de ceux qui lui ont été contraires; mais, s'ils la connoissoient bien, ils ne la craindroient guères, car elle ne sait pas haïr, et son excessive bonté fait que ses amis ont bien plus à craindre de se voir confondus dans la foule des flatteurs, que ses ennemis n'ont à craindre de sa vengeance » (Bibl. nat., ms. Fr. 6944, fol. 50). Et, le 7 octobre suivant (fol. 52) : « Votre chère amie jouit d'une très parfaite santé. Il semble qu'un mouvement perpétuel et une fatigue inconcevable sont nécessaires pour l'empêcher de tomber malade. L'amitié et la confiance de LL. MM. Cath. à son égard augmentent tous les jours, s'il est possible. Tous les honnêtes gens l'estiment, l'honorent et l'aiment infiniment. » Enfin, au sujet de la lettre précédente : « Je voulois seulement faire comprendre jusqu'où cette dame poussoit son désintéressement, puisque ses amis n'avoient rien à espérer de sa faveur qu'autant qu'elle les jugeroit utiles au service des deux rois, et que, si elle croyoit ses ennemis plus propres pour ce même service, elle les préféreroit à ceux qui ont de l'attachement personnel pour elle. Il est vrai que cet héroïsme, qui n'accommode guères les amis, ni les parents, ne laisse pas d'être fort glorieux et très utile au public, qui est un animal bien ingrat. »

C'est à partir de cette époque, ou, plus exactement, du départ de la princesse, que la correspondance commença régulière entre elle et Mme de Maintenon, celle-ci écrivant chaque dimanche et demandant des réponses aussi exactes, avec promesse de brûler les lettres. Cet engagement réciproque ne fut d'ailleurs tenu ni d'un côté ni de l'autre. Après la mort de Mme de Maintenon, les lettres de Mme des Ursins passèrent aux Noailles, chez qui la Beaumelle les trouva en 1740-1750; on pense que le duc de Choiseul les demanda ensuite au nom du roi Louis XV, et fit faire pour lui-même la copie que ses héritiers ont communiquée à Bossange, pour l'édition de 1826, en quatre volumes, et qui appartient maintenant au Musée britannique, mss. Addit. 20918-20920. Geffroy a découvert à Stockholm, en 1854, une autre copie des lettres de Mme des Ursins, comprenant à la fois une partie de celles qui composent la copie Choiseul, et une partie des lettres adressées à la maréchale de Noailles, celles-ci formant d'ailleurs plus des huit dixièmes de l'ensemble. L'Avertissement de 1826 ne dit pas où l'on trouva, en contre-partie, les lettres de Mme de Maintenon, qui ne commencent qu'à l'année 1706, et l'on s'est demandé si la curiosité n'avait pas poussé M. de Choiseul à les faire chercher jusqu'à Rome, entre les mains où ces lettres pouvaient être restées depuis 1722. Comme originaux de lettres de Mme de Maintenon à la princesse, je n'en vois à signaler que deux, du mois de juillet 1706, qui se retrouvent aujourd'hui dans les papiers du maréchal-duc d'Harcourt, et que feu M. Hippeau a publiées à la suite de sa brochure de 1862.

Page 79, ligne 12. Le Roi, qui estimait beaucoup M. d'Alègre, raconta lui-même comment celui-ci avait été pris par la cavalerie ennemie (*Sourches*, tome IX, p. 315).

Page 85, note 6. Un passage des *Mémoires de Sourches*, tome IX, p. 395, 23 octobre, confirme l'anecdote du séjour de Lauzun au camp d'après les nouvelles venues de Flandre : « Milord Marlborough étoit revenu le 19 à son armée, lui avoit fait passer les nuits au bivouac depuis qu'il avoit su que le duc de Bavière avoit fait faire des ponts sur la grande Nèthe. La Tour, mestre de camp de cavalerie, ayant été détaché avec deux cents chevaux pour s'aller embusquer auprès du camp des ennemis, avoit remarqué cela, et ensuite, s'étant joint avec les houssards, il avoit poussé leur garde jusqu'auprès de leur camp, pour régaler le duc de Lauzun, lequel étoit venu depuis peu d'Aix-la-Chapelle à l'armée des Couronnes, où il étoit encore. » Une autre correspondance, postérieure de quelques jours (p. 396-397), explique comment il n'y eut pas prise entre les deux armées, quoique si voisines.

Page 88, note 6. La maréchale s'était installée, dans le courant du mois de novembre, à Strasbourg, où elle avait une maison de campagne donnant sur l'Ill. Chacun lui fit fête, et, entre autres, l'évêque lui offrit, le 22, un magnifique repas à l'occasion du sacre de l'abbé de Camilly. Le lendemain, M. de Villars donna congé à tous ses officiers généraux, et lui-même revint dans les derniers jours de décembre à Versailles, où sa femme fut présentée le 31 décembre et prit le tabouret au souper. (*Sourches*, tome IX, p. 424 et 447 ; *Dangeau*, tome X, p. 494 et 499 ; *Mémoires du marquis de Franclieu*, p. 47 ; ci-dessus, p. 180.) A l'occasion de leur arrivée à Paris le 18 décembre, Mme d'Huxelles écrivait (*la Marquise d'Huxelles*, p. 89-92) : « Le déchaînement est grand contre le maréchal ; mais qu'importe ! il est nanti, et l'on veut que la maréchale ne desire plus le laisser retourner à l'armée.... On a prôné fort la maréchale du changement de procédé ; le maréchal continue à n'être pas si prôné en ses perfections.... » Le premier soin des deux époux fut d'aller visiter leur duché de Vaux, et Villars n'eut audience du Roi que le jour de Noël.

Page 90, note 12. Substituez cette note : « Le 21 (*Mémoires militaires*, p. 156-157 ; Dépôt de la guerre, vol. 1866, n° 109). »

Page 96, note 2. Le chevalier de Quincy, dans ses *Mémoires* inédits, dit avoir vu, à côté du petit pont du Ritorto, le cadavre de M. de Linange, qui avait eu la tête traversée par une balle de bas en haut : « C'étoit un des plus gros et des plus grands hommes que j'aie jamais vus ; l'on prétend qu'il étoit aussi un des plus forts buveurs de son armée. Il étoit généralement aimé et estimé de tout le monde. M. de Vendôme le fit enterrer honorablement dans l'église de Cassano. »

Ibidem, note 3. Un comte Charles de Guldenstiern, mais non Guldenstein, président du tribunal de la cour royale de Suède, mourut à Stockholm en juin 1723 (*Journal de Verdun*, septembre 1723, p. 223).

Page 113. On trouvera ci-après, p. 627, la note sur les reliques de saint Trophime.

Page 130, note 6. Théophile Catelan, sieur de Sablonnières, appartenait à une famille de traitants aussi riche que décriée, qui se fit faire une fausse généalogie bretonne dans le *Mercure* d'août 1706, p. 179-182, et d'octobre, p. 121-135. Par sa mère, il tenait de près aux Frémont, par conséquent à Mme de Saint-Simon (notre tome III, p. 488-489). Son père, dont Tallemant a parlé ainsi que de la mère (*Historiettes*, tomes V, p. 440, et VI, p. 457-458 et 460), mourut en 1666, secrétaire du Conseil; les mazarinades, particulièrement le *Catalogue des partisans* de 1649, le représentent comme une « engeance venue du Dauphiné après avoir été laquais, » et l'on trouve dans le ms. Clairambault 499, fol. 69-88, un factum imprimé pour lui contre les délations dont il était l'objet. Ce fut une des victimes de la Chambre de justice en 1662 et 1663, comme intéressé en diverses affaires d'offices ou de gages d'officiers dont les dossiers se trouvèrent raturés et surchargés de sa main. C'est M. Cornuel qui l'avait marié (recueil de Moreau, tome I, p. 120). M. de Jonzac, de qui le fils épousa une fille du financier, écrivit à Colbert cette variante du mot de Mme de Sévigné sur le marquis de Grignan : « On ne fait ces mariages-là que pour mieux servir le Roi » (*Archives de la Bastille*, tome II, p. 31, 34, 87, 108, 118, 128 et 410). Le fils, d'abord procureur du Roi en la capitainerie du bois de Boulogne (27 mars 1678), lieutenant des chasses de la Varenne du Louvre (26 décembre 1678), puis capitaine d'une partie de la même Varenne, vendit celle-ci pour succéder au baron de Beauvais comme capitaine des chasses, gouverneur et gruyer des châteaux de Madrid, bois de Boulogne, pont de Saint-Cloud, plaine de Saint-Denis, et généralement de toutes les plaines environnant Paris à trois lieues à la ronde. Cette charge lui coûta cent cinquante mille livres, avec un brevet de retenue de cent mille, et il en eut les provisions le 17 janvier 1698 (Arch. nat., O[1] 41, fol. 122 v°, et O[1] 42, fol. 9; *Dangeau*, tome VI, p. 170 et 276). Le Roi appréciait fort ses soins pour entretenir le gibier (*Dangeau*, tome IX, p. 154), et, en vue de le dédommager de l'arrangement de 1705, il lui donna, en juillet 1706, à la mort de M. de Congis, la capitainerie-conciergerie des Tuileries, qui prit le nom de Varenne des Tuileries (*Dangeau*, tome XI, p. 163; *Mercure* d'août 1706, p. 179-182, et d'octobre, p. 122-123 et 133; Arch. nat., O[1] 50, fol. 100 et 104 v°). Il vendit cette nouvelle charge à Bontemps en décembre 1714, puis la capitainerie de Boulogne, plaine Saint-Denis, etc., à Sainte-Maure, en 1719, et mourut à Paris le 24 juillet 1721. Il avait épousé, par contrat du 13 mai 1673, Geneviève le Coigneux, veuve du président de Thoré, laquelle tient une grande place dans les *Historiettes*; elle mourut en janvier 1688. Une partie du bois de Boulogne porte encore le nom de Pré-Catelan, mais non pas, on le voit, en souvenir d'un troubadour qui y aurait été enterré.

Pages 135, note 1. L'obligation s'impose à tout éditeur de Saint-Simon, et plus encore à son commentateur, d'examiner à fond l'extraordinaire récit intercalé au milieu de la digression sur le premier président Lamoignon, qui, dans ses premières lignes, semblait ne devoir être qu'un éloge. L'étude que j'ai rédigée à cette intention vient de paraître dans la *Revue des Questions historiques*, ses proportions ne m'ayant pas permis de lui donner place dans l'Appendice du présent volume. Ici, je me borne à en résumer les conclusions principales :

1° Fargues n'eut aucune part aux « mouvements de Paris », c'est-à-dire à la Fronde de 1648 à 1652. C'est seulement en 1658 qu'il profita de la guerre contre les Espagnols et contre Condé pour s'emparer d'une place frontière, celle d'Hesdin, dont il avait la garde comme major, et pour s'y maintenir indépendant, au grand dépit du Roi et de Mazarin, jusqu'à la paix des Pyrénées; il se fit donner alors des lettres d'abolition spéciales.

2° Au lieu de « quitter Paris pour toujours, afin d'éviter toute noise, de se retirer chez lui sans faire parler de lui, » et de « demeurer ignoré, » Fargues, enrichi par les subsides de l'Espagne et par dix-huit mois de toute-puissance, de contributions et d'exactions sur le pays qui environnait Hesdin, vint s'installer à proximité de Paris, dans cette région du Hurepoix couverte de demeures seigneuriales et fréquentée continuellement par la noblesse et par la haute magistrature; il y possédait un fief assez important qui relevait de quatre seigneuries contiguës et, entre autres, de celle du premier président de Lamoignon. Soit sur ses terres, soit à Paris, où il fréquentait beaucoup l'hôtel de Condé en souvenir de ce qu'il s'était jadis appuyé sur le prince pour soutenir sa propre rébellion, il mena un train qui sembla à bon droit insolent, ou qui, du moins, attira l'attention des ministres de Louis XIV, peut-être de celui-ci même, sans qu'il fût besoin, pour cela, d'une aventure nocturne qui amenât les chasseurs sous son toit de Cincehours-Courson.

3° Ce n'est pas le premier président, le plus proche voisin de Cincehours, qui fut chargé par Louis XIV et sa mère « d'éplucher secrètement la vie et la conduite de Fargues » et de « trouver des moyens juridiques de le perdre et de châtier ses insolences passées. » Les poursuites furent commencées à la requête de la Chambre de justice instituée depuis le mois de novembre 1661 pour procéder à la fois contre Foucquet et contre les financiers ou prévaricateurs de toute espèce qui avaient tiré profit des troubles et des guerres depuis 1635.

4° Les subdélégués chargés de l'affaire de Fargues ne cherchèrent pas à l' « impliquer dans un meurtre commis à Paris au plus fort des troubles, » puisque Fargues n'avait jamais quitté son poste d'Hesdin, sur la frontière; mais ils le poursuivirent pour péculat, faussetés et malversations dont il s'était rendu coupable, soit comme major de la place et du régiment de M. de Bellebrune, soit comme associé des fournisseurs qui fabriquaient le pain de munition pour les troupes. Ce fut Colbert qui dirigea toute l'affaire, comme le reste des opérations de la Chambre.

5° Ces faits étaient tout à fait indépendants des actes couverts par les lettres d'abolition accordées à Fargues en décembre 1659 et par l'amnistie générale de 1660; par conséquent, les magistrats spécialement chargés de poursuivre les exactions commises en finance depuis 1635 avaient la faculté de remonter, pour Fargues, jusqu'à vingt ou vingt-cinq ans de date sans violer « l'esprit, le droit, l'usage et l'effet » des amnisties politiques.

6° Fargues ne fut pas jugé pour meurtre devant le Parlement, présidé par M. de Lamoignon, comme le fait supposer le récit de notre auteur, mais par le présidial d'Abbeville, dans le ressort duquel les faits s'étaient passés, et l'affaire fut confiée par Colbert, d'abord aux subdélégués de la Chambre de justice, puis au maître des requêtes Machault, fort connu pour sa sévérité.

7° Fargues n'eut point « promptement la tête coupée, » mais fut pendu après une procédure de plus de trois mois.

9° Si les biens confisqués sur lui revinrent au premier président, ce n'est pas « en récompense » de ce que celui-ci avait vengé le Roi et sa mère, mais parce que, dans le régime féodal, le seigneur suzerain d'un fief confisqué pour délit contre le Roi se trouvait *ipso facto* substitué à son vassal : sans quoi c'est lui-même qui aurait été frappé par la confiscation, plus encore que le vassal. Or, Cincehours, habitation de Fargues, et les terres qui en dépendaient se trouvaient mouvoir de plusieurs seigneuries différentes, dont l'une, Bâville, appartenait aux Lamoignon depuis plus d'un siècle, et dont une autre, la châtellenie royale de Montlhéry, était engagée au premier président. Celui-ci, en raison de l'importance de sa situation et des services qu'il y rendait, l'emporta d'autant plus facilement sur ses compétiteurs que le Roi lui faisait remise de trois cent cinquante-quatre mille livres de restitutions liquidées par le présidial, et il passa d'ailleurs une transaction avec ses voisins pour les désintéresser. Par suite des lettres de don, datées de juillet 1667, Cincebours et le fief de Launay-Courson furent incorporés, et Louis XIV les érigea en un seul comté de Launay-Courson, qui devint le partage du fameux Bâville : si bien que le nom même de Cincehours disparut à jamais.

Ainsi la légende du premier président Lamoignon « enrichi du sang de l'innocent » qu'il aurait fait condamner et exécuter n'a pas plus de fondement que celle du gendre et second successeur de ce même magistrat, c'est-à-dire du premier président Harlay, « enrichi du dépôt que son ami lui avait confié à garder. » D'ailleurs, chacun sait qu'aucun des chefs suprêmes du parlement de Paris n'a trouvé, ni ne trouvera grâce devant notre auteur : les Mesmes, les Novion, les Portail auront leur tour. C'est une querelle de castes entre l'hermine des pairs et le « vil petit-gris » des parlementaires. Il fallait donc prouver leur corruption.

Quant à la question subsidiaire de la noblesse et du nom même des Lamoignon, elle est très délicate ; j'en ai exposé l'état au cours de cette même étude sur le procès Fargues, sans la trancher absolument, mais en penchant toutefois à croire avec Saint-Simon que le personnage auquel il fait allusion, Charles la Moygnon (*sic*), le grand-père du premier président, quoique portant le nom d'une antique maison de chevalerie de sa province, était un simple avocat, d'origine bourgeoise, quand il quitta le Nivernais pour s'établir à Paris vers la fin du règne de François Ier, et qu'il remplissait encore auprès de François de Clèves, duc de Nevers, et de sa fille la princesse de Condé, les fonctions de chef de leur Conseil ; homme très distingué d'ailleurs et digne des charges que lui conférent les rois suivants, puisqu'il aurait sans doute reçu la dignité de chancelier après l'Hospital, si la mort ne l'eût enlevé en 1572. C'est celui-là qui eut en don du duc son maître la terre de Launay-Courson, et qui devint également seigneur de Bâville; mais son fils aliéna Launay-Courson au seigneur de Cincehours prédécesseur de Fargues. D'ailleurs, un bon généalogiste moderne, Lainé, a dit très justement, quant à l'obscurité des temps antérieurs au seizième siècle : « Cette illustre maison n'a pas besoin d'une origine chimérique; son nom, qui occupe une des places les plus honorables dans l'histoire, peut se passer de ce vain étalage d'ancienneté, de cette nuit des temps où sont ensevelies la plupart des anciennes races. »

Page 135, note 2, ligne 9. On trouve le détail des routes de chasse que Louis XIV fit ouvrir sur toute la forêt de Fontainebleau dans les *Comptes des bâtiments du Roi* publiés par M. J. Guiffrey.

Page 140, note 5. Il faut signaler encore, sur Ninon, un article du recueil des *Pièces intéressantes et peu connues* (1790), tome VIII, p. 89-108, et un article des *Supercheries* de Quérard, éd. 1870, tome II, col. 736-743.

Page 142, note 5. Molière a dit (*le Misanthrope*, acte III, sc. I, vers 836) : « Je suis le misérable, et toi le fortuné. »

Page 143, note 3. Ajoutez : « Les deux jeunes Hollandais dont Faugère a publié le *Voyage à Paris en 1657 et 1658* rapportent (p. 183) avoir entendu dire « que, depuis peu, elle étoit retournée en un cou- « vent, et que peut-être elle n'en étoit sortie que pour réparer le seul « défaut que la reine de Suède avoit remarqué en cette cour, lorsqu'elle « écrivit au cardinal qu'il ne manquoit rien au Roi que la conversation « de cette rare fille pour le rendre parfait. Elle a effectivement beau- « coup d'esprit, et tous ceux qui s'en piquent se rendent chez elle « pour exercer le leur, comme sous une maîtresse avouée pour la belle « galanterie. »

Page 147, note 5. Mme de Sévigné écrivait à sa fille, le 5 janvier 1689 (*Lettres*, tome VIII, p. 385) : « Je trouvai hier Choiseul avec son cordon. Il est fort bien. Ce seroit jouer de malheur de n'en pas rencontrer présentement cinq ou six tous les jours. »

Page 156, note 4. Le Roi voulut absolument voir le billet d'enterrement du comte de Tonnerre (Depping, *Correspondance administrative*, tome II, p. 820); était-ce à cause des prétentions de ces Clermont?

Page 157, note 4. Quand le comte mourut, sa femme était en train d'organiser une loterie de deux cents jambons (*ibidem*, p. 821).

Page 167, note 6. Il y a une épigramme sur la méprise d'Asti dans *la Marquise d'Huxelles*, p. 89.

Page 172. Saint-Simon, parlant de l'idée qui lui vint, à la suite des désastres de 1705 et de l'épuisement général, de couper court à la guerre en acceptant un démembrement de la monarchie espagnole, oublie de dire que la nécessité d'une concession en ce sens était admise partout, même dans la sphère gouvernementale, et que les ministres de Louis XIV ou ses agents diplomatiques poussèrent assez loin leurs premières avances. Ainsi, en juillet 1705[1], le Roi prescrivit à Amelot de « commencer de bonne heure à insinuer aux Espagnols l'impossibilité qu'il y avait de finir la guerre sans qu'il en coûtât quelque chose à leur monarchie, » et, deux mois plus tard, une brochure fut lancée dans le public pour habituer les esprits à cette perspective d'abandons inévitables[2]. D'autre part, les Hollandais firent faire sous main, par Callières, des ouvertures dans le même sens[3]. M. de Tallard, prisonnier en Angleterre, envoyait également des réflexions sur les divers moyens de préparer la paix[4], le maréchal de Villeroy excitait lui-même les ministres à entrer dans cette voie[5], et enfin la Feuillade approuvait l'idée de son beau-père de faire passer à Turin des propositions assez tentantes[6]. Le mystérieux épisode du 17 octobre raconté ci-dessus, dans une note de la page 162[7], se rattache probablement à quelqu'une de ces négociations secrètes, et, du moins, il prouve combien, à la cour, on s'attendait à quelque coup de théâtre pacifique. Le marquis d'Alègre, très bien vu du Roi, avait été fait prisonnier, comme notre auteur l'a dit, à la journée des lignes d'Heylissem. Ce n'était pas seulement un brillant officier; ses goûts naturels le portaient vers les choses de la diplomatie. Marlborough lui ayant donné un congé pour venir passer deux mois en France à la fin d'août 1705, on remarqua que le Roi lui donna d'abord une longue audience, puis l'invita exceptionnellement à Marly (*Dangeau*, p. 407-408 et 415). Son temps écoulé, d'Alègre retourna en Hollande; mais il s'était offert pour sonder le terrain, et même planter quelques jalons, à cette époque de l'année 1705 où, comme le dit notre auteur (ci-dessus, Addition n° 628), « on desiroit beaucoup la paix, et on étoit encore délicat sur les premières démarches[8]. » D'Alègre n'eut pas beaucoup de succès à la Haye, et l'on affecta à Versailles de désavouer en apparence son travail comme s'il n'avait eu mission que de prendre des renseignements et de manifester des intentions conciliantes[9]; mais celles-ci n'en existaient pas moins, et il est inadmissible que Chamillart et son maître fussent résolus à « ne céder pas un moulin de toute la succession d'Espagne. » Saint-Simon prétend

1. Affaires étrangères, vol. *Espagne* 147, fol. 269.

2. Bibl. nat., L^{b37} 4299 : *Lettre écrite au Roi pour le rétablissement de la paix générale de l'Europe*, etc., suivant la copie imprimée à Lyon du 12 septembre 1705.

3. Callières à M. Chamillart, 6 octobre 1705 : Guerre, vol. 1838, n°s 199-202.

4. *Ibidem*, n° 228. — 5. Vol. 1839, n°s 112, 163, 164, etc.

6. En avril 1705 : recueil Esnault, tome II, p. 107 et 143.

7. Anecdote rapportée dans les *Mémoires de Sourches*, à la date du 17 octobre.

8. La lettre de d'Alègre est du 29 septembre : Guerre, vol. 1899, n° 246.

9. *Correspondance avec Amelot*, tome I, p. 115; *Mémoires militaires*, tome VI, p. 124, note 3; Affaires étrangères, vol. *Espagne* 155, fol. 101.

cela pour s'attribuer un rôle d'homme raisonnable, capable de faire la part du feu et de dresser un projet de démembrement conciliatoire, qui d'ailleurs n'est guère ingénieux ni intelligible[1]. La vérité est que Louis XIV ne perdait aucune occasion de manifester ses intentions pacifiques, sa résignation même, et l'on peut dire que, si ses ouvertures n'eurent pas de succès en 1705, c'est parce que, d'une part, Marlborough et les Anglais détournèrent les États-Généraux de Hollande d'y prêter l'oreille au moment où l'on allait passer à l'examen de trois solutions spécieuses[2], et que, d'autre part, Mme des Ursins, d'abord bouleversée de la chute de Barcelone, puis reprenant courage, fit prévaloir à Madrid un plan d'offensive nouveau, absolument contraire à toute idée de cession, et invita délibérément Chamillart à se ranger aux mêmes idées, celles que le comte d'Aguilar alla faire triompher à Versailles[3]. Cependant les négociations reprirent dès les premiers jours de l'année nouvelle[4], et l'on sait que Vauban rédigea alors (2 février 1706), à son tour, un plan de démembrement dont l'article principal était d'envoyer Philippe V régner en Amérique avec ses partisans, et d'abandonner l'Espagne aux factions civiles. « Le commerce du Pérou et du Mexique, dit Voltaire[5], n'eût plus été que pour les Français, et, dans ce revers de la famille de Louis XIV, la France eût encore trouvé sa grandeur. Philippe V y consentit, on délibéra sur ce projet à Versailles ; mais la constance des Castillans et les fautes des ennemis conservèrent la couronne à Philippe V. » Le projet de Vauban a parfaitement existé[6], et l'on y retrouve précisément (art. 3) la « cession du duché de Milan au duc de Lorraine en échange des duchés de Lorraine et de Bar en faveur de la France, » comme dans le projet de notre auteur ; mais il est difficile, connaissant la correspondance qui s'échangeait alors entre Madrid et Versailles, d'admettre, avec Voltaire, que Philippe V aurait consenti à s'expatrier au delà de l'Océan. Le marquis d'Alègre, toujours dispos, « quoique cela ne parût ni de

1. Ci-dessus, p. 171.

2. Guerre, vol. 1838, nos 281, 290, 334, et vol. 1839, nos 13, 31, etc. Déjà (*Mémoires de Sourches*, tome IX, p. 395, 24 octobre 1705) l'Europe entière considérait la Hollande comme devant être le siège des conférences.

3. Lettres de Mme des Ursins à Chamillart, 20 novembre et 4 décembre 1705, dans le recueil Geffroy, p. 208-213 ; recueil Combes, p. 238-240 ; Baudrillart, *Philippe V*, tome I, p. 239 et suivantes.

4. Ci-dessus, p. 368 : « Le Roi commençoit à sentir le poids de la guerre, il avoit dès lors envie de la terminer ; mais il vouloit donner la paix, et non la recevoir. » Voyez le tome VI de l'*Histoire de France* de Ranke, traduction française, p. 69-72.

5. *Siècle de Louis XIV*, p. 376.

6. Le colonel de Rochas d'Aiglun l'a heureusement fait rentrer au Dépôt des fortifications, et il l'a publié en 1891, sous le titre de *Projet d'une carte politique de l'Europe en 1706, par Vauban* ; mais Vauban lui-même l'avait intitulé : *Projet de paix assez raisonnable pour que tous les intéressés à la guerre présente en dussent être contents, s'il avoit lieu, et qu'il plût à Dieu d'y donner sa bénédiction.*

son métier, ni de son génie, » s'était remis en campagne, et le bruit courut dans les gazettes à la main[1] qu'il proposait les bases suivantes : l'Espagne et les Indes à Philippe V, Naples et la Sicile à l'Électeur, Milan constitué en république, le duc de Savoie rétabli dans tous ses États, la Bavière donnée à l'Archiduc, les Pays-Bas espagnols au duc Léopold de Lorraine, et la Lorraine à la France; mais le marquis échoua encore cette fois, et les alliés voulurent lui fermer la bouche en le rappelant en Angleterre[2]. A cette époque, c'est-à-dire au printemps de 1706, Louis XIV crut que quelques concessions en Milanais auraient raison de Victor-Amédée, et permettraient par conséquent de reporter tous les efforts de la lutte sur les autres points[3]; une lettre récemment publiée[4] prouve que la duchesse de Bourgogne intervint à ce propos par l'intermédiaire de sa mère. « Tout ce qui se passe en Italie, lui disait-elle, me fait faire bien des réflexions et me donne beaucoup d'espérance. J'avoue la vérité, que ce seroit le plus grand plaisir que je pourrois avoir dans cette vie, si je pouvois voir revenir mon père à la raison. Je ne comprends point comment il ne fait point quelque accommodement, surtout dans la malheureuse situation où il se trouve, et sans aucune espérance de pouvoir être secouru. Veut-il encore se laisser prendre Turin? Le bruit court ici que l'on ne sera pas longtemps sans en faire le siège.... Est il possible qu'il croie que nous ne lui fissions pas un bon accommodement? Je vous assure que tout ce que le Roi souhaiteroit, ce seroit de voir son royaume tranquille, et celui du roi son petit-fils aussi. Il me semble que mon père devroit desirer la même chose pour lui, et, quand je songe qu'il en est le maître, je suis toujours étonnée que cela ne soit point.... » De ce côté-là, les négociations étaient déjà avancées, et l'on croyait même que les princes italiens allaient avoir raison des hésitations de Victor-Amédée et se débarrasser des Allemands et du parti de la guerre[5], quand survint le désastre de Ramillies, qui changea la face des choses. De notre côté, les armées étaient lasses[6]; les événements d'Espagne amenèrent même Mme des Ursins à reconnaître qu'il faudrait consentir des sacrifices inévitables. Dans une lettre du 4 juillet 1706, à Mme de Maintenon, elle disait : « Si nous avions le malheur de perdre l'Espagne, il seroit au moins à souhaiter de conserver les États d'Italie, et un prince qui en seroit le maître ne laisseroit pas d'être un grand roi, et de pouvoir être

1. *Mémoires de Sourches*, tome X, p. 20, janvier 1706.

2. Dépôt de la guerre, vol. 1935, n°s 49, 134, 165 et 224; *Journal de Dangeau*, tome XI, p. 57, 100 et 270.

3. Lettre à Amelot citée par le P. Baudrillart, p. 272.

4. Par M. Paul Boselli, dans les *Mémoires de l'Académie de Turin*, tome XXVII, p. 497.

5. *Sourches*, tome X, p. 98 et 106.

6. D'Antin écrivait au ministre, le 28 août 1706 (Guerre, vol. 1939, n° 224) : « Convenons qu'il en faut venir là; même dans l'armée, il n'y a plus la même émulation, la même volonté, etc. »

heureux. » En octobre 1706, Louis XIV fit proposer des conférences sérieuses, et il ne cacha pas que, faute de pouvoir faire autrement, son petit-fils devait s'attendre à un grand démembrement de sa monarchie ; mais on sut bientôt que les exigences de plus en plus arrogantes des Anglais et des Hollandais ne laissaient aucun espoir de traiter, si peu honorablement que ce fût, et « il ne fallut plus songer qu'à la guerre[1]. »

Page 171, manchette. Supprimez le pluriel à *différentes* et la note.

Pages 188 et 189. Chamillart écrivit, le 14 décembre 1705, à M. de Saint-Contest, intendant à Metz (Dépôt de la guerre, vol. 1854, n° 435) que le chanoine Crespin s'était plaint que, sous prétexte de réprimande, l'évêque lui avait fait donner le fouet en sa présence, et que les chirurgiens, au sortir de là, l'avaient trouvé tout en sang. Le chapitre se joignait à la famille pour protester contre un pareil abus de pouvoir ; mais le Roi, par égard pour MM. de Coislin, voulut que l'intendant accommodât les choses à l'amiable de manière à apaiser la famille du plaignant et le chapitre. La dépêche suivante du ministre à l'intendant, datée du 11 janvier 1706 (Guerre, vol. 1906, n° 94), confirme les dires de Dangeau et de notre auteur sur la terminaison de ce ridicule incident :

« J'ai rendu compte, hier au soir, au Roi de la lettre que vous avez pris la peine de m'écrire sur l'affaire de M. l'évêque de Metz avec la famille Crespin, et de tous les papiers qui m'avoient été remis de leur part. S. M., après avoir pris connoissance de tout, a trouvé l'accusation si grave, et les preuves si mal établies, qu'elle a jugé qu'elle devoit user de son autorité pour faire faire une réparation à M. l'évêque de Metz telle qu'il convient à un homme de son caractère, et capable de maintenir la dignité d'un évêque dont la conduite doit paroître sans reproche pour procurer le bien qu'il peut faire dans son diocèse. C'est pour cela qu'elle m'a commandé d'expédier des ordres en forme pour obliger le chanoine Crespin, son père, sa mère et sa sœur, de se rendre chez M. l'évêque de Metz à tel jour et telle heure qu'il lui plaira indiquer, pour que, en votre présence, et de telle qu'il plaira à Monsieur de Metz nommer, la famille Crespin lui demande pardon, aussi bien que le chanoine, de ce qu'il a faussement et malicieusement inventé. S. M. me commande, en même temps, d'expédier un ordre pour que le sieur de la Rivière, chevau-léger, qui lui a présenté les placets, se rende à Metz, et qu'après que le chanoine Crespin et sa famille auront demandé pardon à Monsieur de Metz, et en leur présence et de toute l'assemblée, il lui demande aussi pardon, de son chef, de ce qu'imprudemment il s'est chargé des deux placets qu'il a présentés au Roi. S. M. veut aussi que le chanoine Chaillot soit mandé pour être présent à cette réparation, et qu'ensuite, et en présence de

1. Paroles de Louis XIV au duc d'Albe, 23 novembre : *Dangeau*, p. 253-254 ; sa lettre à Philippe V, 28 novembre, dans le livre du P. Baudrillart, tome I, p. 275 ; *Correspondance avec Amelot*, tome I, p. 162-170.

toute l'assemblée, il déclare à Monsieur de Metz que méchamment et malicieusement il a déposé que le chanoine Crespin avoit été fouetté, et qu'il lui en demande pardon. Après cette satisfaction faite à M. l'évêque de Metz, l'intention du Roi est que vous vous rendiez au chapitre tel jour que vous voudrez choisir avec les chanoines, que vous vous fassiez représenter les registres capitulaires, et que vous fassiez lacérer en votre présence tous les actes qui auront été transcrits dans ledit registre, qui auront rapport à cette affaire. Vous rendrez compte ensuite à S. M. de l'exécution de ses ordres. »

Page 202, note 2. Le 14 février 1692, le duc Claude de Saint-Simon écrivait au contrôleur général le Peletier (Arch. nat., G[7] 543[a]) :

« Monsieur,

« Agréez, s'il vous plaît, que j'emploie tout le crédit que je puis avoir auprès de vous en faveur de M. Leguerchois (*sic*), qui aura l'honneur de vous rendre cette lettre. Il vient de perdre Monsieur son père, procureur général au parlement de Rouen, et il espère que le Roi lui fera la grâce de lui conserver cette charge, ou en lui donnant son agrément pour la remplir lui-même, ou en permettant que M. Dubois-le-Vicomte, son beau-frère, ancien conseiller au même parlement, l'exerce pendant quelques années, pour la lui remettre quand S. M. le jugera à propos. Il y a plus d'un siècle que les charges d'avocat général et de procureur général sont dans cette famille, et elles ont été exercées avec tant d'honneur et de probité, qu'il a sujet d'espérer que le Roi ne désapprouvera pas le desir qu'il a d'imiter les exemples de ses ancêtres. Il a commencé depuis quelque temps à travailler sous Monsieur son père, et je lui connois de si bonnes inclinations, que j'ose vous répondre qu'il servira très dignement le Roi et le public, si S. M. a la bonté de lui accorder ce qu'il demande. Je vous serai très obligé, Monsieur, si vous voulez bien y contribuer par vos bons offices, et je vous supplie de me croire avec un attachement sans réserve, Monsieur,

« Votre très humble et très obéissant serviteur.

« Le duc de Saint-Simon. »

Page 203, ligne 4. La Cour des aides de Rouen, créée en 1483 pour juger en dernier ressort les litiges relatifs aux impôts, fut unie à la Chambre des comptes de la même ville en octobre 1705.

Page 208, note 2. Le 5 janvier 1708, M. Maignart de la Vaupalière, conseiller au parlement de Rouen, écrivit à l'intendant le Rebours la lettre qui suit (Arch. nat., G[7] 562), touchant certaines augmentations que Chamillart voulait faire au marquisat acheté pour son fils :

« .... Cette terre de Cany-Caniel étoit fort à la bienséance de M. d'Ocqueville (*sic*), et je suis persuadé qu'il est très fâché de ne l'avoir point achetée, le fief qui donne les honneurs et patronage de Cany étant du compris de l'acquisition que vient de faire M. de Chamillart; mais ce ne peut être une raison pour dégoûter M. d'Ocqueville de sa terre, qui est de trente-trois mille livres de rente, une maison et des jardins magnifiques, où il a dépensé en ajustements plus de deux cent mille francs. C'est un homme fort riche, assez jeune pour jouir longtemps de cette belle maison, dont il fait tout son plaisir, où il fait sa demeure depuis vingt ans, n'ayant été occupé, pendant ce temps, qu'à des acquisitions, pour en augmenter le revenu, qui se montent à plus de six cent mille francs. Les noms des terres qu'il a achetées sont Grainville, Bosville, Bertheauville, Bertreville, Ouainville et Claville, avec toutes les hautes justices, qui n'ont point encore été établies. Ce qu'il a acheté de M. de Cany est de cent quatre-vingt mille livres. M. d'Ocqueville n'a rien dans le bourg de Cany-Caniel, et une prairie d'une demi-lieue le sépare. Une petite rivière qui est dans cette vallée fait aussi la séparation de sa terre, tous ses villages étant sur la gauche en descendant cette rivière, où il a beaucoup d'étendue, en sorte que, du côté de Galleville, il n'a que Barville, la garenne de Cany, Bosville et les bois de Grainville.... » On a vu, dans la note de la page 208, que M. d'Hocqueville parvint dès 1713 à réunir les deux terres; il en fit un superbe domaine qu'une petite-nièce de ce magistrat porta en 1789 dans la maison de Montmorency-Luxembourg, actuellement représentée par Mme la comtesse Antoine d'Hunolstein. Le château de Cany-Barville, dont la construction est attribuée à Fr. Mansart (1640-1646), est encore une des plus magnifiques résidences de la Normandie.

Page 221, note 4. Au dernier jour du carnaval de 1695, le duc de Beauvillier ayant été obligé d'accompagner en masque ses élèves à un bal chez leur père, l'annotateur des *Mémoires de Sourches* a fait cette réflexion (tome IV, p. 427, note 1) : « Cela ne convenoit à la gravité d'un ministre, ni à la piété dont il faisoit profession; mais, avec les princes, il y a certaines choses où il faut se résoudre malgré ses propres inclinations et malgré les bienséances. »

Page 230, note 1. Guy Patin raconte (*Lettres*, tome II, p. 365) que Du Plessis-Mornay appelait Élisabeth d'Angleterre *la reine Jaquette*, comme méritant le haut-de-chausses. Il y a une chanson de 1723 sur « l'Amour troussant sa jaquette. » Une légende bien connue rapporte que Boileau enfant fut mal protégé par sa jaquette contre la rage d'un dindon.

Page 243, note 6. En décembre 1686, quand le Roi était au fort des douleurs de la fistule et de l'opération, non seulement il voulut qu'on entrât dans sa chambre deux ou trois fois par jour, mais il répondit à la Dauphine, qui protestait contre l'appartement et le bal : « Madame, je veux qu'il y ait appartement, et que vous y dansiez. Nous ne sommes pas comme les particuliers; nous nous devons tout entiers au public. Allez, et faites la chose de bonne grâce. » (*Sourches*, tome I, p. 463-464, note.)

Page 270, note 3, ligne 8. On peut voir dans le tome III de la *Correspondance des Contrôleurs généraux*, n° 1012, comment les ministres désignaient aux électeurs les prélats du premier ordre et les bénéficiers du second pour représenter l'un ou l'autre à l'assemblée du clergé.

Page 279, note 4. On a reproché à Saint-Simon d'avoir abusé de son talent, en même temps que de son rigorisme, dans ce portrait de Vendôme; mais il serait difficile de trouver un contemporain qui ait parlé de ce grand capitaine sans faire au moins quelque allusion à ses vices.

Page 284, note 8. Le *Journal du valet de chambre Dubois*, publié dans le tome IV de la 2e série de la *Bibliothèque de l'École des chartes*, nous montre (p. 25), en 1655, le jeune roi entrant dans sa chambre de l'Alcôve après avoir donné le bonsoir aux courtisans, et s'asseyant « sur sa chaise percée, où ses plus familiers l'entretiennent, comme MM. les premiers gentilshommes et quelques autres qui ont le pouvoir d'y entrer. »

Page 290, note 5. Après *Mémoires secrets*, ajoutez : « où ce texte a été défiguré, tome II, p. 235. »

Page 293, note 2. « Les badots l'ont suivi en troupe; la réception du Roi et de Monseigneur ne se peut exprimer » (*la Marquise d'Huxelles*, p. 95). Il y a aussi quelques détails dans les dépêches de l'ambassadeur vénitien, ms. Ital. 1926, fol. 296, 308 v° et 319.

Page 294, note 5. Dans le commentaire de son Chansonnier (ms. Fr. 12693, p. 465), Gaignières raconte que tout Paris alla voir le vainqueur de Cassano à la Comédie, le surlendemain de son retour, et que l'on chantait ce couplet d'apothéose :

Le fils de Gabrielle
Arrive dans ces lieux.
Une gloire immortelle
Le rend égal aux dieux.
Les cœurs à son passage
Volent aujourd'hui,
Et c'est le seul hommage
Digne de lui.

Suit (p. 467) une chanson sur la visite que lui fit le prince de Conti.

Page 304, note 6. Lord Feversham a dans le *Dictionary of national biography* une notice très détaillée, qui complète et rectifie sur quelques points la note donnée dans notre tome IV, p. 54 : c'est à la fin de l'année où il devint veuf, 1679, qu'il commença à être attaché à la maison de Catherine de Portugal comme maître de l'écurie, et ce fut cette reine qui obtint sa relaxation du roi Guillaume en 1688; lorsqu'elle quitta l'Angleterre en 1692, elle lui laissa la garde de sa maison, ce qui lui valut le surnom de *king dowager;* en octobre 1698, elle le fit encore nommer gardien de l'hôpital général de Sainte-Catherine.

Page 305, note 8. Mme de Bélébat était fille de Jean de Flecelles, vicomte de Corbeil, secrétaire du Conseil en 1611, président à la Chambre des comptes et conseiller d'État de 1626 à 1649, et sœur de Nicolas de Flecelles, vicomte de Corbeil, dit le comte de Brégy[1]. Celui-ci, baptisé le 28 mars 1615, d'abord destiné aux armes comme cadet d'une famille de magistrature, et pourvu d'un « drapeau » au

1. *Armorial général* de d'Hozier, registre V; Cabinet des titres, dossiers bleus, vol. 272, dossier 7063, et *Pièces originales*, vol. 1163.

régiment des gardes, prit le parti de la robe par suite de la mort de son aîné, et acheta en 1637 une charge de conseiller au Parlement. Puis, ayant été introduit à la cour par son mariage avec Mlle de Chasans, il devint diplomate lors des négociations de la paix, alla en mission en Hollande pour le siège de Gravelines, à Münster pour réconcilier les ambassadeurs d'Avaux et Servien, en Danemark pour traiter la question de Holstein, et en Pologne pour le mariage de Marie de Gonzague (1644 et 1645)[1], retourna ensuite en Allemagne, y reçut une commission d'ambassadeur à la cour de Pologne, et, en outre, jusqu'en 1650, fit diverses courses diplomatiques en Saxe, en Brandebourg, en Transylvanie, en Courlande, et surtout en Suède, auprès de la reine Christine, qui l'attacha à sa personne, le nomma capitaine de ses gardes, fit sa fortune, et lui permit enfin de revenir en France au commencement de 1650, à l'occasion de la mort du président son père, mais avec un titre d'ambassadeur extraordinaire de Suède[2]. Il reprit du service dans les armées, comme maréchal de camp, le 1er août 1651, fut chargé de négocier la retraite du duc de Lorraine en juin 1652[3], et eut ensuite un emploi à l'armée de Milanais, sous les ordres du prince Thomas de Savoie, se distingua au combat de la Bormida en 1654, fut promu lieutenant général dans la même armée le 16 juin 1655, prit part aux sièges de Pavie (1655) et d'Alexandrie (1657), puis alla en Flandre, où il s'empara de la ville de Gravelines (1658), etc., et conserva un régiment de cavalerie jusqu'en 1661[4]. Il eut aussi, comme ambassadeur, à partir du 1er mai 1644, un titre de conseiller d'État d'épée. C'était, selon Mademoiselle[5], un pauvre homme, qui se croyait important à cause de ses missions diplomatiques[6], et n'était que ridicule; d'humeur batailleuse[7], et fort mauvais époux, peut-être à cause des répugnances de sa femme, dont il se consola par des amours illégitimes, ou même ancillaires, dans un âge déjà avancé, comme en témoigne l'historiette que Tallemant des Réaux lui a consacrée ainsi qu'à sa femme[8]. Deux donations de 1672 et 1683 nous font connaître un bâtard, nommé Nicolas-François, qu'il

1. Son instruction a été publiée dans la préface du recueil publié par M. Louis Farges pour le ministère des Affaires étrangères, tome I, p. XXX-XLI; comparez p. 2-13. L'instruction pour aller en Hollande est dans le ms. Arsenal 3135, p. 553-573.

2. *Journal de Dubuisson-Aubenay*, tome I, p. 198 et 227.

3. *Ibidem*, tome II, p. 231; *Mémoires de Mademoiselle*, tome II, p. 171; *Mémoires de Conrart*, p. 559-560.

4. La *Chronologie militaire* (tome IV, p. 213-214) n'a pas connu ces actions de guerre, que rapporte la *Gazette*, et auxquelles Tallemant des Réaux fait allusion.

5. *Mémoires*, tome II, p. 318.

6. Ses papiers diplomatiques sont passés par héritage aux Montmorency-Luxembourg, actuellement représentés par Mme la comtesse A. d'Hunolstein.

7. *Muse historique*, tomes I, p. 246-247, et II, p. 170.

8. *Historiettes*, tome V, p. 422-427.

avait eu de Marie de Noblecourt[1]. Il mourut à Paris le 22 octobre 1689, ayant fait don de ses biens et acquêts, le 9 mars 1686, à son fils aîné, Jean-Baptiste[2]. On voulut attribuer à ce Brégy les *Mémoires de M. de* *** (1643-1690), publiés pour la première fois en 1760, et compris depuis lors dans nos grandes collections : attribution fondée sur ce que l'auteur ou le héros de ces *Mémoires* est présenté comme ayant rempli des fonctions diplomatiques analogues à celles de Brégy; mais un petit-neveu du comte déclara dans le temps que cette compilation n'avait aucun rapport avec les mémoires authentiques qui étaient restés en sa possession. D'ailleurs, nous venons de voir que M. de Brégy n'eut de missions ni en Angleterre, ni à Rome, ni à Lisbonne, comme le prétendu M. de ***, et enfin on ne saurait admettre qu'un seul et même homme ait pu, pendant quarante-sept ans, assister et prendre part à tous les événenements qui se passaient aux quatre coins de l'Europe. Il paraît acquis que la compilation est une œuvre apocryphe de Meusnier de Querlon, qui a seulement pris comme canevas principal la carrière de M. de Brégy.

C'est le 18 juin 1637 que Brégy épousa Charlotte de Saumaise de Chasans, nièce et élève du célèbre latiniste, et fille d'un secrétaire des commandements de Monsieur[3]. La mère de Charlotte, remariée au financier Hébert, était une femme de chambre favorite de la reine Anne d'Autriche[4]; elle obtint pour sa fille (6 août 1642) une place de « fille de dehors, » puis de dame d'honneur, qui mit celle-ci dans la familiarité de la Reine[5] et du cardinal, de qui elle était peut-être espionne à gages[6]. Belle brune, femme d'esprit et d'intrigue, mais « façonnière, vaine et coquette en diable » selon Tallemant, elle affectait d'avoir même acquis quelque droit aux bonnes grâces du cardinal[7]. Madame, soixante-dix ans plus tard, parlait d'elle en ces termes, qui confirment l'Addition de notre auteur au *Journal de Dangeau*[8] : « Le cardinal Mazarin était amoureux d'une femme qui était chez la Reine. Je l'ai connue : elle logeait au Palais-Royal, et on la nommait Mme de Brégy. Elle était très belle, et beaucoup de gens ont été amoureux d'elle; mais c'était une honnête femme[9]. Elle a servi fidèlement la

1. Arch. nat., Y 244, fol. 231. — 2. Arch. nat., Y 249, fol. 9 v°.

3. *Gazette* de 1637, p. 372.

4. Ni muette, ni philosophe, dit Mme de Motteville.

5. Mme de Motteville dit, dans ses *Mémoires*, tome I, p. 174, que cette intimité, en 1644, ne se composait que d'elle-même, de sa sœur, de Mlle de Beaumont, de Mme de Brégy, et quelquefois de Mme Hébert. Mme de Brégy figure dans l'*État de la France* comme dame de la Reine, sur le même pied que la maréchale de Vitry, la marquise de Saint-Simon et autres du premier rang, et elle se qualifia jusqu'à sa mort du titre de dame d'honneur.

6. Chéruel, *Minorité de Louis XIV*, tome I, p. 194.

7. *Mémoires de Mme de Motteville*, tome I, p. 316.

8. Ci-dessus, p. 501, n° 660.

9. Les quelques couplets lancés contre sa vertu paraissent être sans fondements sérieux.

Reine, et a fait que le cardinal a mieux vécu avec la Reine qu'auparavant. Elle avait beaucoup d'esprit. Monsieur l'aimait à cause de la fidélité qu'elle avait pour la Reine[1]. » Cette fidélité s'était affirmée surtout pendant la Fronde[2], et non seulement Anne d'Autriche la reconnut en créant pour Mme de Brégy une charge de dame du lit en janvier 1650[3] et en lui faisant des cadeaux considérables[4], jusque dans son testament, où elle la porta parmi les familières appelées à un legs de trente mille livres chacune; mais Louis XIV, en 1670, lui fit un don de trois cent mille livres sur le Trésor royal[5], et l'on voit qu'il l'estimait sincèrement, soit par une charmante lettre de la main qu'il lui adressa le 4 juin 1661[6], soit par son intervention gracieuse dans le procès en séparation qu'elle soutenait contre son mari en 1673[7]. Tallemant des Réaux donne les motifs de cette séparation; mais la *Muse historique* en fait entendre une autre raison assez vraisemblable[8] : Mme de Brégy tenait beaucoup à sa beauté, à son élégance, à ses lis, à ses roses, et, ayant déjà quatre enfants, elle redoutait la multiplicité des grossesses. Comme je l'ai dit plus haut, ce fut aussi, sans doute, la raison des dérèglements de son mari; toujours est-il qu'elle avait obtenu à l'amiable une séparation de biens, le 17 mai 1651, que son mari voulut faire casser cette séparation en 1659, et, que, le Parlement en ayant prononcé la rescision le 22 août 1665, il s'ensuivit une longue procédure, où l'intervention de Louis XIV auprès du premier président Lamoignon, en 1673, ne réussit peut-être pas comme l'espérait Mme de Brégy[9].

En tant que femme d'esprit et femme de lettres, Mme de Brégy

1. *Correspondance de Madame*, éd. Brunet, tome I, p. 353-354.

2. Elle eut beaucoup de peine à rejoindre la cour à Saint-Germain, en 1649 : *Journal de Dubuisson-Aubenay*, tome I, p. 145 et 176.

3. *Ibidem*, p. 198 et 227.

4. Tallemant assure qu'elle reçut plus de quatre cent mille livres. Entre autres dons, elle eut, outre la dot réglementaire de douze mille livres, la charge de capitaine aux gardes devenue vacante par la mort de son frère Chasans, valant trente mille livres, cinq mille livres de rente sur les vendeurs de vin et sur le sel, des meubles, de la vaisselle, etc. On voit, en novembre 1652, la Reine l'aller visiter à l'occasion d'une maladie (*Muse historique*, tome I, p. 310). Tout cela n'empêchait pas Mme de Brégy d'accuser sa maîtresse de manquer de libéralité.

5. Arch. nat., O[1] 16, fol. 225 v°, 20 juin 1670.

6. *Œuvres de Louis XIV*, tome V, p. 19 : « Quand on sait demander les choses d'aussi bonne grâce que vous faites, et même des choses raisonnables, on n'importune jamais. Il ne tiendra pas à moi que votre procès ne finisse; mais souvenez-vous, une fois pour toutes, que votre respect m'offenseroit, si, dans les occasions, vous ne recouriez à moi avec la confiance que mérite l'estime que j'ai pour vous. »

7. *Lettres de Colbert*, tome VI, p. 308-312. — 8. En 1650, tome I, p. 47 et 59.

9. Sur cette affaire, nous avons un factum du mari imprimé vers 1661 (Bibl. nat., F[m] in-fol. 17602) et l'arrêt du Parlement, 22 août 1665, également imprimé (*Pièces originales*, vol. 1163, fol. 152-162). M. de Brégy prétendait posséder environ trente-six mille livres de rente et avoir fort bien

tint une place considérable dans le monde des précieuses, et les historiens de ces dames ne l'ont pas oubliée; Titon du Tillet l'a même placée dans son *Parnasse françois*. C'est Belarmis du *Dictionnaire* de Somaize, Bélinde du *Cercle des femmes savantes*[1]. Le libraire Ribou publia en 1666 un recueil de ses *Lettres et poésies*. On a aussi d'elle plusieurs portraits insérés dans la *Galerie de Mademoiselle*, le portrait et l'épitaphe de Madame Henriette[2], cinq questions d'amour auxquelles Quinault, Perrigny et Payen répondirent en vers, le tout recueilli par Conrart[3]. Sa réputation était si bien établie, que ce fut une des femmes les plus appréciées de Christine de Suède dans son passage à Paris; Tallemant raconte que cette reine fit de vains efforts pour l'emmener dans son royaume, et il a même reproduit la lettre de refus que Mme de Brégy adressa à Christine dans les termes les plus galants. Toutes ces œuvres excitaient l'admiration de Quinault, de Benserade; mais nous n'y trouvons plus que préciosité et qu'affectation, et cette appréciation est confirmée par deux apophtegmes ou boutades dont Madame avait conservé le souvenir[4].

Mme de Brégy termina sa vie à la cour de Monsieur[5], dans un logement du Palais-Royal où elle mourut le 13 avril 1693, âgée de soixante-quatorze ans[6], réduisant ses deux fils à leur légitime, et laissant tout le reste à sa fille la marquise d'Escots[7]. Un factum des dernières années de sa vie[8] nous donne l'explication de cette dureté pour ses fils[9], qui lui contestaient son douaire et la restitution de ses apports dotaux ou de ses acquêts. Son testament, du 2 juillet 1692, est conservé dans le ms. 675 de la bibliothèque de l'Arsenal, fol. 488.

Pages 334-336. La désertion simultanée d'un officier général aussi connu et réputé que Langalerie, et d'un colonel d'aussi bonne famille que le chevalier de Bonneval, suivie presque immédiatement de celle

administré la fortune de sa femme, qui n'avait apporté que soixante mille livres de dot et était très dépensière. On trouve dans les Papiers de Conrart (ms. Arsenal 5418, p. 1165-1167) une lettre en vers qu'il était censé lui avoir adressée sur ce qu'elle s'opposait au mariage de leur fille.

1. Ch. Livet, *Dictionnaire des Précieuses*, tomes I, p. 38, et II, p. 180-181; P. Boiteau, *Histoire amoureuse des Gaules*, tome I, p. 253-256, note; G. Desnoireterres, *les Cours galantes*, tome III, p. 178-184.

2. Victor Cousin a publié ses lettres à la marquise de Sablé et l'épitaphe de Madame (*Madame de Sablé*, 1854, p. 334-339).

3. Arsenal, mss. 5418, 5420, 5422. — 4. Recueil Jaeglé, tome II, p. 19 et 231.

5. En 1677, elle prit part aux cabales ourdies par Mme de Fiennes autour du chevalier de Lorraine : *Correspondance de Bussy*, tome III, p. 262.

6. Actes de décès d'elle et de son mari copiés par Rochebilière, ms. Nouv. acq. fr. 3615, nos 1301 et 1306-1308.

7. *Sourches*, tome IV, p. 187.

8. Imprimé, dans le recueil Thoisy, vol. 196, 1re pièce.

9. L'aîné qualifié comte, et le second marquis. Mme d'Escots se remaria en 1700 avec le d'Usson qui vient de mourir en 1705 (ci-dessus, p. 128), et elle-même mourut le 10 juin 1706. Une autre fille était entrée en religion.

du prince Emmanuel, fit grand bruit. De plus, la suite des aventures de Langalerie devint si étonnante, qu'elle est encore aujourd'hui le sujet de beaucoup de publications françaises ou étrangères, et serait même de nature à tenter le romancier aussi bien que l'historien; mais tout ce qui a été écrit jusqu'ici est incomplet, erroné ou défectueux. J'ai essayé de reprendre le même sujet à l'aide de documents nouveaux et d'une comparaison plus soigneuse de ceux qui ont été publiés depuis bientôt deux siècles; on trouvera donc dans la *Revue historique* de novembre 1897 une étude sur Langalerie comprenant ses origines, ses débuts, sa carrière militaire, ses relations avec le ministre de la guerre et avec Mme de Maintenon, son mariage, ses dernières campagnes sous M. de Vendôme, les motifs et les circonstances de sa désertion, la part prise par lui aux campagnes de 1706 et 1707 contre ses anciens camarades de l'armée française, le procès de 1706-1707 qui aboutit à sa condamnation en même temps qu'à celle de Bonneval et du prince Emmanuel, sa vie errante ensuite à Vienne, à Dresde, en Lithuanie, à Hambourg, à Francfort, à Berlin, à la Haye, à Cassel, à Amsterdam, etc., sa conversion au protestantisme à la suite d'un second mariage, les folles entreprises auxquelles il s'adonna pendant ses dernières années avec l'aide des communautés juives et d'un certain nombre de dupes crédules, son prétendu traité avec les Turcs, son arrestation par la police impériale, sa condamnation et sa fin désespérée en prison, enfin sa descendance.

Page 341, ligne 1. Le mot attribué ici à Turenne, et que nous retrouverons en 1715, ne serait-il pas celui de Condé sur M. de Créquy battu à Consarbrück : « Il ne lui manquoit que cela pour devenir un capitaine »?

Page 359, note 4. Tessé écrivait, le 20 avril 1706 (Dépôt de la guerre, vol. 1979, n° 221) : « Le spectacle de cette entreprise est une chose qui ne s'est, je crois, jamais vue : un roi qui assiège un prince qui se dit roi comme lui, et l'armée qui assiège assiégée elle-même au point que l'on ne peut passer les gardes du camp de cent pas, une flotte sous voile prête à partir, s'il en vient une supérieure qu'elle attend, et des royaumes entiers sous les armes sans que le peuple sache précisément ce qu'il veut, ni ce qu'il est. »

Page 363, note 4. En apprenant le ban fulminé contre les deux électeurs, Alberoni, qui était à la suite de M. de Vendôme à Rivoli, écrivit à son ami Rocca (*Lettres* publiées par M. Émile Bourgeois, p. 20) : « On croit que ce ban..., avec toute la grande cérémonie, soit comme l'excommunication du Pape en certains cas, qui ne fait ni bien ni mal. Ce sont néanmoins des exemples que ces animaux grossiers de princes d'Allemagne ne devroient pas permettre. »

Page 365, note 5. Vauban a raconté lui-même, dans l'Abrégé de ses services, que, en 1671, « il accompagna feu M. de Louvois en Piémont, où il resta six semaines près M. le duc de Savoie, à visiter, à sa réquisition, les places de Verue, Verceil et Turin, dont il fit des dessins pour S. A. R., qui en fut si contente qu'en prenant congé de lui, après mille honnêtetés, elle lui fit présent elle-même de son portrait enrichi de diamants, et lui a souvent écrit depuis. » Dressant cet Abrégé trente ans après le voyage, Vauban s'est trompé d'une année ; la correspondance de Louvois, de juillet à septembre 1670, donne la vraie date (C. Rousset, *Histoire de Louvois*, tome I, p. 294). Nous n'avons pas les lettres de Vauban à Louvois; mais ses plans « pour l'augmentation de Turin » subsistent en partie. (Communication de M. le colonel de Rochas.)

Page 367, note 3. Il vient de passer, dans une vente faite par M. Étienne Charavay le 30 mai 1896, n° 124 du catalogue, une lettre de Vauban adressée, le 12 mai 1706, à l'ingénieur Tardif, le successeur insuffisant de Lapara, et l'on y lit ceci : « J'apprends que vous avez pris possession de votre direction (des fortifications du Dauphiné), et que vous avez bien trouvé des malfaçons, et des endroits où même on on s'est écarté de mon dessein. C'est ce qu'il faudra me faire voir, quand vous y serez de retour; mais prenez garde à vous munir et à demander ici des copies des projets généraux qui ont été faits là-dessus, car il n'y en a guère où je n'aie travaillé. Il faudra, s'il vous plaît, les suivre positivement, et avoir un petit commerce avec moi sur cela. Je souhaite que vous puissiez voir bientôt la fin du siège pour lequel on vous a fait partir, et que vous en reveniez en parfaite santé. »

Page 369, note 4. Par lettres originales, il faut entendre les minutes de Chamillart ou les duplicata qu'il transcrivit lui-même des lettres du Roi, le tout réuni actuellement dans le volume 1933 du Dépôt de la guerre.

Page 369, note 5, et page 370, note 5. Le maréchal de Villeroy, en arrivant à Bruxelles, envoya le détail de ses projets, le 23 avril et les jours suivants (Guerre, vol. 1936, n°• 53-58, 64-67 et 75-77). Le 26, Chamillart lui adresse une injonction, peu claire d'ailleurs, d'avoir à se préparer (n° 72, publié par Pelet, p. 12-13). A partir du 6 mai, Villeroy donne à entendre qu'il croit bon de livrer bataille ou de prendre Lewe (n°• 122-124 et 146), et, dans le même temps, le Roi lui fait connaître ses intentions par cette dépêche du 7 (n° 117) : « Le plus grand inconvénient qui pourroit arriver, ce seroit d'être exposé à donner ou recevoir la bataille. Mes troupes n'en ont point perdu, de mon règne, en nombre à peu près égal. Les ménagements que j'ai eus jusqu'à présent et les partis de sagesse que j'ai cru devoir prendre ayant produit des effets tout contraires à ce que j'aurois dû espérer, les ennemis les ayant attribués à foiblesse, je ne vois rien qui les puisse mieux déterminer à venir à un accommodement qui est devenu nécessaire, que de leur faire voir que j'ai des forces suffisantes pour attaquer partout.... Communiquez ma lettre à l'électeur de Bavière. » En conséquence, comme le dit notre auteur, le Roi adresse ordres sur ordres à M. de Marcin de presser sa jonction, à M. de Villeroy de ne rien risquer avant cette jonction (n°• 132, 153-156, 165, 176, etc.); mais, à partir du 18 mai, le Roi commence à manifester quelque hésitation (n°• 180 et 194), tandis que Villeroy se décide à porter entre les deux Geetes l'armée, qui lui semble incomparablement belle. « Je vous avoue, écrit-il, que je serai bien tenté de proposer à M. l'Électeur de marcher en avant, même avant l'arrivée de M. de Marcin, si j'apprends que les ennemis demeurent dans la situation où ils sont. » Et au ministre : « L'affaire de Barcelone ne nous laisse pas un moment de repos. La mer libre pour les ennemis me fait envisager des choses qui n'arriveront pas, s'il plaît à Dieu. Le cœur me bat dès que je vois arriver un courrier. » C'est cette dernière dépêche dont le porteur, parti le 21, n'arriva en cour que le 24, alors que la défaite était déjà consommée.

Page 372, note 5. L'Électeur écrivit à Chamillart cette lettre autographe, datée du 18 juin (Dépôt de la guerre, vol. 1937, n° 180) : « MM. les maréchaux ont toujours eu tous les égards et honnêtetés possibles pour moi, et M. le maréchal de Villeroy n'y manque en rien, pas même à me donner part de tout, et sans oublier la moindre chose de la cérémonie de recevoir mes ordres. Cependant, le jour d'une bataille, je ne fais pas remuer ce que je veux : marque de cela est que, si les six bataillons que j'avois demandés pour les porter au marais où notre aile droite étoit appuyée (*sic*), je ne crois pas qu'il eût été possible de perdre la bataille. Outre l'avantage que cette infanterie nous auroit donné, les quatorze escadrons de dragons n'auroient point été obligés de mettre pied à terre en confusion..., et auroient servi de réserve et pour quatrième ligne à notre droite.... J'ai voulu qu'on fasse des deux armées de M. de Villeroy et de Marcin une, et qu'on fît l'ordre de bataille. J'ai été trois jours à le demander ; je n'ai pu l'obtenir, marque que l'on ne croit pas trop dans le monde que je commande, et que les amis, tout comme les ennemis, parlent ici de l'armée de M. le maréchal de Villeroy sans qu'il soit question de moi.... »

Page 381, note 6. Le grand Escaut est ce fleuve tel qu'il baigne Tournay, Oudenarde, Gand, Anvers, avant de se séparer en deux bras.

Pages 387 et 388. La correspondance du Dépôt de la guerre, vol. 1936, comprend deux lettres de l'Électeur, 24 mai (n°s 208 et 209), le compte rendu de Villeroy (n° 210), les réponses du Roi à l'Électeur et au maréchal, cette dernière très sèche (n°s 228 et 229), un second et un troisième envoi de Villeroy (n°s 238-239 et 251). La correspondance du mois de juin est conservée dans le volume 1937. Le 7 (n° 65), le Roi écrit à M. de Villeroy qu'il avait gardé quelque espoir que l'on pourrait garder Gand, mais qu'il ne veut point récriminer sur ce qui est fait, et il donne ces consolations au vaincu : « Je ne vous demande point votre justification sur le reste. Je connois vos bonnes intentions. Vous êtes à plaindre bien plus par les événements qui ont suivi la journée du 23, que par la perte que mon armée y avoit faite. » Rien dans les lettres suivantes des 10, 12 et 14, rien non plus dans celles qui furent adressées à M. de Vendôme pour le tenir au courant des faits en même temps que pour le rappeler d'Italie, ne faisait pressentir la résolution de se priver des services du maréchal. C'est seulement le 16 (n° 159) que Chamillart annonce à celui-ci que l'envoi de Souternon est inutile, le Roi « sachant tout mieux qu'aucun officier général, » puis énumère les griefs que l'on a contre le maréchal : il a eu tort de ne pas faire appuyer sa cavalerie de la droite par l'infanterie et par un gros feu; M. de Guiscard, au lieu de demander ce secours de bonne heure, n'a fait descendre que trop tard les quinze escadrons de dragons; la seconde ligne de cavalerie de cette même droite était trop éloignée de la première; le maréchal, connaissant le terrain pour l'avoir pratiqué antérieurement, devait, de lui-même, fortifier cette droite entre la Geete et la Mehaigne, etc. Je n'ai ensuite retrouvé qu'un billet autographe de Villeroy au ministre (n° 239), daté du 24 juin : « Le courrier la Valée ma remis M^r^ la lettre du Roy du 22 et la vostre de mesme date. Je suplie instenment S. M. de me permetre de quiter larmee en remetent le comendement à M. de Gacé qui est le premier lieutenant general toutes les troupes sont separées par corps avec des oficiers generaux, et quelque chose que puisent entreprendre les enemis, il est impossible de rasembler les troupes par letat ou elles sont.... »

Page 393, 1re ligne de note. Avant : fol. 306 v°, ajoutez : « ms. Fr. 14178 ».

Page 400, note 3. Le duc de Noailles rendit compte au ministre (Dépôt de la guerre, vol. 1982, n° 140) de son succès à apaiser et rassurer les gens du pays que traversait l'armée en retraite; Chamillart répondit, soit à cette lettre, soit à une autre, le 21 juin (n° 285) : « Je crois, Monsieur, que vous avez porté bonheur au roi d'Espagne. Il me paroît que vous n'avez rien oublié pour l'amuser le long de sa route et pour l'empêcher de mourir de faim. Le sieur Day, trésorier des états de Béarn, assure que personne ne fait mieux des fricassées que vous. Après avoir rempli tous vos devoirs parfaitement de ce côté-là, vous avez la satisfaction de retourner glorieux dans votre gouvernement, revêtu du caractère de lieutenant général, avec la confiance de S. M., qui vous donne le commandement de ses armes. Les miquelets ont déjà tant de respect pour vous, que j'espère que, lorsqu'ils apprendront que le général ennemi qui doit leur faire la guerre est le seul homme pour qui ils ont marqué de la considération au retour de Barcelone, ils n'auront pas le courage de se défendre contre vous, et que vous obligerez la meilleure partie à rentrer dans leur devoir. Ce seroit un grand miracle, si vous les engagiez à nous faire autant de bien qu'ils nous ont fait de mal, et s'ils vouloient vous mettre en possession de Girone. Il faut attendre des temps plus heureux pour songer à de nouvelles entreprises. Le Roi m'a chargé de la réponse à la lettre que vous lui aviez écrite, et de vous dire de sa part qu'il étoit très content de la manière dont vous l'avez servi, et de tout ce que vous avez fait depuis que vous êtes parti de ce pays-ci.... »

Page 410, note 6. Dans une lettre du 27 octobre 1706 qui devait être adressée à Torcy, et que possède maintenant M. le duc de la Trémoïlle, Mme des Ursins rendit compte en ces termes de la rentrée de sa maîtresse dans la capitale : « LL. MM. Cath. ont été reçues dans Madrid avec des cris de joie qui perçoient les nues, et qui me rendront sourde plus de six mois. Tous les grands, à la réserve du duc de Medina-

Celi, que j'en ai bien grondé, car je suis toujours fâchée quand il fait quelque chose de mal à propos, se sont trouvés à Atocha. M. le cardinal Portocarrero attendoit LL. MM. au bas du degré du palais. Il m'a paru un peu abattu; j'ai tâché de le consoler. Il m'a écrit très souvent pendant notre voyage. Il nous vient tous les jours de bonnes nouvelles du côté d'Aragon et de Valence.... »

Page 415, note 7, et page 416, note 2. La confusion entre les deux marquises de Courcelles se retrouve dans les Additions n°s 678, 679 et 680 (ci-dessus, p. 510). Le premier marquis, ou baron, eut une assez belle carrière militaire, que Pinard a résumée dans sa notice de maréchal de camp. Le second est mentionné aussi dans la *Gazette* comme ayant été blessé une fois en commandant l'artillerie à l'attaque d'Alost (septembre 1667), et une autre fois en montant des premiers à l'assaut de Dôle (février 1668). C'était une créature de Louvois, qui fit son mariage avec Sidonie, dans le beau monde de l'hôtel de Soissons, alors que Colbert eût voulu l'obtenir pour son frère Maulévrier, et Sidonie devint la maîtresse de Louvois, mais fut condamnée pour un autre adultère au bout de trois ans et demi, le 7 septembre 1669. Courcelles mourut en septembre 1678, le jour même où il devait déposer dans l'affaire du meurtre du marquis d'Albret. C'est son frère le commandeur qui poursuivit ce procès et qui obtint la condamnation définitive des assassins, le 5 janvier 1689. C'est aussi le commandeur qui devint officier général, et non le second marquis son aîné, comme le semblerait indiquer, à première lecture, l'Addition n° 678. Dans cette Addition, le copiste de notre auteur a lu *cavaldaiers*, au lieu de *carabiniers*. En effet, le commandeur se distingua en Roussillon et en Espagne avec sa brigade de carabiniers, de 1693 à 1697, et il ne s'en démit qu'en devenant maréchal de camp en 1702.

Page 427, note 1. Sur cette famille des financiers Berthelot, on peut voir le *Dictionnaire de la Noblesse*, le *Nobiliaire de Picardie*, les *Mariages dans l'ancienne société*, par M. Ernest Bertin, p. 576, la *Bio-bibliographie bretonne*, par M. R. Kerviler, tome III, p. 69-72, etc., sans compter les dossiers du Cabinet des titres. Notre auteur parlera encore de ce « nom si vil. » Cependant deux Berthelot enrichis par les fermes, à savoir Pléneuf et Séchelles, avaient épousé les filles du receveur général Rioult de Douilly, qui était un frère cadet du Douilly allié aux Frémont, et ainsi à la duchesse de Saint-Simon : voyez notre tome III, p. 24-25, notes. Sur la disproportion de l'alliance avec les Matignon, il y a une lettre impertinente de Caumartin de Boissy dans *les Correspondants de la marquise de Balleroy*, tome II, p. 318. Le père de Mme de Gacé, François Berthelot, né en 1628, anobli par une charge de secrétaire du Roi (1668-1704) et créé comte de l'île de Saint-Laurent, au Canada, en avril 1676, avait été successivement receveur général des bois de l'Ile-de-France (1656), commissaire général des poudres et salpêtres (1672), trésorier général et secrétaire des commandements de la Dauphine (1680), avec brevet de conseiller d'État (novembre 1681). Après avoir perdu de l'argent dans les poudres et salpêtres, il obtint, en 1687, la direction de la compagnie des gabelles et cinq grosses fermes, « comme l'homme d'affaires le plus capable de faire les recouvrements sans tourmenter les peuples » (*Dangeau*, tome II, p. 36). Il mourut très vieux, le 3 février 1712, à l'Arsenal. Il avait la terre de Jouy, près Versailles. C'est de sa seconde femme, nommée Regnault d'Uchy ou de Duchy, que naquirent Nicolas Berthelot, Jean-Étienne Berthelot de Pléneuf, cinq autres fils et deux filles, qui devinrent la première présidente de Novion et la comtesse de Gacé.

Page 431, note 6. Madame, de même que la comtesse de Caylus, parle de la liaison avec Monseigneur. Spanheim (*Relation de 1690*, p. 44) en dit ceci : « Ce n'est que trois ou quatre ans après le mariage du Dauphin qu'on commença à s'apercevoir de quelque penchant qu'il avoit pour.... Mlle de Rambures, qui, sans avoir une grande beauté, avoit un tour d'esprit adroit, insinuant, porté à l'intrigue, et ainsi capable d'entretenir l'inclination d'un amant de cette importance : ce qui fit prendre le parti, dans la suite, de la marier à un jeune gentilhomme de Guyenne nommé le marquis de Polignac, et de l'éloigner de la cour, où on ne la vit depuis que très rarement. » Ce ne fut qu'un mariage de convenance. Comme la demoiselle insistait pour avoir l'agrément du Roi : « L'aimez-vous? dit celui-ci. — Non, Sire; mais c'est un homme de grande qualité, que j'aime mieux épouser qu'un autre. » (*Correspondance de Bussy*, tome V, p. 528.) La princesse de Montauban, tante de Mlle de Rambures et digne émule de la mère de celle-ci (notre tome XII, p. 284, note 1), fit une noce magnifique chez elle; le lendemain du mariage, Monseigneur et Monsieur y allèrent faire les compliments d'usage. Quelques jours après, Mme de Sévigné et Mme de Grignan reçurent la visite de l'épousée, « brillante, vive, toute entêtée de la grandeur de la maison de Polignac, en aimant le nom et les personnes, se chargeant de la fortune des deux frères, et ayant soutenu fort généreusement et avec courage la première improbation du Roi et.... mis de bons ouvriers en campagne » (*Lettres*, tome VII, p. 500). Mme de Polignac continua, jusqu'à la fin de l'année, à être de toutes les parties de Monseigneur à Paris ou à Saint-Cloud (*Dangeau*, tome I, p. 342, 352, 389, 395); c'est seulement en décembre 1686 qu'il y eut rupture de la part du prince (*ibidem*, p. 428), qui se consola vite avec une autre fille de la Dauphine, Mlle de la Force, plus tard Mme du Roure. En racontant cette nouvelle liaison (nos tomes II, p. 136-138, et X, p. 224-226), Saint-Simon y a rattaché la disgrâce du marquis de Créquy. J'ai signalé cette erreur, qui ne se répète pas ici. Le passage suivant du *Journal de Dangeau* (tome I, p. 428, 13 décembre 1686) ne peut laisser aucun doute : « On croit que M. le marquis de Créquy ira voyager, et que la cour a conseillé à son père de lui faire prendre ce parti-là. On dit aussi que Mme de Polignac ne paroîtra pas sitôt à la cour. Monseigneur lui a fait dire par [*un blanc*] qu'il ne vouloit plus avoir aucun commerce avec elle. » Dangeau laisse toujours entendre les choses à demi-mot; mais l'auteur des *Mémoires de Sourches*, ne se croyant pas astreint à pareille discrétion, a donné tous les détails, en se bornant à dissimuler le nom de l'héroïne; on y voit (tome I, p. 468-470) que, le comte de Sainte-Maure, d'abord seul confident de l'inclination de Monseigneur, ayant obtenu la permission de prendre pour auxiliaire le jeune marquis de Créquy, et celui-ci ayant eu l'audace de « parler pour lui au lieu de parler pour son maître, » le comte de Gramont, qui conservait rancune de ses mauvais procédés à l'égard de sa fille aînée, se fit livrer par un valet la correspondance des deux amants et la fit tomber entre les mains du Roi. Le Roi adressa les remontrances voulues au Dauphin, « mêlant très sagement des discours d'ami avec des conseils de père, » et Monseigneur avoua même que la demoiselle l'avait excité à prendre plus de crédit dans les affaires et à se préparer pour le cas où son père viendrait à mourir. En retour, on fit voir à Monseigneur les lettres, « dans lesquelles le marquis de Créquy et cette dame ne le traitoient pas avec tout le respect qu'ils devoient (ils le traitoient de *gros giffard*) : ce qui ayant achevé d'aliéner son esprit contre cette dame, il consentit sans peine que le Roi exilât le marquis hors du Royaume et qu'il reléguât cette dame à ses terres, avec ordre de s'y rendre aussitôt qu'elle seroit relevée de ses couches, car elle étoit extrêmement grosse. » Le père du marquis, et même son beau-père le duc d'Aumont, intercédèrent vainement : « Le Roi demeura ferme dans sa résolution, et toute la grâce qu'il lui accorda fut de trouver bon que le marquis vînt prendre congé de lui publiquement comme pour s'en aller voyager en Italie, d'où il avoit permission de passer en Hongrie la campagne prochaine, avec trois officiers, à son choix, du régiment d'infanterie dont il étoit colonel. » Mme de Polignac ne reparut à la cour qu'au bout de près de neuf ans, le 1er septembre 1695. Dangeau dit (tome V, p. 270) : « C'est Monsieur qui a parlé pour son retour, et qui l'a obtenu; Monseigneur ne s'en est point mêlé. » Les amours de Mlle de Rambures, son mariage, etc., sont racontés longuement dans le pamphlet intitulé : *la France devenue italienne*, auquel font suite *les Amours de Mgr le Dauphin avec la comtesse du Roure*.

Page 432, note 1. Le Chansonnier raconte que, son suisse lui ayant fait manquer un double rendez-vous, dont elle se faisait fête, avec M. du Bordage et M. d'Angervilliers, ce fut l'auteur du mécompte qui le répara séance tenante (ms. Fr. 12692, p. 15, année 1696) :

> Oh ! la belle comparaison
> De deux blondins à votre suisse !

Page 440, note 6. Colbert, qui cherchait tous les moyens de peupler les colonies d'Amérique, surtout d'y envoyer des femmes, parce qu'elles faisaient défaut, eut l'idée, en 1669, d'y transporter des filles tirées de l'Hôpital général, et, chaque année, il dirigeait du côté des Iles et du Canada un convoi de cent cinquante de ces femmes, âgées de quinze à trente ans. Elles trouvaient facilement à se marier avec les colons ou les soldats devenus agriculteurs ; mais l'expérience prouva qu'elles étaient impropres aux travaux de la terre et incapables de supporter le climat de l'Amérique : aussi Colbert regrettait-il qu'il ne fût pas au pouvoir du Roi de peupler de force ces pays de villageois de nos provinces agricoles[1]. Après la Révocation, au moment des plus grandes rigueurs, Louvois imagina de déporter de côté-là les protestants opiniâtres des Cévennes et du pays Messin, malgré les objections que lui faisaient les officiers ou magistrats de la province. Au bout de trois ans, en 1689, on y renonça, non point par humanité, mais parce que ces déportés trouvaient moyen de s'évader des colonies et de revenir au pays natal[2]. Les convois annuels continuaient cependant à être fournis par l'Hôpital, c'est-à-dire qu'on dirigeait de l'autre côté de l'Océan, chaque année, deux ou trois centaines de débauchés ou de malfaiteurs de deux sexes[3]. Je ne sais si la mesure prise contre les faux-sauniers de 1706[4] eut un caractère permanent et spécial à ce genre de délit ; mais la correspondance de Demaretz avec le secrétaire d'État de la marine[5] prouve qu'en 1710, pour débarrasser les prisons qui s'encombraient de plus en plus de criminels de la même catégorie condamnés aux galères, ces ministres firent accepter au Roi l'idée d'en envoyer une partie aux Iles, et que les fermiers généraux des gabelles se chargèrent d'en transporter cent cinquante à Saint-Domingue. Une autre série de lettres des deux ministres datées de 1714, et très intéressantes[6], semble prouver qu'on n'eut pas à se féliciter de cette déportation de criminels et de galériens, et qu'il fallut chercher dans l'émigration volontaire d'autre ressources qui permissent de lutter contre la concurrence des colonies anglaises ou hollandaises, déjà aussi peuplées que prospères.

Page 443, note 3. Comme on l'a vu plus haut, Amelot et Berwick, après avoir redemandé instamment Orry, ne tardèrent pas à reconnaître que toute l'Espagne, peuples, soldats, officiers, était déchaînée contre lui, et qu'il y aurait du danger à faire revenir un homme si universellement haï[7]. M. Amelot réclamait de préférence Mesnager ; Chamillart répondit[8] : « Orry sera bien surpris, lorsqu'il apprendra que vous pouvez vous passer de lui. Si j'avois pu en être informé plus tôt, cela

1. *Lettres de Colbert*, tome III, 2e partie ; Depping, *Correspondance administrative*, tome II, p. 593. Deux ans auparavant, en 1667, on voit la Reynic envoyer de même des *Cypris* de Paris à la Nouvelle-France, pour y « perpétuer le genre humain » (*Gazettes en vers*, tome II, p. 875 et 877).

2. C. Rousset, *Histoire de Louvois*, tome III, p. 499-502.

3. *Depping*, tome II, p. 694, année 1695. En 1704, à propos d'une demande en relégation des maîtresses de deux gentilshommes, le ministre répond (*ibidem*, p. 841) qu'on n'envoie personne de force aux colonies.

4. Ci-dessus, p. 440. Les pièces relatives à la répression de 1706 sont aux Archives nationales, G^7 1226.

5. *Correspondance des Contrôleurs généraux*, tome III, n° 701 ; Arch. nat., G^7 1238, 11 septembre 1710.

6. *Ibidem*, n° 1721. — 7. Guerre, vol. 1978, n° 42. — 8. En marge du n° 48.

m'auroit été d'un grand secours pour éviter les discussions dans lesquelles il faudra entrer pour voir l'usage du fonds qu'on lui avoit remis en billets de monnoie jusques à concurrence de deux millions de livres, non compris les cent mille écus de l'*assiento*, et il a fait des négociations à des conditions dont il étoit le maître[1]. Je suis persuadé qu'il a agi avec toute la bonne foi et la probité que l'on doit attendre d'un honnête homme. Il m'a assuré qu'il avoit fait remettre en Espagne jusques à huit cent mille francs. Je ne doute pas que le reste ne se trouve entre ses mains. J'ai trouvé beaucoup de vanités en lui. Pourvu qu'il n'y ait que cela à redire! Il a de quoi se consoler, car, de la manière dont j'en entends parler, ses affaires ne sont pas en mauvais état.... » On voit que notre auteur a simplement exagéré les craintes ou les soupçons dont Chamillart avait pu lui faire part sans autre détail. Comme des allusions inquiétantes arrivaient toujours de Madrid, le ministre voulut en avoir le cœur net, et il obtint alors des rapports très intéressants, mais tellement étendus, qu'il est impossible d'en donner ici plus que l'indication : Dépôt de la guerre, vol. 1977, n°s 233, 250, 273, 274, et vol. 1978, n° 133.

Page 456, ligne 5. Dans une lettre de janvier 1706 (*la Marquise d'Huxelles*, p. 90), on voit que le duc d'Orléans tança la maréchale de Cœuvres et Mme d'O d'être allées se plaindre au Roi que Mlle de Séry fût passée, tout endimanchée, devant Mme la duchesse de Bourgogne, pour aller se pavaner dans une loge de l'Opéra.

Page 113. L'envoi des reliques de saint Trophime est raconté dans une publication spéciale faite en 1711 par le jésuite Antoine-Marie Bonucci. Je n'avais pu me procurer ce petit livre à Paris ; mon éminent confrère l'abbé Duchesne a bien voulu le rechercher à Rome même, et il y a trouvé toute une série de pièces confirmant et complétant le récit de Saint-Simon. C'est à la requête de la confrérie des Cinq-Plaies, siégeant dans l'église Saint-Philippe *in via Giulia*, et grâce aux soins d'un de ses membres, l'abbé Crozier, très probablement français d'origine, que le pape Clément XI obtint l'envoi de quelque relique du saint évêque d'Arles, fort réputé pour le soulagement des podagres. Bonucci a publié les lettres écrites par M. de Mailly au Pape les 16 février et 27 avril 1705, son attestation de l'authenticité des reliques, la réponse du Pape (14 juillet 1705), qui envoya en échange à Arles un fragment de la Vraie Croix, et une lettre de remerciement de M. de Mailly, 26 septembre 1706. Le livre de Bonucci est intitulé : *Istoria di S. Trofimo, arcivescovo di Arles, primate in Francia ed avvocato de' podagrosi..., dedicata alla venerabile congregazione delle Cinque Piaghe.* Une traduction française en fut faite à Arles en 1734.

1. Les billets de monnaie, à changer contre espèces, perdaient alors un cinquième (*Correspondance de Madame*, recueil Jaeglé, tome II, p. 48).

TABLES

I

TABLE DES SOMMAIRES

QUI SONT EN MARGE DU MANUSCRIT AUTOGRAPHE.

Fin de 1705.

1706.

II

TABLE ALPHABÉTIQUE

DES NOMS PROPRES

ET DES MOTS OU LOCUTIONS ANNOTÉS DANS LES *MÉMOIRES*

N. B. Nous donnons en italique l'orthographe de Saint-Simon, lorsqu'elle diffère de celle que nous avons adoptée.

Le chiffre de la page où se trouve la note principale relative à chaque mot est marqué d'un astérisque.

L'indication (Add.) renvoie aux Additions et Corrections.

A

B

C

D

E

G

H

I

J

K

L

M

N

O

Q

R

S

T

W

X

Z

III

TABLE DE L'APPENDICE

PREMIÈRE PARTIE

ADDITIONS DE SAINT-SIMON AU *JOURNAL DE DANGEAU*.

(Les chiffres placés entre parenthèses renvoient au passage des *Mémoires* qui correspond à l'Addition.)

SECONDE PARTIE

I

II

III

IV

V

VI

VII

VIII

IX

X

XI

XII

XIII

XIV

XV

XVI

XVII

XVIII

XIX

XX

TABLE DES MATIÈRES

CONTENUES DANS LE TREIZIÈME VOLUME.

FIN DU TOME TREIZIÈME.

---

32 751. — Imprimerie LAHURE, rue de Fleurus, 9, à Paris.

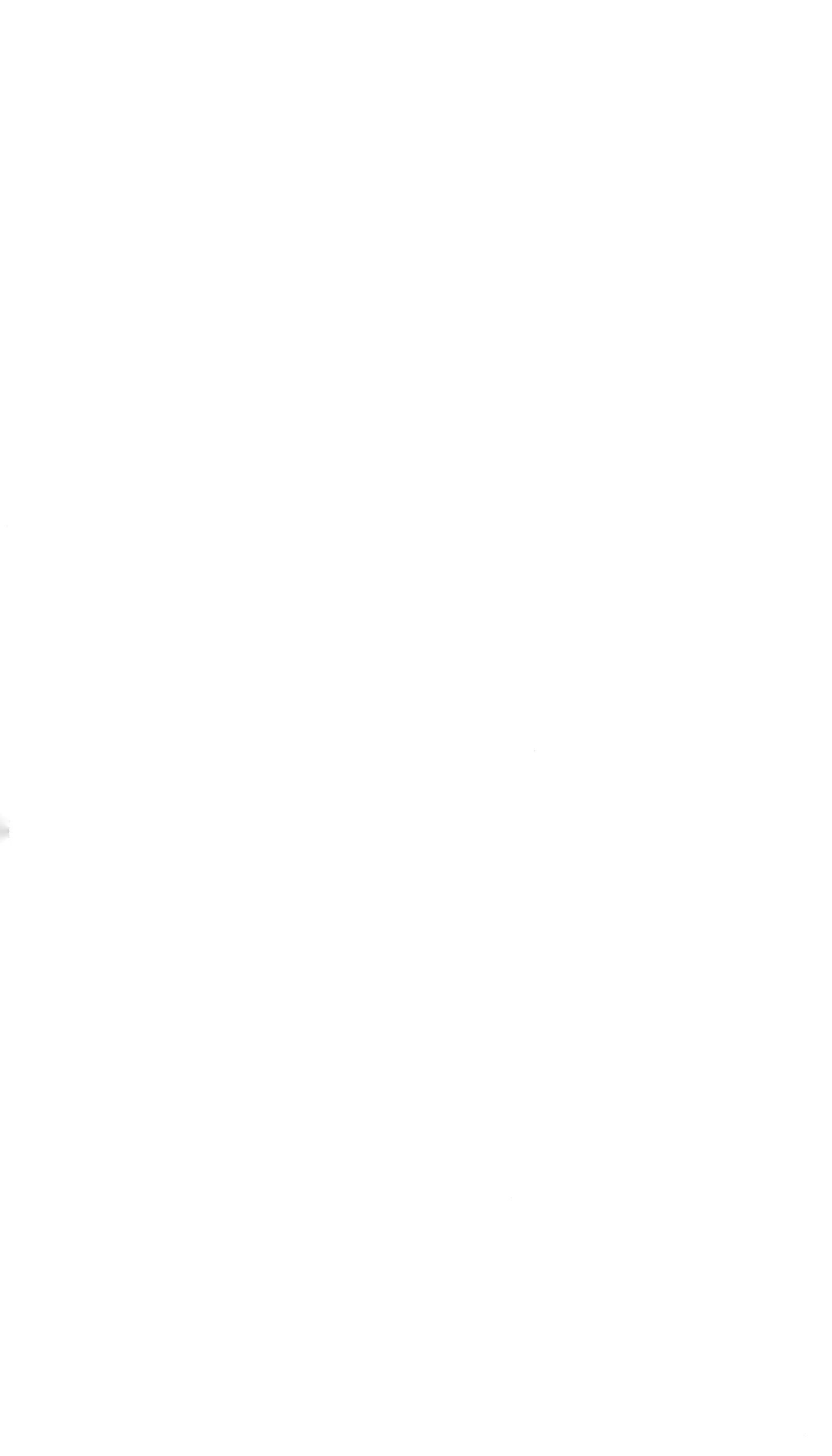

www.ingramcontent.com/pod-product-compliance
Ingram Content Group UK Ltd.
Pitfield, Milton Keynes, MK11 3LW, UK
UKHW020302200726
13857UKWH00001B/62